DIE TECHNIK DES ORTHOPÄDISCHEN EINGRIFFS

EINE OPERATIONSLEHRE AUS DEM GESAMTGEBIET DER ORTHOPÄDIE

VON

Dr. PHILIPP J. ERLACHER

A. O. PROFESSOR FÜR ORTHOPÄDISCHE CHIRURGIE
AN DER UNIVERSITÄT IN GRAZ

MIT 331 ABBILDUNGEN IM TEXT

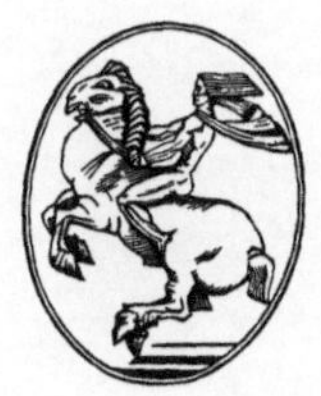

WIEN

VERLAG VON JULIUS SPRINGER

1928

ISBN-13: 978-3-7091-9658-8   e-ISBN-13: 978-3-7091-9905-3
DOI: 10.1007/978-3-7091-9905-3

Vorwort

Die Entwicklung der orthopädischen Therapie ist in den letzten Jahrzehnten einen ganz eigenartigen Weg gegangen. Ursprünglich in einer Zeit entstanden, in der man das Wesen der Infektion noch nicht kannte und jede Verletzung der äußeren Haut vermeiden mußte, hatten sich die verschiedenartigsten, aber wohlerprobten Eingriffe herausgebildet, die es erlaubten, eine Fehlgestalt zu beseitigen. Dann kamen die Errungenschaften der Anti- und Asepsis mit dem notwendigen Ausbau aller offenen chirurgischen Maßnahmen. Natürlich haben sich auch die Orthopäden diese Errungenschaften zunutze gemacht, ohne aber das alte Redressement ganz entbehren zu können. Da aber unsere orthopädischen Operationslehren nur die chirurgischen Maßnahmen enthalten, so geben sie ein ganz unrichtiges Bild vom Wesen und Umfang der orthopädischen Behandlungsweise. Der gedeckte Eingriff bei der angeborenen Hüftverrenkung, bei der Skoliose, beim Klump- und Plattfuß gehören ebenso notwendig zum Rüstzeug der orthopädischen Therapie, wie die Sehnenverpflanzung oder selbst die Gelenksplastik. Endlich gehört zur vollständigen Ausbildung eines Orthopäden noch ein genügendes mechanisches Verständnis, technisches Geschick und Vertrautheit mit dem Apparatebau; denn sehr oft bleiben unsere besten orthopädischen Eingriffe unvollständig im Ersatz der verlorengegangenen Funktion und wir müssen den Restausfall durch Bandagen und Apparate ersetzen. Aber wir besitzen ausgezeichnete Anleitungen und Lehrbücher für diese mechanisch-orthopädische Technik von hervorragenden Orthopäden, auf die ich verweisen kann.

Zu den orthopädischen Eingriffen, deren Technik dargestellt werden soll, zähle ich jene ärztlichen Maßnahmen, die der Orthopäde selbst und unmittelbar am Kranken ausführt, wobei ich die Massage und Mechanotherapie unter Hinweis auf die diesbezüglichen Lehrbücher ebenso übergehen kann, wie die Anpassung von Prothesen und Apparaten, auch wenn sie in der eben von Fuchs beschriebenen Art erfolgt. Ich habe im Haupttitel den Ausdruck Operation vermieden, weil darunter meist nur chirurgische Eingriffe verstanden werden; ich werde aber auch im Folgenden den Ausdruck „unblutige" Operation grundsätzlich vermeiden, weil er falsch ist und weil die wenigsten der sogenannten unblutigen Redressements ohne Blutung verlaufen. In allen anderen Sprachen sind die Ausdrücke „offene" und „gedeckte" Eingriffe im Gebrauch und eine viel richtigere Bezeichnung, die auch ich annehme.

Durch eine Umfrage an fast alle Mitglieder der Deutschen Orthopädischen Gesellschaft, ferner an bekannte Fachkollegen in Nordamerika, Italien und Frankreich habe ich versucht, mir ein Bild von der Beliebtheit und Verbreitung der einzelnen „blutigen" und „unblutigen" Operationsmethoden zu verschaffen. Das Ergebnis ist ein ziemlich einheitliches und entspricht also dem augenblicklichen Stand unseres orthopädischen Vorgehens. Für die ausführliche Beantwortung meines Fragebogens, für die Beistellung von Bildern und die Überlassung ihrer Werke, wodurch mir meine Zusammenstellung wesentlich erleichtert wurde, möchte ich gleichzeitig an dieser Stelle allen Fachkollegen meinen wärmsten Dank abstatten.

Ich will also versuchen, für jede Fehlgestalt als Operation der Wahl jenen Eingriff genauer zu beschreiben, der nach dem Ergebnis meiner Umfrage am häufigsten angewendet wird. Wo uns erprobte Eingriffe noch fehlen, habe ich Operationsvorschläge auch dann aufgenommen, wenn sie nur einen gangbaren und aussichtsreichen Weg für eine Weiterentwicklung darstellen. Besonders aber die gedeckten Eingriffe habe ich zu sammeln und möglichst sorgfältig zu beschreiben versucht, weil eine derartige Zusammenstellung noch nicht vorhanden ist. Sie wird gewiß noch manche Lücken aufweisen, da viele dieser Maßnahmen überhaupt nirgends beschrieben sind und auf den einzelnen Kliniken nur durch mündliche Überlieferung weiter vererbt werden. In dieser Beziehung hoffe ich die Anregung zu geben, daß auch diese Handgriffe, die sich im Film ja leicht festhalten und verbreiten lassen, aufgezeichnet und mitgeteilt werden.

Die Beschaffung des Bildermateriales war daher oft schwierig. Alles Neue wurde vom Kollegen Dr. med. K. ROTKY während der Operationen oder nach Präparaten skizziert. Schon Bekanntes wurde aus anderen Werken übernommen. Wenn es trotzdem gelungen ist die Abbildungen in einheitlicher und einwandfreier Form zusammenzustellen, so war dies nur durch das besondere Entgegenkommen und Verständnis des Verlages SPRINGER möglich, der auch die künstlerische Mitarbeit des Herrn K. HAJEK gewonnen hat, von dem die Ausführung aller Neuzeichnungen in bekannt ausgezeichneter Weise stammt. Mein Dank gilt daher auch den Zeichnern für ihre wertvolle Mitarbeit.

Ich hoffe, daß der Gedanke des Verlages, mit diesem Buch einem wirklichen Bedürfnis in Fachkreisen und auch beim praktischen und Fürsorgearzt entgegenzukommen, sich als richtig erweisen wird und danke ihm für seine Bemühungen um das Zustandekommen und die mustergültige Ausstattung des Buches.

Graz, März 1928.

Erlacher

Inhaltsverzeichnis

Inhaltsverzeichnis

I. Einleitung

Jede Fehlgestalt ist, abgesehen von der Verletzung, meist die Folge eines länger dauernden krankhaften Geschehens, gleichgültig, ob sich dieses schon im Dunkel der vorgeburtlichen Zeit oder erst im späteren Alter vor unseren Augen abspielt. In beiden Fällen ist unsere Erkenntnis der letzten Zusammenhänge oft noch recht mangelhaft. Trotzdem ist es aber für unser orthopädisches Handeln von ausschlaggebender Bedeutung, daß wir bei der Ausführung eines orthopädischen Eingriffes nicht nur die vorliegende Fehlgestalt sehen und zu beseitigen suchen, sondern auch darauf Rücksicht nehmen, was sie verursacht hat und wodurch sie ausgelöst wurde und daß wir diesen beiden Momenten der Ursache und dem Anlaß Rechnung tragen. Die Behandlung der Grundkrankheit, die Ausschaltung fortdauernder schädigender Einflüsse und die Beseitigung örtlicher Veränderungen müssen Hand in Hand miteinander gehen. Nie darf über die Behandlung der Deformität die Behandlung der Grundkrankheit vernachlässigt werden und oft genügt dies allein, um beginnende Veränderungen zu beseitigen.

Ich habe daher der Sammlung der orthopädischen Eingriffe einige kurze Kapitel über die allgemeinen Gesichtspunkte der Behandlung der für die Störung der Mechanik des Körpers wichtigsten Krankheiten, der Rachitis, Tuberkulose und Lähmungen, vorausgeschickt. Dabei fehlt die große Gruppe der angeborenen Mißbildungen. Die allgemeinen Grundsätze für die Behandlung der angeborenen Deformitäten lassen sich aber in drei kurze Sätze zusammenfassen: Die Behandlung muß möglichst frühzeitig beginnen, muß möglichst radikal sein, ohne zu verstümmeln und muß solange fortgesetzt werden, bis sich alles Gewebe der neuen normalen Form angepaßt hat und bis das Gleichgewicht der aktiven Kräfte hergestellt ist.

Für die Einteilung der therapeutischen Eingriffe aber spielt eine Anordnung nach äthiologischen Gesichtspunkten eine geringere Rolle als die nach den bereits eingetretenen örtlichen pathologisch-anatomischen Veränderungen, also dem augenblicklichen Zustandsbild. Dieses wird in erster Linie bestimmend für unsere Heilmaßnahmen sein. Von diesem Gesichtspunkt aus dürfen wir die Deformitäten einteilen in 1. solche, die aktiv noch korrigiert werden können = Fehlhaltung; 2. in solche, die aktiv nicht mehr, wohl aber passiv noch korrigierbar sind = Fehlstellung; und 3. endlich in solche, bei denen sich Knochen, Bänder und Muskeln dauernd der Fehlgestalt angepaßt und derart verändert haben, daß ohne schwere Verletzung dieser Gewebe auch eine passive Korrektur nicht mehr möglich ist = Fehlform.

Die Fehlhaltungen werden im allgemeinen als Folge einer Gleichgewichtsstörung, sei es zentral, sei es peripher bedingt, anzusehen sein; knöcherne Veränderungen dürfen nicht vorliegen, wohl aber würden willkürlich hervorzurufende Stellungsveränderungen in und an den Gelenken noch hieher fallen. In den allermeisten Fällen wird eine Schwäche der Muskulatur die Ursache der Fehlhaltung sein; in einer geringeren Anzahl auch eine Schwäche der Kapsel und Bänder. Unsere Eingriffe werden somit, soweit sie überhaupt notwendig sind und nicht nur in Bandagen und Apparaten bestehen, an Muskeln und Bändern vorzunehmen sein.

Zu den **Fehlstellungen** gehören vor allem die zahlreichen Fälle von Lähmungsfolgen, Schlottergelenke, gewisse Formen der Skoliose und der Fußdeformitäten, namentlich die Anfangsstadien der sogenannten Belastungsdeformitäten. Auch hier können Apparate noch von außerordentlichem Nutzen sein, aber eine dauernde Heilung kann nur die Wiederherstellung des Muskelgleichgewichtes bringen, so daß die notwendigen Eingriffe in gleicher Weise an den Bändern und Muskeln, wie an den Knochen ausgeführt werden müssen.

Bei den **Fehlformen** hingegen, wozu auch die große Gruppe der angeborenen Deformitäten zu zählen ist, liegen vor allem knöchern bedingte Veränderungen vor, daher werden die Operationen am Knochen im Vordergrund der Wirksamkeit stehen und die Eingriffe an Sehnen und Muskeln nur den Erfolg sichern helfen. In seltenen Fällen, unterstützt durch das weitere Wachstum, können auch reine Weichteiloperationen eine Umformung von Knochen im Gefolge haben.

Nach diesen Gesichtspunkten ergibt sich die Einteilung des Materials nach der Schwere der Fehlgestalt, angeordnet nach der betroffenen Körpergegend. Diese Anordnung nach Körperabschnitten ist notwendig, wollen wir nicht wieder die Einheit des Eingriffes zerreißen. Denn um eine Fehlgestalt radikal zu beseitigen, müssen wir zuerst die fehlformenden Kräfte in ihrer Wirkung aufheben, meist durch Weichteildurchtrennungen, dann durch eine Knochenoperation die Fehlform in die normale Form überführen und diese neue Form durch geeignete Mittel festhalten und Kräfte anbringen, die auch weiterhin korrigierend wirken. Beseitigung der anatomischen Fehlform und Schaffung eines funktionellen Gleichgewichtes sind gleichwichtig und in den meisten Fällen zwangsläufig miteinander verbunden, so daß eine ohne der anderen nur in seltenen Fällen und nur unter besonders günstigen Umständen allein erfolgreich zu bestehen vermag.

Gleichwohl gibt es gewisse allgemeine Grundregeln, die jedem orthopädischen Eingriff zugrunde liegen müssen. Diese Einheiten lassen sich je nach dem Gewebe, an dem sie vorzüglich angreifen und nach der Art, wie dies geschieht, einteilen. Wir unterscheiden daher die offenen Eingriffe an den Sehnen, die gedeckte Umstellung von Gelenken, und die gedeckte Osteoklase, endlich die offenen Eingriffe am Knochen und Gelenken; schließlich Nervennaht und Plastik.

Wenn nun auch die Asepsis es uns ermöglicht, den orthopädischen Eingriff gefahrlos auszuführen und die Sicherheit des Erfolges zu erhöhen, so haftet unseren orthopädischen Eingriffen immer noch der Nachteil an, daß sie fast durchwegs in allgemeiner Narkose ausgeführt werden. Gewiß ist die Narkose für viele Fälle unvermeidlich, wie in der Allgemeinchirurgie; aber wir wollen nicht vergessen, daß sich wieder ein großer Teil unserer Eingriffe an den periphersten Gliedabschnitten abspielt, wo es ein Leichtes ist, diesen Abschnitt durch lokale oder Leitungsanästhesie unempfindlich zu machen und so dem Kranken alle Unannehmlichkeiten einer Narkose zu ersparen. Und doch kann sich die lokale Anästhesie zu Unrecht in der Orthopädie immer noch nicht durchsetzen. Vergleichen wir damit die Chirurgie, die selbst die größten, oft lange

dauernden intraabdominellen Eingriffe jetzt vielfach in lokaler und Leitungsanästhesie ausführt, so müssen wir uns sagen, daß wir hier zu konservativ sind,
oder die Technik noch nicht entsprechend ausgebaut haben. Gerade für das
Bein, an dem der größte Teil unserer orthopädischen Eingriffe vorgenommen
wird, steht uns neben der rein örtlichen Betäubung, die schon für manche Eingriffe genügt, die Leitungsanästhesie am leicht erreichbaren N. peroneus und
N. tibialis oder im gemeinsamen N. ischiadicus zur Verfügung, der bei einiger
Übung leicht und sicher zu treffen ist; und schließlich noch die bei entsprechender
Technik ebenfalls völlig gefahrlose Lumbalanästhesie, die für die Eingriffe bis
ans Becken hinauf ausreicht. Ich habe daher die einzelnen Anästhesierungsmethoden etwas ausführlicher beschrieben und möchte mich für die möglichst
ausgedehnte Anwendung dieser auch für die schwersten Redressements ausreichenden Anästhesierungsmethoden warm einsetzen. Wenn wir aber schon
die Narkose nicht entbehren wollen, so soll sie wenigstens in einer für den Kranken
möglichst angenehmen Form verabreicht werden, auf die ich ebenfalls im allgemeinen Teil noch näher eingehen werde.

II. Grundsätze der Allgemeinbehandlung

1. Rachitis

Die Rachitis ist eine Stoffwechselerkrankung, die also den ganzen Körper
befällt. Die Störung des Kalk- und Phosphorgleichgewichtes, die vermehrte
Ausscheidung dieser Stoffe macht sich besonders im Knochengewebe, dann
auch im Muskel- und Nervengewebe bemerkbar. Besonders auffallend sind die
Störungen am Knochen dort, wo sich neuer Knochen bildet: an den Wachstums-
zonen. Der stärker wachsende Knochen wird die Erkrankung stärker zeigen.
Zuerst wird nur die Anlagerung des Kalkes im neugebildeten osteoiden Gewebe
verzögert sein, bei stärkeren Graden oder längerem Bestand wird auch dem
schon fertigen Knochen Kalk entzogen; er verliert seine Festigkeit. Daher das
verschiedene Befallenwerden bestimmter Körperabschnitte in den verschiedenen
Lebensaltern. Die entstandenen Deformitäten zeigen anfänglich neben den
reinen Formen der Belastungsdeformitäten X- und O-Bein, Knickplattfuß, eine
Zunahme der vorhandenen physiologischen Krümmungen: Sitzkyphose, Coxa
vara, Krümmung des Femur nach vorne und außen. Später aber kann jeder
Halt im Knochen verloren gehen, es kommt zu den Korkzieherbeinen und
schweren, selbst spitzwinkligen Abknickungen. Die Erscheinungen der Spätrachitis sind meist lokal begrenzt und nie so hochgradig.

Die Behandlung hat die doppelte Aufgabe zu erfüllen: die Grundkrankheit,
das ist die Stoffwechselstörung zu heilen und die Fehlgestalt zu beseitigen.
Seit wir in der vitaminreichen Kost, im Phosphorlebertran 0,01 : 100,0, namentlich aber in der Quarzlichtbestrahlung ein rasch und ziemlich sicher wirkendes
Mittel haben, die Rachitis zum Stillstand zu bringen und ihre Abheilung ein-
zuleiten, sind wir nicht mehr gezwungen, die natürliche Abheilung der Rachitis,
die oft mehrere Jahre dauert, abzuwarten, sondern wir dürfen unter gleichzeitiger
Behandlung der Stoffwechselstörung jede vorhandene rachitische Fehlgestalt
sofort korrigieren und die bestehende Knochenweichheit zur Geraderichtung
der Deformität durch einfache Osteoklase benützen. Wird während der folgenden
Gipsverbandbehandlung eine systematische Quarzlichtbestrahlung durchgeführt,
so ist die Gefahr der Pseudarthrosenbildung nicht zu befürchten.

Technik der Quarzbestrahlung

Beginn je fünf Minuten auf Bauch und Rücken bei 1 m Lampenabstand, Steigerung jeden zweiten Tag um je zwei Minuten bis je fünfzehn Minuten auf beiden Seiten und Verminderung des Lampenabstandes bis auf 80 cm. Dauer vier bis sechs Wochen bei möglichst täglichen Bestrahlungen.

Die Gipsverband- bzw. Apparatbehandlung muß so lange fortgesetzt werden, bis die Röntgenkontrolle das Festwerden des Knochens sicher anzeigt. Mit der Korrektur mehrfacher Verbiegungen soll am Stamm begonnen werden, weil erst z. B. die Beseitigung einer Coxa vara den Grad der Korrekturnotwendigkeit des gleichzeitigen X-Knies deutlicher in Erscheinung bringt. Es kommen fast ausschließlich nur Knochenoperationen in Betracht, echte Kontrakturen, die eine Sehnenverlängerung bedingen, etwa der Adduktoren oder der Achillessehne, sind selten vorhanden. Natürlich müssen Weichteile, die die vollständige Geraderichtung behindern, durchtrennt werden. Zu beachten ist noch die Tatsache, daß mit der Ausheilung der Rachitis geringgradige Deformitäten sich von selbst ausgleichen können. Im allgemeinen aber zeigt diese Tendenz mehr das O-Bein, während das X-Bein einer Spontanheilung seltener zugänglich ist.

2. Tuberkulose

Fälle von Knochen- und Gelenkstuberkulose, die gemeiniglich auch chirurgische Tuberkulose genannt werden, sind nie primäre Erkrankungen, sondern lokale Metastasen des tuberkulös infizierten und verseuchten Körpers. Dies müssen wir bei der Behandlung dieses Leidens berücksichtigen. Oberster Grundsatz ist daher auch hier die Allgemeinbehandlung, solange wir eine wirksame spezifische Behandlung der Tuberkulose noch nicht kennen. Diese allgemeine Behandlung besteht in Bettruhe, Liegekuren, günstigsten hygienischen Verhältnissen, guter Ernährung, Freiluft-, Licht- und Sonnenbehandlung.

Technik der Freiluft- und Sonnenbehandlung

Es ist im wesentlichen zu unterscheiden, ob wir mit der Behandlung im Winter oder im Sommer beginnen können. Kommt der Patient im Winter, so werden wir ihn langsam unter Beigabe von Wärmflaschen daran gewöhnen, durch ein bis zwei Tage nur tagsüber, von dritten Tag an (bei schwächlichen Kindern vom fünften Tag an) auch nachts im Freien einer gedeckten Terrasse zu liegen und zu schlafen. Mein jüngstes Kind, mit dem ich im Freien überwintert habe, war zwei Jahre alt. Kommen dann warme sonnige Tage, so werden die Kinder der Außentemperatur entsprechend mit zehn Minuten beginnend, freigelassen. In den folgenden Tagen verdoppeln wir die Bestrahlungszeit, um aber wenn eine Regenperiode die Bestrahlung unterbrochen hat, wieder mit zehn Minuten wie früher zu beginnen. An trüben Tagen wird mit Quarzlicht bestrahlt, anfänglich beginnend wie bei der Rachitis. Bei schon bestrahlten oder besonnten Kindern gehen wir bei Wiederholung nicht mehr unter acht bis zehn Minuten Bestrahlungszeit herunter. Beginnen wir in der heißen Jahreszeit mit der Behandlung, so können wir die Freiluftgewöhnung beschleunigen, müssen aber die Sonnenbehandlung verlangsamen. Das Kind ist gleich den ganzen Tag im Freien, kommt nur die erste Nacht ins Zimmer und bleibt dann dauernd draußen. Die Besonnung beginnen wir am zweiten Tag an den auch sonst freien Körperteilen, Gesicht und Händen durch dreimal eine halbe Stunde. Am dritten Tag beginnen wir mit den sonst bekleideten Stellen und teilen den Körper als Unterabschnitte ein in Füße, Unterschenkel, Oberschenkel, Bauch und Brust.

Mit je fünf Minuten an der Vor- und Rückseite beginnend, wird täglich ein Teil dazugenommen, während der schon besonnte weiter bestrahlt wird. Am dritten Tag also werden nur die Füße je fünf Minuten von vorne und der Rückseite bestrahlt, am fünften Tag erst an der Vorderseite die Füße fünf Minuten, dann dazu noch die Unterschenkel fünf Minuten, endlich erstmalig dazu die Oberschenkel fünf Minuten, sodaß die Füße fünfzehn Minuten bekommen; dasselbe an der Rückseite usw. Bei blonden Kindern muß man in der Regel mit der Bestrahlung vorsichtiger sein als bei brünetten. Der Kopf selbst soll vor übermäßiger direkter Besonnung dauernd geschützt werden.

Die lokale Behandlung richtet sich in erster Linie nach dem Zustand, in dem sich der Krankheitsprozeß befindet. Nach Sicherstellung der Diagnose, die besonders für die Beurteilung der Hüftgelenksfälle sehr wichtig erscheint, um alle nicht tuberkulösen Grenzfälle auszuschalten, werden die Fälle nach den drei Zustandsbildern nach LUDLOFF, eingeteilt. Erster Zustand: Hydrops, Fungus und mäßige Kontrakturstellung, Bewegungshemmung und mäßige Schmerzen. Eine Heilung mit beweglichem Gelenk ist noch möglich. Zweiter Zustand: Zunehmende Kontraktur mit fibröser Umbildung der Granulationen = natürlicher Heilungsvorgang, geringere Schmerzen, aber besonders bei Bewegung und Belastung. Ausgang unbestimmt. Dritter Zustand: Kariöse Zerstörung des Knochens und Abszeßbildung. Heilung nur in Versteifung möglich.

Die lokale Behandlung besteht im ersten Zustand in Ruhigstellung und Entlastung, gleichgültig in welcher Form. Denn durch die Ruhigstellung und Entlastung halten wir vom lokalen Krankheitsherd neue schädigende Reize fern und begünstigen die natürlichen Schutzkräfte des Körpers in ihrem Kampfe gegen die lokale Erkrankung. Die Art der Ruhigstellung ist durch die wirtschaftlichen Verhältnisse und äußeren Umstände gegeben und kann ebenso erfolgreich durch entsprechende Lagerung, durch Extension, durch Gipsschienen oder Gipsverband, oder durch Apparate erfolgen. Es ist unrichtig, allein die Ruhigstellung etwa durch einen Gipsverband für eine spätere Versteifung verantwortlich zu machen; dafür ist lediglich die Ausdehnung der Erkrankung und die durch den Krankheitsprozeß erfolgte Zerstörung der Gelenkanteile maßgebend. Diese wird um so geringer sein, je rascher und gründlicher der Prozeß ausheilt und je weniger äußere Schädigungen noch zur lokalen Erkrankung hinzukommen. Ferner gehört zur lokalen Behandlung noch die aktive und passive Hyperämisierung, die Stauungsbehandlung nach BIER, bei gleichzeitiger Jodmedikation (Jodnatrium, für Erwachsene täglich 3,25 g, für zehn- bis vierzehnjährige 1,0 g, für kleiner 0,5 g). Ich kann aus reicher eigener Erfahrung bestätigen, daß auch bei monatelanger Darreichung keinerlei Nebenerscheinungen auftreten und auch eine entsprechende Gewichtszunahme in der Regel nicht verhindert wird. Die Stauungsbinde wird dreimal drei Stunden mit je einer Stunde Pause angelegt und zehn Minuten vor der Stauung das Jod verabfolgt. Auch zyklische Einreibungen mit Schmierseife, ähnlich wie bei einer Schmierkur verteilt, können oft sehr vorteilhaft sein. Endlich sind noch zu erwähnen die verschiedenen Bestrahlungslampen und die Röntgentherapie.

Im zweiten Zustand genügt die Lagerung allein nicht mehr, selbst die Extension hat nur mehr wenig Aussicht auf Erfolg, daher erfolgt die Ruhigstellung besser im Gipsverband. Dabei werden wir uns immer vor Augen halten, daß eine Versteifung der wahrscheinliche Ausgang der Erkrankung ist. Diese Ankylose soll in der für den Gebrauch besten Stellung erfolgen, weshalb wir schon die Ruhigstellung eines Gelenkes in dieser Stellung anstreben. Am Bein haben wir immer die Stützfähigkeit im Auge, beim Arm die Gebrauchsfähigkeit bei beidarmigen Tätigkeiten. Ist es zur Ausbildung einer Fehlgestalt gekommen, so ist in der Regel die Abheilung der tuberkulösen Erkrankung abzuwarten. Haben wir jedoch den Eindruck, daß weniger die tuberkulösen Zerstörungen an der Fehlform Schuld sind, sondern daß diese durch Muskelspasmen unterhalten wird, so ist es erlaubt, durch tiefe Narkose diese Spasmen auszuschalten und das Glied in eine entsprechend bessere Stellung überzuführen. Jede Gewaltanwendung ist verboten; führt ein Extensionsgipsverband nicht in mehreren Etappen wenigstens zum Ziel, so muß in solchen Fällen der Gipsverband in der pathologischen Stellung angelegt werden. Ich sah allerdings mehrfach, daß die Beseitigung z. B. einer Beuge- und Adduktionskontraktur in der Hüfte, die monate- und jahrelanger Extension getrotzt hatte, bei einfacher Lagerung auf einen Extensiontisch ohne Narkose innerhalb weniger Stunden gelang. Wir gehen folgendermaßen vor: Der Patient wird in seiner pathologischen Stellung unter guter Polsterung auf den Extensiontisch gelagert und die Extension so weit als erträglich gesteigert. Dann werden nach jeweils fünf bis zehn Minuten die Fußteile um 2 bis 5 cm gespreizt bzw. gestreckt. Dies entspricht im Gelenk einer Bewegung von etwa einem Winkelgrad und wird nicht verspürt. Im Verlauf eines Vor- oder Nachmittages ist die Fehlstellung vollständig überwunden und die gewünschte Überkorrektur erreicht, die dann sofort im Gipsverband festgehalten werden kann. Auftretende Schmerzen im erkrankten Gelenk würden ein unbedingtes Hindernis gegen die Fortsetzung dieser Art der Stellungskorrektur darstellen.

In akuten Fällen klingt unter dem ersten Gipsverband innerhalb zwei bis drei Wochen die größte Schmerzhaftigkeit ab und es gelingt dann oft eine weitere erhebliche Stellungskorrektur zu erreichen. Auch der zweite Extensionsgipsverband bleibt zwei bis drei Wochen liegen und eine neue Besserung der Stellung kann dadurch ermöglicht werden. Nach acht bis zwölf Wochen kann man den Gipsverband durch einen Apparat ablösen.

Im dritten Zustand der kariösen Zerstörung des Knochens kommt nur noch ein Gipsverband zur Ruhigstellung in Betracht. Eine Stellungnahme, ob man gegen den lokalen Erkrankungsherd konservativ oder operativ vorgehen soll, ist noch nicht einheitlich erfolgt. Im allgemeinen wird der konservativen Anstaltsbehandlung der Vorzug gegeben und radikale Eingriffe namentlich bei Kindern abgelehnt. Sehen wir aber gelenknahe isolierte Herde, etwa mit Sequestern, so ist der Versuch durch primäre Entfernung dieses Herdes ein Einbrechen ins Gelenk zu verhüten berechtigt. Die Entfernung des Sequesters kann zur raschen Abheilung führen, während die konservative Behandlung sicher jahrelang dauern muß. Wir lehnen also bei Kindern nur verstümmelnde Operationen unter allen Umständen ab. Ähnlich steht es mit den tuberkulösen Gelenkserkrankungen Erwachsener. Auch hier erscheint ein radikaleres Vorgehen oft vorteilhaft; selbst ein anscheinend durch die lokale Erkrankung stark mitgenommener Körper hält den radikalen Eingriff, Amputation oder Resektion, noch gut aus und kann nach Entfernung des ausgedehnten Krankheitsherdes sich wieder kräftig erholen und gesunden. Derartige radikale Resektionen sind aber nur dann auszuführen, wenn die Möglichkeit besteht, die örtliche Erkrankung sicher ganz zu entfernen.

Tuberkulöse Abszesse müssen möglichst vor jeder Mischinfektion bewahrt werden, sind daher unter strengster Asepsis zu behandeln. Wir versuchen vor allem durch wiederholte Punktionen einen Durchbruch zu verhindern. Die Resorption kann durch Einspritzung von Jodoformglyzerin 5% oder 10%ig in die Wege geleitet werden. Sicher abgekapselte Prozesse, etwa von Drüsen ausgehend, können unter aseptischen Kautelen breit eröffnet, die Abszeßmembran ausgekratzt und die Wunde schichtenweise geschlossen werden. Es gelingt oft eine primäre Wundheilung zu erzielen. Handelt es sich aber um einen Senkungsabszeß, namentlich wenn ein Abszeß mit einem Knochenprozeß in der Tiefe zusammenhängt, dann ist jede Behandlung des Abszesses solange aussichtslos, als der Herd in der Tiefe nicht ausheilt. Die Füllung mit Kontrastmitteln gibt im Röntgenbilde dann meist genaueren Aufschluß über diese Ursachen. Schon bestehende Fisteln suchen wir ebenfalls, wenn noch möglich, vor Mischinfektionen zu schützen. In solchen Fällen, ja selbst wenn Mischinfektionen vorhanden sind, ist die Anwendung von Dauergipsverbänden, wie dies von den Italienern befürwortet wird, zu empfehlen. Man legt die fistelnde Partie in einem weit hinaufreichenden Gipsverband fest und läßt diesen Gipsverband monatelang liegen. Die anfänglich starke Sekretion läßt meist bald nach und schließlich ist die Fistel unter dem Verbande abgeheilt. Hat sich aber eine Mischinfektion eingestellt, so sind die Heilungsaussichten wesentlich schlechter, nur möchte ich betonen, daß der lästige Bacillus pyocyaneus durch Borsäure in Pulverform meist rasch und endgültig zu beseitigen ist. Alte, oft hartnäckige, Fisteln können besser als durch die Becksche Wismuthpaste, durch eine 10%ige Kupfersulfatlösung nach Franke zur Verödung gebracht werden. Infolge ihrer starken Ätzwirkung muß die gesunde Haut gut mit Salbe geschützt werden, der Operateur trägt Gummihandschuhe und verwendet eine Ganzglasspritze.

Erst wenn die lokalen Erscheinungen abgeheilt sind, können wir zur Korrektur der durch sie hervorgerufenen Deformität schreiten. Der Eingriff wird meist am Knochen ausgeführt, sucht die erkrankte Stelle möglichst zu umgehen und wird also meist paraartikulär über oder unter dem alten Erkrankungsherd vorgenommen. Erst wenn viele Jahre vergangen sind, das Röntgenbild reine Knochenstruktur am Orte der früheren Erkrankung zeigt, dürfen wir auch im früher erkrankten Gebiet operieren. Bei tuberkulösen Ankylosen eine Gelenksmobilisierung auszuführen, wird von den meisten Autoren abgelehnt. Ich sehe, wenn das Röntgenbild reine Knochenstruktur zeigt und mindestens acht bis zehn Jahre seit der akuten Erkrankung vergangen sind, keinen prinzipiellen Gegengrund gegen eine Arthroplastik; es sei denn, daß Narben oder die meist hochgradige Muskelatrophie uns davon abhalten.

3. Schlaffe Lähmungen

Durch ein Trauma oder eine Erkrankung der Ganglienzelle ist die motorische Leitbahn zum Muskel unterbrochen worden; die Folge davon ist eine schlaffe Lähmung der betroffenen Muskeln, trophische und Wachstumsstörungen der betreffenden Extremität. In der weiteren Folge kann durch Überwiegen der gesunden Antagonisten eine echte Kontraktur mit Gewebsschrumpfungen, ja bei jahrelangem Bestand können selbst knöcherne Veränderungen entstehen. Eine ursächliche Behandlung besteht in der Wiederherstellung der Nervenleitung, die vielfach namentlich bei Verletzungsfolgen mit vollem Erfolg ausgeführt wurde. Die Wiederherstellung der Nervenleitung kann auf zweierlei Weise erfolgen, durch die primäre oder sekundäre Nervennaht, oder durch eine Nervenplastik. Zu einer primären Nervennaht wird man wohl nur selten zurecht kommen, abgesehen vielleicht von der ungewollten oder notwendigen Nervendurchtrennung bei einer Operation. Die sekundäre Nervennaht ist aber auch nach Monaten, ja nach Jahren noch erfolgreich und kann selbst wiederholt werden. Sie besteht in der Abtragung der Narben, die sich als Neurome am zentralen und peripheren Nervenstumpf gebildet haben. Sie bezweckt die Nervenscheiden beiderseits zu eröffnen, am zentralen Stumpf durch neuerliche Störung der Kernplasmarelation die zugehörigen Ganglienzellen zu einer kräftigen Regeneration anzuregen und dann durch eine End-zu-Endnaht die Entstehung einer möglichst feinen Narbe zwischen den beiden Enden zu fördern. Die vom zentralen Stumpf auswachsenden Fasern sollen möglichst rasch und möglichst wieder in ihre alten Bahnen des peripheren Stumpfes gelangen, wo sie dann unter dem Schutz dieser Leitbahnen wieder das ursprüngliche periphere Ausbreitungsgebiet erreichen. Je einheitlicher die Zusammensetzung des Nerven, desto geringer die Verluste an abirrenden Fasern (z. B. beim N. radialis). Gelingt die End-zu-Endnaht nicht, so kann sie durch zweckmäßige Gelenkstellung, durch zweizeitiges Operieren, Vernähung der Stümpfe und Dehnen derselben, oft noch erreicht werden. Ist sie auch auf diese Weise nicht möglich, so sind die Erfolge mit den Ersatzmethoden recht unsicher. Am ehesten hat noch die Zwischenschaltung von frei transplantierten Nerven zwischen die angefrischten Enden Aussicht auf Erfolg. Kann aber bei Fehlen seines peripheren Endes ein Nerv an anderer narbenfreier Stelle direkt in seinen Muskel eingepflanzt werden, so gibt dies recht gute Erfolge (ERLACHER, HEINEKE).

Sitzt die Lähmung zentral, so daß also die Ganglienzellen zugrunde gegangen sind, so bleibt nur die Möglichkeit einer Nervenplastik, indem wir einen gesunden, ein anderes Gebiet versorgenden Nerven mit dem peripheren Anteil des gelähmten Nerven End-zu-End vernähen und dieses Gebiet wieder anschließen. In den seltensten Fällen aber steht ein genügend starker Nerv hiefür zur Verfügung, nur selten kann auf ein gesundes Gebiet ganz verzichtet werden und das verfügbare Material reicht nur zum geringsten Teil zum Ersatz eines größeren Gebietes aus, daher ist die praktische Auswertung der Nervenplastik nur in bescheidenen Grenzen möglich. Für ganz seltene Fälle, so z. B. die Fazialislähmung läßt sich auch die Abspaltung des gesunden Nervenastes möglichst peripher in einen gesunden Muskel selbst verlegen, und durch eine sogenannte muskuläre Neurotisation (ERLACHER) die gelähmte Muskulatur wieder ausreichend mit Nervenmaterial versorgen. Das Wesen dieser Operation besteht darin, daß ein zentralgestielter Muskellappen eines gesunden Muskels, der, wenn möglich, ein größeres Nervenästchen enthält, breit mit dem angefrischten gelähmten Muskel in Verbindnug gebracht wird. Sind diese Wege aber nicht gangbar, so kann das Muskelgleichgewicht durch Verpflanzung gesunder Muskeln oder ihrer Ansätze, der Sehnen, wieder hergestellt werden. Allerdings darf man eine Muskel- oder Sehnenverpflanzung erst dann ausführen, wenn eine Reparation der Nervenschädigung nicht mehr zu erhoffen ist, bei traumatischer Lähmung, wenn die Nervennaht ein Jahr lang erfolglos war, bei der Kinderlähmung frühestens zwei Jahre nach dem akuten Anfall. Oft ist ein Muskel nur stark überdehnt und daher funktionsuntüchtig. Gibt man ihm Gelegenheit sich zu erholen, so nimmt er oft die verloren geglaubte Funktion wieder auf. Dies gilt besonders dort, wo ein Muskel gegen die ständig wirkende Schwere zu arbeiten hat.

Der Gedanke, die Funktion einer gelähmten Sehne durch Verpflanzung eines gesunden Muskels auf diese zu ersetzen stammt von NICOLADONI, der bei einem Lähmungshakenfuß beide Peronei auf die Achillessehne verpflanzte. Sein anfänglicher Erfolg scheiterte schließlich an der erst aus der Erfahrung gewonnenen Erkenntnis, daß gerade der Triceps surae durch Sehnenverpflanzung überhaupt nicht vollständig zu ersetzen ist. Der richtige Gedanke aber bei Lähmungen durch eine Sehnenverpflanzung die Wirkung der gesunden Muskeln nach Wunsch zu verteilen, hat in der Folge der Orthopädie zu ganz außerordentlichen Erfolgen verholfen, allerdings erst als durch die Arbeiten von LANGE, VULPIUS und CODIVILLA die Grundprinzipien einer erfolgreichen Sehnenplastik erforscht, ihr Anwendungsgebiet mächtig erweitert, ihre Indikationsstellung aber umgrenzt worden war. Ihre höchste Vervollkommnung hat sie in der physiologischen Sehnenverpflanzung nach BIESALSKI-MAYER gefunden. Dabei darf natürlich nicht übersehen werden, daß bei jeder Lähmung eine Schwächung der Extremität zurückbleiben muß, und daß nur ein vollkommen gesunder Muskel unter sehr günstigen Umständen eine neue Arbeit vollwertig übernehmen kann, daß aber bei jeder Sehnenplastik etwas an Kraft verloren geht. Gerade diesbezüglich wurde viel gesündigt, indem entweder ein ebenfalls geschwächter Muskel verpflanzt, oder ein gesunder Muskel unzweckmäßig verpflanzt wurde, oder schließlich einem gesunden richtig verpflanzten Muskel eine Arbeit zugemutet wurde, die zu leisten er überhaupt nicht imstande ist. Da also der Sehnenverpflanzung Grenzen gesetzt sind, die sich bei einer gewissenhaften Untersuchung und richtiger Einschätzung ermitteln lassen, hat man den Funktionsausfall zum Teil mit Erfolg durch Operationen an den Knochen und Gelenken wettzumachen gesucht, indem man die der ausgefallenen Kraft entsprechende Bewegung ebenfalls auszuschalten versucht: Vereinfachung der Gelenksmechanismen (WHITMANN, HOKE, SPITZY) Teilversteifungen und Gelenksperren zuerst von WOLLENBERG 1910 für das Knie angegeben, dann von CAMPBELL und PUTTI auch auf das Sprunggelenk übertragen. Bei schwereren Lähmungen, namentlich der unteren Extremität steht das wichtige Prinzip der Stütz- und Standfestigkeit im Vordergrunde, wobei uns hiefür die Verlagerung der Drehachsen der Gelenke gegenüber der Schwerlinie behilflich sein kann (PUTTI, BÖHM). Eventuell muß zugunsten der Stabilität die Beweglichkeit geopfert werden.

Zuerst gilt es immer die fast ausschließlich im schlechten Sinne die Gelenksfunktion störende Kontraktur zu beseitigen, durch Redressement, Tenotomie, offene Sehnenverlängerung, Kapseldurchschneidung, Osteotomie. Nur der Spitzfuß macht hier häufig eine Ausnahme, indem wir sein Fortbestehen dazu benützen, die bei jeder schweren Lähmung im Wachstumsalter auftretende Verkürzung des Beines durch die Spitzfußstellung teilweise auszugleichen oder aber bei gleichzeitiger Quadrizepslähmung ein Einknicken im Knie durch eine fixierte Spitzfußstellung zu verhindern. Nun erfolgt die richtige Einstellung der Drehachse der Gelenke gegenüber der Schwerlinie, Hüfte nach vor, Knie hinter dieselbe (vgl. Abb. 113), wie dies PUTTI und BÖHM betonen. Dazu kann oft eine suprakondyläre Osteotomie des Femur notwendig sein. Endlich kann zur Beseitigung einer noch vorhandenen Fehlstellung, die die Funktion schwer stört, eine Tenodese, Arthrodese oder Arthrorisis (Gelenksperre) notwendig werden, wodurch zwar lediglich der Grad oder die Form der Fehlstellung geändert, eine störende Fehlstellung in eine für die Funktion brauchbarere umgewandelt wird, gleichzeitig aber für eine nachfolgende Sehnenplastik die Arbeitsbedingungen außerordentlich erleichtert werden können.

Den Schlußakt bildet dann, wenn entsprechend gesunde kräftige und geeignete Muskeln zur Verfügung stehen, die Sehnenplastik. Bei ihrer Ausführung ist zu beachten, daß der zugehörige Muskel 1. überhaupt imstande ist, die ihm übertragene Arbeit an sich oder wenigstens im Verhältnis zu seinen ebenfalls geschwächten Antagonisten, und der zu überwindenden Schwere zu leisten; 2. daß seine Verlaufsrichtung ohne Schädigung seines Ursprunges oder seiner Innervation derart verändert werden kann, daß wenigstens sein sehniger Schlußteil geradlinig in der Richtung der zu wirkenden Kraft verläuft; 3. daß seine

Befestigung am neuen Angriffspunkt eine absolut verläßliche ist; 4. daß die Gleitfähigkeit im neuen Verlauf voll gewährleistet ist.

Wichtig ist auch die Spannung, unter der die Sehne verankert wird. Operiert man in lokaler Anästhesie, was oft gut möglich ist, so bestimmt man die richtige Spannung derart, daß man den Muskel maximal innervieren läßt, das zugehörige Gelenk in die für die Sehne günstigste Stellung bringt und jetzt die Sehne unter starker Spannung befestigt. Anders bei der Operation in Narkose; hier ist der Muskel meist völlig erschlafft. Man wählt entweder nur eine geringe Spannung, oder befestigt unter stärkerer Spannung bei ungünstigster Gelenkstellung. Jedenfalls beachte man die Entfernung des neuen Ansatzpunktes vom Ursprung im Vergleich zu früher und hüte sich durch eine übermäßige Spannung der Sehne einen vielleicht ohnehin paretischen Muskel noch zu überdehnen und so seine Funktion weiter zu schädigen. Wichtig ist ferner eine entsprechende Ruhigstellung der Sehnennaht für die Dauer von zehn bis zwölf Tagen; ebenso wichtig aber auch die sofortige Aufnahme aktiver Übungen nach der Verbandabnahme. Jedoch soll die verpflanzte Sehne auch jetzt noch für längere Zeit vor jeder Überdehnung durch eine Nachtschiene geschützt werden.

Mehrere Autoren stehen den Erfolgen der Sehnenplastik skeptisch gegenüber. Es ist vollkommen richtig, daß früher Fehler in der Auswahl der Muskeln und in der Technik häufig gemacht wurden, und daß sich daraus Mißerfolge ergaben. Die Beachtung obiger Forderungen, der Grundsätze BIESALSKIS, eine entsprechende Technik und endlich die vor jeder Operation ausgeführte elektrische Prüfung des zu verpflanzenden Muskels auf seine Leistungsfähigkeit nach den Methoden ERLACHERS oder LANGES, sind dazu angetan, die Mißerfolge einzuschränken.

Die empfehlenswerteste Methode ist die Sehnenscheidenauswechslung nach den Vorschriften von BIESALSKI-MAYER; sie wird besonders bei isolierten Lähmungen mit bestem Erfolg ausgeführt. Ist nicht mehr ein einzelner Muskel sondern eine ganze Gruppe zu ersetzen oder handelt es sich um noch ausgedehntere Lähmungen, so tritt die Wahl des freien Ansatzpunktes nach LANGE in ihre Rechte. Er begnügt sich im Prinzip am Fuß mit drei Angriffspunkten, einem an der Ferse, einem am äußeren, einem am inneren Rand des Vorfußes. Der Weg der Sehne verläuft dann im subkutanen Fett, das die Gleitfähigkeit meist nicht behindert. Die subperiostale Befestigung sichert außerdem eine feste Verankerung am Angriffspunkt. Allerdings wird von den meisten Autoren die Sehne selbst etwa entsprechend der Forderung CODIVILLAS subperiostal befestigt und die Zwischenschaltung einer Seidensehne nur dort angewendet, wo die natürliche nicht ausreicht. NIKOLADONI und nach ihm VULPIUS verpflanzen Sehne auf Sehne, verzichten also auf die freie Wahl des Ansatzpunktes und gewinnen dadurch den Vorteil eines normalen Verlaufs der Endsehne, nehmen aber ein Stück der gelähmten Sehne in Anspruch, die ebenso wie die Befestigungsnaht nicht immer unnachgiebig bleibt.

Einen ganz anderen eigenartigen Weg zum künstlichen Ersatze gelähmter Muskeln ist STRACKER gegangen, indem er Streifen von reinstem Paragummi zwischen Ursprung und Ansatz ausspannte und zur Einheilung brachte. Es ist ihm auf diese Weise z. B. gelungen, die Funktion der sonst recht schwer zu ersetzenden Glutäalmuskulatur erfolgreich wieder herzustellen. Er konnte auch nachweisen, daß die Gummistreifen durch Jahre hindurch ihre Elastizität bewahren. Wenn es auch technisch nicht ganz einfach ist, den Gummi unter entsprechender Spannung zu befestigen und zur reaktionslosen Einheilung zu bringen, so zeigen diese Versuche immerhin, daß wir auch in ganz verzweifelten Fällen noch die Möglichkeit eines künstlichen Ersatzes verloren gegangener Muskelkraft in der Methode von STRACKER besitzen.

4. Spastische Zustände

Das Wesen der Erkrankung besteht in einer vermehrten Erregbarkeit und Spannung der spastischen Muskeln, weil die hemmenden Fasern außer Funktion gesetzt sind. Sie führen in der weiteren Folge zur echten Kontrakturbildung. Die Wiederherstellung der hemmenden Fasern ist bisher nicht gelungen; den einzigen dahin zielenden Versuch stellt die Operation am Sympathikus nach ROYLE-HUNTER dar. Wir können daher nur die Folgen, die vermehrte Erregbarkeit und vermehrte Spannung durch Vernichtung der überwiegenden Kraft herabsetzen. „Die Behandlung muß dahin zielen, unter geringster Schädigung aktiver Kräfte eine möglichst freie Beweglichkeit zustande zu bringen und diese Kräfte dann zu stärken und zum Erlernen einer zweckmäßigen Bewegung auszunützen.'' (SILFVERSKIÖLD.) Dabei ist zu berücksichtigen, daß namentlich bei halbseitigen Lähmungen von der erkrankten Seite auch im besten Falle nur Hilfsarbeit erlernt werden kann, daß also die Forderungen und Erwartungen, die an die Behandlung gestellt werden, sich auf einfache Verrichtungen beschränken müssen. Alle Operationen stellen nur die Vorbereitung der Fälle dar, die eigentliche Behandlung bilden die dadurch erleichterten Bewegungsübungen. Schon die einfache Lagerungsbehandlung in Korrekturstellung ist aussichtsreich, wenn sie nach dem Vorschlag HAGLUNDs durch entsprechend lange Zeit ununterbrochen nicht weniger als zwei, besser vier bis sechs Monate, fortgesetzt wird. Für operative Eingriffe ist zu berücksichtigen, daß man nie eine ganze Muskelgruppe total ausschalten soll, da die Gefahr besteht, daß dann die Antagonisten das Übergewicht erreichen und wir nun eine entgegengesetzte Kontraktur erhalten.

Die Eingriffe bezwecken 1. die Beseitigung jener Gewebsschrumpfungen, die nach Aufhebung der Spasmen durch tiefe Narkose die Gelenkbeweglichkeit noch behindern. 2. Die Schwächung jener spastischen Muskeln soweit sie einer freien Beweglichkeit hinderlich sind. 3. Kräftigung der durch die überwiegenden Spasmen der Antagonisten geschwächten (aber nie gelähmten) Agonisten. Den Versuch einer ursächlichen Operation, dessen Erfolge aber noch sehr umstritten sind, stellt der Eingriff von ROYLE und HUNTER am Sympathikus dar, indem sie die angeblich im Sympathikus verlaufenden erregenden Fasern ebenfalls auszuschalten trachten.

Eine gewisse Bestätigung dieser mehr theoretischen Überlegungen, deren praktischer Wert für die Behandlung der Spasmen erst durch strenge Nachprüfung der erzielten Erfolge zu erweisen ist, geben die aus anderen Gründen gemachten Beobachtungen von KEN KURÉ (Tokio), der nach Durchschneidung des Halssympathikus dystrophische Veränderungen der Schulter- und Oberarmmuskulatur fand und dies auf die Degeneration der antonomen Muskelinnervation zurückführt.

Der Eingriff der Wahl bei spastischen Kontrakturen ist die offene Sehnenverlängerung, in einigen Fällen genügt auch die Ursprungsablösung. Jede quere Durchschneidung birgt die Gefahr in sich, daß sich der spastische Muskel völlig kontrahiert und so eine Wiedervereinigung der Sehnenenden verhindert; dann bekommen die Antagonisten das Übergewicht und es entsteht schließlich eine entgegengesetzte Deformität. Zahlreiche Hakenfüße verdankten der queren Achillotenotomie ihre Entstehung. Demgegenüber erlaubt die offene Sehnenverlängerung die genaue Festlegung ihres Ausmaßes. Dadurch wird in erster Linie der reinen Gewebsschrumpfung Rechnung getragen; zur Schwächung des spastischen Muskels dient besser die Resektion eines Teiles seines motorischen Nerven. Je nach dem Grad der Spastizität wird eine entsprechende Anzahl ($^2/_3$ bis $^3/_4$) der zugehörigen motorischen Nervenfasern durchtrennt oder besser auf mehrere Zentimeter reseziert (partielle Neurotomie); ein angemessener Teil soll aber immer erhalten bleiben. Die Durchschneidung der hinteren Rückenmarkswurzeln nach FOERSTER ist ohnehin in genauer Dosierung angegeben worden. Von Knochen- und Gelenksoperationen wird in neuerer Zeit von CAMERA auch die Gelenkssperre (Arthrorisis) angewendet. Muskelverpflanzungen sind deshalb nicht so sehr aussichtsreich, weil der spastische Muskel an sich nur wenig gebrauchsfähig, für ein Umlernen noch weniger geeignet ist. Er darf höchstens innerhalb seines Synergistengebietes verpflanzt werden. Hingegen erscheint die von SILFVERSKIÖLD angegebene Verwandlung zweigelenkiger Beinmuskeln in eingelenkige funktionell aussichtsreich.

Im allgemeinen stehen in der Jugend die Spasmen im Vordergrunde, im höheren Alter die Gewebsschrumpfungen, so daß in der Jugend die Nervenoperation allein genügen wird, während wir im Alter die Schrumpfungskontrakturen besonders beseitigen müssen.

III. Die Grundlagen der orthopädischen Eingriffe

Das Prinzip des orthopädischen Eingriffes besteht in der Beseitigung einer Fehlstellung oder Fehlform und in der Wiederherstellung einer verloren gegangenen Funktion. Verstümmelnde Operationen gehören daher in der Regel nicht in das Arbeitsgebiet des Orthopäden und sollen eben durch den orthopädischen Eingriff unnötig gemacht werden. Nur in seltenen Fällen ist die Fehlgestalt durch die Verbildung nur einer Gewebsart bedingt; so bei Lähmungen durch Schrumpfung des gesunden Muskels. In solchen Fällen genügt der Sehnenschnitt, um den Muskel wieder auf die notwendige Länge zu bringen. Meist aber sind auch Bänder und Kapsel beteiligt und es ist ein größerer Eingriff notwendig, der aus mehreren Sehnenschnitten, Durchtrennung der Bänder und der Gelenkskapsel besteht. Endlich macht die Beteiligung des Knochens an der Fehlform auch eine Knochendurchtrennung notwendig, während bei schweren Lähmungen eine Gelenkversteifung, bei Versteifungen in schlecht gebrauchsfähiger Stellung die Gelenklösung in Betracht kommt. Die ursächliche Behandlung der Lähmung aber beruht auf der Nervennaht oder einer Nervenplastik.

1. Die Sehnenschnitt-Tenotomie; die Sehnennaht und -verpflanzung

Der Sehnenschnitt, schon von ANTYLLUS 300 n. Chr. ausgeführt, konnte sich erst einbürgern, als ihm STROMEYER (1831) durch die subkutane Ausführung die Gefahren der Vereiterung nahm. Damit begann sein Siegeszug, der bald zu einer wahllosen Anwendung dieser Operation führte, und erst allmählich wieder auf die notwendige kritische Anzeigestellung zurückgeführt wurde. Er wird jetzt sowohl als subkutane quere, vollständige Durchtrennung, oder als subkutane Z-förmige Tenotomie nach BAYER vorgenommen oder in ähnlicher Weise offen ausgeführt. Die Z-förmige Ausführung hat den Vorteil, den Zusammenhang der Sehne nicht vollständig aufzuheben und so eine Heilung der durchtrennten Stümpfe in der gewünschten Verlängerung zu sichern. Während nun namentlich bei Kindern die quere vollständige Durchtrennung einer Sehne eine Wiederherstellung ihres Zusammenhanges erwarten läßt, ja diese auch bei Erwachsenen z. B. nach der NICOLADONIschen Plattfußoperation eintreten kann, hat die Ausführung der vollständigen Sehnendurchtrennung bei Spastikern schwerste Folgen nach sich gezogen, indem die jetzt frei wirkenden Antagonisten nicht nur die Beseitigung der Fehlstellung, sondern ihre Umkehrung ins Gegenteil hervorbrachten. Wir stehen daher heute auf dem Standpunkt, daß nach jeder Tenotomie das Glied in der gewünschten Korrekturstellung für einige Wochen durch einen Gipsverband festgehalten werden muß, damit die Heilung der Sehnenwunde ungestört vor sich gehen kann und daß wir eine quere, vollständige Sehnendurchtrennung bei Spastikern verwerfen. Denn es besteht heute kein Hindernis mehr, bei Spastikern und bei starken Kontrakturen die Sehnenverlängerung offen auszuführen, in der gewünschten Verlängerung die Sehnenstümpfe wieder zu vernähen und so nur die gewollte Verlängerung der Sehne zu sichern.

Die Naht einer durchtrennten Sehne muß, um ein Durchschneiden oder Ausreißen der Fäden zu vermeiden, in möglichster Entspannung der Sehne vorgenommen werden. Gequetschte Enden, aufgesplitterte, zerfranste Teile müssen meist abgetragen werden. Beide Enden werden mittels einer Durchflechtungsnaht, die möglichst ins Innere der Sehne verlegt wird, angeschlungen, die freien Fäden dann so geknüpft, daß die Knoten zwischen die Sehnenstümpfe zu liegen kommen. Im allgemeinen wird die Durchflechtungsnaht nach LANGE, die nach einem Vorschlag SCHEDES mit einer Hinterstichnaht beginnen soll, oder in der Ausführung nach BIESALSKI-MAYER angewendet. Um Sehnendefekte zu überbrücken, eignet sich am besten die freie Faszienplastik nach KIRSCHNER, wobei die beiden Sehnenstümpfe in einen Faszienstreifen eingehüllt werden.

Technik der Faszienplastik bei Sehnendefekten nach KIRSCHNER
(Abb. 1)

Nach Freilegung der Sehnenstümpfe, die beiderseits mindestens 3 cm weit mobilisiert werden müssen, wird die Größe des Faszienlappens derart bestimmt, daß seine Länge den Sehnendefekt beiderseits um mindestens 3 cm übertrifft; er muß breit genug sein, die Sehnen vollkommen zu umhüllen. Der Faszienstreifen wird aus der Fascia lata, neben dem Kniegelenk beginnend, entnommen und an seinen vier Ecken mit feinen Haltefäden versehen. Damit wird der Faszienstreifen unter die Sehnenstümpfe, die ebenfalls durch Haltefäden angeschlungen sind, durchgeführt und die Faszie zuerst mit dem einen Schnenende verbunden, indem der Faszienstreifen mit feinen Seidennähten an der Hinterseite der Sehne befestigt wird. Dann wird die Faszie um den Stumpf nach vorne herumgeschlagen und durch Knopfnähte, die Faszie-Sehne-Faszie fassen, befestigt. Jetzt werden die Haltefäden der Sehne geknotet und der Faszienstreifen in gleicher Weise am anderen Stumpfende befestigt; endlich die offene Seite des Faszienschlauches durch Knopfnähte verschlossen. Das Ganze wird durch eine fortlaufende Steppnaht, die sowohl die Nahtstellen, als auch die neugebildete Sehne durchsticht noch einmal gesichert. Soll das eine Ende der neugebildeten Sehne an einem Knochen befestigt werden, so empfiehlt es sich durch den Knochen ein Loch zu bohren, die Faszie hindurchzuleiten und auf eine gute Strecke in sich selbst schlingenförmig zu vernähen. Nach sorgfältiger Blutstillung Naht der Hautwunde, die so gestaltet werden soll, daß die geschädigte Sehne nicht unter eine Narbe zu liegen kommt. Vom dritten Tag an können

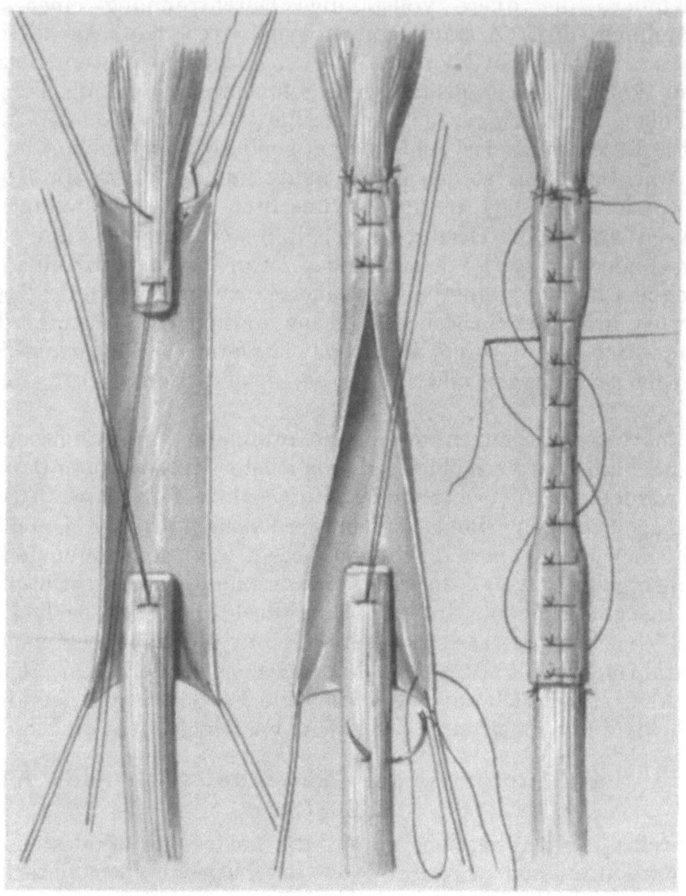

Abb. 1. Faszienplastik bei Sehnendefekten (nach KIRSCHNER)

schon leichte passive und vom fünften Tag an auch leichte aktive Bewegungen ausgeführt werden.

Wichtig ist auch, daß wir dort, wo wir eine Sehne zur Verwachsung mit der Umgebung bringen wollen, von ihrer Oberfläche das Gleitgewebe durch Abschaben entfernen und umgekehrt wieder dort, wo wir auf die Gleitfähigkeit rechnen, das Gleitgewebe möglichst schonen. Dies gilt vor allem für die Sehnenplastiken. Der Gedanke, die Kraft eines Muskels durch Verpflanzung seiner Sehne auf einen neuen Angriffspunkt wirken zu lassen, stammt von NICOLADONI und wurde als Verpflanzung der beiden Peronei auf die Achillessehne, also Sehne auf Sehne bei einem Lähmungshakenfuß 1881 das erste Mal ausgeführt. Die Verpflanzung Sehne auf Sehne wird aber heute in der Regel nur noch an der oberen Extremität allgemein ausgeführt, während an der unteren Extremität abgesehen

von VULPIUS und seinen Anhängern, die von LANGE empfohlene subperiostale
Befestigung, die auch die meisten übrigen Orthopäden angenommen haben,
die Methode der Wahl darstellt. Wo die normale Sehne an Länge für die Verpflanzung nicht ausreicht, verwendet LANGE zahlreiche Seidenfäden, die er durch
die Sehne durchflicht und dann ebenfalls periostal direkt am Knochen angreifen
läßt (Seidensehnen nach LANGE). Die Mehrzahl der Orthopäden sieht in der
Anwendung der Seidensehne nur ein letztes Hilfsmittel für jene schwierigen
Fälle, wo es unmöglich ist, die natürliche Sehne durch andere Hilfsmittel, Verlängerung durch einen Periostlappen usw. zum neuen Angriffspunkt zu leiten.
Da für die neue Sehne die Gleitfähigkeit die wichtigste Voraussetzung für ihre
volle Funktion darstellt, so ist die Schonung des Gleitgewebes bei allen Sehnenplastiken eine wichtige Voraussetzung des Erfolges. Darauf nimmt am besten
die physiologische Sehnenverpflanzung von BIESALSKI-MAYER Rücksicht, deren
ausgezeichnete Darstellungen den einzelnen Sehnenplastiken vorangestellt
werden. Die für die Sehnenverpflanzung wichtigen Gesichtspunkte wurden
schon oben bei den Lähmungen besprochen.

Für die Befestigung einer Sehne an der Ansatzstelle einer anderen haben
BIESALSKI und MAYER genaue Vorschriften gegeben (s. Abschnitt XII). Die subperiostale Befestigung nach LANGE führe ich derart aus, daß ich das Periost
in der Längsrichtung spalte und je einen kleinen Periostknochenlappen nach
beiden Seiten umschlage, dann vom freiliegenden Knochen mit einem scharfen
Löffel oder Hohlmeißel eine kleine Rinne der Dicke der Sehne entsprechend ent-
ferne und dort hinein die Sehne versenke. Die Haltefäden der Sehne werden
von innen her durch den Periostknochenlappen durchgeführt, er darüber geklappt und dann die Fäden geknotet. Einige weitere durchgreifende Nähte
sichern die Verankerung. Die Verpflanzung Sehne auf Sehne erfolgt am besten
mittels der Knopflochmethode, wie sie VULPIUS beschrieben hat. Die gelähmte
Sehne wird in der Längsrichtung geschlitzt und in diesen Schlitz die Spender-
sehne eingepflanzt, wenn möglich so, daß sie allseits von der gelähmten Sehne
umschlossen wird. Ihr herausstehendes Ende wird abgetragen; die Nähte werden
so angelegt, daß sie die Oberfläche der kraftnehmenden Sehne gar nicht erreichen;
vorhandenes Gleitgewebe wird über der Nahtstelle feinst vernäht.

2. Das Redressement, Brisement forcé

Das Redressement oder das Zurückführen in die richtige Gelenkstellung
ist so alt wie die Orthopädie. Zu seiner Ausführung wurden neben der Kraft des
Operateurs noch die verschiedensten Hilfsmittel angewendet. Wesentlich ist
dabei, daß die Hautdecke nicht verletzt wird, wodurch diese Operation in der
vorantiseptischen Zeit zahlreiche orthopädische Erfolge ermöglichte, die sonst
nicht hätten erreicht werden können. Später hat LORENZ das sogenannte modellierende Redressement beschrieben, wobei er durch die verschiedensten
Maßnahmen die gewaltsame Überführung einer Deformität bis zur Überkorrektur
in einer Sitzung zu erreichen sucht. Das Redressement des Klumpfußes ist wohl
das bekannteste und häufigste Beispiel dafür. Es wird aber auch bei anderen
angeborenen und erworbenen Fehlstellungen verwendet und hat besonders dort
seine Berechtigung, wo eine ganze Reihe von Knochen und Gelenke umgestellt
werden müssen, so daß ein offener Eingriff eine große Ausdehnung annehmen
müßte, um an allen diesen verbildeten Stellen anzugreifen. Unter dem Brisement
forcé verstehen wir das gewaltsame Geradebrechen eines in Fehlstellung fixierten
Gelenkes oder verkrümmter Knochen. Es geht zurück auf das Wiederbrechen

schlecht geheilter Knochenbrüche, das schon lange bekannt war und dem ÖSTERLEN 1827 die wissenschaftliche Form gegeben hat, der damit die moderne Osteoklase begründete. Da hiebei noch stärkere Kräfte einwirken müssen, kommt man ohne Hilfsmittel nicht aus und wir benützen den Keil, den Schraubenzug, die Druckspindel usw., die schließlich in dem modernen Osteoklasten von LORENZ-STILLE, HEUSNER, SCHULTZE ihre gebräuchlichste Form erhalten haben. Ebenso wichtig aber wie das Redressement oder Brisement, deren genauere Technik beim Klumpfuß und beim Knie besprochen wird, ist das Festhalten der erreichten Besserung nach demselben. Für die Nachbehandlung wurde dann der 1852 von MATHYSEN eingeführte Gipsverband von außerordentlicher Bedeutung; er ist zum unentbehrlichen Hilfsmittel der Orthopädie geworden als Verband, als Schiene, zur Herstellung von Abgüssen und man kann sich heute eine orthopädische Behandlung ohne Gipsverband kaum mehr vorstellen. Das Brisement forcé, soweit es versteifte Gelenke betrifft, hat aber nur ein beschränktes Anwendungsgebiet, vor allem sind davon alle tuberkulösen Fälle unbedingt auszuschließen; für diese ist die paraartikuläre Osteotomie die Methode der Wahl. Bei traumatischen Gelenkversteifungen wird häufiger davon Gebrauch gemacht, indem man in Narkose das Gelenk lockert, durch intensive Nachbehandlung im Pendelapparat und durch Massage den Erfolg zu erhalten sucht und dann nach mehreren Wochen ein neuerliches Brisement folgen läßt usw. bis das gewünschte Ergebnis erzielt ist.

Technik des Gipsverbandes

Man benötigt dazu nicht entfettete Watte, geleimte Tafelwatte, bei Gipsverbänden über Wunden auch entfettete sterile Watte, entsprechend breiten Trikotschlauch; dann Papierbinden und Mullbinden; feinsten Alabastergips, etwas Alaun; große, tiefe Wasserbecken, heißes Wasser und ein entsprechend großes Glastischchen. Die Gipsbinden stellt man sich am besten selbst in gewünschter Breite derart her, daß man auf einem schrägen Brett die Mullbinde entfaltet, darauf Gipspulver streut und mit einem Holzstab darüber streicht, daß der Gips in einer etwa 1 bis 2 mm dicken Schicht gleichmäßig fest der Binde aufliegt. Dann wird die so mit Gips beschickte Binde nicht zu locker eingerollt. Die so hergestellte Binden können in Blechkästen beliebig lange aufbewahrt werden, wenn sie vor Feuchtigkeit gut geschützt bleiben. Zum Anlegen eines Gipsverbandes brauchen wir die tiefen Wasserbecken voll heißen Wassers, in das wir ein bis zwei handvoll Alaunpulver oder $^1/_4$ bis $^1/_2$ Liter gesättigte Alaunlösung geben. Während wir die Polsterung des Verbandes, die am besten durch Papierbinden festgehalten wird, vollenden, werden die Gipsbinden ins heiße Wasser eingelegt; sie bleiben dort unberührt liegen so lange Luftblasen aus den Binden aufsteigen; dann erst werden die Binden, die man an den spiraligen Seiten mit beiden Händen erfaßt, mäßig ausgeballt und über den Verband gewickelt. Jede Gipsbindentour soll sofort durch Darüberstreichen mit der Hand glatt anmodelliert werden. Je heißer das Wasser und je mehr Alaun, desto rascher erhärtet der Gips; je kälter desto mehr Zeit steht zum Modellieren zur Verfügung. Bei schlechtem Gips und kaltem Wasser muß man den Verband über den Stützpunkten oft mehrere Minuten anpressen und das Erhärten in dieser Stellung abwarten. Jeder Gipsverband kann durch eingelegte Gipspflaster beliebig stark gemacht werden, ohne deshalb plump zu sein. Gipspflaster oder Gipslonguetten werden so hergestellt, daß auf einer Glasplatte in entsprechender Länge eine Gipsbinde hin- und zurücklaufend zusammengefaltet wird; dadurch entsteht eine Gipsschiene von Bindenbreite und entsprechender Länge und Dicke. Durch Darüberstreichen mit der Hand werden die einzelnen Lagen innig miteinander verbunden. Dieses Pflaster wird dann über die zirkulären Bindentouren entsprechend aufgelegt und anmodelliert. Darüber müssen weitere Zirkeltouren folgen, um die Schiene gut in den übrigen Verband einzuschließen. Die Verwendung von Schusterspänen, Drahtgitter und ähnlichen Verstärkungsmitteln läßt sich dadurch vollkommen erübrigen. Wo dies leicht möglich ist, wird vor der letzten Gipsbinde der Rand des Verbandes entsprechend zugeschnitten und geglättet und dann der Trikotschlauch umgeschlagen und durch die letzten Bindentouren befestigt. Oft ist es zweckmäßig den Verband erst nach einigen Tagen endgültig abzuschließen; dann werden nach dem Erhärten und Trocknen die Ränder des Verbandes noch einmal auf entsprechende Polsterung untersucht, Watte nachgestopft, wo dies nötig ist, und der Trikot durch Stärkebinden, die in sehr heißes Wasser eingelegt werden müssen, festgehalten. Immer aber soll das Zuschneiden des Verbandes, Ausschneiden von Fenstern usw. am noch nassen Gips gemacht werden, weil es da viel leichter ausgeführt werden kann.

3. Die Knochenknickung und Knochendurchmeißelung; Osteoklase und Osteotomie

Die Osteoklase, das gedeckte Brechen eines Knochens führen wir heute fast nur mehr bei rachitischen Verbiegungen kleiner Kinder aus. Ihre einfache Technik wird beim rachitischen O-Bein näher beschrieben. Ihre Anwendung am Erwachsenen unter Zuhilfenahme eines der oben erwähnten Osteoklasten hat wegen der Möglichkeit, ungewollte Nebenverletzungen zu setzen, eine völlige Einschränkung erfahren zugunsten der subkutan oder offen ausgeführten Osteotomie. Unsere diesbezüglichen Erfahrungen sind gerade 100 Jahre alt, denn 1826 hat RHEA BARTON die erste Osteotomie bei einer Ankylose ausgeführt und A. MAYER hat sie 1851 zur Geraderichtung aller Verkrümmungen empfohlen; später hat dann LANGENBECK dieser Operation durch die subkutane Ausführung einen großen Teil ihrer Gefährlichkeit genommen. Die subkutane Osteotomie wird heute noch vielfach als Hilfsmittel der Osteoklase in der Form ausgeführt, daß wir durch die Haut den Knochen nur ankerben und dann erst über einen Keil brechen oder aber, daß wir namentlich an Stellen, wo der Knochen von einem dickeren Weichteilmantel umgeben ist, diesen bis auf eine schmale Lamelle anmeißeln und erst nach Wundschluß den letzten Rest des Knochens einbrechen und die Fehlstellung korrigieren. Dies hat den Vorteil, daß der Zusammenhang der Knochenfragmente nicht vollkommen gelöst und daher eine ungewollte Verschiebung derselben kaum zu befürchten ist. Jedoch dürfen wir die subkutane Osteotomie nur dort ausführen, wo wir ganz sicher sind, ohne besondere Nebenverletzungen an den Ort der Verkrümmung zu gelangen. In allen anderen Fällen wird die Durchmeißelung des Knochens offen ausgeführt. Wir legen uns den betreffenden Knochenabschnitt in genügendem Ausmaß frei, können Nebenverletzungen von Sehnen, Nerven oder Gefäßen sicher vermeiden, durchtrennen das Periost und durchmeißeln subperiostal den Knochen je nach Bedarf zum Teil oder ganz unter der Leitung des Auges und sorgen für die gewünschte Einstellung der beiden Knochenenden zueinander, die wir gegebenenfalls durch eine Knochennaht sichern können.

4. Der Gelenkschnitt, die Verödung oder Lösung eines Gelenkes; Arthrotomie, Arthrodese, Arthroplastik

Ein in einer fehlerhaften Stellung festgewordenes Gelenk kann durch das erwähnte Brisement forcé umgestellt werden, als Methode der Wahl jedoch werden jetzt fast durchwegs die offenen chirurgischen Eingriffe bevorzugt: Freilegung des Gelenkes, Beseitigung der Narben und Verwachsungen, der schädlichen Veränderungen an Knorpel und Knochen und dann je nach der Lage der Dinge eine Versteifung oder eine Plastik. Als Vorläufer der modernen Gelenksplastik ist die Gelenksresektion von BUCK (1843) anzusehen, sie führt über die OLLIERsche Resektion und die Meißelresektion von VOLKMANN zur Interpositionsmethode, zuerst von NÉLATON und LANGENBECK ausgeführt und findet in den Arbeiten von MURPHY, PAYR, LEXER u. a. den Ausbau zu ihrer jetzigen Höhe.

Ebenso wie sich für die Bauchoperationen eine ganz allgemein verbreitete Technik der Abdeckung eingebürgert hat, die wesentlich mit dazu beigetragen hat, die intraabdominellen Eingriffe gefahrlos zu gestalten, halte ich dieselbe in noch viel höherem Maße für die viel empfindlicheren Operationen an der Synovialkapsel eines Gelenkes für notwendig.

Technik der Arthrotomie

Vorbereitung der äußeren Haut durch Reinigung und Alkoholumschläge durch zwei Tage vor der Operation. Am Abend vor dem Eingriff waschen mit Alkohol und steriler Verband für die Nacht. Antiseptika sind zu vermeiden, da sie die Haut reizen können. Unmittelbar vor der Operation noch einmal Reinigung mit Alkohol oder Jodtinktur und sterile Abdeckung; der ganze periphere Gliedabschnitt wird steril eingehüllt. Ist von vorneherein eine Versteifung beabsichtigt, so kann ohne weiteres die künstliche Blutleere angewendet werden; bei allen plastischen Operationen arbeitet man besser ohne Blutleere bei exakter Blutstillung. Ausgiebiger Haut- und Weichteilschnitt, der einen guten Zugang und Überblick über das Operationsgebiet erlaubt, aber Rücksicht nimmt auf die Arbeitsfähigkeit der Muskulatur. Ist man bis auf die Kapsel vorgedrungen, die Blutung vollkommen gestillt, so wird die sterile Abdeckung erneuert. Nach Eröffnung der Gelenkskapsel werden ihre Ränder mit zarten trockenen Kompressen abgedeckt und diese durch feine Tuchklemmen oder Kugelzangen an der Kapsel befestigt, so daß nur die Kapselwunde freiliegt. Auch einige einmal geknüpfte Haltefäden können den gleichen Dienst leisten. Jedes Fassen des Kapselrandes durch quetschende Klemmen ist zu vermeiden, weil sonst leicht kleine Nekrosen entstehen können. Im Innern des Gelenkes muß absolut fingerlos gearbeitet werden, nur noch nicht gebrauchte frische Instrumente sind dafür zu verwenden. Alles Gewebe, das entfernt werden soll, kann mit Schiebern und Klemmen gefaßt werden, das andere Gewebe, das erhalten bleibt, wird besser mit Kugelzangen, zarten Musseux oder Haltefäden vorgezogen und fixiert. Blutende Gefäße werden sofort umstochen oder ligiert; Tupfer sollen nur einmal gebraucht werden. Im Gelenk selbst arbeitet nur der Operateur, der seine Handschuhe häufig wechselt. Hingegen ist es vorteilhaft einen Helfer bereit zu halten, der den peripheren Gliedabschnitt nach den Anordnungen des Operateurs unter vollster Wahrung der Sterilität bewegen und halten kann.

Wird irgendwie am Knochen und Periost gearbeitet, so ist prinzipiell zwischen

Plastik und Arthrodese zu unterscheiden. Im ersteren Fall wird der Gelenkanteil, an dem gerade nicht gearbeitet wird, sorgfältig mit feuchten Kompressen abgedeckt, um so das unerwünschte Verschleppen von Knochenspänen und Periostfetzen zu vermeiden; alle abgetrennten Knochen- und Knorpelspäne müssen sorgfältig aus der Wunde entfernt werden. Bei versteifenden Operationen wieder wird man die Knochensplitter sorgfältig sammeln und sie um die angefrischten Knochenwundränder lagern, damit sie der Knochenneubildung förderlich sind. Naht der Synovia mit feinem Katgut, der fibrösen Kapsel mit Seide oder stärkerem Katgut. Ausführung der notwendigen Muskel- oder Sehnenplastik, Wiederherstellung der Seitenbänder usw. erst nach der Kapselnaht. Faszien- und Hautnähte. Bei Plastiken, Lagerung in Mittelstellung; Zugverband der die Gelenkenden auseinanderhält. Leichter Kompressionsverband. Bei versteifenden Operationen Ruhigstellung im Gipsverband, für mindestens acht bis zehn Wochen, Röntgenkontrolle der Stellung durch den Verband sofort nach Erhärten desselben. Nachbehandlung mit einer Hülse.

Die genaueste Beachtung dieser Vorschriften ist notwendig bei Operationen an einem völlig intakten Gelenk; je mehr aber von der Gelenkkapsel schon verödet ist, desto geringer wird ihre Empfindlichkeit gegenüber Infektionen. Ähnliches gilt, wenn wir ein zum Teil schon verödetes Gelenk resezieren. Wir arbeiten dann vielfach außerhalb der Kapsel und entfernen diese, so daß die Gefahren nicht größer sind als bei einem anderen Eingriff.

5. Nervennaht und Nervenplastik

Sie sind begründet in der Beobachtung Haightons (1795) über die funktionelle Wiederherstellung der Nervenleitung nach Durchtrennung, während der Gedanke einer Nervenplastik von Létievant (1873) stammt. Das Prinzip der Nervennaht ist sehr einfach. Von beiden Nervenstümpfen muß das Narbengewebe so weit entfernt werden, daß beiderseits die Nervenscheide narbenlos vorliegt, d. h. bis zum Auftreten deutlicher Kabelzeichnung beiderseits. Dann müssen die beiden Schnittflächen so aufeinander gepaßt werden, daß, wenn möglich, dieselben größeren Bahnen einander gegenüberstehen und diese Stellung durch zarte Nähte gesichert werden, die nur die Nervenscheiden fassen. Eine Verlagerung der Nahtstelle in eine narbenfreie Umgebung, in Fett oder Muskel ist sehr erwünscht; sonst wird man die Nahtstelle in nicht zu großer Ausdehnung durch Fettgewebe oder gehärtete Arterien oder Bruchsäcke einhüllen. Eine Faszieneinscheidung ist wegen ihrer Neigung zur Schrumpfung zu vermeiden.

Die Technik der Nervenplastik ist ähnlich. Wir müssen jenen Nervenast, den wir für die Plastik opfern wollen, durch elektrische Prüfung während der Operation genau sicherstellen. Er wird aus dem ganzen Nervenstamm ausgelöst und mit dem peripheren gelähmten Nerven in Verbindung gebracht, wenn möglich so, daß man den peripheren Nerven dem gesunden entgegenführt. Die Naht erfolgt wieder Querschnitt auf Querschnitt. Ist dies nicht möglich, so muß eine weitere Isolierung des gesunden Astes unter Sicherung seiner Blutversorgung und Vermeidung jeder geringsten Schädigung vorgenommen werden, bis die Naht ohne jede Spannung erfolgen kann. Die Naht muß sowohl bei der Wiedernaht, wie bei der Plastik durch mindestens vier bis sechs Wochen vor jeder Zerrung unbedingt geschützt bleiben. Die verschiedenen Arten der Nervenplastik wurden oben bei den Lähmungen besprochen.

6. Narkose

Die Ausführung der Narkose ist für den Kranken ebenso wichtig, wie die Ausführung des orthopädischen Eingriffes selbst, da wir wiederholt gezwungen sind, Patienten mehrfach zu operieren und daher ein besonderes Interesse daran haben, ihnen die Furcht vor den Unannehmlichkeiten der Narkose zu nehmen oder besser solche gar nicht aufkommen zu lassen. Der Forderung, schon in der Vorbereitung auch aufgeregten Kranken gerecht zu werden, entspricht am besten die Technik der v. BAEYERschen Klinik, die jedoch infolge der Anwendung des Skopolamin-Dämmerschlafes nur für Patienten über zwölf Jahre gilt; ferner die Ausführung der „angenehmsten" Narkose nach v. LOBMAYER.

Technik der Narkose nach H. JORDAN

Der Narkotiseur hat auch die Vorbereitungen zu überwachen. Am Vorabend, damit der Kranke gut schlafe, erhält er Veronal oder Luminal in der üblichen Dosierung und wird, wenn möglich, in einem ruhigen Einzelzimmer untergebracht. Auch ein Versuch mit einer Injektion von Morphium-Skopolamin (0,01 + 0,0003) kann über die Eignung des Patienten für den Dämmerschlaf am folgenden Tage Aufschluß geben. Die Vorbereitungen am Morgen dienen dem Zwecke, daß der Patient weder von den Rüstungen zur Operation noch vom Narkosebeginn irgend etwas merken soll. Wenn nicht schon am Abend vorher, so kommt der Kranke jetzt in ein störungsfreies Zimmer. Eine Stunde vor Narkosebeginn bekommt er die Morphium-Skopolamininjektion (Präparat nach WOELM), und zwar bei Kindern im zwölften Jahre 0,005 Mo. + 0,00025 Skop., im Alter von vierzehn Jahren 0,01 + 0,0003, sonst für Erwachsene bis 0,02 + + 0,0006, wobei größere Dosen geteilt, etwa eineinhalb und eine halbe Stunde vor der Operation injiziert werden. Nach der Injektion wird der Raum verdunkelt und der Patient nach Möglichkeit psychisch beeinflußt. Der Narkotiseur beschreibt ihm, daß nach zirka zehn Minuten ein Gefühl der Schwere von den Beinen aufsteigen wird, daß dann auch die Arme unbeweglich werden, und schließlich eine unwiderstehliche Müdigkeit kommt, daß der Patient die Pflicht hat, rasch einzuschlafen. Gleichzeitig ermahnt man den Kranken, falls er den Beginn der Narkose merkt, sich nicht zu wehren, sondern ruhig zu atmen und möglichst nicht zu schlucken. Wenn der Operateur sich zu waschen anfängt, wird mit der Narkose begonnen. Vorsichtig und geräuschlos die Maske dem Gesicht des Schlafenden nähernd, beginnt der Narkotiseur Chloräthyl zu tropfen, bis einige tiefe Atemzüge des Patienten den Eintritt der Wirkung erkennen lassen. Der Schlaf wird fast nie gestört, wenn man es vermeidet, das Gesicht mit der Maske zu berühren, den Patienten sonstwie anzufassen, Fragen zu stellen oder den Kranken zählen zu lassen. Ist durch die Chloräthyleinleitung die charakteristische Vertiefung des ruhigen Schlafes erreicht, so ist er meist für die Reizwirkung des Äthers unempfindlich geworden. Man entfernt die Chloräthylmaske und nähert eine frische Gazemaske ganz langsam und gibt Tropfen für Tropfen Äther darauf, bis man sicher ist, daß keine Abwehrreaktion mehr erfolgt und überschreitet erst dann, unter festem Auflegen der Maske, eine Tropfenzahl von 40 bis 60 in der Minute. Nun gibt es Patienten, die trotz aller Vorsicht auf Äther stark reagieren oder zu lange im Exzitationsstadium verweilen. In diesen Fällen wirken einige Tropfen Chloroform, allein oder mit dem Äther gegeben, oft Wunder. (Dies kann auch durch Chloräthylgaben erreicht werden; und mit vielen anderen lehne ich die Verwendung von Chloroform grundsätzlich ab.) Ist das Exzitationsstadium überschritten, so wird der Kranke in den Operationssaal gefahren, und es bleiben gewöhnlich fünf Minuten für die eigentlichen Vorbereitungen der Operation. Mit der Lagerung auf den Operationstisch beginnt der Übergang zur Apparatnarkose nach BRAUN mit der von v. BAEYER angegebenen Zusatzvorrichtung, mittels welcher die Narkosedämpfe vorgewärmt, angefeuchtet und gewaschen werden. Der Übergang zur Apparatnarkose darf aber zeitlich nicht mit dem Operationsbeginn zusammenfallen. Man muß die Narkose mit der Maske etwas vertiefen, um Zeit zu haben, sich mit der Apparatnarkose einschleichen zu können. Für die ganze Narkose gilt der Grundsatz: Es ist die oberflächlichste Narkose zu unterhalten, die der Operationszweck eben gestattet. Da das Morphium-Skopolamin gewöhnlich noch mehrere Stunden nachwirkt, kann die Narkose bei Naht- oder Gipsverband schon frühzeitig aufhören, ohne daß zu befürchten ist, daß der Patient zu früh erwacht.

Bei Kindern ist das Skopolamin nicht erlaubt; zur Hemmung der Sekretion gibt man daher je nach dem Alter 0,25 bis 1,0 mg Atropin mit der zehnfachen Dosis Morphium eine halbe Stunde vor Beginn der Narkose subkutan. Auch bei Kindern ist die Chloräthyleinleitung zu empfehlen, mit der Einschränkung, daß die Zahl von 45 Tropfen nicht überschritten werden darf; Chloroform ist verboten.

Technik der angenehmsten Narkose nach v. LOBMAYER

Der mit Kölnerwasser (nach DRESSMANN) befeuchtete Narkosekorb wird auf das Gesicht des Kranken gelegt. Der Kranke wird beruhigt, sich vor der Narkose nicht zu fürchten. Zu Beginn werden noch in fünf- bis sechssekundigen Zeitabschnitten acht bis zehn Tropfen Kölnerwasser aufgetropft, dann wird auf Solästhin übergegangen, welches ebenfalls in rascher Tropfenfolge so lange aufgeträufelt wird, bis der Kranke tief schläft, was meistens nach 40 bis 50 Tropfen erfolgt. Danach wird bis zur Beendigung der Operation, wie lange sie auch dauern möge, ständig tropfenweise Äther gegeben. Die Form der Äthernarkose wird immer individuell bestimmt, ob wir dieselbe mit der SCHIMMELBUSCHschen oder SUDECKschen Maske oder mit dem bewährten BRAUNschen Apparat oder mit dem Oxygen-Äthergemisch des ROTH-DRÄGER-Apparates fortsetzen.

Bei dieser Form der Narkose begegnet man weder Widerstand noch Erregungserscheinungen; auch die widerspenstigsten Kinder werden leicht eingeschläfert, und wiederholte Narkosen finden kein Widerstreben. Infolge des Wegbleibens des Erregungszustandes ist der ganze Verlauf der Narkose ein ruhiger, gleichmäßiger.

I. Hals

A. Ruhigstellung

Zur Ruhigstellung der Halswirbelsäule stehen uns zwei Maßnahmen zur Verfügung, der Watteverband nach SCHANZ und die Gipskrawatte. Der eine läßt sich sozusagen behelfsmäßig herstellen ohne deshalb an Wirksamkeit einzubüßen, während die Gipskrawatte eine gute Technik und vor allem eine gute Polsterung zur Voraussetzung hat.

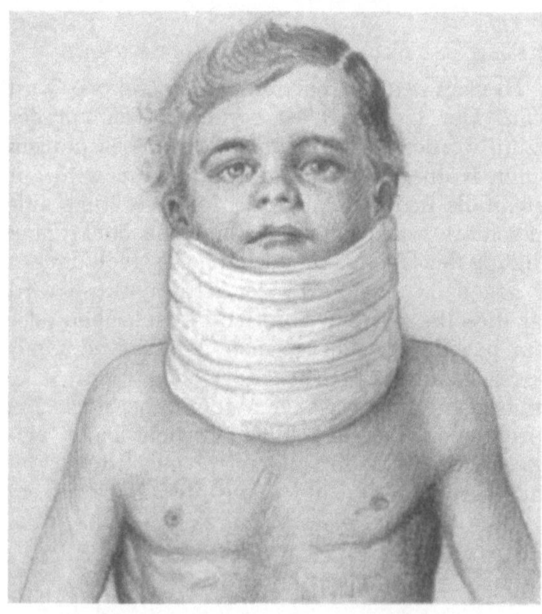

Abb. 2. Watteverband nach SCHANZ

Technik des SCHANZschen Watteverbandes (Abb. 2)

Der Hals wird mit nicht entfetteter Watte zunächst in drei- bis vierfacher Schicht umwickelt; diese Lagen werden unter mäßigem Druck durch Mull- oder Kalikobinden festgehalten. Darauf folgt eine neue Lage Watte, die wieder durch Bindentouren befestigt wird, die aber schon etwas straffer angezogen werden, und so fort immer neue Wattelagen mit stets sich steigerndem Druck der Binden. Zu achten ist dabei, daß die Wattelagen die beabsichtigte Verbandbreite nach oben und unten immer weit überragen, weil sie ja durch die folgenden Bindentouren zusammengepreßt werden. Schließlich ist der ganze Hals von den Ohren bis zu den Schultern vom Verband umfaßt. Der Verband drückt sich fest zwischen Kopf und Brust, daß eine vollkommene Ruhigstellung der Halswirbelsäule erreicht wird. Lockert er sich, so wird eine neue Watteschicht herumgelegt und durch neue Bindentouren festgehalten.

Technik der Gipskrawatte (Abb. 3—5)

Wenn nötig wird der Patient am Kopf mittels Bindenzügel etwas extendiert. Sie laufen über Kinn und Hinterhaupt und werden über den Ohren an-

einander geheftet; oder sie überkreuzen sich dort und werden vorne und hinten
an einem sagittal gestellten Extensionsbügel befestigt. Für eine gute Fixierung
des Halses ist die Einbeziehung auch des ganzen Kopfes in den Verband
erwünscht. Als Stützpunkte für den Gipsverband erfordern eine besonders
gute Polsterung das Hinterhaupt, die Gegend der Warzenfortsätze, das Kinn
und schließlich Schulter und Brust. Über einem Trikotschlauch wird von der
Stirne bis unter die Brustwarzen mit Watte gut gepolstert und darüber die
Gipsbinden angelegt, die durch Gipspflaster, die von der Stirne über das

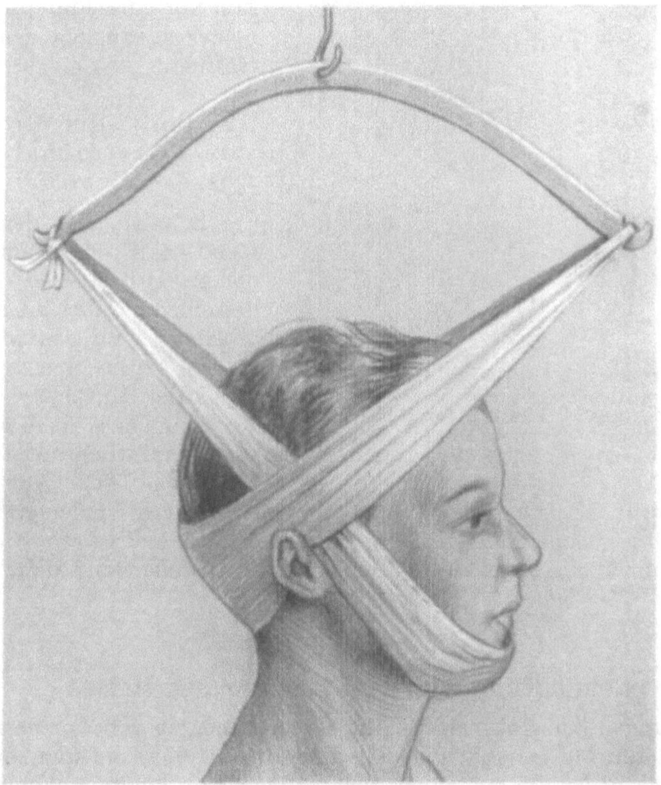

Abb. 3. Sagittale Extension

Hinterhaupt zur Brust und vom Kinn zum Rücken ziehen, verstärkt werden.
An den Stützpunkten wird der Gipsverband gut anmodelliert. Nach entsprechendem Abschneiden der überflüssigen Bindentouren, wobei zu achten ist, daß die
Ohren gut zugänglich sind und die Ohrmuscheln glatt anliegen, und nach Ausschneiden eines länglichen Fensters an der Vorderseite des Halses, um den Kehl-
kopf frei zu machen, wird der Trikot nach außen umgeschlagen und durch
Blaubinden befestigt.

B. Extension

Die Extension erfolgt mit Glissonscher Schlinge, wobei durch exzentrische
Aufhängung des Bügels, wenn nötig, eine Seitneigung des Kopfes erzielt werden

kann. Zu achten ist, daß keine überstarke Vor- oder Rückneigung des Kopfes eintritt und die Zugrichtung in der Verlängerung der Körperachse nach oben gerichtet ist.

C. Punktion

Die Punktion retropharingealer Abszesse kann direkt vom Rachen aus vorgenommen werden, wenn man die fluktuierende Vorwölbung tasten kann; dabei besteht allerdings die Möglichkeit einer sekundären Infektion. Derartige Abszesse werden daher besser durch Inzision vor oder hinter dem Kopfnicker zugänglich gemacht und eröffnet.

Technik der Eröffnung eines retropharingealen Abszesses von der Seite her

Schnitt über dem hinteren Rand des Kopfnickers in seinem oberen Drittel und Freilegung desselben. Dabei ist auf den N. accessorius zu achten, der von hinten her in den Muskel eintritt. Der Muskel wird mit der Vena jugularis nach vorne verzogen und wenn nötig an seinem Ursprunge am Warzenfortsatz

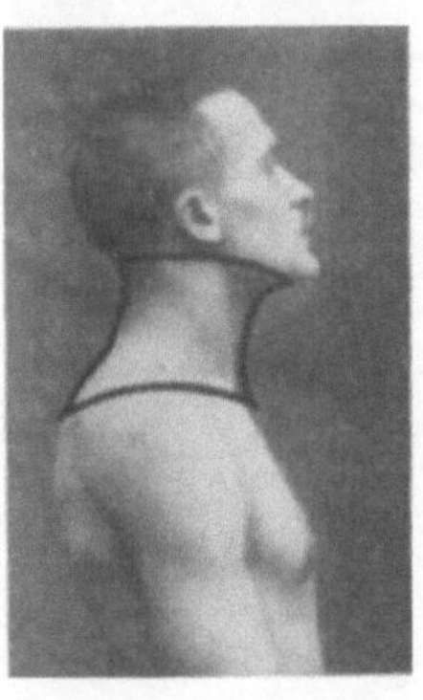

Abb. 4. Kontur eines kleinen Verbandes zur Fixation des Halses (aus HÄRTEL-LOEFFLER, Der Verband)

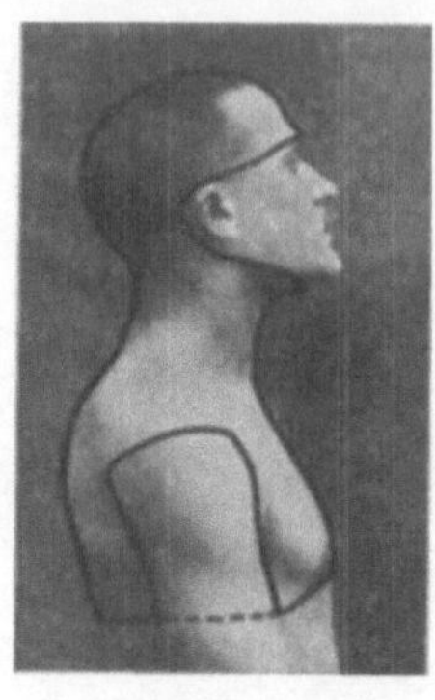

Abb. 5. Kontur eines großen Verbandes zur Fixation des Halses (aus HÄRTEL-LOEFFLER, Der Verband)

etwas eingekerbt. Man tastet sich jetzt die Querfortsätze vor denen der Abszeß liegt, und muß gegebenenfalls die Mm. splenius capitis und levator scapulae zur Seite ziehen, um den Abszeß durch Punktion festzustellen und dann inzidieren zu können.

D. Fehlgestalt

Fehlhaltung und Fehlstellung des Halses

Fehlhaltungen am Halse sind kaum Gegenstand einer besonderen Behandlung, es sei denn, daß bei einer gleichzeitigen Brustskoliose die kompensatorische Halsskoliose natürlich mitbehandelt wird. Eher schon kommen Fehlstellungen, die durch Narbenschrumpfungen der äußeren Haut bedingt sind, und leichteste Formen des angeborenen Schiefhalses zur Behandlung; jene Fälle, bei denen wohl eine deutliche Schiefhaltung besteht, eine wesentliche Schrumpfung aber am Kopfnicker fehlt und daher passiv die Deformität sich meist noch ausgleichen läßt. Solche Fälle lassen sich durch redressierende Übungen, Massage und durch Liegen in einem korrigierenden Gipsbett heilen.

Jene Formen des Schiefhalses, die durch Spasmen im Akzessoriusgebiet ausgelöst werden und hysterische Formen des Schiefhalses können manchmal durch entsprechende suggestive Beeinflussung und eine der folgenden Maßnahmen erfolgreich behandelt werden. In schweren Fällen wird man an eine partielle Durchschneidung der motorischen Äste des Akzessorius denken; derartige Erkrankungen sind aber relativ selten und typische Behandlungsarten daher noch nicht erprobt. Durch Sehstörungen oder Labyrintherkrankungen bedingte Schiefhaltungen des Kopfes müssen natürlich ursächlich behandelt werden.

Technik der redressierenden Übungen (Abb. 6 u. 7)

Bei größeren Kindern Stand hinter dem Kinde. Man legt die gleichnamige Hand auf die gesunde Schulter und fixiert dadurch den Nacken. Die krankseitige Hand umgreift den Kopf an der kranken Seite vom Ohr aufwärts und schiebt ihn kräftig über die gesunde Hand nach der gesunden Seite hin. Zweckmäßig wird noch die krankseitige Schulter dadurch herunter gezogen, daß der Patient sich mit seinen Händen am Sessel festhält. Um den verkürzten Kopfnicker ganz zu entfalten, genügt es nicht, nur den Kopf nach der gesunden Seite zu beugen, er muß auch nach der kranken Seite gedreht werden. Daher ist es besser, man umfaßt mit der krankseitigen Hand das Kinn von unten, mit der gesundseitigen den Kopf von oben, während ein Helfer die beiden Hände des Patienten nach abwärts zieht. Jetzt kann man die Seitneigung nach der gesunden und Drehung nach der kranken Seite leicht ausführen. Handelt es sich um kleine Kinder, die den Kopf noch nicht frei tragen können, so legt man sie auf den Rücken, stellt sich dem Kopfende gegenüber, umfaßt wieder das Kinn wie oben, während man mit der gesundseitigen Hand in supinierter Haltung den Kopf von obenher umfaßt, um das Redressement leicht ausführen zu können.

Dieses Redressement wird täglich wiederholt.

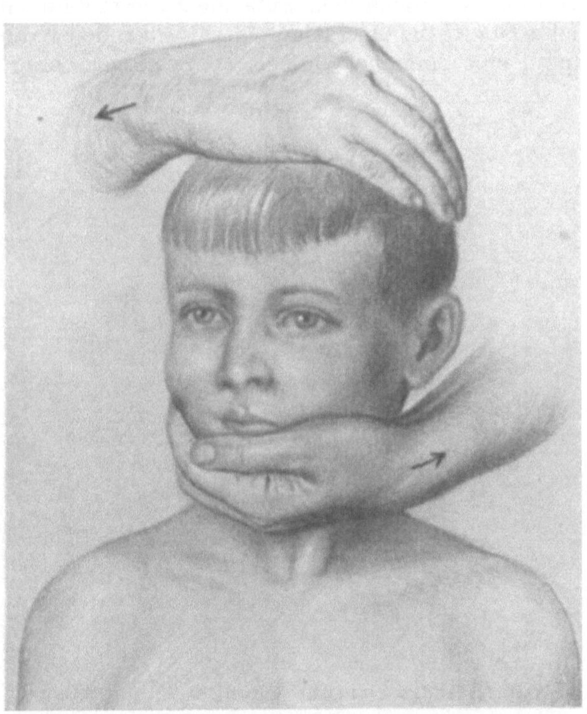

Abb. 6. Redressierende Übung bei linksseitigem Schiefhals. Die Pfeile geben die Richtung der Bewegung an.

Fehlformen des Halses

Die wichtigsten Fehlformen des Halses, die auch Gegenstand einer besonderen orthopädischen Behandlung sind, sind der Schiefhals, die Halsskoliose und der nach einer Spondylitis der Halswirbelsäule auftretende Gibbus dortselbst.

Der angeborene Schiefhals

Die oben erwähnten redressierenden Übungen und Lagerung im Gipsbett sind nur bei leichten Formen des Schiefhalses angezeigt. Ist es zu Schrumpfungen im krankseitigen Kopfnicker gekommen, so darf keine kostbare Zeit mit Versuchen durch gedeckte Maßnahmen vielleicht eine Besserung zu erzielen, verloren werden, sondern es ist die offene Durchschneidung des kranken Kopfnickers zuerst 1641 von Isaac Minnius ausgeführt, als Operation der Wahl vorzunehmen. Unterstes Alter, sobald das Gedeihen des Kindes gesichert ist.

Technik der offenen Durchschneidung des Kopfnickers am unteren Ende (Abb. 8a)

Die Operation ist bei Säuglingen und bei größeren Kindern gut auch in lokaler Anästhesie ausführbar; bei Kindern von ein bis vier Jahren und namentlich bei Fällen, wo ein stärkeres Redressement wahrscheinlich notwendig ist, wird die Allgemeinnarkose bevorzugt. Die Kinder liegen am Rücken mit einer kleinen Rolle unter dem Nacken, damit der Kopf während der Operation von einem Helfer gut nach rückwärts geneigt und etwas nach der kranken Seite gedreht werden kann. Um die krankseitige Schulter nach unten zu drängen, wird der Arm nach dem Fußende zu festgebunden. Bei größeren Kindern empfiehlt GOCHT die Operation am halbsitzenden Kranken auszuführen, dessen Kopf durch eine einfache Glissonsche Schlinge schräg nach aufwärts in Korrektur-

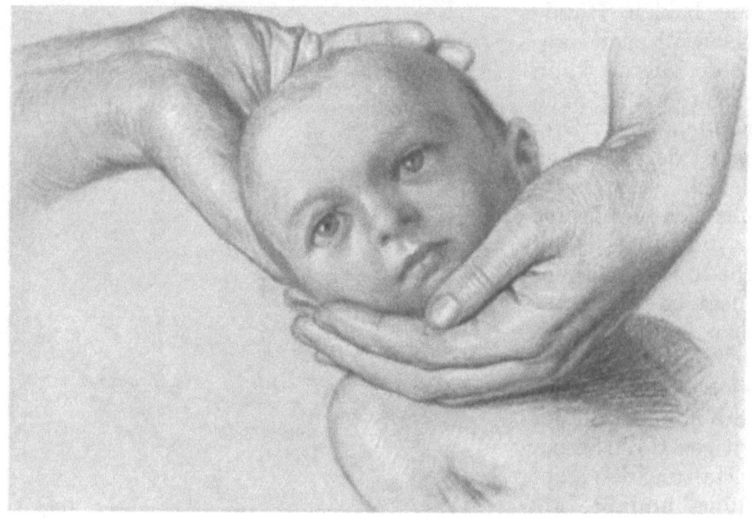

Abb. 7. Redressierende Übung bei linksseitigem Schiefhals eines Säuglings

stellung gezogen wird. 3 bis 4 cm langer Hautschnitt in einer deutlich ausgeprägten Hautfalte parallel und fingerbreit über dem Schlüsselbein zwischen dem sternalen und klavikularen Ansatz des Kopfnickers. Durchtrennung des Platysmas in derselben Richtung. Verziehen der Wundränder gegen die Mittellinie und Einstellen des sternalen Anteiles des Muskels. Längsschnitt durch die Faszienscheide, dadurch wird der Muskel freigelegt und auf eine gebogene Hohlsonde oder Kropfsonde aufgeladen. Wir durchschneiden ihn vorsichtig und schichtweise unter Kontrolle des Auges. Meist spannen sich noch tiefer gelegene Fasern an und werden ebenso durchtrennt, bis wenn nötig auch die hintere Faszie vorsichtig durchschnitten ist und sich nichts mehr anspannt. Nun stellen wir uns nach lateraler Verziehung der Wunde den klavikularen Anteil ein und verfahren hier in gleicher Weise. Jetzt spannen sich bei starkem Seitneigen des Kopfes meist zwischen beiden Muskelanteilen gelegene Faserzüge an, die ebenfalls durchschnitten werden. Findet sich im Muskel eine derbe Narbenschwiele, so wird diese vorsichtig exzidiert. Dabei ist die Gefahr einer

Verletzung des N. accessorius nicht zu vergessen. Er tritt etwa an der Grenze des oberen zum mittleren Drittel des Muskels in diesen von hinten ein, gibt einige Muskeläste für ihn ab, durchbohrt ihn aber schließlich und zieht in den M. trapecius. Solange man sich also nicht über die Mitte hinauf arbeitet, ist seine Verletzung unwahrscheinlich. Durchschneidet man immer nur unter der Kontrolle des Auges, so können nicht nur der Nerv, sondern auch die an der Hinterseite des Muskels verlaufenden großen Venen leicht geschont werden. Dünne, in der Tiefe sich anspannende Stränge können auch stumpf durchrissen werden. Die Blutung ist meist gering, muß aber sorgfältig gestillt werden.

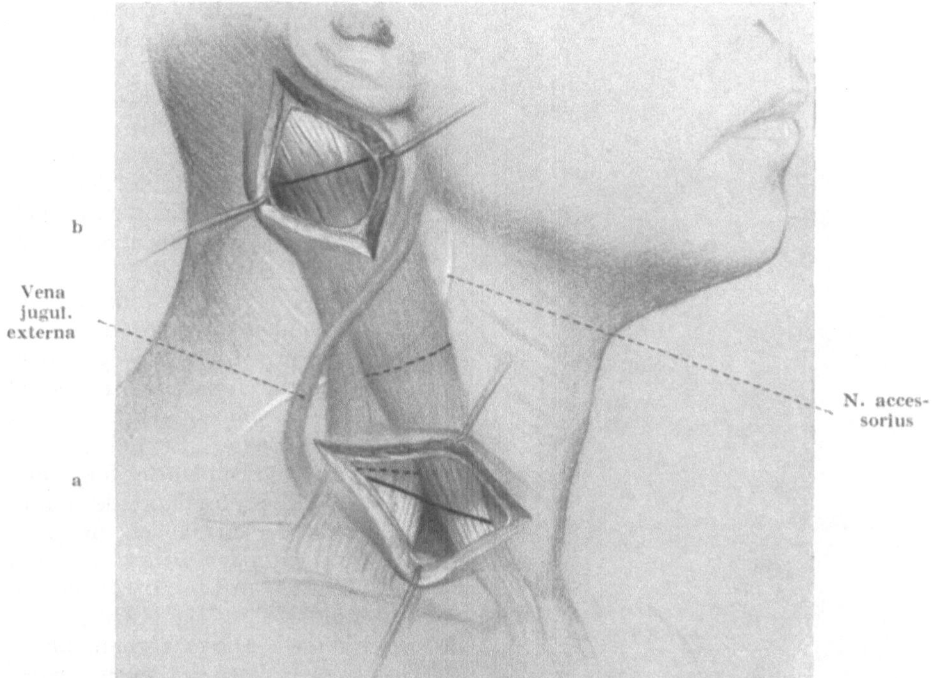

Abb. 8. Schiefhalsoperationen. a) Am unteren Ende zeigt der schwarze Strich die Stelle der Durchschneidung beider Muskelansätze. Die punktierten Linien zeigen die Plastik nach FÖDERL — b) Am oberen Ende Durchschneidung nach LANGE

Die Faszie wird nicht genäht, das Platysma kann durch einige Nähte vereinigt werden, darüber wird dann die Haut durch feine Knopfnähte oder mittels der HALLSTEDTschen Intrakutannaht verschlossen. Steriler Deckverband.

Nun muß sich der Kopf gut in Überkorrektur bringen lassen. Die letzten Hindernisse werden durch ein leichtes Redressement beseitigt. In der Regel wird man schon den ersten Verband in völliger Überkorrektur anlegen können; er bleibt sechs Wochen liegen. In schwereren Fällen legt man, um die Gefahr einer Plexuslähmung sicher zu vermeiden, den ersten Verband nur in mäßiger Korrektur und erst den zweiten in starker Überkorrektur für je drei Wochen an. Auch hiefür hat man die Wahl zwischen dem Schanzschen Watteverband (siehe oben) oder dem Gipsverband. Da mit dem Schiefhals höheren Grades fast immer eine Zervikalskoliose verbunden ist, empfiehlt es sich, beim An-

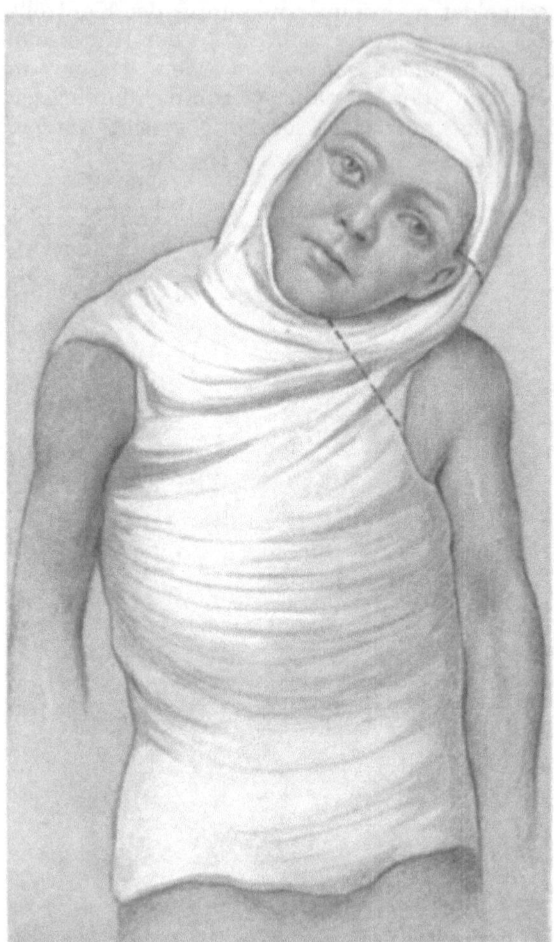

Abb. 9. Gipsverband nach Operation eines rechtseitigen Schiefhalses nach E. Mayer. Die punktierten Linien bezeichnen jene Stelle des Gipsverbandes, die noch wegfallen kann.

legen des Gipsverbandes mindestens Kopf und Brust miteinzuschließen, während E. Mayer (Abb. 9) sogar die Hüfte miteinbezieht. Der noch narkotisierte Patient wird am Nacken und Becken unterstützt und zuerst der ganze Rumpf nach Wattepolsterung mit Gipsbinden umwickelt, dann wird der halbwache Patient aufgerichtet, wobei der Kopf der Schwere folgend nach hinten sinken soll und nach der gesunden Seite gebeugt wird. Nach guter Polsterung werden auch Kopf und Hals in den Verband miteinbezogen, wobei an der gesunden Halsseite die Gipstouren besser wegbleiben, weil durch sie die Redression nur erschwert wird. Sofort nach dem Erwachen des Patienten und in den folgenden Tagen prüfe man die Funktion der Armheber, um Zerrungen oder Druck auf den Plexus nicht zu übersehen und rechtzeitig beseitigen zu können. Dieser Verband bleibt sechs Wochen liegen, wobei die Patienten schon nach wenigen Tagen aufstehen und herumgehen dürfen. Weitere Nachbehandlung mit Übungen und Massage; kleinere Kinder läßt man ein Vierteljahr im korrigierenden Gipsbett liegen.

In sehr einfacher Weise führt Albee die Fixierung des Kopfes in korrigierter Stellung durch einen Heftpflasterstreifen aus (Abb. 10). Dieser geht von der Stirne über die Wange der gesunden Seite knapp vor dem Ohr und über das Kinn zur kranken Schulter, und zieht so das Kinn dorthin. Das Pflaster ist aus zwei Teilen zusammengesetzt, die ein Drittel Schicht auf Schicht liegen, so daß die gummierte Seite nur dem Gesicht bzw. der Schulter anliegt. Ombrédanne läßt seine Patienten mit folgender Bandage herumgehen. Der elevierte gesunde Arm umfaßt mit der Hohlhand das Hinterhaupt und wird in dieser Stellung durch einen gut wattierten Blaubindenverband fixiert. Darüber kommt noch eine CRAMERschiene, die den Ellbogen zum Ausweichen nach vorne zwingt. Bei der bald eintretenden Ermüdung zieht der Arm den Kopf in die Korrekturstellung.

Die früher empfohlene subkutane Ausführung der Tenotomie des Kopfnickers hat, seit wir die Asepsis beherrschen gelernt haben, keine Berechtigung mehr; allein die offene Durchschneidung gewährleistet die notwendige Sicherheit, um Nebenverletzungen auszuschließen. Wohl aber hat die von TILLAUX und LANGE angegebene Durchschneidung des Kopfnickers an seinem oberen Ende (Ursprung) besonders aus kosmetischen Gründen ihre Berechtigung.

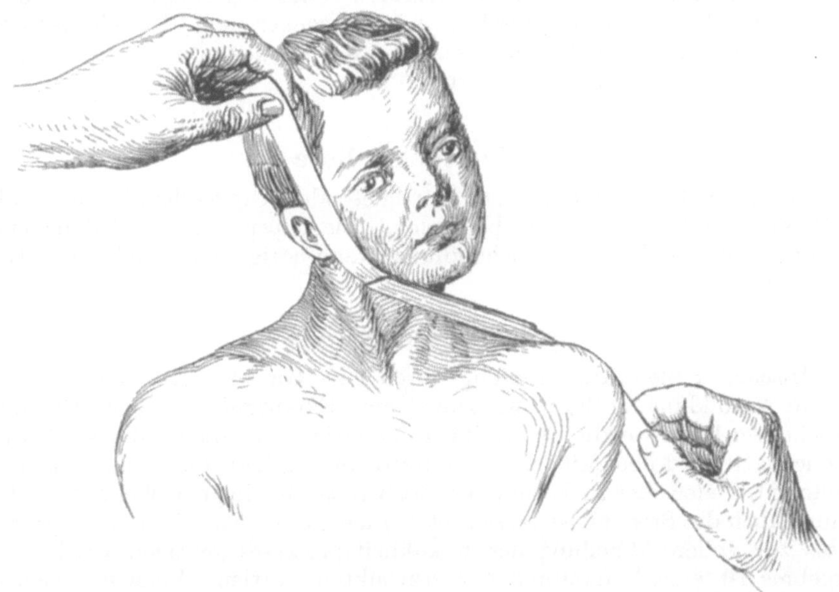

Abb. 10. Pflasterzug bei linksseitigem Schiefhals nach ALBEE

Technik der LANGEschen Durchschneidung des Kopfnickers an seinem oberen Ende (Abb. 8 b)

Narkose oder lokale Anästhesie; der Schädel muß hinter dem Ohr rasiert sein. Lagerung des Patienten auf dem Rücken, Kopf nach der gesunden Seite gedreht und über ein Kissen, das unter dem Nacken liegt, nach rückwärts geneigt. Hautschnitt etwa 3 cm lang vom Processus mastoideus nach abwärts am hinteren Rand des deutlich angespannten Muskels. Spaltung der Muskelscheide, die Wunde wird mit Haken auseinandergehalten und der Muskel leicht vom Knochen abgelöst und auf ein Elevatorium geladen. Er wird schichtweise durchschnitten. Auch jetzt müssen alle sich anspannenden Fasern durchtrennt werden. Der Kopf wird ausgiebig redressiert, Faszie und Haut geschlossen. Vorteile der Methode sind: Leichte Ausführbarkeit, keine Gefahr einer Nebenverletzung, Verlegung der Narbe an die Haargrenze, während die Plastik des Halses durch Erhaltenbleiben der beiden Ansätze am Brust- und Schlüsselbein nicht gestört wird.

Die Nachbehandlung erfolgt im korrigierenden Gipsverbande für drei Wochen, dann in abnehmbarer überkorrigierender Krawatte.

Andere Eingriffe

Andere plastische Verfahren stammen von BAYER (Z-förmige Verlängerung); FÖDERL durchtrennt den klavikularen Anteil hart am Knochen (Abb. 8), den sternalen etwas unter der Teilungsstelle der beiden Äste und vereinigt dann die beiden langen Stümpfe miteinander; MÖHRING läßt den vordersten Strang stehen, kerbt ihn von zwei Längsschnitten doppelseitig ein, wodurch sich das Mittelstück umschlägt und so den Muskel verlängert. WOLKOWITSCH macht eine schräge Myotomie von oben und vorne nach unten und hinten und vernäht die Stümpfe. FRÄNKEL läßt bei nicht zu schweren Fällen die Faszienscheide intakt und vernäht sie nach der Muskeldurchschneidung sorgfältig; in ihr soll sich dann der Muskel in gewünschter Länge regenerieren. In sehr schweren Schiefhalsfällen kann es notwendig sein, den Kopfnicker an seinem oberen und unteren Ende zu tenotomieren (PUTTI).

Die Zervikalskoliose

Sie wird am besten durch einen korrigierenden Gipsverband, wie er oben nach MAYER beschrieben wurde, behandelt. Die Gipsperiode wird dann etwas länger ausgedehnt und zur Nachbehandlung, wenn nötig, eine abnehmbare Gipskrawatte getragen.

Spondylitis cervicalis

In frischen Fällen Ruhigstellung durch eine Gipskrawatte. Ist schon ein Gibbus in Ausbildung, so legen wir zuerst eine Extension an und suchen unter entsprechender Lagerung die Deformität zu beseitigen. Ist die möglichste Korrektur erreicht, so wird ebenfalls eine Gipskrawatte angelegt, der dann eine solche aus Zelluloid, Leder oder in Form eines Stützapparates folgt, wobei auf die Einbeziehung auch der Stirn meist verzichtet werden kann. Eine derartige Krawatte muß bis zur vollen Abheilung des Krankheitsprozesses getragen werden; das Endergebnis ist eine Versteifung der erkrankten Partien. Verzögert sich die Wiederkehr der Trag- und Stützfähigkeit der Wirbelsäule, so kommt die Einpflanzung eines Knochenspanes in die Dornfortsätze nach ALBEE in Betracht. Die unterste Altersgrenze für diese Operation beträgt vier Jahre.

Technik der ALBEESCHEN Spaneinpflanzung in die Dornfortsätze

Der Patient liegt in Bauchlage, die Schultern schneiden mit dem Tischrande ab. Der Kopf wird durch eine Kopfstütze, auf der er mit der Stirne aufruht, in entsprechender Stellung fixiert. Zur Ausführung der Narkose ist meist ein Narkoseapparat notwendig. Behelfsmäßig kann die Zuleitung des Narkotikums zur Maske in solchen Fällen durch einen Trichter ermöglicht werden. Die eigentliche Ausführung der Spaneinpflanzung unterscheidet sich nicht von der Technik an der übrigen Wirbelsäule und wird S. 148 näher besprochen.

Spondylarthritis ankylopoetica

Bei den versteifenden Wirbelgelenksentzündungen, namentlich jenen Formen, die in der Halsregion beginnen (BECHTEREW) kommen zur Erleichterung allfälliger Beschwerden nur Krawatten oder Stützapparate in Betracht. Eine Heilung des Zustandes ist derzeit noch nicht möglich, daher finden operative Maßnahmen keine Anwendung.

Halsrippen

Die seltenen angeborenen Halsrippen geben etwa in 10% der Fälle Anlaß zu einer ärztlichen Behandlung. Als auslösende Ursachen kommen Verletzungen oder plötzliche heftige Bewegungen, längerdauernder Druck oder Zug in Betracht. Erreichen die Störungen seitens der arteriellen Blutversorgung oder seitens der sensiblen oder motorischen Nerven einen höheren Grad und können diese Beschwerden nicht durch Ausschaltung der Schädlichkeiten behoben werden, so bleibt nur die operative Entfernung der überzähligen Halsrippen übrig. Sie wurde schon mehrfach mit Erfolg ausgeführt, stellt aber einen schwierigen Eingriff dar, besonders beim Zugang von vorne wegen der Nähe der Pleurakuppe. Aus diesem Grunde hat STREISSLER einen Zugang von hinten her gewählt.

Technik der Entfernung der Halsrippe nach STREISSLER

Allgemeinnarkose in sitzender Lage des Patienten, der mit der Vorderseite des Körpers halb gegen den Operationstisch gewendet ist. Hautschnitt parallel zu den Dornfortsätzen 2 cm seitlich von diesen, von der Vertebra prominens handbreit nach oben und unten. Der Trapezius, die Rhomboidei, Serratus superior post. und Splenius capitis werden gespalten, die Fasern des Semispinalis stumpf auseinander gedrängt. Man legt jetzt die Querfortsätze frei, identifiziert den siebenten Halswirbel und meißelt seinen Querfortsatz ab; darunter liegt die Halsrippe. Sie wird lateral vom Köpfchen stumpf umgangen und durchmeißelt. Mit einem Knochenhaken wird sie angezogen und samt ihrem Periost teils stumpf, teils scharf soweit als möglich nach vorne freigemacht. Der Plexus und die Arteria liegen über ihr. Eine sie begleitende Arteria intercostalis muß ligiert werden. Reicht die Halsrippe ganz nach vorne, so kann sie von rückwärts allein nicht ganz frei gemacht und muß auch vorne freigelegt werden. 12 cm langer Schnitt über den Omohyoideus, Unterbindung der Vena jugularis externa. Der Muskel wird nach abwärts gezogen, am hinteren Rand des Skalenus anticus geht man in die Tiefe und drängt die Gefäße und Nerven stumpf lateral. Jetzt wird die Halsrippe hier abgelöst und unter dem Plexus nach vorne durchgezogen. Glättung der Knochenwunden, Schichtennaht der Weichteile und der Haut. Rückwärts wird für 48 Stunden ein Glasdrain eingeführt. Nach Heilung der Wunden sind die Beschwerden beseitigt.

Technik nach BECK

Ein Winkelschnitt wird entlang dem Rande des Trapezius direkt nach abwärts geführt, biegt dann 2 bis 3 cm oberhalb des Schlüsselbeins nach vorne um und verläuft gegen das Sternum. Der dreieckige Lappen wird zurückpräpariert. Läßt sich der Trapezius nicht mit breitem Haken nach hinten ziehen, so wird er eingekerbt. Der Plexus wird medialwärts verlagert, die Arteria subclavia zieht man am besten nach vorne. Der Musculus scalenus wird an seiner Ansatzstelle vorsichtig abgetrennt. Dann wird die Halsrippe freigemacht, extraperiostal die Muskulatur von ihr abgelöst und die Rippe selbst mit Meißel, Zange oder Drahtsäge möglichst nahe an ihren Ansatzpunkten abgetrennt. Da die Pleurakuppe bis zur Halsrippe, gelegentlich über sie hinauf reichen kann, so ist bei der Operation genauestens darauf zu achten, daß eine Verletzung der Pleura vermieden wird. Die Knochenränder werden geglättet und die Weichteile schichtweise wieder geschlossen.

Andere Hautschnitte werden entweder von der Mitte des Sternocleido zum Trapezius geführt, oder am Hinterrand des Kopfnickers als Längsschnitt, endlich als Bogenschnitt nach EISELSBERG; auch ein Schnitt parallel zur Klavikula wie zum Aufsuchen der Arteria subclavia kann Anwendung finden.

II. Schultergürtel und Schulter

A. Ruhigstellung

Fast alle Bewegungen im Schultergürtel und in der Schulter, mit Ausnahme nur der Rotation bei hängendem Arm, müssen gegen die Schwere ausgeführt werden, dabei sind die Arbeitsbedingungen für die Armheber infolge ihrer kurzen Hebelarme sehr ungünstig. Es ist daher nicht zu verwundern, daß sie bei einer geringen Erschwerung ihrer Arbeit schon versagen. Wir sehen nach kurzdauernder Ruhigstellung des Armes in Adduktionsstellung die Armheber atrophieren; spielen dann noch gelenknahe entzündliche oder traumatische Veränderungen hinein, so sehen wir eine oft nur mühsam wieder zu beseitigende Adduktionskontraktur der Schulter entstehen. Rasch eintretende Schrumpfungen der in der Achselhöhle gefalteten Kapsel erschweren noch die Armhebung. Es muß daher immer wieder nachdrücklichst betont werden, daß jede längerdauernde Ruhigstellung des Armes im Schultergelenk nicht bei an den Körper angelegten, sondern nur bei etwa um 90⁰ abduzierten und etwas nach vorne gehobenen Arm, wobei beim stehenden Patienten der Unterarm horizontal gestellt sein soll, erfolgen darf. Ob diese Ruhigstellung mit einer einfachen Kramerschiene, einem improvisierten Apparat, oder einer der vielen zur Frakturbehandlung angegebenen Schienen herbeigeführt werden soll, ist von geringerer Bedeutung; einzig wichtig ist die erwähnte Abduktionsstellung. Zur exakten längerdauernden Ruhigstellung wird dem Orthopäden immer der Gipsverband das bequemste und sicherste Mittel sein. Für Schultergelenk und Oberarm ist die funktionell günstigste Stellung die rechtwinklige Abduktion und Neigung nach vorne um 30⁰. Zur vollständigen Ruhigstellung des Schultergürtels und Schultergelenkes muß der Gipsverband Brust, Schultergelenk, Oberarm, Ellbogengelenk und Unterarm umfassen; an der kranken Seite soll er sich dem Becken aufstützen, dort also bis über den Darmbeinkamm hinunter reichen.

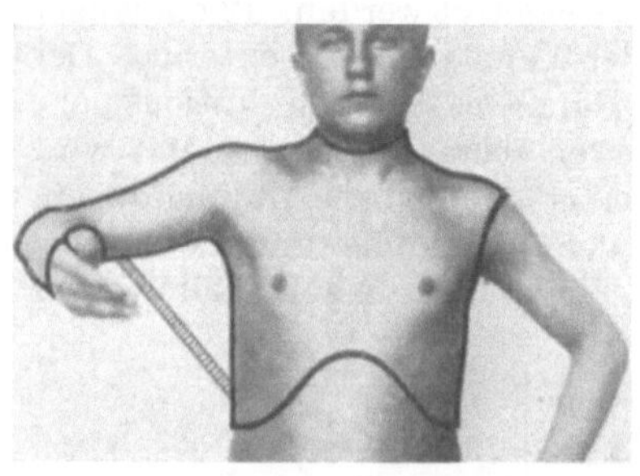

Abb. 11. Kontur eines Gipsverbandes zur Fixation der Schulter (aus HÄRTEL-LOEFFLER, Der Verband)

Technik des Gipsverbandes zur Ruhigstellung der Schulter
(Abb. 11 und 12)

Der kranke Arm des aufrecht sitzenden Patienten wird durch einen Helfer, der dem Kranken die gleichnamige (krankseitige) Hand reicht und mit der gesunden den Ellbogen unterstützt, in rechtwinkliger Elevation, also genau in Schulterhöhe gehalten; dabei steht der Oberarm gegen die Verbindungslinie der beiden Schultern in einem nach vorne offenen Winkel von etwa 150⁰. Der Unterarm steht ebenfalls in Schulterhöhe genau horizontal. Gut mit Watte gepolstert wird der krankseitige Darmbeinkamm, die krankseitige Schulterhöhe, unter dem Ellbogen und endlich unter der gesunden Achsel. Nun werden Gipsbindentouren zirkulär um Rumpf und Arm angelegt und dann durch drei Gipspflaster (Herstellung s. S. 16) verstärkt: ein breites Pflaster geht von der krankseitigen Hüfte zur Achsel und unter dem Oberarm bis zum Ellbogen; ein schmäleres unter der gesunden Achsel über den Rücken längs der Streckseite des Ober- und Unterarmes; das letzte von der gesunden Hüfte über die Brust zur kranken Schulter und an der Beugeseite des Armes, eventuell bis zur Hand. Diese Gipspflaster werden durch zirkuläre Touren immer wieder festgehalten. Der Verband soll auf den Hüften gut aufsitzen, kann aber an Brust und Bauch weit ausgeschnitten werden. Nur wenn keine Gefahr einer Versteifung im Schultergelenk besteht, darf der Unterarm freigegeben werden; der Oberarm macht dabei eine Einwärtsrotation, deren Fortbestand für die Funktion außerordentlich ungünstig wäre. Mit dem Abklingen der Reizerscheinungen kann dann der obere Teil von Schulter, Ober- und Unterarm schalenförmig abgenommen werden. Dadurch wird der Arm für Übungen aus der Horizontalen frei.

Dieser große Verband kann in geeigneten Fällen bis auf eine Innenschiene vereinfacht werden, die von der Hüfte zur Achselhöhle, unter den Oberarm zu Unterarm und Hand führt, wobei auch eine gewisse Extension zwischen Achselhöhle und Ellbogen ausgeübt werden kann. Ihre einfachste Form ist das MIDDELDORPFsche Triangel von v. HACKER oder BORCHERS modifiziert.

B. Entlastung

Der Extensionsverband für die Schulter greift am ganzen Arm an. Er kann in wirksamer Weise nur mit Heftpflaster ausgeführt werden, das von der Vorderseite der Schulter über Bizeps, Ellenbeuge, Vorderarm, Handteller, über ein Querholz an die Streckseite und zurück bis zur Schulter reicht. Ellbogen, Handgelenk und Finger sind gestreckt und bleiben von Pflaster frei, das übrige wird mit zirkulären Streifen festgeklebt. Der Patient liegt in Rückenlage im Bette, der Arm wird im gewünschten Winkel zum Schultergelenk eingestellt, entweder in erhobener Stellung, oder nur in frontaler Abduktion und durch Rollenzug extendiert. Eine einfache Extension kann auch an die meisten Frakturschienen für Oberarmbrüche angebracht werden. Im Prinzip stützt sich eine Schiene gegen die kranke Rumpfseite, trägt in der Achselhöhle einen dort beweglichen Ober-

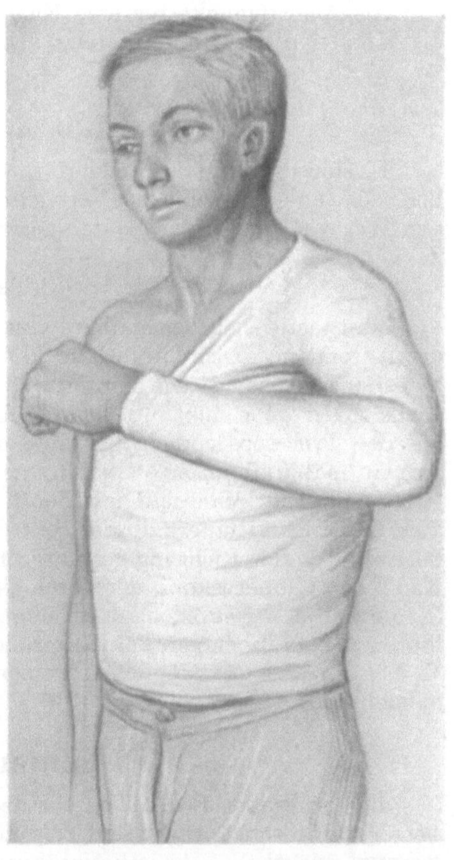

Abb. 12. Form und Art eines Gipsverbandes zur Fixierung der Schulter

armteil, der den Oberarm in der Längsrichtung um ein gutes Stück überragt. Der Ellbogen ist gebeugt, der Unterarm ruht auf einer Schiene, die senkrecht am Oberarmteil befestigt ist. Nun kann durch einen Pflasterzug, der an der Außen- und Innenseite des Oberarmes angreift und durch Spiraltouren befestigt ist, außerdem unter dem medialen Epikondylus gut gepolstert sein muß, gegen das Ende des Oberarmteiles der Schiene durch Zwischenschaltung einer Spirale oder eines Gummizuges die gewünschte Extension in der Längsrichtung ausgeübt werden.

Als Angriffspunkt für eine Nagel-, Klammer- oder Drahtextension dienen die Kondylen des Humerus oder das Olekranon ulnae (vgl. Abb. 31).

C. Punktion des Schultergelenks

Es sind drei Einstichstellen für die Punktion des Schultergelenkes gebräuchlich. MÜLLER empfiehlt zur Vermeidung der Mitverletzung eines Schleimbeutels den Weg von hinten her als den geeignetsten und sichersten.

Technik

Man tastet sich bei mäßig abduziertem Arm die Schulterecke an der Basis des Akromions. Dicht unterhalb (distal) von dieser Stelle fühlt der Finger die tiefe Lücke zwischen dem Hinterrand des Deltoideus und der Sehne des Infraspinatus. Hier gehe man mit dem Troikart oder der Hohlnadel in der Richtung auf den Processus coracoideus zu ein. Erleichtert wird der Eingriff, wenn der Arm in mäßig abduzierte Stellung gezogen wird.

Von vorne: Man geht mit der Nadel bei Kindern $\frac{1}{2}$ cm, bei Erwachsenen 1 cm lateral und unterhalb der Spitze des Processus coracoideus ein und dringt horizontal in der Richtung gegen die Basis des Akromion vor; man fühlt mit der Nadel den Humeruskopf, der durch einen Helfer bewegt wird. Der rein seitliche Weg durch den Deltoideus unter dem Akromion etwas schräg nach abwärts und hinten und trifft namentlich bei größerem Erguß ebenfalls in das Gelenkinnere. Es besteht aber die Möglichkeit einer Verletzung der Bursa subacromialis oder subdeltoidea.

D. Leitungsanästhesie

Bei der großen Bedeutung, die der Vermeidung einer Allgemeinnarkose auch bei orthopädischen Eingriffen zukommt, ist es wichtig, daß das von KULENKAMPFF ausgebaute Anästhesierungsverfahren des Plexus brachialis eine allgemeine Anerkennung und Verbreitung erfährt.

Technik der Leitungsanästhesie des Plexus brachialis nach KULENKAMPFF

In sitzender Stellung des Patienten tastet man sich oberhalb des Schlüsselbeines die Arteria subclavia ab und sticht direkt nach außen von der Stelle, wo das Gefäß abwärtsziehend hinter dem Rande der Klavikula verschwindet, eine feine Nadel ein und legt eine Quaddel an. Die Stelle entspricht fast ausnahmslos der Mitte des Schlüsselbeines. Von hier aus wird die Nadel ohne Spritze in der Richtung auf den zweiten bis dritten Brustwirbeldorn weiter vorgeführt, trifft in geringer Tiefe den Plexus unter der Faszie, was der Patient durch in die Finger ausstrahlende Parästhesien in oberflächlich gelegenem Gebiet des Medianus und im tieferen des Radialis empfindet und anzugeben hat. Spritzt man das Anästhetikum ein, ohne daß deutliche Parästhesien eintreten, so bleibt die Herabsetzung der Schmerzempfindung fast immer ungenügend. Trifft man auf die erste Rippe, so weiß man, daß man zu tief geraten ist. Fließt Blut aus der Nadel, so muß die Richtung geändert werden; meist wird allerdings zu weit lateral eingestochen. Sobald die Parästhesien eintreten, setzt man die Spritze auf die Nadel und spritzt 10 ccm einer 2%igen Novokain-Suprareninlösung oder $\frac{1}{2}$%ige Tutokain-Adrenalinlösung ein, zunächst in das Medianusgebiet, dann in das des Radialis. Weitere 10 ccm werden dann noch in die Nachbarschaft verteilt. Hat man sehr ausgesprochene Parästhesien, so tritt vollständige sensible und motorische Lähmung des Armes manchmal schon nach ein bis drei Minuten ein, meist muß man zehn bis fünfzehn Minuten warten. Ist dann die Leitung noch nicht vollständig unterbrochen, so empfiehlt es sich, 5 bis 10 ccm einer 4%igen Novokainlösung oder 1%igen Tutokainlösung nachzuspritzen. Die Dauer der Anästhesie beträgt eineinhalb bis drei Stunden. Versager sind bei richtiger Technik selten, kommen aber vor. Blutleere am Oberarm ist meist notwendig, da der Arm hyperämisch wird. Für Operationen an der Schulter ist noch eine zirkuläre subkutane Umspritzung hinzuzufügen.

Modifikation nach MULLEY

Um Pleuraverletzungen zu vermeiden, wird der Einstich an höher gelegener Stelle ausgeführt. Man sucht sich ungefähr die Mitte der Klavikula, geht drei Querfinger über diese und etwa $\frac{1}{2}$ cm nach hinten von der Vena jugularis externa, falls sie überhaupt sichtbar ist. Von diesem Punkte aus wird die Nadel direkt eingestochen, worauf gewöhnlich schnell Parästhesien an den Fingern angegeben werden. Dann werden 20 bis 30 ccm einer 2%igen Novokain-Adrenalinlösung oder einer $\frac{1}{4}$- bis $\frac{1}{2}$%igen Tutokainlösung eingespritzt und nach spätestens 25 Minuten ist die Anästhesie vorhanden.

E. Fehlgestalt
Fehlhaltung und Fehlstellung im Schultergürtel

Fehlhaltungen der Schulter, wie abfallende Schultern, Flügelschultern (abstehende Schulterblätter) und ähnliche Haltungsanomalien werden nur durch Übungen, gelegentlich durch leichte Bandagen, sogenannte Geradehalter, behandelt.

Alle Fehlstellungen treten fast ausnahmslos als Adduktionsstellungen des Oberarmes in Erscheinung und zeigen vor allem eine Beeinträchtigung der Gebrauchsfähigkeit des Armes, besonders im Heben. Man muß daher bei der Untersuchung genau unterscheiden, ob die Bewegungsbehinderung im Schultergürtel oder im Schultergelenk sitzt. Dies läßt sich in einfacher Weise dadurch feststellen, daß wir einmal bei freiem, dann bei fixiertem Schulterblatt bewegen lassen. Dadurch lassen sich die häufigsten Fehlstellungen im Schultergürtel, als die drei Gruppen der Trapeziuslähmung, der Serratus- und der Pektoralislähmung leicht von der Deltoideuslähmung, der Fehlstellung im Schultergelenk unterscheiden. Bei der angeborenen Schulterlähmung und bei spastischen Zuständen ist meist noch eine Einwärtsrotation des Armes vorhanden.

Bei allen Lähmungen von Muskeln, die gegen die Schwere arbeiten müssen, empfiehlt es sich, zuerst die Überdehnung des erkrankten Muskels durch eine Schiene oder durch einen Gipsverband in rechtwinkliger Abduktion zu beseitigen.

Er wird dann durch Massage und Faradisation, wenn er auf diese noch anspricht, gekräftigt und muß Zeit haben, sich vollkommen erholen zu können. Man wird dann häufig finden, daß der gelähmte Muskel wieder funktionstüchtig geworden ist. Er wird dann durch aktive Übungen weiter gestärkt. Erst wenn dieses Mittel erfolglos geblieben ist, werden wir einen Ersatz seiner Funktion durch andere Mittel erstreben.

Technik der Untersuchung der Schulter

HOFFA suchte die exakte Fixierung des Schulterblattes dadurch zu erreichen, daß er, neben und hinter der kranken Seite des Patienten stehend, mit der gesundseitigen Hand den Schultergürtel von hinten oben fixiert, während die andere Hand den im Ellbogen gebeugten Unterarm kurz faßt und bewegt. Ich lasse mir, ähnlich wie KAISER, das Schulterblatt von einem Helfer fixieren. Dieser umgreift mit der gleichnamigen Hand den axillaren Rand der Skapula, da ihre Mitbewegung ja nur in erster Linie bei stärkerer Abduktion erfolgt, und drückt gleichzeitig mit dem Handballen das Schulterblatt gegen den Thorax; mit der anderen Hand wird von oben her der ganze Schultergürtel heruntergedrückt. Nun kann der Operateur die isolierten Oberarmbewegungen ausführen und der Helfer wird jedes Mitgehen der Schulter sofort feststellen können.

Läßt sich in Narkose das Schultergelenk unschwer bewegen, so wird der Arm für zehn bis vierzehn Tage in einem Abduktionsverband von 90 bis 100⁰ eingegipst, dann der obere Teil des Verbandes über dem Arm abgenommen, während über der Schulter eine schmale Spange bestehen bleiben soll. Jetzt werden aktiv und passiv Heben des Armes und Drehungen im Schultergelenk ausgeführt. Erst wenn dies aktiv leicht möglich ist, darf der Verband entfernt und durch Stabübungen, Kletterübungen, Pendelapparate usw. neben Heißluft und Massage die Muskulatur gekräftigt und die Beweglichkeit weiter ausgebaut werden. Findet sich in Narkose ein stärkerer Widerstand, so wird anschließend die Tenotomie der verkürzten Muskeln ausgeführt (siehe Fehlform).

Die angeborene Schulterlähmung ist ein Symptomenkomplex, der am reinsten bald nach der Geburt festzustellen ist. Er besteht dann in Adduktion und Einwärtsrotation (Pronation) des Armes, der meist gestreckt gehalten wird, und hochgezogener Schulter; unter Umständen kommen dazu noch Mißbildungen des Ohres der gleichnamigen Seite und ein angeborener Schiefhals. Das oft bestehende Schlottergelenk der Schulter ist wohl auf die bei der Geburt schon länger bestehende Lähmung der Schulter, die eben vorgeburtlich entstanden ist, zurückzuführen. Die von anderer Seite wieder gefundene Epiphysenlösung wird vorwiegend bei älteren Kindern beobachtet, während bei ganz kleinen Kindern, die bald nach der Geburt vom Facharzt untersucht und röntgenisiert werden, kein Anhaltspunkt für eine so schwere Verletzung gefunden werden kann. SEVER fand unter 1100 Fällen keine Epiphysenlösung und keine Fraktur. Sie ist also entweder als Folge der Nervenverletzung (VALENTIN), die der angeborenen Lähmung zugrunde liegt, anzusehen, oder als Teil einer Hemmungsmißbildung im Sinne von SCHUBERT und MAU aufzufassen.

Die Behandlung der angeborenen Schulterlähmung, deren Ätiologie noch hart umstritten ist und die fälschlich als Entbindungslähmung bezeichnet wurde, ist außerordentlich dankbar und einfach. Sie besteht in Abduktions- und Elevationslagerung des Armes in einem Gipsbett, auf improvisierten Lagerungsapparaten, aus Pappschienen mit Zelluloid verstärkt usw. Wichtig ist, daß alle einzelnen Teile des Komplexes der Verbildung korrigiert werden und daß die geschädigten Muskeln Gelegenheit haben, sich zu erholen.

Technik des Gipsbettes bei Schulterlähmung (Abb. 13)

Der Oberarm muß in der Frontalebene abduziert und bis in Schulterhöhe gehoben sein; er soll unter Zug von der Schulter abgehoben werden. Die Schulter

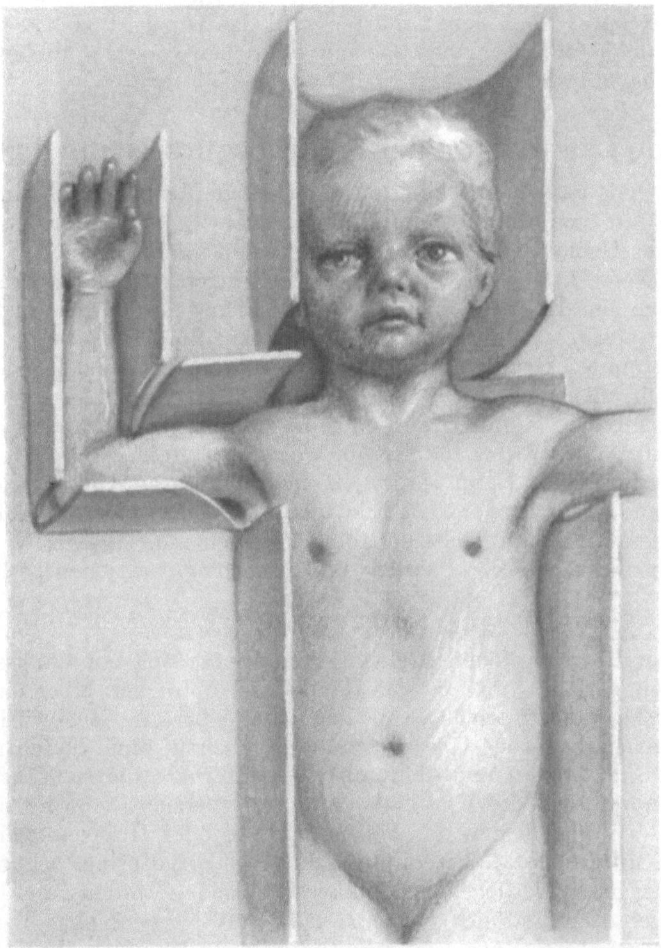

Abb. 13. Pappschienenbettchen bei Schulterlähmung. Der Oberarm ist rechtwinkelig abduziert, der Unterarm rechtwinkelig gebeugt. In gleicher Weise, wie hier aus Pappe, kann das Bettchen auch aus einer großen Gipsplatte hergestellt werden.

selbst wird möglichst nach unten gedrängt, der Kopf leicht nach der gesunden Seite geneigt. Der Ellbogen ist rechtwinklig gebeugt, der Unterarm sieht kopfwärts, die Finger sind gestreckt. Die Lagerung des Säuglings und Kleinkindes zur Anlegung solcher Gipsbetten ist außerordentlich schwierig und bedarf einer sorgfältigen Vorbereitung. Das Kind liegt in Rückenlage am Tisch, ein Helfer hält den Kopf zwischen seinen Händen, ein anderer den kranken Arm in der

beschriebenen Stellung derart, daß er die krankseitige Hand erfaßt und einen
leichten Zug ausübt, während er den Zeige- oder Mittelfinger der anderen Hand
von oben her im Ellbogen einhakt und die rechtwinklige Beugung und Abduktion
sichert; ein dritter Helfer hält den gesunden Arm abduziert und die Beine gestreckt. Jetzt wird ein in üblicher Weise mit k a l t e m Wasser hergestellte Gips-
bindenplatte in vorher gemessener Größe unter das Kind gelegt. Man schneidet
die Gipsplatte entsprechend der beigegebenen Skizze ein und modelliert die
Schulter gut herunter, den Ellbogen hinauf, den Unterarm von innen, Kopf nach
der gesunden Seite. Nach dem Erhärten wird das Gipsbett, das keinerlei Unterstützung braucht, fertig gemacht und mit Bändchen versehen, die auch den Arm
in seiner Lage halten.

Erworbene Lähmungen des Schultergürtels und der Schulter

Die frischen Fälle von Lähmungen einzelner Muskeln und Muskelgruppen
im Anschluß an eine Durchtrennung des sie versorgenden motorischen Nerven
gehören in das Gebiet der Unfallschirurgie. Wenn irgend möglich, wird man den
betroffenen Nerv durch direkte Naht zu vereinigen suchen und damit in den
meisten Fällen eine Heilung erzielen können. Meiner Ansicht nach ist die direkte
Nervennaht auch nach Jahren noch mit Aussicht auf Erfolg zu versuchen. Ist
dies aus bestimmten Gründen nicht möglich, so kommen Muskel- oder Knochenoperationen in Betracht.

Fälle von Kinderlähmung werden vorerst konservativ durch entsprechende
Lagerung und Apparate behandelt, wodurch die Entstehung von Kontrakturen
verhütet werden muß. Dann werden in einem tragbaren Apparat die gelähmten
Muskeln durch Gummizüge ersetzt. Erst wenn sich nach Jahren die Funktion nicht
genügend oder überhaupt nicht einstellt, kommen zum Ersatz des Funktionsausfalles gleichfalls Muskel-, Sehnen- und Knochenoperationen in Anwendung.

Technik der Freilegung des Plexus brachialis

Zu seiner übersichtlichen Freilegung empfiehlt sich ein Längsschnitt über
seinen ganzen Verlauf vom hinteren Rand des Kopfnickers über das Schlüsselbein und die MOHRENHEIMsche Grube gegen den Oberarm. Man wird je nach der
voraussichtlichen Lage der Unterbrechung versuchen, ohne Durchtrennung der
Klavikula auszukommen und oberhalb oder unterhalb die Nervenstämme freilegen. Behindert aber die Klavikula die gute Übersicht, so wird sie temporär
durchtrennt: nach Spaltung des Periosts schräg oder treppenförmig von oben
medial nach unten lateral. Ein untergeschobenes Elevatorium schützt vor einer
Verletzung der hinter ihr liegenden Gefäße. Ihre Enden werden durch Bindenzügel
auseinandergehalten und der ganze Gefäß- und Nervenplexus liegt vor uns.
Genaue anatomische Kenntnis ist notwendig, wenn man sich zurechtfinden will.
C_5 und C_6 vereinigen sich ziemlich hoch, bilden den oberen Plexus und geben
dann drei starke Stämme ab, der oberste ist der N. suprascapularis, der zweite
mittlere beteiligt sich an der Bildung des N. axillaris und radialis und der dritte
unterste bildet mit der einen Hälfte von C_7 die laterale Medianuswurzel. Die
obere Hälfte von C_7 geht ebenfalls zum Axillaris-Radialisstamm über. C_8 und
Th_1 bilden in erster Linie den N. ulnaris, geben aber höher oben einen dünnen
Ast zum Radialis, weiter unten den Hauptteil der medialen Medianuswurzel ab.
Knapp unter der Klavikula liegt der untere Plexus, der ebenfalls drei Haupt-
bündel erkennen läßt, aus denen die drei großen Armnervenstämme hervorgehen:
Der Fasciculus lateralis, bestehend aus dem N. musculocutaneus und der oberen

Medianuswurzel; der Fasciculus medialis aus dem der N. ulnaris, der N. cutaneus brachii medialis, N. cutaneus antibrachii medialis und die untere Wurzel des Medianus hervorgehen; der Fasciculus posterior, der aus dem N. radialis und N. axillaris besteht. Wenig weiter peripher sind dann die drei großen Nervenstämme bereits deutlich isoliert. Oberflächlich liegt der stärkste Stamm des Medianus, dem lateral der N. musculocutaneus angelagert ist, während er medial die sogenannte Medianusgabel bildet, durch die die A. brachialis hindurchtritt. Hier divergieren also zentral die beiden Medianusäste und umschließen die Arterie. Hinter ihm und der Arterie liegt der N. radialis, der hier den N. axillaris abgibt und nach hinten in die Tiefe um den Humerus sich herumschlingt. Ebenfalls hinter der Arterie hervorkommend und weiter unten liegt dann medial von ihr und dem Medianus der N. ulnaris, den N. cutaneus antibrachii medialis abgebend. Im weiteren Verlaufe am Oberarm liegt medial vom N. medianus der N. cutaneus antibrachii medialis und begleitet ihn bis in die Ellenbeuge. Ein größerer Ast des N. radialis, der N. collateralis ulnaris, nähert sich, nach Abgabe einiger Muskeläste für den Trizeps, von hinten und lateral dem N. ulnaris und begleitet ihn bis hinter den Epicondylus medialis und zieht dann zum M. anconaeus.

Elektrische Prüfung während der Operation ist notwendig. Ist bei zentraler Reizung Leitung bis in die Peripherie mit deutlichem motorischem Effekt vorhanden, so ist jede weitere „Lösung" überflüssig, ja schädlich. Eine Lösung darf nur die Nervenscheiden und einengende Narben betreffen. Ist eine vollständige Leitungsunterbrechung vorhanden, so müssen die Narben und Schwielen bis ins Gesunde exzidiert und die angefrischten Enden unter zweckmäßiger Lagerung End zu End genäht werden. Die direkte Naht ist unter allen Umständen zu erstreben, denn sie ist jedem anderen Verfahren in ihren Erfolgen soweit überlegen, daß wir kein Ersatzverfahren empfehlen können. Schichtennähte der Weichteile. Zur Nachbehandlung ist Ruhigstellung bis sechs Wochen unter Vermeidung jeder Spannung unbedingt anzustreben.

Da die Möglichkeit besteht, daß der sich bildende Kallus bei Klavikuladurchtrennung auf den Nerven drückt, empfiehlt HEILE die Klavikula von einem Schnitt längs ihres Verlaufes am sternalen Rande freizulegen und in toto nach außen zu luxieren.

Bei Serratuslähmung versucht man durch geeignete Bandagen, wie den NYROPschen Geradehalter oder den sehr guten Apparat von PELTESOHN u. a. die Schulterblätter gegen den Thorax zu drängen. Da der Muskel meist allein gelähmt und sein Funktionsausfall sehr störend ist, gibt es mehrfache Operationspläne zu seinem Ersatz, die alle auf die Verwendung des Pectoralis major aufgebaut sind. SAMTER hat die Zugwirkung des unteren Teiles des Serratus durch Verpflanzung des Brustanteiles des Pectoralis major auf den Angulus scapulae ersetzt. ENDERLEN nahm dazu die Pars costalis; SERRA läßt nur die Pars clavicularis zurück. KATZENSTEIN verpflanzt den ganzen Pektoralis auf den Außenrand des Schulterblattes und verlagert noch einen Teil des Trapezius und Rhomboideus, den er von der Dornfortsatzreihe abgetrennt hat, möglichst nach lateral und unten, so daß der Funktionsausfall ganz ersetzt wird.

Technik der Verpflanzung des Pectoralis major auf den Serratus
(Abb. 14)

Bei abduziertem Arm Schnitt entlang den unteren Rand des großen Brustmuskels. Sein Ansatz am Humerus wird in seiner ganzen Ausdehnung isoliert; manchmal muß ein Ast der Arteria circumflexa humeri ligiert werden.

Die Fasern der Pars clavicularis des Pektoralis reichen bei herabhängendem Arm am Humerus tiefer hinab und liegen mehr nach vorne als der mehr sehnige Ansatz der Pars sterno-costalis, die der Achselhöhle zu liegt. Ist dagegen der Arm stark eleviert, so liegt der sterno-kostale Anteil vor und dieser wird möglichst dicht am Humerus subperiostal abgetrennt und gleich durch mehrere starke Seidenfäden angeschlungen. Er wird dann vom klavikularen Teil stumpf isoliert bis etwa in die Höhe des Pectoralis minor, um seine Gefäß- und Nervenversorgung zu schonen. Durch Überstreckung in der Schulter wird nun der untere Schulterblattwinkel eingestellt. Die Aponeurose wird gespalten und der M. latissimus dorsi kräftig nach außen gezogen. Nun macht man sich seinen Angulus inferior soweit frei, daß man den Muskel dort gut am Periost verankern kann. Zur besseren Fixierung wird die Anlegung von Bohrlöchern durch den Knochen empfohlen. Diese Technik birgt die Gefahr in sich, daß der verpflanzte Pektoralis unter zu starker Spannung befestigt wird. Daher empfiehlt SERRA den Schulterblattwinkel von einem zweiten Längsschnitt aus freizulegen und den vom Humerus abgelösten

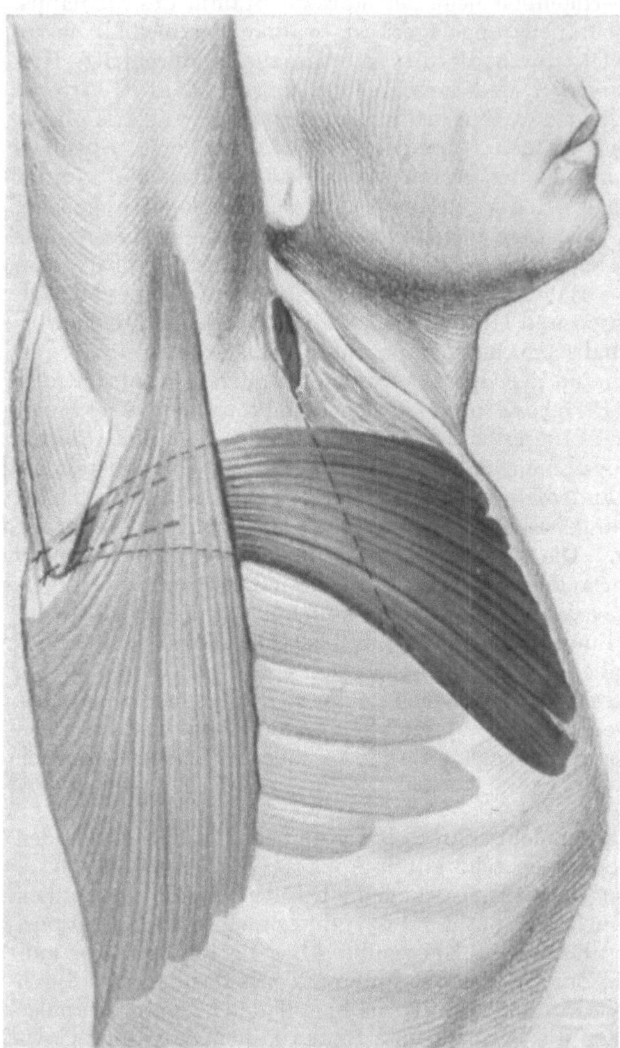

Abb. 14. **Pektoralis-Serratus-Plastik.** Der kostale Teil des Pektoralis (dunkel) ist subperiostal am Humerus abgelöst und angeschlungen. Er wird unter dem Latiss. dorsi zum unteren Schulterblattwinkel geführt und dort von hinten her durch zwei Bohrlöcher bei eleviertem Arm gut befestigt.

Pektoralis unter der Haut und den Achseldrüsen hart am Thorax zu seinem neuen Anheftungspunkt zu tunnellieren, nur die Seidenfäden durch den Knochen zu führen und vom gelähmten Serratus einen Lappen abzuspalten, der diese Fäden umhüllend zum Pektoralis geführt wird. Dies gilt natürlich nur für den

Fall als sonst die Anheftung nur unter starker Spannung möglich wäre. Die Befestigung des Pektoralis am Schulterblatt ist mit besonderer Sorgfalt durchzuführen. Faszien- und Hautnähte. Der Arm wird in elevierter Stellung eingegipst, nach acht Tagen werden die Nähte entfernt und nach vierzehn Tagen mit Bewegungen aus der Horizontalen begonnen, indem der obere Anteil des Gipsverbandes entfernt wird; gleichzeitig wird der verpflanzte Muskel täglich faradisiert. Der abduzierende Gipsverband wird erst nach acht Wochen abgenommen. Zur Nachbehandlung muß noch eine Schiene .einige Zeit in abduzierter Stellung fixieren.

Bei Lähmungen des Trapezius gibt es noch keine typische Operation, die allgemeine Anerkennung gefunden hätte. v. HACKER hat neben der direkten Nervenimplantation des durchtrennten Akzessorius auch vom intakten M. levator scapulae ein gutes Stück so abgespalten, daß sein Muskelquerschnitt gut mit dem angefrischten mittleren Trapeziusanteil vernäht werden konnte (zur muskulären Neurotisation nach ERLACHER). Da die Armhebung noch nicht genügend war, wurde später noch eine Raffung der gelähmten Skapularportion des Trapezius und eine Vernähung des an der Spina scapulae abgelösten, gut innervierten Deltoideus mit dem Querschnitt des ebendort abgetrennten gelähmten Trapezius vorgenommen. Wenn es gilt, nur den oberen Trapeziusanteil zu ersetzen, so bildet die Verpflanzung des Levator scapulae nach PERTHES die Operation der Wahl.

Technik des Ersatzes des oberen Trapeziusanteiles durch den M. levator scapulae nach PERTHES (Abb. 15)

Schnitt entlang dem hinteren Rande des Levator scapulae nach unten an der Spina scapulae nach außen umbiegend bis nahe ans Akromion. Der gelähmte Trapezius wird gespalten und sein äußerer Anteil von der Spina scapulae abgetrennt und nach außen umgeschlagen, so daß die Schulterblattgräte vollkommen frei liegt. Dann werden die unteren zwei Drittel des Levator scapulae freigelegt und vom M. rhomboideus abgetrennt. Achtung auf den N. thoracalis longus. Die Abtrennung des medialen oberen Winkels der Skapula bis zur Krista wird durch eine Reihe von Bohrlöchern vorgezeichnet, außerdem in das abzutrennende Stück zwei Löcher gebohrt, um die Drähte zur Befestigung an die Schulterblattgräte aufzunehmen. Der Knochen wird mit einem leichten Meißelschlag abgetrennt, die Spina scapulae lateral von der Mitte bis nahe an die Wurzel des Akromion angefrischt und hier die Insertion des Levator durch Annähen seines Knochenstückchens hergestellt, bei seitlich erhobenem Arm. Der abgelöste Trapezius wird darübergenäht und Faszie und Haut in Schichten geschlossen. Der seitlich erhobene Arm wird für vier Wochen in dieser Stellung fixiert. Nachbehandlung mit einer Schiene, Übungen.

Andere Eingriffe

KATZENSTEIN sucht den Trapezius in seinen drei Teilen zu ersetzen. Der unterste Teil wurde durch einen Lappen vertebralwärts gestielt aus dem Latissimus dorsi ersetzt; mittlere und obere Portion aus dem gesundseitigen Trapezius. Es wurde vom oberen Rande des Trapezius der anderen Seite durch Loslösen von der Klavikula ein Lappen gebildet und unter Vermeidung einer Schädigung des Nerven schräg nach unten an den oberen Schulterblattwinkel genäht, ferner aus den queren Fasern des gesunden Trapezius ein an den Dornfortsätzen ge-

stielter Lappen abgelöst und über die Mittellinie auf die kranke Seite verpflanzt.
WULLSTEIN ersetzt ihn durch den Sternokleido, den Levator scapulae und
Rhomboideus major unter Fixation des Schulterblattes durch den Latissimus
dorsi. Andere Operateure suchen den Funktionsausfall durch freie Faszienplastik
zu ersetzen. So befestigt ROTHSCHILD den oberen medialen Skapulawinkel
mittels eines frei transplantierten Faszienstreifens an die tiefe Rückenmuskulatur
neben der Lendenwirbelsäule. EISELSBERG hat bei einer doppelseitigen Lähmung
die beiden Schulterblätter miteinander verbunden. SZUBINSKI legt die Spina
scapulae frei, schiebt die Muskelplatte der Supra- und Infraspinati soweit ab,

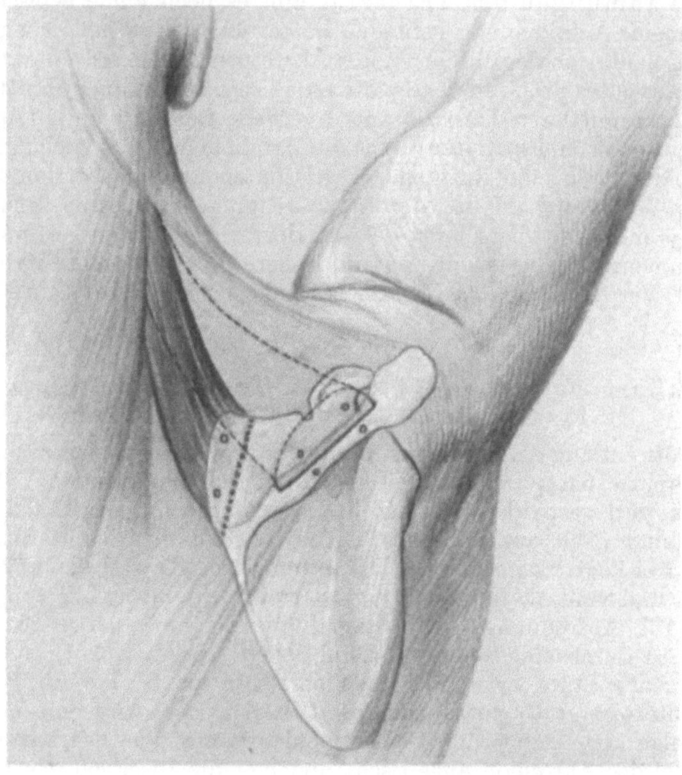

Abb. 15. Levator scapulae Plastik nach PERTHES. oooo zeigt die Stelle der durch Bohrlöcher
vorgezeichneten Abtrennung des Ansatzes des Muskels, der dann an die Crista scapulae befestigt wird.

daß er ein genügend großes Loch in die Spina hineinmeißeln kann, um den
Faszienstreifen durchzuziehen. Der der Fascia lata entnommene Streifen 3 : 25 cm
wird durch das Loch durchgeführt; sein unteres Ende an die Dornfortsätze des
fünften und sechsten Brustwirbels, sein oberes Ende unter möglichster Zurück-
nahme der Schulter und Untertunnelung des Rhomboideus am zweiten und
dritten Dorsalis gut verankert. Allseitige Vernähung des Streifens mit seiner
Umgebung. Eine Drahtnaht vom Körper des dritten Brustwirbeldornes zur
Spina sichert für zehn Tage die Stellung der Skapula zur Wirbelsäule. Hautnähte. Nach zehn Tagen Entfernung der Draht- und Seidennähte. Nach vierzehn Tagen Bewegungsübungen. LANGE legt acht starke Seidenfäden zwischen

dem oberen medialen Winkel der Skapula und dem Processus spinosus der untersten Halswirbelsäule, und zwar werden immer je zwei Fäden oberhalb und unterhalb der Dornfortsätze durchgeführt und hinter denselben unter stärkster Spannung geknüpft, er hebt so den nach unten gesunkenen Schultergürtel. Ruhigstellung zwei bis drei Monate. GOCHT macht eine ähnliche Operation, die er auch bei der Serratuslähmung anwendet.

Technik nach GOCHT

Der Schnitt legt den inneren Skapularrand frei. Nach Auseinanderdrängen der Infraspinatusfasern geht man auf die Knochenfläche vor und durchtrennt sie mit dünnem Meißel so, daß der innere Rand mitsamt dem unteren Winkel gegen das übrige beweglich wird, ohne den Zusammenhang zu verlieren. Nun werden drei bis vier kräftige Seidennähte durch den inneren Schulterblattrand, durch die Rhomboidei und durch die gleich hoch gelegenen entsprechenden Dornfortsätze gelegt. Sie werden unter mittlerer Spannung geknotet, wobei sich das Schulterblatt der Wirbelsäule nähert und mit dem inneren Rande genau dem Brustkorb anlegt. Die Haut wird darauf vernäht und der Arm im DESAULTschen Verband für etwa zwei Wochen festgelegt.

Deltoideuslähmung und Lähmung sämtlicher Armheber

Die Methode der Wahl bei Lähmung sämtlicher Armheber ist die Arthrodese. Bei partiellen Lähmungen gelingt es auch durch Muskelverpflanzungen die Funktion zu verbessern. Am bekanntesten ist die von HILDEBRAND empfohlene Verpflanzung des Pectoralis major auf den gelähmten Deltoideus.

Neuestens treten aber BASTOS ANSART, RIEDEL u. a. wieder warm für die Muskelplastik bei Deltoideuslähmung und Paresen ein und berichten über gute Erfolge. Wichtig ist die vorherige Beseitigung jeder Adduktionskontraktur; dann werden bei schweren Fällen vorne der große Brustmuskel und hinten der Teres major und Latissimus verlagert. Ist der Deltoideus nur geschwächt, so kann die Verlagerung eines Muskels genügen; man wählt dann jenen Muskel zur Plastik, dessen Wirkung im Sinne der Adduktion sich bishin am unangenehmsten bemerkbar macht.

Technik der Pektoralis-Deltoideusplastik nach HILDEBRAND

Schnitt vom Ansatz der vierten Rippe nach aufwärts zum Schlüsselbein entlang, demselben zum Akromion und über die Schulterhöhe. Nach Freilegung der beiden Muskeln wird der sternokostale Teil des Pectoralis major von seinem Ursprung losgelöst und unter Schonung der eintretenden Nerven und Gefäße von der Brustwand abpräpariert, um 80 bis 90⁰ gedreht und an Akromion und Klavikula über dem Ansatz des Deltoideus festgenäht. Faszien und Hautnähte. Gipsverband in Abduktion für 4 Wochen. Abduktionsübungen und Faradisation.

SACHS verlagert den Muskel ohne Drehung nach außen und SCHEPELMANN verwendet nur den mittleren Teil des Brustmuskels. LENGFELLNER ersetzt nur die vordere Partie des Deltoideus durch die klavikulare Portion des Pektoralis, mit dem sie oft von Natur aus eine innige Verschmelzung zeigt. Früher hat man häufig den Trapezius auf den Deltoideus verpflanzt und LEMPERG empfiehlt zur leichteren Ausführung dieser Operation die Kürzung der Klavikula um 3 cm

durch eine treppenförmige orthopädische Resektion. SCHULTZE-BERGE leitet
den abgelösten Ansatz des Latissimus dorsi von rückwärts auf das Schulterblatt,
von vorne führt er ihm die aus dem Gelenk ausgelöste Sehne des langen Bizepskopfes, die durch den Korakobrachialis verstärkt wird, über die Schulterhöhe
entgegen und vernäht die beiden bei eleviertem Arm miteinander. Darüber wird
noch der gelähmte Deltoideus vereinigt. SPITZY wieder verpflanzt außer einem

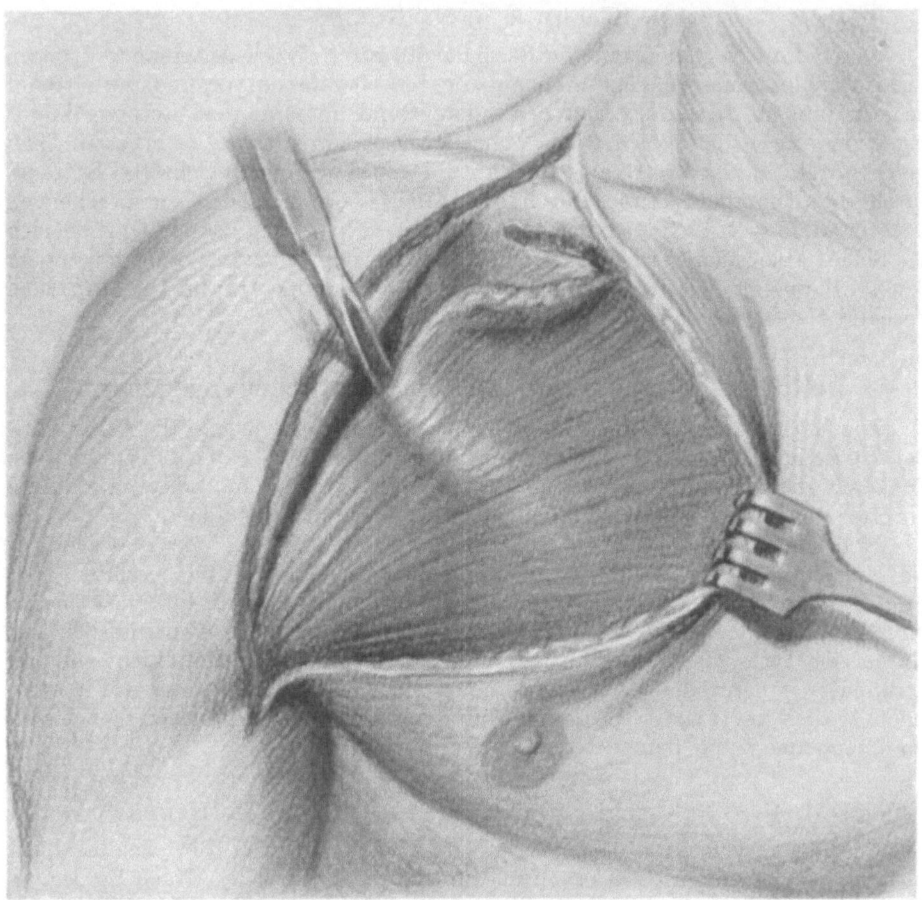

Abb. 16. Pektoralisplastik nach BASTOS ANSART. Ablösung des Ursprunges des Pektoralis. Das
Elevatorium muß höher oben knapp unter der Anheftung an der Klavikula eingeschoben werden.

Teil des Trapezius noch einen Teil des Pektoralis auf den gelähmten Deltoideus
und schafft so neben seinem Ersatz auch eine neue Schulterwölbung. Man kann
aber nur durch einfache Verlagerung des Ansatzes des Pektoralis seine arm-
hebende Wirkung außerordentlich vermehren; zu diesem Zwecke macht SPITZY
oberhalb des Pektoralisansatzes eine quere Osteotomie durch den Humerus
und dreht den peripheren Teil mit dem Pektoralisansatz um 90⁰ gegen den Kopf-
anteil nach außen. Nach Heilung der Knochenwunde vermag das Kind den Arm
bis zur Hochhalte emporzuschrauben.

Technik der Pektoralis-, Teres major- und Latissimusplastik nach
Bastos Ansart (Abb. 16 bis 19)

Vordere Plastik: Der Hautschnitt führt direkt vom Akromion zum Mittelpunkt der Achselfalte. Unter starkem Zuge am inneren Schnittrand wird ein
Finger in den oberen Teil des delto-pektoralen Muskelbettes eingeführt und von
hier nach abwärts in Form eines C schneidend die ganze innere Insertion des

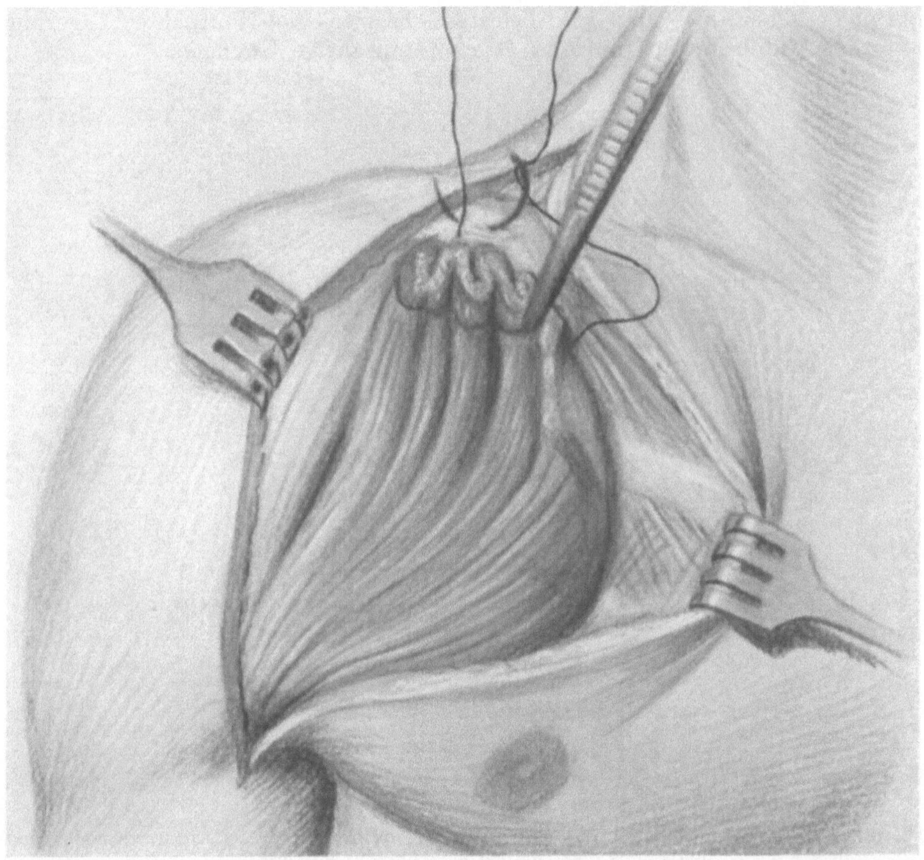

Abb. 17. Pektoralisplastik nach Bastos Ansart. Ablösung des Ursprunges des Pektoralis. Der
Ursprung des Muskels wird gerafft und an das wundgemachte Akromion befestigt.

großen Brustmuskels abgetrennt. Man arbeitet immer über dem Finger, der mit
Leichtigkeit den Muskel vom Subpektoralraum abhebt. Hierauf zieht man den
Muskel soweit heraus, bis auf seiner Unterseite die Arterie und der Nervus
thoracicus longus zum Vorschein kommen, die unter allen Umständen zu schonen
sind. Dann nimmt man eine Inzision des Periosts des Akromion und der akromio-
klavikularen Gelenkskapsel vor und näht an dieser Stelle die rauhe Oberfläche
des Brustmuskels fest; dabei soll der Muskel möglichst weit nach außen verlaufen.
Faszien- und Hautnähte. Lagerung in starker Abduktion für fünfzehn Tage;
dann aktive Übungen.

Von diesem Schnitte aus könnte man auch einen stark verkürzten M. subscapularis nach SEVER durchtrennen (siehe S. 54).

Hintere Plastik: Hautschnitt vom hinteren Rande der Achsel bis zum Akromion. Der Trizeps muß stark nach vorne verzogen werden, worauf leicht die Ansätze des Teres major und Latissimus dorsi am Humerus dargestellt werden können. Beide Muskeln werden möglichst knapp am Humerus abgetrennt, um nichts an Länge zu verlieren. Durch die Fasern des Deltoideus wird dann ein Kanal zum Tuberculum majus gebohrt und die beiden Muskelköpfe unter Abduktion des Oberarmes dort exakt befestigt. Faszien- und Hautnähte. Lagerung in starker Abduktion für fünfzehn Tage. Dann aktive Übungen.

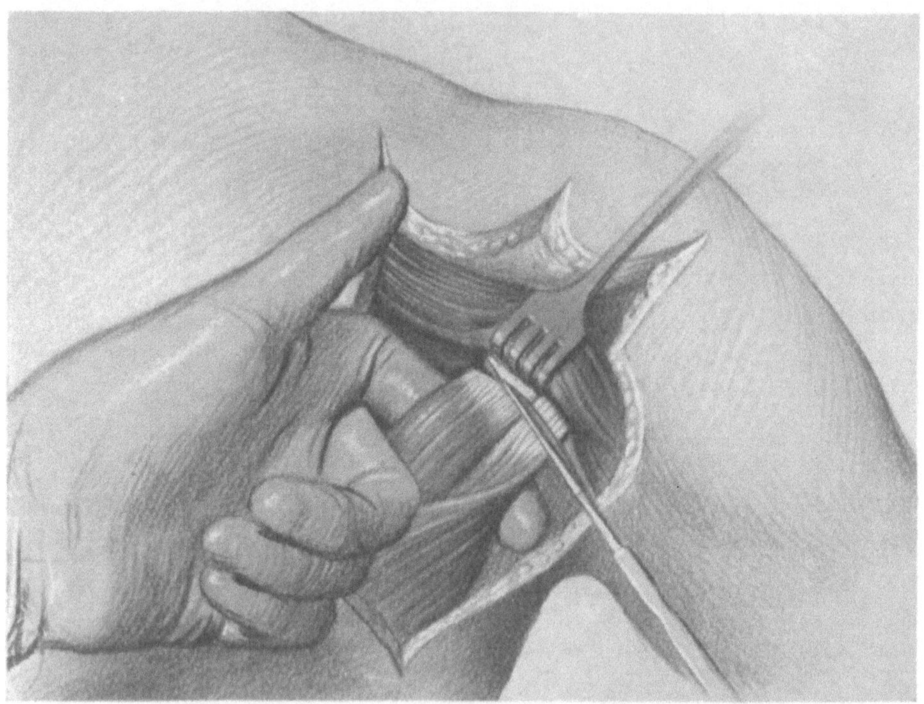

Abb. 18. Teres major- und Latissimus-Plastik nach BASTOS ANSART. Teres major und Latissimus dorsi werden am Humerus abgelöst.

Die sichersten Erfolge aber zeitigt bei vollständiger Lähmung der Armheber die direkte Übertragung der Funktion des Schultergürtels durch eine Arthrodese auf den Oberarm. Sie hat sich namentlich auch im Kriege vielfach sehr gut bewährt und wurde selbst bei kleinen Kindern im Alter von drei und vier Jahren mit gutem Erfolg ausgeführt. Unbedingte Voraussetzung für die Arthrodese ist aber natürlich eine intakte Schultergürtelmuskulatur; wenigstens der Trapezius und Serratus müssen erhalten sein, wenn möglich aber auch die Rhomboidei und der Levator scapulae. Da die Beweglichkeit des Schultergürtels aber zum Teil von dem Bewegungsausmaß im Sterno-klavikulargelenk abhängig ist, empfiehlt KAPPIS nach Festwerden der Arthrodese künstlich eine Pseudarthrose in der Klavikula zu erzeugen, um so die Schulterbewegungen freier zu machen.

Technik der Schulterarthrodese nach Vulpius, modifiziert nach Görres (Abb. 20)

Der Patient liegt auf der gesunden Seite und wird in dieser Lage durch Sandkissen gehalten. Desinfiziert wird die ganze Schulterwölbung und der Oberarm bis zu seiner Mitte; der übrige Teil des Armes wird steril eingewickelt. Nach Abdecken des Operationsgebietes mit Tüchern beginnt der Hautschnitt vorne am Rande des Deltamuskels zirka fingerbreit unter dem Akromion und zieht um dasselbe herum bis zum hinteren Rand des Muskels. Am vorderen und hinteren Ende wird auf den Querschnitt noch ein zirka 2 cm langer Längsschnitt gesetzt.

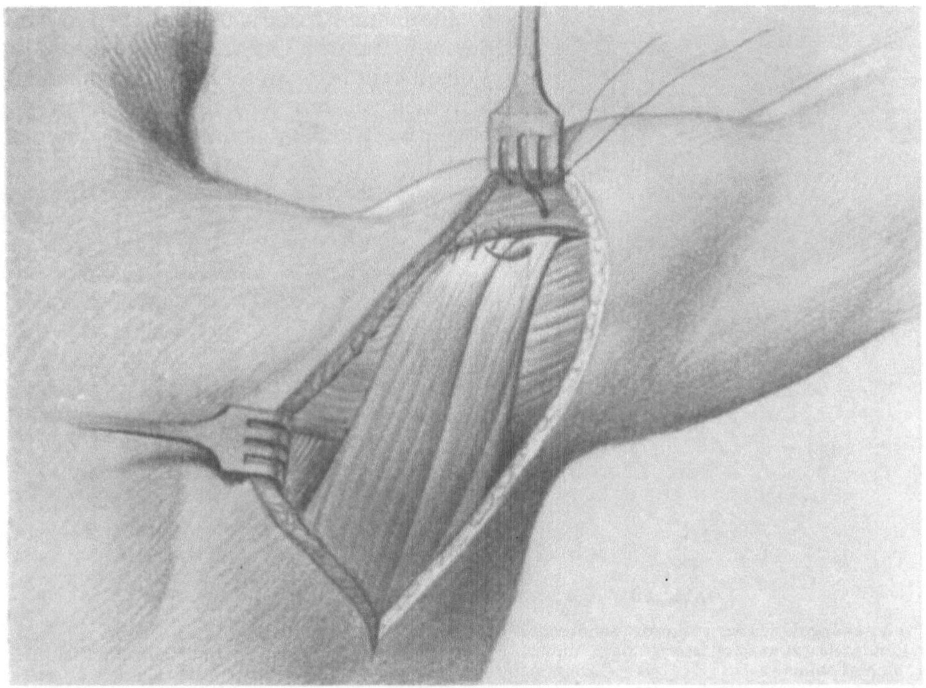

Abb. 19. Teres major- und Latissimus-Plastik nach Bastos Ansart. Bei abduziertem Arm werden die beiden Muskeln durch einen Kanal des Deltoideus zum Tuberculum majus geführt und dort exakt befestigt.

Ist die Haut durchtrennt, so durchschneidet das Messer den Deltamuskel quer in der Richtung des Hautschnittes. Hautlappen mit Deltamuskel wird nun handwärts hin stumpf abpräpariert. Der Oberarmkopf, seine Tuberkula und die dort ansetzenden Muskeln liegen nunmehr ausgiebig frei. Die Gelenkskapsel wird zwischen Kopf und Pfanne geöffnet und der Kopf durch diesen Schlitz hervorgedrängt. Diejenigen Teile der Kapsel, welche sich bei der späteren Einstellung des Kopfes zwischen denselben einerseits und Pfanne und Akromion anderseits einklemmen würden, müssen nun ausgiebig entfernt werden. Die hiebei auftretende Blutung läßt sich leicht beherrschen. Die lange Bizepssehne wird im Sulcus intertubercularis angenäht und das zentrale Ende wird exstirpiert. Der Knorpelüberzug von Pfanne und Kopf wird abgetragen. Die untere Fläche von Akromion und die Gegend des Tuberculum majus wird mit Meißel oder

Löffel angefrischt. Es ist zweckmäßig fast das ganze Tuberculum majus mit dem
Meißel abzuschlagen, damit daselbst eine breite Berührungsfläche für das Akromion entsteht. Der Kopf wird wieder eingestellt und der Arm in die richtige
Haltung gebracht. Meist wird nun das Akromion dem Oberarm nicht fest anliegen; dies ist leicht zu erreichen. Bei Kindern wird am besten mit Hilfe einer
Flachzange das Akromion nach unten gebogen; bei Erwachsenen ist vorher eine
Osteotomie des Akromions und des peripheren Endes der Klavikula nötig. Hiezu
muß vom Hautschnitt aus der Lappen über dem Akromion zunächst zurückgelegt werden. Der Meißel durchtrennt die Knochen nur zur Hälfte ihrer Dicke;
der Rest wird mit der Flachzange eingeknickt. Es wird jetzt eine Drahtnaht
gelegt, und zwar von vorne nach hinten,
in Pfannenmitte zirka $\frac{1}{2}$ cm medial von
der angerauhten Cavitas glenoidalis. Mit
Vorteil benutzt man hiezu einen Knochen-
pfriemen, dessen vorderes Ende flach gebogen ist. Zur Umbiegung des Akromions

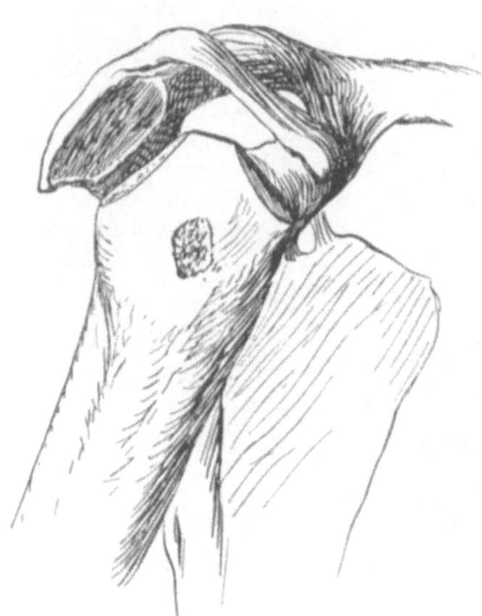
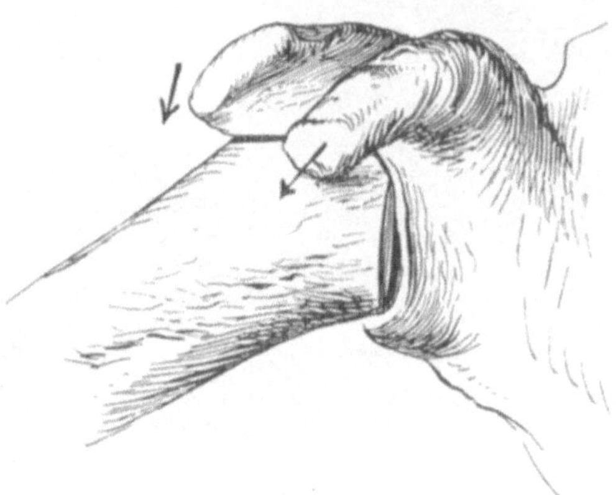

Abb. 20 a und b. Arthrodese der Schulter

a) Anfrischung des Humeruskopfes senkrecht
zur Längsachse zum Einpassen in die Pfanne,
am Tuberculum majus für das Akromion
und an der Vorderseite für das Korakoid,
welche letzteren an der Unterseite angefrischt
werden.

b) Die angefrischten Teile sind aufeinander gepaßt.
Akromion und Korakoid sind der Pfeilrichtung
entsprechend zur besseren Adaption nach unten
umgebrochen.

war der Kopf vorher luxiert. Er wird jetzt wieder in die richtige Stellung
gebracht. Der Pfriemen führt nun das vordere Ende des Drahtes durch den
Oberarmkopf nach hinten, woselbst beide Enden unter festem Anziehen geknüpft
werden. Ein zweiter Draht wird durch den Humerus und das Akromion mit
dem Pfriemen durchgeführt. Der Knoten wird ebenfalls nach hinten verlegt.
Nach dem Knüpfen dieser beiden Nähte muß jetzt der Kopf absolut fest mit der
Schulter verbunden sein. Die kleinste Bewegung des Armes muß sich sogleich
in unvermindertem Ausmaß dem Schulterblatt mitteilen. Es folgt jetzt noch
Naht des Deltamuskels und der Haut. Ein Gipsverband umfaßt Arm und Brust
bei rechtwinkliger Abduktion des Oberarmes aus der Frontalebene etwas nach
vorne gestellt, so daß die Hand den Mund erreichen kann. Er bleibt drei Monate
liegen; nach drei Monaten wird der Verband schalenförmig aufgeschnitten und
Armheben geübt.

Technik der Schulterarthrodese nach Gocht (Abb. 21)

Der narkotisierte Kranke liegt auf dem Rücken, die kranke Schulter am Rande des Tisches durch ein Kissen unterstützt. Ein Helfer hält und bewegt auf Wunsch den im Ellbogen gebeugten Arm. Der Hautschnitt beginnt über dem Akromion und verläuft 10 bis 12 cm nach abwärts. Der Deltoideus wird stumpf auseinander gedrängt, die Gelenkskapsel eröffnet. Die lange Bizepssehne wird zur Seite gezogen. Die Kapsel wird bis auf ein Stück am Tuberculum majus abgetragen, der Kopf aus der Wunde herausluxiert. Er wird durch Bindenzügel hochgehoben und sorgfältig entknorpelt; die Pfanne wird mit scharfem Löffel rauh geschabt. In gleicher Weise die Ober- und Unterfläche des Akromion. Das Tuberculum majus wird so vom Schaft losgemeißelt, daß es peripher mit ihm in Zusammenhang bleibt. Unter Abduktion des Armes wird das Akromion in diesen

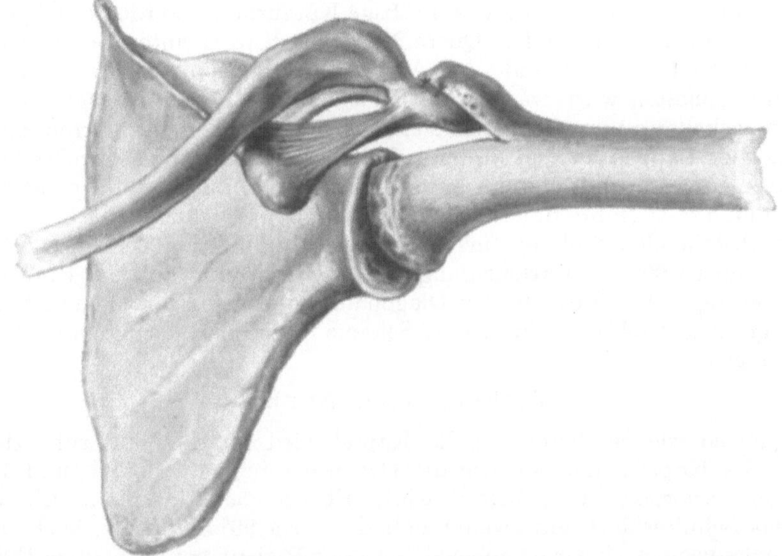

Abb. 21. Schulterarthrodese nach Gocht. Knochenbrücke vom Humerus zum Akromion (aus Gocht-Debrunner, Orthopädische Therapie)

Spalt eingekeilt. Kräftige Seidennähte vereinigen die beiden übereinandergeschobenen Knochenteile, wobei uns die am Tuberkulum sitzende Weichteilinsel die Naht erleichtert. Kapselschluß, Muskel-, Faszien- und Hautnaht. Während des zweiten Teiles der Operation muß der Arm ständig in guter Stellung gehalten werden. Abduktion von 70 bis 75° schräg nach vorne. Fixierung auf der Gochtschen Abduktionsschiene in dieser Stellung durch straff sitzende Touren einer elastischen Binde. Entfernung der Nähte nach zehn Tagen. Dauer der Fixierung drei Monate bei täglichen Bewegungsübungen im Ellbogen. Dann Übergang zu aktiven und passiven Bewegungsübungen im Schultergürtel; Massage.

Technik nach Steindler

Der Patient liegt auf der gesunden Seite durch Sandsäcke gestützt. Bogenschnitt von der Spina scapulae den Oberarmkopf nach unten umgreifend nach vorne zum Akromion. Der Hautfettlappen wird nach oben geschlagen, so daß das Akromion noch 2 bis 3 cm nach oben freigelegt ist. Nun wird der Mittelteil des Deltoideus bestimmt, durch zwei Längsschnitte vom Ansatz nach oben zum Akromion vom übrigen Muskel abgetrennt und von der Unterlage losgelöst. Jetzt wird das Akromion 2 bis 4 cm entfernt von seinem freien Ende quer durchmeißelt und der Muskellappen nach oben ganz losgelöst, so daß er mit dem abgetrennten Akromion nach unten geschlagen werden kann; damit ist das Schultergelenk gut zugänglich. Die Kapsel wird längs durchtrennt und in der Höhe des Gelenkspaltes durch Querschnitte erweitert. Die Ecken der Kapsel werden gefaßt und gut auseinandergehalten. Der Arm wird jetzt nach unten gezogen und Gelenkpfanne und Humeruskopf gut sichtbar; die Bizepssehne wird nach vorne gezogen. Der ganze Knorpelüberzug der Pfanne und des Kopfes wird sorgsam entfernt, wozu der Kopf aus der Wunde herausluxiert wird. Die angefrischten Gelenkenden werden in Abduktion aneinander gepaßt. Durch den Kopf und das Akromion werden je zwei Bohrlöcher angelegt, die einen weiter vorne, die anderen weiter rückwärts, kräftige Katgutfäden werden durchgezogen, bleiben aber noch ungeknüpft. Quere Naht der Kapsel unter Beseitigung des erschlafften Sackes. Während der Arm in Abduktion und Vorhalte vom Assistenten gehalten wird, werden die Knochennähte geknüpft. Jetzt wird der Knochenmuskellappen zurückgeschlagen, der Knochenrest des Akromions entfernt und der Lappen an den hinteren Teil der Spina scapulae, wo er ein Abgleiten des Kopfes nach hinten im unmittelbaren Anschluß an die Operation verhindert, durch feste Nähte fixiert. Schichtennaht der Weichteile und Gipsverband in der nachstehenden Stellung für drei Monate. Abduktion beim Erwachsenen 70°, bei Kindern 90°, Vorwärtsneigung von 30 bis 45° und mittlere Rotation, so daß der gebeugte Unterarm in der Diagonalen zwischen Frontal- und Sagittalebene liegt. Zur Nachbehandlung eine Schiene in der gleichen Stellung, Massage und Übungen.

Technik nach ALBEE

Beginn so wie bei VULPIUS; die Kapsel wird sorgsam entfernt. Herausluxieren des Kopfes, der so wie die Gelenkpfanne mit Meißel und Raspel von seinem Knorpelüberzug befreit wird. Ebenso das Akromion. Ein Helfer fixiert das Schulterblatt, ein zweiter hält den Arm 90° abduziert, leicht innenrotiert und soweit nach vorne gebeugt, daß der Patient bei gebeugtem Ellbogen Mund, Kopf und Nacken erreichen kann. Der Kopf sitzt gut in der Pfanne und wird in dieser Stellung durch einen Knochenspan, der durch das Akromion in den Kopf geht, fixiert. Die Kapsel wird gerafft, bis sie überall glatt anliegt. Muskel-, Faszien- und Hautnaht. Gipsverband in der bezeichneten Stellung für zehn Wochen.

Der Erfolg dieser Operationen besteht darin, daß der Patient seinen früher schlaff am Körper herabhängenden Arm wieder bis etwa zur Wagrechten zu heben, die Hand zum Mund und Kopf zu bringen und alle Handgriffe auszuführen vermag, zu denen ein Heben des Oberarmes notwendig ist. Unter Drehung des Schulterblattes kann der Arm auch gesenkt und wenn die Abduktion nicht über 90° gewählt wurde, wieder an den Körper angelegt werden. Diese übertragene Beweglichkeit ist aber zum Teil vom Bewegungsausmaß im Sternoklavikulargelenk abhängig. Daher empfiehlt KAPPIS drei bis vier Monate nach der Arthrodese aus der Mitte der gleichseitigen Klavikula ein 6 cm langes Knochenstück mit dem Periost zu resezieren und so eine Klavikulapseudarthrose zu erzeugen, wodurch eine wesentliche Funktionsbesserung erzielt wird. STEINDLER weist neuerdings daraufhin, daß nur bei reiner Deltoideuslähmung die Abduktion von 90° und schräge Vorhebhalte angezeigt ist. Ist der Serratus mit gelähmt, so muß der Arm mehr in der Frontalebene eingestellt werden, sind hingegen die Rhomboidei und der Levator scapulae mitbeteiligt, so wählt man eine Stellung zwischen den beiden vorhergehenden mit einer Abduktion von mindestens 90° oder mehr.

4. Habituelle Schulterluxation

Es lassen sich zwei große Gruppen unterscheiden, solche mit einer sicheren und ausgesprochenen traumatischen Genese, und solche, bei denen ein einmaliges größeres Trauma nicht mit Sicherheit festgestellt werden kann. Wenn ein Trauma vorhanden ist, so müssen wir in den durch die Verletzung gesetzten pathologischen Veränderungen die Ursache der wiederholten Luxation suchen und dabei den Ausführungen von PERTHES gerecht werden, der in solchen Fällen die Wiederherstellung der früheren Verhältnisse, insbesondere die Anheftung der abgerissenen Kapsel und der Muskelansätze als erfolgreiche ursächliche Behandlung fordert. In Fällen aber, wo wir einen Anhaltspunkt für derartige Veränderungen nicht haben, käme als einfache Operation die Bildung eines Haltebandes für den Humerus nach KIRSCHNER-LOEFFLER in Betracht.

Gedeckte Maßnahmen, außer einer sachgemäßen Nachbehandlung nach dem ersten Trauma, sind bisher erfolglos geblieben. Einen Apparat, der ohne die Beweglichkeit des Armes schwer einzuschränken, das Herausschlüpfen des Kopfes dauernd verhindern würde, gibt es nicht. Die namentlich in Amerika, aber auch bei uns vielfach geübte Kapselraffung hat, wie spätere Nachuntersuchungen ergeben haben, nicht zu Dauererfolgen geführt. Als Methode der Wahl kann nur eine ursächliche Operation nach PERTHES oder EDEN in Betracht kommen.

Technik der Operation nach PERTHES

Hautschnitt am vorderen Rande des Deltoideus vom Processus coracoideus bis an das untere Ende des Muskels. Ablösen des Pektoralis vom Deltoideus nach Ligatur einiger kleiner Gefäße. Die Vena cephalica wird mit dem Brustmuskel nach innen geschoben. Nach einem zweiten Schnitt senkrecht auf den ersten, welcher bis an die Spitze des Akromion oder noch etwas darüber hinausreicht, werden die vorderen Fasern des Deltoideus kopf- und handwärts mit Katgut umstochen und zwischen diesen Umstechungen quer zum Faserverlauf durchtrennt und nach außen umgeschlagen. Die Schultergelenkskapsel liegt frei und wird durch einen Längsschnitt entlang der Sehne des langen Bizepskopfes eröffnet. Am oberen Ende des Längsschnittes wird unter Schonung der Sehne ein Querschnitt durch die Kapsel hinzugefügt, je nach der voraussichtlichen Veränderung nach vorne oder nach hinten. Die Öffnung muß so groß sein, daß der Zeigefinger eingeführt werden kann. Ist eine noch ausgiebigere Freilegung notwendig, so wird eine schmale Leiste außen vom Akromion mit dem Meißel abgestemmt und nachher durch Drahtnaht wieder befestigt.

Abriß am Tuberculum majus

Der palpierende Finger findet in diesen Fällen die hinteren Kapselabschnitte auffallend weit und leicht vom Humerus abzuheben. Die Endsehne des M. supraspinatus ist manchmal mit einem abgerissenen Knochenstück nach hinten zurückgezogen. Das sehnige Ende des retrahierten Muskels wird mit Umstechungen gefaßt, diese Haltefäden angezogen und, während der Humeruskopf am Vorderarm auswärts rotiert wird, mit eisernen Nägeln, deren überstehende Hälfte umgeschlagen wird, am Tuberculum majus befestigt. Die Haltefäden werden neben dem Sulcus intertubercularis festgenäht.

4*

Abriß am inneren Pfannenrand

Der eingeführte Finger fühlt, daß die Gelenkfläche an dem vorderen Pfannenrand nicht in den Limbus und die Gelenkskapsel übergeht, vielmehr gelangt er über einen harten Knochengrat hinweg in eine Nebenhöhle des Gelenkes vor dem Halse der Skapula. Um die Gegend des inneren Pfannenrandes besser frei zu machen, wird der Rand des M. coracobrachialis, welcher nach Zurückziehen des Brustmuskels sichtbar wird, bis zu seinem Ursprung freigelegt. Man schützt die Gefäße und den Plexus und schlägt mit einem Meißelschlag die Spitze des Rabenschnabelfortsatzes ab und zieht sie mit den Muskeln nach innen unten. Jetzt wird der Schnitt durch die Gelenkskapsel nach vorne verlängert, wodurch der innere Pfannenrand gut sichtbar wird. Mit einem Knochenhaken kann der Humeruskopf nach außen gezogen werden. Es gilt nun, die an dem inneren Pfannenrand abgerissene Gelenkskapsel wieder zu befestigen, den weiten Eingang in die Höhle vor dem Skapulahals zu verschließen und so auch die im vorderen Abschnitt stark erweiterte Gelenkskapsel zu verengern. Mit einem Pfriemen werden zwei Löcher durch den Rest des inneren Pfannenrandes gebohrt und durch das Loch ein Aluminiumbronzedraht mittlerer Stärke von vorne nach hinten durchgeschoben und durch das zweite Loch von rückwärts nach vorwärts wieder zurückgeführt. Dies kann durch eine Schlinge eines dünneren Drahtes, die durch das zweite Loch nach hinten geschoben wird, erleichtert werden. Die beiden freien Enden der Drahtschlinge werden durch die Gelenkskapsel durchgestoßen und diese fest an den inneren Pfannenrand angeheftet. Der innere Pfannenrand wird um die Anheilung zu begünstigen, mit dem Meißel wundgemacht. Naht der Gelenkskapsel mit feiner Seide. Wiederbefestigung der abgesprengten Spitze des Processus coracoideus mit Drahtnaht. Naht des querdurchtrennten Deltamuskels, Hautnaht ohne Drainage, da eine nennenswerte Blutung bei der Operation nicht stattfindet. Lagerung des Armes in horizontaler Abduktion auf einer Schiene. Nachdem die Wunde per primam geheilt ist, leichte passive Bewegungen, während die Abduktionsschiene noch am Thorax befestigt bleibt. Vierzehn Tage nach der Operation wird die rechtwinklige Schiene durch eine spitzwinklige ersetzt, drei Wochen nach der Operation die Schiene ganz weggelassen. Nachbehandlung mit Heißluft, Massage und Bewegungsübungen. Die Patienten bleiben zwei Monate für die angegebene Nachbehandlung in der Klinik und wird ihnen dann empfohlen, zu Hause noch weitere Übungen, besonders Armkreisen und Hochgehen mit dem seitlich erhobenen Arm an einer Wand auszuführen.

EDEN bildete eine Knochenhemmung dadurch, daß er ein freitransplantiertes Knochenstück aus der Tibia als Ersatz für den verloren gegangenen Pfannenrand und als Widerrist für den Gelenkkopf am Vorderrand des Collum scapulae unter das Periost schob und hier zur Anheilung brachte. Der abgehobene Kapselrand wurde durch Nähte wieder befestigt, die vordere Kapsel zur ersten Sicherung gerafft.

Technik der Faszienplastik nach LOEFFLER (Abb. 22)

In Äthernarkose senkrechter Hautschnitt etwa zwei querfingerbreit oberhalb des Akromion beginnend bis zur Mitte des Deltamuskels auf der Mitte der Oberarmaußenseite. Die Muskulatur wird stumpf durchtrennt und mit Haken auseinandergehalten. Durch Drehung des Oberarmes wird das Tuberculum majus festgestellt und mit einem elektrischen Bohrer durchbohrt, desgleichen das Akromion zwischen hinterem und mittlerem Drittel. Nach stumpfer Erweiterung der Bohrkanäle wird durch diese ein der rechten Oberschenkelaußenseite entnommener Faszienstreifen (2 : 10 cm) hindurchgezogen und in straffer Spannung unter leichtem Aufwärtsschieben des Oberarmes End zu End vernäht. Hautnaht, DESSAULTscher Verband. Nach drei Wochen Entfernung des Verbandes und Beginn mit leichten Bewegungsübungen.

Andere Eingriffe

KIRSCHNER bildet eine extraartikuläre Tragschlinge durch einen um den Humeruskopf herumgelegten Faszienstreifen, PAYR durch Aufsteppen je eines Faszienstückes vorne und hinten auf die über den Humeruskopf hinziehenden Muskeln. JOSEPH sucht den Humeruskopf durch Bildung eines intraartikulären Ligamentes, das ihn gegen den Processus coracoideus fixiert, aufzuhängen. Er eröffnet des Gelenk, durchbohrt den Oberarmkopf, zieht den Faszienstreifen hindurch und bildet so eine Schlinge, die er in der Nähe des Processus coracoideus befestigt. SCHMIEDEN bohrt mit einem langen Bohrer in schräger Richtung einen Kanal durch den Hals und Kopf des Oberarmes und durch das Akromion, und führt einen Faszienstreifen durch.

Statt des Faszienstreifens wurden auch Muskellappen verwendet; allerdings mit der Folge, daß die Beweglichkeit des Schultergelenkes meist nicht mehr vollkommen frei geworden ist. CLAIRMONT-EHRLICH bilden den Lappen aus dem hinteren Abschnitt des Deltoideus und führen ihn unter den Humeruskopf nach vorne herum, wo er befestigt wird. FINSTERER macht es umgekehrt; er bildet einen Lappen aus dem kurzen Bizepskopf und Korakobrachialis und führt ihn ebenfalls unter dem Humeruskopf nach hinten zum Ansatz des langen Trizepskopfes. YOUNG sucht jene Muskeln abzuschalten, deren

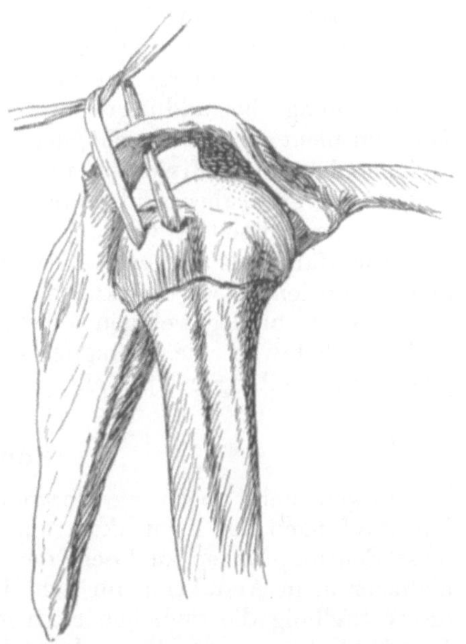

Abb. 22. Extraartikuläre Faszienplastik bei habitueller Schulterluxation nach LOEFFLER. Befestigung der Tragschlinge

Anspannung die Verrenkung begünstigen und tenotomiert daher den Pectoralis major und den Latissimus dorsi, während RÖPKE die extraartikuläre Raffung des M. subscapularis empfiehlt. Die Kapselraffung wird besonders nach der Methode von T. THOMAS und BURRELL und LOVETT ausgeführt.

T. THOMAS macht einen Längsschnitt in der hinteren Axillarfalte hinter dem N. axillaris und den Gefäßen. Diese werden nach außen gezogen und kommen auf die Sehne des Latissimus dorsi zu liegen. Der vordere untere Anteil der Kapsel wird dargestellt und unter Schonung von Art. und N. subscapularis ein elliptisches Stück aus der Kapsel reseziert und die Wundränder genäht. Muskel- und Hautnähte. Lagerung des Armes in Adduktion und Einwärtsdrehung, dem Körper anliegend, darüber einige Gipsbindentouren für drei bis vier Wochen. Hernach vorsichtige Abduktionsübungen und Lagerung auf eine Schiene, die der aktiven Abduktion entspricht.

Burrell und Lovett: Vorderer Längsschnitt zwischen Deltoideus und Pektoralis; beide Muskeln werden stumpf auseinandergedrängt und der vordere untere Teil der Kapsel dargestellt. Der Arm wird abduziert und auswärtsgedreht gehalten; in die Gelenkskapsel werden zwei Sicherungsnähte etwas über 1 cm voneinander entfernt angelegt. Zwischen beiden wird ein elliptisches Stück längs aus dem vorderen unteren Anteil der Kapsel reseziert. Jetzt wird der Arm adduziert und einwärtsgedreht, worauf die Kapselwunde exakt verschlossen wird. Fixierung des Armes in dieser Stellung.

Fehlformen

In erster Linie sind es traumatische und entzündliche Veränderungen im Schultergelenk, die namentlich hier infolge der ständig wirkenden Schwere des Armes rasch und frühzeitig zur Versteifung in Adduktionsstellung führen. Die ungünstigen Arbeitsbedingungen für die Armheber bringen es mit sich, daß schon bei einer schultergelenksnahen Oberarmfraktur durch eine länger dauernde Ruhigstellung bei adduziertem Arm die Wirkung der rasch atrophierenden Muskeln nicht mehr ausreicht, den Arm wieder heben zu können. Daher ist zur Ruhigstellung und Fixierung nur die schon erwähnte Abduktionsstellung anzuwenden. Sind aber Adduktionskontrakturen oder Ankylosen eingetreten, so müssen diese beseitigt werden, wenn nicht der ganze Arm dauernd in seiner Gebrauchsfähigkeit schwer beeinträchtigt bleiben soll. Ist keine freie Beweglichkeit zu erzielen, so soll eine knöcherne Ankylose in Abduktion angestrebt werden, da bei einer bindegewebigen Versteifung die Gefahr besteht, daß die ständig wirkende Schwere eine anfänglich funktionell günstige Stellung zugunsten einer Adduktionsstellung beeinträchtigt.

Kontrakturen

Liegen nicht knöcherne Veränderungen, sondern nur Muskel- und Kapselschrumpfungen der Kontraktur zugrunde, so versucht man vorerst in Narkose diese Schrumpfungen zu lösen, den Arm bei fixiertem Schulterblatt (s. o.) zu abduzieren, in Abduktion für acht bis zehn Tage ruhigzustellen und dann aus dieser Stellung die täglichen aktiven und passiven Bewegungen, Massage und Faradisation zu versuchen. Je mehr die aktive Armhebung zunimmt, desto mehr kann die Abduktionsstellung verringert werden. Gelingt dies aber nicht, so kommt die Tenotomie der einzelnen Muskeln, des M. pectoralis und latissimus dorsi in Betracht. Sehr wichtig erscheint für derartige Kontrakturen ferner der M. subscapularis zu sein, der in der Regel nicht genügend berücksichtigt wird.

Technik der Tenotomie des M. subscapularis nach Sever

Längsschnitt am inneren Rande des Deltoideus von der Klavikula bis zum Ansatz des M. pectoralis. Die Vena cephalica wird mit dem Deltoideus nach außen gezogen; der Ansatz des M. pectoralis major muß unter Umständen von oben etwas eingekerbt werden, um einen guten Zugang in die Tiefe zu erlauben. Er wird nach unten und innen gezogen. Unter dem Pektoralis kommt der lange Kopf des Bizeps zum Vorschein. Diese Sehne wird auf ihre Gleitfähigkeit untersucht und muß, wenn diese nicht frei ist, gelöst und durch Fettlappen später unterpolstert werden. Nach ihnen folgt der kurze Bizepskopf mit dem Korakobrachialis; auch diese Muskeln müssen nach außen gezogen werden. Unter

Auswärtsrotation und Abduktion spannen sich nun quer die Fasern des M. subscapularis an, die auf eine Hohlsonde aufgeladen und durchtrennt werden. Dadurch wird die Auswärtsdrehung des Armes und die Abduktion meist frei. Vom gleichen Schnitt aus können nach unten noch die M. latissimus dorsi und M. teres major erreicht werden. Nach Verschluß der Faszie und Haut kommt der Arm in einen Abduktionsgipsverband oder Schiene. Nachbehandlung wie bei der Kontraktur.

Liegt das Hindernis für die Abduktion nur in den oberflächlichen Muskeln, den Pectoralis major und Latissimus dorsi, so können diese beiden leicht von je einem Bogenschnitt über ihrem Ansatz entlang der vorderen bzw. hinteren Achselfalte freigelegt und durchtrennt werden. Bei reiner Kapselschrumpfung kann die Erweiterung nach KLAPP zu guten Erfolgen führen.

Technik der Kapselspaltung nach KLAPP

Vom LANGENBECKschen oder besser vom Schrägschnitt aus wird das Gelenk freigelegt. Rückenlage bei erhöhtem Oberkörper; Kissen unter den Schultern, über das die kranke Schulter hinausragt. 10 cm langer Schnitt von der Klavikula am Korakoid vorbei zum Tuberculum minus durch die Haut und die dünne Faszie. Stumpfe Trennung der vorderen, nur dünnen Fasern des Deltoideus; Verziehung der Wundränder nach beiden Seiten. Im oberen Wundwinkel Unterbindung einer kleinen Arterie. Durch mäßige Einwärtsrotation stellt man sich die lange Bizepssehne ein. 2 cm medial von ihr wird die Gelenkskapsel vor allem auch im Verlaufe ihrer unteren Verstärkungsbänder senkrecht von unten nach oben gespalten. Jetzt läßt sich der Humerus bis zur Senkrechten erheben. Ist die Bizepssehne verwachsen oder durch Narben fixiert, so wird sie gelöst und durch einen Fettlappen unterpolstert. Exakte Naht der Faszie und der Haut, nicht aber der Kapsel. Fixierung des Armes in Abduktion für zehn Tage und Nachbehandlung wie nach Kontrakturen.

Ankylosen der Schulter

Bei fibrösen oder knöchernen Ankylosen und gut erhaltener Muskulatur ist der Versuch einer Mobilisierung des Schultergelenkes gerechtfertigt, wenn auch bisher die Erfolge in der Schulter nicht so günstig sind als bei anderen Gelenken. Auch sind die Erfahrungen nur sehr gering und eine erprobte Methode liegt noch nicht vor.

Technik der Schultermobilisierung nach PAYR (Abb. 23 bis 26)

Hautschnitt in Form eines umgekehrten U, dessen auf- und absteigende Schenkel dem Vorder- und Hinterrand des Deltamuskels entsprechen. Durchmeißlung des Akromion in seinem Ursprung aus der Spina und völlige Durchtrennung des Schlüsselbeines zwischen seinem mittleren und äußeren Drittel. Um aber den Trapeziusansatz an der Klavikula zu schonen, ist es vielleicht besser, den Deltaursprung dort in Form einer nach vorne sehenden Knochenlamelle abzuspalten. Der Muskel wird nach unten geklappt, wodurch das Gelenk vollkommen frei zugänglich wird. Die derbe Schwiele zwischen Kopf und Unterfläche des Akromions, in die fast immer das Ligamentum coraco-humerale einbezogen ist, die Verklebungen zwischen den an den Tuberkulis ansetzenden Muskeln und Sehnen und der Ankylosenmasse lassen sich unter Leitung des Auges ausschneiden und lösen. Die lange Bizepssehne, wenn überhaupt erhalten,

kann aus der verdichteten Bindegewebsmasse herauspräpariert und geschont
werden. Die ehemalige Pfanne wird am besten nahe dem Hinterrand eingeschnitten. Die Durchtrennung der Ankylose wird im wesentlichen von oben
her mit breitem Hohlmeißel gemacht. Durch wechselnde Innen- und Außen-
drehung des Oberarmes lockert man zunächst die kontrahierten Ein- und Aus-
wärtsdreher und löst sie bis zu ihrem Ansatz an den Tuberkulis ab. Durch allmählich gesteigerte Abduktion und Auswärtsdrehung wird die Subskapularis-
kontraktur überwunden. Dies ist ungemein wichtig. Der Oberarmkopf wird mit

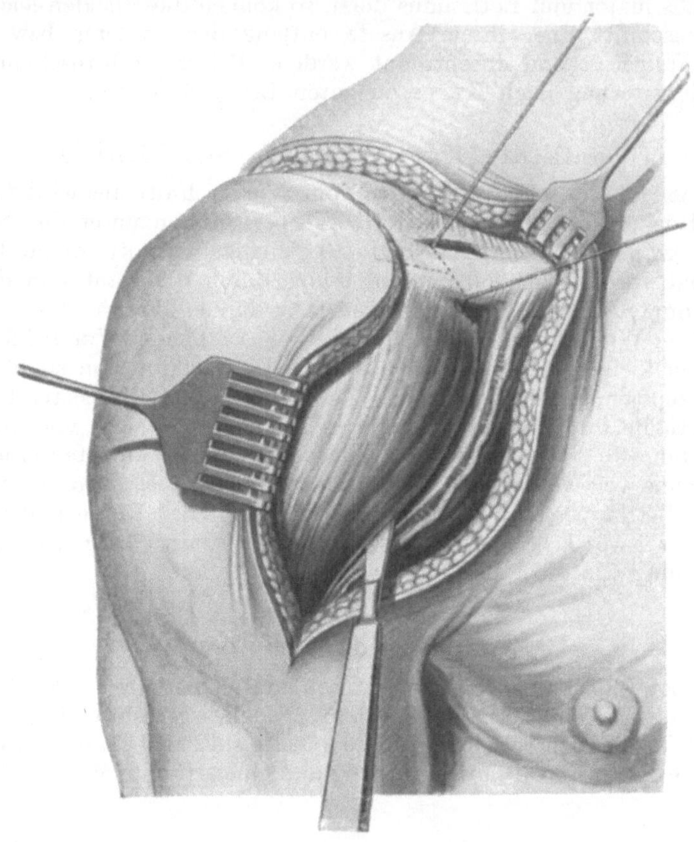

Abb. 23. Schultergelenksplastik nach PAYR. Ablösen des Deltoideus und Durchtrennung der
Klavikula (aus PAYR, Plastik an Kugelgelenken)

dem Meißel so gut als irgend möglich in seiner natürlichen Form wiedergebildet,
dann mit der Feile geglättet und poliert. Die Pfanne wird gleichfalls mit Meißel
und Fräse gesäubert und geglättet. Das Faszienstück, in üblicher Weise dem
Oberschenkel entnommen, wird nicht nur zur Überkleidung der neuen Gleit-
fläche des Kopfes, sondern auch zur Unterfütterung der zu den Tuberkulis
ziehenden Muskeln und Sehnen verwendet. Die Befestigung und Nahtspannung
läßt sich in bequemer Weise an den Ansätzen der erhaltenen Sehnen machen.
Höchstens der in die Achselhöhle sehende Teil des Lappens bedarf eines den
chirurgischen Hals umfassenden Fadens. Der Kopf wird allein überkleidet, die
Pfanne nicht. Die Wiedervereinigung der durchtrennten Klavikula und des

Akromions wird durch Drahtnaht nach KIRSCHNER ausgeführt; die Bohrlöcher können schon früher angelegt werden. Das Verfahren erlaubt sogar bei schräger Durchtrennung der Skapula und Klavikula eine bessere Spannung des Deltoides zu erzielen. Die Muskelfaszie des Deltas wird unter stärkerer Spannung wieder vernäht. Subkutan- und Hautnaht.

Nachbehandlung: Der Arm wird vorerst an eine Holz- oder Pappschiene gewickelt und an ihr unter einem Abduktionswinkel von 90⁰ freischwebend aufgehängt; erst nach 48 Stunden wird extendiert. Die Elevation wird ganz

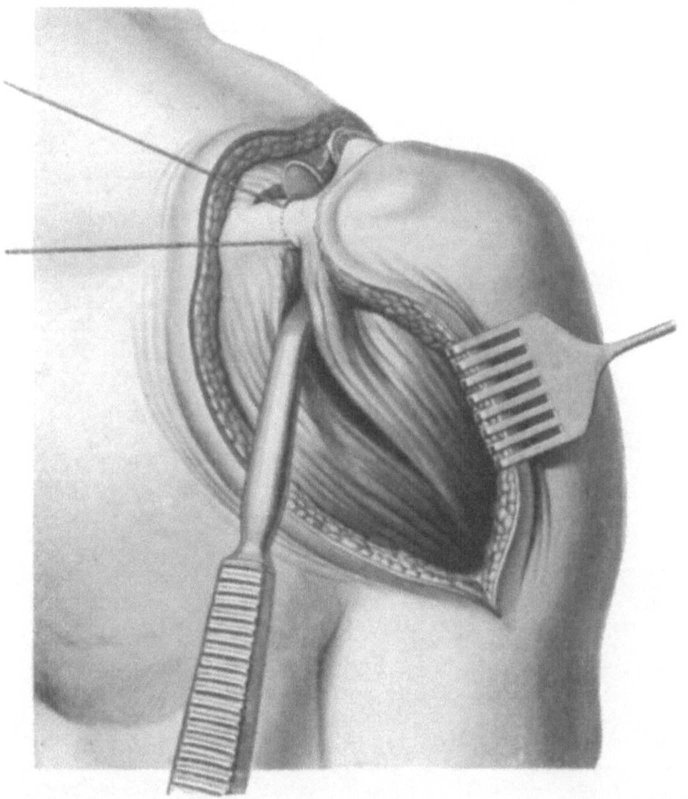

Abb. 24. Schultergelenksplastik nach PAYR. Durchtrennung des Akromion (aus PAYR, Plastik an Kugelgelenken)

allmählich gesteigert, die Weichteile, besonders Gefäße und Nerven, müssen erst langsam gedehnt werden. Gewichtsbelastung 2 bis 3 kg. Bei glattem Verlaufe beginnen am fünften bis sechsten Tage passive Übungen in allen drei Richtungen des Raumes. Dazu sind Rollenzüge an einem in Kreuzform über dem Bette angebrachten Holzbalken notwendig. Drehbewegungen werden bei rechtwinklig abgespreiztem Arm und bis zum rechten Winkel gebeugtem Ellbogen durch einen eigenen Rollenzug geübt. Heißluft und Massage; auch elektrische Behandlung ist empfehlenswert. Die Extension wird durch vier Wochen fortgesetzt; wenn der Patient aufsteht, muß er eine Abduktionsschiene tragen.

Freilegung des Schultergelenkes nach LEXER

Schnitt am vorderen Rande des Deltoideus mit Durchtrennung der Schlüssel-
beinportion nahe seinem Ursprung; von dort aus quer über das Akromion hinweg,
von welchem die entspringenden Fasern des akromealen Teiles mitsamt einer
Knochenschale abgemeißelt werden. Der dadurch gewonnene Muskellappen kann
sehr weit nach hinten aufgeklappt werden, ohne daß eine Schädigung des N. axillaris zu fürchten wäre.

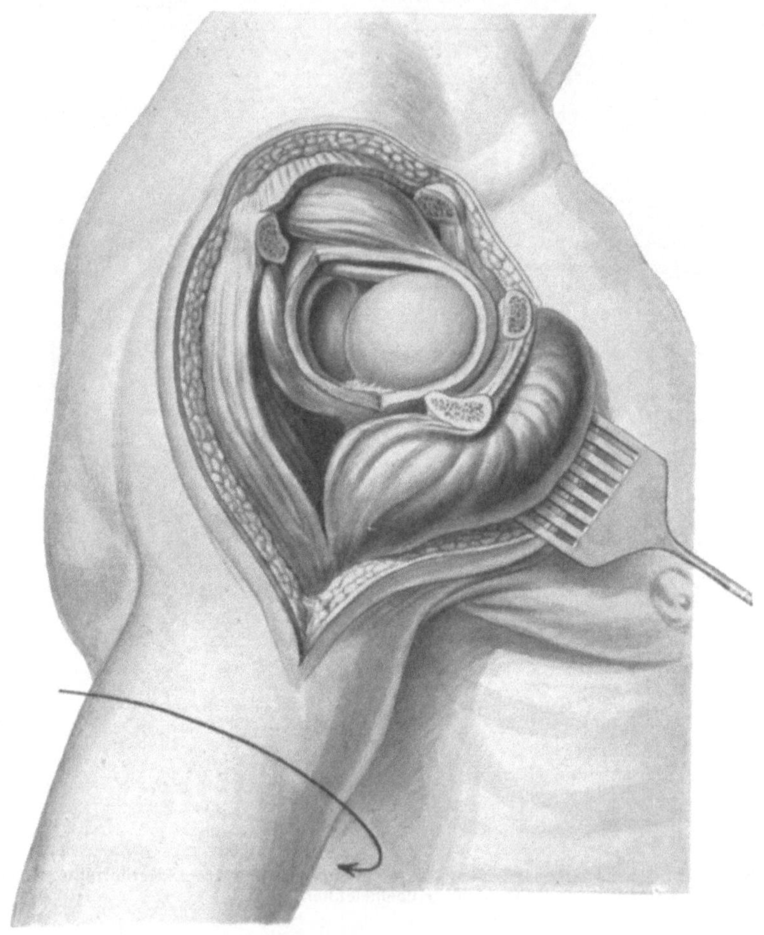

Abb. 25. Schultergelenksplastik nach PAYR. Schultergelenk eröffnet (aus PAYR, Plastik an
Kugelgelenken)

Bei knöchernen Ankylosen in schlechter Stellung, meist handelt es sich
um Adduktionsstellungen, die eine Ausnützung der meist intakten Schulter-
gürtelbeweglichkeit nicht zulassen, und bei Gegenanzeige gegen eine Gelenksplastik, kann man durch eine leicht und rasch auszuführende Osteotomie im
obersten Humerus eine wesentliche Funktionsverbesserung herbeiführen, indem
man den Oberarm dann in Abduktion und leichter Vorneigung fest werden
läßt.

Technik der Osteotomie im Collum chirurgicum humeri

Äußerer Längsschnitt durch den meist atrophischen M. deltoideus von der Schulterhöhe nach abwärts bis auf den Knochen. Der Muskel wird auseinandergehalten und nach vorne und hinten je ein gebogenes Elevatorium unterhalb des Tuberculum majus subperiostal herumgeschoben und dann der Knochen quer oder schräg, auch bogenförmig durchmeißelt, oder an der Außenseite ein kleiner Keil entnommen. Muskel- und Hautnähte. Unter Extension wird bei fixiertem Schulterblatt (s. oben) der Arm in etwa rechtwinklige Abduktion und aus der Schulterlinie um 30⁰ nach vorne übergeführt und durch einen

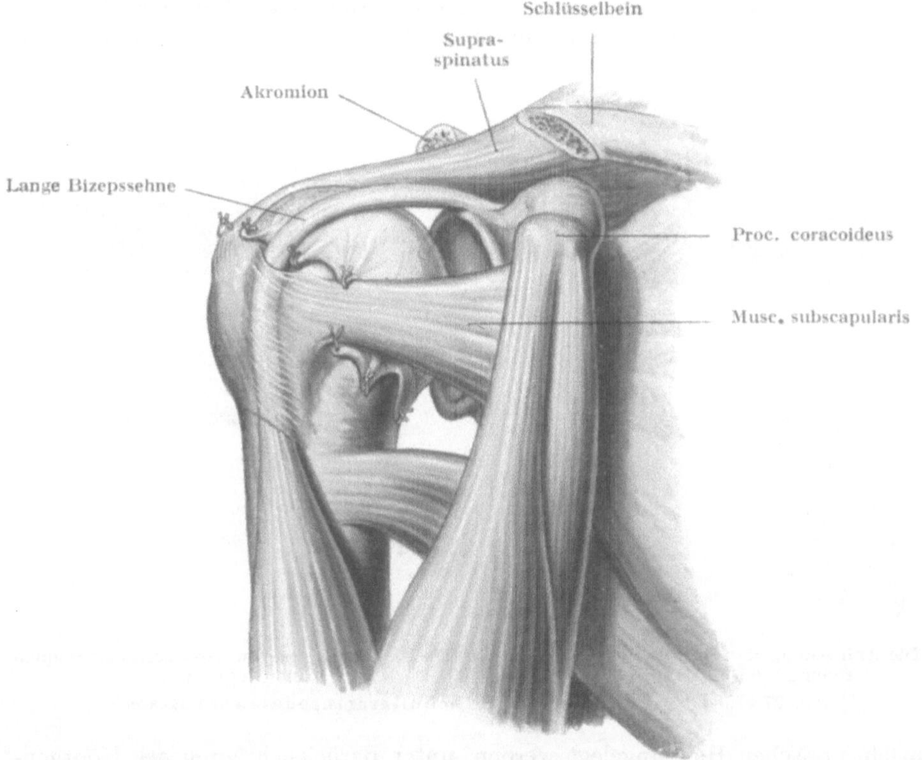

Abb. 26. Übersichtsbild für die Schultergelenksplastik. Überkleidung des Kopfes (aus PAYR, Plastik an Kugelgelenken)

Gipsverband festgehalten. Technik des Verbandes und Nachbehandlung siehe S. 49 ff.

Endlich muß noch ein Verfahren erwähnt werden, das uns ermöglicht, unter Umgehung des Schultergelenkes eine extraartikuläre Fixierung des Humerus am Schulterblatt auszuführen. Besonders zu empfehlen ist das Verfahren bei Schultergelenkstuberkulose, wenn wir dauernd den tuberkulösen Herd von der funktionellen Inanspruchnahme ausschalten wollen. BÁRON hat dieses Verfahren für Patienten, welche das vierzehnte Jahr überschritten haben, angegeben, wenn eine richtige und entsprechend lange fortgeführte konservative Behandlung versagt hat und eine Resektion nicht in Betracht kommt.

Technik der extraartikulären Schulterarthrodese nach Báron
(Abb. 27 a, b)

Hinterer hakenförmiger, nach oben konvexer, die Achselhöhle umkreisender
Hautschnitt, dessen innerer Schenkel dem äußeren Rande des Schulterblattes,
dessen äußerer Schenkel dem obersten Teil der Humerusdiaphyse entspricht.
Teils scharfes, teils stumpfes Freilegen des obersten Teiles des äußeren Schulterblattrandes. An dieser Stelle wird der Knochen nach ausgiebigem Abschieben
des Periosts hinten und vorne in 4 cm Breite und 4 cm Länge mit dem Meißel
angefrischt. Nun wird lateral vom langen Trizepskopf stumpf eingegangen und
der oberste Teil der Humerusdiaphyse, d. h. seine Metaphyse freigelegt. Längsschnitt und Abschieben des Periosts und quere Durchmeißelung des Oberarm-
knochens. Dieser Knochenschnitt muß möglichst im gesunden Gewebe und nahe

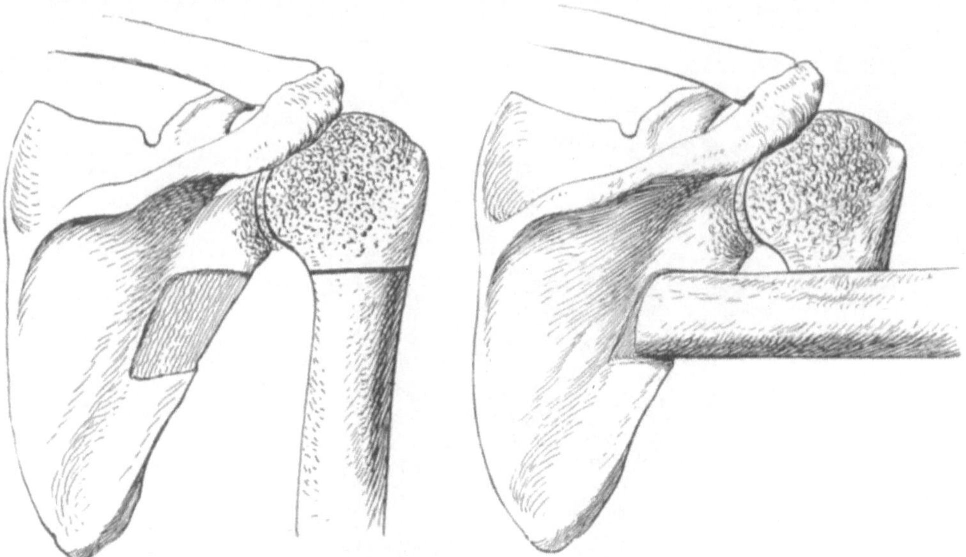

a) Die Anfrischung der Skapula und Durch-   b) Die Anpassung des Humerusschaftes an Skapula
   trennungslinie des Humerus   und Kopfrest

Abb. 27 a und b.   Extraartikuläre Schulterarthrodese nach Báron

dem chirurgischen Hals angelegt werden, unter Berücksichtigung des Röntgenbildes und operativen Befundes. Dann wird das distale Fragment durch die
Wunde des Periosts und der übrigen Weichteile herausgestoßen und in dieses
vom Querschnitt ausgehend, eine den Knochen halbierende, zirka 4 cm lange
Rille eingesägt. In diese Rille wird nun der angefrischte laterale Schulterblattrand derart eingefügt, daß der Oberarm mit der seitlichen Rumpfwand einen
rechten Winkel bildet. Die Lage der Rille im Querschnitt muß derart gewählt
werden, daß nach dem Zusammenpassen der Knochen bei im Ellbogen vollkommen gebeugtem Unterarm die Hand des Patienten den Mund erreichen kann.
Quer angelegte starke Muskel- und Fasziennähte sichern den Knochenkontakt.
Lückenlose Hautnaht; zirkulärer Gipsverband, welcher den Thorax und die
ganze obere Extremität umfaßt; dabei ist zu beachten, daß durch die Zirkeltouren Oberarm und Schulterblatt möglichst aneinandergedrückt werden. Der
Gipsverband bleibt zwei bis drei Monate liegen; nachher erhält der Patient für
weitere Monate eine Abduktionsschiene.

Der funktionelle Erfolg ist gut, die Verkürzung des Armes, die dadurch entsteht, beträgt nur 2 cm; die Kosmetik leidet nur wenig, da der Humeruskopf ja an Ort und Stelle bleibt. Als unterste Altersgrenze werden zwölf Jahre gefordert. Nach meiner Ansicht kann auch ein jüngeres Alter für den funktionellen Erfolg nicht nachteilig sein, sobald die Verknöcherung der Skapula soweit fortgeschritten ist, daß wir mit dem eingekerbten Humerusschaft die knöcherne Skapula erreichen können. Allerdings je früher wir operieren, desto größer aber kann die Verkürzung werden.

Angeborener Schulterblatthochstand

Diese angeborene Deformität ist wohl kaum einer anderen als operativen Behandlung zugänglich; das kranke Schulterblatt steht höher und ist um die sagittale Achse gedreht, verkürzt und verbreitert und nach vorne verlagert. Der untere Schulterblattwinkel ist der Wirbelsäule genähert, so daß der laterale Rand fast horizontal steht. Meist bestehen knöcherne, knorpelige oder fibröse Verbindungen mit dem vierten bis siebenten Halswirbel; demgemäß ist auch die Schulternackenlinie verändert. Oft bestehen noch andere Deformitäten. Die Behandlung muß in Beseitigung der pathologischen Stellung und Wiederherstellung des normalen Kräftegleichgewichtes bestehen. Es ist daher meist nicht genügend, nur die Verbindung der Skapula mit der Wirbelsäule zu lösen, die tiefer gestellte Skapula muß auch in dieser Stellung gehalten werden. PUTTI sucht dies durch Vernähung an die siebente Rippe zu erreichen, ähnlich wie OMBRÉDANNE, während KÖNIG die Skapula in der Längsrichtung durchtrennt, nach unten verschiebt und mit dem stehengebliebenen Rand wieder vereinigt. Durch Druck des Schlüsselbeines auf den Plexus wurden postoperativ mehrfach vorübergehende Lähmungen hervorgerufen.

Technik der Operation nach KÖNIG in der Ausführung von WITTEK
(Abb. 28)

Mit Hakenschnitt entsprechend der Schulterblattgräte und etwas nach außen vom inneren Schulterblattrand wird das Schulterblatt freigelegt. Durch subperiostales Abschieben der supraspinalen Muskeln werden die inneren oberen Teile des Schulterblattes freigelegt und mit der Knochenschere abgetragen. Nun wird nach Freilegung des Knochens mit dem Meißel vom Schulterblattkörper ein 1 cm bis fingerbreiter Streifen des inneren Schulterblattrandes abgetrennt, der mit den oberen Brustwirbeln in Verbindung bleibt, worauf sich das Schulterblatt um reichlich 4 bis 5 cm nach abwärts verziehen läßt. Der untere Winkel des lateralen Teiles wird mit der Kugelfräse durchbohrt, ein Tuchzügel hindurchgezogen und an diesen das abgetrennte Schulterblatt nach abwärts verschoben. Durch Drahtnähte werden dann in dieser Lage die beiden Schulterblatteile wieder vereinigt. Während nun KÖNIG das Schulterblatt an seinen neuen Ort befestigt, indem er einen vom Latissimus dorsi mit äußerer Basis abgespaltenen Muskelfaszienstreifen durch das Loch im unteren Schulterblattwinkel durchzieht und hierauf den Streifen medial wieder an seinem alten Platze annäht, hat WITTEK durch einen knopflochartigen Schlitz im Latissimus dorsi am oberen Ende des Muskels einen zweifingerbreiten Streifen in der Faserrichtung unvollständig abgetrennt und unter ihm den unteren Schulterblattwinkel so durchgeführt, daß die obere Muskelschleife auf den M. infraspinatus zu liegen kam und die Schulterblattspitze den unteren Knopflochteil von hinten bedeckte. Sorgfältige Vereinigung durch Naht des noch knorpeligen Teiles des Schulterblattwinkels mit der unteren

Latissimusschleife; der obere Muskelstreifen wird durch einen abgelösten Perioststreifen überbrückt und so mit dem Schulterblatt fest verbunden. Nahtvereinigung der oberen Latissimusschleife mit dem M. infraspinatus. Schichtennaht der bedeckenden Weichteile, Blaubindenverband mit an den Rumpf angelegtem Oberarm und einen kleinen Sandsack auf der Schulter.

Technik der Operation nach Putti

Paravertebraler Längsschnitt am inneren Rande der Skapula, quere Durchtrennung der Fasern des Trapezius. Die Freilegung und Durchtrennung der Knochenspange zwischen Schulterblatt und Wirbelsäule mit dem Meißel ist oft schwierig, muß aber gründlich erfolgen. Ebenso muß jetzt die Band- und Muskelverbindung des oberen und inneren Schulterblattrandes, die einem Hinunterschieben des Schulterblattes Widerstand leistet, durchtrennt werden. Ist das Schulterblatt in normale Höhe gebracht, so wird

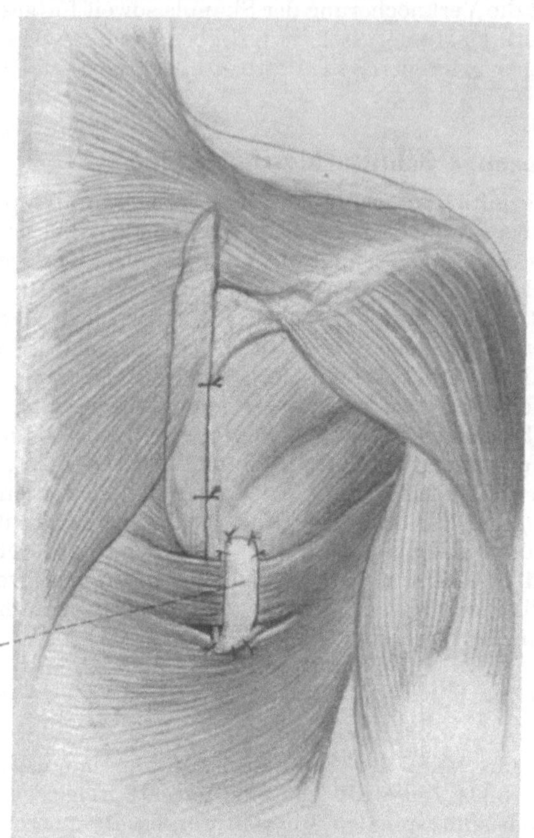

Abb. 28. Schulterblatthochstand, operiert nach Wittek. Unterer Schulterblattwinkel im Knopfloch des Latissimus dorsi durch einen Periostlappen fixiert

es durch zwei starke Seidenfäden, die um die siebente Rippe geschlungen werden und durch den unteren Schulterblattwinkel gehen, in seiner neuen Lage fixiert. Nur der mediale Rand wird mit der nebenliegenden Muskulatur vernäht. Hautnähte. Gipsverband, der ein Höhertreten der Skapula verhindert, für einen Monat.

Technik der Resektion und Fixation des Schulterblattes nach Ombrédanne

Als Voroperation wird die Klavikula in ihrem äußeren Drittel subperiostal durchtrennt. Dann wird der mediale und obere Rand des Schulterblattes durch einen Hakenschnitt freigelegt und die dort ansetzenden Muskeln des Rhomboideus, Trapezius und Levator scapulae abgelöst und schließlich der von der Crista scapulae nach oben ziehende, meist hakenförmig die Schulterhöhe umgreifende dreieckige Fortsatz des inneren oberen Winkels vollständig abgetragen. Jetzt kann das Schulterblatt mit Hilfe einer Faßzange leicht an seine normale Stelle nach abwärts verschoben werden. Es wird hier fixiert erstens durch eine vorübergehende Metallnaht, die den unteren Schulterblattwinkel an die ihrer Beinhaut entkleidete siebente Rippe befestigt, die Rippe umgreift und über der Masse der Muskulatur des Infraspinatus vereinigt wird; zweitens fixiert eine Metallnaht den medialen Schulterblattrand in der Höhe der Spina horizontal zur Wirbelsäule an das Ligamentum supraspinosum. Darüber werden Muskulatur und Faszie geschlossen; Hautnähte. Die osteotomierte Skapula wird durch temporäre Verschraubung in ihrer richtigen Lage gehalten. Ein Gipsverband ist nicht notwendig. Nach zwanzig Tagen wird die untere Metallnaht wieder entfernt, und mit Übungen begonnen. Dabei dreht sich das Schulterblatt zuerst um den oberen Metallfaden, bis er schließlich durchreißt.

III. Oberarm und Ellbogen

Oberarm

A. Freilegung der Nerven am Oberarm

Die zahlreichen Nervenverletzungen im Kriege haben die Technik der Nervenoperationen mächtig gefördert. Der Vorteil, den ein Patient von einer gelungenen Nervennaht hat, ist namentlich an der oberen Extremität ein so außerordentlich großer, daß wir, wo dies irgend möglich ist, unter allen Umständen bei Nervenverletzungen die primäre oder sekundäre Nervennaht zu versuchen haben. Selbst eine nach Jahren erst ausgeführte, eventuell wiederholte Nervennaht kann noch von Erfolg begleitet sein. Gegenüber den Erfolgen der End-zu-Endnaht treten alle Ersatzmethoden weit in den Hintergrund und bilden nur für Ausnahmsfälle ein Ultimum refugium.

Technik der Freilegung des Nervus musculocutaneus

Bei abduziertem Arm unter Ablösung des Ansatzes des großen Brustmuskels, Schnitt entlang des inneren Randes des M. coracobrachialis. Nach innen vom Muskel liegt das Gefäßnervenbündel; zwischen Arteria brachialis und dem Coracobrachialis verläuft der N. musculocutaneus. Er entspringt aus dem lateralen Medianusbündel, gibt oben einige Äste für den Coracobrachialis ab, durchbohrt ihn und tritt dann von hinten her in den M. biceps ein. Ist er durchtrennt, so wird eine Naht nicht immer möglich sein; in solchen Fällen kann man mit Erfolg den proximalen Nervenstumpf direkt in die Muskulatur des M. biceps nach ERLACHER-HEINEKE einpflanzen.

Technik der direkten Nerveneinpflanzung nach ERLACHER
(Abb. 29a, b)

Man macht einen kleinen Längsschnitt in die Muskulatur, hält die Ränder mit feinen Häkchen auseinander und versenkt den Nerv in diese Rinne. Durch einige Nähte, die den Muskelrand, oberflächliche Nervenscheide und gegenseitigen Muskelrand durchstechen und dann geknüpft werden, wird der Nerv ohne irgendwelche Schädigung zu erfahren, vor einem Herausreißen geschützt. Das eingepflanzte Nervenstumpfende darf weder gequetscht, noch durchstochen, noch eingeschnürt werden. Seine Anfrischung erfolgte am besten mit einem scharfen Messer bis zum Auftreten von deutlicher Kabelstruktur. Verband in einer Stellung, die jede Zerrung der Implantationsstelle verhindert, durch sechs Wochen.

Technik der Freilegung des Nervus medianus

Er verläuft im Sulcus bicipitalis medialis und bildet sich aus dem Plexus aus der sogenannten Medianusgabel, die die Arteria brachialis einschließt; im peripheren Verlauf aber liegt dann lateral die Arterie, medial der Nerv. Weiter medial begleitet ihn der N. cutaneus antibrachii medialis. Die Aufsuchung hoch oben erfolgt wie beim N. musculocutaneus, sonst im Sulcus bicipitalis medialis. Medial und oberflächlich liegt der Nerv, etwas lateral und hinter ihm die Arterie; er ist hier von allen Nerven am leichtesten zugänglich. Gemäß dem bereits bei den Operationen am Plexus kurz besprochenen Richtlinien wird man zweckmäßig den Nerv zuerst ferner und dann näher seiner Schädigung aufsuchen und mit dem faradischen Strom prüfen. Ist eine kräftige Zuckung im zugehörigen Muskelgebiet von beiden Seiten zu erhalten, so hat jede weitere Lösung zu unterbleiben.

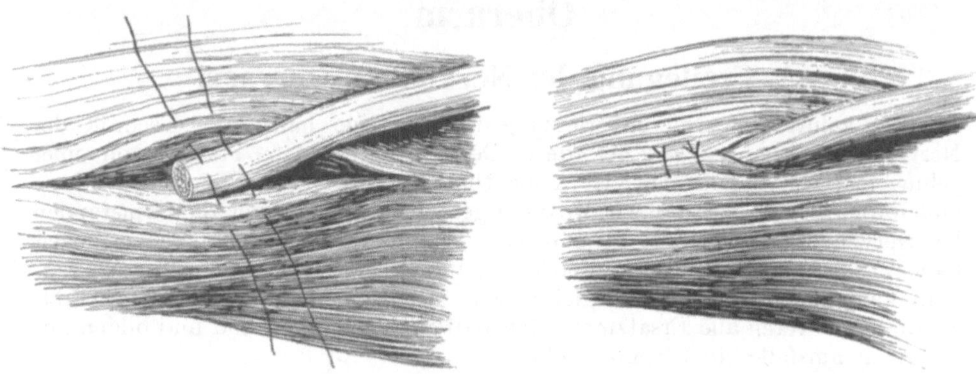

a) Naht geht durch Muskel und Nervenscheide   b) Nerv versenkt

Abb. 29 a und b. Direkte Nerveneinpflanzung in den Muskel nach ERLACHER

Ist der Effekt zwar vorhanden, aber wesentlich herabgesetzt, so werden wir vorsichtig von beiden Seiten her gegen die geschädigte Stelle vordringen und die umschließenden oder einengenden Narben durchtrennen. Ist keine derbe Schwiele tastbar, jedoch die Nervenscheide straff anliegend, so werden wir auch diese der Länge nach spalten. Eine weitere sogenannte innere Lösung halte ich für untunlich, weil es ein müßiges und schädliches Beginnen ist, in das nur histologisch erkennbare Gewirr der sich regenerierenden Fasern mit unseren groben Instrumenten eine Ordnung hineinbringen zu wollen. Sind nur einzelne Bahnen unterbrochen und können wir sie feststellen, so werden wir sie zentral und peripher durchtrennen und End zu End wieder nähen, die intakten Fasern werden sorgfältig geschont. Besteht eine vollständige Unterbrechung und eine derbe Narbe an dieser Stelle, so wird die Narbe mit scharfem Messer (nicht mit der Schere!) beiderseits so weit ausgeschnitten, bis deutliche Kabelzeichnung im Querschnitt zu erkennen ist. Vor allem müssen vom peripheren Stumpf die Narben gut entfernt werden; am zentralen, wo die regenerierenden Fasern ja schon eine Strecke weit vorgedrungen sein dürften, können wir etwas zurückhaltender sein, wenn wir sonst die End-zu-Endnaht gefährden. Zweckmäßig legt man vor der Durchtrennung am Nerven ober- und unterhalb der Unterbrechung an einander entsprechenden Stellen sogenannte Orientierungs- oder Haltefäden an, die dann die Adaption der zueinander gehörigen größeren Kabel erleichtern sollen. Exakte Blutstillung, exakte perineurale Nähte End zu End beschließen die eigentliche Operation. Kann man die Nahtstelle in gesundes narbenfreies Fett- oder Muskelgewebe verlagern, so ist dieses Vorgehen jeder Umscheidung vorzuziehen. Kann die Nahtstelle nicht aus dem Narbengebiet heraus verlagert werden, so umscheiden wir mit einer höchstens je 1 bis 1½ cm die Stümpfe deckenden Kalbsarterie oder Bruchsackstreifen. Diese werden dem gesunden Tiere oder bei der Herniotomie entnommen und auf Glasstäbe oder Glaskugeln aufgespannt. Für zwei bis drei Tage härtet man sie in 10%igem Formalin und kann sie dann in 1%igem Formalin oder nach gründlichem Auswaschen in absolutem Alkohol aufbewahren (FORAMITTI). Am Tage vor der Operation werden sie in mehrfach gewechselter Kochsalzlösung ausgewaschen und unmittelbar vor der Operation im aufgespannten Zustand zehn Minuten ausgekocht. Auch eine Umscheidung mit Fett ist vielfach gebräuchlich, hingegen ist eine Einscheidung mit Faszie wegen Schrumpfungsgefahr zu verwerfen. Durch Beugung des Unterarmes im Ellbogen und Adduktion des ganzen Armes lassen sich auch große Defekte im Verlaufe des Medianus noch durch End-zu-Endnaht, die unbedingt zu erstreben ist, beseitigen. Faszien- und Hautnähte, Schiene in der notwendigen Beugestellung, die durch sechs Wochen jede Zerrung der Nahtstelle sicher verhindert. Nur die weitere Beugung darf nach drei Wochen freigegeben werden.

Technik der Freilegung des Nervus ulnaris

Er verläuft vom Plexus hinter dem Septum intermusculare mediale schräg nach unten und hinten über dem Oberarm und geht über die Streckseite des Ellbogengelenkes zwischen Epicondylus medialis humeri und dem Olekranon in die gemeinsame Muskelmasse der Hand- und Fingerbeuger. Von medial und hinten nähert sich ihm in seinem Verlaufe ein Ast des N. radialis, der sogenannte N. collateralis ulnaris. Seine Freilegung erfolgt mittels eines Schnittes über seinem Verlaufe, sonst in ähnlicher Weise wie beim Medianus (siehe dort). Gilt es einen Defekt in seinem Verlaufe zu decken, so kann durch Streckung des Unterarmes und Adduktion in der Schulter die End-zu-Endnaht erleichtert werden. Ist sie aussichtslos, so operiere man zweizeitig. Bei der ersten Operation werden die beiden Nervenstümpfe nicht angefrischt, sondern mit ihren narbigen Teilen unter einiger Spannung und in voller Streckstellung miteinander vernäht. Nach der Naht wird ein einfacher Wundverband angelegt und in den folgenden Tagen langsam der Unterarm gebeugt. Ist die volle Beugung erreicht, so wird die Unterbrechungsstelle neuerlich freigelegt und jetzt kann unter neuerlicher Streckung die End-zu-Endnaht meist ausgeführt werden. Versorgung und Nachbehandlung wie beim Medianus; Gipsschiene in Streckstellung für sechs Wochen.

Sind N. medianus und ulnaris gleichzeitig verletzt, so können wir durch Stellungsänderung des Armes nicht beiden Nerven gleichzeitig gerecht werden. In solchen Fällen empfiehlt es sich, den Ulnaris vor den medialen Epicondylus humeri zu verlagern und beide Nerven jetzt in Beugestellung zu vernähen. Natürlich kann man auch hier durch zweizeitiges Operieren und inzwischen ausgeführte Streckung unter Umständen auch größere Defekte noch durch End-zu-Endnaht schließen.

Technik der Freilegung des Nervus radialis

Der Nerv kommt hinter der Arteria brachialis heraus, gibt einen Ast gegen den Ulnaris ab und verschwindet dann zwischen Caput longum und mediale des Trizeps, um nach außen zur Streckseite des Oberarmes zu gelangen. Hier durchbohrt er das Septum intermusculae laterale und den M. brachioradialis und erscheint zwischen diesem Muskel lateral und den Brachialis internus medial, zieht gegen die Ellenbeuge und tritt in die Hand- und Fingerstrecker ein. Er windet sich also spiralig um den Humerus, daher auch sein zweiter Namen Musculo-spiralis. Man unterscheidet praktisch eine obere Radialislähmung, wenn auch der Trizeps mitbetroffen ist, von einer unteren Radialislähmung, wenn nur die Muskeln des Unterarmes geschädigt erscheinen. Im ersteren Fall werden wir ihn in der Axilla aufsuchen, halten uns möglichst an den hinteren Rand und dringen gegen den langen Kopf des Trizeps vor. Wir finden ihn dann hinter dem Caput mediale in die Tiefe ziehend. Liegt die Schädigung gerade an der Umschlagstelle um den Humerus, der dann meist mitverletzt ist, so kann seine Aufsuchung sehr erschwert sein. Dann ist es empfehlenswert, wie bei der unteren Radialislähmung den Nerven zwischen Brachioradialis und Brachialis internus aufzusuchen. Er ist hier etwa am Übergang zum unteren Drittel des Humerus, beim Erwachsenen etwa handbreit über dem Epicondylus lateralis leicht tastbar und daher auch leicht zu finden. Man verfolgt ihn dann von diesem Schnitte nach aufwärts und von der Axilla nach abwärts und kann so die oft in die Knochenwunde eingebetteten Nervenstümpfe frei machen. Für die Auslösung gelten wieder die beim Medianus besprochenen Gesichtspunkte. Um die Naht zu erleichtern, muß der Arm adduziert und im Ellbogen stärker gebeugt werden. Eine Verlagerung des ganzen Nervenverlaufes an die Beugeseite neben dem Medianus erscheint uns mit Rücksicht auf eine leicht mögliche Schädigung und Störung seiner Ernährung untunlich. Ich habe in einem Fall von bleibendem Defekt von 2 cm zwischen den Radialisstümpfen lediglich eine gehärtete Kalbsarterie dazwischen geschaltet (sogenannte Tubulisierung) und eine volle Funktionswiederkehr erreicht. In ganz verzweifelten Fällen, wenn auch ein zweizeitiges Operieren erfolglos bleibt, hat noch die Zwischenschaltung von frischen Nervenstückchen nach FOERSTER und STRACKER oder von Rückenmark nach BIELSCHOVSKI-UNGER die größte Aussicht auf Erfolg. Schließlich bleibt noch die Kontinuitätsresektion aus dem Humerus, der dann soviel verkürzt werden muß, bis die direkte Naht möglich wird. Bei oberer Radialislähmung, wenn der Nerv bei seinem Eintritt in den Trizeps verletzt ist, kommt wieder die direkte Einpflanzung des Nerven in den Muskel nach ERLACHER-HEINEKE in Betracht. Die zur Nachbehandlung angelegte Gipsschiene bei gebeugtem Ellbogen muß bis zu den Grundgelenken der Finger reichen und die Hand dorsal flektieren. Sie bleibt sechs Wochen liegen.

B. Fehlstellung und Fehlformen des Oberarmes

Typische Deformierungen des Oberarmes, die noch dazu einen erprobten Eingriff bedingen würden, kommen praktisch nicht vor, es sei denn, daß wir die bei der angeborenen Schulterlähmung, ferner bei Spastikern manchmal vorkommende Einwärtsdrehung des ganzen Armes hieher zählen, da sie unter Umständen Anlaß zu einer Osteotomie des Humerus geben kann.

Technik der Osteotomie des Humerus bei Einwärtsdrehung
nach LANGE

Rückenlage und abduzierter Oberarm. 4 bis 6 cm langer Schnitt im Sulcus bicipitalis lateralis. Der M. biceps wird nach medial verzogen und der Brachialis internus längs gespalten; sein äußerer Anteil mit dem N. radialis, der dabei unbedingt geschont werden muß, wird nach lateral verzogen. Längsspaltung des Periosts, das dann nach beiden Seiten abgeschoben wird. Mit gebogenen Elevatorien wird der Knochen umfaßt, wobei auf das Gefäßnervenbündel an der medialen Seite zu achten ist, und dann quer vollständig durchmeißelt. Es ist eine möglichst glatte Meißelfläche zu erstreben, damit bei der folgenden Rotation der Bruchenden keine Nebenverletzung gesetzt wird. Nun wird der rechtwinklig gebeugte Vorderarm und mit ihm das periphere Fragment nach außen gedreht und in dieser Stellung durch einen Gipsverband fixiert. Der Verband schließt den Rumpf mit ein und reicht bis zur Mittelhand.

Ellbogen

A. Ruhigstellung des Ellbogens (Abb. 30)

Die Ruhigstellung des Ellbogengelenkes erfolgt je nach dem funktionellen Bedürfnis in einer Mittelstellung von etwa 90⁰, so daß bei maximal gebeugtem Handgelenk gerade noch die Nasenspitze berührt werden kann. Nur bei Landarbeitern und Arbeitern am Feuer ist ein etwas größerer Winkel von 100 bis 110⁰ zweckmäßig. Immer ist dabei auch auf eine richtige Mittelstellung zwischen Pro- und Supination zu achten, da ja bei totaler Versteifung des Ellbogengelenkes auch die Drehung des Unterarmes aufgehoben wird. Zur vollständigen Ruhigstellung muß der Gipsverband Oberarm, Ellbogengelenk, Unterarm und Handgelenk bis zur Mittelhand umfassen. Gut zu polstern sind Achselhöhle, Epikondylen und Handgelenk. Diese Stellung kann auch durch eine Kramer- oder Pappschiene einigermaßen gesichert werden.

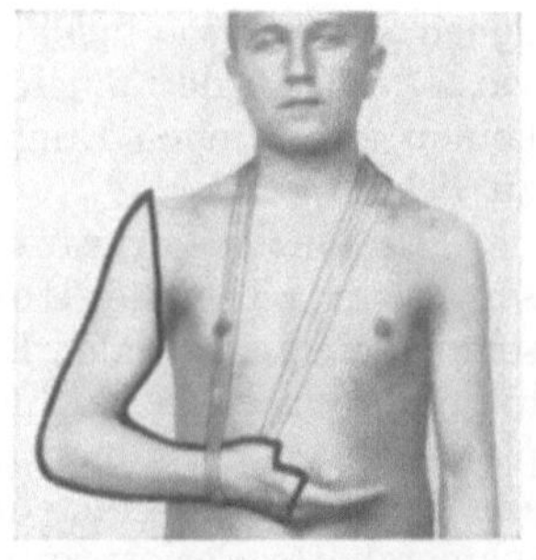

Abb. 30. Kontur eines Verbandes zur Fixierung des Ellbogens (aus HÄRTEL-LOEFFLER, Der Verband)

B. Entlastung

Eine Extension ist auch ambulant durchzuführen mittels einer Kramerschiene, die bei rechtwinklig gebeugtem Ellbogen den Ober- und Vorderarm umfaßt, die Finger weit überragt und am Ende wieder rechtwinklig nach oben umgebogen ist, so daß die an Hand und Finger angeklebten Zügel (Pflaster oder mit Klebstoff angeklebter Zwirnhandschuh oder sogenannte Mädchenfänger über allen Fingern) dorthin gespannt werden können. Auch eine Draht- oder Klammerextension am Ellbogen selbst kann aus-

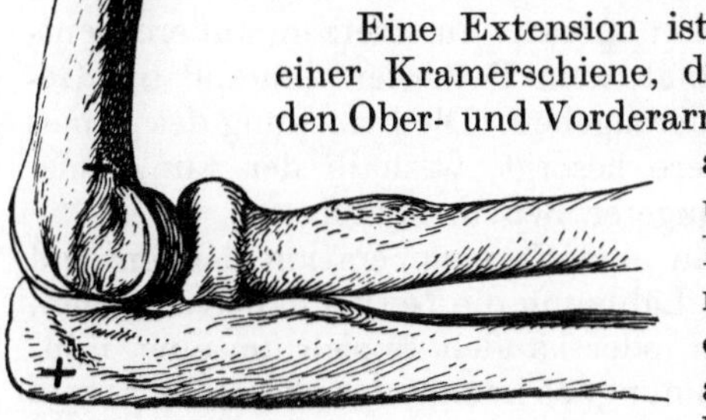

Abb. 31. Angriffspunkte für eine direkte Extension am Knochen (Humerus +, Ulna +)

geführt werden, indem man je nach Bedarf am unteren Humerusende oder am Olekranon angreift. Die genauere Technik wird am Knie und Sprunggelenk besprochen, die Angriffspunkte gehen aus Abb. 31 hervor.

C. Punktion

Auch für die Punktion am Ellbogen sind mehrere Einstiche gebräuchlich. Am besten sticht man von hinten dicht oberhalb der Spitze des Olekranon bei rechtwinklig gebeugtem Ellbogen genau in der Mitte zwischen beiden Epikondylen ein, in der Richtung gerade nach vorne. Man trifft in die Fossa olecrani. Ebenso ungefährlich ist die Punktion etwas lateral zwischen Olekranon und den fühlbaren Humero-radialspalt. Die Nadel soll dabei die Richtung von einem Punkt lateral neben der Olekranonspitze auf die Vorderfläche des Epicondylus medialis haben und gelangt dann leicht in den Humero-radialspalt und wenn nötig auch tiefer in das Humero-ulnargelenk. Eine Punktion von medial darf man jedoch nur ausführen, wenn der N. ulnaris sicher getastet und bei der Punktion vermieden werden kann.

D. Fehlgestalt

Fehlhaltung und Fehlstellung

Da Fehlhaltungen im Ellbogen kaum Anlaß zur besonderen Behandlung geben, ebenso wie die Fehlstellungen des ziemlich häufigen Cubitus valgus oder varus, so erfordert auch die Beugekontraktur im Ellbogen bei leichten Graden keinen eigentlichen Eingriff, sondern ist durch Übungen und Schienen wirksam zu bekämpfen.

Als einzige Erkrankung wäre hier die Epicondylitis humeri und der sogenannte Tennisellbogen zu erwähnen, der ja ebenfalls auf Zerrungsschmerzen am medialen Epicondylus humeri zurückgeführt wird. Nach Hohmann hilft hier ein einfacher kleiner Eingriff, die Einkerbung der sehnigen Ursprungsplatte der gemeinsamen Hand- und Fingerbeuger an der vorderen Hervorragung am Epikondylus von einem kleinen Hautschnitt aus. Andere empfehlen das schmerzhafte Periost zu entfernen.

Schlaffe Lähmung der Oberarmmuskeln

Die Gebrauchsfähigkeit von Arm und Hand ist von der aktiven Beweglichkeit im Ellbogen, besonders im Sinne der Beugung, außerordentlich abhängig. Eine Lähmung oder Defektbildung des Bizeps macht es dem Patienten unmöglich, die Hand zum Munde zu führen. Dieser schwere Funktionsausfall kann allerdings leicht durch einen Apparat, der den Unterarm in verschiedenen Beugewinkeln zum Oberarm fixieren kann, zum Teil wettgemacht werden. Trotzdem ist aber das Bestreben, die fehlende Funktion operativ zu ersetzen, außerordentlich wertvoll, weil es auf diese Weise gelingt, dem Patienten dauernd die Gebrauchsfähigkeit von Arm und Hand wiederzugeben. Die Streckung des Armes aber wird hauptsächlich durch die Schwere besorgt, weshalb der Funktionsausfall des Trizeps praktisch von viel geringerer Bedeutung ist.

Zuerst werden wir natürlich immer an eine Nervenoperation denken und besonders bei traumatischem Ursprung der Lähmung die Nervennaht versuchen. Ist diese unmöglich oder erfolglos geblieben, oder handelt es sich um eine, mindestens zwei Jahre alte poliomyelitische Lähmung, so kommt der plastische Ersatz des Funktionsausfalles in Betracht, wofür mehrere Operationsvorschläge vorliegen, wenn auch die Erfahrungen mit diesen Operationen noch nicht allzu zahlreich sind.

So ersetzt SCHULTZE-BERGE den Bizeps aus dem Pectoralis major; er verlängert den sehnigen Teil des Pektoralis durch Herunterklappen der einen Hälfte seiner Sehne. In ähnlicher Weise wird die Hälfte der Bizepssehne hinaufgeklappt und dann die beiden Enden von Pektoralis und Bizeps bei starker Beugung des Vorderarmes miteinander vernäht. HOHMANN geht etwas anders vor und hatte einen sehr befriedigenden Erfolg bei vollständiger Lähmung der Schulter und des Oberarmes.

Technik des Bizepsersatzes nach HOHMANN

10 cm langer Schnitt vom Akromion bis zur Mitte des Oberarmes. Längsdurchtrennung des Deltoideus, Eröffnung der Kapsel und Ablösen der langen Bizepssehne. Sie wird am oberen Kopfpol durchtrennt. Ebenso wird der kurze Bizepsursprung zusammen mit dem Coracobrachialis vom Coracoid abgelöst. Nach unten wird der Bizeps in seiner oberen Hälfte freigelegt. Abtrennung des Pektoralisansatzes am Humerus und Mobilisierung dieses Muskels. Nach ausgeführter Arthrodese des Schultergelenkes in üblicher Weise wird durch Zusammennähen der Sehne des langen Bizepskopfes mit der gemeinsamen des kurzen Kopfes und Coracobrachialis eine Schlinge gebildet und dann der Muskelbauch des vollständig atrophischen Bizeps durch mehrere starke Raffnähte gekürzt und sodann die Sehne des mobilisierten Pektoralis mit der Schlinge des Bizeps in mittlerer Spannung vereinigt. Muskel, Faszien und Hautnähte. Gipsverband bei nicht ganz rechtwinkliger Abduktion im Schultergelenk und rechtwinkliger Beugung im Ellbogen. Nach vierzehn Tagen Entfernung des oberen Anteiles des Gipsverbandes über dem Arm und Bewegungen im Ellbogen, aktive Beugung und Elektrisieren des Pektoralis.

In gleicher Weise könnte der Latissimus dorsi zum Ersatz des gelähmten Trizeps herangezogen werden, da auch er sich leicht in die Zugrichtung dieses Muskels bringen läßt.

Von VULPIUS wurde die Abspaltung des lateralen Teiles des M. triceps und Überpflanzung auf den gelähmten Bizeps empfohlen. Er tunnelliert ihn außen herum unter der Haut gegen den Ansatz des Bizeps und vernäht ihn dort bei spitzwinklig gebeugtem Ellbogen auf die Sehne. Da seine Abspaltung auf die Gefäß- und Nervenversorgung des ganzen Muskels und des zu verpflanzenden Teiles keine Rücksicht nimmt, würden wir daher eher zur Ausführung, wie sie BIESALSKI-MAYER beschreiben, raten, obwohl auch hier ein funktionell voll auszuwertender Erfolg nicht sicher ist.

Technik des Bizepsersatzes aus dem Trizeps nach BIESALSKI-MAYER
(Abb. 32)

Der Hautschnitt geht vom Olekranon bis genau in das obere Oberarmdrittel, durchtrennt die Faszie und legt den Trizeps frei. Im oberen Wundwinkel kann man deutlich eine Trennungslinie zwischen den Muskelfasern des mittleren und denen der beiden seitlichen Köpfe erkennen. An dieser Stelle kann man, wenn auch nicht ganz stumpf, das mittlere Caput longum von den seitlichen Muskelbäuchen ablösen; sein zugehöriger Sehnenanteil wird dann am Olekranon abgetrennt. Die beiden seitlichen Köpfe besitzen eigene Sehnen, so daß die Unterarmstreckung gesichert bleibt. Um die Bizepssehne freizulegen, wird an der Palmarseite über die Ellenbeuge ein Längsschnitt geführt, die Vena mediana cubiti ligiert und durchschnitten, die dünne Faszie gespalten und radial von der Arterie auf die Bizepssehne eingegangen. Den Weg für die Trizepssehne bahnt man sich schräg von hinten nach vorne an der Innenseite des Oberarmes, weil

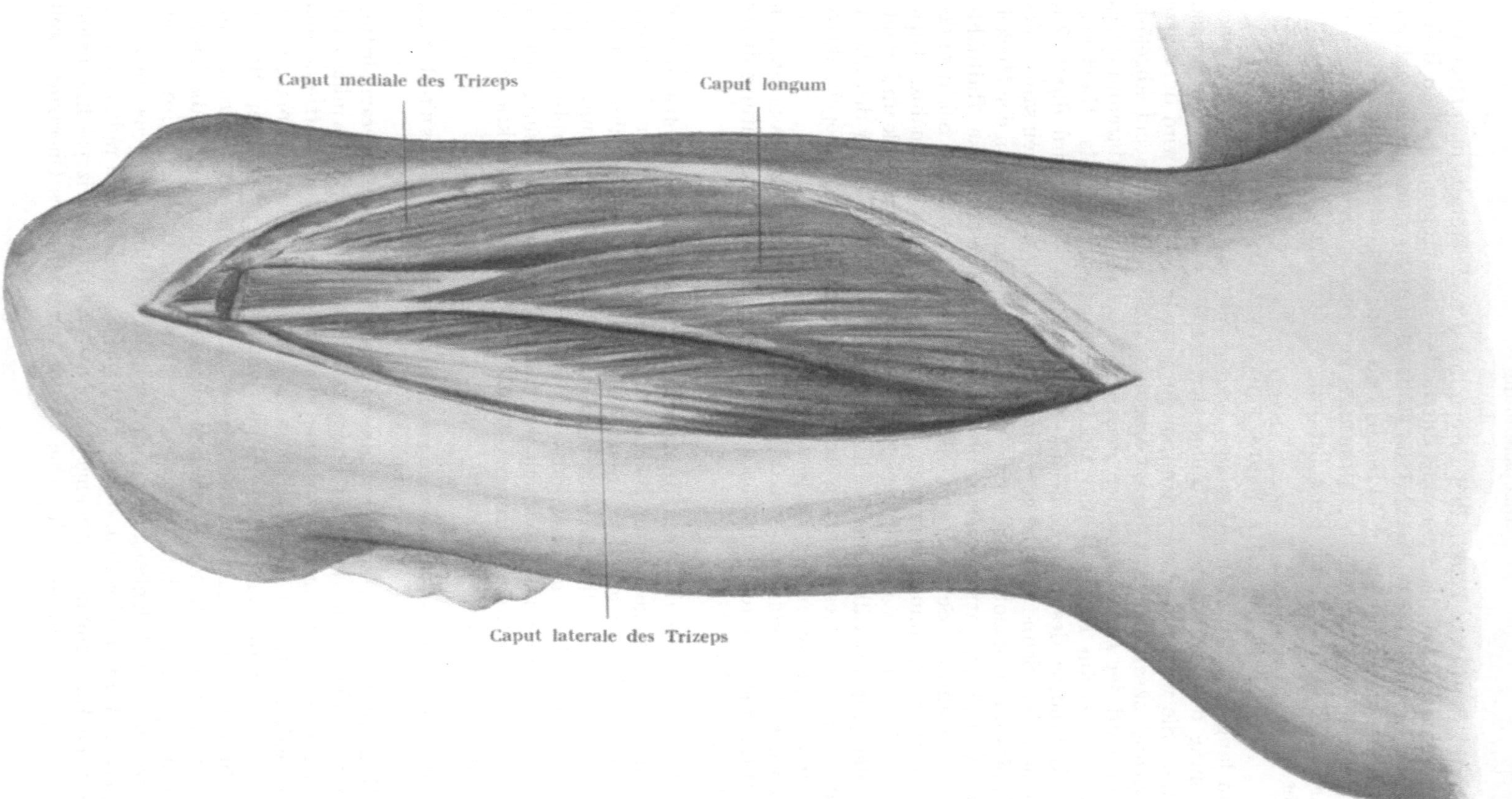

Abb. 32. Verpflanzung des Triceps brachii auf die Vorderseite. Zerlegung des Trizeps in seine drei Köpfe in Anlehnung an die anatomisch vorgesehene Teilung (aus Biesalski-Mayer, Die physiologische Sehnenverpflanzung).

hier das Septum intermusculare weniger derb ist und proximal nicht so weit
hinaufreicht, und weil hier das Unterhautfettgewebe lockerer ist. Das Ende der
Trizepssehne wird aus technischen Gründen bequemer tendinös auf der Bizepssehne so nahe als möglich zur Ansatzstelle festgenäht. An der Streckseite werden
die beiden seitlichen Bäuche des Trizeps durch Knopfnähte aneinander gebracht
und die Faszie bis auf den Schlitz für den transplantierten Kopf geschlossen.
Hautnähte. Schiene in Beugestellung für einige Wochen; dann Pendelübungen,
erst bei hängendem Unterarm, später gegen die Schwere.

Stehen uns keine geeigneten Muskeln des Oberarmes oder Schultergürtels
zur Verfügung, so können wir noch die Unterarmmuskulatur zur Ellbogen-
beugung heranziehen. Denn die Beuger des Unterarmes mit ihrem gemeinsamen
Ursprung am Epicondylus medialis können durch Verlagerung dieses Ursprungs
weiter nach aufwärts am Humerus in gut brauchbare Beuger des Ellbogengelenkes verwandelt werden. STEINDLER hat diesen Plan wohl zuerst verwirk-
licht und 1918 veröffentlicht. SPITZY geht nach einer persönlichen Mitteilung
ähnlich vor und v. BAEYER hat hiefür jüngst die Bezeichnung Archoplastik eingeführt. Er meißelt den ganzen Epicondylus medialis ab und implantiert ihn
mitsamt den an ihn hängenden Muskelursprüngen in eine künstlich geschaffene
Knochenwunde des Humerusschaftes oberhalb der Kondylen, und zwar an der
Beugeseite des Knochens. Durch Beugung des Ellbogens läßt sich der abgetrennte Epikondylus zur gewählten Anheftungsstelle bringen.

Technik der Umwandlung der Handbeuger in Ellbogenbeuger
nach STEINDLER (Abb. 33 und 34)

Längsschnitt an der Innenseite des Humerus, beginnend handbreit über dem
medialen Kondylus am medialen Rand des Trizeps, den Epikondylus nach hinten
umgreifend, dann etwas volarwärts gegen den Vorderarm etwa über dem Verlaufe des Pronator teres. Nach Durchtrennung von Fett und Aponeurose wird
der N. ulnaris aufgesucht und zum Schutze mit Ringklemmen nach rückwärts
gezogen. Die ganze Masse der Beugermuskeln des Vorderarmes wird subperiostal
vom Epicondylus medialis abgelöst und auf eine kurze Strecke (3 bis 4 cm)
abwärts isoliert, ohne die vom N. medianus kommenden Muskeläste zu schädigen.
Es sind hierin enthalten der Pronator teres, Flexor carpi radialis, Palmaris longus,
einschließlich des Flexor carpi ulnaris. Unter Beugung des Ellbogens werden
etwa 5 cm höher oben entweder an das Septum intermusculare mediale zwischen
Trizeps und Brachialis oder an das Periost des Humerus nun die Ursprünge dieser
Muskelplatte durch feste Nähte verankert, darüber die beiden Muskeln vernäht
und Faszie und Haut geschlossen. Gipsschiene in starker Beugung und Mittelstellung zwischen Pro- und Supination. Nach vierzehn Tagen wird die Gipsschiene mit einem Apparat vertauscht, der die gleiche Stellung für weitere zwei
Monate sichert, unter gleichzeitigen aktiven Übungen und Massage. Die dadurch
erreichte Kraft ist zwar nicht sehr groß, reicht aber für viele Handreichungen
vollkommen aus.

Führen diese Maßnahmen aber nicht zum gewünschten Erfolg und läßt sich
mit einem einfachen Apparat nicht eine gute Arbeitsstellung des Armes erreichen,
oder besteht ein sehr starkes Schlottergelenk, so käme für Ausnahmsfälle eine
Arthrodese des Ellbogengelenkes in Frage. Sie müßte nach Anfrischung der
Gelenkenden in Fixierung in Arbeitsstellung von etwa 90 bis 100° erfolgen. WITTEK
versuchte extraartikulär die Feststellung des Ellbogengelenkes zu erreichen.

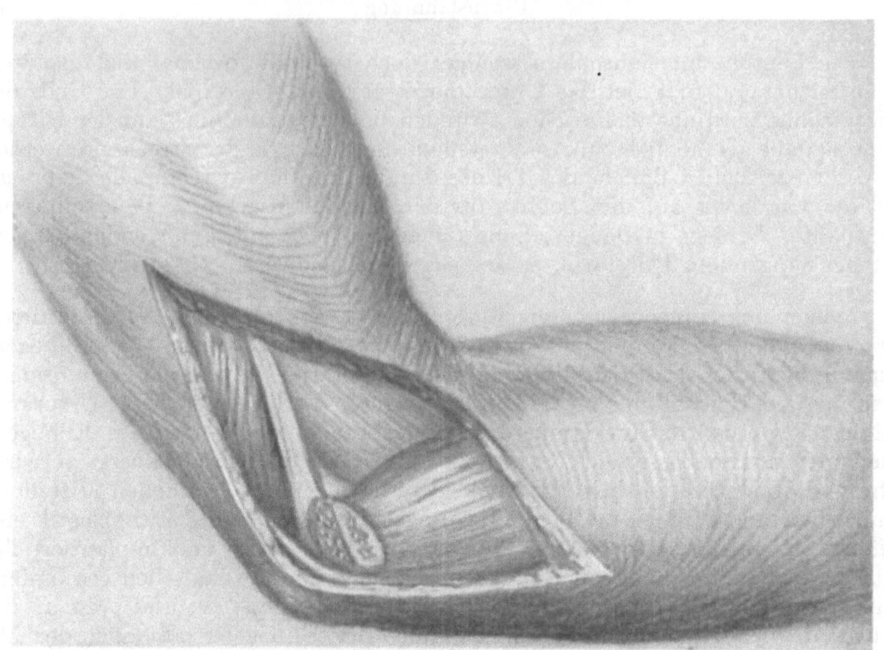

Abb. 33. Die gemeinsame Ursprungsplatte der Beuger wird vom medialen Kondyl subperiostal abgelöst. N. ulnaris wird sichtbar und muß geschont werden.

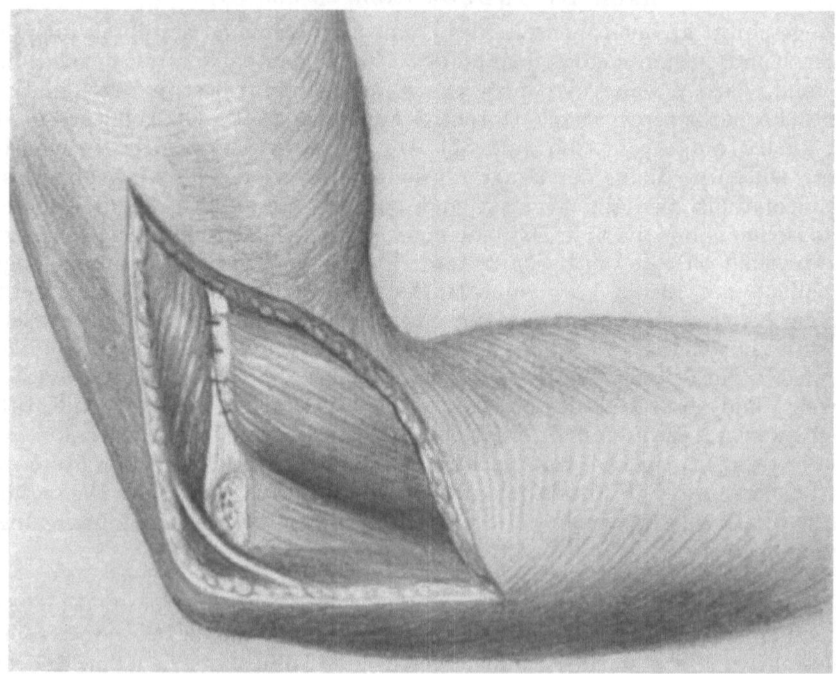

Abb. 34. Die abgelöste Ursprungsplatte der Beuger wird bei gebeugtem Ellbogen 5 cm höher am Septum intermusculare mediale befestigt.

Abb. 33 und 34. Umwandlung der Handbeuger in Ellenbeuger nach Steindler

Technik der Ellbogenarthrodese nach WITTEK (Abb. 35)

Schnitt an der Außenseite des Humerus über dem äußeren Kondyl und obersten Radius. Der Außenseite des Humerus wird nun ein mit Periost bedeckter Kortikalisspan entnommen, der den Epicondylus lateralis mitnimmt; dann wird das Periost des Radius geschlitzt und seine Kortikalis aufgemeißelt. Ohne das Gelenk zwischen Humerus und Ulna zu eröffnen, wird nun der Span am Radius und in die Humerusrinne eingepflanzt. Naht des Periosts, der Faszie und der Haut. Gipsverband für sechs Wochen, dann muß noch längere Zeit eine Hülse getragen werden.

Fehlformen

Bei Bewegungsbehinderungen im Ellbogen gilt es vor allem festzustellen, ob das Hindernis in den Weichteilen oder im Knochen sitzt. Sowohl Schrumpfungen wie Verwachsungen der Muskulatur mit der Unterlage, z. B. bei schweren Zertrümmerungen des Knochens, können die Ursache der Kontraktur sein. In solchen Fällen kommt die Tenotomie des Bizeps bzw. Brachialis internus in Betracht. Bei allen Versteifungen, bei denen der Gelenkspalt noch deutlich und klar erkenntlich ist, insbesondere bei polyarthritischen Versteifungen, kann der Versuch einer gedeckten Mobilisierung des

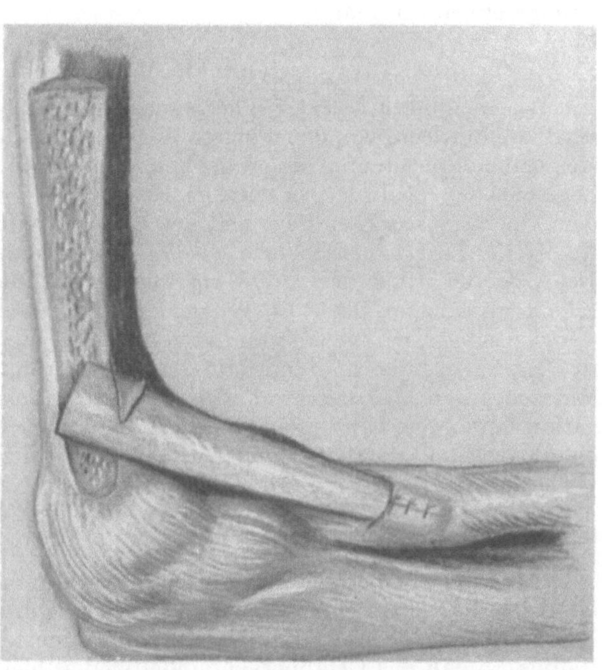

Abb. 35. Ellbogenarthrodese nach WITTEK. Der dem unteren Humerusende entnommene Periostknochenspan wird über das geschlossene Ellbogengelenk hinweg zum Radius verschoben und subperiostal befestigt.

Ellbogens in Erwägung gezogen werden. Sehr häufig aber wird gerade beim Ellbogen eine auf entzündlicher oder traumatischer Basis entstandene Ankylose in nicht befriedigender Stellung die Anzeige zur offenen Mobilisierung bieten. Denn durch gedeckte Maßnahmen (in Blutleere nach LANGE) können nur bei leichten Kontrakturen die Schrumpfungen der Kapsel gelöst werden; und nur wenn die sehr wichtige und gewissenhaft durchgeführte Nachbehandlung nicht sehr schmerzhaft ist, ist auf diese Weise ein Erfolg zu erzielen. Dabei ist darauf zu achten, daß die beiden Extremstellungen im Ellbogengelenk, Beugung und Streckung, häufig gewechselt und durch Schienen festgehalten werden. Viel sicherer und auch schon vielfach erprobt ist hier die offene Gelenksplastik. Da für eine gute Plastik eine volle Übersicht über das Gelenkinnere notwendig ist, empfehlen wir die Aufklappung von rückwärts durch Freilegung mittels eines Bogenschnittes und Abtragung des Trizepsansatzes am Olekranon, wie dies schon LEXER, MAC AUSLAND und viele Andere zu tun pflegen. In Fällen, wo eine Gelenksplastik abgelehnt wird oder nicht angezeigt ist, kann durch eine einfache quere oder bogenförmige suprakondyläre Osteotomie, ähnlich wie beim schweren Cubitus varus oder valgus, die fehlerhafte Stellung korrigiert werden. Die Vorläufer der Gelenksplastik, die orthopädische Resektion des Gelenkes nach HUETER oder OLLIER, waren in ihren Erfolgen nicht entsprechend verläßlich oder führten auch zu Schlottergelenken, und erst der Vorgang HELFERICHS, einen gestielten Muskellappen zwischen die Knochenenden zu schlagen, um ihre Wiedervereinigung zu verhindern, hat der modernen Gelenksplastik die Wege gewiesen, auf denen sie ihre ständig wachsenden Erfolge erweitern konnte.

Technik der gedeckten Mobilisierung des Ellbogens

Allgemeinnarkose oder Plexusanästhesie. Nach vorheriger Hochlagerung wird zur Blutleere von den Fingern angefangen, zuerst eine Gummibinde in aufsteigenden Spiraltouren angelegt und dann oben durch mehrere Zirkeltouren abgeschlossen. Nun lagern wir den Patienten so, daß sein Oberarm vollständig dem Operationstisch aufliegt und der Ellbogen mit der Tischkante abschneidet. Ein Helfer fixiert den Oberarm an der Schulter und knapp ober dem Ellbogen. Der Operateur faßt den Unterarm knapp unter dem Ellbogen und am Handgelenk und macht jetzt die beugenden und streckenden Bewegungen, bis die Verwachsungen nachgeben und die vollständige Beugung und Streckung erreicht ist. Nach vollendeter Mobilisierung bleibt die Blutleere noch zehn bis fünfzehn Minuten liegen und dann erst wird der Arm in leichter Beugestellung und Pronation durch eine Gipsschiene fixiert. Schon nach einigen Tagen beginnen dann die aktiven und passiven Übungen, dabei wird der Arm jeden zweiten Tag abwechselnd in Beuge- und Streckstellung für die Nacht fixiert.

Technik der Tenotomie der Ellenbeuger

Sie wird am besten offen ausgeführt. Durch einen Streckversuch macht man sich die Bizepssehne tastbar und legt sie durch einen kleinen Längsschnitt in der Ellenbeuge frei. Man hält sich möglichst knapp an ihrem Ansatz am Radius, so daß das Gefäßnervenbündel medial bleibt. Die Sehne wird Z-förmig verlängert, der Lacertus fibrosus, wenn er sich anspannt, quer durchschnitten. Sehr häufig ist aber der Brachialis internus die Ursache der Versteifung. Um ihn freizulegen, muß der Schnitt entweder von vornherein näher dem inneren Kondyl angelegt werden, oder man muß den mittleren Längsschnitt stark medial verziehen. Das Gefäßnervenbündel wird lateral verzogen und nun der Muskel bis auf die Kapsel durchtrennt. HOHMANN näht dann den Muskelbauch des Brachialis an den Bizeps, um seine beugende Wirkung zu erhalten. Die Streckung muß nun frei sein. Hautnähte. Streckschiene für mehrere Wochen.

Technik der suprakondylären Osteotomie des Humerus

An der Außenseite macht man vom Epicondylus lateralis einen 4 bis 6 cm langen Längsschnitt nach aufwärts. Nun wird an der Beugeseite vorsichtig der oben und vorne liegende N. radialis mit den Muskeln der Beugeseite und dem Gefäßnervenbündel des N. medianus nach vorne abgeschoben und durch einen schmalen tiefen Haken zurückgehalten. Nach Längsspaltung des Periosts wird auch dieses mit dem Raspatorium an der Vorder- und Hinterseite des Knochens abgelöst und der Knochen mit gebogenen Elevatorien umfaßt. Dabei tastet man sich hinter dem medialen Kondyl den N. ulnaris und muß dafür Sorge tragen, daß er hinter dem Elevatorium zu liegen kommt. Gelingt dies bei sehr fetten Patienten nicht sicher, und kann man beim Durchschieben des Elevatoriums nicht sicher am Knochen bleiben, so muß man von einem medialen Längsschnitt den N. ulnaris aufsuchen und ihn vor einer Schädigung sichern. Nun erst wird der Knochen quer durchmeißelt, und zwar wenn man zwei Schnitte anlegen mußte, von beiden Seiten bis zur Mitte. Beim Cubitus varus kann unter Umständen die Entnahme eines kleinen Keiles an der Außenseite, beim Cubitus valgus ein solcher aus der medialen Hälfte empfehlenswert sein, um die Abweichung ganz auszugleichen. Der Gipsverband wird nach schichtweiser Naht der Weichteile immer in der besten Funktionsstellung, so daß der Patient mit der Hand das Gesicht noch erreichen kann, angelegt. Er bleibt vier bis sechs Wochen liegen.

Technik der Arthroplastik (nach GULEKE)

Von den meisten Operateuren werden mit dem hinteren Längsschnitt nach LANGENBECK die Muskel- und Sehnenansätze vom Olekranon und von den seitlichen Gelenkteilen abpräpariert. Man halte sich dabei außerhalb des Periosts und suche die Seitenbänder zu schonen und nach vorne zu verlagern. Wenn die Präparation bis über die Epikondylen nach vorne gediehen ist, dann werden die Knochen in der meist erkennbaren alten Gelenklinie bogenförmig durchsägt oder durchmeißelt. Man vermeide ein zu frühes Einbrechen des Knochenrestes bei halbdurchsägten Knochen, da dadurch leicht Knochenteile, besonders von den Humeruskondylen, ab- oder herausgerissen werden können. Nach Durchtrennung der Knochen werden die Gelenkenden nach hinten aus der Wunde herausluxiert und wird ihnen ohne zu große Künstelei mit Meißel und Hammer, mit der Säge oder Feile möglichst ihre natürliche Form wiedergegeben. Auf eine Erhaltung veränderter Knorpelpartien braucht kein Gewicht gelegt zu werden, da die Gelenkenden bei gelungenem Resultat sich doch mit einer knorpelähnlichen „atlasglänzenden" Schicht (PAYR) überziehen. Man achte darauf, im Olekranon eine relativ flache Pfanne zu bilden, damit die jeweilige Berührungsfläche mit dem Humerus eine möglichst schmale wird. An der hinteren Fläche des unteren Humerusendes lege man eine Fossa olecrani an (LEXER), in die das neugebildete Olekranon bei gestrecktem Arm eingreifen kann. Je breiter das untere Humerusende ist, um so günstiger ist dies für die Stabilität des neuen Gelenkes. Es folgt eine sorgfältige Exzision der narbig veränderten Kapselteile an der Vorderfläche des Gelenkes und eine genaue Kontrolle, ob bei den aneinander gestellten Gelenkteilen die Beugung und Streckung des Armes im vollen Ausmaß möglich ist. Eine besondere Beachtung muß dem Radio-ulnargelenk zuteil werden. Ist das Radio-ulnargelenk intakt, ist die Pro- und Supination erhalten, so rührt man am besten gar nicht daran. Ist indessen das Radiusköpfchen mit der Ulna verwachsen und dadurch die Pro- und Supination aufgehoben, so müssen die beiden Knochen mittels des Meißels voneinander getrennt und durch Interposition von Faszie, oder besser Fett, eine Wiederverwachsung verhindert werden. Leider genügt bei vielen Fällen die Lösung der beiden Knochen im Radio-ulnargelenk voneinander nicht zur Wiederherstellung der freien Pro- und Supination, da häufig, worauf PAYR besonders hinweist, das Ligamentum interosseum so geschrumpft ist, daß es ein unüberwindbares Bewegungshindernis darstellt. In solchen Fällen muß auch das Ligament reseziert werden, was gelegentlich zweckmäßig durch eine Voroperation geschieht. Von HOHMANN und SPITZY wird bei der radio-ulnaren Synostose die Resektion des Radiusköpfchens empfohlen. SCHEPELMANN fürchtet davon ein Schlottergelenk und empfiehlt statt dessen

lieber den Radiushals mit seinem Periost zu resezieren, was unbeschadet der
späteren Funktion geschehen kann, da der Pronator teres und Supinator brevis
weiter distal ihren Ansatz finden.

Ist auf diese Weise die volle Bewegungsfähigkeit sowohl im Ellbogen als
auch im Radio-ulnargelenk hergestellt, so folgt, wenn man eine Interposition
vornehmen will, die Überkleidung eines oder beider Knochenenden mit Faszie
oder Fett. GULEKE hat sich immer darauf beschränkt, das Humerusende kappenförmig zu überkleiden, was auch nach unseren Erfahrungen vollkommen genügt. Besonders wichtig aber ist die Umkleidung des von der Ulna gelösten Radiusköpfchens und Halses mit einem Fettlappen. Will man auch die Incisura semilunaris überkleiden, so muß man die Faszie eine kurze Zeit lang in die Knochenhöhlung hineinpressen, worauf sie hier festhaftet. Eine exakte Vernähung der Ränder des Fett- oder Faszienlappens zirkulär um den Knochenschaft herum am Periost oder den umgebenden Weichteilen sichert vor Verschiebungen der interponierten Gewebslappen und erlaubt die frühzeitige Aufnahme von Bewegungen. Eine genaue Blutstillung sorgt dafür, daß die neugeschaffenen Gelenkhöhlen nicht prall vollbluten; also nicht in Blutleere operieren! Die künstlich geschaffenen, kappenförmigen Überzüge der Knochenenden tragen wesentlich zur Blutstillung bei. Es folgt die exakte Naht der abgelösten Muskeln, Sehnen und der Haut, wobei darauf zu achten ist, daß gut ernährte Haut über die Wunde zu

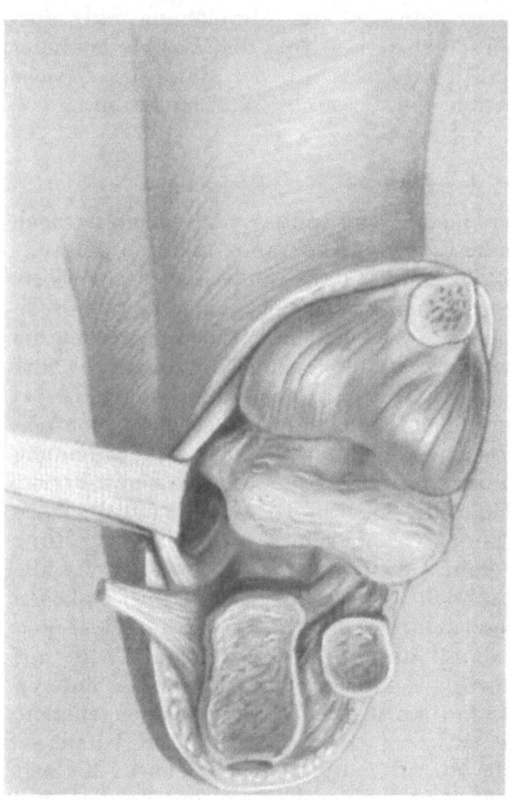

Abb. 36. Gelenksplastik des Ellbogens nach
LEXER. Trizeps mit Olekranonspitze nach oben geschlagen. N. ulnaris mit Gaze zur Seite gezogen.
Humerus walzenförmig gestaltet und mit Fettlappen
überkleidet. Radius und Ulna konkav ausgehöhlt.
Letztere zeigt die Abtrennungsstelle des Olekranon.

liegen kommt, damit nicht durch Hautnekrosen eine sekundäre Infektion der
Gelenkhöhle begünstigt wird. Keine Drainage.

Wo es sich um eine gute Übersicht im Gelenk handelt, empfiehlt LEXER
einen U-förmigen Bogenschnitt über die Kondylen und die Basis des Olekranon
(Abb. 36). Mit einem flach aufgestellten Meißel wird die Trizepssehne vom
Olekranon abgemeißelt und nach oben geschlagen. Der N. ulnaris wird aufgesucht, freigemacht und zur Seite gezogen. Feststellung der alten Gelenklinie,
in deren Verlaufe mit dem Meißel die Synostose durchtrennt wird. Besonders
an der Beugeseite des Gelenkes müssen alle Narben, Kapselreste, Periost und
periostale Wucherungen sorgfältig entfernt werden, namentlich im M. brachialis

internus soll alles verdächtige Bindegewebe genauestens exzidiert werden. Vor Wundschluß muß dann der N. ulnaris wieder zurückverlagert und wenn er in Narben eingebettet war, auch mit Fett umkleidet werden. Befestigung des abgemeißelten Olekranonrestes mit der Trizepssehne an die Ulna mittels eines Nagels; es genügen aber auch exakte Seidenknopfnähte.

Technik der Entnahme eines Faszienlappens nach KIRSCHNER

Es ist das Verdienst KIRSCHNERS, die ausgedehnte Verwendung der frei verpflanzten Faszie auch in der orthopädischen Chirurgie durch seine grundlegenden Versuche begründet zu haben. Ihre Entnahme in größeren Flächen erfolgt am besten an der Außenseite des Oberschenkels, und zwar in seinem unteren Drittel. In lokaler Anästhesie wird für kleinere Stücke ein einfacher Längsschnitt, für größere ein nach vorne konvexer Bogenschnitt angelegt, der die Haut und das Fettgewebe durchtrennt. Haut und Fett werden dann zusammen von der Faszie abgelöst und zurückpräpariert, bis die Faszie in entsprechender Ausdehnung freiliegt. Ihre Dicke nimmt gegen das Knie und nach rückwärts zu. Man umschneidet die Fascia lata in der gewünschten Ausdehnung, wobei wir die nach der Entnahme eintretende Schrumpfung berücksichtigen, und kann sie leicht stumpf von der Unterlage ablösen. Die entnommene Faszie soll gleich weiter verwendet und an ihrem neuen Bestimmungsort eingepflanzt werden. Der Defekt am Oberschenkel macht gewöhnlich keinerlei Beschwerden, sonst kann man durch Vernähung der Faszienwundränder an die darunterliegende Muskelfaszie jede Hernienbildung sicher verhüten. Hautnähte.

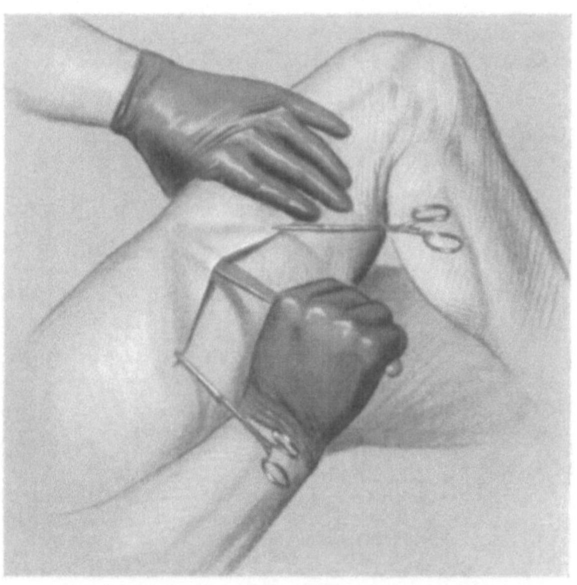

Abb. 37. Entnahme des Fettlappens nach LEXER. Führung des Messers zum Ablösen der Haut vom subkutanen Fett. Die beiden Klemmen spannen die Haut.

Technik der Entnahme des Fettlappens nach LEXER (Abb. 37 und 38)

Sie erfolgt, wenn möglich, aus der nächsten Umgebung der Operationswunde, in der Regel aber aus der Außenseite des Oberarmes oder Oberschenkels, da die Entnahme aus dem Bauch oder der Hinterseite des Oberschenkels für die Wundheilung nicht so günstig ist. Mit einem großen Messer wird ein Längsschnitt durch die Haut bis auf das Fettgewebe geführt, bei gebeugtem und adduziertem Oberschenkel. Zwei Klemmen fassen darauf den einen Wundrand in den Winkeln und ziehen ihn nach der entgegengesetzten Seite, wodurch die Haut

eine Strecke weit flach gespannt wird. Mit demselben Messer sticht man sodann
in dem einen Wundwinkel, parallel zu der gespannten Haut, unter diese, durchtrennt, während die linke Hand den Messerzügen folgend flach aufgelegt wird,
den Zusammenhang des subkutanen Fettgewebes mit der Haut bis in die Nähe
des anderen Wundwinkels. Dasselbe Vorgehen wiederholt sich auf der anderen
Seite. Sodann zieht man beide Wundränder weit auseinander und legt eine
warme Kochsalzkompresse auf die freiliegende glatte Schnittfläche des Fettgewebes. Während man mit Hilfe der Kompresse das Fettgewebe etwas nach
der Seite verschiebt, trennt man mit dem Messer ringsum an der Grenze der
Wundhöhle seinen Zusammenhang mit der Umgebung und von der Unterlage,
wobei es stets nur mit Hilfe der befeuchteten Gaze angefaßt wird. Während die
Blutstillung erfolgt und die Wunde vernäht wird, bleibt das Fettgewebe in einer

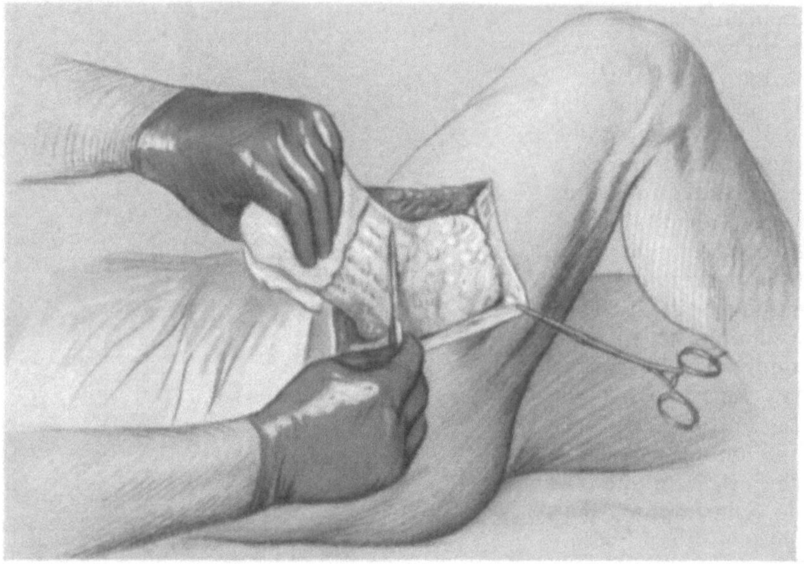

Abb. 38. Entnahme des Fettlappens nach LEXER. Ablösen des Fettlappens von der Unterlage

mit warmer physiologischer Kochsalzlösung getränkten Kompresse aufbewahrt.
Bei der Lösung von der Unterlage wird die Faszie nur mitgenommen, wenn das
Fettpolster sehr dünn und weich ist. Bei sehr dickem und kräftigem Fettpolster
braucht nicht die ganze Schicht entfernt zu werden. Die zur Ablösung dienenden
Messerschnitte müssen möglichst flach gelegt sein, um eine glatte Schnittfläche
zu erreichen. Nach der Naht der Wunde werden noch in größeren Abständen
einige tiefe Knopfnähte durch die Haut und Faszie gelegt, um ein rascheres
Anlegen der Haut zu ermöglichen und Lymph-Blutergüsse zu vermeiden. Das
Einlegen des Fettlappens in den Defekt soll ohne Berührung mit Instrumenten
geschehen, die Befestigung erfolgt durch feinste Katgutnähte.

Andere Eingriffe

MAC AUSLAND geht ähnlich vor. U-Schnitt, Freilegung des N. ulnaris, der
mit Gazezügel zur Seite gehalten wird. Dann wird die Faszie quer eingeschnitten
und das Olekranon von rückwärts quer durchsägt. Hernach kann manchmal

das Gelenk aufgebrochen werden, sonst muß das ganze Gelenk durchsägt werden. Das Olekranon wird nun verkleinert und der Rest mit dem Trizepslappen zurückgeschlagen. Dann werden in der üblichen Weise die Gelenkenden neugestaltet, Kapsel und Narbenreste entfernt. Von einer Rücksichtnahme auf die Freimachung der Pro- und Supination wird nicht gesprochen. Wohl aber wird die Bildung einer Fossa olecrani empfohlen. Beide Gelenkanteile werden mit Faszienlappen umkleidet. Die Spitze des Olekranon wird dann mit Känguruhsehnen durch Bohrlöcher wieder an die Ulna befestigt.

Technik nach PAYR

Längsschnitt am Außenrand der Trizepssehne lateral am Olekranon vorbei noch ein Stück über die Ulnakante nach abwärts. Durchtrennung des lateralen Seitenbandes und Aufklappen des Gelenkes. Man erhält dadurch einen ziemlich guten Einblick in dasselbe. Bei totaler knöcherner Ankylose wird annähernd in der ehemaligen Gelenklinie diese durchmeißelt, die Trochlea wesentlich verkleinert, ebenso die bogenförmige Aushöhlung des Olekranon abgeflacht, d. h. als Regel gilt immer eine Verkleinerung des Radius des konvexen und eine Vergrößerung des Radius des konkaven Anteiles bei der künstlichen Gelenkneubildung. Wenn der an der Beugeseite liegende Kapselabschnitt mit schwieligen Massen ausgefüllt ist, so fügt man einen Schnitt hinzu, der vom Sulcus bicipitalis medialis in die Ellenbeuge verläuft. Das Gefäßnervenbündel wird nach vorne gezogen und die Schwielen entfernt. Das Radiusköpfchen wird reseziert und der Rest mit Fett umkleidet. Der Gelenksspalt wird ebenfalls mit einem Fettlappen ausgefüllt und die hintere Kapselpartie durch einen freien Faszienlappen ersetzt.

MOSZKOWICZ, der ebenfalls einen U-förmigen Hautschnitt wählt, läßt den Ansatz der Trizepssehne am Olekranon intakt und empfiehlt zur Vermeidung seitlicher Schlotterung das untere Humerusende gabelförmig zu gestalten. Früher wurde häufig zur Interposition ein Muskellappen, meist des Trizeps verwendet. Abgesehen davon, daß es schade um den wichtigen Muskel ist, ist diese Technik, seit man Faszie und Fett leicht transplantieren gelernt hat, auch überflüssig geworden, da sie in der Regel nicht ausreicht, um auch nur einen Gelenkanteil vollkommen zu überziehen. In solchen Fällen könnte man viel besser die interpositionslose Methode von SCHMERZ oder SCHEPELMANN anwenden; sie glätten die Gelenkanteile sorgfältig mit Raspel und Feile und lassen früh bewegen.

Nachbehandlung in leichter Beugung und geringer Supination. Fixation des Armes mit oder ohne Zugverband. Nach einer Woche wird der Arm beim Verbandwechsel in mittlere Beugung und Pronation gebracht; für die dritte Woche wieder die erste Stellung. Nach der dritten Woche bleibt der feststellende Verband fort und es beginnen aktive, später passive Bewegungen, gleichzeitig mit Faradisation der Muskeln und Massage. Vor brüsken Bewegungsversuchen ist zu warnen, wohl aber hängt von der Schmerzlosigkeit und aktiven Mitarbeit des Patienten der größte Teil des Erfolges ab. Als wichtige Voraussetzung ist immer das Vorhandensein einer funktionstüchtigen Muskulatur anzusehen; ohne aktive Kräfte ist auf die Dauer kein Erfolg zu sichern. Die Zunahme der Beweglichkeit schreitet nicht kontinuierlich fort, oft tritt ein längerdauernder Stillstand ein. Nur wenn sich im Röntgenbild ein knöchernes Hindernis als Bewegungshemmung zeigt, soll dies rechtzeitig entfernt werden.

Schlottergelenke durch Verlust der Gelenkenden

Bei großen Knochendefekten werden wir meist versuchen, durch eine Arthrodese, die sich ganz nach den gegebenen Verhältnissen richtet und eine Verzahnung oder Verschraubung der Knochenenden bezweckt, eine knöcherne Ankylose herzustellen. Ist aber die Muskulatur des Oberarmes intakt, so kommt auch der Vorschlag Götzes in Betracht, zwischen Ober- und Unterarm ein künstliches, maschinelles Gelenk einzusetzen.

Technik der Schlottergelenkoperation nach Götze (Abb. 39)

An der Außenseite des Ellbogengelenkes wird ein türflügelförmiger Hautlappen mit der Basis nach der Beugeseite zu gebildet; er entspricht in seiner Länge der Knochenlücke. An der Innenseite des Gelenkes werden durch einen H-förmigen Hautschnitt zwei Lappen mit der Basis nach oben und unten gebildet. Jetzt wird der Streckmuskelapparat von den vorderen Weichteilen, welche die Beugemuskeln und alle großen Gefäße und Nerven enthalten, gelöst, so daß die entstehende Lücke oben und unten die Knochenstümpfe erreicht. Vorhandene Schwielen werden exzidiert, bis besonders am Humerus Beuger und Strecker am Stumpfende frei von Verwachsungen sind. Einschlagen des äußeren Lappens unter die Beuger, so daß die Dorsalseite der Beuger ganz von ihm gedeckt sind. Die beiden Innenlappen werden ebenfalls durch die Lücke geschlagen und bedecken die Knochenstümpfe oben und unten. Zur Deckung der Volarseite der Streckermuskeln muß die Haut durch einen Wanderlappen vom Rumpf beschafft werden. In entsprechender Höhe wird an der vorderen unteren Rumpfwand ein genügend breiter, nach innen und oben gestielter Hautlappen mit dem Unterhautfettgewebe losgelöst

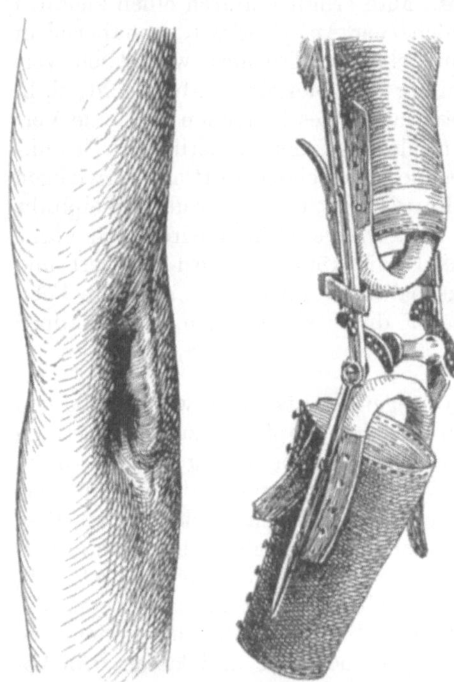

Abb. 39. Schlottergelenk nach Götze operiert; daneben die dazugehörige Prothese

und exakt in den bestehenden Hautdefekt eingenäht; dabei ist auf breite und gute Adaption Wert zu legen. Der Hautdefekt am Rumpf wird jetzt schon durch Entspannungsnähte möglichst verkleinert. Nach achtzehn Tagen kann der Stiel durchtrennt werden, die vierte Seite der Armwunde wird angefrischt und durch exakte Hautnaht versorgt. Der Rest des Stieles am Bauch wird zur Deckung des Defektes verwendet; ein noch verbleibender Rest durch Thiersch-Lappen gedeckt. Es wird so ein großes Fenster im Ellbogen gebildet, in das mittels eines den Ober- und Unterarm umfassenden Schienenhülsenapparates der Gelenkmechanismus eingesetzt wird. Je ein Zügel geht oben und unten durch den Spalt und umgreift den Knochenstumpf; diese werden auf diese Weise fest auseinandergedrängt, so daß bei einsetzender Muskeltätigkeit die Muskelansätze in normaler Entfernung voneinander gehalten werden; dadurch wird ihre Wirksamkeit in normaler Weise auf das zwischen ihnen eingeschaltete Gelenk wieder frei. Das fehlende Olekranon wird dadurch ersetzt, daß an der Schiene ein durch die Armlücke greifender Bügel befestigt ist, der eine Rolle trägt, über den die Strecker gleiten können.

IV. Vorderarm

Fehlhaltung und Fehlstellung

Von den Fehlstellungen ist wohl der Pronationsspasmus des Vorderarms eine Deformität, die eine typische Behandlung erfahren hat. Bei leichten Graden können wir durch nachstehende Übungen und nachherige Schiene in Supinationsstellung, Streckung der Finger und Abduktion des Daumens eine Besserung erzielen.

Technik der Übungen (Abb. 40 und 41)

Der Arm ist im Ellbogengelenk gebeugt, die Hand einwärts gedreht, der Daumen eingeschlagen, die Finger meist gebeugt, oft auch in den Endgliedern überstreckt. Nun erfaßt die gleichseitige Hand derart die kranke des Patienten, daß Zeige- und Mittelfinger das Handgelenk von unten, ellen- und speichenwärts umfassen, die Daumen kommen zwischen Daumen und Zeigefinger des Partners zu liegen. Der vierte und fünfte Finger des Arztes umfassen den Handrücken, die gesundseitige Hand ergreift den Ellbogen. Nun proniert der Arzt seine Hand, überstreckt dabei gleichzeitig das Handgelenk des Patienten dorsal und streckt den Ellbogen. Auch die dabei anfangs immer noch auftretende Beugung der Finger kann bei einiger Übung leicht vollständig ausgeglichen werden. Die Übungen werden fortgesetzt, bis jeder Widerstand seitens des Patienten aufgehört hat. Daran schließt sich Massage der spastischen Muskelgruppen.

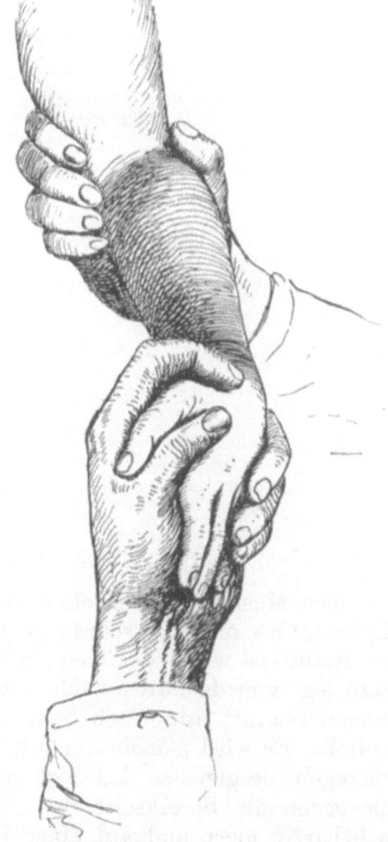

Abb. 40. Pronationsspasmus der Hand. Griff für die korrigierende Übung

Fehlform

Die Fehlformen des Unterarmes, die eine besondere orthopädische Behandlung benötigen, sind nicht sehr zahlreich. Es sind dies die Pronationskontraktur, zu deren Behandlung eine Reihe von Operationen angegeben sind, dann die ischämischen Kontrakturen, die jedoch immer seltener werden, die rachitischen Verkrümmungen, wenn sie höhere Grade angenommen haben und die ebenfalls seltene, aber auch nur selten zu heilende, angeborene radio-ulnare Synostose.

Pronationskontrakturen

Bei höheren Graden der Pronationsspasmen kommt entweder die einfache Durchtrennung der verkürzten Pronatoren in Betracht, oder in der weiteren Folge ein Eingriff an den Nerven oder eine Sehnenverpflanzung.

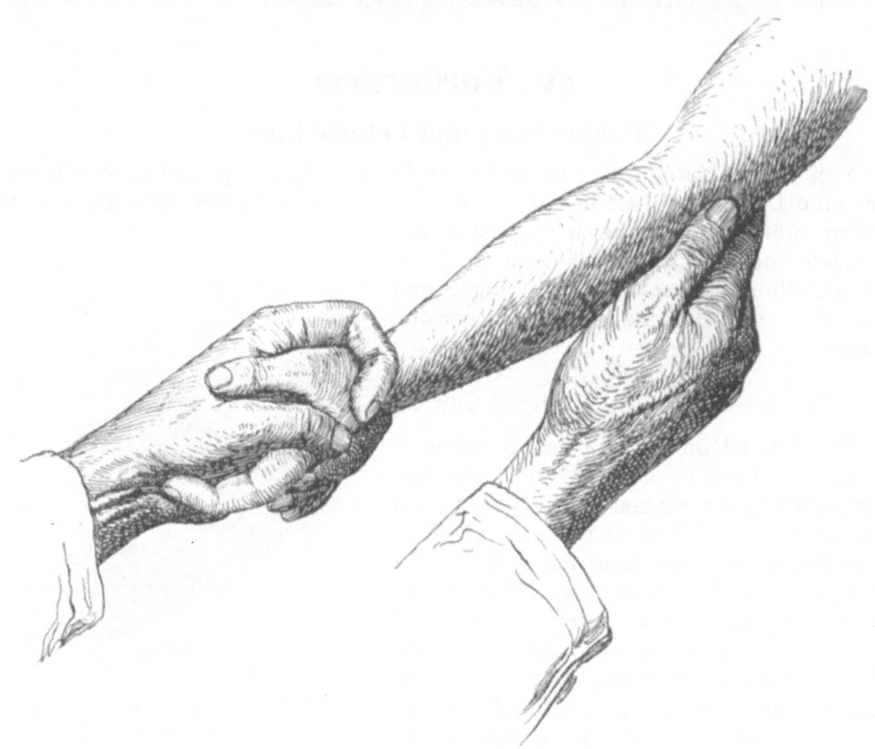

Abb. 41. Pronationsspasmus der Hand. In allen Teilen korrigiert

Technik der Tenotomie des Pronator teres

Der Muskel ist in solchen Fällen meist als dicker Strang tastbar, der vom Epicondylus medialis schräg gegen den Radius zieht. Seine Durchschneidung am Radius ist wegen der Tiefe, in der hier der Knochen liegt, ein größerer Eingriff. Man legt von der Mitte nach abwärts an der Volarseite des Radius einen 5 cm langen Schnitt an. Nach Spaltung der Faszie gelangt man zum M. brachioradialis. Er wird gemeinsam mit dem radialen Handgelenkstrecker nach außen verzogen, desgleichen das dort verlaufende Gefäßnervenbündel. Nun erst .wird die gegen die Streckseite den Radius umgreifende Sehne des Pronator teres sichtbar, isoliert und auf einer Hohlsonde durchtrennt bzw. reseziert. Rückverlagerung der Muskeln, Faszien- und Hautnähte. Gipsverband bei supiniertem Arm für drei Wochen; dann Übungen und Nachtschiene für längere Zeit.

Technik der offenen Durchschneidung des Pronator teres nach STEINDLER

Schrägschnitt über dem Verlauf des Muskels vom Epicondylus medialis nach abwärts. Der M. pronator teres liegt von allen Muskeln, die hier ent-

springen, am meisten radial und ist deutlich tastbar. Nach Durchtrennung der
Faszie wird er unter dem Lacertus fibrosus, der ihn überquert, aufgesucht, isoliert
und durchtrennt. Nachbehandlung wie oben.

Sind nicht nur die Pronatoren, sondern auch die Handbeuger spastisch und
besteht neben der Pronation noch eine stärkere Beugekontraktur der Hand, so
empfiehlt v. BAEYER (nach dem Beispiel von SILFVERSKIÖLD), die Ursprünge der
ganzen Unterarmbeuger vom Epicondylus internus und vom obersten Ende der
Ulna abzulösen. Von einem Längsschnitt aus um den Epicondylus internus wird
in örtlicher Betäubung der N. ulnaris gesichtet, dann die ganze Muskelplatte vom
Epicondylus abgelöst. Aktive Streckversuche des Patienten geben Aufschluß,
wie weit die Ablösung auf der Ulna fortzusetzen ist.

Da aber noch ein zweiter Pronator, der M. pronator quadratus, am unteren
Anteil des Vorderarmes vorhanden ist, so dürfen wir von der Durchtrennung des
Pronator teres allein noch nicht die volle Freiheit der Supination erwarten,
sondern müssen auch diesen zweiten Muskel durchtrennen. Er liegt sehr tief,
direkt dem Knochen auf und ist am leichtesten noch in der Gegend des „Pulses"
am Radius zu treffen.

Technik der Tenotomie des Pronator quadratus

Man tastet sich den Radialispuls und macht dort einen 3 bis 4 cm langen
Hautschnitt. Nach Durchtrennung der Faszie sieht man die Sehne des M.
brachio-radialis, die mit den Radialisgefäßen nach außen gezogen wird. Der
M. flexor carpi rad. wird ulnar verzogen, worauf in der Tiefe noch der
M. flexor pollicis long. sichtbar wird. Er wird ebenfalls nach ulnar verzogen.
Jetzt werden die queren Fasern des Quadratus und ihr Ansatz am Radius deut-
lich sichtbar. Er wird vom Knochen isoliert und auf einer Sonde durchtrennt
bzw. auf ein Stück reseziert. Faszien- und Hautnähte. Lagerung des Armes in
Supination.

Modifikation nach STEINDLER

Längsschnitt handbreit ober dem Handgelenk in der Mitte der Volarseite
des Vorderarmes. Durchtrennung der oberflächlichen und tiefen Faszie. Unter
dem tiefen Fingerbeuger werden die queren Fasern des Muskels sichtbar. Unter
sein proximales Ende wird eine Sonde untergeschoben, um ihn von der Membrana
interossea zu isolieren und eine Verletzung des Nervus und der Arteria interossea
zu verhüten. Dann wird der Muskel durchschnitten. Faszien- und Hautnähte;
Lagerung in Supination.

Andere Eingriffe

Anstatt der Durchschneidung des Muskels empfehlen, um ihn ganz auszuschalten, LORENZ, SPITZY und STOFFEL, den zuführenden motorischen Nervenast zu durchtrennen. Während STOFFEL die einfache Vernichtung empfiehlt, hat
SPITZY seine Überpflanzung auf den hypotonischen N. radialis ausgeführt und
so auf jeden Fall auch eine Wiedervereinigung dieser Nervenfasern mit ihren
Muskeln verhindert. Die Operation bietet keinerlei Schwierigkeiten.

Technik der Durchtrennung der Nervenäste für die Pronatoren

Man legt den N. medianus im Sulcus bicipitalis med. frei durch einen Längsschnitt von der Ellenbeuge nach aufwärts. Man dringt bis auf den Nerven vor,
der hier leicht zu finden ist und isoliert ihn. Bizepswärts liegt die Arteria brachialis,

ulnarwärts von ihm der N. cutaneus antibrachii medialis. Die oberflächlichen, volar von ihm abgehenden Äste versorgen den Pronator teres, Flexor carpi rad. und Palmaris longus. Wenn man weiter nach abwärts präpariert, so kann man den Ast für den Pronator teres leicht isolieren. Hier leistet natürlich die elektrische Prüfung ausgezeichnete Dienste, weil ja sämtliche motorischen Fasern leitend sind. Allerdings soll man nicht, wie STOFFEL schreibt, die feinen Äste mit einer Pinzette hochhalten und reizen, weil man dabei sowohl auf Schädigungen durch Quetschen wie auf Stromschleifen durch Berührung des Metalls zu achten hat, sondern man schiebt sich ein kleines ausgekochtes Zelluloidplättchen unter und isoliert so den Nerven und reizt ihn jetzt. Wir bestimmen die Bahn, die durchtrennt werden soll; in erster Linie die beiden Äste für den Pronator teres sowohl seines humeralen wie seines alnaren Kopfes. Bei schweren Spasmen wähle man den ganzen Nervenast einschließlich der Fasern für den Flexor carpi rad. und Palmaris longus, auf deren pronierende Wirkung TUBBY schon 1899 hingewiesen, und reseziert sie. Will man ein Wiederauswachsen der resezierten Fasern bis in den Muskel sicher verhüten, so macht man die Plastik nach SPITZY, tunneliert den durchtrennten Nervenast unter der Bizepssehne zum N. radialis und vernäht ihn mit diesem Nerven oder muß 5 bis 7 cm hoch hinauf die Ästchen resezieren.

Seit den Arbeiten von SILFVERSKIÖLD und neuerdings v. BAEYER möchten wir nach unseren Erfahrungen die Ursprungsverpflanzung der Medianusmuskulatur am Epicondylus medialis als viel einfachere und raschere Operation vorziehen, deren Wirkung vielfach genügen dürfte, und zwar in nachstehender Ausführung.

Technik der Ursprungsverpflanzung bei Spastikern nach ERLACHER

Rückenlage, abduzierter Oberarm, lokale Anästhesie. Wir umspritzen von einem Punkt zwei Querfinger breit ober dem medialen Epikondyl nach abwärts diesen sowie unter ihm die gemeinsame Muskelplatte der Hand- und Fingerbeuger bis ans Periost der Ulna. 6 cm langer Längsschnitt vor dem Epikondylus etwas ober ihm beginnend; Ligatur und Durchtrennung der Vena basilica. Wir präparieren den Hautlappen nach rückwärts und legen gleich den N. ulnaris frei; er wird mit einer Ringklemme gefaßt und zur Seite gehalten. Knapp unterm Epikondyl schieben wir von rückwärts her vor dem N. ulnaris eine Kochersonde unter den gemeinsamen Muskelursprung der Medianusmuskulatur, des Pronator teres, der Hand- und oberflächlichen Fingerbeuger und durchtrennen ihn knapp am Knochen. Passive Streckung des Ellbogens und aktive der Finger und Supination; sich noch anspannende Fasern werden mit einem Raspartorium distalwärts abgeschoben. Ist die Streckung und Supination entsprechend frei geworden, so vernähen wir in dieser Stellung die abgelöste Muskelplatte mit den darunterliegenden Muskelursprüngen der Ulnarismuskulatur. Faszien- und Hautnähte. Gipsschiene in Supination und Streckstellung des Armes, der Hand und der Finger. Nach Wundheilung Beginn mit Übungen wie oben und Massage. Die Gipsschiene wird als Nachtschiene noch durch Monate getragen.

Nur in ganz schweren Fällen von Spasmen, vor allem aber bei Lähmung der Supinatoren wird man die plastische Umwandlung des Pronator teres in einen Supinator nach TUBBY vornehmen.

Technik der Verwandlung des Pronator teres in einen
Supinator nach Tubby (Abb. 42 bis 44)

15 cm langer Schnitt in der Mitte des Vorderarmes über dem Verlaufe der
Arteria radialis. Freilegung des M. brachio-radialis und Lostrennung vom
Flexor carpi rad. Er wird mit dem Gefäßbündel nach innen verzogen. Hierauf werden die schräg verlaufenden Fasern des breiten M. pronator teres sichtbar. Sie werden stumpf unter dem Brachio-radialis bis zu ihrem Ansatz verfolgt und seine kurze Sehne mitsamt einem Perioststreifen vom Knochen abgelöst und angeschlungen. Dann wird der Flexor carpi rad. frei präpariert und 3 bis 4 cm oberhalb des Handgelenkes durchtrennt und ebenfalls angeschlungen. Beide Muskeln werden angespannt und miteinander vernäht, ebenso der periphere Stumpf des Flexor carpi aufsteigend mit dem Palmaris longus. Nun erfolgt die Durchtrennung der Membrana interossea. Sie wird sichtbar gemacht, indem man den Flexor sublimis längs auseinander drängt, darunter den M. flexor pollicis long. radial verzieht, die volar verlaufende Arterie und N. interosseus bleiben ulnar und müssen geschont werden, während wir in entsprechender Höhe die Membrana interossea, wenn sie geschrumpft ist, in möglichster Ausdehnung durchschneiden. Nun werden mit einer Umstechungsnadel die Haltefäden des Flexor carpi rad. um die Streckseite des Radius herumgeschlungen und nach Anlegen eines Bohrloches durch den Knochen von vorne nach hinten in gleicher Richtung durchzogen und subperiostal befestigt. Dadurch verläuft also die gemeinsame Sehne jetzt durch die

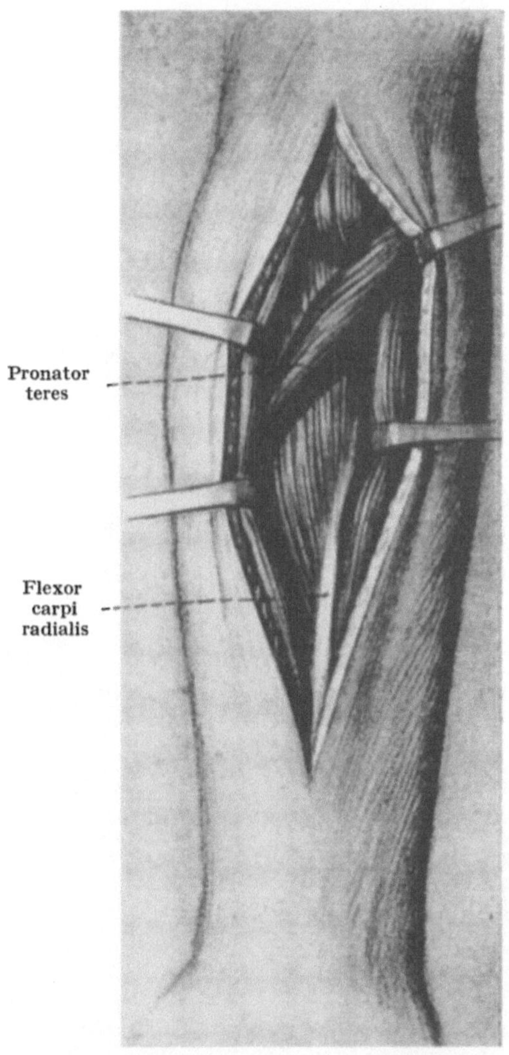

Abb. 42. Umwandlung des Pronator teres in einen Supinator nach Tubby. Ablösen des Pronator teres

Membrana interossea an die Streckseite des Radius und wirkt als Supinator.
Faszien- und Hautnähte. Verband bei supiniertem Unterarm für zwei bis
drei Wochen. Nachtschiene in der gleichen Stellung für längere Zeit; Übungen
und Massage.

Technik der Ursprungsverpflanzung des Pronator teres nach Hoffa

Der Pronator teres wird an seinem Ursprung, am Condylus internus humeri losgelöst, unter dem Brachioradialis und Extensor carpi radialwärts durchgezogen und am Condylus lateralis befestigt, wodurch er gleichsam den M. supinator verstärkt. Da aber diese Operation keine Rücksicht auf die Gefäß- und Nervenversorgung nimmt, wäre sie durch die einfachere Ursprungsablösung (siehe oben) zu ersetzen.

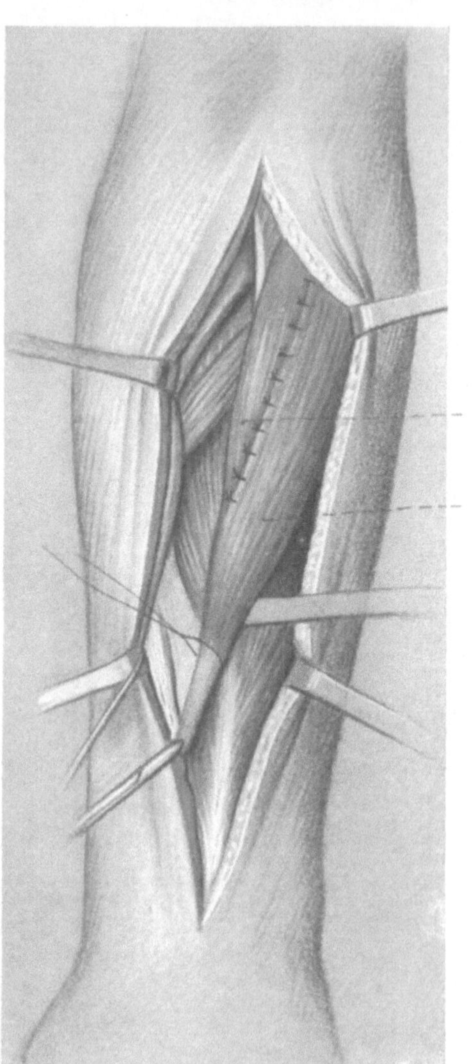

Abb. 43. Umwandlung des Pronator teres in einen Supinator nach Tubby. Der Pronator teres ist mit dem Flexor carpi radialis vernäht, der abgelöst und angeschlungen wird.

Ischämische Kontrakturen

Die schweren Folgen ischämischer Lähmungen, die ischämischen Kontrakturen, sind in ihrem Wesen erst in der allerletzten Zeit wieder etwas näher erforscht worden, ohne daß sich daraus eine ursächliche Behandlung bereits ableiten ließe. Wir können nur die bestehenden Kontrakturen beseitigen. In leichten Fällen gelingt es durch Bäder und Massage den Muskel zu erweichen und durch Dauerkorrekturapparate zu dehnen. Der Ersatz der entarteten Muskulatur durch freie Verpflanzung eines gesunden Muskels ist bisher noch nicht möglich. Man kann daher nur versuchen, die noch vorhandene Kontraktilität des Muskels für eine möglichst gute funktionelle Auswertung zu gewinnen, indem wir die Länge der Endsehnen für eine bestimmte Bewegung (Tätigkeit) einstellen; entweder indem wir sie offen verlängern, oder indem wir das Stützgerüst des Knochens so weit als nötig kürzen. Um diesen komplizierten bzw. verstümmelnden Operationen auszuweichen, hat Aberle eine plastische Ursprungsablösung am Condylus internus unter Schonung des Pronator und die offene Verlängerung der tiefen Fingerbeuger empfohlen.

Technik der Ursprungsablösung der Handbeuger
nach ABERLE

Ausgiebiger Längsschnitt vom Epicondylus internus schräg zur Mitte des Unterarmes. Entlang dem N. medianus gegen die Ellenbeuge zu werden die Muskelfasern des radialen Kopfes des oberflächlichen Fingerbeugers durchschnitten und die Muskelbündel des Flexor carpi radialis von denen des Pronator teres schrittweise abgetrennt. Die Muskelästchen des Medianus sind zu schonen. Nun wird auch vom Ulnaris her das Caput commune abgelöst, und zwar der oberflächliche Anteil, bestehend aus Flexor carpi radialis, Palmaris longus und oberflächlichem Fingerbeuger, und nach oben zu als flacher Lappen ausgeschnitten. Nun müssen noch handbreit über dem Handgelenk die tiefen Fingerbeuger und der ulnare Handbeuger, dieser so, daß der obere Halbierungsschnitt an der radialen Seite beginnt, der untere an der ulnaren, plastisch verlängert werden. Diese Verlängerung muß auf 5 bis 6 cm angelegt sein. Streckung der Hand und der Finger. Vernähung der Sehnenstümpfe miteinander und der abgelösten Muskelplatte mit dem angefrischten Profundus. Faszien- und Hautnähte. Verband in Streckstellung des Hand-gelenkes; eine Überstreckung darf erst später erfolgen, um die Gefäß- und Nervenversorgung nicht zu gefährden.

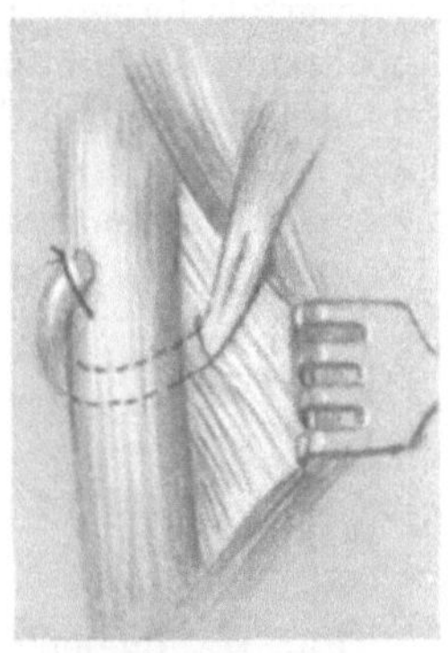

Abb. 44. Umwandlung des Pronator teres nach TUBBY. Befestigung des Flexor carpi radialis am Radius, ihn umgreifend

Rachitische Verkrümmungen

Als knöchern bedingte Fehlformen des Unterarmes kommen die rachi-tischen Verkrümmungen, im Sinne der Vermehrung der physiologischen Krümmung nach vorne und außen konvex vor. Da sie oft sogar winklige Formen annehmen, müssen sie beseitigt werden. Wenn man, wie ich, auf dem Stand-punkt steht, auch bei der noch floriden Rachitis die Deformität zu korrigieren und unter gleichzeitiger Behandlung der Grundkrankheit zur Heilung zu bringen, so genügt in solchen Fällen die gedeckte Infraktion.

Technik der gedeckten Infraktion der Vorderarmknochen

Man faßt mit beiden Händen den Unterarm knapp ober- und unterhalb der Verbiegung und kann meist mit einem kräftigen Ruck den Knochen einbrechen und die Verbiegung gerade richten. Gelingt es so nicht, so nehmen wir die Infraktion über einem Keil vor; auch dabei müssen die Hände des Operateurs möglichst nahe aneinandergreifen, damit die Abknickung nur am Orte der Wahl stattfindet.

Sollte es einmal vorkommen, daß wir auf gedecktem Wege nicht zum Ziele kommen, so ist der Verlauf der Ulna so oberflächlich, daß wir sie entweder subkutan oder von einem kleinen Schnitt aus leicht mit einem Meißel einkerben und dann brechen können, wobei der Radius meist mitgeht. Sonst müßte auch er, am besten von der Streckseite aus, nach einem kleinen Hautschnitt an-gemeißelt werden. Den Verband lege ich immer in mittlerer Supination an, bei rechtwinklig gebeugtem Ellbogen und gestrecktem Handgelenk. Er muß bei florider Rachitis so lange liegen bleiben, bis die Rachitis durch die eingeleitete Behandlung in Abheilung begriffen ist (Röntgenkontrolle!); auch sonst wenigstens vier Wochen.

Radio-ulnare Synostose

Die seltene angeborene radio-ulnare Synostose wurde vielfach operativ behandelt. Da aber mehrfache Untersuchungen gezeigt haben, daß mit der knöchernen Verwachsung meist eine Aplasie der Muskulatur verbunden ist, wird auch die gelungene operative Lösung der beiden Knochen kaum einen Dauererfolg haben. Die auszuführende Operation müßte sich nach dem Sitze der knöchernen Verbindung richten. Am ehesten dürfte noch ein Erfolg zu erwarten sein, wenn lediglich das Radiusköpfchen mit der Ulna verwachsen ist. Es käme hier, wie bei einer Gelenksplastik, die Zwischenlagerung eines Fettlappens zwischen Radius und Ulna in Betracht.

Technik siehe S. 75 ff.

V. Hand und Finger

A. Ruhigstellung

Für Handgelenk und Mittelhand muß die Ruhigstellung in der funktionell günstigsten Stellung, d. i. in einer leichten Beugung dorsalwärts, erfolgen. Um die vollständige Ruhigstellung zu erreichen, muß der Gipsverband Unterarm, Handgelenk, Hand bis zu den Fingergrundgelenken umfassen. Für die Finger ist die funktionell günstigste Stellung halbe Beugung. Gilt es mehrere Finger ruhig zu stellen, so legt man eine Gipsschiene an der Beugeseite vom Unterarm bei leicht dorsal gebeugter Mittelhand bis zu den Spitzen der leicht gebeugten Finger an. Auf ihr ruhen die Finger auf und werden durch eine Binde festgehalten. Einzelne Finger werden am besten durch dünne Stahlschienchen = Miederplanchetten ruhiggestellt. Die überall erhältlichen Miederplanchetten werden zuerst in derselben Ausdehnung wie die Gipsschiene genau angebogen; dann wird jene Seite, die der Haut aufliegt, mit einem dünnen Filzstreifen unterlegt, der das Stahlband nur wenige Millimeter überragt, während an die Außenseite ein 2 cm breiter Heftpflasterstreifen geklebt wird, der gleichzeitig den die Schiene etwas überragenden Filz fixiert. Wenn wir jetzt Hand und Finger mit Klebstoff bestreichen und die Schiene anlegen und durch Bindentouren sichern, erhalten wir eine sehr gute Ruhigstellung.

B. Entlastung

Die Entlastung von Hand- und Fingergelenken in Form von Extension kann nur an den Fingern angreifen und kann in verschiedenster Weise ausgeführt werden. Entweder Heftpflasterstreifen über die Beuge- und Streckseite, die durch Spiralstreifchen befestigt werden und vorne ein Querholz tragen; oder man bestreicht die Finger mit der FINCKschen Klebemasse oder mit Mastisol und zieht einen Zwirnhandschuh darüber; an den Spitzen der Zwirnhandschuhe greift dann der Zug an. Auch sogenannte Mädchenfänger oder Hexenfingerlinge sind in ähnlicher Weise verwendbar. Endlich kommt noch die Hautextension nach KLAPP oder die Nadelextension nach HIRT in Betracht; beide greifen ganz peripher an und sind selbst dort noch anzuwenden, wo man an den Weichteilen der Hand oder der Finger nicht angreifen kann.

Technik der Hautextension an den Fingern nach KLAPP
(vgl. Abb. 54 bis 56)

Durch die Fingerspitzen des zweiten bis fünften Fingers wird mit runder Nadel je ein feiner, aber doppelter Seidenfaden gezogen, der nur einmal gekocht und daher sehr haltbar ist. Die Fäden werden zusammengeknotet, so daß alle gleich gespannt sind, und daran die Gewichtsextension (2 bis 3 kg) angeschlossen. Die Empfindlichkeit der Fingerspitzen läßt schnell nach, so daß die Extension bald völlig beschwerdefrei vertragen wird. Auch ziehen sich die Fingerspitzen lang aus, erholen sich aber später wieder völlig. Dauer bis zu vierzehn Tagen.

Technik der Nadelextension nach HIRT (Abb. 45)

Von einer kräftigen vernickelten Sicherheitsnadel wird der das Öhr tragende Schenkel zu einem Bügel mit einer Öse geformt, während der Nadelteil dann in örtlicher Betäubung durch Weichteile, Phalanx und Nagel gebohrt wird. Nach Schließen des Bügels kann die Extension angebracht werden. Die Durchbohrung des lebenden Knochens ist spielend leicht. Es scheint aber zweckmäßig, die Nadel aus härterem Material mit pfriemenartiger Spitze herzustellen und durch ein kleines Scharniergelenk mit dem Bügel zu verbinden. Die Spitze wird nach dem Durchbohren abgekniffen, um Verletzungen zu vermeiden.

Nach Zwischenschaltung eines Gummischlauches oder einer Spiralfeder wird dann der Zug an einer Kramerschiene befestigt, die am Unterarm gut anbandagiert wird und deren Ende die Finger entsprechend weit überragt.

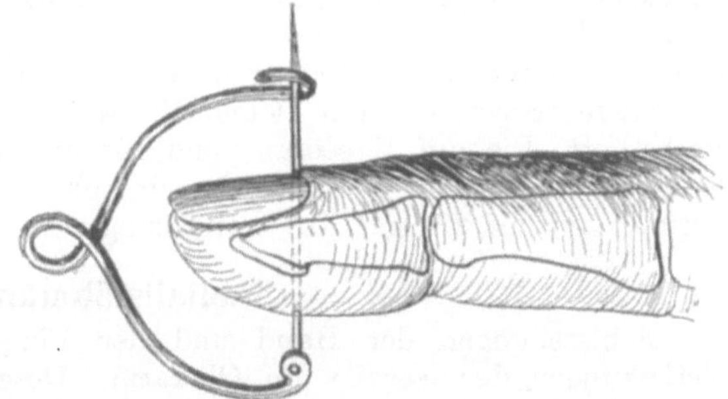

Abb. 45. Nadelextension nach HIRT

C. Punktion des Handgelenks

Sie wird am besten von der radialen Streckseite aus vorgenommen. Am gebräuchlichsten ist der Einstich in der Höhe des Processus styloides radii zwischen den Daumen- und Zeigefingerstrecksehnen in den dort tastbaren Gelenkspalt am ulnaren Rand des Metakarpus II. Auch von der Fossa tabatiera aus, dicht unter dem Extensor pollicis long. am Processus styloides radii vorbei gelangt man ins Gelenk. An der Ulnarseite ist nur ein Einstich zwischen der Sehne des Extensor carpi ulnaris und Extensor digiti quinti proprius in der Richtung des vierten Metakarpus schräg radialwärts geeignet.

D. Fehlgestalt

Fehlhaltungen und Fehlstellungen

Mit zunehmendem Alter beobachtet man häufig an Arbeitshänden in den Grundgelenken der Finger eine leichte Beugung und ulnare Abduktion. Leichte Grade sind ebenso wenig, wie die wirkliche Platthand, Gegenstand einer besonderen Behandlung. Erst wenn die Fehlstellung eine Funktionsbehinderung

darstellt und in die Fehlform übergeht, kann auch hier durch zweckmäßige
Behandlung noch eine Besserung der Funktion erzielt werden. Die Ursachen für
schwerere Veränderungen sind wohl in abgelaufenen Gelenksentzündungen verschiedenster Art zu suchen. Eine spezifische Behandlung der Grundkrankheit
müßte, wo diese bekannt ist, natürlich vorausgehen. Nach SELIG muß sowohl
der Hohlhandbogen, der in solchen Fällen oft sogar palmarkonvex ist, wieder
aufgerichtet werden, wie auch die Beweglichkeit der Finger selbst wieder hergestellt werden.

Eine besondere Technik ist nicht angegeben, jedoch soll das Vorgehen
SELIGs kurz festgehalten werden. Die Umformung des Handbogens läßt sich
nicht bewerkstelligen, solange die Metakarpi wie eine Mauer stehen; hier hat also
die Behandlung einzusetzen. Damit die Metakarpi ihre normale aktive und
passive Beweglichkeit gegeneinander erhalten, bedarf es wiederholter Redressements im Chloräthylrausch. Daneben müssen energische aktive und passive
Bewegungen stattfinden, wobei man die Gelenkknorpel fest gegeneinander reibt.
Dadurch reizt man sicher die Synovia und regt sie zur Sekretion an. Ausdrücklich
sei betont, daß kleine Ergüsse und Hämatome an den Gelenken unsere Bestre-
bungen fördern. Tägliche Sitzungen im Anfang von einer Stunde und mehr sind
nicht zu umgehen, um den in der Narkose erzielten Erfolg dauernd zu sichern.
In vielen Fällen ist man gezwungen, auf kurze Zeit mit fixierenden Verbänden
nachzuhelfen, besonders um das Metakarpophalangealgelenk I herunter zu
drücken. Man legt im halbstarren Verband über dem Gelenk ein kleines Fenster
an und redressiert hier mit kleinen Wattekissen, die man alle zwei bis drei Tage
nachstopft. Die auf Kaseosan- und Kollargoleinspritzungen eintretenden Ge-
lenkreaktionen können förderlich sein, ebenso intra- und periartikuläre Ein-
spritzungen mit 2%iger Novokainlösung.

Radialislähmung

Fehlstellungen der Hand und der Finger sind häufig die Folge von
Verletzungen der Nerven am Oberarm. Desgleichen kann die Poliomyelitis
meist allerdings dann in sehr ausgedehnter Form die Ursache dieser Lähmungen
sein. Direkte Verletzungen der Hand können natürlich die verschiedensten
Formen von Hand- und Fingerdeformitäten verursachen. Beim typischen Bild
der Radialislähmung sind sämtliche Strecker der Hand betroffen, sie hängt
schlaff herab, kann nicht gehoben, die Finger in den Grundgelenken nicht gestreckt werden; der Daumen ist eingeschlagen. Auch die Supination ist beeinträchtigt. Infolge der fehlenden Streckung im Handgelenk ist auch der
Faustschluß nur mit geringer Kraft möglich, so daß eine Beseitigung dieses
Zustandes dringend gewünscht wird. Wohl läßt sich der Ausfall durch einfache
Schienen, die am Unterarm befestigt sind und die Hand etwa in die Höhe der
Grundphalange heben, im wesentlichen beseitigen, aber die Schienen stellen auch
eine gewisse Behinderung dar, so daß der Funktionsausfall auf andere Weise
ersetzt werden muß. Die besten Aussichten hat natürlich die gelungene direkte
Nervennaht, wenn eine Durchtrennung des Nerven am Oberarm erfolgt ist. War
oder bleibt die Nervennaht erfolglos, was erst nach ein bis zwei Jahren entschieden werden kann, so bleibt uns der Weg, durch Sehnenplastiken den
funktionellen Ausfall praktisch oft vollwertig zu ersetzen: Hebung der Hand,
Streckung der Finger und Streckung und Abduktion des Daumens. Die
ältesten Sehnenplastiken bei Radialislähmungen stammen von FRANKE (1889)
und W. MÜLLER, während in neuerer Zeit PERTHES das Verdienst gebührt,
dieses Operationsverfahren gründlich ausgearbeitet zu haben.

Technik der Sehnenplastik bei Radialislähmung
nach PERTHES (Abb. 46)

Längsschnitt vom Erbsenbein an der Beugeseite des Unterarmes 14 cm nach aufwärts. Der Muskelbauch des ulnaren Handbeugers wird auf 10 bis 12 cm abgelöst und die Sehne am Erbsenbein durchtrennt. Durch einen zweiten volaren Längsschnitt von 14 cm Länge wird der radiale Handbeuger freigelegt, seine Sehne dicht oberhalb des Handgelenkes durchtrennt und dieselbe, soweit

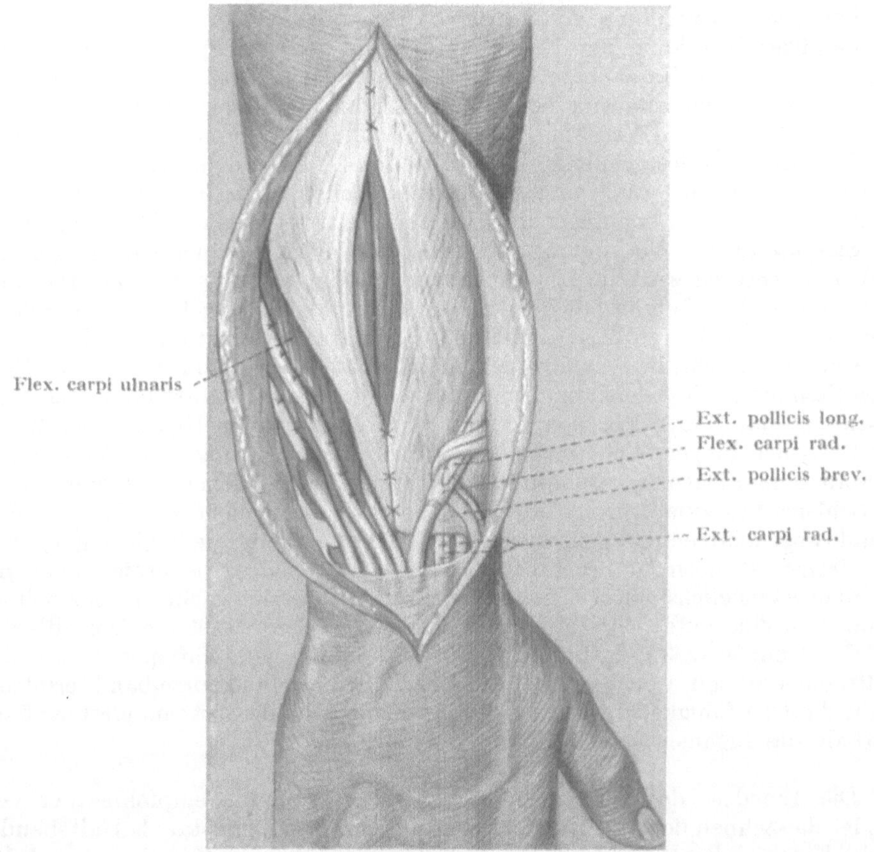

Abb. 46. Sehnenplastik bei Radialislähmung nach PERTHES. Vereinigung der Handbeuger mit den Streckersehnen vollendet

es der Schnitt erlaubt, nach oben ausgelöst. Ein dritter Schnitt zieht an der Streckseite des Unterarmes vom Handgelenk etwa 14 cm nach aufwärts. Von diesem Schnitt aus wird etwa 8 cm oberhalb des Handgelenkes nach ulnar und radial hin im subkutanen Fettgewebe stumpf ein Kanal gebohrt, der zentralwärts um die Kante von Radius und Ulna nach der Beugeseite hin führt, und für die von der Beugeseite heraufzuleitenden Kraftspender bestimmt ist. Dann Längsspaltung der Vorderarmfaszie, die durch zwei Querschnitte am Handwurzelband seitlich durchtrennt wird. Auslösung der Sehne des radialen Handstreckers möglichst hoch aus ihrem Muskelbauch und Abtrennung von demselben. Das-

selbe geschieht mit den Sehnen des Extensor pollicis longus und brevis und
Abductor pollicis longus. Durchbohrung des Radius 2 cm oberhalb des Gelenksspaltes in dorso-volarer Richtung und Erweiterung des Bohrloches auf etwa
7 mm zur bequemen Durchführung des radialen Handstreckers. Nun werden die
vier Sehnen des gemeinsamen Fingerstreckers bis in ihren Muskelbauch verfolgt
und möglichst hoch oben abgetrennt, so daß etwa 10 cm lange Enden entstehen.
Der ulnare Handbeuger wird nun an die Streckseite geleitet, worauf die durchtrennten Fingerstrecksehnen zu je zwei durch je einen kleinen Schnitt in der
transplantierten Sehne durchgezogen und in ganzer Länge mit ihr vernäht
werden. Diese Vernähung muß bei einer Dorsalflexion der Hand von 90⁰ und
vollständiger Streckung der Finger unter ganz geringer Spannung ausgeführt
werden. Wird die Hand losgelassen, so sinkt sie bis etwa 30⁰ unter die Horizontale herab. Durchführung der radialen kurzen Handstreckersehne durch den
Kanal im Radius und Vernähung zu einer Schlinge, wodurch die Hand in etwa
20⁰ Dorsalflexion festgehalten wird (Tenodese). Außerdem werden noch die
durchtrennte lange radiale und die ulnare Handstreckersehne am Periost von
Radius und Ulna seitlich angenäht. Durchführen des radialen Handbeugers auf
die Streckseite und Verbindung mit den drei langen Daumensehnen. Für die
beiden Extensoren wird die Knopflochmethode von VULPIUS, für den Abduktor
eine spiralige Verbindung mit dem Flexor carpi radialis ausgeführt. Die Sehnen
werden in möglichst großer Ausdehnung bei starker Abduktion und Extension
des Daumens flächenhaft aneinandergenäht, so daß der Daumen nach der Naht
diese Stellung noch in leichtem Grade beibehält. Exakte Blutstillung, Naht der
Faszie und der Haut. Fixation der Hand auf einer volaren Gipsschiene, die bis
zur Basis der Finger reicht und die Hand in Überstreckung hält. Vom ersten
Tage an, sollen aktive Bewegungsübungen mit den Fingern gemacht werden, soweit
die Schiene dies zuläßt. Nach drei Wochen wird die Schiene am Tage für eine
Stunde abgenommen und geübt, nach sechs Wochen bleibt die Schiene ganz weg.

Ferner ist noch zu beachten, daß die zur Tenodese benutzte Sehne des
Handhebers möglichst kurz bemessen wird, damit sie sich nicht zu sehr dehnen
kann. Soll eine gute Schreibfunktion erreicht werden, so ist die Dorsalflexion
der Hand mit etwa 30⁰ zu fixieren. Die Verbindung der Kraftspender mit den
Kraftnehmern soll weit genug ober dem queren Handwurzelband erfolgen,
damit die Gleitfähigkeit in ihren Scheiden nicht behindert ist; mindestens 5 cm
oberhalb des Ligamentum carpi transversum.

Die Tenodese des Handgelenkes hat schon VULPIUS empfohlen; er verwendet die Sehnen der drei Handstrecker, indem er sie periostal als Haltebänder
an die Unterarmknochen fixiert und verpflanzt den ulnaren Handbeuger auf den
gemeinsamen Fingerstrecker, den radialen Handbeuger dagegen auf die langen
Daumenstrecker.

Andere Eingriffe

STOFFEL, HOHMANN und HASS (Abb. 47) empfehlen den langen Daumenstrecker nicht mit den beiden anderen Daumensehnen an den radialen, sondern
an den ulnaren Handbeuger anzuhängen und gemeinsam mit dem Strecker der
übrigen Finger zu befestigen, da seine Verlaufsrichtung dieser Befestigungsart
besser entspricht. Ebenso wie HOHMANN verzichte auch ich meist auf jede
Tenodese, weil im Gegensatz zum Fuß die Handheber nicht immer gegen die
Schwere ankämpfen müssen und habe trotzdem immer eine für die Funktion,
die ja doch nie ganz normale Stärke erreichen kann, ausreichende Handhebung

erzielt. Stoffel verpflanzt den radialen Handbeuger auf den kurzen radialen Handheber; den ulnaren Handbeuger auf den Daumen und gemeinsamen Fingerstrecker; den Flexor sublimis dig. III auf den Abductor longus und Extensor pollicis brevis; endlich wird der periphere Sehnenstumpf des dritten oberflächlichen Fingerbeugers aufsteigend in die Beugesehne des Zeigefingers eingepflanzt. Diese Erweiterung des Operationsplanes und Verwendung einer dritten Kraftquelle hat sich aber Perthes nicht so bewährt, daß er auf seine Tenodese verzichten würde. Die Einpflanzung des Kraftspenders in den Kraftnehmer macht

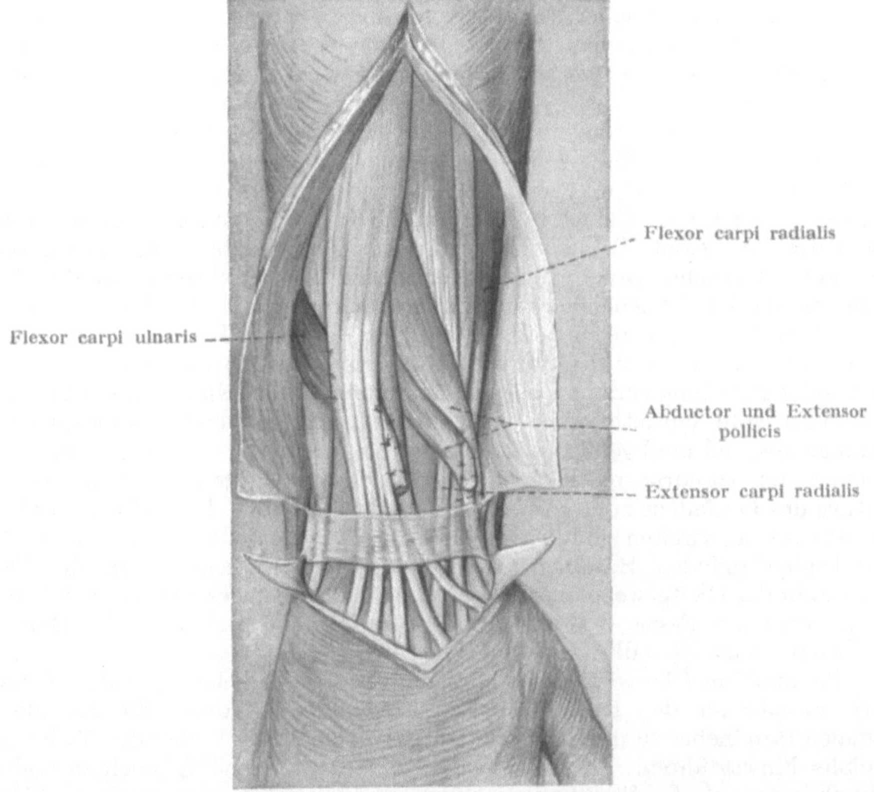

Abb. 47. Sehnenplastik bei Radialislähmung nach Stoffel und Hass. Fingerstreckung und langer Daumenstrecker durch den ulnaren, Daumenstreckung durch den radialen Handbeuger versorgt

Hohmann ebenso wie später Ansart, indem er den Kraftspender in einen schräg von zentral nach peripher verlaufenden Schlitz durch die Sehnen des zusammengefaßten Muskels hindurchführt. Zu diesem Zwecke werden die Sehnen des gemeinsamen Fingerstreckers samt der des kleinen Fingers und des Daumens auf eine gebogene Kochersonde nebeneinander aufgeladen, dann wird eine nach der anderen mit einem spitzen Skalpell in schräger Richtung durchbohrt und die einzelnen Sehnen in dem Schlitz mit dem durchgezogenen Kraftspender vernäht. Lengfellner hingegen empfiehlt die Durchführung der tiefen Fingerbeuger durch die Membrana interossea auf die Streckerseite, wo sie mit den Streckersehnen der Finger und des Daumens vernäht werden. Dieser Methode haftet die

Gefahr einer Verwachsung und dadurch bedingten schweren Beeinträchtigung des Erfolges als Nachteil an.

Technik nach Biesalski-Mayer (Abb. 48)

Ihre Operationspläne sind nach etwas verschiedenen Gesichtspunkten aufgestellt und nur als Einzelakte beschrieben. Sie verpflanzen, wenn starke Spasmen der Fingerbeuger vorhanden sind, den Flexor digitorum sublimis auf die beiden Extensores carpi radiales. Durch einen kurzen ulnarkonvexen Bogenschnitt über dem zweiten Metakarpophalangealgelenk wird die Ansatzstelle der beiden radialen Handheber freigelegt; um in der Scheide Platz zu machen, soll der Brevis reseziert werden. Dazu muß höher oben von einem zweiten Schnitt aus die Scheide eröffnet werden; die mit einem Haltefaden versehene Brevissehne wird hier herausgezogen und abgetragen, der Haltefaden bleibt liegen. Zur Freilegung der oberflächlichen Fingerbeuger geht ein Schnitt von der Mitte der Hohlhand bis zur Grenze des mittleren und unteren Unterarmdrittels. Man eröffnet den Saccus carpi ulnaris. Der N. medianus wird nach oben und beiseite gezogen. Zuerst wird die vierte und fünfte Sehne weit peripher durchschnitten, die dritte und zweite Sehne wird erst scharf nach distal freigemacht, damit sie dann in gleicher Höhe wie die beiden anderen durchtrennt werden kann. Nun werden die Sehnenenden mit Klauenschieber gefaßt und dann die Sehnen nach allen Seiten hin freigemacht. Man kann das quere Handwurzelband leicht erhalten und höher oben den Muskel weiter freimachen, bis er genügend lang ist und völlig geradlinig zum neuen Ansatz verlaufen kann. Nun wird um die ulnare Kante im Unterhautfettgewebe ein Kanal gebohrt. Er verläuft anfangs schräg, dann gerade und muß genügend breit sein. Die Sehnen werden erst beim oberen Schnitt am Handrücken herausgeführt und dann durch die Sehnenscheide mittels des Leitfadens zum vorbereiteten Ansatz geleitet. Die Sehnen werden in das Periost des zweiten und dritten Metakarpus versenkt und mit den Ansätzen der beiden radialen Handheber vernäht. Am Handrücken wird die Faszie und damit das Gleitgewebe über die verpflanzten Sehnen geschlagen, in der Handfläche wird die Faszie und die Aponeurose vernäht und dann die Haut geschlossen. Nachbehandlung wie bei Perthes.

Bei starkem Überwiegen der Flexoren über die Strecker wird der M. flexor carpi radialis um den Radius auf die Streckseite und durch die Scheide der radialen Handheber zu ihrem Ansatz geleitet. Der Weg soll über den M. brachioradialis hinwegführen. In solchen Fällen wird zweckmäßig noch der ulnare Handbeuger auf die Streckseite geführt und mit dem gemeinsamen Fingerstrecker und dem ulnaren Handheber vereinigt. Der Muskel wird um die ulnare Kante herumgeführt, die Sehnenscheide des gemeinsamen Fingerstreckers im obersten Anteil eröffnet und die verpflanzte Sehne tendinös mit einigen Knopfnähten auf die Fingerstrecksehne aufgenäht. Faszie und Scheide können völlig geschlossen werden. Hautnähte. Nachbehandlung wie oben.

Technik nach Robert Jones

Schrägschnitt über dem Vorderarm etwa über den Verlauf des Extensor pollicis longus vom Handgelenk nach außen und aufwärts. Freilegung der Handstrecker. Einer von ihnen wird durchtrennt und zur Tenodese in einer Rinne des Radius verankert. Mittels eines kleinen Hilfsschnittes wird ein Kanal bis zur Scheide des Extensor carpi gebohrt, um das Herumführen der Sehne um den Knochen zu erleichtern. Langer radialer Längsschnitt über die untere Hälfte

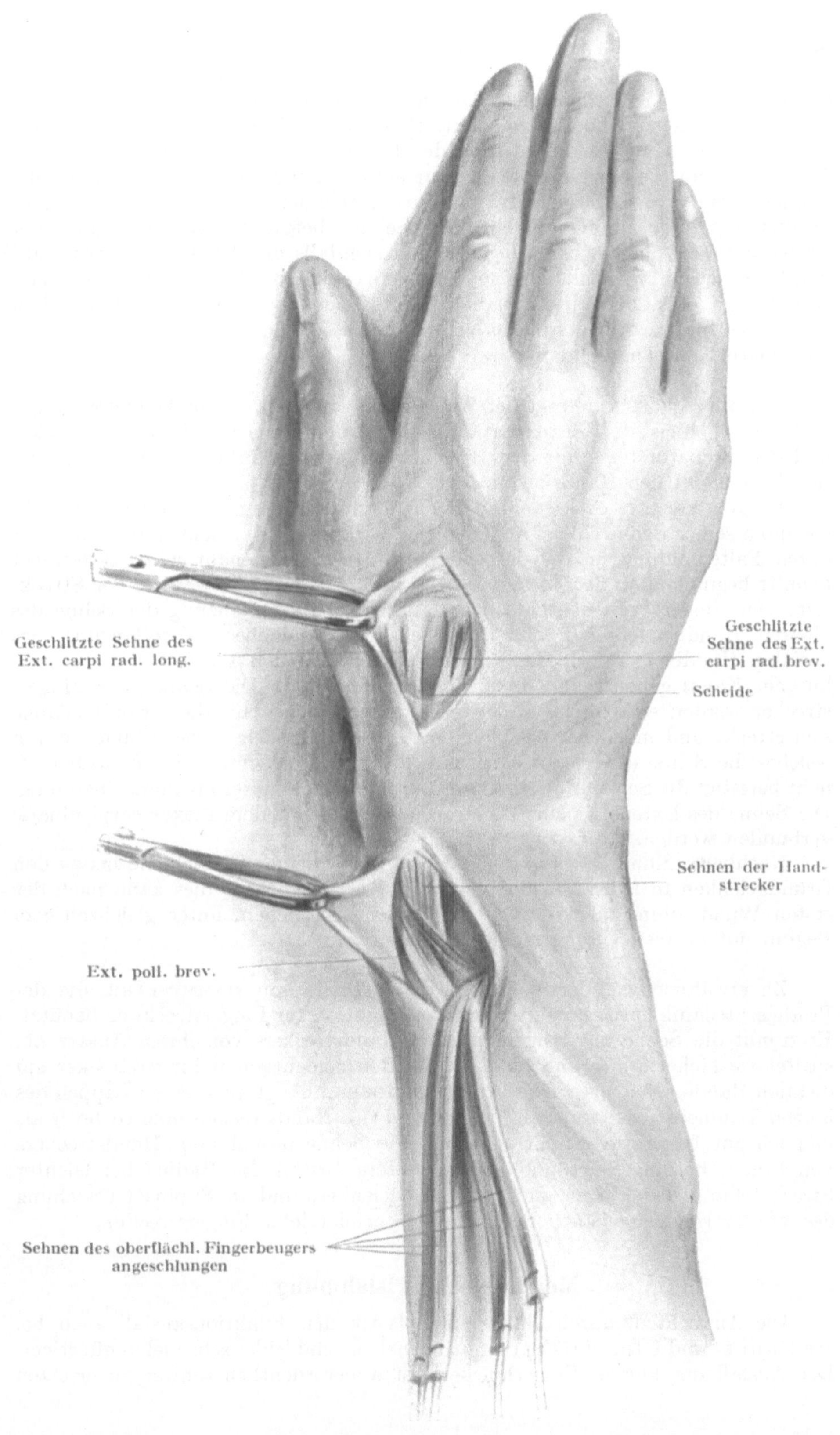

Abb. 48. Verpflanzung des Flexor digitorum sublimis auf den Handrücken nach BIESALSKI-MAYER. Sublimissehnen um den Ulnarrand auf die Streckseite geführt (aus BIESALSKI-MAYER, Die physiologische Sehnenverpflanzung)

der Beugeseite des Vorderarmes. Durch ihn wird der radiale Handbeuger freigelegt und genügend hoch mobilisiert. Er wird möglichst peripher durchtrennt
und unter der Haut in die Scheide des Extensor carpi rad. tunneliert. Dort
führt ihn dann die eingelegte Sonde zur ersten Wunde; er wird also durch die
Sehnenscheide des Extensor carpi rad. zu den Daumen- und Zeigefingerstreckern
geleitet und in je ein Knopfloch dieser Sehnen befestigt. Nun wird noch der
Pronator teres vom Knochen abgelöst und ebenfalls um den Radius herum auf
den Extensor carpi radialis long. und brevis verpflanzt. Endlich wird der ulnare
Handbeuger ebenfalls um die radiale Kante nach oben geführt und mit dem
dritten bis fünften Fingerstrecker vereinigt. Dieser Muskel kann aber auch um
die ulnare Kante herumgeführt werden.

HAROLD STILES vereinigt den M. palmaris longus mit dem Abductor longus
und brevis pollicis; den Flexor carpi ulnaris mit dem Finger- und Daumenstrecker
und den Pronator teres mit den Handhebern; auch er führt alle Muskeln über
den Radius auf den Handrücken.

BASTOS ANSART: Ausgedehnte Freilegung des Flexor carpi radialis; Durchtrennung seiner Sehne so tief als möglich. Verkürzung der beiden Handstrecker
durch Faltenbildung, in die der Supinator longus eingenäht wird. S-förmiger
Schnitt beginnend an der Fossa tabatiera und endigend in der Mitte der Streckseite vier Finger breit oberhalb der Handwurzel. Verpflanzung der Sehne des
ulnaren Handbeugers auf den gleichseitigen Handheber; Verpflanzung des
radialen Handbeugers auf die Fingerstrecker. Um den Radius wird ein subkutaner Kanal gebohrt und die Sehne herumgeführt. Die Sehnen der Fingerstrecker werden einzeln der Reihe nach hervorgezogen bis die Grundphalange
sich streckt und möglichst peripher ein feines Knopfloch in sie gebohrt, durch
welches die Sehne des Flexor carpi rad. durchgezogen wird. Eine feine Knopf-
naht befestigt die Sehne in jedem einzelnen Knopfloch unter mittlerer Spannung.
Die Sehne des Extensor pollicis longus kann auch mit dem Flexor carpi ulnaris
verbunden werden.

Nachbehandlung: Fixierung der Hand mittels einer Gipsschiene bis zu den
Grundgelenken in Dorsalflexion für zwei bis acht Wochen; dies kann nach der
ersten Wundheilung auch durch eine Schiene geschehen, unter gleichzeitigem
Beginn mit aktiven Übungen und Massage.

Zu erwähnen wäre endlich noch die Methode von HAMMESFAHR, die der
Prothesentechnik entnommen ist und die Pronation zur Fingerstreckung benützt.
Er trennt die Sehne des langen radialen Handstreckers von ihrem Ansatz ab,
spaltet sie fächerförmig und näht sie auf den gemeinsamen Fingerstrecker am
distalen Rande des queren Handwurzelbandes und hängt auch einen Lappen des
langen Daumenstreckers daran. Jetzt wird die Handstreckersehne so hoch als
möglich am Unterarm durchtrennt, um die Sehne des ulnaren Handstreckers
von hinten herumgeführt und an das untere Drittel des Radius bei leichter
Streckstellung der Finger und des Handgelenkes, und in Supinationsstellung
des Vorderarmes angenäht. Bei Pronation erfolgt jetzt Fingerstreckung.

Medianus-Ulnarislähmung

Die Aussichten, durch eine Sehnenplastik den Funktionsausfall auch bei
Medianus- und Ulnarislähmung zu beheben, sind leider sehr viel ungünstiger.
Der Ausfall der kurzen Fingermuskeln ist außerordentlich schwer zu ersetzen

und die gleichzeitig vorhandenen Empfindungs- und Ernährungsstörungen
werden durch diese Operationen überhaupt nicht beeinflußt und können sogar
das Ergebnis einer sonst gelungenen Sehnenplastik in Frage stellen. Daher sind
solche Operationspläne nur theoretisch aufgestellt worden und der einzige, auch
praktisch ausgeführte Vorschlag zur Beseitigung der Ulnarisklauenhand stammt
von WITTEK. Es ist daher um so mehr danach zu streben, durch die primäre
oder sekundäre Nervennaht die Wiederherstellung der Nervenleitung in den
verschiedenartigen Bahnen (motorisch, sensibel und trophisch) in die Wege zu
leiten. Dabei ist zu berücksichtigen, daß die Wiederkehr der Funktion bei den
stark gemischten Nerven im Gegensatz zum Radialis, der ja fast ausschließlich
motorische Nerven führt, viel länger auf sich warten läßt und nie so vollkommen
ist als bei diesem (ERLACHER).

Bei der Medianuslähmung fehlen der oberflächliche Fingerbeuger und sämtliche Beuger des Daumens und der Opponens; bei der Ulnarislähmung außer dem

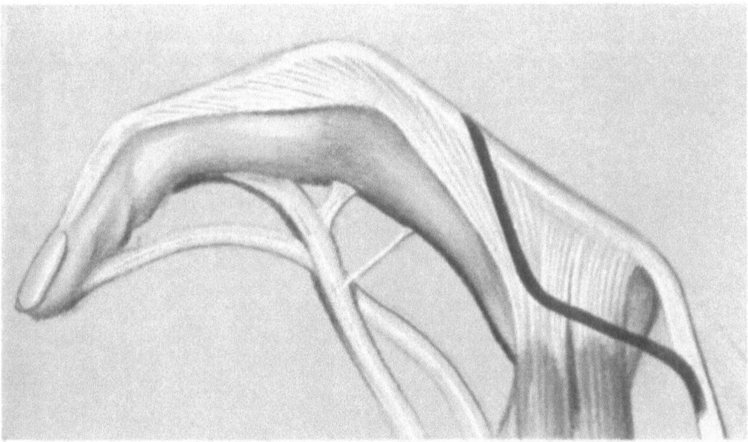

Abb. 49. Sehnenplastik bei der Ulnarisklauenhand nach WITTEK. Bei maximal gebeugtem
Grundgliede wird die geteilte Streckersehne seitlich entsprechend der schwarzen Linie verschoben und
befestigt (Endglied wird gestreckt).

tiefen Fingerbeuger auch die übrigen kleinen Handmuskeln, besonders die
Interossei und Lumbrikalis. Dadurch ist in einem Falle eine Greifbewegung des
Daumens und Zeigefingers vollständig aufgehoben, während im anderen es meist
zur Ausbildung der sogenannten Krallenhand kommt, die die Hand ebenfalls
gebrauchsunfähig macht. Besonders störend ist die in den Grundgelenken eintretende dorsale Überstreckung der Finger.

LEXER sucht die Überstreckung in den Grundgelenken durch eine einfache
Faszienplastik zu verhindern, die den Vorteil hat, im Falle der Wiederkehr der
Funktion im Ulnarisgebiet diese nur zu unterstützen, ohne eine andere Funktion
dafür opfern zu müssen.

Technik der Sehnenplastik bei der Ulnarisklauenhand nach WITTEK (Abb. 49 und 50)

Der Hautschnitt, gleich bis auf die Sehnenschicht vordringend, beginnt an
der Radialseite des zweiten Metakarpus, zieht bis zum distalen Drittel des Dorsum
des Zeigefingergrundgliedes, von da in die nächste Schwimmhautfalte und endigt

am Dorsum der Mittelfingergrundphalanx. Für Ring- und Kleinfinger ein
zweiter Schnitt am fünften Metacarpus ulnar beginnend, wieder über Klein-
fingerrücken und Schwimmhautfalte zum Ringfinger ziehend. Die Extensor-
communis-Sehne des Zeigefingers wird in zwei parallele Streifen geteilt, die etwa
2 mm breit aus der Dorsalaponeurose derart herausgeschnitten werden, daß sie
etwa 5 cm proximal vom Grundgelenk beginnend bis gegen das distale Drittel

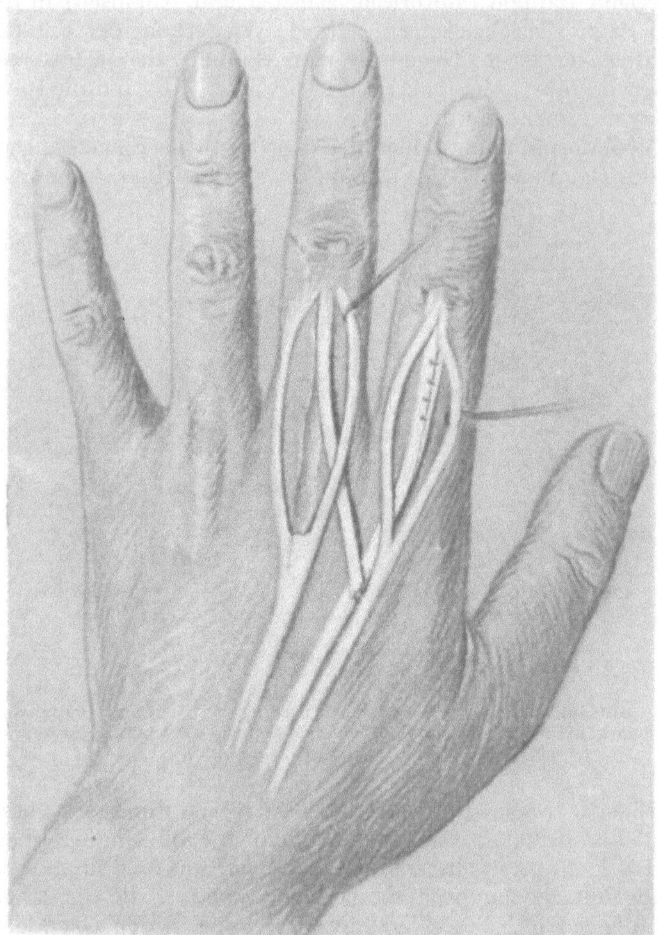

Abb. 50. Sehnenplastik bei der Ulnarisklauenhand nach WITTEK. Teilung der Streckersehnen, die an der seitlichen volaren Gegend der Grundphalangen befestigt werden. Der Ext. dig. III
ist dreigeteilt, sein peripher gestielter Mittellappen ist zum intakten Ext. ind. proprius geführt.

der Grundphalanx von der Unterlage gelöst sind. Jeder dieser beiden künstlich
hergestellten Sehnenstreifen wird nun unter maximaler Beugung des Grundgelenkes nach rechts und links am Grundgelenk vorbei luxiert und an der volaren
seitlichen Basis der Grundphalange angenäht. Der distale Zusammenhang mit
der Dorsalaponeurose bleibt bestehen; es verläuft also die neue Sehne in Weg
und Anordnung annähernd entsprechend dem Verlaufe der Lumbrikalissehnen.
Der durch das Ausschneiden an der Aponeurose entstandene Defekt wird durch

Naht geschlossen. Am Mittelfinger wird dasselbe Vorgehen eingeschlagen, nur mit dem Unterschied, daß eine Dreiteilung der Sehne erfolgen muß, in der Art, daß ein Mittelstück, peripher gestielt, ausgespart wird, soweit auf den Handrücken reichend, daß es sich mit dem Extensor indicis proprius vernähen läßt. Die seitlichen Streifen werden in gleicher Weise versorgt wie beim Zeigefinger. Der gemeinsame Fingerstrecker für den zweiten und dritten Finger ist in einen Grundgelenkbeuger verwandelt worden; der Extensor indicis proprius übernimmt die Streckung der beiden Grundphalangen. In analoger Weise verfährt man am vierten und fünften Finger; der Extensor communis wird zum Beuger gemacht, der fünfte Extensor digitorum proprius muß nach Annähen des wieder gebildeten Mittelteiles der Ringfingersehne auch die Streckung dieses Fingers übernehmen. Es ist also Voraussetzung, daß die Radialismuskeln funktionstüchtig geblieben sind.

NUSSBAUM hat nur an der Leiche eine Sehnenplastik ausgearbeitet, deren Ausführung einen funktionstüchtigen oberflächlichen Fingerbeuger zur Voraussetzung hat. Die Ansätze des oberflächlichen Fingerbeugers werden am Mittelglied abgelöst und die Sehne bis in die Hohlhand gespalten. Der so entstehende radiale Zipfel wird durch den Interosseus dorsalis hindurch zur Streckseite geführt und dort am freien Rande der Streckaponeurose fixiert; der ulnare Zipfel wird unter dem Ligamentum capituli transversum hindurch an der anderen Seite der Streckaponeurose befestigt. Am Präparat gelingt es auf diese Weise den Ausfall der Interossei vollkommen auszugleichen. Die verlagerte Sehne beugt das Grundgelenk und streckt das Mittel- und Endgelenk.

Technik der Faszienplastik bei Ulnarislähmung nach LEXER

Örtliche Betäubung. In der Hohlhandfurche wird durch einen Querschnitt die Sehnenscheide des vierten und fünften Fingers freigelegt und mit einem kleinen Fenster versehen. An die hier sichtbare Sublimissehne wird ein 8 mm breiter Faszienstreifen etwa 6 bis 7 cm lang der Länge nach geteilt befestigt. Mit einem gebogenen Elevatorium wird außerhalb der Sehnenscheide nach jeder Seite des Fingers zu ein Kanal gebildet bis zum Rücken des Grundgliedes. Dieser wird durch einen leicht gekrümmt verlaufenden Schnitt an der ulnaren Seite oder radialen Kante des Fingers freigelegt, ebenso wie die zum Mittelglied ziehende Streckaponeurose. Diese wird in der Mitte des Grundgliedes durchbohrt und zu beiden Seiten an ihrem Rande gelöst. Nunmehr werden die beiden Faszienzügel durch den vorgebohrten Kanal an die Seite des Grundgliedes gebracht, von hier unter der Strecksehne durch die in ihrer Mitte liegende Öffnung zusammen durchgezogen und dann eine Strecke weit über das Fingergelenk hinweg bei leicht gebeugtem Grundglied mit den Faserzügen über dem Mittelglied vereinigt. Da die Faszienzügel bereits bei leichter Beugestellung der Finger in Spannung sind, wird bei Streckung des Grundgelenkes als Folge eines vermehrten Zuges an der Streckaponeurose die Streckung der Interphalangealgelenke zustande kommen; anderseits wird die Beugung des Grundgelenkes durch den Faszienzügel kraftvoll eingeleitet.

Daumenlähmung

Um auch den Ausfall des Daumenadduktors zu ersetzen, kann man einen Faszienzügel etwas oberhalb des Handgelenkes mit einer Beugesehne, die ulnarwärts vom Medianus liegt verbinden, also des dritten oder vierten Fingers und sie unter dem Querband nach außen über das Daumengrundgelenk hinweg bis

zum Außenrand des Daumengrundgliedes in der Nähe seines Köpfchens führen,
wo sie am Periost in leichter Adduktionsstellung des Metakarpus zu befestigen
ist. Dadurch tritt bei Beugung Adduktion und Gegenüberstellung des Daumens
ein. Ruhigstellung durch vierzehn Tage und aktive Bewegungen soweit es der
Verband erlaubt.

Bei isolierten Lähmungen der Daumenmuskulatur sind mehrfache
Operationspläne zur Behebung des Funktionsausfalles angegeben worden; so von
BIESALSKI und MAYER der Ersatz des M. extensor pollicis longus durch den
Extensor digitorum communis indicis. Bei Ausfall der Opposition ziehen
STEINDLER und WHITCHURCH zum Ersatz den langen Daumenbeuger, W. NEY
den kurzen Daumenstrecker heran.

Technik der Verwandlung des langen Daumenstreckers in einen Opponens nach STEINDLER

Schnitt an der Beugeseite des Daumens von der Mitte der Endphalange nur
bis zur Mitte des Thenar, entlang der Ulnarseite des langen Daumenbeugers.
Achtung auf die Äste des Medianus, die hier die übrigen kurzen Daumenmuskeln
versorgen. Eröffnung der Scheide des langen Daumenstreckers, sie wird auseinander gehalten. Die Sehne wird längs gespalten und die radiale Hälfte möglichst weit peripher durchtrennt und zurückgeschlagen. Die Sehnenscheide wird
über die stehengebliebene ulnare Hälfte wieder geschlossen. Der radiale Lappen
wird unter der Haut um den Knochen herum tunneliert bis auf die Streckseite
und dort von einem kleinen Schnitt aus an die Basis der Grundphalanx periostal
fixiert. Hautnähte. Verband bei opponiertem Daumen für vier Wochen, hernach
Übungen.

Technik nach WHITCHURCH

Längsschnitt ulnarseits an der Streckseite über das Grundglied des Daumens;
zweiter Schnitt über den ganzen Verlauf der Beugesehne des Daumens vom
Endglied bis über das Handgelenk. Die Sehne wird freigelegt und der ganze
radial vom Schnitt gelegene Lappen sorgfältig vom Thenar abgelöst. Nun wird
etwa in der Höhe des Ligamentum carpi transversum die Daumenbeugersehne
quer durchschnitten. Der periphere Teil wird subkutan über den ulnaren Rand
des Grundgliedes herum und beim ersten Schnitt herausgeführt; von hier wird
er dann, die Daumenstreckersehne überkreuzend, weiter subkutan über den
Thenar zurückgeführt. Unter Streckung des Endgliedes und Opposition des
Daumens wird die Sehne wieder mit ihrem proximalen Anteil durch Katgutnähte
vereinigt. Hautschluß und Gipsschiene in der bezeichneten Daumenstellung.
Vom vierten Tage an faradische Reizung des Beugers, am zehnten Tag Entfernung der Nähte. Innerhalb zwei bis drei Monaten ist eine kräftige Opposition
des Daumens mit der verpflanzten Sehne möglich.

Technik der Verwandlung des kurzen Daumenstreckers in einen Opponens nach W. NEY

Freilegung der Sehne des kurzen Daumenstreckers vom Grundgelenk nach
aufwärts; die Sehne liegt an der Palmarseite der Fossa tabatiera und wird dort
etwa 3 cm oberhalb des Ansatzes des Abduktor pollicis longus durchtrennt.
Zweiter Hautschnitt über der Palmarissehne 9 cm nach aufwärts vom Handgelenk; Eröffnung der Scheide und Durchtrennen der Palmarissehne dort, wo
sie sich in die Palmarfaszie verbreitert. Verbindung der beiden Hautschnitte

durch einen subkutanen Kanal und Herunterleiten der Sehne des kurzen Daumenstreckers zur Palmariswunde unter dem queren Handwurzelband durch. Sie
wirkt jetzt als Opponens und wird, während der Daumen in dieser Stellung gehalten wird, mit der Palmarissehne vernäht. Naht der Sehnenscheide darüber.
Hautnähte, Verband bei Opposition des Daumens.

Technik des Ersatzes des Daumenstreckers durch den Zeigefingerstrecker nach BIESALSKI und MAYER (Abb. 51)

Hautschnitt am Handrücken entsprechend der Streckersehnen des Zeigefingers
etwas näher vom Grundgelenk beginnend bis einige Zentimeter über das Handgelenk hinauf. Zweiter kürzerer Schnitt über dem Metakarpus I. Hier wird
die Scheide des M. extensor pollicis longus eröffnet und die Sehne so durchtrennt,
daß für die Naht ein guter peripherer Stumpf übrig bleibt. Das nähere Ende
wird mit einem Leitfaden versehen und später im oberen Winkel der ersten
Wunde herausgezogen. Eröffnung der Sehnenscheide über dem Zeigefingerstrecker; im unteren Wundwinkel wird die Sehne, sie liegt ulnar vom Proprius,
durchtrennt, angeschlungen und über dem Handwurzelband herausgezogen,
nachdem man das dünne Mesotenon durchtrennt hat. Normalerweise findet sich
ein Loch in der dünnen Wand zwischen den Scheiden des Extensor pollicis
und digitorum; ist es nicht vorhanden, so muß es künstlich geschaffen werden.
Nun wird die Daumenstrecksehne entfernt und mittels ihres Haltefadens die
verpflanzte Sehne an die neue Anheftungsstelle geleitet. Hier wird sie tendinös
auf den Stumpf des Daumenstreckers vernäht. Hat man das dorsale Handwurzelband durchtrennt, was durchaus nicht notwendig ist, so muß es exakt wieder
genäht werden. Hautnähte. Verband bei opponiertem Daumen für vierzehn Tage.

Sind nur die Streckersehnen des Daumens oder Mittel- und Ringfingers
zu ersetzen, aber beide Zeigefingerstrecker erhalten, so empfiehlt L. MAYER die Verpflanzung des Lappens vom gemeinsamen Fingerstrecker für den Zeigefinger, da
der Proprius allein die Streckung übernehmen kann. Die Sehnenstümpfe werden
nach Untertunnelung der Haut durch die Knopflochmethode miteinander vereinigt,
und zwar wenn möglich in lokaler Anästhesie und unter starker Spannung bei·
innerviertem Fingerstrecker. Wichtig ist, daß jene Teile der Sehnen, die miteinander verwachsen sollen, von der oberflächlichen Lage ihrer Gleitzellen durch
Abschaben derselben entblößt werden. Fünf durchgreifende Nähte; die mittlere
an der Durchkreuzungsstelle, die äußersten so, daß der Stumpf eingehüllt wird.
Verband in Streckstellung.

Ausgedehnte Lähmungen der Hand

In den seltenen Fällen, wo bei ausgedehnten Lähmungen der Hand nur
einzelne Muskeln erhalten sind, die eine gewisse Gebrauchsfähigkeit erlauben
würden, die jedoch durch die schlaff herabhängende Hand unwirksam gemacht
wird, kommt auch eine Arthrodese der Hand in Frage. Vielleicht auch bei
arthritischen Veränderungen und Ankylosen in schlechter Stellung. Im Prinzip
wäre auch hier, wie auch bei schlotternden Fingern, die Versteifung durch Verödung des Gelenkspaltes herbeizuführen. Eine derartige Operationstechnik ist
von STEINDLER genauer beschrieben. In der Praxis genügt es aber, das Radio-
karpalgelenk zu versteifen, oder durch eine Knochenplastik die zahlreichen
Gelenke der Handwurzel zu überbrücken und eine knöcherne Verbindung des
Unterarmes mit der Mittelhand herbeizuführen. Dazu dienen die Operationen
nach SPITZY und nach WITTEK und ALBEE, die ganz ähnlich vorgehen.

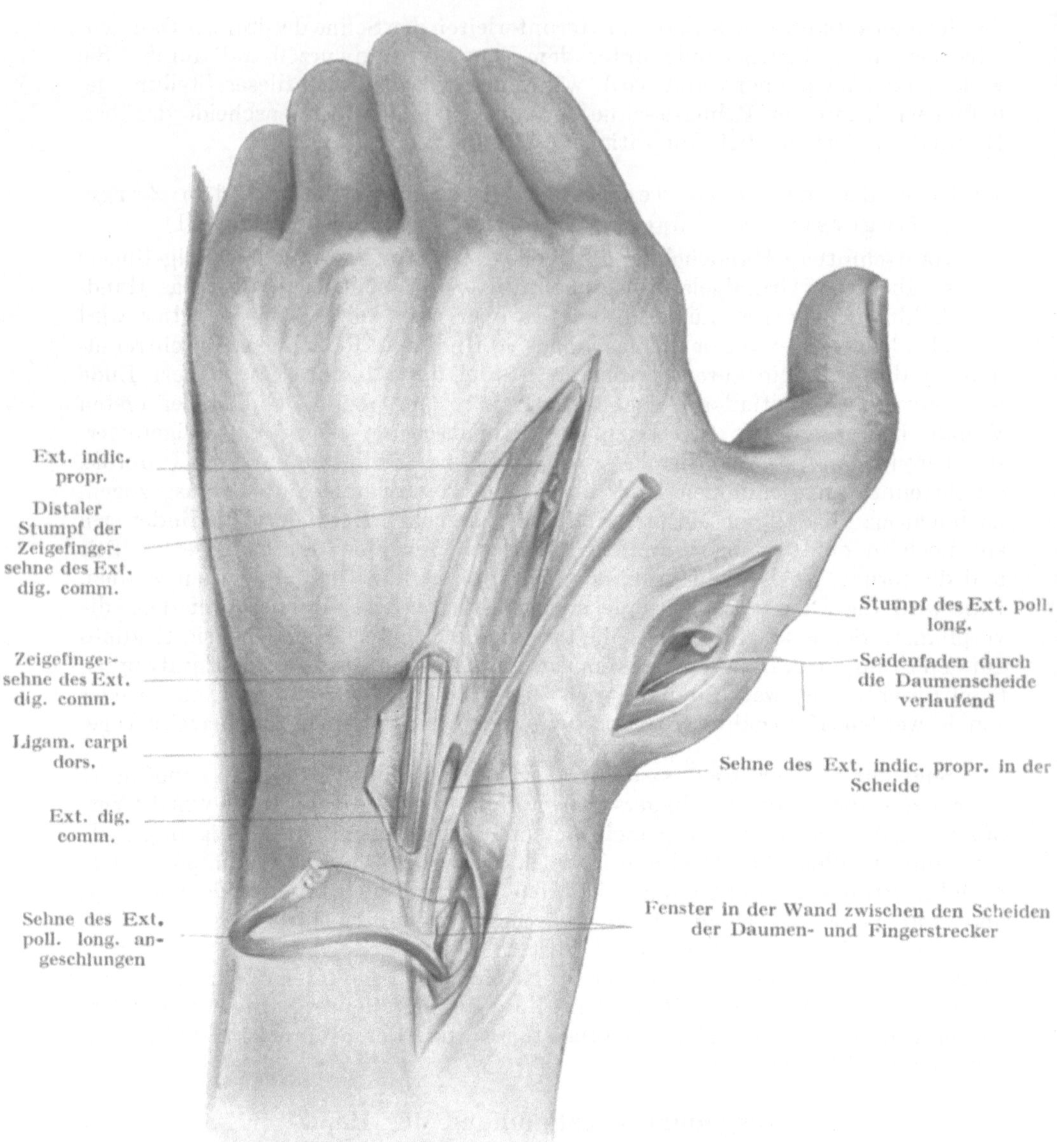

Abb. 51. Ersatz des Extensor poll. long. durch die Zeigefingersehne des Extensor dig. comm. Weg durch die Scheide. Die für den Ersatz bestimmte Zeigefingersehne des Extensor comm. ist distal abgeschnitten (Stumpf sichtbar) und hoch gehoben. Die Sehne des Extensor poll. long. ist abgeschnitten und zum proximalen Scheidenloch mit einem Seidenfaden herausgezogen (aus BIESALSKI-MAYER, Die physiologische Sehnenverpflanzung).

Technik der Versteifung des Handgelenkes nach SPITZY

Schnitt an der Ulnarkante der Hand von der Ulna bis zur Mittelhand. Mit einem kräftigen Messer wird zuerst an der Ulna, den Handwurzelknochen und dem fünften Metakarpus ein das Periost durchtrennender Schnitt angelegt, der dann, wenn nötig, durch einen dünnen Meißel möglichst vertieft wird und die

Handwurzel flächenhaft spaltet. Er kann proximal bis zum Radius, peripher bis zum dritten Mittelhandknochen reichen. In diese, der Hohlhand parallele Knochenspalte wird ein der Tibia entnommener Knochenspan eingeschoben und darüber Periost, Faszie und Haut geschlossen. Lagerung auf einer Gipsschiene in Streckstellung für sechs Wochen.

Technik der Arthrodese des Handgelenkes nach Wittek und Albee (Abb. 52)

Längsschnitt über die Streckseite des Radius, über das Handgelenk und den Metakarpus II. Durchtrennung des Periosts am Radius, worauf ihm ein entsprechend langer, bis in die Markhöhle reichender periostloser Span entnommen wird, der nach Bildung einer Rinne bis in die Basis des Metakarpus II hinein vom Radius über die Handwurzelknochen zur Mittelhand verschoben und nach

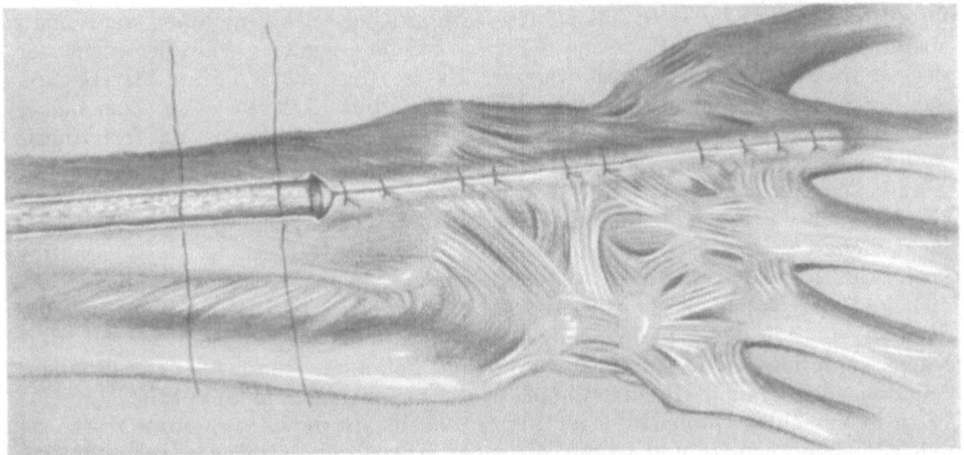

Abb. 52. Arthrodese des Handgelenkes nach Wittek. Der dem Radius subperiostal entnommene Span ist peripherwärts in eine Rinne bis in den zweiten Mittelhandknochen verschoben; darüber Periost und Bänder vereinigt. Am Periost an der Entnahmestelle des Radius sind die Fäden noch zu knoten.

Abtragen der Corticalis subperiostal dort befestigt wird. Naht des Periosts, der Faszie und der Haut. Gipsverband in Streckstellung für sechs Wochen. Nachbehandlung mit einer Hülse.

Technik der Handgelenksversteifung nach Steindler

Längsschnitt über der Streckseite des Handgelenkes zwischen den Sehnen des Extensor indicis proprius und dem gemeinsamen Fingerstrecker. Durchtrennung der Faszie und des queren Handwurzelbandes. Die Sehnen werden unter möglichster Schonung ihres Gleitapparates zur Seite gezogen. Weite Eröffnung der Kapsel und keilförmige Anfrischung des Radius und des Navikulare und Lunatum, so daß diese Knochen bei etwa 30⁰ Überstreckung gut aneinander passen. In dieser Stellung werden die Knochen gegeneinander durch kräftige Katgutnähte, die durch Bohrlöcher geleitet werden, fixiert. Schichtennähte der Weichteile und der Haut. Gipsschiene oder Verband bei dorsalflektierter Hand von den Grundgelenken der Finger bis zur Mitte des Oberarmes für zwei Monate. Hernach noch einige Zeit eine Schiene. Die unterste Altersgrenze hat vier Jahre betragen; in der Regel soll man nicht vor dem achten bis zehnten Jahre operieren.

Fehlform

Der kongenitale Radiusdefekt und die damit verbundene kongenitale Klumphand kann verschiedene Grade und Ausdehnung haben, daher sind typische Eingriffe hiebei noch nicht vorhanden. Wichtig ist ein möglichst frühzeitiges Redressement und Geradrichtung der Hand, worauf die erreichte Korrekturstellung durch eine Schiene, oder besser unter gleichzeitiger Extension gesichert werden muß. Diese muß die gestreckten Finger bei leicht überstrecktem Handgelenk etwas ulnar abduzieren, damit die meist sehr stark geschwächten Streckermuskeln sich erholen können. Wenn dabei die Ulna frakturiert wird, so ist dies kein allzu großes Unglück, weil die Geradrichtung dann leichter zu erhalten ist. Die Beseitigung jeder Kontrakturstellung auf gedecktem Wege ist unbedingt notwendig und soll so früh als möglich erfolgen, auch wenn man später offen operieren will. Eine derartige offene Operation soll aber nicht vor dem dritten Jahre ausgeführt werden. Es ist dies die Kontinuitätsresektion aus der Ulna und Knocheneinpflanzung am Radius (ALBEE). Man darf hiebei aber nicht vergessen, daß die Deformität, solange das Wachstum fortdauert, weiter zunehmen kann, daß also unsere Nachbehandlung erst dann als abgeschlossen anzusehen ist, wenn auch das Wachstum abgeschlossen ist. Da aber ein Mitwachsen des Transplantates selbst bei Überpflanzung einer Epiphyse nicht sicher zu erwarten ist, es sei denn, daß die Radiusepiphyse überhaupt noch erhalten war, so sind entweder mehrfache Operationen nötig, oder es hat vielleicht der Vorschlag von BARDENHEUER eine gewisse Bedeutung, der den distalen Anteil der Ulna gabelförmig spaltet und in diese Zwinge den zugespitzten Karpus einpflanzt. Ein ähnliches Vorgehen hat auch ANTONNELLI angegeben. Für den angeborenen Ulnadefekt gelten die gleichen Gesichtspunkte.

Ein Vorschlag GOCHTS, der im dritten Lebensjahr die Ulnaepiphyse reseziert, den Knochen zuspitzt und in die Mitte der Karpalreihe einspießt, möchten wir deshalb nicht befürworten, weil dadurch auch das Wachstum der Ulna und damit des ganzen Unterarmes schwer beeinträchtigt werden kann.

Die spontane Subluxation des Handgelenkes, auch Madelungsche Deformität genannt, deren Entstehung auch noch nicht klargestellt ist, wenn sie nicht posttraumatisch entstanden ist, erfordert bei hochgradigen Fällen eine offene chirurgische Behandlung. Durch gedeckte Eingriffe ist ein sicherer Erfolg nur bei Säuglingen zu erreichen, wo die Deformität bei kongenitaler Lues vorkommt (ERLACHER); hingegen kann während der schmerzhaften Entwicklungsperiode des Leidens beim Erwachsenen durch Ruhigstellung der Hand auf einer Gipsschiene in leichter Dorsalflexion eine Zunahme der Deformität verhütet werden.

Die offene Behandlung besteht nach STREISSLER in einer bogenförmigen Osteotomie des Radius; SPRINGER sucht den im Sinne der Pronation verkrümmten Radius im Sinne der Supination umzustellen.

Technik nach STREISSLER (Abb. 53)

Ein 8 cm langer Längsschnitt seitlich über dem unteren Radiusende. Die Hautäste des N. radialis werden dorsal verschoben und zwischen den Sehnen des M. brachio-radialis und den Daumenmuskeln direkt auf den Knochen eingegangen. Längsspaltung des Periosts bis an das Gelenk, ohne dieses zu eröffnen, abschieben desselben nach der Seite und Einführen gekrümmter Elevatorien, die den Knochen umgreifen. Nun wird der Knochen in der dünnen, fast verstrichenen Epiphysenlinie bogenförmig mit der Konkavität distal durchmeißelt. Bei Zug an der Hand dorsalwärts läßt sich die ganze Deformität ausgleichen. Naht der Beinhaut und der Haut; Fixierung der Hand auf einer BARDENHEUER-schen Schiene in dorsaler und leicht ulnarer Flexion durch fast drei Wochen. Nachbehandlung mit Heißluft, Massage und Übungen.

Technik nach SPRINGER

Schräger Hautschnitt auf der volaren Unterarmfläche 1 cm vom Processus styloides radii beginnend proximal gegen die Ulna ansteigend zirka 6 cm lang. Freilegung des peripheren Radiusendes in der Ausdehnung des Ansatzes des Pronator quadratus, der hier durchtrennt wird. Quere Durchmeißlung des Radius etwa 3 cm über dem Gelenk am Übergang in den Schaftteil. Freilegung des peripheren Ulnaendes durch einen kleinen Längsschnitt an der ulnaren Kante.

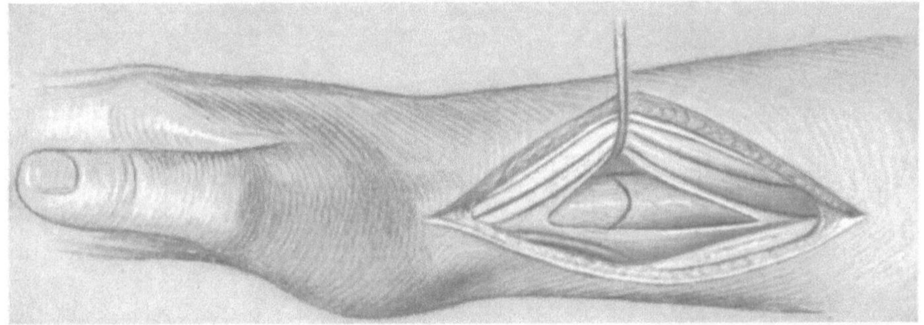

Abb. 53. Bogenförmige Osteotomie des Radius nach STREISSLER. Die Streckersehnen sind nach oben gezogen, das Periost längsgespalten, der Knochen bogenförmig durchmeißelt.

Resektion des Köpfchens mit der Drahtsäge knapp am Übergang in den Schaftteil, Drehung des Armes in volle Supination, Dorsalflexion und ulnare Abduktion der Hand. Jetzt erst werden die Hautwunden genäht. Gipsverband in dieser Stellung bei gebeugtem Ellbogen von der Mitte des Oberarmes bis zu den Grundphalangen reichend für zwölf bis vierzehn Tage. Dann wird der Verband in eine Doppelschiene halbiert und die dorsale Hälfte durch weitere vierzehn Tage als Schiene benutzt. Täglich Massage, Faradisation, aktive und passive Übungen.

Die DUPUYTRENsche Kontraktur der Palmarfaszie

Während in leichten Fällen und vor allem bei frühzeitigem Beginn der Behandlung durch tägliche dehnende Streckübungen der Finger, Bäder und Massage eine Zunahme der Kontraktur auf Jahre hinausverschoben werden kann, und vor allem auch das Tragen von Nachtschienen bei gestreckten Fingern außerordentlich wertvolle Dienste leistet, ist in ausgebildeten schweren Fällen nur durch offene radikale Exzision der Faszie, wie dies besonders KOCHER empfohlen hat, eine Besserung des Zustandes zu erreichen. Dabei darf man allerdings sich nicht scheuen, die zum Teil stark veränderte Haut unter Umständen mit zu entfernen und den so entstandenen Hautdefekt durch eine Wanderplastik oder freie Transplantation zu decken. Dort, wo die Haut über der geschrumpften Aponeurose stark in Falten gelegt ist, gelingt namentlich die Ablösung außerordentlich schwierig und die verdünnte Haut wird nicht selten unabsichtlich eingeschnitten oder eingerissen, was ihre Ernährung gefährdet. Eine nicht gut ernährte Hautnarbe kann aber wieder eine Narbenschrumpfung im Gefolge haben. Deshalb wird mit LEXER die Entfernung der schwielig veränderten Haut empfohlen.

Technik der Präparation der Palmarfaszie nach KOCHER

Längsschnitt über den am meisten vorspringenden Strang in dessen ganzer Ausdehnung. Die Haut wird nach beiden Seiten vorsichtig vom Strang abgelöst und auseinandergezogen. Nun beginnt man möglichst proximal am Übergang ins Gesunde die schwieligen Massen abzulösen, wobei Sehnenscheiden, Gefäße

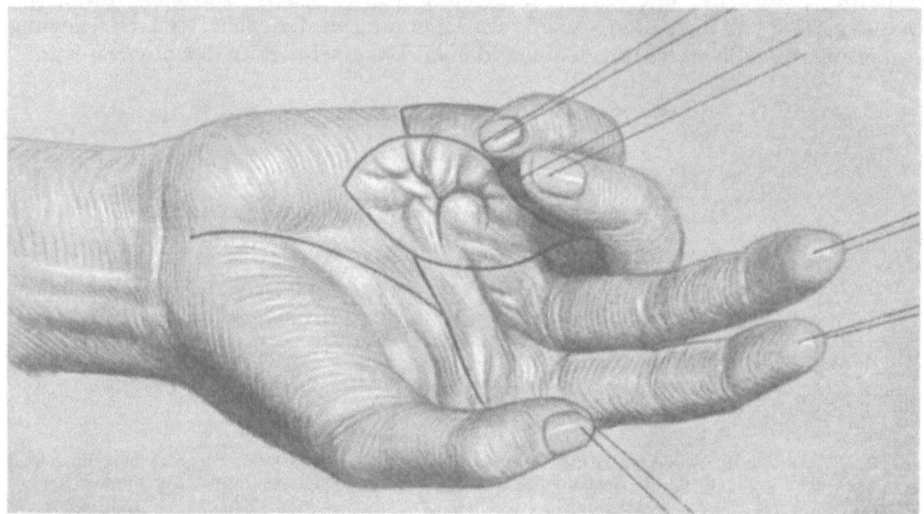

Abb. 54. Operation der DUPUYTRENSchen Kontraktur nach LEXER. Hautschnitte; Fadenextension durch die Fingerspitzen

und Nerven sorgfältig geschont werden. Die von der Aponeurose in die Sehnenscheiden ausstrahlenden fibrösen Bündel und ebenso die auf die Finger übergehenden Stränge werden genauestens abpräpariert. An den Fingern muß die Entfernung der Schwielen über die Grundphalange hinaus bis zur Mittelphalanx fortgeführt werden. Nun werden noch alle im Grunde der Wunde feststellbaren Narbenzüge exstirpiert, bis die Streckung der Finger vollständig gelingt. Genaueste Blutstillung. Hautnähte, wobei ein entstandener Hautdefekt durch einen THIERSCH- oder KRAUSE-Lappen gedeckt wird.

Technik nach W. MÜLLER und LEXER (Abb. 54 bis 56)

Der Hautschnitt richtet sich nach der Ausdehnung und Lokalisation der Schrumpfung. Es kommt zunächst darauf an, proximal oder distal beginnend die derb fibröse Aponeurose in ihrer ganzen Dicke durch Querschnitt zu trennen, um sich an einer Stelle über ihre Dicke und die unter der Aponeurose hinziehenden Sehnen bzw. Sehnenscheiden zu orientieren. Mit kräftigen Pinzetten wird sie angespannt und möglichst an der Peripherie allmählich durchschnitten. Wenn man in der Nähe der Finger arbeitet, werden diese tunlichst gestreckt gehalten.

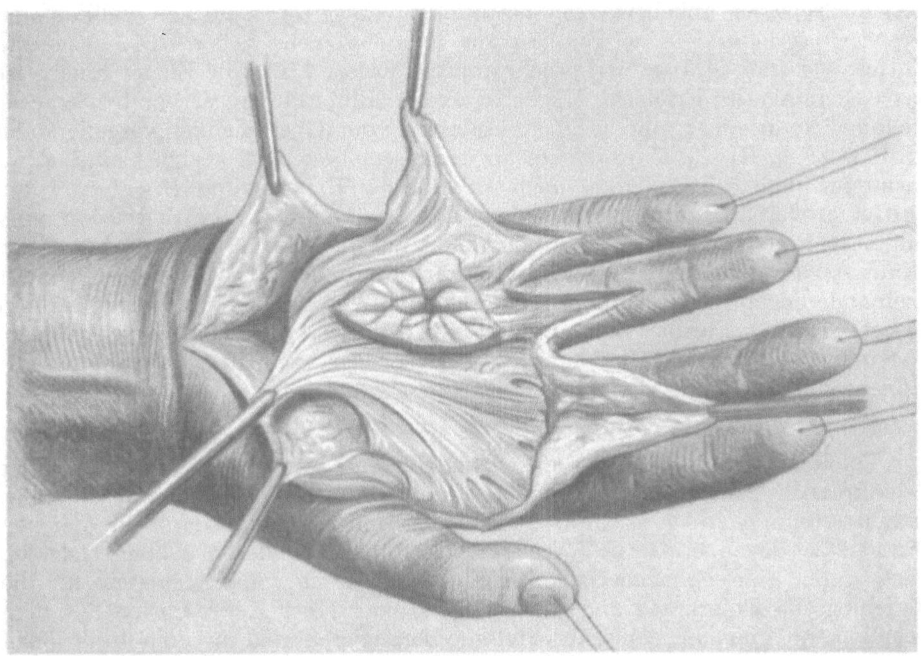

Abb. 55. Unter Zug an den Fäden wird die ganze geschrumpfte Palmarfaszie herauspräpariert.

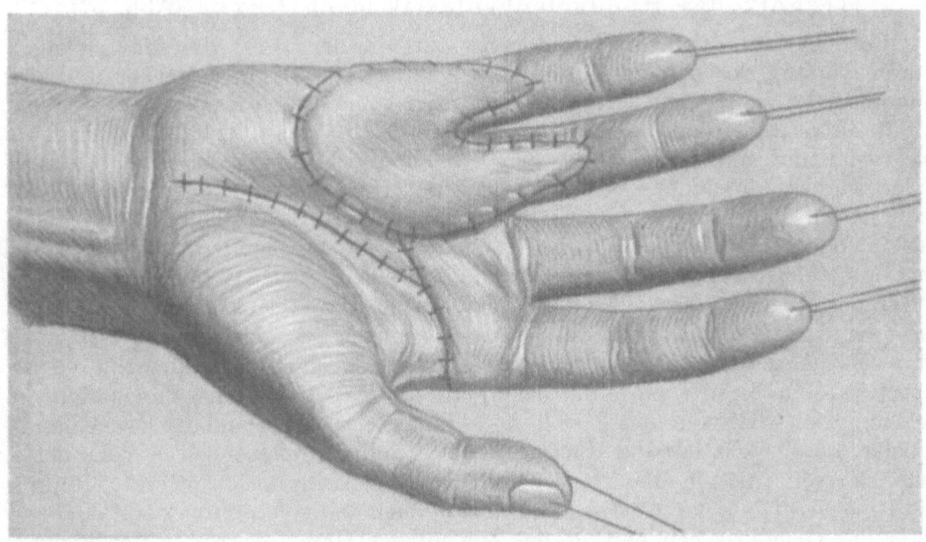

Abb. 56. Die Finger sind gestreckt; die Haut vernäht; ein Hautdefekt durch einen Krause-Lappen gedeckt

Abb. 55 und 56. Operation der Dupuytrenschen Kontraktur nach Lexer

Etwa in der Mitte des Grundgliedes wird der Hauptstrang quer durchtrennt und bis auf die Sehnenscheide abpräpariert. Hat man diese erreicht, so ist die Arbeit wesentlich leichter; man durchtrennt alle sich anspannenden Stränge, die sich nun auch besser abheben. Die betroffenen Finger müssen sich vollkommen strecken lassen und keine Tendenz zur Beugung mehr zeigen. Die genaueste Entfernung aller Stränge und geschrumpften Fasern bis in die Finger hinein ist das Geheimnis des Erfolges. Möglichst exakte Blutstillung; Verband in Streckstellung, wenn nicht eine freie Hautplastik vom Oberschenkel vorgenommen wird, wozu ja frische Hautdefekte an der Hand besonders geeignet sind. Man entnimmt dem Oberschenkel nach subkutaner Umspritzung einen etwa ein Drittel größeren Hautlappen als dem Defekt entspricht, präpariert ihn vom subkutanen Fett ab und legt ihn dann sofort auf die Wunde. Dort wird er einige Minuten gut angepreßt, bis er fest haftet. Besonders die Ränder sollen gut aneinanderliegen. Dann kann er noch gegen das Verschieben mit einigen Nähten fixiert werden. Darüber kommt Blattsilber und sterile Gaze. Nach einigen Tagen feuchte Verbände mit warmer Kochsalzlösung; später Bestrahlung mit Höhensonne.

Ankylosen des Handgelenks

Vollkommene Versteifung des Handgelenkes wird nur dann zu einer Gelenkplastik Anlaß geben, wenn dies in einer funktionell ungünstigen, also in Beugestellung erfolgt ist. Für diesen Ausnahmsfall gelten dann die gleichen Grundsätze des operativen Vorgehens wie für die anderen großen Gelenke. Auch durch eine einfache Osteotomie, etwa wie sie von STREISSLER für die Madelungsche Deformität angegeben wurde, oder einer Keilresektion aus dem Gelenk kann man die schlechte Stellung korrigieren und in eine funktionell günstige überführen. Die Erfahrungen mit der Gelenkplastik sind daher nicht sehr groß.

Technik der Handgelenksplastik nach LEXER (Abb. 57)

Peripher-konvexer dorsaler Bogenschnitt in der Höhe des Handgelenks. Durchtrennung des dorsalen Handwurzelbandes; die Daumenstrecker und der lange radiale Handstrecker werden radial, der gemeinsame Fingerstrecker ulnar mit ihren Scheiden zur Seite gezogen. Nur der Extensor radialis brevis wird durchschnitten und später wieder genäht. Für die Formung der neuen Gelenkenden ist das Vorhandensein oder Fehlen der Handwurzelknochen maßgebend. In ersterem Fall wird an dem Vorderarmknochen eine halbmondförmig sich einsenkende Mulde hergestellt, in die sich die entsprechend dorsal-volarwärts abgerundeten Knochenreste der Karpalia wie ein querovaler, auch nach außen und innen abgerundeter Gelenkkopf einpassen. Die Gelenkpfanne kann auch aus dem Radius allein geschaffen werden, wenn er noch breit genug ist, sonst wird sie aus beiden Knochen gebildet. Fehlen die Handwurzelknochen, so ist es am zweckmäßigsten, ein einfaches quergestelltes Sattelgelenk zu schaffen, in welchem sich die von der Streck- zur Beugeseite abgerundeten Mittelhandknochen in den Sattel der Ulna und des Radius einpassen. Die veränderte Gelenkkapsel wird mit den Narben und Schwielen sorgfältig entfernt. Radius und Ulna werden immer, wo dies möglich ist, voneinander getrennt. Der Zwischenraum der Gelenkflächen beträgt bei Zug an der Hand die Breite des kleinen Fingers. Die proximale oder distale Gelenkfläche wird mit einem Fettlappen überkleidet, ein kleines Läppchen wird zwischen Radius und Ulna eingelagert. Naht des Extensor carpi radialis brevis nach Einstellung der Hand in leichter

Überstreckung, und wenn nötig Raffung der Sehnen, damit durch die Muskelspannung die Festigkeit des Gelenkes erhöht wird. Faszien- und Hautnähte. Feststellender Verband in Mittelstellung auf einer Kramerschiene; an ihr wird mit Hilfe von dicken Seidenfäden, welche an den Spitzen der Finger durch den Nagelrand durchgestochen werden, eine Extension ausgeführt. Die Extension wird nach zwei Wochen entfernt. Nach drei Wochen Beginn mit Massage, aktiven und passiven Übungen.

Technik der Handgelenksplastik nach MAC AUSLAND

Dorsaler Längsschnitt 12 cm lang, genau in der Mitte des Handrückens. Durchtrennung der Faszie und des Handwurzelbandes. Die Streckersehnen der

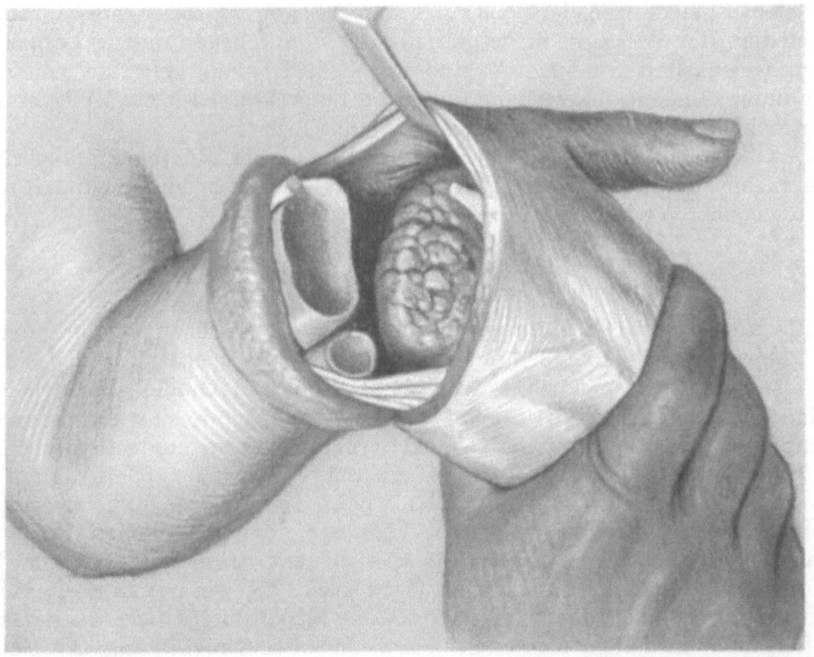

Abb. 57. Handgelenksplastik nach LEXER. Die Fingerstrecker sind ulnarwärts, Hand- und Daumenstrecker radialwärts luxiert; der kurze radiale Handstrecker ist durchschnitten. Die Karpalia sind konvex, Radius und Ulna konkav geformt, noch nicht überkleidet.

Finger werden ulnar, die des Daumens radial zur Seite gezogen. Eröffnung der Gelenkskapsel und Abtrennung der Mittelhandknochen vom Radius mit gebogenem Meißel. Die Handwurzelknochen werden nach Kürzung um ½ cm sorgfältig abgerundet und in eine entsprechende Aushöhlung des Radius eingepaßt. Die neugeschaffenen Gelenkenden werden mit Faszie überzogen. Faszien und Hautnähte. Gipsschiene bei überstrecktem Handgelenk für drei Wochen und Beginn mit aktiven und passiven Übungen.

Die Freilegung des Handgelenkes wird auch von je einem radialen und ulnaren Längsschnitt aus vorgenommen, jedoch leidet darunter meist die exakte Entfernung der Narben und schwieligen Kapselreste.

Mobilisierung versteifter Finger

Ebenso selten wie die Mobilisierung des Handgelenkes ist die versteifter Finger.

Technik der Mobilisierung versteifter Finger nach PAYR

Er empfiehlt hiefür einen einzigen langen, mehr dorsal gelegenen Bogenschnitt. Die Strecksehne wird mit Haken zur Seite gezogen und dadurch das Gelenk zugänglich. Die Synostose wird durchtrennt, Narben und Schwielen entfernt und die Knochenenden der normalen Form entsprechend gestaltet. Zwischen beiden Gelenkenden müssen einige Millimeter Spielraum bleiben, der durch kleine Fettläppchen oder Teile der Sehnenscheide der Beuger ausgefüllt wird. Die Sehnenscheide wird auf eine größere Strecke oberhalb und unterhalb des Gelenkssspaltes freigelegt, zirkulär unter Schonung der Sehne durchtrennt und median der Länge nach gespalten. Der dadurch gewonnene Lappen wird in den Gelenkspalt hineingelegt und auf dem Dorsum befestigt. Zur Nachbehandlung käme ein Zugverband durch die Fingerkuppe für etwa vierzehn Tage in Betracht, hernach aktive und passive Übungen.

LEXER warnt davor, derartige Operationen bei Rentenempfängern auszuführen und empfiehlt die Operation nur bei Patienten vorzunehmen, die auf Gebrauch ihres versteiften Fingers angewiesen sind.

Syndaktylie

Die angeborenen Mißbildungen, die durch Verwachsungen einzelner oder aller Finger untereinander bedingt sind, geben nur in leichten Graden ein gutes funktionelles und kosmetisches Resultat; bei höheren Graden, bei denen auch die Knochen in größerer Ausdehnung verwachsen sind, sind außerdem auch Mißbildungen der Sehnen und Gelenke vorhanden, die nur selten die Arbeit und Mühe lohnen, die auf die Trennung der Finger verwendet werden muß. Schwierigkeit der Hautdeckung, Schiefwuchs und spätere Deformierung der getrennten Finger beeinträchtigen nachträglich den anfänglichen Erfolg. Die operative Trennung kann daher mit Aussicht auf Erfolg nur in jenen Fällen empfohlen werden, wo lediglich eine Hautbrücke die wohl entwickelten Finger miteinander verbindet, deren Trennung keine allzugroße Schwierigkeiten bietet. In allen anderen Fällen soll nur bei schwerer Beeinträchtigung der Funktion die operative Trennung versucht werden. Wichtig ist es, die Trennung der Finger bis zu den Grundgelenken durchzuführen und für die Zwischenfingerfalte einen sicheren Hautüberzug zu schaffen, weil gerade von dort her eine neuerliche Verwachsung der Finger droht. Am besten erfüllt diesen Zweck das ZELLERsche Läppchen. Die Art, wie die Hautbrücke durchtrennt wird, richtet sich in erster Linie nach ihrer Breite; je breiter desto leichter gelingt es, die Trennungswunde zu überhäuten. Am gebräuchlichsten ist die Schnittführung nach DIDOT.

SPITZY schraubt zwei dreikantige Metallkeile gegeneinander; durch langsames Anziehen der Schrauben werden die Hautbrücken immer mehr gegeneinander gepreßt, bis sie schließlich durch den Druck vollständig getrennt und die zugehörigen Wundränder miteinander verlötet werden. Meist beeinträchtigen aber Drucknekrosen diesen idealen Erfolg und bei einer irgendwie größeren Spannung in den Wundrändern weichen diese wieder auseinander und eine nachträgliche Narbenschrumpfung kann sich unangenehm bemerkbar machen.

Technik der Trennung einer einfachen Syndaktylie (Abb. 58)

In der Höhe des Grundgelenkes wird aus der Haut der Streckseite zwischen den zwei Fingern ein zentral gestieltes ZELLERsches Läppchen gebildet, der Dicke der Weichteilbrücke entsprechend, welches zwischen die Grundphalangen nach der Handfläche hin umgeschlagen wird. In günstigen Fällen kann man auch an der Beugeseite ein ähnliches Läppchen bilden und dem ersten entgegen führen. Nun wird an der Streckseite am kleineren Finger im radialen Drittel, an der Beugeseite am größeren Finger im ulnaren Drittel vom ZELLERschen

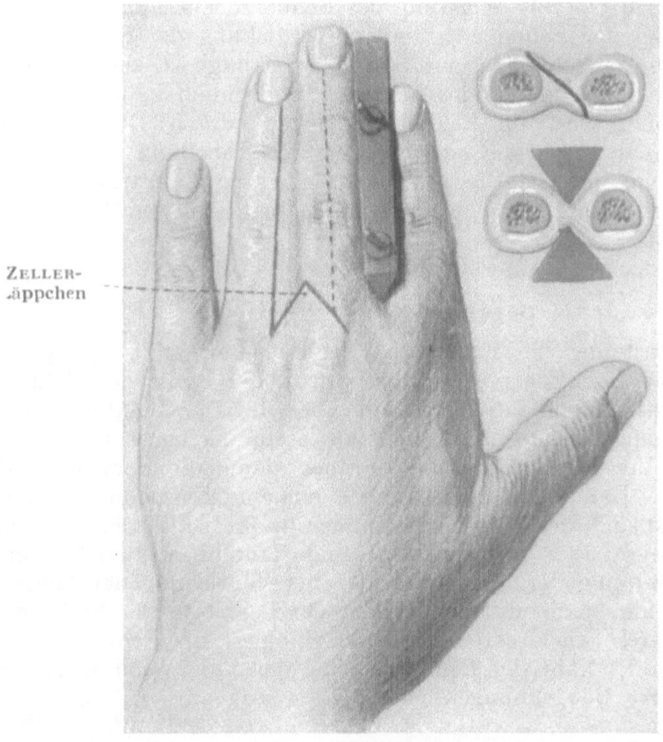

Abb. 58. Verfahren zur Trennung einer Syndaktylie. Zwischen Zeige- und Mittelfinger ist ein Keil nach SPITZY angelegt; rechts unten der Querschnitt dazu. Zwischen 3. und 4. Finger offene Trennung. — Hautschnitt an der Streckseite mit ZELLER-Läppchen. — Hautschnitt an der Beugeseite. Rechts oben im Querschnitt

Läppchen bis zur Fingerspitze je ein Hautschnitt geführt, die dann dort miteinander verbunden werden, so daß ein radial gestielter breiter Lappen am Dorsum und ein ulnar gestielter Hautlappen an der Beugeseite gebildet wird. Nach erfolgter Trennung der beiden Finger wird dann der radial gestielte dorsale Lappen über die Wundfläche des größeren Fingers gegen die Beugeseite hin geschlagen und dort exakt befestigt, während der ulnar gestielte volare Lappen über die Wundfläche des kleineren Fingers nach oben geschlagen und dort festgenäht wird. Große Sorgfalt ist auf die Naht des ZELLERschen Läppchens zu verwenden, damit die Trennungsfläche beider Finger überall mit Haut gut gedeckt erscheint; auch muß jede Hautnekrose durch zu straff angelegte Nähte unbedingt vermieden werden. Lockerer Wundverband nach Bedecken der Plastik mit Blattsilber. Die beiden Finger werden leicht gespreizt in Streckstellung nebeneinander fixiert. Die Nähte werden erst nach acht Tagen entfernt. Eine besondere Nachbehandlung ist meist nicht nötig, sonst besteht sie in Bädern und leichter Massage.

Schnellende Finger

Die teilweise Behinderung der Streckung eines Fingers, die dann ruckartig unter Überwindung eines Widerstandes wieder nachgibt, hat ihre Ursache entweder in einer Verengerung der Sehnenscheide, oder in einer wohl durch eine Zerrung der Sehne entstandene Verdickung der Sehne selbst. Je nach dem Grade der Verengerung bzw. Verdickung ist die Beweglichkeit des Fingers mehr oder minder eingeschränkt; manchmal kann sie sogar aufgehoben sein. Man wird im Beginn versuchen, durch Ruhigstellung und Wärme allenfalls entzündliche Erscheinungen zur Abheilung zu bringen. Bei Fortbestand der Beschwerden jedoch bleibt nur die Operation, die in der Freilegung der Stelle des Schnellens, die manchmal auch im Chiasma gelegen sein kann, besteht.

Technik der Operation des schnellenden Fingers

Lokale Umspritzung des Fingers an der Beugeseite mit $^1/_4$%igem Tutokain-Adrenalin mehrere Zentimeter zentral von der Stelle der Behinderung. Längsschnitt etwas seitlich der Mittellinie über dem erkrankten Gebiet und Freilegung der Sehnenscheide. Man sucht die Stelle der meist sichtbaren, aber sicher tastbaren Verdickung auf und eröffnet dann die Sehnenscheide auf einige Zentimeter. Handelt es sich lediglich um eine Einschnürung durch die Sehnenscheide und sind die Sehnen vollkommen intakt, so läßt man die Sehnenscheide offen, schließt aber darüber Faszie und Haut in exakten Nähten. Hat man v o r der Eröffnung der Sehnenscheide eine Verdickung der Sehne selbst getastet, so schneidet man aus dem Verlauf der Sehne an der Stelle der Verdickung ein oväläres Stück heraus und verschmälert die Sehne selbst durch eine versenkte Naht. Naht der Sehnenscheide, der Faszie und Haut. Streckverband und aktive Beugeübungen vom dritten Tag an.

VI. Brust- und Lendenwirbelsäule

A. Ruhigstellung

Die Ruhigstellung der ganzen Wirbelsäule gewährleistet am besten ein Gipsbett, wie es zuerst von LORENZ angegeben wurde, das meist bei Bauchlage des Patienten auf Kopf, Rücken und Gesäß anmodelliert wird; darin liegt der Patient dann in Rückenlage. Da in dieser Stellung eine ganze Reihe von Verrichtungen erschwert sind, hat STAUFFER die Anpassung eines Gipsbettes auch in Bauchlage empfohlen, das tagsüber eine große Reihe von Vorteilen bietet, indem der Patient bequem lesen, schreiben und Kleinigkeiten arbeiten kann. Auch das Essen wird durch diese Stellung erleichtert; kurz es erlaubt dem Patienten eine größere Bewegungsfreiheit, aber es ist für die Nachtruhe weniger geeignet.

Technik der Anfertigung eines Rückengipsbettes aus einem Stück
(Abb. 59, 60 u. 61)

Der Patient liegt in Bauchlage auf einem Tisch; die Arme sind rechtwinklig abgespreizt. Becken, Brust und Stirn werden durch Kissen derart unterstützt, daß die Wirbelsäule einschließlich Kopf und Gesäß möglichst in einer horizontalen Linie liegt. Der Kopf wird mit einem Tuch oder Trikothäubchen bedeckt, der

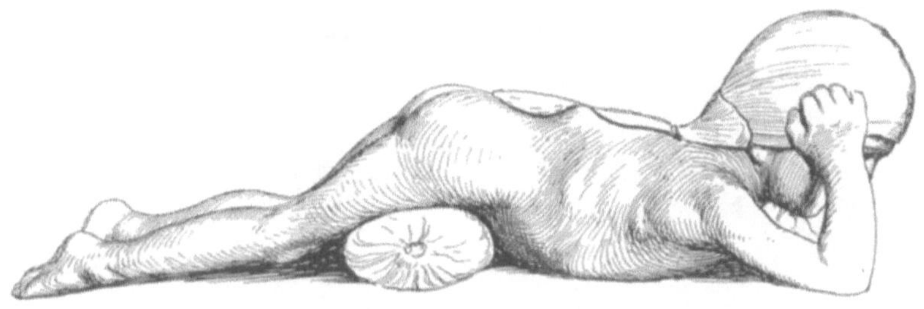

Abb. 59. Lagerung zur Abnahme eines Gipsbettes bei Spondylitis. Rolle unter das Becken, Kopf aufgestützt; ober- und unterhalb des Gibbus und im Nacken Watteauflagen; über den Kopf eine Trikothaube

ganze Rücken mit einem Gazeschleier. Keine Wattepolsterung oder nur eine dünne Lage geleimter Wienerwatte.

Bei kleinen Kindern wird nun die Länge vom Scheitel bis zu den Glutealfalten gemessen und die Breite vom Tisch über den Rücken des Kindes wieder zum Tisch. In diesem Ausmaß werden auf einer eingefetteten Glasplatte Gipsbinden, die man in kaltes Wasser gelegt hat, übereinander ausgebreitet, erst in

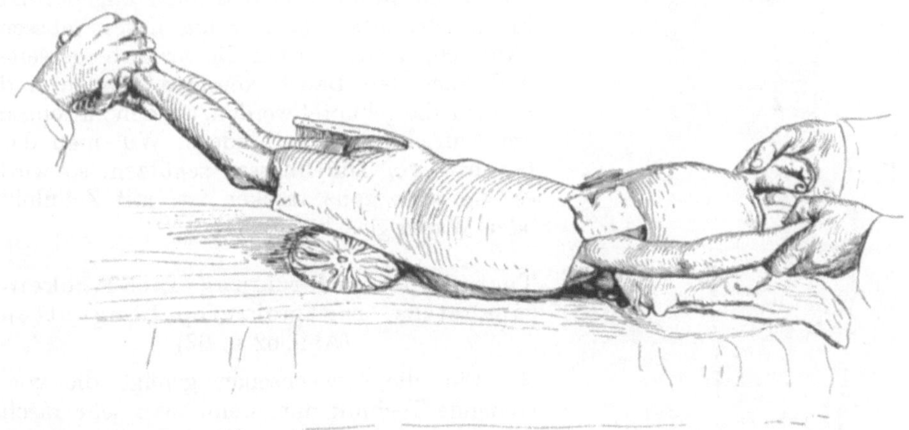

Abb. 60. Rückengipsbett aus einem Stück. Anmodelliert, unter den Armen ausgeschnitten und umgeklappt; Gesäß freigemacht

der Längsrichtung, dann quer, dann wieder längs; schließlich schräg und noch einmal längs. Dabei muß möglichst rasch gearbeitet werden. Wenn die Lagen etwa 1 cm dick sind, wird die ganze Gipsplatte vom Glas abgenommen und über den Rücken des Patienten ausgebreitet. Nun wird längs der Wirbelsäule, am Becken und am Kopf gut anmodelliert; knapp oberhalb und unterhalb der Arme wird je ein Einschnitt gemacht und der eingeschnittene Teil nach oben zurückgeschlagen, während die Seitenteile jetzt besser sich an den Körper anlegen. Der Gazeschleier wird nach oben umgeschlagen und klebt am nassen Gips an. Wenn man nicht zu langsam arbeitet, kann man allen Unebenheiten durch Anmodellieren sehr gut folgen. Man wartet nun, bis der Gips erhärtet ist

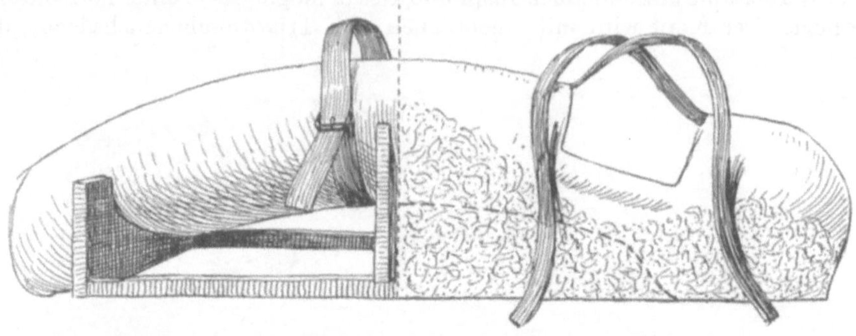

Abb. 61. Rückengipsbett aus einem Stück, fertiggestellt. Links von der punktierten Linie durch ein Holzgestell unterstützt; rechts mit Holzwolle, die in Gipsbrei eingetaucht wird, untermauert. Bauchgurt und Schulterbändchen

und kann das fertige Gipsbett abheben, das nun noch etwas zurechtgeschnitten, namentlich am Gesäß für die Leibschüssel ausgeschnitten werden muß. Jetzt dreht man das Gipsbett um, legt es wieder auf die Glasplatte und füllt den ganzen Zwischenraum zwischen Gipsbett und Glasplatte mit Holzwolle, die mit Gipsbrei vermengt wird, aus. Dadurch wird das Gipsbett zwar wesentlich schwerer, aber auch stabiler, so daß auch ungebärdige kleine Patienten darin ruhig liegen müssen (Abb. 60, rechts). Über die Arme beiderseits und über den Bauch kommen Binden und Gurten, die geknotet werden, um den Patienten am Aufrichten zu verhindern. Will man das Gipsbett vor Durchnässen schützen, so wird es, wenn es ganz trocken ist, mit Zelluloid oder Wasserglas bestrichen.

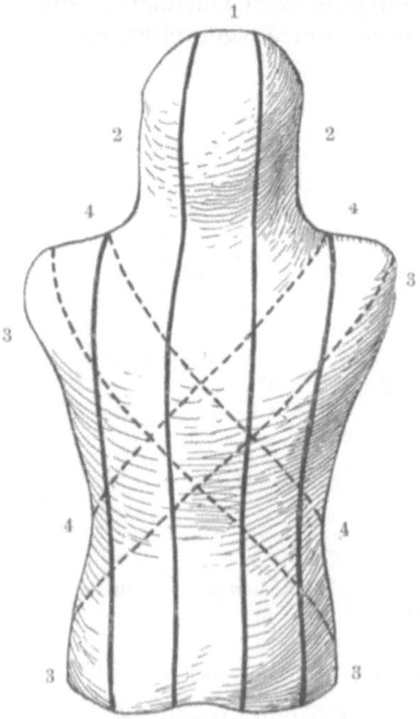

Technik der Anfertigung eines Rückengipsbettes aus mehreren Longuetten (Abb. 62 u. 63)

Für die Erwachsenen genügt die vorstehende Technik nur, wenn man sehr rasch arbeitet, sonst wird der Gips schon hart, bevor wir zum richtigen Anmodellieren kommen. Daher werden besser einzelne Gipspflaster (Gipslonguetten) in der vorher gemessenen Länge und etwa 12 bis 16 cm Breite auf einem Glastisch vorbereitet, die dann einzeln auf den Rücken aufgelegt und anmodelliert werden. Beifolgende Skizze nach Löffler gibt die Anordnung und schließliche Form. Um eine möglichst innige Verbindung zwischen

Abb. 62. Rückengipsbett aus mehreren Longuetten. Anordnung und Verlauf der einzelnen Gipspflaster (aus Härtel-Loeffler, Der Verband)

den einzelnen Pflastern herzustellen, kann man auch zwischendurch einzelne Gipsbinden in einfachen Lagen direkt über den Körper ausbreiten und anmodellieren. Lagerung und Vorbereitung wie oben. Ein Ausschneiden über den Armen ist oft nicht notwendig, da man mit den einzelnen seitlichen Pflastern gut ausweichen kann. Die Ränder werden geglättet und der Gazeschleier zurückgeschlagen und nach Erhärten das Gipsbett abgenommen. Zur Stabilisierung und längeren Lebensdauer eines Gipsbettes empfiehlt es sich, auch beim Er-

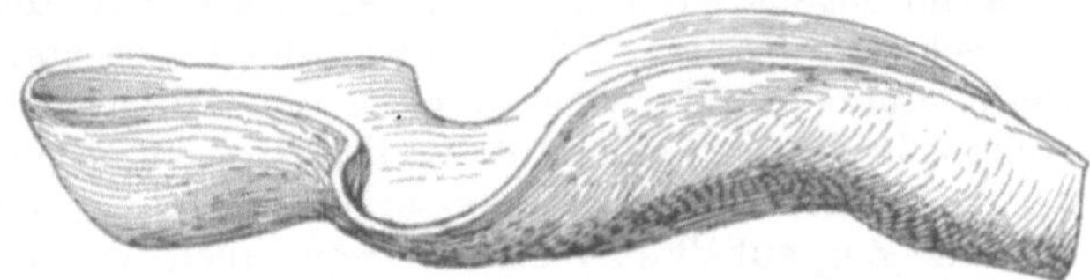

Abb. 63. Gipsbett für Erwachsene aus mehreren Longuetten fertiggestellt (nach HÄRTEL-LOEFFLER, Der Verband)

wachsenen ein kleines Rahmengestell aus Holz anfertigen zu lassen, das ein Durchdrücken oder seitliches Umkippen ausschließt.

Technik eines Bauchgipsbettes nach STAUFFER (Abb. 64)

Verschieden ist lediglich die Lagerung. Der Patient liegt am Rücken und wird unter dem Gesäß, Kreuz und Schultern sehr gut durch Kissen unterstützt; die Beine werden in den Knien gestreckt, der Fuß senkrecht zum Unterschenkel gehalten und an den Fersen unterstützt. Der ganze Körper wird mit einem Gazeschleier bedeckt. Nun wird in gleicher Weise wie beim Erwachsenen auf dem

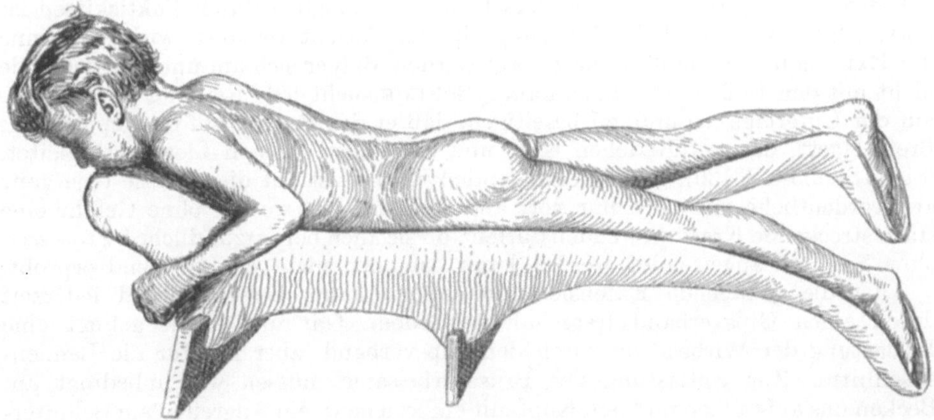

Abb. 64. Bauchgipsbett nach STAUFFER. Es ruht mit den Fußteilen und den zwei Querbrettern am Boden auf.

Rücken, hier vom Hals über den Bauch, dann geteilt längs beider Beine die Fußspitzen überragend die Gipspflaster angelegt und am Rumpf durch Querturen verbunden. Der Kopf bleibt frei. Die Gipslage muß überall gut daumendick sein und wird entsprechend anmodelliert. Noch vor dem Erhärten werden die Ränder des Verbandes durch Hochziehen der Gaze überall umgeschlagen und so etwas verstärkt. Nach völligem Erhärten wird das Gipsbett abgenommen und umgedreht. Zum Gebrauch muß es durch unterlegte Holzquerstreben unter der Brust in horizontaler Lage eingestellt werden.

8*

B. Entlastung

Die Entlastung wird durch Zug und Gegenzug, die an beiden Enden der Wirbelsäule angreifen, hervorgerufen. In der Regel wird der Gegenzug durch die Schwere des Körpers ausgeübt, während der Zug aktiv am Kopf angreift. Aber im sogenannten Reklinationsgipsbett wird die Entlastung lediglich durch die Schwere erzeugt, indem eben infolge der starken Reklination Kopf und Gesäß durch die Eigenschwere an den erhöhten Stellen der Wirbelsäule angreifen. In diesem Falle muß also das Rückengipsbett unter starker Lordosierung der betreffenden Wirbelsäulenpartie angefertigt werden. Groß wird der entlastende Zug auf diese Weise nie sein; auch wird es oft unmöglich sein, primär an der erkrankten Stelle eine Lordosierung zu erzielen. So bleibt das einfach und sicher wirkende Mittel zur Entlastung die Extension. Wir führen sie im allgemeinen wohl mit der GLISSONschen Schlinge aus. Nur die Art des Gegenzuges ist verschieden. Man kann den Zug an der GLISSONschen Schlinge angreifen lassen und leitet ihn über eine Rolle am Kopfende und belastet ihn durch entsprechende Gewichte (5 bis 10 kg). Den Gegenzug bildet in diesem Falle die Reibung des Körpers mit dem Bett. Ist der Patient nicht schwer genug, so wird er vom Gewicht kopfwärts gezogen; in diesem Falle wird das obere Bettende entsprechend erhöht (25 cm) oder wir binden die Beine an den Knöcheln fest und fixieren sie ans untere Bettende. Viel besser wirkend erscheint mir die Lagerung im Steilbett (Steilhang), wobei die GLISSONsche Schlinge am oberen Bettende unverrückbar befestigt wird. Das obere Bettende wird dann auf Nachtkästchen oder einen Tisch gestellt und so 80 bis 100 cm erhöht. In diesem Steilhang wirkt die Körperschwere als Zug, den Gegenzug bildet die fixierte GLISSONsche Schlinge. Eine gute Polsterung derselben wenn möglich durch Faktiskissen ist natürlich notwendig. Jede Bewegung, die der Patient ausführt, wirkt im Sinne der Extension; nur muß dafür gesorgt werden, daß er sich am unteren Bettende nicht mit den Füßen aufstützen kann. SCHEDE sucht jede Reibung des Körpers auf der Unterlage dadurch zu beseitigen, daß er das Becken auf ein gepolstertes Brett lagert, das auf Rädchen läuft und auf einem flachen Liegebrett gleitet. (Siehe Skoliose S. 130). Die extendierende Wirkung ist auf diese Weise eine ganz außerordentliche und wird nur dort anzuwenden sein, wo wir ohne Gefahr eine stark streckende Kraft verwenden dürfen; ob sie auch bei entzündlichen Prozessen ohne Schaden angewendet werden kann, ist noch nicht entsprechend erprobt.

Ist die genügende Extension erreicht, so kann dieser Zustand jederzeit durch einen Gipsverband festgehalten werden. Gut und leicht gelingt eine Entlastung der Wirbelsäule durch den Gipsverband aber nur für die Lendenabschnitte. Zur Entlastung der Brustwirbelsäule müssen wir unbedingt am Becken uns aufstützen und den Kopf mit einbeziehen; ein Angreifen am Schultergürtel allein genügt nicht. Nach LÖFFLER muß ein ruhigstellendes und entlastendes Gipsmieder umfassen:

Bei Erkrankung der Halswirbelsäule: Hals, Hinterhaupt, Kinn, Schultergürtel und Brust;

der Brustwirbelsäule: Becken, Brust, Hals, Hinterhaupt und Kinn;

der Lendenwirbelsäule: Becken, Bauch, Brust bei Lordosierung des Lendenabschnittes oder noch Hals und Kopf.

Technik des Gipsmieders (Abb. 65 u. 66)

Der Patient wird stehend soweit extendiert, daß er gerade noch mit den Fußspitzen den Boden berührt. Der Kopf hängt dabei nicht in der viel zu dicken

GLISSONschen Lederschlinge, sondern wird, wie oben bei der Halswirbelsäule beschrieben (S. 23), durch Bindenzügel gefaßt, die sich gut an den Kopf anlegen und ein Anmodellieren des Gipsverbandes vollkommen ermöglichen. Es ist darauf zu achten, daß der Kopf nicht nach rückwärts geneigt wird, sondern auch in der Extensionsschlinge vollkommen gerade steht. Becken, Brust und Hals werden gut gepolstert, besonders aber wieder die knöchernen Stützpunkte: Die Darmbeinkämme, die Dornfortsatzlinie, das Kinn und das Hinterhaupt.

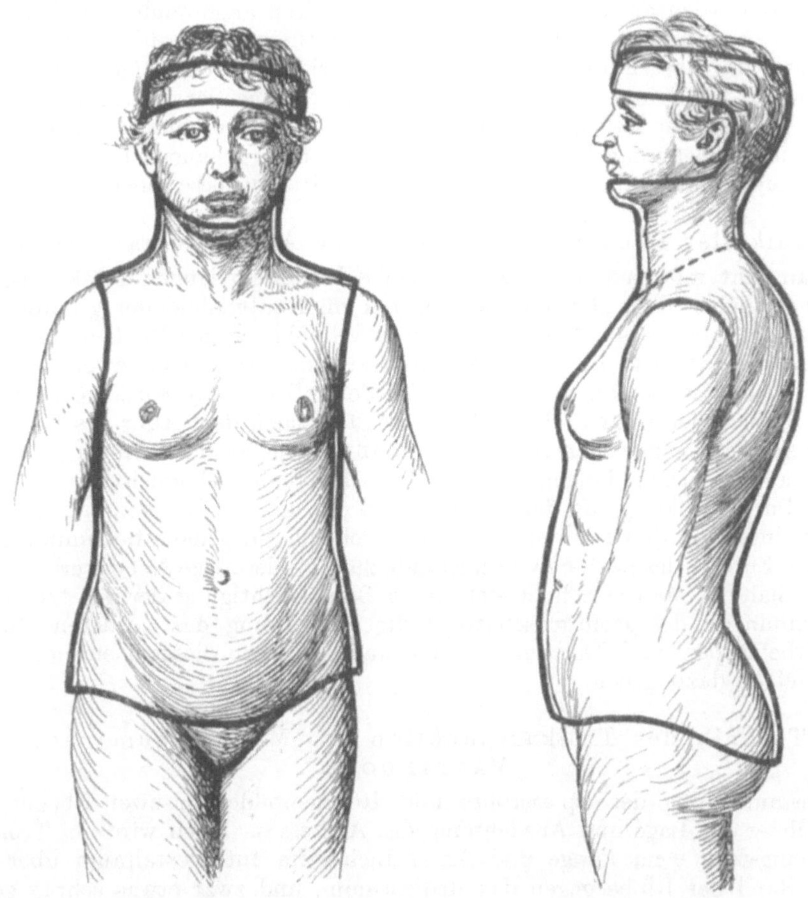

Abb. 65. Vorderansicht   Abb. 66. Seitenansicht

Abb. 65 und 66. Kontur des Gipsverbandes zur Ruhigstellung und Entlastung der Hals- und Brustwirbelsäule

Die Polsterwatte wird durch Bindenturen fest in dieser Stellung fixiert und soll dort unverrückbar festgehalten werden. Gipsbinden werden herumgelegt und wieder an den Stützpunkten gut anmodelliert. Am Darmbeinkamm, Kinn und Hinterhaupt, auch längs der Wirbelsäule soll der Gips gut anliegen. Um den Gipsverband nur an den wirklich beanspruchten Stellen stärker zu machen, legt man Gipspflaster ein (eine ganze Binde in einfacher Breite und entsprechender Länge zusammengelegt) vom Darmbeinkamm über den Rücken zum Hinterhaupt rechts und links, zwei andere kreuzen vom Darmbeinkamm, seitlich, über die

Brust hinter das Ohr der anderen Seite. Ist der Verband erhärtet, so werden
entsprechende Fenster ausgeschnitten, gewöhnlich ein großes über dem Bauch
und je eines in der Axilla; manchmal je ein großes Fenster über dem Bauch und
über der Brust zur freieren Atmung.

C. Punktion

Punktionen der Wirbelsäule kommen nur beim prävertebralen Abszeß in
Frage und werden auch in diesen Fällen nur selten angewendet. Indiziert er-
scheint die Punktion nur, wenn Lähmungserscheinungen auf starke Druck-
steigerung im Abszeß hinweisen. Die Schwierigkeiten derartiger Punktionen
bestehen in der tiefen, gedeckten Lage und der Nähe der Pleura und großen
Gefäße. Auf jeden Fall muß man sich durch gute Röntgenbilder genau über
Form und Ausdehnung der Abszesse klar sein. Eine genauere Technik ist von
SCHEDE und von VALTANGOLI aus der Klinik PUTTIS beschrieben.

Technik der Punktion prävertebraler Abszesse nach SCHEDE

Man geht mit einer nicht zu dünnen 8 bis 10 cm langen Punktionsnadel
etwa 2 cm neben dem Dornfortsatz ein, der im Röntgenbild der größten Ausdehnung des Abszesses entspricht. Nach Durchbohrung der Rückenmuskulatur
sucht man vorsichtig die schmale Durchgangsstelle zwischen zwei Querfort-
sätzen. Dann tastet man sich hart an der Seitenfläche des Wirbelkörpers nach
vorne, bis sich der Eiter entleert. Dies erfolgt je nach dem Alter des Kindes in
6 bis 9 cm Tiefe. Anstechen der Pleura (SCHEDE) und sogar der Aorta (LÖFFLER)
hat keine schädlichen Folgen gehabt. Trotzdem halte ich mich bei einer derartigen Punktion knapp an den oberen Rand der unteren Rippe, um auch nicht
die Art. intercostalis zu verletzen. Auch erscheint die genaue Bestimmung der
Tiefe des Eiterherdes nach STAUB imstande zu sein, derartige Nebenverletzungen
hintanzuhalten. Man errechnet sich unter Berücksichtigung der gesetzmäßigen
Verzeichnungen des Röntgenschattens die Entfernung des vorderen Randes
des Wirbelkörpers vom Dornfortsatz und kann dann zu dieser Tiefe noch 2 cm
ohne Gefahr dazu geben.

Technik der Troikartpunktion des Mediastinum nach VALTANGOLI

Wismutfüllung der Speiseröhre und Röntgenbilder in zwei Ebenen zur
Feststellung der Lage und Ausdehnung des Abszesses. Dann wird ein Troikart
von wenigstens 9 cm Länge und 3 mm Lichte im Interkostalraum über den
oberen Rand der Rippe gegen das Mediastinum, und zwar etwas schräg gegen
den Wirbelkörper gerichtet, eingestoßen. Man tastet sich dann entlang dem
Wirbelkörper nach vorne und gelangt so in den Abszeß.

D. Fehlgestalt

Fehlhaltung der Wirbelsäule

Fehlhaltungen sind bei rechtzeitiger und energischer Übungsbehandlung
vor allem dadurch, daß man dem Patienten das Gefühl für die richtige Haltung
wiederzugeben trachtet, einer Heilung auch ohne orthopädische Eingriffe zugänglich. Es kommen nur die Fehlhaltungen, die durch ein zu frühes sogenanntes
passives Körperaufrichten verursacht werden, als Gegenstand einer besonderen

Behandlung in Frage, weil eine vielleicht noch gleichzeitig hineinspielende Rachitis dann zu dauernden Veränderungen bis zur Fehlform führen kann. Es sind dies die Sitzkyphosen und die meist linkskonvexen Skoliosen bei einseitigem Tragen der Kinder auf dem Arm. Im späteren Alter gehört noch hierher die schlechte Haltung der Schulkinder, die sogenannte habituelle Skoliose, dann die durch Verkürzung eines Beines und die dadurch bedingte Beckenschiefstellung hervorgerufenen statischen Skoliosen und endlich die durch Amputationen von Arm und Bein bedingten skoliotischen Haltungen (ERLACHER).

Die rachitische Sitzkyphose erfordert die Ausschaltung des schädigenden Aufsetzens; zur wirksamen Bekämpfung ferner ein Gipsbett (Technik siehe oben) in entsprechender Lordosierung der Wirbelsäule abwechselnd mit häufiger Bauchlage und Durchführung der Körperaufrichtung über die sogenannte Kriechperiode. Diese Maßnahmen können zur Heilung führen, wobei eine gleichzeitig vorhandene Rachitis natürlich nach den im allgemeinen Teil kurz gestreiften Gesichtspunkten sofort in ursächliche Behandlung genommen wird. Die durch einseitiges Tragen der Kinder oder ähnliche Ursachen hervorgerufenen Säuglingskoliosen werden in ähnlicher Weise behandelt. Nur wird in diesem Falle das Gipsbett in Umkrümmung der vorhandenen Skoliose angelegt. Ein geschlossener Gipsverband ist wegen der raschen körperlichen Entwicklung in dieser Zeit nicht empfehlenswert.

Auch die skoliotische Haltung älterer Kinder wird mit Übungen, orthopädischem Turnen, Kriechen usw. zu behandeln sein. In hartnäckigen Fällen kommt dann ein aktiver Gipsverband in Frage (Technik siehe S. 130). Die skoliotische Haltung Amputierter ist in erster Linie von der Prothesenfrage abhängig; im allgemeinen hat sich gezeigt, daß bei Erwachsenen eine geänderte statische Inanspruchnahme nicht zur Ausbildung einer wirklichen Skoliose führt. Beim noch wachsenden Körper aber können einschlägige Erkrankungen des Knochensystems, Rachitis oder Spätrachitis, Osteomalazie zur Fixierung der pathologischen Haltung und zur Umformung der Wirbel im Sinne der Deformität führen, wie ich aus eigener Erfahrung feststellen kann. Daraus ergibt sich, daß man statische Fehlhaltungen mindestens unter ständiger Kontrolle halten muß, um gegebenenfalls noch rechtzeitig die Deformität zu bekämpfen und die Knochenerweichung heilen zu können.

Fehlstellungen der Wirbelsäule

Hieher gehören in erster Linie die Skoliosen nach Lähmungen (paralytische Skoliosen); sie erfordern außer Extension meist keinen weiteren typischen orthopädischen Eingriff und werden durch Mieder und Stützapparate gebessert; die operative Behandlung nach ALBEE oder HIBBS wird später beschrieben. Reine spastische Skoliosen sind sehr selten und müssen dann ebenfalls durch Stützapparate behandelt werden. Sonst kommen dieselben Maßnahmen wie bei den Fehlformen in Anwendung. Eine Zwischenstellung etwa nimmt die Skoliosis ischiadica ein; die skoliotische Einstellung ist eine Ausweichstellung gegenüber dem ischialgischen Schmerz, daher in erster Linie dieser zu beseitigen. Die Korrektur der Fehlstellung ist in solchen Fällen meist leicht zu erreichen, kann aber unter Umständen zur Umkehrung ins Gegenteil führen. Auch die Insufficientia vertebrae nach SCHANZ nimmt eine ähnliche Stellung ein. Die in der Wirbelsäule auftretenden Schmerzen können durch Ruhigstellung im Gipsverband zum Schwinden gebracht werden. Endlich fallen in diese Gruppe noch alle Skoliosen zweiten Grades; also alle Skoliosen, die noch mit einiger Aussicht auf Erfolg in orthopädische Behandlung genommen werden können.

Fehlform der Wirbelsäule

Fehlformen in der Frontalebene sind die echweren Skoliosen, die allerdings meist auch eine kyphotische Komponente besitzen. Liegen der Fehlform bereits schwere knöcherne oder gar angeborene Veränderungen zugrunde, so ist der zu erreichende Erfolg meist bescheiden. Wir müssen oft schon froh sein, wenn es uns gelingt, ein Fortschreiten der Deformität zu verhindern. Es sind allerdings in der letzten Zeit Operationspläne aufgetaucht, die vielleicht einen weiteren Ausbau ermöglichen werden, um auch diese schwersten Skoliosen einer erfolgreichen Behandlung zugänglich zu machen. Da die einzelnen Grade der Skoliosen nicht so scharf voneinander zu trennen sind, ineinander übergehen und auch die äußerlich sichtbaren Veränderungen mit jenen im Röntgenbilde durchaus nicht übereinstimmen, so habe ich bei der Besprechung der Behandlungsmethoden das ganze Problem zusammengefaßt. Die Entscheidung, welche Behandlungsart im einzelnen Falle anzuwenden ist, muß nach genauer Untersuchung individuell getroffen werden.

Zu den Fehlformen in der Sagittalebene zählen der runde Rücken, die Kyphosis adolescentium, und vor allem die allermeisten Deformitäten nach Spondylitis tuberculosa und endlich die Spondylarthritis ankylopoetica.

Skoliose

Für die Behandlung der Skoliose ist der Grad der Deformität maßgebend. Die gebräuchliche Einteilung in Formen ersten Grades, die aktiv vollkommen korrigierbar sind, zweiten Grades, die zwar aktiv nicht mehr, aber passiv noch teilweise korrigiert werden können und dritten Grades, fixierte, auch passiv nicht mehr beeinflußbare Skoliosen, wird für die in Betracht kommenden operativen Maßnahmen als Grundlage dienen. Wie weit im Einzelfall die Äthiologie die auszuführenden Eingriffe als aussichtsreich erscheinen läßt, muß natürlich der individuellen Beurteilung des Krankheitsfalles überlassen bleiben. Es steht uns leider weder eine ursächliche Therapie zur Verfügung, noch können wir am Sitze der Deformität, der Wirbelsäule selbst mit unseren Methoden wirksam angreifen; es ist daher verständlich, wenn die erzielten Erfolge kritisch genommen bescheidene sind. Gleichwohl müssen wir aber gerade mit Rücksicht auf die großen Schwierigkeiten, die sich der Behandlung entgegenstellen, es besonders begrüßen, wenn in den letzten Jahren wieder neue Erfolg versprechende Gedanken und Heilvorschläge gebracht wurden, die vielleicht einer weiteren Entwicklung fähig sein dürften, oder wenigstens die Grundlage darstellen, auf denen weiter gebaut werden kann.

Ätiologisch müssen wir die seltenen angeborenen von den ungemein häufigeren erworbenen Skoliosen unterscheiden; bei den zweiten kann wieder die Ursache in einer Verminderung der Stützfähigkeit des Knochengerüstes liegen, am häufigsten wohl durch eine Rachitis oder Spätrachitis hervorgerufen, nur selten durch Osteomalazie, Trauma oder Arthritis deformans. In anderen Fällen liegt die Ursache wieder primär in einer Schwäche der Muskulatur und des Bandapparates der Wirbelsäule; kommt dann dazu eine berufliche Schädigung durch einseitige oder auch symmetrische Überlastung, so kommt es ebenfalls zur Ausbildung der Skoliose. In ähnlicher Weise entsteht die statische Skoliose, bedingt durch Schiefstellung des Beckens. Die schwersten Grade finden wir natürlich bei Lähmungen der Rumpfmuskulatur, bei den paralytischen Skoliosen. Ischialgische Schmerzen können eine seitliche Ausweichstellung der Wirbelsäule bedingen. Auch können schließlich Schrumpfungen der Weichteile, wie beim Schiefhals und beim Empyem eine Skoliose hervorrufen. Schon diese kurze

Übersicht zeigt, daß es nur in seltenen Fällen gelingen wird, ursächlich die Entstehung der Skoliose zu bekämpfen; natürlich soll ausdrücklich betont werden, daß eine ursächliche Behandlung der Grundkrankheit auch hier, wenn irgend möglich, gleichzeitig mit der Behandlung der Fehlgestalt einzusetzen hat. Die langsame Entstehung der Skoliose weist besonders auf verhütende Maßnahmen hin, die nicht vergessen werden sollen.

Was mit den Fällen der Gruppe 1 zu geschehen hat, wurde schon unter Fehlstellung und Fehlhaltung kurz besprochen. Die Gruppe 3 aber hat sich einer erfolgreichen Therapie bisher als sehr widerstandsfähig erwiesen; somit bleiben nur die Fälle der Gruppe 2, bei denen wir die nachstehenden Eingriffe mit Aussicht auf Erfolg empfehlen können. Wenn wir sie auch auf die Gruppe 3 ausdehnen, so darf dies nur nach vorsichtiger Erwägung der besonderen Umstände des Einzelfalles geschehen. Die in Betracht kommenden gedeckten Maßnahmen erfordern alle eine monate- und jahrelange Behandlung und lassen sich in I. passive Korrekturen und in II. aktive Gipsverbände einteilen.

a) Passive Korrekturen

Extension

Sie ist die einzige Methode, die an der Wirbelsäule selbst angreift. Sie könnte theoretisch genommen bestenfalls die Wirbelsäule vollkommen strecken, also ihre Verbiegungen in der sagittalen und frontalen Ebene ausgleichen; nie aber läßt sich durch sie die für eine erfolgreiche Beseitigung der Deformität immer notwendige Überkorrektur, also die Umkehr ins Gegenteil erzielen. Das, was wir von der Extension erwarten dürfen, ist 1. eine Dehnung der geschrumpften Weichteile und Lockerung der versteiften Wirbelsäulepartien. 2. Die Wirbelsäulenverkrümmungen werden abgeflacht; allerdings und vorzüglich die beweglichen Teile derselben, dann erst und viel geringer die fixierten Teile. Die Kräfte, die notwendig wären, um praktisch eine hochgradige Skoliose vollkommen zu strecken und auszugleichen, werden von den Patienten nicht vertragen. 3. Schwierig ist es, die durch die Extension erreichte Besserung der Deformität festzuhalten und unmöglich ist jede Beeinflussung der Grundkrankheit durch die Extension. Darin liegt auch eine große Gefahr der Extensionsbehandlung, daß mit dem Augenblick, wo die Extension aufhört, wir den Körper passiv stützen müssen, damit er nicht in die frühere Stellung zurücksinkt. Er kann sogar noch mehr zusammensinken als vor der Behandlung, da wir ja den inneren Halt der Wirbelsäule durch die passive Streckung gedehnt und gelockert haben. Wir dürfen nicht nur die Wirbelsäulenkontrakturen dehnen, wir müssen auch dafür sorgen, daß die Tragfähigkeit der Wirbelsäule wieder hergestellt und daß die auf sie wirkende Muskulatur entsprechend geübt und gekräftigt wird. Dies kann nur durch Allgemeinbehandlung, die die Kalkretention erhöht, die Muskulatur kräftigt, geschehen: Licht und Sonne, Bestrahlung mit künstlicher Höhensonne; vitaminreiche Kost, frisches Gemüse, Kalk- und Phosphormedikation, Lebertran, Massage, Übungen, besonders Tiefatemübungen usw.

Die Extension darf als alleiniger und selbständiger Akt nur bei Kyphosen, Totalskoliosen angewendet werden. Bei der Lendenskoliose muß nachträglich noch die Rückverschiebung des Beckens erfolgen; bei Dorsalskoliosen hingegen ist durch sie eine gewisse Lordosierung des kyphotischen Segmentes zu erzielen (FARKAS). In allen anderen Fällen ist sie nur als Hilfsmittel zu verwenden, um die Wirbelsäule zu lockern und zu strecken und so für andere Maßnahmen zugänglicher zu machen. Der schließlich erreichte Erfolg wird um so größer sein, je besser der Patient vorbehandelt wurde. Dafür ist die von Schede empfohlene Dauerextension im Liegebett am besten geeignet, dessen Technik wir weiter unten beschreiben werden.

Technik des Extensionsgipsverbandes

Das Becken wird auf einen verstellbaren Sitz gut durch Gurten fixiert. Durch entsprechende Neigung des Sitzes kann sowohl eine übermäßige Lordose wie Skoliose der Lendenwirbelsäule wesentlich beeinflußt werden. Der Kopf kommt in eine Glissonsche Schlinge, oder wenn er mit eingegipst werden soll, wird er durch je eine Kalikobinde über das Hinterhaupt und über das Kinn gefaßt und muß in guter Mittelstellung über den Rumpf stehen. Eine Schiefstellung des Kopfes oder übermäßige Vor- oder Rückneigung darf nur bei einer gleichzeitigen starken Verbiegung der Halswirbelsäule zu deren Korrektur angewendet werden. Nun wird senkrecht extendiert, so lange es der Patient aushält. Ist die größtmöglichste Streckung erreicht, so ist darauf zu achten, daß der Rumpf genau symmetrisch eingestellt ist; allenfalls kann durch entsprechenden Pelottendruck noch der konvexseitige Rippenbuckel besonders hineingedrückt werden, um ein möglichst gleichmäßiges Rückenrelief zu erzielen. Die exakteste Einstellung erlaubt der Wullsteinsche Apparat, der wohl sehr kompliziert ist, dafür aber jede Einstellung des Beckens, der Arme, des Rumpfes, beliebigen Pelottendruck und Veränderung der Kopfstellung erlaubt. Auch der Beelysche Rahmen ist hiefür gut geeignet.

Schwierig ist die Erhaltung dieser Streckstellung durch den Gipsverband. Nur Verbiegungen der Lenden- und untersten Brustwirbelsäule können, wie schon erwähnt, noch durch einen lediglich bis unter die Achsel reichenden Gipsverband korrigiert erhalten werden.

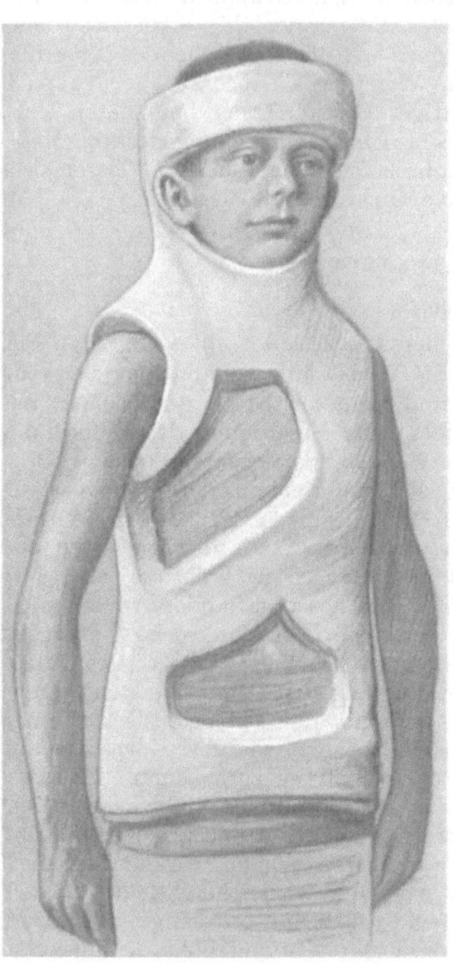

Abb. 67. Art des Extensionsgipsverbandes bei Skoliosen nach Wullstein. Fensterung bei rechtsseitiger dorsaler Kyphoskoliose

Jede höher hinaufreichende Deformität bedingt einen auch am Kopf angreifenden Verband. Wullstein (Abb. 67), wohl einer der hervorragendsten Vertreter dieser Methode, läßt seine Gipsverbände sogar die Stirne mit umgreifen, während Schanz (Abb. 68) den Verband nur bis ans Hinterhaupt und an den Unterkiefer reichen läßt. Die Polsterung mit Filz und Watte muß eine ausgezeichnete sein, um bei der starken Druckwirkung jeden Dekubitus zu vermeiden. Über einen Trikotschlauch, der den ganzen Körper deckt, kommt auf die Darmbeinkämme eine wenigstens 5 mm dicke Filzplatte faltenlos ausgelegt, ebenso über den Rippenbuckel. Brust und Rücken werden im übrigen mit Watte bedeckt, wobei die konkave Thoraxseite durch Wattekissen etwa symmetrisch mit der Gegenseite aufgefüllt wird. Kopf und Hals werden durch mehrere Touren einer handbreiten Watterolle gepolstert, die hinter dem linken Ohr beginnt über Hinterhaupt und Stirn herumgeführt wird und hinter dem rechten Ohr endigt. Darüber eine zweite gleiche Tour, die dann von rechts nach links um Hals und Kinn wiederum von der linken Kieferwinkelgegend über das Hinterhaupt und die Stirn zum linken Ohr zurückkehrt. Schließlich wird noch ein besonderes Wattestück um die vordere Halshälfte gelegt. Der Gipsverband beginnt mit Wickelungen um Kopf und Hals, wobei gutes Anmodellieren über Stirn und Augenbrauen wichtig ist. Dann folgt das Becken, wobei die Darmbeinschaufeln exakt herausmodelliert werden müssen, so daß der Verband am Becken absolut festsitzt. Inzwischen wird die Extension womöglich noch verstärkt und schließlich auch die mittleren Thoraxpartien in den Verband miteinbezogen; dabei wird an den kyphotischen Partien der Brust und Rückseite ebenfalls genauestens anmodelliert. Allenfalls angelegte Pelotten werden in den Verband mit einbezogen. Gegen den Trochanter soll der Verband möglichst weit hinabreichen. Der Gipsverband muß im allgemeinen sehr kräftig gemacht werden, damit er eine vielfache Fensterung aushalten kann. Man kann diese Festigkeit des Verbandes dadurch erhöhen, daß man jene Stellen des Verbandes, die stehen bleiben sollen, durch eingelegte Gipspflaster verstärkt. Nach dem Erstarren des Verbandes wird die

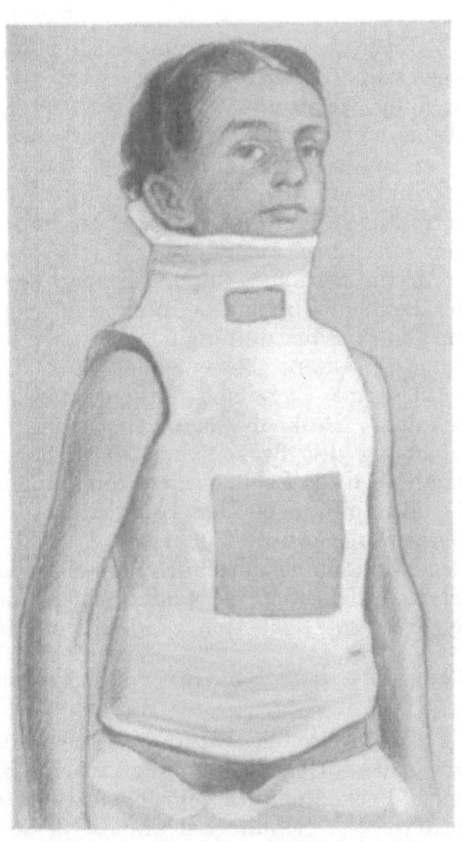

Abb. 68. Art des Extensionsgipsverbandes bei Skoliose nach SCHANZ. Fensterung am Hals und am Magen

Extension entfernt und der Kopf bis auf einen zweifingerbreiten Streifen vom Hinterhaupt über die Stirn freigemacht, dafür kann der Verband am Kinn ausgeschnitten werden, so daß die Kieferbewegungen frei sind. Will man nach SCHANZ den Kopf frei lassen, so muß man Hinterhaupt, Warzenfortsatz und Kinn gut herausmodellieren und kann dann die darüber hinausragenden Teile des Gipsverbandes abtragen. Je ein großes Fenster kommt über die Magengrube, über die konkave Seite am Rücken und der entgegengesetzten Brustwand vorne. Nach unten wird der Verband nur soweit beschnitten, daß er das Sitzen erlaubt und in der Schenkelbeuge nicht einschneidet; seitlich und rückwärts kann er etwas tiefer herunterreichen.

Der Gipsverband bleibt in leichteren Fällen sechs Wochen, in schwereren mehrere Monate liegen und muß ein- bis zweimal erneuert werden. Nachbehandlung durch ein gut passendes Stützmieder in gleicher Ausdehnung wie der Verband; Massage, Gymnastik und Faradisation der Muskeln, um die durch den Gipsverband geschwächte Muskulatur möglichst rasch wieder zu kräftigen. Das Mieder muß solange getragen werden, bis die Tragfähigkeit der Wirbelsäule durch Kräftigung des Muskelkorsettes wieder hergestellt ist.

Redressement

Es wird in den verschiedensten Formen angewendet. Entweder durch Anlegen von Seitenzügen mit oder ohne gleichzeitige Extension oder in kyphotischer Stellung, wie es uns vor allem ABBOTT gezeigt hat. In keinem Fall ist vom Druck allein, der auf den konvexen Buckel ausgeübt wird, eine wesentliche und dauernde Besserung zu erwarten, es sei denn, daß es bei hartnäckigen Fällen der Gruppe I oder in leichten der Gruppe II wirklich einmal gelingt, auf diese Weise eine Überkorrektur zu erzielen. Meist ist sie nur scheinbar und daher in der Nachbehandlung nur schwer auch durch gut passende Stützmieder zu erhalten. Diese Scheinkorrekturen erfolgen durch Vermehrung der noch beweglichen Gegenkrümmungen der Lendenwirbelsäule, durch rein kosmetische Abflachung des Rippenbuckels um den Preis der weiteren Deformation von Rippen und Bogen im skoliosierenden Sinne (FARKAS). Besser sollen nach FARKAS zur Korrektur der Skoliose möglichst keine Zug- und Druckkräfte, sondern lediglich zielbewußte Rumpf-, Schulter-, Beckenbewegungen benützt werden. Und zwar soll die Rückverschiebung des Beckens nach der Konvexität der Dorsalkrümmung erfolgen; damit wird die Lendengegenkrümmung abgeschwächt. Dann wird eine Rotation des Rumpfes nach der Konvexität der Dorsalkrümmung und Ausgleich der Wirbelsäulenkontraktur erstrebt. Schließlich folgt die Ausbildung der oberen Gegenkrümmung mittels Höherstellen der konkavseitigen Schulter und Konvexrotation derselben. Erreicht sollen diese Forderungen in einem dreiteiligen System von Gipsbetten werden, wofür folgende Richtlinien angegeben werden.

Technik des Skoliosenredressements im dreiteiligen Gipsbett nach FARKAS

Das dreiteilige Gipsbett besteht aus einem Schulterteil für die Schulter, bzw. obere Gegenkrümmung, einem Brustteil für die Dorsalkrümmung und einem Beckenteil. Die einzelnen Teile werden als selbständige Gipsbetten hergestellt. Der Schulterteil umfaßt beide Schultern und wird bei Bauchlage des Patienten in der Weise abgenommen, daß beim Verfertigen des Bettes die konkavseitige Schulter maximal gehoben, die konvexseitige gesenkt wird. Der Brust- und Beckenteil werden ebenfalls in Bauchlage des Patienten, jedoch ohne Korrektur hergestellt. Nun werden die Gipsbetten auf drei getrennte Wägelchen montiert, die ihrerseits auf einem gemeinsamen Brett auf Rädern rollen. Die Apparatur kommt ins Krankenbett, das zwecks Extension schiefgestellt wird. Der Patient wird hineingelegt und durch Heftpflasterstreifen fixiert, damit sich das betreffende Rumpfsegment mit dem Bettchen mitbewegen muß. Extendiert wird mit einer Kopfschlinge, die am oberen Bettrand befestigt wird. Nun erfolgt die seitliche Einstellung durch entsprechende Verschiebung der Wägelchen auf dem gemeinsamen Brett; die Rotation wird durch entsprechende Neigung des Gipsbettchens erzielt.

Der Kranke muß acht bis zwölf Wochen in diesem dreiteiligen Gipsbett liegen. Anfangs wird die Korrektur in der Nacht noch etwas nachgelassen, dann immer mehr angezogen. Wenn die möglichste Korrektur erreicht ist, so erhält der Patient ein gewöhnliches Gipsbett in größter Korrektur, das Oberschenkel und Schulter miteinfaßt. Durch sechs Wochen bleibt der Kranke noch ständig im Gipsbett, später nur noch einige Stunden am Tage, aber noch jahrelang nachts. Gleichzeitig wird ein Stahlkorsett angefertigt, das die Rückverschiebung des Beckens und die Rumpfdrehung garantiert.

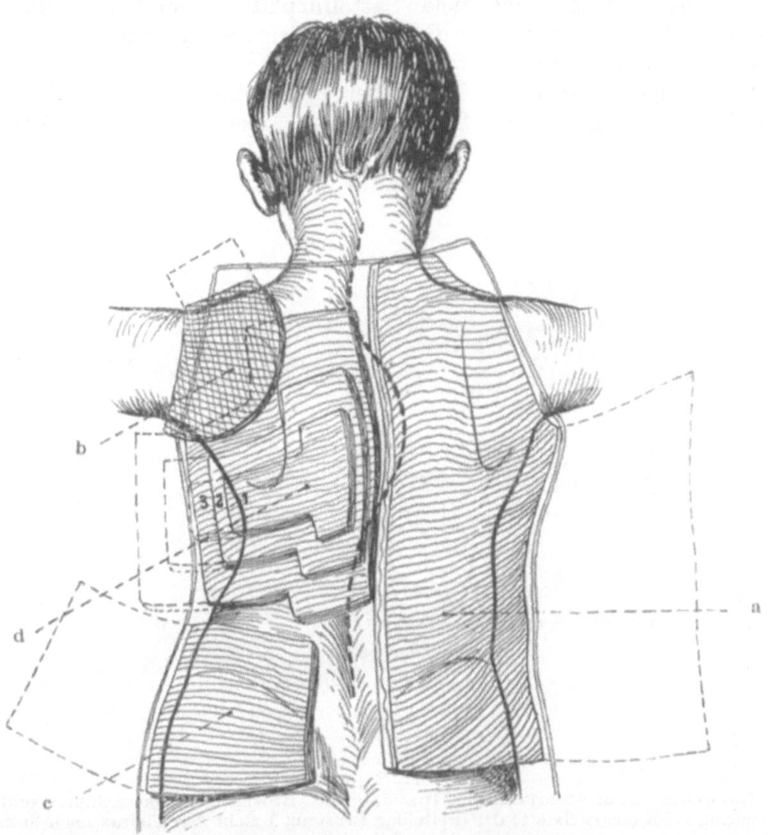

Abb. 69. Polsterung beim ABBOTTschen Gipsverband. a große Filzplatte für die konvexe Rumpfseite; b für die konkavseitige Schulter; c für das Becken; d drei T-förmige Filzstücke, um die konkave Rumpfpartie aufzufüllen zwischen zwei Trikotschläuche eingeheftet. Punktiert die Teile, die nach vorne umgeschlagen werden

Wohl die allermeisten Orthopäden aber verwenden den Gipsverband, um vorerst eine erreichte Korrektur einer Skoliose festzuhalten, bevor sie zum Stahlmieder übergehen; gleichzeitig versucht man noch im Gipsverband eine weitere Stellungsverbesserung zu erreichen, einmal durch entsprechende Fensterung, dann durch Atemübungen und endlich durch eingeschobene Kissen. Als typischer Vertreter dieser Behandlungsart ist der Gipsverband nach ABBOTT zu nennen, der mit geringfügigen Abänderungen weite Verbreitung gefunden hat.

Technik des ABBOTTschen Gipsverbandes (nach ERLACHER)
(Abb. 69, 70, 71)

Die Lagerung erfolgt am besten auf dem ABBOTTschen Tisch, auch der LANGEsche und ähnliche sind gut dafür geeignet; er besteht im wesentlichen

aus einem Rahmengestell in dessen Mitte die Kinder auf eine schräg zugeschnittene Hängematte oder auf zwei verschieden gespannte Gurten zu liegen
kommen. Da auch hier ein großer Druck ausgeübt wird, ist eine außerordentlich
sorgfältige Polsterung notwendig. Damit sie an Ort und Stelle bleibt und sich
bei der Verbandanlegung nicht verschiebt, wird sie zwischen zwei Trikotschläuche eingenäht. Beifolgende Skizze gibt die Anordnung bei einer rechtskonvexen Brustskoliose. Eine dicke Sattelfilzplatte kommt über die konvexe
Rumpfseite und zwei weitere über die konkavseitige Schulter und Hüfte; endlich
wird die eingesunkene Brustseite durch wenigstens drei nach außen kleiner
werdende Filzlagen ausgefüllt. Mit dieser Polsterung wird das Kind in stark
kyphotischer Stellung auf den Tisch gelagert. Der Arm der konkaven Seite

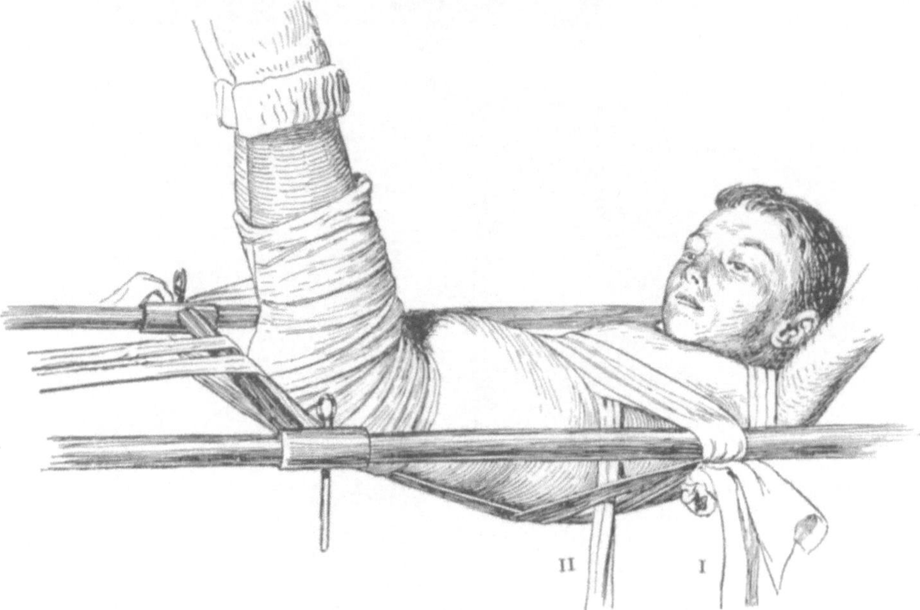

Abb. 70. Lagerung zum ABBOTTschen Gipsverband. Becken und linke Schulter sind durch je
einen Gurtenzug nach rechts fixiert; der dreiteilige Brustzug I zieht den Thorax nach links und mit
dem Mittelteil II nach unten (rückwärts).

wird so hoch als möglich eleviert oder unter den Kopf gelegt, der Arm der konvexen Seite ist rechtwinklig abduziert, beide Beine werden ebenfalls in fast rechtwinkliger Beugung suspendiert. Nun erfolgt als schwierigster Akt die Anordnung der Seitenzüge. Zwei Züge umgreifen die konkave Schulter, eine davon
fixiert den Thorax nach der konvexen Seite hin, der zweite zieht die Schulter
nach vorne oben. Für das Becken wird eine T-Binde verwendet, der mittlere
Schenkel des T kommt über das konkave Gesäß zu liegen, während die beiden
anderen Schenkel das Becken nach der konvexen Seite hin ziehen und hebt die
konkavseitige Beckenhälfte. Es findet also an Schulter und Becken eine gleichsinnige Fixierung und Detorquierung statt. Ein weiterer Zügel sucht die konvexe
Schulter nach hinten und unten zu ziehen. Nun kommt als wichtigster der dreiteilige Brustzug, der von der Mitte ab nach vorne doppelt ist. Er umgreift den
Rippenbuckel und zieht ihn nach der konkaven Seite hin und wird hier geknotet; der dritte Teil beginnt etwa über der konvexen Brustseite, geht über

den vorderen Rippenbuckel durch je einen Schlitz in den erst geknoteten Schenkeln nach unten. Die ersten beiden Schenkel sollen die Brustwirbelsäule so stark nach links (nach der konkaven Seite) verziehen, daß die Projektion des Keilwirbels über die Mittellinie nach links verschoben wird, während der letzte Zug eine Drehung des ganzen Thorax nach links und rückwärts erreichen soll. Nun wird noch außerdem über der konkaven Brustseite ein weiteres Wattepolster aufgelegt, um die Überkorrektur noch stärker erscheinen zu lassen. Darüber erfolgt nun die Anlegung der Gipstouren für einen möglichst kräftigen Gipsverband, da er sehr stark gefenstert wird. Auch dieser Verband soll möglichst weit nach auf und abwärts reichen.

Nach Erhärten werden die Redressionszüge und Längsgurten losgemacht und der Patient auf den Verbandtisch gelagert. Der Verband wird unten nur soweit zugeschnitten, als für das Sitzen notwendig ist; besonders vorne soll der Verband bis zur Symphyse reichen, um die Atmung möglichst einzuengen. Da die Schulter der konkaven Seite nach vorne und oben gedrängt werden soll, ist es oft zweckmäßig, den Oberarm mit einzugipsen (FRÄNKEL), damit nicht der Arm an der hoch hinauf ragenden Gipskante sich wund scheuert. Das Zurückweichen der konvexseitigen Schulter wird durch starkes Ausschneiden erleichtert. Das größte Fenster kommt über die konkave Thoraxseite seitlich rückwärts, dort werden das Wattepoltser und die Filzkissen herausgezogen, so daß sehr reichlich Raum entsteht und der Thorax dorthin ausweichen kann. Ferner schneidet man noch zwei bis drei schmale Schießscharten vor und hinter der konvexseitigen Axillarlinie. Ein Magenloch vermeiden wir, wo wir können, weil die Atmung als kleine ständig wirkende Kraft die Verschiebung zum Fenster hinaus begünstigen soll. Nun erfolgen fleißige

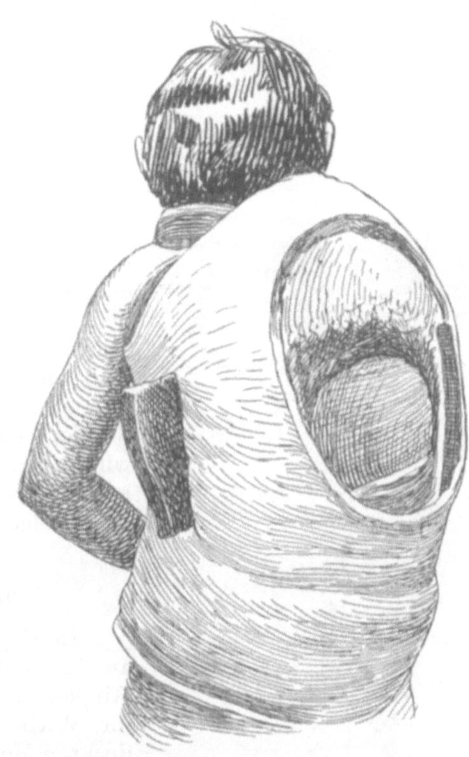

Abb. 71. ABBOTTscher Gipsverband angelegt. Großes Fenster über der Konkavseite. Unter der konvexen Schulter ist ein Filzstreifen durch zwei Schießscharten des Gipsverbandes eingezogen.

Atemübungen, die den Kindern auch das Hinwegkommen über die ersten Tage mit den Gefühlen des Unbehagens und der Einengung erleichtern. Die Kinder bleiben für diese Zeit gut unterstützt im Bett und dürfen dann aufstehen, sobald sie wollen. Gymnastik und Streckübungen werden auch im Gipsverband fleißig fortgesetzt. Etwa alle acht Tage werden dicke Filzplatten bei den Schießscharten eingezogen, und zwar sowohl seitlich und rückwärts an der konvexen Seite wie an der konkaven Seite vorne, um eine weitere Korrektur der Wirbel- und Thoraxdeformität zu erzielen. Nach sechs bis acht Wochen wird der erste Gipsverband entfernt und wenn nötig durch einen zweiten bzw. dritten die Redressionsbehandlung fortgesetzt, bis ein zufriedenstellender Erfolg erreicht ist.

Dann wird noch für ein Jahr ein Zelluloidmieder in derselben Stellung und in dem gleichen Ausmaß, wie ·der Gipsverband, getragen und während dieser Zeit fleißig Gymnastik, Massage und Faradisation der Muskeln angewendet. Nach unseren Erfahrungen eignen sich nur Fälle mit größerer Hauptkrümmung und geringen Gegenkrümmungen für diese Methode, während kurzbogige Doppelkrümmungen, besonders die rachitischen Verkrümmungen kleiner Kinder, spitzwinkliger, kammartiger Rippenbuckel und stärkere linkskonvexe Brustskoliosen von vorneherein von dieser Behandlung auszuschließen sind.

Andere redressierende Verbände wurden verschiedentlich angegeben, sind aber wesentlich leichter anzulegen als der ABBOTTsche Verband, der also als der verbreitetste Redressionsverband näher beschrieben wurde. Alle seine Modifikationen und Nachempfindungen versuchen durch Druck oder Zug bzw. verschiedene Lagerung die Stellung der einzelnen Abschnitte der Wirbelsäule gegeneinander zu verschieben, den Rippenbuckel einzudrücken usw. Sie alle haben wesentlich an Wert und Verwendbarkeit eingebüßt, seit wir auf die Verschiebung des Scheitels der Verkrümmung gegenüber dem Lot mehr Aufmerksamkeit verwenden und dadurch statt des sehr unsicher wirkenden äußeren Druckes die im Körper selbst befindliche Schwerkraft als Heilfaktor verwerten gelernt haben.

b) Aktive Gipsverbände

Im Gegensatz zu diesen Versuchen, durch Zug an ihren Enden oder durch Druck gegen die Rippen auf die Wirbelsäule einzuwirken, denn an die Wirbelkörper kommen wir mit unseren gedeckten Methoden vorläufig noch nicht heran, wird in neuerer Zeit von HAGLUND und SCHEDE (von LORENZ schon früher einmal angegeben, aber wieder verlassen) eine Behandlungsart empfohlen, bei der ständig wirkende Kräfte im Körper selbst zur Korrektur der Deformität herangezogen werden. Denn das Prinzip dieser Verbände besteht darin, daß wir nach entsprechender Mobilisierung der Skoliose den Oberkörper soweit nach der konkaven Seite verschieben, bis das Lot des Scheitelpunktes der primären Verbiegung über die Mittellinie nach der konkaven Seite fällt (Abb. 72, 73, 74). Nach HAGLUND wirken jetzt die automatisch eintretenden Bemühungen des Patienten, den Schwerpunkt über den Mittelpunkt der Unterstützungsfläche zurückzuverlagern, korrigierend, und zwar benutzen wir den Trieb, aufrecht zu gehen, vielleicht unseren stärksten Trieb als Therapeutikum. Nach SCHEDE wird dadurch die deformierende Wirkung der Belastung abgeschwächt, aufgehoben oder gar in eine korrigierende verwandelt und außerdem

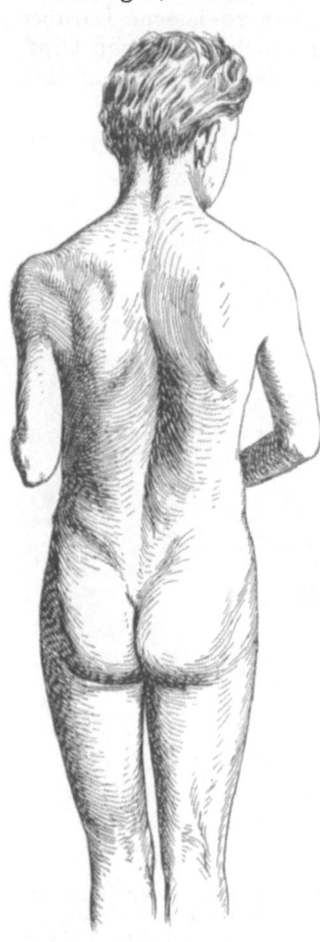

Abb. 72. Rechtskonvexe Skoliose

die korrigierenden Muskelkräfte unter Ausschaltung ihrer Antagonisten einseitig zur Arbeit gezwungen (aktiver Gips).

Um den aktiven Gips in der richtigen Korrekturstellung anlegen zu können, muß die Wirbelsäule vorher energisch mobilisiert werden. Dies geschieht am besten durch eine Dauerextension unter Ausschaltung jedes Reibungsverlustes. Schede hat die Anwendung der Dauerextension derart ausgebaut, daß er jetzt damit ausgiebigere Korrekturen erzielen kann, als selbst bei forcierter Extension

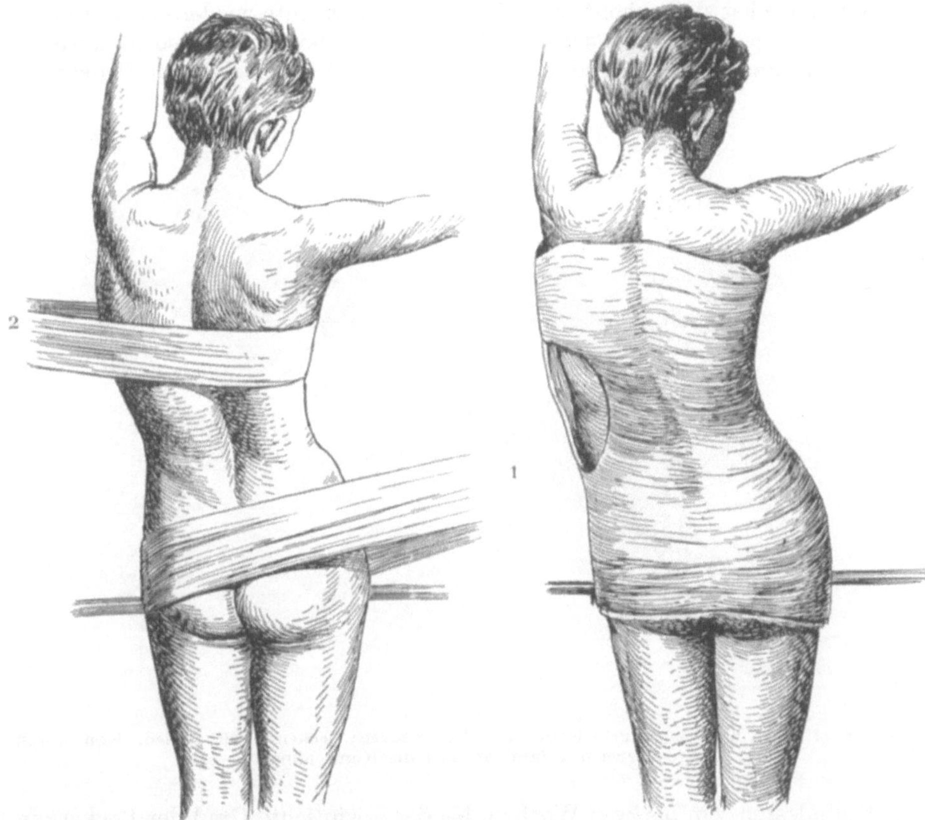

Abb. 73. Rechtskonvexe Skoliose durch Bindenzügel korrigiert. Der untere Zug 1 fixiert das Becken nach rechts, der obere 2 verschiebt den Rumpf über die Schwerlinie nach links. Linke Schulter gehoben

Abb. 74. Rechtskonvexe Skoliose in Überkorrektur eingegipst

in Narkose. Sie wird also zur Beseitigung der Kontrakturstellungen jedem aktiven Gipsverband vorausgeschickt.

Technik der Dauerextension nach Schede (Abb. 75)

Der Kopf wird mit einer gut anmodellierten Gipskrawatte gefaßt, die Kinn und Hinterhaupt umgreift. Neuerdings verwendet Schede aus Holz geschnitzte Krawatten, die mit Faktiskissen gut gepolstert werden. Wenn die Krawatte am ganzen Hinterhaupt, den Warzenfortsätzen und dem Unterkiefer gleichmäßig flächenhaft anliegt, wird eine dauernde starke Extension anstandslos ertragen. Darüber wird nun die eigentliche Extensionsschlinge angelegt. Man muß darauf achten, daß die Befestigung des Zuges in derselben Ebene liegt wie die Wirbelkörper. Der Patient wird auf einem schrägen Liegebrett, das vollkommen glatt und dessen Kopfende verstellbar ist, gelagert. Damit nun nicht infolge der Reibung der Zug an der Halswirbelsäule stärker wirkt als an der Brustwirbelsäule, wird das Becken auf ein gepolstertes Brett gelagert, das an seiner Unterseite Rädchen trägt und also auf dem Liegebrett reibungslos gleitet. Der Kopfteil wird nun möglichst steil erhöht, aber für die ersten Nächte wieder etwas weniger schräg gestellt; jedoch schon nach zwei Tagen ist der Patient meist so beschwerdefrei, daß man das Brett dauernd steil stellen kann. Auf dem Liegebrett liegt der

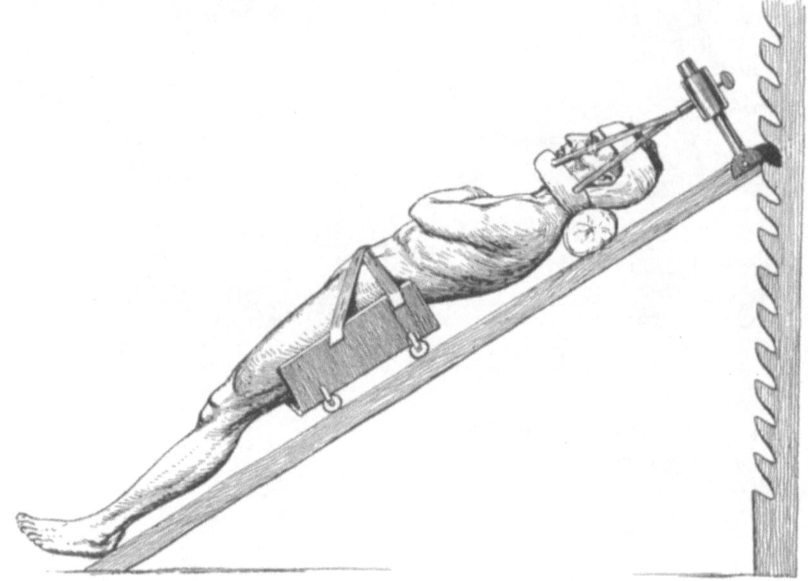

Abb. 75. Steilhang nach SCHEDE. Kissen unter dem Nacken; Beckenteil auf Rollen. Kopf durch Gipskrawatte gefaßt, darüber die Kopfschlinge

Patient mindestens ein bis zwei Wochen, bis der erwünschte Grad der Lockerung der Wirbelsäule erreicht ist.

Technik des aktiven Gipsverbandes nach SCHEDE (Abb. 76)

Als Beispiel diene wieder eine rechtskonvexe Brustskoliose. Der Verband wird in einer Stellung angelegt, in der die ganze Wirbelsäule möglichst eine nach rechts konvexe Totalskoliose bildet (durch Linksneigung), außerdem noch stark nach vorne gebeugt und möglichst ganz kyphosiert ist, um nicht wie bei einer einfachen Seitenverschiebung durch Gurtenzug eine Verstärkung der lumbodorsalen Krümmung und eine Annäherung des rechten Rippenbogens zum Beckenkamm hervorzurufen. Die Lendenwirbelsäule muß mit dem Kreuzbein eine nach rechts und hinten konvexe Krümmung bilden und der rechte Rippenbogen möglichst weit vom rechten Darmbeinkamm entfernt sein. Um diesen Zweck vollständig zu erreichen, wird nach SCHEDE der Gipsverband am besten zweizeitig angelegt.

Der Patient steht in leichter vor und etwas nach rechts geneigter Stellung, so daß die rechten Bauchdecken völlig erschlafft sind. Das Becken wird nun dünn gepolstert, und zwar stärker unterhalb der linken Spina und etwas über dem linken Darmbeinkamm. Nun wird ein Beckengips angelegt, der am rechten Beckenkamm so tief wie möglich, oft handbreit einmodelliert wird. Auch über dem rechten Trochanter und der Glutealgegend muß exakt anmodelliert werden. Links endigt der Gipsverband schon unterhalb des Beckenkammes und wird durch eine Tuberschlinge nach abwärts gezogen. Jetzt wird der Patient in die extreme Stellung gebracht, er steht so weit als möglich nach links und vorne geneigt. Dabei hält er sich zweckmäßig an einer Sprossenwand oder an senkrecht stehenden Stangen an, damit das Becken nach hinten und rechts von den

geschlossen stehenden Füßen verschoben werden kann, während die Arme in der gleichen Projektion mit den Füßen liegen. Der ganze Körper hängt nach rechts und hinten im konvexen Bogen durch. Wichtig ist nun noch eine Drehung der rechten Beckenhälfte nach hinten, so daß eine Verschiebung des Rippenbuckels gegen das Becken nach vorne erfolgt. In dieser Stellung wird der zweite Teil des Gipsverbandes angelegt. Er umfaßt lediglich die untere Partie des rechten Rippenbuckels und untergreift ihn nach Möglichkeit. **Er darf nach oben nicht ganz bis zum Scheitel der Hauptkrümmung reichen.** Er muß recht kräftig sein und rechts und rückwärts soweit nach abwärts reichen, daß er das Sitzen gerade noch erlaubt. Die Verlagerung des Gleichgewichtes ist dabei eine recht beträchtliche, so daß die Patienten oft einige Zeit brauchen, um ohne Hilfe gehen und stehen zu können. Der Gipsverband wird nach unten nur soweit zugeschnitten, daß er das Sitzen erlaubt. Der rechte obere Rand des Verbandes über der Konvexität darf nicht

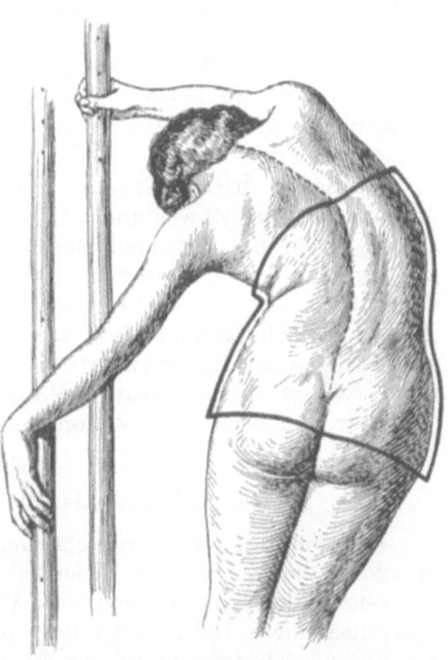

Abb. 76. Aktiver Gips bei Skoliosen nach SCHEDE. Einstellung bei rechtskonvexer Brustkoliose. Umfang durch schwarze Kontur angedeutet

scharfrandig sein, weil dort der Rippenbuckel meist mit großer Kraft dagegen gepreßt wird. Deutlich tritt die Muskelanstrengung, um den Körper aufzurichten, in Erscheinung. Das Ausweichen des Oberkörpers nach links darf der Verband in keiner Weise behindern.

Dieser erste Verband bleibt etwa 14 Tage liegen, gleichzeitig muß regelmäßig geturnt und eine Stunde täglich auf dem Extensionsbrett gehangen werden, dann wird entweder noch einmal durch acht Tage extendiert oder gleich ein weiterer Gipsverband in noch verstärkter Verlagerung angelegt. Nach drei bis viermaligem Verbandwechsel kommt man an einen Punkt, wo man annehmen kann, daß alles erreicht ist, was augenblicklich erreicht werden kann. Den Gipsverband löst ein nach den gleichen Grundsätzen gebautes kräftiges Metallkorsett ab, das noch den konkavseitigen Oberschenkel mit einem Seitenbügel umgreift und den Oberkörper noch weiter in der korrigierten Lage erhält.

9*

Dadurch wird die Muskulatur im Gegensatz zu anderen Methoden nicht etwa geschwächt, sondern immer mehr gekräftigt, so daß schließlich, wenn die endgültige Umformung der Wirbelsäule erfolgt ist, gleichzeitig die Muskulatur auch soweit gekräftigt ist, daß sie ohne weiteres auch den Körper in der korrigierten Stellung erhalten kann. Und dies ist eines der wichtigsten Prinzipien bei der Behandlung einer Deformität.

Was man mit dem aktiven Gips erreichen kann, faßt SCHEDE in seinem Bericht über 50 Skoliosen, unter denen kein Fall eine Verschlechterung erlitten hat, folgendermaßen zusammen: Es gelingt, das Resultat einer Extensionsbehandlung dauernd zu erhalten, ohne die Muskulatur zu schädigen. Es gelingt, leichte und wenig versteifte Skoliosen völlig umzukrümmen und die Belastungsverhältnisse umzukehren, wobei zugleich die korrigierenden Muskelgruppen ständig geübt werden. Es gelingt, mittlere Skoliosen im Versteifungsabschnitt selbst dauernd zu bessern und sie unter günstigere statische Bedingungen zu bringen. Es gelingt, schwere Skoliosen dauernd aufzuhalten und sie ebenfalls unter günstigere statische Bedingungen zu bringen.

Skoliosen dritten Grades, fixierte Skoliosen sind diesen therapeutischen Maßnahmen nur schwer und mit geringem Erfolge zugänglich; ja wenn wir eine starke Lockerung vorausschicken müssen, um ein Redressement ausführen zu können, kann es vorkommen, daß bei nicht erreichter Vollkorrektur hernach die Wirbelsäule noch mehr zusammensinkt, also eine Verschlechterung eintritt. Für solche Fälle kommt also nur ein gut passendes Stützmieder in Frage, wie es HOHMANN auch für schwerste Fälle empfohlen hat. Deshalb versucht man immer wieder offene operative Maßnahmen heranzuziehen, um in der Korrektur schwerer Skoliosen weiterzukommen.

c) Offene Operationen bei Skoliosen

Die Einteilung der vorgeschlagenen Eingriffe kann in zwei Gruppen erfolgen, in solche, die nur an den Weichteilen angreifen, und andere, die am Knochen mit oder ohne Kombination von Weichteiloperationen vorgenommen werden. Eine ursächliche Behandlung liegt nur im WITTEKschen Versuch vor, während alle übrigen Eingriffe meist nur einen vorbereitenden Akt für das nachträgliche Redressement darstellen. Dies gilt vor allem von den Weichteiloperationen, die ja schon ihrem Wesen nach nur die gleichzeitig vorhandene, aber meist erst sekundär entstandene Kontraktur der Wirbelsäule beseitigen helfen. Ob die Muskelplastiken sich zur dauernden Umformung der Wirbelsäule als verläßlich geeignet erweisen werden, muß erst die weitere Erfahrung lehren.

Weichteiloperationen

Zur Mobilisierung der Lendenwirbelsäule empfiehlt KRUCKENBERG die Durchschneidung des konkavseitigen M. psoas. Wenn man in der Höhe des Poupartschen Bandes den Muskel aufsucht, ist er leicht zu isolieren und zu durchtrennen. KRUCKENBERG hat in einzelnen Fällen auch die verkürzte Aponeurose des M. obliquus abdominis ext. durchschnitten und dadurch die Aufrichtung des Thorax erleichtert (vgl. Abb. 105). FARKAS schlägt zur besseren Mobilisierung der Lendenwirbelsäule die Durchschneidung auch des konvexseitigen Ileopsoas vor, da auch der verkürzt ist. LOEFFLER durchschneidet den langen Rückenstrecker an der Rippenbuckelseite, betont aber, daß es sich bei den Erfolgen hauptsächlich um kosmetische Besserungen handelt. WULLSTEIN und SCHEPELMANN machen ausgedehntere Plastiken, um den Muskelzug auf die Dornfortsätze an der Konkavseite zu verstärken.

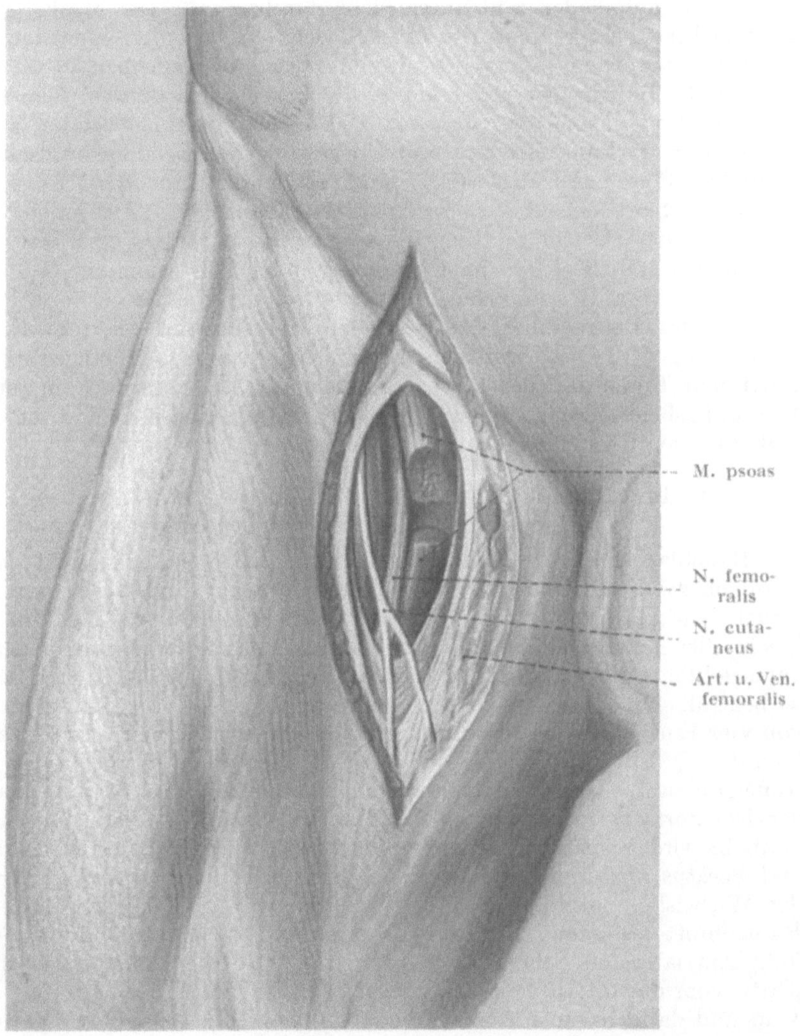

Abb. 77. Durchschneidung des Psoas nach KRUCKENBERG. Oberflächliche und tiefe Faszie eröffnet. Der Psoas wird durchschnitten; der Nervus femoralis nach außen verzogen. Die Gefäße kommen nicht zu Gesicht.

Technik der Durchschneidung des Psoas nach KRUCKENBERG (Abb. 77)

Lokale Anästhesie; Infiltration der Haut und der Weichteile, in der Ausdehnung von etwa 10 cm, lateral von der Arteria femoralis. Unterhalb des Poupartschen Bandes parallel zur Arteria femoralis und etwas nach außen von ihr wird ein etwa 7 cm langer Hautschnitt angelegt und sogleich die oberfläche Faszie durchtrennt. Unter dieser liegen die Gefäße; sie bleiben medial und kommen gar nicht frei zu Gesicht. Nun wird das tiefe Faszienblatt ebenfalls längsdurchtrennt, wodurch wir in das Fach des M. ileopsoas eindringen. Der vorliegende N. femoralis wird geschont und lateral verzogen und nun in der medialen Ecke des Faszienfaches der runde M. psoas freigelegt. Er wird auf eine Sonde aufgeladen und unter Sicht durchtrennt. Der Muskel verläuft hier ganz isoliert. Es können alle Muskelfasern bis auf den Knochen vollständig durchtrennt werden, worauf der proximale Stumpf nach oben in das Becken verschwindet. Blutung ist meist keine, die Faszie wird in zwei Schichten genäht und die Haut darüber geschlossen. Wurde Narkose angewendet, so wird noch unter ihrer Wirkung eine kräftige Umbiegung der Lendenwirbelsäule nach der gesunden Seite hin ausgeführt und schließlich um die Hüfte der nicht-operierten Seite ein Abduktionsgipsverband angelegt. Auf einem Extensionstisch wird der Patient in Rückenlage gelagert, das nicht operierte Bein soweit als möglich abduziert und nach entsprechender Polsterung ein Gipsverband angelegt, der vom Rippenbogen, und zwar an der operierten Seite etwas höher, abwärts das Becken und den gesunden Oberschenkel bis zum Knie umfaßt. Nach einigen Tagen kräftige Adduktionsübungen des eingegipsten Beines. Nach acht Tagen darf der Patient aufstehen. Das operierte Bein zeigt keinerlei Bewegungsbehinderung, die Körpergröße hat zugenommen und ist ein direktes Maß für die erzielte Besserung.

Technik der Durchschneidung der langen Rückenstrecker an der Rippenbuckelseite nach LOEFFLER

Bauchlage. Um die Lendenwirbelsäule zu kyphosieren und den Abstand zwischen zwölfter Rippe und Darmbeinkamm zu vergrößern, wird unter den Bauch eine Halbrolle geschoben, das Gesäß durch einen Gurt am Tisch festgeschnallt. Lokale Anästhesie. Indem man den Patienten versuchen läßt, sich aufzurichten, kann man die sich anspannende Sehnenplatte neben der Lendenwirbelsäule gut abtasten und das Operationsgebiet identifizieren. Nun wird von vier Einstichstellen aus das Operationsgebiet rhombisch umspritzt. Von der lateralen Quaddel wird außerdem unter die Sehnenplatte und in den M. errector trunci injiziert. Querer Hautschnitt dicht oberhalb des Darmbeinkammes von der Dornfortsatzreihe nach außen. Das oberflächliche Blatt der Fascia dorsolumbalis wird gespalten und außerdem zur Entspannung des M. latissimus dorsi und Seratus posterior inf. mit einem Scherenschlag der Ansatz der Faszie an der Wirbelsäule nach oben und unten teilweise durchtrennt, soweit dies der Hautschnitt gestattet. Nun liegt die glänzende Sehnenplatte des Errector trunci frei. Am lateralen Sehnenrand eingehend, wird mit dem Messer die Sehnenplatte vom darunterliegenden Muskel losgelöst, etwa in einer Ausdehnung von 4 cm und dann in einer Ausdehnung von 3 bis 4 cm exzidiert. Bei einem Versuch des Patienten, den Oberkörper aufzurichten, zieht sich das zentrale Sehnenende nach oben zurück. Noch tastbare Stränge werden durchschnitten und darüber lediglich die Haut vernäht.

Nun kommt der Patient in eine GLISSONsche Schlinge und wird extendiert, wobei der Hinterkopf höher sein muß als das Kinn. Das seitliche Überhängen des Oberkörpers wird ausgeglichen; die Wickelungen des Gipsverbandes, im Sinne der Detorsion angelegt, umfassen gut das Becken, die Schulter wird mit eingeschlossen, nachdem besonders der Rippenbuckel gut mit Watte gepolstert worden war. Kopf bleibt frei. Über der konkaven Seite rückwärts wird später ein Gipsfenster herausgeschnitten für die Atemübungen. Ist die Anwendung einer Narkose erforderlich gewesen, so wird das Gipsmieder am nächsten oder übernächsten

Tag erst angelegt. Der Verband bleibt vier bis fünf Wochen liegen und wird dann meist erneuert. In vielen Fällen ist eine weitere Korsettbehandlung nicht mehr nötig; sonst wird entweder der Gipsverband abnehmbar gemacht, oder ein Stützkorsett verordnet, an dem ein breiter Gummiring angebracht ist, der auf den Rippenbuckel im Sinne der Detorsion wirkt und nachgespannt werden kann.

Technik der Muskelverpflanzung der · konkavseitigen Rückenstrecker nach SCHEPELMANN

Lokale Anästhesie, fast der ganze Rücken muß infiltriert werden. Bei einer Skoliosis dorsalis dextra lumbalis sin. ein S-förmiger Schnitt über der Brustwirbelsäule nach links bis zur Stelle der Umkehr der Skoliose, dort die Mitte überkreuzend, in der Lendengegend nach rechts und in der Mitte der Kreuzbeingegend endigend. Haut und Fettgewebe wird bis zur lateralen Grenze der Längsmuskeln zurückgeschlagen, die Quermuskeln nebst zugehöriger Faszie von den Dornfortsätzen abpräpariert; dann völlige Freilegung der Längsmuskulatur links im dorsalen Anteil, rechts im lumbalen. Die Längsmuskulatur wird zu mehr als der Hälfte unter sorgfältiger Schonung von Nerven und Gefäßen teils scharf, teils stumpf längsgespalten, mobilisiert und über die Dornfortsätze der Mitte des Bogens an die konvexe Seite des dorsalen Teiles hinübergehoben, was nach einigen Bemühungen gelingt, wenn man einige ober- und unterhalb des Scheitels der Verkrümmung gelegene Dornfortsätze mit der Knochenzange kürzt. Die verlagerten Muskeln werden am Ligamentum supraspin. mit kräftigen Katgutnähten fixiert. An der konvexen Seite der Lumbalgegend gelingt das Hinüberheben nicht immer so leicht, wie am dorsalen Anteil; dann muß man die abgetrennten Muskelbündel der rechten Seite in der Mitte quer durchschneiden und die Stümpfe nach links an die Fascia lumbo-dorsalis mit kräftigem Katgut befestigen. Auch hier muß dort, wo der Muskel die Dornfortsatzlinie kreuzt, je ein Dornfortsatz abgetragen werden. Das Operationsgebiet, an dem gerade nicht gearbeitet wird, wird mit warmen Kochsalzkompressen bedeckt. Nun wird die quere Muskulatur versorgt. Im dorsalen Teil der Skoliose werden an der rechten konvexen Seite die medialen Ränder des Trapezius, Rhomboideus, Splenius und oberster Teil des Latissimus dorsi um einen bis drei Querfinger lateral zurückverlagert, während die medialen Ränder der konkavseitigen Muskeln straff gespannt über die Dornfortsatzreihe herüber nach rechts gezogen und am Ligamentum supraspinale sowie an der rechtsseitigen Längsmuskulatur befestigt werden. Umgekehrt verfahren wir im Lumbalabschnitt; dort wird der mediale Rand des Seratus posterior inf. und des Latissimus dorsi der konvexen linken Seite um einen bis drei Querfinger nach außen verlagert, die medialen Ränder der konkaven rechten Seite jedoch werden über die Dornfortsatzlinie nach links gezogen und an das Ligament und die Längsmuskeln angenäht. Exakte Blutstillung, Katgutnähte des Unterhautfettgewebes, Hautnähte. Wenn in der Lendengegend eine Tasche zurückbleibt, wird hier das Wundsekret durch ein Drain auf 24 bis 36 Stunden abgeleitet. Der Verband muß sehr fest gewickelt werden. Die Patienten liegen anfangs auf der Seite oder am Bauch, nach einigen Tagen auch am Rücken und bleiben im völlig planen Bett drei Wochen gestreckt liegen. Dann folgen Massage, Faradisation und langsam zunehmende vorsichtige Bewegungsübungen, denen dann das orthopädische Turnen sich anschließt.

Ohne der Überlegung zuzustimmen, die dieser Operation zugrunde liegt, habe ich sie aufgenommen als Beispiel für die Versuche, durch Muskelplastik der

Skoliose beizukommen. Ich würde mir einen Dauererfolg von dieser Operation nur dann erwarten, wenn es vorher gelungen ist, den Scheitelpunkt der Verkrümmung über die Mittellinie gegen die konkave Seite zu zu verschieben; dann könnte ich mir auch vorstellen, daß sie vielleicht eine Unterstützung des SCHEDE-schen aktiven Gipsverbandes darstellt, ebenso wie die Operationen WULLSTEINS, der in ähnlicher Weise vorgeht, aber auf das Überheben der Längsmuskulatur verzichtet und lediglich die querziehenden Muskeln an der Dornfortsatzlinie angreifen läßt.

Knochenoperationen

Die am Knochen angreifenden Operationen haben entweder die Rippen als Objekt ihres Vorgehens oder die Wirbelsäule selbst. Ausgehend von der Ansicht, daß einer wirksamen Redression der Thoraxasymmetrie hauptsächlich die abgeflachten und entsprechend verlängerten konkavseitigen Rippen Widerstand leisten, hat MAASS als erster die Resektion konkavseitiger Rippen zur Mobilisierung der Wirbelsäule empfohlen. Er hat bei zwei Kindern fünf Rippen auf 4 bis 6 cm reseziert. Der Effekt der Operation auf die Redressionsfähigkeit des skoliotischen Thorax war bei beiden Kindern unmittelbar nach der Operation ein frappanter, war aber nach der Wundheilung wieder wesentlich geringer geworden. GURADZE ist noch weiter gegangen und hat die Rippen des Keilwirbels an der konkaven Seite subperiostal freigelegt und mit einer Klammer gefaßt, diese frei herausgeleitet und nach Anlegung eines Gipsverbandes in Streckstellung mit dieser Rippenklammer einen direkten Zug auf die Rippe ausgeübt.

Die Beobachtung nach Thorakoplastiken, daß sich die Wirbelsäule im Bereiche der Thorakoplastik nach der entgegengesetzten gesunden Seite abbiegt, d. h. ein nach der operierten Seite konvexer Bogen entsteht, hat HOESLY veranlaßt, diese Thorakoplastik zur Heilung der Skoliose zu versuchen. Seine Erfolge sowie die Befunde LANGES, erhoben an einem von SAUERBRUCH operierten Fall, sind aber so geringfügig, daß dieser Weg vorläufig noch nicht gangbar erscheint. Allerdings kommt FARKAS auf Grund sehr eingehender theoretischer Studien zur Ansicht, daß vielleicht folgende Operation Aussicht auf Erfolg zur Korrektur von Skoliosen hätte: Durchtrennung der konvexen Rippenbogenverbindungen, also des kostotransversalen Gelenkes und des Ligamentum colli costae. Die dadurch erzeugte Mobilität der konvexen Rippe ist sehr groß und stellt außerdem noch einen wirkungsvollen Hebel dar, der direkt auf den Wirbelkörper gerichtet ist. Dabei muß der Druck allerdings beim Redressement so gerichtet sein, daß er von hinten medial nach vorne lateral wirkt. Gleichzeitig müßte aber auf der konkaven Seite subperiostal der Rippenhals knapp am Tuberculum costae ohne Schädigung der kostotransversen Verbindung ausgeführt werden. Schließlich kämen vielleicht noch als Ergänzung die Resektion der konvexen Processi articulares vert. in Betracht. Dieser Vorschlag ist vorläufig nur skizziert und harrt noch der endgültigen Ausarbeitung, stellt aber schon nach seinen jetzigen Umrissen keinen einfachen oder kleinen Eingriff dar.

In gewissem Sinne hat WREDEN diesen Gedanken, wenn auch etwas modifiziert, schon vor Jahren ausgeführt und damit in 15 Fällen befriedigende Erfolge erzielt.

Technik der beiderseitigen Rippenresektion nach WREDEN

In lokaler Anästhesie bequem auszuführen; Längsschnitt paravertebral an der konkaven Seite. Freilegung etwa von fünf Rippen in der Höhe der Deformität. Subperiostale Resektion von je 2 cm. Verschluß der Wunde. An der konvexen Seite Lappenschnitt über die den Rippenbuckel bildenden Rippen.

Hier werden diese Rippen von der paravertebralen bis zur hinteren Axillarlinie, also bis zur Höhe des Rippenbuckels entfernt. Exakter Wundschluß. Lagerung des Kranken auf dem Schrägbrett in Extension, wodurch eine gewisse Verringerung der Skoliose und Torsion der Wirbelsäule erreicht wird. Da aber auf diese Weise ein völliger Ausgleich der Deformität nicht erzielt werden konnte (vielleicht würde man durch Dauerextension nach SCHEDE mehr erreichen) wurde in zwei Fällen nach acht Wochen eine zweite Operation angeschlossen: In Narkose forciertes Redressement in Seitenlage. Längsschnitt über die Dornfortsätze. An der konkaven Seite wird eine LANEsche Platte durch Schrauben an die Dornfortsätze befestigt, an der konvexen Seite ein Tibiaspan nach ALBEE implantiert, an der Übergangsstelle der Wirbelbogen in die Querfortsätze. Nach sechs Wochen wurde in lokaler Anästhesie die Metallplatte wieder entfernt und nach zwei weiteren Wochen konnten die Patienten wieder aufstehen. Die Erfolge sind sehr befriedigend. Die Deformität ist beseitigt, die Schmerzen und leichte Ermüdbarkeit sind geschwunden.

v. BAEYER hat einen ebenfalls aussichtsreichen Weg eingeschlagen, indem er die konvexseitigen Gelenksfortsätze der Lendenwirbelsäule reseziert, wodurch deren Umkrümmung erleichtert wird, von der er hofft, daß sie stabil bleibt. Die Korrektur der Brustkrümmung wird dabei den kompensatorischen Kräften des Körpers selbst überlassen.

Die an der Wirbelsäule angreifenden Operationen sind ebenfalls verschieden nach ihrem Angriffspunkt. Bekannt und in Amerika mehr geübt sind die Operationen, die die Dornfortsätze miteinander verbinden. Hier sind die ALBEEsche Operation und die Verschmelzung nach HIBBS zu nennen, die eigentlich zur Behandlung der Spondylitis angegeben, später aber auch auf die Behandlung der Skoliose übertragen wurden. Das Prinzip besteht darin, vorerst durch gedeckte Maßnahmen, Extension, Redressement usw. die Skoliose möglichst zu strecken und auszugleichen und dann die erreichte Korrektur durch Einsetzen eines Spans in die Dornfortsätzereihe nach ALBEE, oder durch Verschmelzung der einzelnen Dorn- und Querfortsätze nach HIBBS festzuhalten. Beide Operationen werden besonders bei Lähmungsskoliosen empfohlen. Einige Tage vor der Operation wird in möglichster Korrekturstellung ein Gipsverband oder Gipsbett abgelegt, in das der Patient dann nach der Operation gelagert wird. Nach SCHEDE ist Voraussetzung eine fast völlige Korrektur der Verkrümmung, da die Biegsamkeit des Knochenspans nicht sehr groß ist. Dies läßt sich bei schweren Skoliosen meist nicht erreichen, während man bei leichten nicht zu einer Operation raten wird. Zur Einpflanzung zwischen die Dornfortsätze kann nur lebendes Material in Betracht kommen, da nur dieses eine dauernde mechanische Funktion übernehmen kann. Bei einer schweren rechtskonvexen Skoliose, die sich trotz aller therapeutischen Mittel weniger in ihrer Hauptkrümmung als im Dorsolumbalanteil rasch verschlechterte und umzufallen drohte, ging SCHEDE so vor, daß er einen Tibiaspan an den Dornfortsätzen der untersten Brust- und oberen Lendenwirbelsäule unter möglichster Korrektur der dorsolumbalen Krümmung befestigte. Er hoffte durch die Operation das Gleichgewicht wieder herzustellen und mit der Zeit eine richtige aufrechtstehende Lumbalkrümmung auszubilden. Diese Hoffnung hat sich erfüllt. Dann erst wurde im Anschluß daran die dorsale Hauptkrümmung mit aktivem Gips behandelt. Nach einem Jahr hat sich eine lumbale Gegenkrümmung herausgebildet, der Rumpf hält sich im Ganzen in der Mittellinie; die dorsale Hauptkrümmung ist stationär geblieben. Er kommt

zu dem Schluß: Durch eine Schienung der Dornfortsätze der dorsolumbalen
Gegend läßt sich das Überhängen einer Skoliose beseitigen und eine tiefer-
sitzende lumbale Gegenkrümmung ausbilden, so daß der Rumpf im ganzen in
der Mittellinie stehen bleibt.

Für die Behandlung der Skoliosen ist die HIBBSsche Verschmelzung viel
besser geeignet als der ALBEEsche Span. Sie kann auf eine beliebige Zahl von
Wirbeln ausgedehnt werden, so daß es sich manchmal empfiehlt, um das
Operationsrisiko zu vermindern, die Operation zweizeitig auszuführen. Dabei
ist die Freilegung der Dornfortsätze und der Bogen schwieriger als bei der
Spondylitis. Bei der veränderten Verlaufsrichtung der Muskulatur ist es oft
schwer, die Mittellinie einzuhalten, und subperiostal entlang dem Bogen vordringen, wodurch allein erst eine klaglose Fortführung der Operation ermöglicht wird. Der Patient muß nach STEINDLER zwei Monate in dem schon vorher bereiteten Gipsverband liegen und darf dann aufstehen. Nach einem halben
Jahr erhält er statt des Verbandes ein Mieder, das ein bis zwei Jahre noch
getragen werden muß.

Technik   der   Wirbelsäulenversteifung   nach   ALBEE   siehe   S. 148

Technik   der   Wirbelsäulenversteifung   nach   HIBBS   siehe   S. 154

Modifikation nach FORBES: Lappenschnitt von der konkaven Seite aus in
der Ausdehnung der zu verschmelzenden Wirbelsäule. Subperiostales Abschieben
der Muskeln zu beiden Seiten der Dornfortsätze nach Abtragen ihrer Spitzen
wie bei der HIBBSschen Operation. Alle bindegewebigen Verbindungen zwischen
den einzelnen Dornfortsätzen und Bogen werden gründlich entfernt. Nun werden
von den Dornfortsätzen und Bogen Kortikalisplättchen abgemeißelt, die Dornfortsätze vertikal in mehrere dünne Teile gespalten und diese nach auf- und
abwärts abgebrochen und nach der Seite so, daß die ganze Wirbelpartie mit
Knochenspänen und Lappen von oben bis unten bedeckt und ausgefüllt ist.
Beim Übergang zum Kreuzbein werden vom ersten Sakralwirbel noch Knochen-
läppchen entnommen, um die Verbindung mit dem fünften Lendenwirbel herzustellen. Darüber Schichtennähte der Weichteile und Haut. Nachbehandlung
wie bei HIBBS.

Eine andere Methode bei Skoliosen auf die Wirbelsäule einzuwirken, besteht
in der Abstützung der umsinkenden Wirbelsäule gegen das Becken. SCHEDE hat
mehrfach diesbezügliche Versuche angestellt, ohne bisher befriedigende Erfolge
erzielen zu können.

Einen originellen Weg hat WITTEK beschritten, um an den Wirbelkörper
selbst heranzukommen und ihn in seinem Wachstum einseitig soweit zu schädigen,
daß auf diese Weise eine allmähliche Formveränderung eintritt. Da die Operation
noch nicht weiter erprobt ist, will ich sie nur im Prinzip anführen; sie ist wegen
technischer Schwierigkeiten nur in der Lendenwirbelsäule anwendbar.

Technik der Excochleatio vertebrae nach WITTEK

Vorbereitung eines Gipsbettes. Narkose; Bauchlage mit einem Kissen unter
dem Bauch. Längsschnitt an der konkaven Seite neben der Dornfortsatzlinie
leicht nach links gekrümmt. Mit einem breiten Meißel werden die Weichteile
lateral abgeschoben, bis die Gelenkfortsätze sichtbar werden. Querschnitt durch
die Mm. sacrospinales in der Höhe des zweiten oder dritten Lendenwirbels. Frei-

legung der Processi transversi. Abtragung der Gelenkfortsätze und der Querfortsätze bis bei sonst erhaltenen Bogen die Bogenwurzel freigelegt ist. Die
Kortikalis der Bogenwurzel, die sie gegen das Foramen vertebrale begrenzt,
bleibt stehen und nur der seitliche und seitlich-kaudal gerichtete Teil wird abgetragen, bis man schließlich auf den Abgang der Bogenwurzel an der Hinterfläche des Wirbelkörpers kommt. Von hier dringt man mit einem scharfen
Löffel in den Wirbelkörper ein und löffelt seine Spongiosa von innen her aus.
Mit eigens hiefür geformten rechtwinklig gebogenen scharfen Löffeln wird dann
kranialwärts vorgestoßen und auf diese Weise die basale Fläche durchtrennt
und schließlich die kraniale Epiphysenplatte entfernt. Selbst die eigentliche
Zwischenwirbelscheibe und sogar die kaudale Epiphysenscheibe des nächst
höheren Wirbels kann erreicht werden. Nähte der Mm. sacrospinales; der ganze
Muskel wird gegen die Wirbelsäule zurückverlagert. Hautnähte, Gipsbett.
Nach primärer Wundheilung wird ein Gipsmieder bei starker Linksneigung
des Rumpfes angelegt für zwei Monate. Damit geht das Kind herum. Die Nach-
untersuchung nach zwei Jahren ergab im Röntgenbild nur eine Abflachung der
Lendenskoliose; äußerlich aber volle Heilung der Deformität.

Sagittale Fehlformen der Wirbelsäule

Der Rundrücken wird im allgemeinen nur durch Turnen, Hängen, Stützapparate, die Schultern und Kopf zurücknehmen und Liegen im reklinierten
Gipsbett behandelt. Wir wissen, daß es darunter Fälle gibt, namentlich ererbte
Formen, die außerordentlich starr und einer wirksamen Behandlung kaum zugänglich sind. Allerdings muß zugegeben werden, daß man ihnen nicht die Aufmerksamkeit zugewendet hat, die sie nach den Erfolgen einzelner Kollegen in
therapeutischer Hinsicht verdienen. CRAMER hat zuerst das Prinzip des ABOTT-
schen Verbandes auch auf die starren Formen des Rundrückens übertragen und
KOENEN hat eine ähnliche Gipsverbandbehandlung durchgeführt. Beide loben
die erzielten Erfolge, die aber auch hier auf Kosten einer Zunahme der Lendenlordose erzielt werden. Die einfache Technik ist kurz folgende:

Technik des redressierenden Gipsverbandes bei Rundrücken
nach KOENEN

Der Patient wird wie zu einem Extensionsverband mit einer Glissonschen
Schlinge suspendiert. Über den Trikotschlauch werden die Darmbeinkämme,
die Dornfortsätze, Rippenbogen, Schultern und Hals gut gepolstert. Darüber
werden die Gipsbinden angelegt und besonders am Becken gut anmodelliert,
so daß das Gipsmieder dort fest aufsitzt. Der Leib muß zur Ausschaltung der
Bauchatmung tief gefaßt und eng umschlossen werden. Die Schulterhöhe wird
nach vorne gut umschlossen und durch einige Gipspflaster verstärkt, die vom
Darmbeinkamm nach aufwärts ziehen, in der Höhe der Schulterblätter sich
überkreuzen, nach vorne über die Schulterhöhe laufen und unter den Armen
wieder nach rückwärts zurückführen. Der Kopf bleibt frei. Nach Erhärten wird
der kräftige Verband ausgeschnitten: ein großes Brustfenster, das nach unten
horizontal in der Höhe des Schwertfortsatzes abschließt, so daß die Rippenbogen noch unter dem Verband bleiben, reicht seitlich bis zur Axillarlinie und
nach oben querfingerbreit über den oberen Sternalrand, so daß über den Schulter-
höhen, die voll gefaßt sein sollen, und dem Hals nur ein handbreiter Gipsstreifen
stehen bleibt. An der Rückseite wird der Verband hinter beiden Armen etwa
in der Ausdehnung der Schulterblätter ausgeschnitten, so daß die Schultern
selbst gut zurückgenommen werden können. Wöchentlich wird dann am Rücken

ein Filzstreifen eingeschoben und je nach der Schwere des Falles kann das Korsett nach sechs bis acht Wochen abgenommen werden. „Meist ist in dieser kurzen Zeit eine vollständige Korrektur erzielt." Nur in wenigen Fällen ist ein zweites Korsett notwendig. Natürlich ist damit aber noch keine Heilung herbeigeführt und die Schwierigkeiten beginnen mit der Nachbehandlung, die die geschwächten Muskeln möglichst rasch wieder kräftigen soll. Sie besteht in einem Stützkorsett nach ähnlichen Grundsätzen, das aber nur in der Zeit des Sitzens getragen werden muß, ferner in Streckübungen, Massage und Heißluft.

Aussichtsreicher erscheint mir aber auch in der Behandlung des Rundrückens die Anwendung des HAGLUND-SCHEDEschen Prinzipes des aktiven Gipsverbandes. Für Fälle, deren Muskulatur voraussichtlich noch imstande ist, die wiederaufgerichtete Wirbelsäule im Gleichgewicht zu halten, kommt ein aktiver Gips in leichter Vorneigung in Betracht. Ich habe diesen Verband bei schmerzhaften Lehrlingskyphosen mehrfach mit recht gutem Erfolg angewendet, weiche in der Technik aber wesentlich von HAGLUND ab.

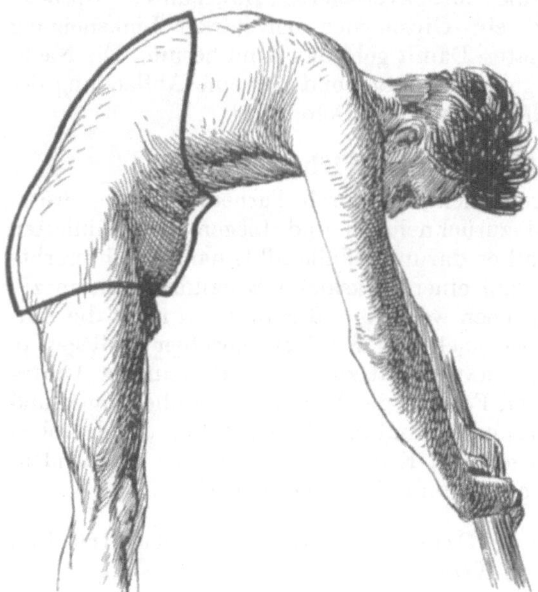

Abb. 78. Aktiver Gips bei Rundrücken nach ERLACHER. Einstellung zum Verband; Umfang durch schwarze Kontur angedeutet. Die Hände sind für den ersten Verband etwas zu tief eingestellt.

Technik des aktiven Gipsverbandes bei Kyphosen nach ERLACHER (Abb. 78)

Der Patient steht mit geschlossenen Beinen zwischen zwei senkrechten Stangen, ergreift diese etwa in Kopfhöhe und läßt den Körper nach rückwärts durchsinken. Über einen Trikotschlauch werden Beckenkamm und besonders die Darmbeinstacheln gut gepolstert und die Polsterung an der Rückseite nach dem Sitz des Buckels in die Höhe geführt. Darüber wird ein Gipsverband angelegt, der das Becken gut umfaßt, wobei beim Anmodellieren besonders darauf zu achten ist, daß die Spinae selbst nicht gedrückt werden, sondern der Gips oben und außen gut anliegt. Er reicht an der Rückseite bis handbreit unter die Höhe des vorstehenden Wirbeldorns hinauf und soweit als möglich hinunter. Zu beiden Seiten der Wirbelsäule wird der Verband durch je ein Gipspflaster verstärkt; ebenso die vordere Verbindung der beiden Spinae. Endlich je ein Pflaster von der Paravertebralhöhe zur gleichseitigen Spina. Ausgeschnitten wird derart, daß unten nur soviel weggenommen wird, daß der Patient gerade noch sitzen kann. Oben hinten reicht zu beiden Seiten der Wirbelsäule eine gut handbreit aber sehr dicke Gipszunge nach aufwärts bis handbreit unter die Höhe der Kyphose, dann fällt der Gips seitlich sehr steil nach vorne ab, so daß die Rippen-

bogen möglichst frei sind. Vorne bleibt gerade noch über den Darmbeinkämmen
so viel vom Gipsverband stehen, daß er nicht einschneidet oder bricht. Je nach
der Vorneigung, die gewählt wird, wirkt die redressierende Kraft und erzwingt
eine aktive Aufrichtung. Höhe und Vorneigung müssen individuell geändert
werden, um das beste Ergebnis zu erzielen. Der erste Verband bleibt etwa
14 Tage liegen und wird in etwas stärkerer Vorbeugehaltung erneuert; der
zweite Verband wird solange getragen, bis sich der Patient, der, wenn nötig,
vorher im Steilhang extendiert wurde, selbsttätig voll aufrichten kann. Zur
Nachbehandlung wird ein nach den gleichen Grundsätzen gebautes kurzes
Stützmieder gegeben, daß solange getragen werden muß, bis der Patient sich
auch selbständig und gewohnheitsmäßig aufgerichtet halten kann.

Besonders wertvoll erscheint diese Behandlungsmethode bei der Kyphosis
adolescentium. Geeignete Frühfälle müssen zwei bis drei Wochen im Steilhang
vorbereitet werden und erhalten dann für drei bis vier Wochen ein aktives Mieder,
das bei veralteten Fällen wiederholt werden muß, mit derselben Nachbehandlung
wie oben. Hingegen nehmen die Deformitäten nach Tuberkulose der Wirbelsäule,
der tuberkulöse Gibbus, eine ganz andere Stellung ein und erfordern daher auch
eine ganz andere Behandlungsart.

Spondylitis tuberculosa

a) Gedeckte Eingriffe

Im Anfangsstadium erfolgt die Ruhigstellung, wenn eine entsprechende
Überwachung möglich ist, im Gipsbett oder im Gipsverband, der sehr exakt angelegt werden muß, wenn er ein Fortschreiten der Zunahme der Fehlform verhindern soll, was durchaus nicht immer möglich ist. Ist bereits ein Gibbus ausgebildet, so erscheint die FINCKsche Gipsbettbehandlung mit aufgelegten Wattekreuzen das schonendste Verfahren, um den Gibbus wieder abzuflachen oder
ganz auszugleichen. Geduld und konsequente Durchführung sind Voraussetzungen, die FINCK schon in seinen ersten Arbeiten als unerläßlich bezeichnet
hat. Diese Behandlungsart entspricht jedenfalls am besten dem Charakter der
Grundkrankheit, der Tuberkulose, und sollte überall dort durchgeführt werden,
wo dies irgend möglich ist. Sie erlaubt auch jede wie immer geartete lokale und
Allgemeinbehandlung.

Technik des FINCKSCHEN Redressements (Abb. 79)

Über die allgemeinen Regeln der Anlegung eines Gipsbettes siehe S. 112.
Als Grundregel gilt für den tuberkulösen Gibbus nicht so wie der Rücken ist,
sondern wie wir ihn haben wollen, muß das Gipsbett gemacht werden. Der
Patient liegt am Bauch und stützt die Arme mit den Ellbogen auf den Tisch,
die Hände stützen den Kopf an den Ohren. Die stark lordotischen Stellen ober-
und unterhalb des Gibbus, also Kreuz und Halsgegend, werden bei dem möglichst
flach auf dem Bauch liegenden Patienten mit Watte ausgefüllt, dann erst darüber
das Gipsbett angefertigt. Auf jede Reklination wird verzichtet. Sitzt der Gibbus
oberhalb des sechsten Brustwirbels, so muß der Kopf durch eine starre Spange
festgehalten werden; vom dritten Lendenwirbel abwärts müssen auch die Beine
am besten in ihrer ganzen Länge ins Gipsbett. Ein derartiges Gipsbett wirkt
allein schon abflachend auf den Gibbus, diese Wirkung wird aber noch erhöht
durch die FINCKschen Wattekreuze. Zwei 10 cm lange und 5 cm breite Wattestreifen werden gekreuzt, in Mull eingeschlagen und auf der Höhe des Gibbus mit

der FINCKschen Klebelösung[1]) oder Mastisol aufgeklebt, oder dort wo der Gibbus im Gipsbett sich abzeichnet, aufgelegt. Allwöchentlich wird ein neues Wattekreuz darüber gelegt und so die Unterlage unter Druck auf den Gibbus allmählich erhöht. BETTMANN empfiehlt neuerdings statt des Wattekreuzes eine der Gibbusausdehnung entsprechend zugeschnittene Paragummiplatte von etwa 3 mm Dicke einzulegen. Sie wird mit Heftpflaster oder Elastoplaststreifen umrandet und klebt bei Berührung mit dem warmen Körper fest an der Gipsunterlage an. Jeden dritten bis fünften Tag wird eine weitere Gummilage aufgelegt, die ohne weiteres mit der darunterliegenden verklebt. Der Patient muß

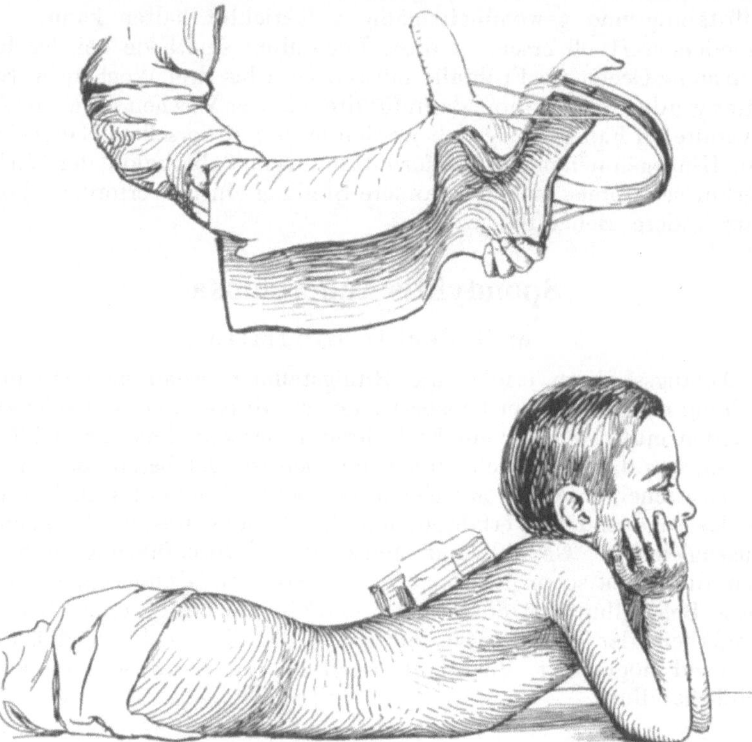

Abb. 79. Redressement des Gibbus nach FINCK. Wattekreuz auf dem Gibbus aufgeklebt; darüber kommt das Gipsbett, das hier einen Stirnreifen besitzt. Dann erst wird das Kind mit dem Gipsbett auf den Rücken gedreht.

fortwährend, Tag und Nacht im Gipsbett liegen und darf nur zur notwendigen Pflege auf den Bauch gelegt werden, niemals aber sitzen oder aufstehen. Das Überführen in Bauchlage geschieht derart, daß man das Gipsbett mit dem Patienten umwälzt und dann erst dieses abhebt; jetzt kann der Rücken gewaschen und gepflegt werden. Dem am Bauch liegenden Patienten wird dann das Gipsbett wieder aufgelegt und dann der Patient mit dem Gipsbett wieder

---

[1]) Rp.: Colophon.   50.00
        Mastich.   25.00
95 % Alkohol   360.00
        Terebinth.   30.00
        Resin. alb.   15.00

umgedreht. Wenn die Wattekreuze schon sehr hoch geworden sind, muß ein neues Gipsbett angefertigt werden; dann folgt die Weiterbehandlung mit neuen Wattekreuzen. Sollte einmal das Wattekreuz eine Druckstelle auf den vorstehenden Dornfortsatz erzeugt haben, so wird das Wattekreuz durch einen Scheiterhaufen aus Watte ersetzt. Man nimmt vier Wattestreifen und legt je einen zu beiden Seiten der Dornfortsätze und je einen oben und unten quer darüber. Mancher Gibbus verlangt aber einen größeren Druck für die letzte Streckung, daher füllt WALDENSTRÖM in solchen Fällen die dem Gibbus entsprechende Mulde im Gipsbett mit Gipsbrei aus, der dann mit einem gebogenen Gipsmesser geglättet und gehöhlt wird. Nun muß mit großer Sorgfalt gut mit Watte gepolstert werden, damit ja keine Drucknekrose entsteht. Ist sie doch eingetreten, so wird sie durch täglich zwei Stunden Bauchlage und Besonnung des Rückens zur Abheilung gebracht. Niemals soll bevor die vollkommene Streckung des Gibbus erreicht ist, die Behandlung unterbrochen werden.

Kinder liegen sofort ständig im Gipsbett, Erwachsene müssen erst daran stundenweise gewöhnt werden, bis auch sie durch rasche Steigerung Tag und Nacht liegen können. Die Zeit der Gipsbettbehandlung muß natürlich zur Allgemeinbehandlung der Tuberkulose benützt werden: Freiluft und Sonnenbehandlung, Schmierseifeneinreibungen und entsprechende Ernährung. Ich lasse meine tuberkulösen Kinder Sommer und Winter, Tag und Nacht im Freien liegen ohne je einen Schaden davon gesehen zu haben. Die jüngsten Kinder, mit denen ich überwintert habe, waren zwei Jahre alt; natürlich sind Kinder mit einem aktiven Lungenprozeß davon auszuschließen.

Die Gipsbettbehandlung wird fortgesetzt bis völlige Schmerzfreiheit erreicht ist; etwa ein Jahr. Dann kann durch ein Gipsmieder das erreichte Ergebnis festgehalten werden, wenn wir nicht durch eine Fortsetzung der Gipsbettbehandlung eine weitere Korrektur des Gibbus erzielen wollen, wie dies FINCK und WALDENSTRÖM in ausgezeichneter Weise erreicht haben. Um dies Ergebnis festzuhalten, muß aber die Gipsbettbehandlung fortgesetzt werden, bis vollständige Abheilung eingetreten ist, die nur aus dem Röntgenbild mit Sicherheit festgestellt werden kann; sonst muß sie durch andere Behandlungsmethoden, Mieder oder Operationen abgelöst werden.

Die bei der Spondylitis durchaus nicht selten auftretenden Senkungsabszesse und dadurch bedingte Beugekontrakturen der Hüfte erfordern oft die gleichzeitige Behandlung des Gibbus und der Kontraktur. Dies kann entweder in der Form geschehen, daß das Gipsbett über den krankseitigen Oberschenkel hinaus ausgedehnt wird, was vor allem dann genügt, wenn es gleichzeitig gelungen ist, durch Punktion den Psoasabszeß zu entleeren; oder man kann gemäß der Beschreibung BETTMANNS mit der Gipsbettlagerung eine Extension verbinden. Das Gipsbett setzt sich über das ganze Bein fort und überragt die Fußsohle noch um 20 cm. Der Fuß wird mit einer Extensionsgamasche gefaßt und diese dann durch eine an der Gipssohle angebrachte Drehvorrichtung angespannt.

In vielen Fällen ist es aus äußeren Gründen nicht möglich, die Gipsbettbehandlung durchzuführen, dann muß die Entlastung und Ruhigstellung im Gipsverband versucht werden. Wir dürfen aber nicht vergessen, daß ein Gipsmieder nie redressierend wirkt und wirken kann, sondern daß es im besten Fall den gegenwärtigen Zustand aufrecht erhält. Um nun diesem Übelstande, daß man einer allenfalls sich einstellenden Veränderung mit dem Gipsmieder nicht sofort folgen kann, abzuhelfen, hat ROEREN eine Vereinfachung eines Mieders mit Kopfstütze angegeben, die einerseits leicht ist und Material spart, anderseits den Körper für die Besonnung möglichst frei läßt und nachstellbar ist, und es so ermöglicht, einer allenfalls eingetretenen Streckung der Wirbelsäule sofort Rechnung zu tragen.

Technik des Kopfstützmieders nach ROEREN (Abb. 80)

Der Patient wird in geringer Extension und Reklination in der Glissonschen Schlinge aufgehängt, dann wird zuerst ein wenig gepolstertes eng anliegendes Gipskorsett angelegt, das fest auf den Darmbeinkämmen anmodelliert wird und etwa bis in die Höhe des Gibbus reicht. Dort wird der Gipsverband ebenfalls gut anmodelliert. Nun wird die Kopfstütze aufgesetzt. Sie besteht aus einem fast horizontal gestellten Kopfring, der sich hinten durch einen verstellbaren Verschluß öffnen und schließen läßt. Er trägt eine dünne Polsterung und je zwei Stangen vorne und hinten zur Verbindung mit dem Gipskorsett. Der Kopfring muß wagrecht am Kopf anliegen, er wird durch die Glissonsche Schlinge mitgefaßt und eine möglichst starke Extension manchmal mit gleichzeitiger Reklination hergestellt. Hierauf werden die vier Verbindungsstangen gut an das Gipsmieder angebogen und durch zwei Gipsbinden damit verbunden. Nach ein bis zwei Tagen hat sich meist die Wirbelsäule der Streckung angepaßt, die Polsterung hat sich etwas gesetzt und es ist ein Nachstrecken des Verbandes notwendig; die verbindenden Gipstouren werden abgeschnitten und die Kopfstütze unter neuerlicher starker Extension wieder befestigt. Der Kopfring sitzt richtig, wenn Kinn und Hinterhaupt nicht gleichzeitig von der Unterlage hochgehoben werden können.

Auch mit diesem Korsett sollen die Patienten möglichst liegen, sie können aber auch aufstehen, herumgehen, spielen usw. Man muß sich nur vor Augen halten, daß eben eine vollständige Entlastung auch mit dieser Methode nicht möglich ist. Da dieses Mieder einfach, leicht und bequem ist, läßt man es solange tragen, bis der Prozeß vollständig abgeheilt ist, sonst fällt diese Arbeit einem Hessingkorsett zu, das schwerer und unbequemer für den Kranken ist.

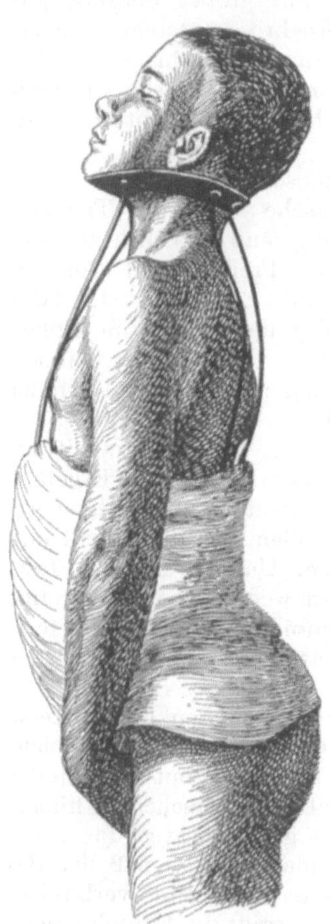

Abb. 80. Kopfstützmieder nach ROEREN

Eine gewaltsame und daher weniger verbreitete Technik, einen bereits ausgebildeten Gibbus in einem Akt auszugleichen und dann im Gipsverband festzuhalten, haben CALOT und WULLSTEIN ausgebaut. Die Anhänger des Verfahrens sind gering, größer ist die Zahl jener, die vor den großen Gefahren, da auch Todesfälle damit verursacht wurden, warnen. Wenn ich die genauere Technik gleichwohl aufnehme, so liegt der Grund weniger darin, daß ich die

Anwendung dieses Verfahrens bei Tuberkulose befürworten will, als vielmehr darin, daß es eine nicht tuberkulöse Erkrankung gibt, die Gibbusbildung nach Tetanus, bei der die Anwendung starker Gewalten zur Korrektur der Deformität gerechtfertigt und nützlich erscheint.

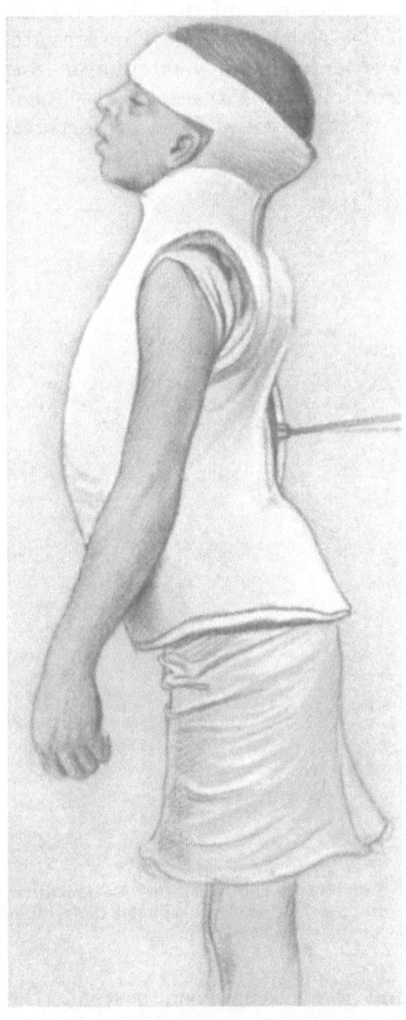

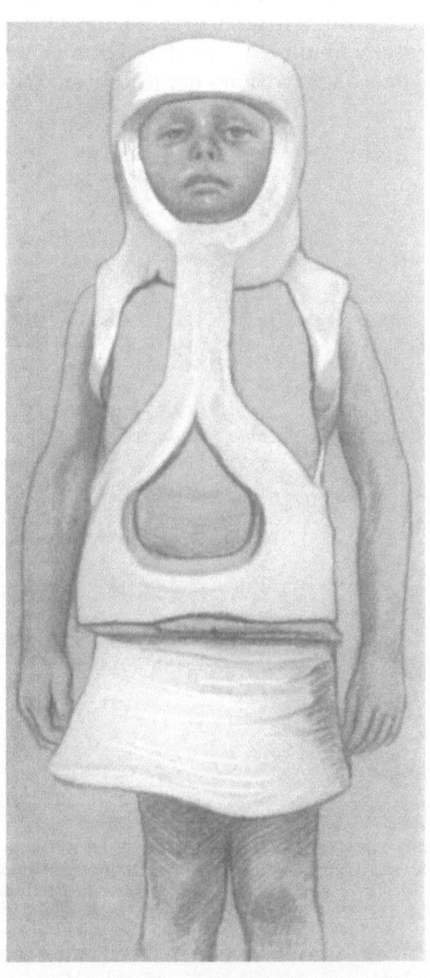

Abb. 81. Gipsverband angelegt; rückwärts ist die Druckpelotte noch sichtbar; Umfang des Gipsverbandes von der Seite gesehen

Abb. 82. Umfang des Gipsverbandes von vorne gesehen; große Fensterung

Abb. 81 u. 82. Gibbusredressement nach WULLSTEIN

Technik des WULLSTEINschen Redressements eines Gibbus, wozu sein Apparat notwendig ist (Abb. 81 und 82)

Die Polsterung des Kopfes und Halses wird in der Weise vorgenommen, daß eine Watterolle hinter dem linken Ohr beginnend um das Hinterhaupt und die Stirne herumgeführt wird, wieder über das Hinterhaupt und dann von rechts nach links über Hals und Kinn und vom linken Kieferwinkel über das Hinterhaupt und Stirne zum linken Ohr zurückführt. Ein besonderes Wattestück bekommt die vordere Halshälfte. Becken und Darmbeinschaufel werden mit einer 5 mm dicken Filzlage bedeckt, die faltenlos anliegen muß. Der Buckel wird zuerst mit einer entsprechenden großen doppelten Lage weißer Watte bedeckt, darüber kommt Filz. Nun werden die Patienten auf den Apparat gebracht und der Kopf in ähnlicher Weise wie bei der Anlegung einer Gipskravatte durch Bindenzügel gefaßt; die Oberschenkel werden auf den verstellbaren Sitz festgeschnallt. Über den Gibbus wird eine Doppelpelotte angesetzt, die nach einem tags vorher hergestellten Gipsabguß verfertigt wird, die Dornfortsätze

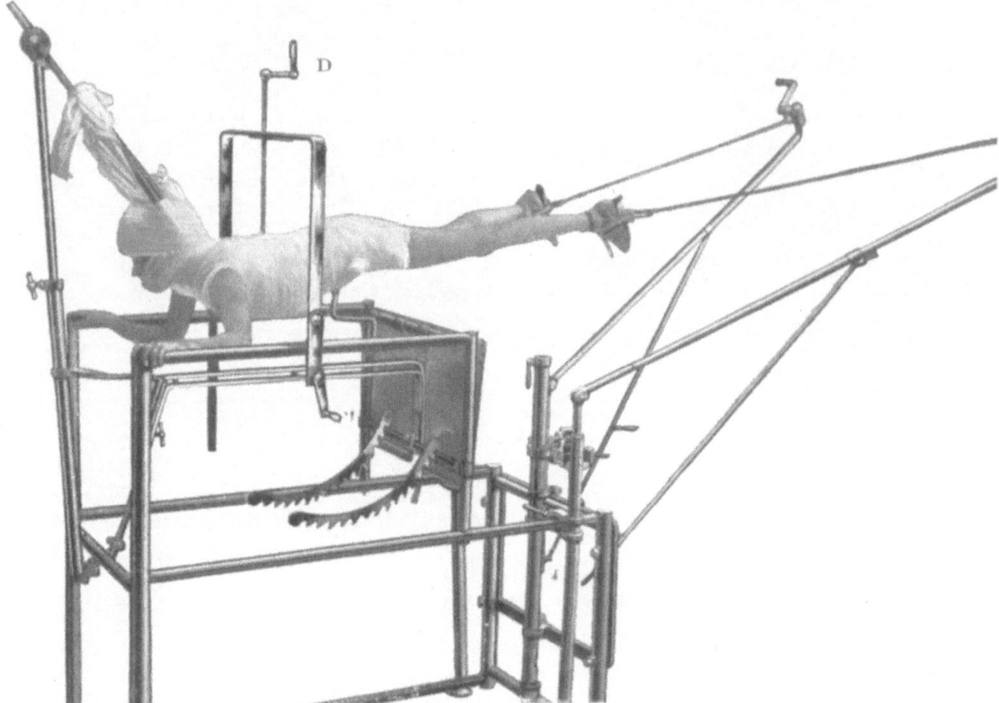

Abb. 83. Redressement des Gibbus nach GAUGELE. Der Körper ruht auf einer Beckenstütze und wird am Kopf und an den Beinen extendiert. Dann wird durch eine Druckspindel der Gibbus abgeflacht. In der gleichen Stellung wird dann der Gipsverband angelegt.

freiläßt und aus einem eisernen Querbügel und zwei Längseisen besteht. Die Pelotte wird mit zwei- bis dreifachen Filzlagen gepolstert und auf eine Druckspindelschraube aufgesetzt. Sitz und Aufhängung der Glissonschen Schlinge sind in der Sagittalebene nach vorne und rückwärts beweglich und werden zuerst ganz vorne eingestellt. Um ein Ausweichen in den Schultern oder im Halse zu verhindern, werden die beiderseitigen Schultergurte durch einen Brustriemen verbunden, wodurch der obere Brustkorb fixiert wird. Nun erfolgt die Einstellung der Pelotte genau der Höhe des Buckels entsprechend und mit dem Anlegen des Verbandes kann begonnen werden. Das Wesen besteht darin, daß gleichzeitig am Kopf extendiert, Kopf und Sitz nach rückwärts genommen werden und die Druckspindel mit der Pelotte den Buckel hineindrückt. Das Anziehen der einzelnen Schrauben und Gewinde erfolgt allmählich während der

Anlegung des Verbandes. Dadurch wird der Gibbus direkt abgeflacht, die Partien supra- und infragibbär lordosiert und durch den Gipsverband, der zuerst Kopf und Becken umfaßt und dann erst bei erreichter Vollkorrektur in der Mitte abgeschlossen wird, festgehalten. Die Anlegung des Verbandes kann in zehn Minuten fertig werden, es empfiehlt sich aber unter Berücksichtigung des Allgemeinzustandes des Patienten die Korrektur langsamer durchzuführen. Der Verband muß vielfach durch eingelegte Gipspflaster verstärkt werden und soll recht kräftig sein. Ist er erstarrt, wird der Patient aus dem Apparat befreit und der Verband zugeschnitten, wie aus der Abbildung hervorgeht. Der Raum zwischen den beiden Längseisen der Doppelpelotte, die im Verband geblieben ist, kann nachträglich ausgeschnitten werden, um die darunterliegende Haut kontrollieren zu können.

Die Methode wurde in einfacherer Weise auch von GAUGELE (Abb. 83) modifiziert; der Patient liegt in Bauchlage auf einem Extensionstisch, an Kopf und Beinen wird extendiert, das Becken ruht auf einer Beckenstütze und mit einer Druckspindel wird jetzt der Gibbus von oben her abgeflacht. Die Methode wird besonders für Fälle von bestehender Lähmung, die auf eine Kompression des Rückenmarks schließen lassen und möglichst rasch beseitigt werden soll, empfohlen. Wegen der damit verbundenen Gefahren ist eine allgemeine Anwendung und Verbreitung bei Spondylitis tuberculosa nicht zu erwarten.

Auch jetzt liegen die größten Schwierigkeiten darin, den durch das forcierte Redressement erzielten Effekt zu erhalten, was auf die Dauer von Jahren bis zur vollständigen Ausheilung des destruktiven Prozesses nur durch portative Stützapparate möglich ist. WULLSTEIN fordert von ihnen 1. daß sie eine horizontale Teilung haben, um eine Reklination in der Gegend des Gibbus zu ermöglichen; 2. muß die im Verbande erreichte Extension zwischen Kopf und Becken aufrecht erhalten werden; 3. daß bei Verstärkung

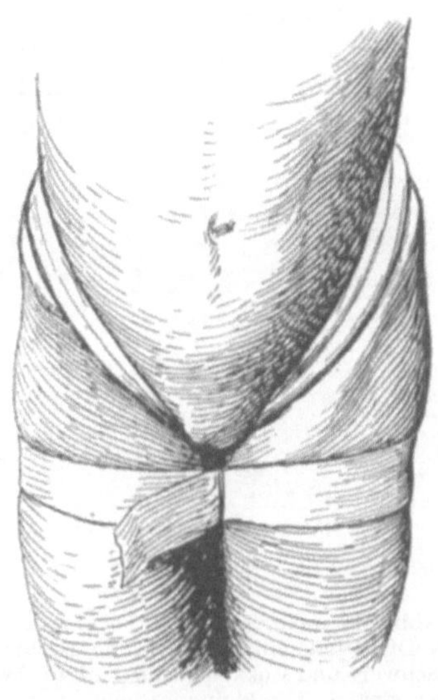

Abb. 84. Taillenband nach v. BAEYER läuft vom Kreuz über beide Darmbeinkämme nach vorne, im Schritt wieder nach rückwärts und wird dann über die Oberschenkel geschlossen.

der Reklination die Immobilisierung der Wirbelsäule nicht leidet, 4. muß die Lordosierung leicht zu vermehren sein. Diese Mieder bestehen im wesentlichen aus einem Schulter- und Beckenteil, die durch Schraubenzüge gegeneinander lordosiert werden können. v. BAEYER hat zum leichteren Herausmodellieren der Darmbeinkämme bei der Abnahme des Gipsmodelles für das Ledermieder die Anwendung des Taillenbandes angegeben, dessen Zweck und Technik die Abbildung 84 ergibt.

b) Offene Maßnahmen

Wie schon aus der Beschreibung hervorgeht, erfordert die Technik sowohl des redressierenden Gipsverbandes, wie auch die Ausgestaltung des zum Dauererfolg notwendigen Stützmieders große Gewissenhaftigkeit und Aufmerksamkeit. Es war daher sehr erwünscht, daß LANGE (1902), HENLE, ALBEE (1910) und HIBBS den Gedanken, operativ ferne vom Krankheitsherd eine Stütze für die erkrankte Wirbelsäule zu schaffen, technisch ermöglicht haben. Sie greifen an den Dornfortsätzen an und suchen eine feste Verbindung zwischen den einzelnen Wirbelbogen und Dornfortsätzen untereinander herzustellen.

Als Operation der Wahl ist jetzt wohl das von ALBEE angegebene Verfahren anzusehen, der die Dornfortsätze längs spaltet und durch einen Tibiaspan die Knochenwundflächen miteinander verbindet. Alle anderen Methoden und auch die geringfügigen Modifikationen, die an den Vorschriften ALBEES von den einzelnen Autoren vorgenommen wurden, haben sich gegenüber dem Originalverfahren ALBEES nicht durchsetzen können. Nach WALDENSTRÖM ist es für den Erfolg der operativen Schienung wichtig, vor der Operation durch seitliche Röntgenbilder genau die erkrankten Wirbel und zugehörigen Dornfortsätze festzustellen, besonders wenn es gelungen ist, den Gibbus durch eine entsprechend lange Gipsbettbehandlung möglichst abzuflachen. Bei seitlicher Aufnahme wird ein Dornfortsatz mit einer Bleimarke bezeichnet und die Haut dort mit einem Lapisstift verätzt. Zu Beginn der Operation wird dann die Marke durch eine bis auf den Dornfortsatz greifende Naht ersetzt.

Technik der ALBEEschen Operation (Abb. 85 bis 90)

Narkose bei Bauchlage des Patienten. Bogenförmiger Schnitt in entsprechender Ausdehnung, die Stelle des Gibbus umgreifend, durch Haut und Faszie. Der Lappen wird medianwärts bis über die Dornfortsatzlinie zurückgeschlagen. Nun werden mit einem Knochenmesser die Spitzen der Dornfortsätze und das Lig. supraspinatum genau in der Mitte eingeschnitten. Dann werden mit einem breiten, aber dünnen, scharfen Meißel die Dornfortsätze 1·5 bis 2 cm tief in der Sagittalebene gespalten und

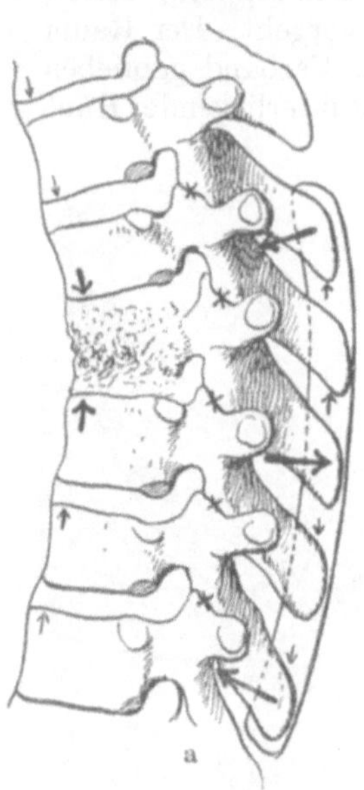
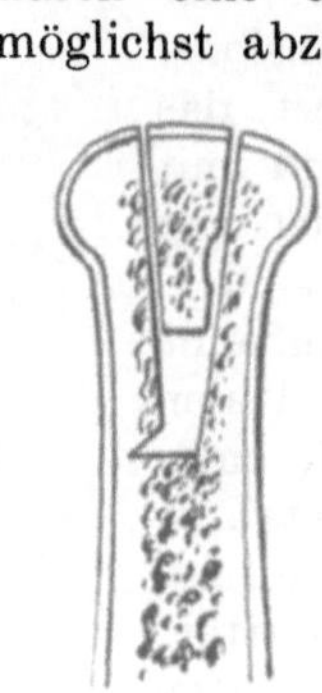

Abb. 85 a und b. Spanversteifung nach ALBEE. a Die Pfeile links zeigen die Richtung, in der Schwere und Muskelspasmen auf die Wirbelkörper einwirken. Die kleinen Pfeile rechts deuten die Folgen dieser Einwirkung auf die Dornfortsätze an. Durch Drehung um die mit x bezeichneten Stellen entfernen sich die Dornfortsätze vom Erkrankten. Der Span wird daher im Sinne der queren langen Pfeile beansprucht. b Einpflanzung des Spans. Der Dornfortsatz ist in der Mitte gespalten und die linke Hälfte umgebrochen. Die Sägeflächen des Spans berühren die Schnittflächen des Dornes; sein Periost liegt außen an.

nach außen umgebrochen. Dabei muß man sorgfältig darauf achten, daß alle Dornfortsätze auf der gleichen Seite stehen bleiben und nach der anderen abgebrochen werden. Bänder und Muskeln bleiben auf beiden Seiten in vollständigem Kontakt mit den Dornfortsätzen. Dadurch entsteht die Rinne zur Aufnahme des Transplantates; ihre Länge und Form wird zur Bildung des Spanes mit einem biegsamen Draht genau gemessen. Nun wird die meist nur wenig blutende Wunde mit einer heißen Kochsalzkompresse tamponiert.

Die verschiedene Länge und Stärke der Dornfortsätze (STRACKER) veranlassen uns, den Tibiaspan mehr oder weniger weit im Gesunden zu verankern. Man soll nur so viele Dornfortsätze durch die versteifende Operation miteinander verbinden, als zur Herstellung der Festigkeit notwendig ist und nicht mehr, weil dadurch die Beweglichkeit der Wirbelsäule überflüssig beeinträchtigt

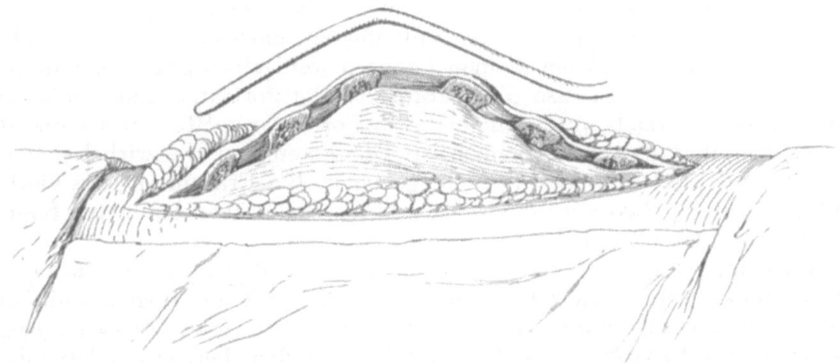

Abb. 86. Spanversteifung der Wirbelsäule nach ALBEE. Abnehmen der Form und Länge des Spanes mit einem biegsamen Draht; jedoch soll dabei der Gibbus möglichst abgeflacht werden.

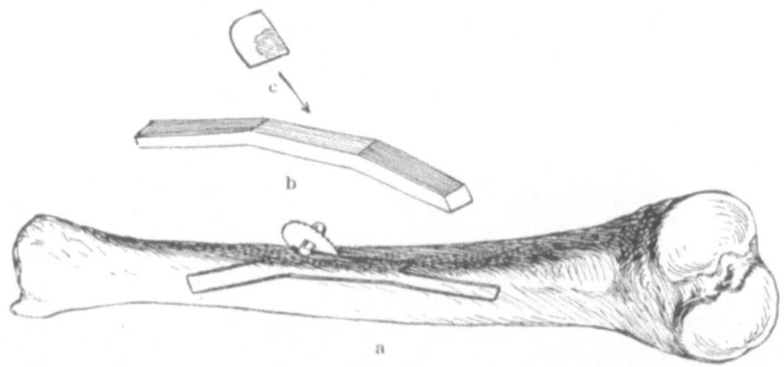

Abb. 87. a Entnahme eines geknickten Spanes aus der Tibia nach ALBEE; b Span; c Querschnitt in der Mitte

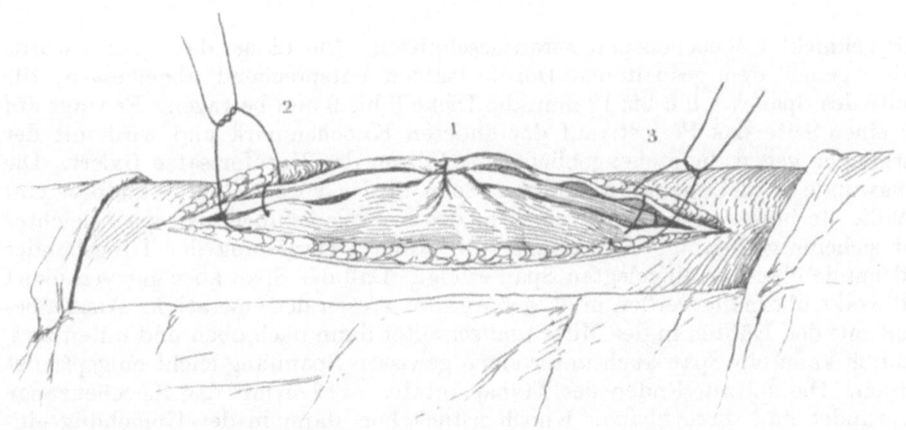

Abb. 88. Spanversteifung der Wirbelsäule nach ALBEE. Der Span ist eingesetzt und wird zuerst durch eine Känguruhsehnennaht in der Mitte, dann erst an beiden Enden fest gehalten. Die Nähte gehen durch die Dornfortsätze und über den Span in der Reihenfolge 1, 2, 3.

würde. Bei größeren Kindern und in der Lendenwirbelsäule genügt es, nur einen
Dornfortsatz unterhalb des Erkrankten mitzufassen, nach oben aber besonders
in der Brustwirbelsäule und bei kleinen Kindern wenigstens zwei gesunde miteinzubeziehen. Wir müssen also die erkrankten Dornfortsätze und wenigstens
nach oben zwei und nach unten ein bis zwei Fortsätze spalten, wozu uns die
Markierung von WALDENSTRÖM dienlich ist. Die ersten drei Halswirbel sind für
die Spaltung und Plastik überhaupt nicht geeignet. Bei Erkrankung des vierten
und fünften Lendenwirbels wird die Crista sacralis media über den ersten Kreuz-
beinwirbel mitgespalten und der Span dort verankert.

Die Entnahme des Tibiaspanes erfolgt ebenfalls bei Bauchlage des Patienten.
Der Unterschenkel wird stark gebeugt und von einem leichten Bogenschnitt aus
die Tibia mit ihrer vorderen und inneren Seite in entsprechender Länge freigelegt.
Haut und Unterhautzellgewebe werden sorgfältig von dem Periost der Tibiaober-
fläche abpräpariert und an dieser Fläche mit der Doppelkreissäge ein gerader

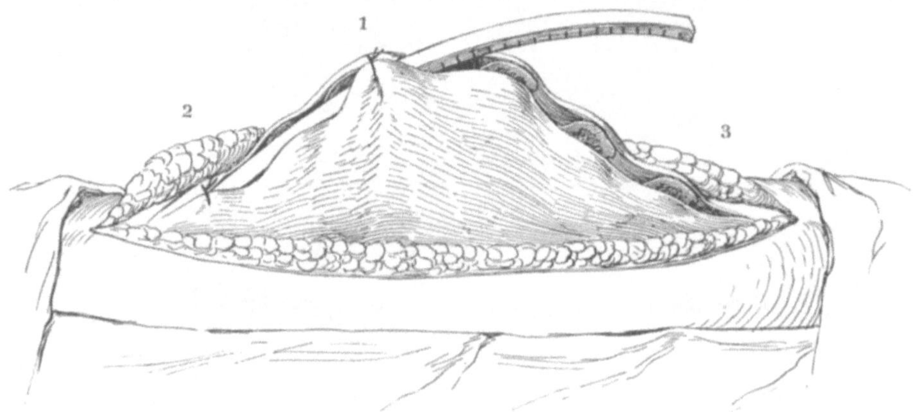

Abb. 89. Spanversteifung eines starken Gibbus nach ALBEE mit einem Span. Der Span
wird an der Markseite in gleichen Abständen bis drei Viertel gegen das Periost zu quer eingeschnitten,
worauf es sich periostkonvex biegen läßt. 1. und 2. Sicherungsnaht sind bereits gelegt; jetzt wird noch
das untere Ende in den Wundkanal gedrückt und durch die 3. Naht befestigt.

oder geknickter Knochenspan herausgeschnitten. Die Länge des Spanes wurde
vorher genau den gespaltenen Dornfortsätzen entsprechend abgemessen; die
Breite des Spanes soll 6 bis 12 mm, die Dicke 6 bis 9 mm betragen. Er trägt auf
der einen Seite das Periost, auf der anderen Knochenmark und wird mit der
Markfläche gegen die stehengebliebenen Hälften der Dornfortsätze fixiert. Die
Tibiawunde wird tamponiert und der Span in das vorbereitete Wundbett eingepaßt. Je besser vorher die Korrektur des Buckels gelungen ist, desto leichter
und sicherer gelingt die Einbettung, die durch Übernähung der Längsbänder
und Faszie über den eingelegten Span erfolgt. Daß der Span aber gut verankert
und exakt übernäht werden muß, gehört zum Wesen der Operation. ALBEE beginnt mit den Nähten in der Mitte und schreitet dann nach oben und unten fort,
dadurch kann ein Span auch unter einer gewissen Spannung leicht eingepflanzt
werden. Die spitzen Enden des Transplantates werden mit der Knochenzange
abgerundet und diese kleinen Knochenstückchen dann in der Umgebung eingelegt, um die Knochenbildung zu fördern. Wenn die Kyphose so stark ist,
daß es unmöglich wird, einen geraden Span richtig einzulegen, so schneidet
man einen der Krümmung entsprechenden Knochenspan aus der Tibia. Geht

auch dies nicht, so wird der Span der Fläche nach nach Einsägen an der Markseite bis auf die Hälfte oder drei Viertel entsprechend gebogen und so eingesetzt.
In ganz schweren Fällen verwendet ALBEE ganz dünne biegsame Knochenlamellen. Der Span kann aber immer etwas weniger gebogen sein als die Kyphose
und man muß die Wirbelsäule durch manuellen Druck etwas korrigieren und in
dieser Stellung den Span durch Knopfnähte festhalten. Auch soll man an verschiedenen Stellen das Periost einschneiden, um die darunter liegenden Zellen
zu reizen, und eine bessere Blutzufuhr zu bedingen. Nun werden Unterhautzellgewebe und Haut darüber geschlossen, ebenso die Beinwunde versorgt. Nach
zehn Tagen werden die Nähte entfernt.

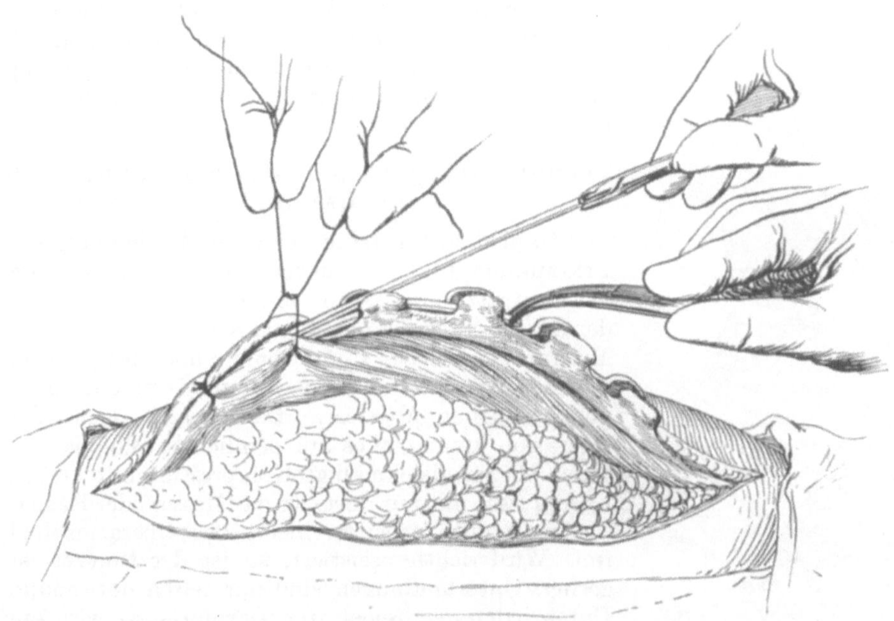

Abb. 90. Spanversteifung bei starkem Gibbus nach ALBEE mit mehreren Lamellen (Dach-
schindelmethode). Aus der Tibia werden durch parallele Längsschnitte 5 bis 6 etwa 2 bis 3 mm dicke
Knochenlamellen in 8 bis 12 cm Länge entnommen. Eine davon wird noch in zwei Hälften geteilt.
Die eine Hälfte kommt in den oberen Wundwinkel, gedeckt von einer zweiten Lamelle mit normaler
Länge; darüber werden die Dornfortsätze und das Längsband vernäht. Wo der unterste Span aufhört,
beginnt der dritte Span, wird festgenäht und so fort, bis der ganze Gibbus überbrückt ist. Da die
Lamellen dünn sind, lassen sie sich leicht um die Fläche biegen und legen sich dem Gibbus gut an.

ALBEE und andere verwenden zur Nachbehandlung nur sechs bis acht
Wochen Bettruhe erst in Bauch- dann in Rückenlage auf flacher Matratze.
Nur sehr starke Kyphosen werden in Seitenlage nachbehandelt, um Hautnekrosen
zu vermeiden. Die meisten Autoren aber wenden wohl das schon vorher an-
gepaßte Gipsbett für sechs bis acht Wochen an. Dann Gipsmieder für ebenso
lange Zeit, so daß die Patienten etwa nach einem halben Jahr mit einem abnehmbaren Stützmieder entlassen werden können, das sie noch ein Jahr zu tragen
haben. In manchen Fällen bei geringem Gibbus und geradem Span genügt oft
die Operation an sich, um volle Stützfähigkeit der Wirbelsäule herzustellen, so
daß eine Nachbehandlung entfallen kann. Je stärker aber die Kyphose und je
höher ihr Sitz, desto länger ist eine Fixierung notwendig.

Wann soll nach ALBEE operiert werden? Die besten Aussichten bietet die Frühoperation, wenn noch kein besonderer Buckel ausgebildet ist, ferner Fälle, die wie die Frühfälle keinen starken Gibbus zeigen oder deren Gibbus infolge zweckmäßiger Behandlung möglichst abgeflacht worden ist (WALDENSTRÖM-Spätfälle). Auch bei Kindern bis zum dritten Lebensjahr herab sind die Aussichten deshalb nicht schlechter, wenn auch gerade in solchen Fällen der Span bei fortschreitendem Krankheitsprozeß eine Zunahme der Gibbusbildung nicht immer verhindern kann. Voraussetzung ist, daß die gute knöcherne Verankerung des Spanes gelungen ist. Abzulehnen ist die Operation, wo sich Fisteln oder Abszesse im Operationsgebiet befinden; ferner bei gleichzeitiger schwerer Organtuberkulose an anderer Stelle; endlich übermäßig großer Gibbus. Bei Lähmungsfällen muß man sich vorher überzeugen, ob nicht die einfache Lagerungsbehandlung Besserung verschafft, sonst kommt eher eine Laminektomie in Betracht.

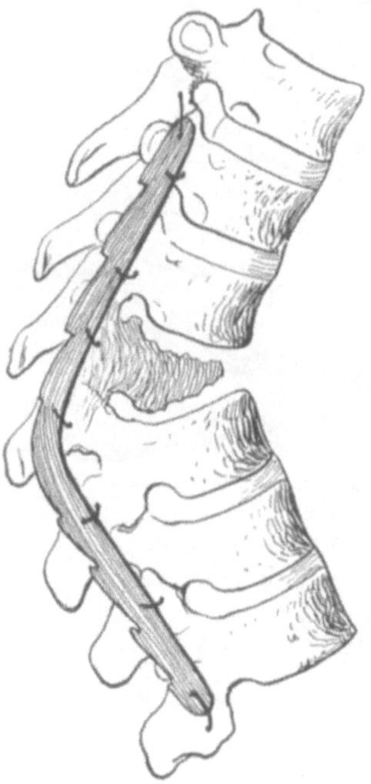

Technik der paraspinösen Schienung nach LANGE

Hautschnitt entsprechend der Ausdehnung der Erkrankung 10, 20 bis 30 cm parallel und nahe der Dornfortsatzlinie. Dann werden zu beiden Seiten der Dornfortsatzreihe dicht am Knochen Faszie und Muskulatur scharf durchtrennt und mit einem scharfen 2 cm breiten Raspatorium bis zu den Bogen vom Knochen abgelöst. Bei diesem Teile der Operation kommt alles auf peinlichste Blutsparung durch starke gleichmäßige Kompression mit heißen Kompressen an; nur dort, wo das Messer oder Raspatorium gerade arbeitet, bleibt das Operationsfeld frei. Wird richtig assistiert, so ist der Blutverlust gering, Unterbindungen sind nur selten notwendig. Durch jeden der freigelegten Dornfortsätze wird ein Bohrloch angelegt und ein Seidenfaden Nr. 12 durchgeführt. Durch ein zweites Bohrloch oder durch das Lig. interspinosum wird der Faden auf die Ausgangsseite zurückgeführt. Nun wird der schon vorher vorbereitete Zelluloidstab (früher verzinkter Stahlstab) eingesetzt. Der runde Zelluloidstab

Abb. 91. Paraspinöse Schienung bei Spondylitis nach v. BAEYER. Die Enden des Spanes werden in der Längsrichtung fixiert.

von 5 bis 10 mm Stärke wird eine Viertelstunde im kochenden Wasser ausgekocht und so keimfrei gemacht. Er wird, so lange er noch warm ist, vor der Operation der Wirbelsäule angepaßt. Dann wird auf der einen Seite ein Stab durch die Schlingen der Seidenfäden durchgeführt, auf der anderen Seite ein zweiter zwischen die freien Enden gelegt und dann werden die Fäden mit aller Kraft zusammengezogen und geknüpft. Neuerdings verwendet LANGE 3 bis 6 mm dicke Stäbe aus nicht rostendem Stahl, die mit dünnem KRUPP-Draht befestigt werden. Die Stäbe müssen so fest liegen, daß irgend eine nennenswerte Bewegung in dem geschienten Teil der Wirbelsäule unmöglich ist. v. BAEYER legt zur besseren Fixierung des Stabes Bohrlöcher auch durch den Zelluloidstab an und verwendet Silberdrähte zur Befestigung. Er wird an der Höhe des Gibbus nicht in die Tiefe versenkt, sondern hier am dorsalen Ende des Dornfortsatzes durch eine Drahtnaht verankert und die Halteschlingen an den Enden der Stäbe werden nicht senkrecht zu diesen, sondern in ihrer Längsrichtung nach auf- und abwärts ziehend befestigt (Abb. 91). Diese Schlingen müssen einen Halt an dem Stab haben, was man durch Einkerbung oder Durchbohrung der Stäbe erreicht. Endlich empfiehlt es sich, die Stäbe anzurauhen, damit das Bindegewebe Halt an ihnen finden kann. Nun werden Muskulatur und Faszie von links und rechts über die Stäbe hinübergezogen und mit starken Knopfnähten vernäht, so daß die Stäbe ganz von der Muskulatur bedeckt sind. Zweischichtige Naht des subkutanen Fettgewebes, Hautknopfnähte nur dort wo die Haut noch klaffen sollte. In Bauchlage wird nun ein Gipsverband in mäßiger Lordosierung angelegt, dessen Druck lateral von der Wunde durch zwei etwa 5 cm dicke Wattekissen aufgenommen wird, so daß das eigentliche Operationsfeld hohl liegt. Der Gipsverband mit Einschluß des Kopfes wird über dem Operationsgebiet gefenstert. Zwei bis drei Monate Bettruhe, dann wird der Patient ambulant weiterbehandelt. Sie behalten für zwei Jahre noch ein sorgfältig angepaßtes Korsett. Von 52 Operationen mußte fünfmal nachträglich ein oder beide Stäbe wegen Eiterung oder Dekubitus über den Enden wieder entfernt werden.

Andere Technik

HENLE führt im Prinzip die Operation LANGES aus, verwendet jedoch statt der Zelluloidstäbe Tibiaspäne. Die freigelegte Tibiakante wird zuerst in der Mitte mit der Kreissäge der Länge nach bis in die Markhöhle eingesägt, dann wird aus der ganzen Breite der Vorderfläche der Tibia ein entsprechend langes Stück herausgesägt, das zerfällt von selbst in zwei Teile und man hat zwei Spangen, die auf der einen Seite Mark tragen, auf der anderen Seite Periost.

ROOS-SCHERB legen den Tibiaspan ebenfalls in den Winkel, der zwischen Dornfortsatz und Bogenteil sich befindet. Der Span wird selbst an seinen beiden Enden mit Katgutknopfnähten an die entsprechenden Dornfortsätze fixiert. Jegliches Arbeiten mit Hammer und Meißel wird verpönt.

Von KÖNIG stammt die Anlegung von Bohrlöchern mittels eines Drillbohrers, wenn man keine Doppelkreissäge zur Entnahme des Spans zur Verfügung hat. Sie erleichtern die Entnahme ohne Splitterung auch mittels Meißels.

DREYER hat empfohlen, bei starkem Gibbus von einem breiten Span, der ganzen Vorderfläche der Tibia entnommen, den Gibbus entsprechend mit der Knochenzange so viel abzukneifen, daß die eine Kante noch gerade, die eingesetzte andere einen konkaven Bogen beschreibt. Andere wieder, wie ELSNER, wollen unter allen Umständen einen geraden Span einsetzen, dessen Elastizität zur Streckung des Buckels ausgenützt werden soll. Drahtnähte durch die Dornfortsätze müssen in solchen Fällen den Span in sein Bett fixieren.

VOGEL möchte jedoch jede durch irgendwelche Gewalt herbeigeführte Abflachung des Buckels auch bei der ALBEEschen Operation vermieden wissen. Wenn man während der Operation erkennt, daß die Ausgleichung des Gibbus Schwierigkeiten macht, empfiehlt er, durch Wegnahme eines oder auch zwei ganzer Wirbelbogen, die hintere Stütze des restlichen erkrankten Wirbels zu entfernen, wodurch die gesunden Wirbel aufeinander zu liegen kommen und ihre Dornfortsätze sich nähern. Der Buckel verschwindet fast von selbst, wenn man je eine Rolle unter Brust und Becken schiebt. Jetzt werden die benachbarten Dornfortsätze je zwei nach oben und unten durch einen Tibiaspan miteinander verbunden. Die Einpflanzung gelingt ohne jede Spannung und der Span wird überhaupt nicht auf Biegung, sondern auf Zug beansprucht.

SCHEPELMANN verwendet statt eines Tibiaspans die durch Flachmeißel abgespaltene laterale Wandhälfte des Beckenkammes, die den Vorteil bietet, daß sie sich der Form des Buckels besser anpaßt. Am meisten sagt mir der Standpunkt WALDENSTRÖMS zu, der immer durch Gipsbettbehandlung einen vollständigen Ausgleich des Gibbus herbeizuführen trachtet, und erst dann, wenn dies gelungen ist, mittlerweile ist meist auch der Krankheitsprozeß zum Stillstand und zur Rückbildung gekommen, in die fast gerade Dornfortsatzlinie jetzt einen geraden Span einsetzt, dem durch diese Vorbehandlung die Aufgabe des Stützens wesentlich erleichtert wird. Er lehnt jedoch die Verwendung der Tibiakante selbst zur Spanbildung ab, weil sie sehr dicht und gefäßarm, daher zur Verpflanzung weniger geeignet ist. Er entnimmt den Span der Mitte der medialen Fläche der Tibia. Seine Erfolge sind ausgezeichnet.

Technik nach PÓLYA

In linker Seitenlage Schnitt in der Mittellinie über dem Gibbus. Aus der Faszie wird ein türflügelartiger Lappen gebildet, mit der Basis der Mittellinie zu. Der Errector trunci wird mit einem breiten Meißel von den Dornfortsätzen abgeschoben und zur Seite gezogen. Nun werden die Dornfortsätze mit einem schmalen, scharfen Meißel nahe der Basis und quer zu ihrer Längsachse (also in einer Frontalebene) durchgeschlagen, und zwar außer den erkrankten noch je zwei gesunde nach oben und unten. Diese im Zusammenhang losgelöste Dornfortsatzreihe wird zur Seite gezogen, der am Bogen zurückgebliebene Teil der Dornfortsatze wird mit einer Kneifzange abgetragen und nun ein der Tibia entnommener Knochenspan oder ein Rippenstück in die Knochenwundfläche zwischen den abgeschlagenen Dornfortsätzen und ihrer Basis hineingepreßt. Schichtennähte der Muskeln, Faszie und Haut. Die Blutung steht auf Kompression. Das Implantat sitzt fest und heilt glatt ein. Zur Nachbehandlung wird drei Monate ein Gipsbett getragen. Die Knochenadaptionsflächen sind relativ klein, die Stützwirkung des Spanes daher geringer wie bei anderen Methoden.

Technik der Wirbelsäulenverschmelzung nach HIBBS (Abb. 92)

Bogenförmige Umschneidung des Buckels. Längsspaltung des Periosts der einzelnen Dornfortsätze, das dann mit einem Raspatorium nach rechts und links abgeschält wird, bis die Spitzen freiliegen. Nun muß die ganze Wirbelsäulenpartie subperiostal freigelegt werden. Das Periost und die Lig. interspinosa werden weiter gespalten und auf kurze Strecken abgeschoben; Tamponade mit Gaze und Weiterarbeiten beim nächsten Dornfortsatz. So dringt man allmählich sich immer subperiostal haltend, weiter an jedem Dornfortsatz vor, bis die Bogen freiliegen und die Querfortsätze sichtbar werden. Diese Präparation muß ganz systematisch und sorgfältig ausgeführt werden. Die die einzelnen Bogen verbindenden Bänder und Kapseln müssen jetzt noch sorgfältig mit Skalpell und scharfem Löffel entfernt werden, so daß die Knochen ganz blank vorliegen. Das Periost wird als zusammenhängendes Band zu beiden Seiten zurückgehalten, Muskeln dürfen nicht verletzt werden. Nur auf diese Weise kann die Blutung beherrscht und sorgfältig gestillt und das Operationsfeld übersichtlich dargestellt werden. Nun erfolgt die Verschmelzung. Die Zwischenwirbelgelenke sind bereits so weit als möglich nach vorne zerstört worden, indem man mit dem scharfen Löffel auch den Gelenksknorpel zwischen jedem einzelnen Wirbelpaar entfernt hat. Von jedem Wirbelbogen werden jetzt mit einem flachen Hohlmeißel beiderseits zwei Späne abgemeißelt, die an der Basis noch zusammenhängen sollen, von denen der eine nach oben bis auf den oberen (a), der andere nach unten auf den unteren Wirbelbogen (b) geschlagen wird. Dadurch kommt jeder Wirbelbogen in doppelte Berührung mit seinem Nachbar. Jetzt werden noch die Dornfortsätze mit einer Knochenschere mit schräg gestellter Schneide zur Hälfte eingekerbt und nach unten abgebrochen (c), so daß ihre Spitzen auf dem periostfreien unteren Dornfortsatz zu liegen kommen. Nur der unterste Dornfortsatz wird umgedreht, damit er mit seinem oberen Nachbar zur Berührung kommt. Damit ist die Verschmelzung vollendet, die zusammenhängenden Periostbänder werden darüber geschlagen und in der Mittellinie miteinander vernäht.

Faszie und Unterhautfettgewebe werden ebenfalls in Schichten genäht und die Haut darüber geschlossen.

Die Nachbehandlung erfolgt entweder auf einem gebogenen Rahmen oder im vorbereiteten Gipsbett. STEINDLER legt den Patienten in ein doppeltes Gipsbett, d. h. in einen seitlich aufgeschnittenen zirkulären Gipsverband, der vom Nacken bis zu den Oberschenkeln reicht. Durch Schnallen und Bänder werden beide Teile miteinander verbunden und gleichzeitig die Schultern fixiert. Damit soll der Patient häufig umgedreht werden. Nach acht Wochen ist die Wirbelsäule soweit fest, daß der Patient mit einem Gipsmieder aufstehen darf und nach einem halben Jahr kann er frei gehen.

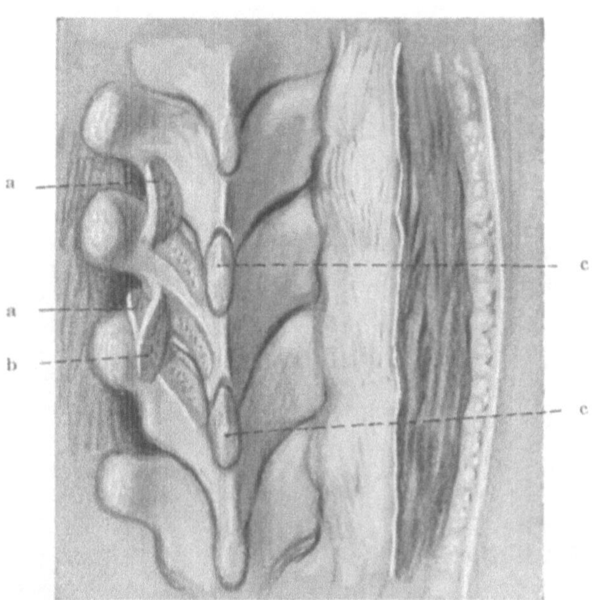

Abb. 92. Wirbelsäulenverschmelzung nach HIBBS. Die Weichteile sind samt dem Periost zur Seite gezogen; auch zwischen den einzelnen Bogen ist das Periost entfernt. Mit Hohlmeißel werden kleine Knochenlappen (a) abgemeißelt und nach oben auf den oberen Wirbel geklappt; ähnlich bei b nach unten. Die Dornfortsätze sind bei c eingekerbt und nach unten umgebrochen.

c) Kostotransversektomie

Ist es nicht gelungen, durch die Punktion den tuberkulösen Eiterherd zu erreichen oder genügend zu entleeren, bestehen namentlich die Lähmungserscheinungen fort, so kann eine offene Freilegung des erkrankten Wirbelkörpers von hinten seitlich her in Frage kommen. Die Erfahrung lehrt, daß trotz der großen Wunde ein fistelloser Wundschluß nicht selten ist. Das Vorgehen stammt von HEIDENHAIN-MENARD und wird am besten in der Ausführung von KOCHER vorgenommen.

Technik der Kostotransversektomie (Abb. 93)

Bauchlage, Narkose. Von dem am meisten vorspringenden kyphotischen Dornfortsatz wird ein Querschnitt schräg lateral nach abwärts entlang der zu resezierenden Rippe ausgeführt. Der entsprechende Wirbelkörper muß durch gute Röntgenbilder vorher bestimmt werden. Die Längsmuskeln werden quer durchtrennt und nach auf- und abwärts abgeschoben. Der Querfortsatz wird nahe an seinem Ansatz am Wirbelbogen abgekniffen, die Rippe wird vorsichtig subperiostal fortgenommen, und zwar das Rippenköpfchen und der Hals bis über das Tuberkulum hinaus. Spaltung des hinteren (inneren) Periosts der Rippe. Man hält sich jetzt hart an die laterale Seite des Wirbelkörpers, drängt, wenn nötig, stumpf und schonend die Pleura nach vorne und außen, und eröffnet dann die Abszeßmembran. Dieselbe Operation kann auch auf die nächst oberen oder

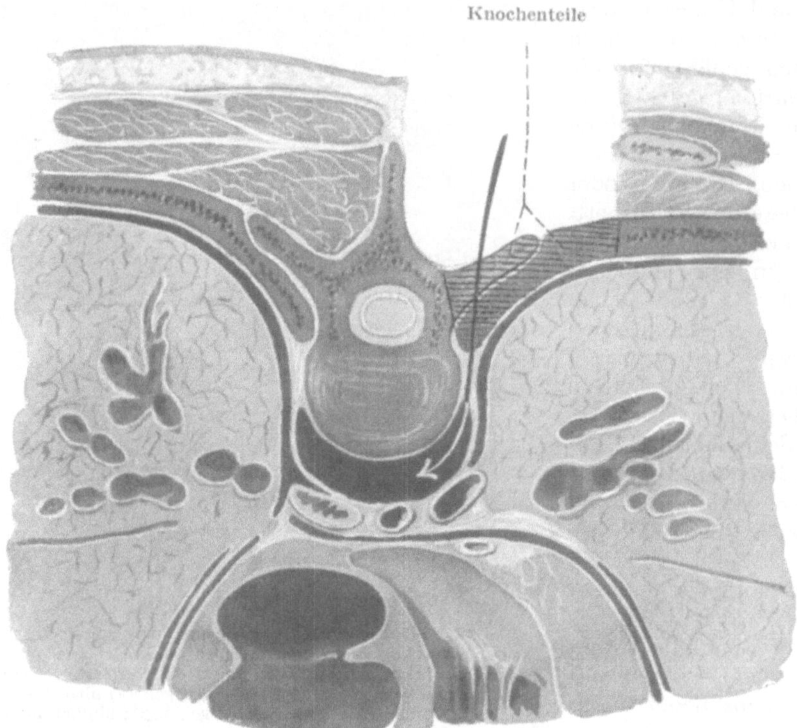

Abb. 93. Kostotransversektomie. Querschnittsbild. Die Weichteile sind ausgespart, die zu entfernenden Knochenteile sind schraffiert. Der Pfeil zeigt den Weg, auf welchem man stumpf den prävertebralen Abszeß (schwarz) erreicht (nach SCHMIEDEN).

unteren Wirbel und Rippen ausgedehnt werden, sowie auf die entsprechende Rippe der anderen Seite. Nach Entleerung des Eiters können auch erreichbare Sequester entfernt werden. Man kann die Wunde schichtweise vernähen und nur ein Drainrohr liegen lassen. Der Kranke kommt dann wieder in sein schon vorhandenes Gipsbett.

d) Laminektomie

Bei Kompressionserscheinungen des Rückenmarks infolge entzündlicher Prozesse, besonders tuberkulöser Natur, bei Tumoren, oder wie sie auch bei schweren Skoliosen vorkommen können, kann es angezeigt sein, das Rückenmark von diesem Druck zu befreien. Dies geschieht durch Wegnahme der Wirbelbogen.

Technik der Laminektomie (Abb. 94 bis 97)

Die Operation ist auch in lokaler Anästhesie ausgeführt worden, jedoch ist immer damit zu rechnen, daß man die Operation nach auf- oder abwärts ausdehnen muß. Daher muß von vorn herein die Infiltration in größerer Ausdehnung ausgeführt werden, wobei 100 bis 250 ccm Lösung des Anästhetikums

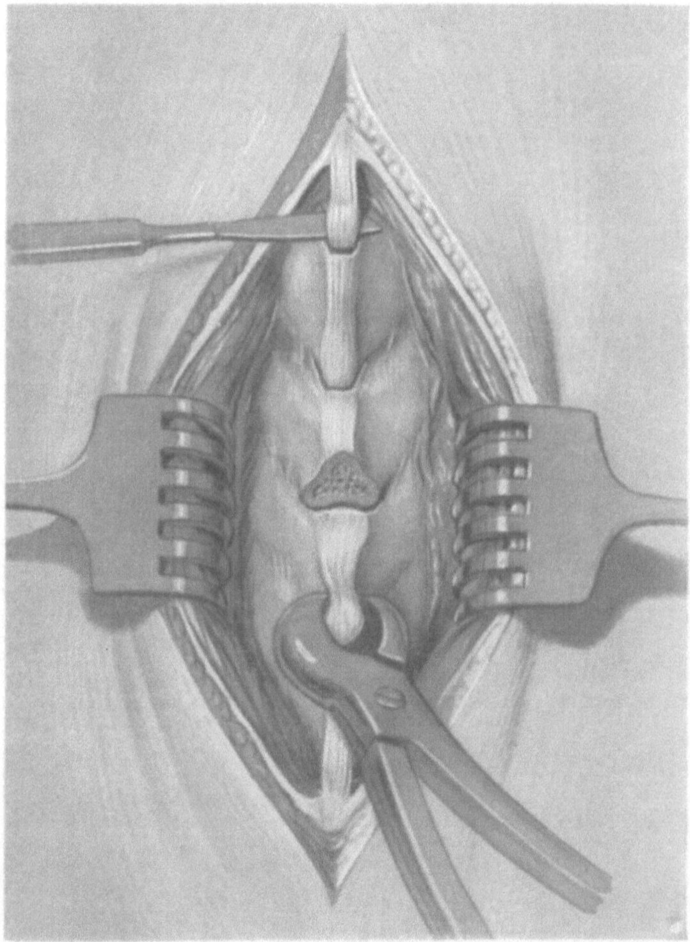

Abb. 94. Laminektomie. Die Rückenstrecker sind von den Dornfortsätzen abgelöst und zur Seite gehalten. Oben isoliert das Messer die einzelnen Dornfortsätze, in der Mitte ist einer mit dem Meißel, unten wird einer mit der LUERschen Zange abgetragen.

notwendig sein können. Kann man also die Ausdehnung der Operation nicht vorher schon ungefähr abschätzen, ist es empfehlenswert, eine Allgemeinnarkose anzuwenden. Bauchlage mit einem Kissen unter dem Bauch, wenn an der Lendenwirbelsäule gearbeitet wird; eventuell Beckenhochlagerung, um einen zu starken Liquorabfluß zu vermeiden. Aus dem Röntgenbild werden genau die zu entfernenden Dornfortsätze bestimmt und markiert. Längsschnitt über die Dornfortsätze nach auf- und abwärts etwas weiter, bis auf den Knochen. Die

Haut wird zur Seite gezogen und mit raschen Schnitten Muskel und Faszie von
der Seite der Dornfortsätze und Bogen abpräpariert. Die stark blutende Wunde
wird mit heißen Kompressen komprimiert und später mit Stryphnongaze ausgestopft. Dann wird auf der anderen Seite ebenso vorgegangen. Blutstillung

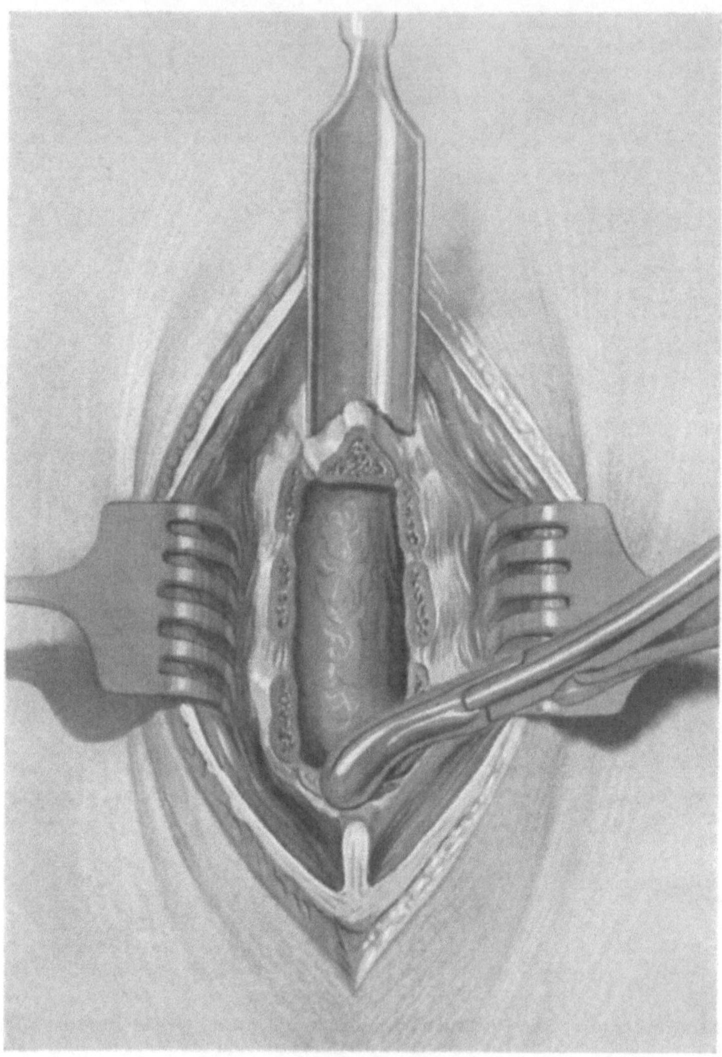

Abb. 95. Laminektomie. Dornfortsätze und drei Wirbelbogen sind bereits entfernt; oben wird
mit dem Hohlmeißel, unten mit der Luerschen Zange weiter gearbeitet.

auch hier in gleicher Weise. Schmieden macht nur einen Längsschnitt durch
die Rückenfaszie, ohne allzu tief in die Muskulatur einzudringen. Mit einem
abwechselnd rechts und links neben der Dornfortsatzreihe eingesetzten breiten
geraden Meißel werden nach Bier die Weichteile halb scharf, halb stumpf von
den Seitenflächen der Dornfortsätze und den Hinterflächen der Wirbelbogen

abgehebelt. Während auf der einen Seite gearbeitet wird, wird die andere Seite zur Blutstillung mit einer dicken, in heißes Wasser getauchten Kompresse fest ausgestopft. Einzelne stärker blutende Gefäße müssen ligiert oder umstochen

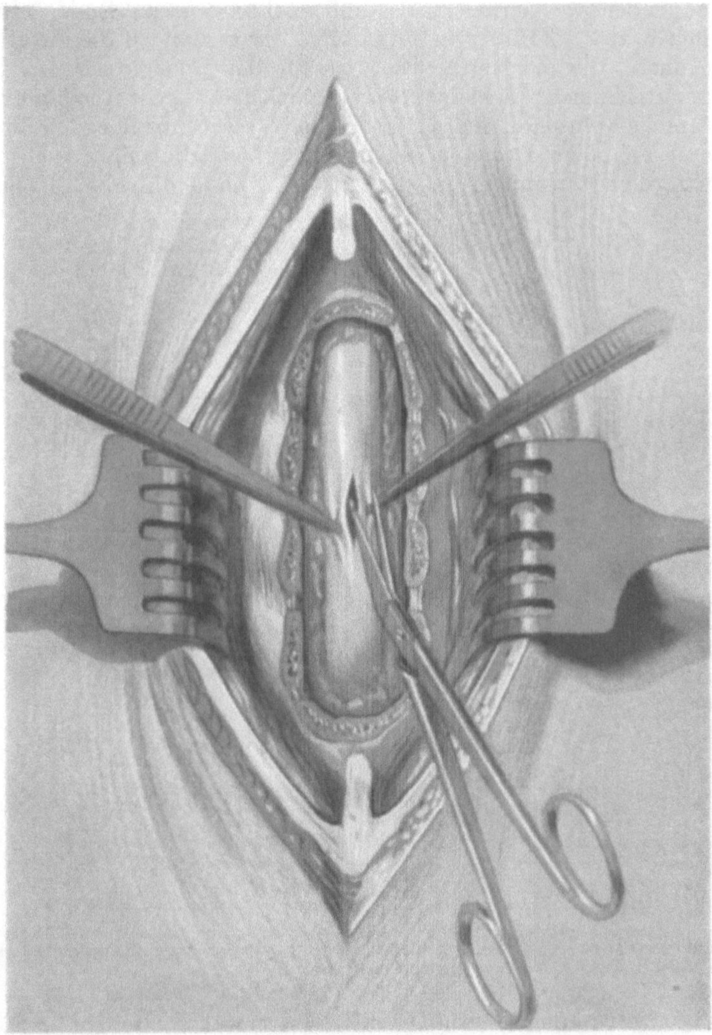

Abb. 96. Laminektomie. Dornfortsätze und Wirbelbogen sind in genügender Anzahl entfernt, ebenso alle Knochensplitter; nun wird der Duralsack eröffnet. Zwei feine Pinzetten fassen die Dura und mit einer geknöpften Schere wird der Sack weiter eröffnet. Mit Vorteil werden jetzt schon die Ränder der Dura mit Fäden gefaßt.

werden. Dann erst werden die Wundränder mit breiten Haken auseinandergehalten und mit dem Knochenmesser die Lig. interspinalia durchtrennt und so die einzelnen Dornfortsätze isoliert. Sie werden mit einer kräftigen LUERschen Zange an der Basis abgekniffen. Zur Entfernung des ersten Bogens beginnt man entweder mit einem sehr flach von oben nach unten aufgesetzten Hohlmeißel in der Mittellinie, oder sucht seitlich den Bogen mit einem eigenen Laminektom, oder der BILLROTHschen Zange zu durchtrennen, um ihn dann nach außen zu ziehen und auch auf der anderen Seite durchzukneifen. Nach auf- oder abwärts wird nun die Dura vorsichtig abgelöst und die weiteren Bogen entfernt, nach der Seite zu entweder bis zu den Gelenkfortsätzen oder diese noch mitnehmend. Die Entfernung der knöchernen Teile muß vorher ganz zu Ende geführt und jeder Knochensplitter sorgfältig entfernt sein, bevor man an die Eröffnung der Dura gehen darf. Die oft lästige Blutung aus der Spongiosa kann verklopft werden oder man schneidet ein kleines Gewebsstückchen aus der Rückenmuskulatur und legt es auf das blutende Gefäß. Es verklebt rasch mit der Gefäßwand und stillt die unter gelindem Druck aussickernde venöse Blutung. Auch das Aufstreuen von sterilem Gipspulver auf die Knochenwunde stillt die Blutung rasch.

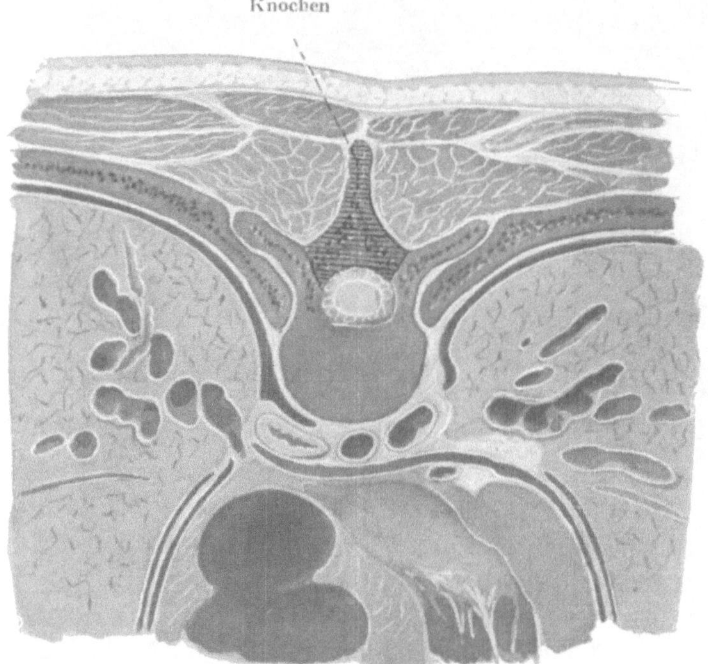

Abb. 97. **Laminektomie.** Querschnittsbild. Der **zu** entfernende Knochen ist schraffiert (nach SCHMIEDEN).

Nun wird die Dura von dem daraufliegenden Fettgewebe befreit und allfällig dabei auftretende Blutung gestillt; dann die Wunde noch einmal mit einer Kochsalzkompresse ausgefüllt, die Umgebung vom Blut gereinigt und der Jodanstrich der Haut oder der Anstrich mit FINCKschem Klebestoff erneuert, ebenso die sterile Abdeckung der Umgebung der Wunde gewechselt. Die Wunde wird wieder breit auseinander gehalten, die Dura mit zwei feinen chirurgischen Pinzetten gefaßt und durch paarweis angelegte Seidenfäden angeschlungen und zwischen diesen mit Messer oder Schere eröffnet. Der herausstürzende Liquor wird aus der Wunde abgetupft und dann die Dura in der notwendigen Ausdehnung längsgespalten. Nun folgt allenfalls die Abtragung oder Entfernung der komprimierenden Ursache. Hernach wird die Dura wieder durch fortlaufende Naht mit feiner Seide geschlossen. Die Weichteile werden durch eine mindestens dreischichtige

Naht so vereinigt, daß kein Hohlraum entsteht. Die Hautwunde wird mit steriler Gaze bedeckt und diese durch Pflasterstreifen befestigt. Dann legt man den Patienten in gerader Rückenlage auf ein Kissen mit sterilem Verbandstoff, der allenfalls gewechselt werden kann. Bettruhe von etwa vierzehn Tagen; entsprechend länger, wenn eine ausgedehnte Bogenresektion notwendig war. Lag der Patient vorher schon in einem Gipsbett, so wird er natürlich wieder in dieses zurückgelegt.

Technik der Laminektomie nach FEDOR KRAUSE

Nach Abhebelung der Weichteile nach beiden Seiten wird beiderseits der unterste Bogen der zur Entfernung bestimmten Wirbel mit der Kugelfräse durchbohrt und dann sein Laminektom eingesetzt. Er schneidet dadurch linear links und rechts von der Dornfortsatzreihe den Wirbelkanal auf und kann nun nach querer Durchtrennung der untersten Bänder mit einer Faßzange den Knochenteil vorziehen und in toto soweit als erforderlich auslösen.

Zentralnervöse Operationen bei Spasmen

a) Sympathikotomie

Als neueste Versuche, spastische Lähmungen durch Operation zu beeinflussen, ist die Durchtrennung der Rami communicantes des Sympathikus nach ROYLE-HUNTER zu nennen. Diese beiden Autoren fanden bei ihren Untersuchungen am Tier das Verschwinden des plastischen Muskeltonus und seine charakteristischen Folgen der Verlängerung und Verkürzung nach Durchschneidung des Sympathikus. Bei Fällen, in denen die Reflexe vorhanden sind und die Glieder ihre Stellung, sei es Beugung oder Streckung beibehalten, also eine sogenannte plastische Steifheit im Vordergrunde steht, ist anzunehmen, daß das sympathische Nervensystem in besonderer Weise an der Erzeugung dieses plastischen Tonus beteiligt sei, daß bei ihnen also eine Ausschaltung dieses sympathischen Einflusses von Vorteil für den Krankheitszustand wäre. Voraussetzung für einen Erfolg ist natürlich eine entsprechende geistige Regsamkeit und eine entsprechende Nachbehandlung. Unter diesen Voraussetzungen wird die Operation besonders bei Hemiplegie und infantiler spastischer Paraplegie empfohlen.

Technik der Durchtrennung der Rami communicantes des Sympathikus am Hals nach ROYLE

Der Patient liegt auf der gesunden Seite das Gesicht dorthin gedreht, ein schmales Kissen im Nacken. Schnitt vom klavikularen Ansatz des Kopfnickers nach rückwärts und auswärts. Manchmal ist es notwendig, einen zweiten Schnitt darauf senkrecht entlang des hinteren Randes des Kopfnickers nach aufwärts anzuschließen. Das Platysma wird durchtrennt und die Vena jugularis ext. ligiert; dann wird die oberflächliche und tiefe Lage der Halsfaszie durchtrennt und stumpf gegen den Plexus und die Skaleni präpariert. Zwischen beiden Lagen liegt die Arteria cervicalis sup. Die Arteria transversa colli soll man, wenn man sie zwischen der siebenten und achten Nervenwurzel gefunden hat, unterbinden. Im unteren Wundwinkel erscheint der M. omohyoideus und wird nach innen und abwärts gezogen. Jetzt liegt der Plexus frei zwischen Scalenus anticus und medius. Der N. phrenicus liegt an der Vorderseite des Scalenus anticus und muß geschont werden. Der Plexus wird lateral verzogen, dann sieht man die Rami communicantes teils auf der Fascia anterior des Scalenus, teils diesen Muskel kreuzend. Es sind zwei bis drei Äste, die vom Ganglion cervicale med. kommen und zur fünften und sechsten Wurzel ziehen; sie werden durchtrennt. Man achte, daß jede Verbindung der zervikalen Wurzeln mit dem Sympathikus sicher durchtrennt wird. Weiter nach abwärts folgen die nächsten Wurzeln, wobei die Rami communicantes für den achten Zervikalis und ersten Thorakalis oft schwer zu finden sind. Man tastet sich die erste Rippe, wo der erste Thorakalis den Hals derselben kreuzt. Da der Sympathikus hinter der Arteria subclavia liegt, kann man die Rami communicantes zum achten Zervikalis feststellen und nach vorne innen liegt dann der graue Ast für den ersten Thorakalis. Wenn alle Rami communicantes vom fünften Zervikalis bis zum ersten Thorakalis durchtrennt sind, wird die Wunde wieder in Schichten geschlossen und die Haut genäht.

LERICHE macht einen langen Schnitt etwas hinter dem Kopfnicker, durchtrennt außerdem die Ansätze des Splenius capitis am Warzenfortsatz und empfiehlt die Rami communicantes in der Nähe der Ganglienkette des Sympathikus aufzusuchen und zu durchtrennen.

Technik der Durchschneidung der sympathischen Verbindungsstränge am Plexus lumbalis nach ROYLE

Der Patient liegt auf der gesunden Seite mit leicht lordosierter Wirbelsäule. Unter die gesunde Lende kommt ein Sandsack. Schnitt von der letzten Rippe zum Darmbeinkamm entlang des vorderen Randes des Erector trunci; dann längs dem Darmbeinkamm noch 8 cm nach vorne. Der Hautlappen wird mit der Faszie nach vorne gezogen, so daß die Ansätze des Latissimus dorsi und Obliquus externus freiliegen. Man gelangt so zum PETITschen Dreieck. Der Obliquus wird auf etwa 7 cm vom Darmbeinkamm abgelöst, dann dringt die linke Hand zwischen Bauchfell und Faszie des Quadratus lumborum und Psoas bis auf die Wirbelsäule. Tiefe der Wunde 15 bis 17 cm, daher sind eigene tiefe Haken nötig. Links ist der mediale Psoasrand leicht zu finden und festzustellen; dort liegt die Ganglienkette des Sympathikus auf den Wirbelkörpern der Lendenwirbelsäule. Rechts liegt der Sympathikus unter dem äußeren Rand der Vena cava inferior vor den Beckengefäßen. Lumbalarterien und Chylusgefäße können mit den sympathischen Fasern verwechselt werden! Die Befunde sind hier sehr wechselnd. In der Regel kommen vier, manchmal auch nur drei oder fünf Ganglien vor. Das erste Ganglion liegt in der Regel in der Höhe des Lumbalis II und das vierte zwischen viertem und fünftem Lendenwirbel. Die Rami communicantes entspringen am lateralen Rand des Ganglion und ziehen nach außen und abwärts zu den Nervenwurzeln mit den Arteriae lumbales unter den Bogen des Psoas und münden unter diesen Muskel ein. Da die sympathischen Fasern, die die Eingeweide versorgen, am medialen Rand der Ganglien entspringen, sollen nur die lateral abgehenden Fasern durchtrennt werden, einschließlich des weißen Verbindungsastes mit dem zweiten Lumbalnerven. Die grauen Äste zum zweiten bis vierten Lumbalis werden ausgedreht. Der Stamm des Sympathikus wird in der Höhe des zweiten Lendenwirbels aufgesucht, wo das zweite Lumbalganglion unter den Iliakalvenen liegt. Es empfängt einen weißen Ast vom Lumbalis I, der freipräpariert und immer erhalten wird. Dann werden beide Äste, der graue und der weiße, die vom Ganglion zum zweiten Lumbalnerven ziehen, durchtrennt; desgleichen die Rami zum dritten und vierten Lumbalis. In der Höhe des vierten Lendenwirbels wird der ganze Strang des Sympathikus dann durchschnitten, weil hier keine Äste mehr zu den Eingeweiden abgehen. Jetzt wird die Wunde geschlossen, indem zuerst die Lumbodorsalfaszie am

Triangel und die Mm. obliqui an den Darmbeinkamm befestigt werden. Naht der Lumbodorsalfaszie und des Latissimus dorsi; Naht der oberflächlichen Faszie und der Haut. Am achten Tag werden die Fäden gezogen, dann kann die orthopädische Nachbehandlung einsetzen.

LERÍCHE macht die Inzision nach außen von den Mm. sacrolumbales und innen von den breiten Bauchmuskeln. Man trifft so auf die Rippenansätze, die durchtrennt werden müssen. Dadurch werden die Wurzeln des Plexus lumbalis sichtbar gemacht. Zieht man diesen zur Seite so kommt man auf die Rami communicantes, die sich durch ihren schrägen Verlauf auszeichnen. Die Rami communicantes, die im fibrösen Gewebe eingeschlossen sind, werden im Angulus vertebrocostalis aufgesucht und der Zwischenraum zwischen den Fasern des Psoas, die am Rippenfortsatz und jenen, die an den Menisken ansetzen, benützt, um sie zu durchtrennen.

Die Erfolge dieser Operation sind noch durchaus nicht entsprechend sicher gestellt, so daß die außerdem noch sehr gefährliche Operation nur mit aller Reserve hier wiedergegeben wird.

b) FOERSTERsche Operation

Die Überlegung, daß die sensiblen Reize, die die Körperoberfläche treffen, im Wege des Reflexbogens die Spasmen auslösen, hat FOERSTER zum Ausbau der Durchtrennung der hinteren Rückenmarkswurzeln zur Beseitigung spastischer Zustände veranlaßt. Die anfängliche Aufmerksamkeit, die dieser Operation geschenkt wurde, hat aber wieder nachgelassen, da einerseits ihre große Gefährlichkeit Opfer gefordert hat, anderseits eine intensive Nachbehandlung mit dieser Operation unbedingt verbunden werden muß, ohne daß die Erfolge immer sicher wären. Sie ist also hauptsächlich bei schwersten Formen der LITTLEschen Krankheit angezeigt und wird sowohl am Hals, wie am Lendenmark ausgeführt. Im wesentlichen gelten noch immer die ersten Angaben FOERSTERs über die Ausdehnung der Resektion bei den einzelnen Formen. Die Operation zerfällt in zwei Teile, die Laminektomie, deren Technik bereits besprochen wurde und der Eröffnung der Dura mit der Resektion der sensiblen Wurzeln. Die Operation wird meist einzeitig ausgeführt; es wurde aber namentlich für schwächliche Kinder empfohlen, zuerst die Laminektomie und nach drei bis sechs Tagen die Wurzelresektion auszuführen.

Für schwere spastische Paraplegien der Beine wird die Resektion der zweiten, dritten, fünften Lendenwurzel und der ersten und zweiten Sakralwurzel empfohlen. Bei spastischen Lähmungen der oberen Extremitäten werden die vierte, fünfte, siebente, achte Zervikalwurzel und erste Brustwurzel reseziert, oder von jeder Wurzel nur ein feines Faszikelchen stehen gelassen, während vom sechsten Halsnerv der größte Teil stehen bleibt.

Technik der Resektion der hinteren Wurzeln nach FOERSTER

A. Lendenmark (Abb. 98)

Allgemeinnarkose, Beckenhochlagerung; lokale Anästhesie ist nur bei erwachsenen Personen, die nicht sonderlich aufgeregt sind, anwendbar. Durch ein Röntgenbild muß vorher festgestellt werden, ob Zahl und Form der Lendenwirbel normal sind. Auf der Höhe des Dornfortsatzes des fünften Lendenwirbels wird ein Orientierungsfaden durch die Muskulatur gelegt. TIETZE schlägt dann

in den Bogen des fünften Wirbels einen Nagel. Die Laminektomie wird in üblicher
Weise ausgeführt und die fünf Lendenwirbelbogen und der proximale Teil
der Kreuzbeinwand entfernt. Der Knochenkanal soll 10 bis 12 mm breit sein. Nach
sorgfältiger Blutstillung und sorgfältiger Entfernung der Blutkoagula wird die

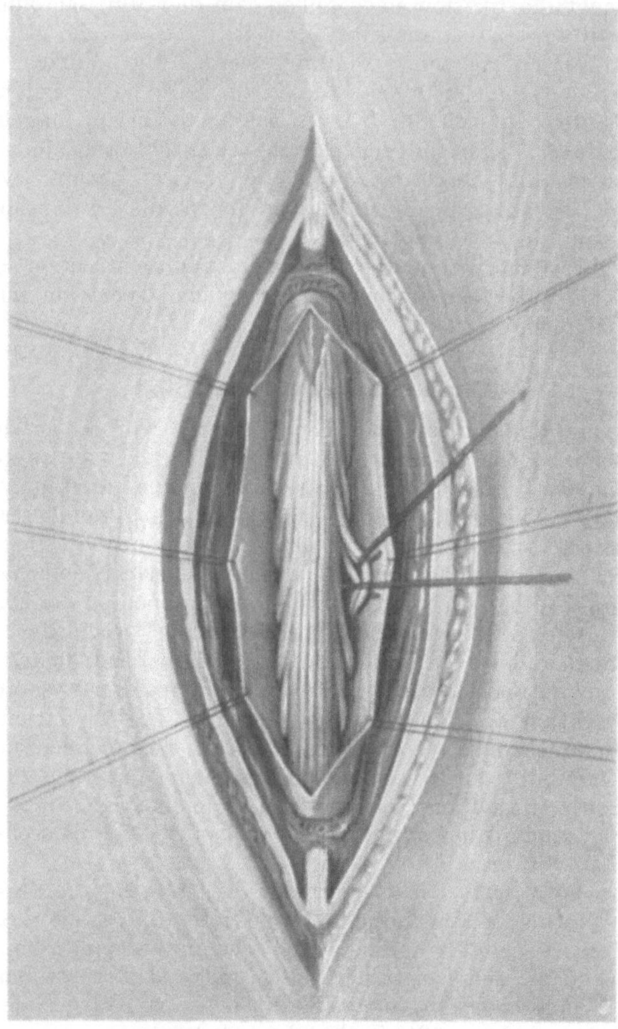

Abb. 98. Resektion der hinteren Wurzeln im Lendenmark nach FOERSTER. Der Duralsack
ist eröffnet und durch Haltefäden auseinandergezogen; durch das obere Häkchen ist die hintere
Wurzel vom gemeinsamen Stamm, der auf das untere Häkchen aufgeladen ist, isoliert.

Dura in der Mittellinie an einer kleinen Stelle im oberen Wundwinkel eröffnet
und sofort mit zwei Seidenfadenzügeln an beiden Seiten angeschlungen. Schrittweise wird dann nach abwärts die Dura weiter gespalten, damit der Liquor
möglichst langsam abfließt. In Abständen von 2 cm werden immer wieder Faden-
zügel angelegt. Ist die Dura in ganzer Ausdehnung eröffnet, so wird sie an den
Fadenzügeln breit auseinander gezogen und die erste Sakralwurzel bestimmt.

Ihr Austrittsloch liegt genau in der Höhe des fünften Lendenwirbels. Man lädt nun die ganze Wurzel hart an der Austrittstelle auf ein Nervenhäkchen und trennt dann die hintere zu resezierende sensible Wurzel, die oberflächlich und lateral liegt, meist aus zwei bis drei Kabeln bestehend, von der vorderen zu schonenden einkabeligen motorischen Wurzel, die feiner ist und medial liegt.

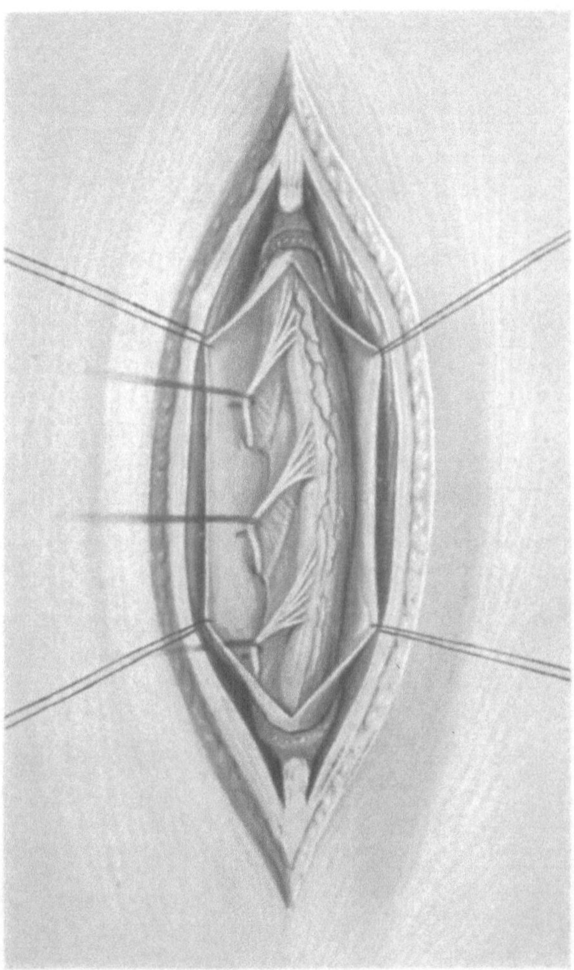

Abb. 99. Durchschneidung der hinteren Wurzeln nach FOERSTER am Halsmark. Bogen und Dornfortsätze sind abgetragen, Dura eröffnet und mit Haltefäden hochgezogen. Die hinteren Wurzeln sind mit Häkchen gefaßt, die vorderen sieht man durch das Lig. dentic. durchschimmern.

Zur exakten Unterscheidung der hinteren von den vorderen Wurzeln benützt FOERSTER die faradische Reizung, die an der vorderen Wurzel prompte Muskelzuckung ergibt, während die Berührung der hinteren Wurzel in tiefer Narkose erfolglos bleibt. Auf diese Weise werden die hinteren Wurzeln von L_2, L_3, L_5, S_1 und S_2 bestimmt und in möglichster Ausdehnung 6 bis 10 cm erst auf einer Seite, dann auf der anderen reseziert. Spricht bei elektrischer Reizung vom L_4 der Quadrizeps nur wenig an, während eine deutliche Beugung des Unterschenkels erfolgt, so soll man L_4 partiell resezieren, hingegen L_3 stehen lassen. Ist die Resektion auf beiden Seiten vollendet, so erfolgt die Duranaht fortlaufend mit feiner Seide; die Endnähte legt man außerhalb des Duraschlitzes. Zweischichtige Seidenknopfnähte der Muskulatur, exakte Vereinigung der Faszie

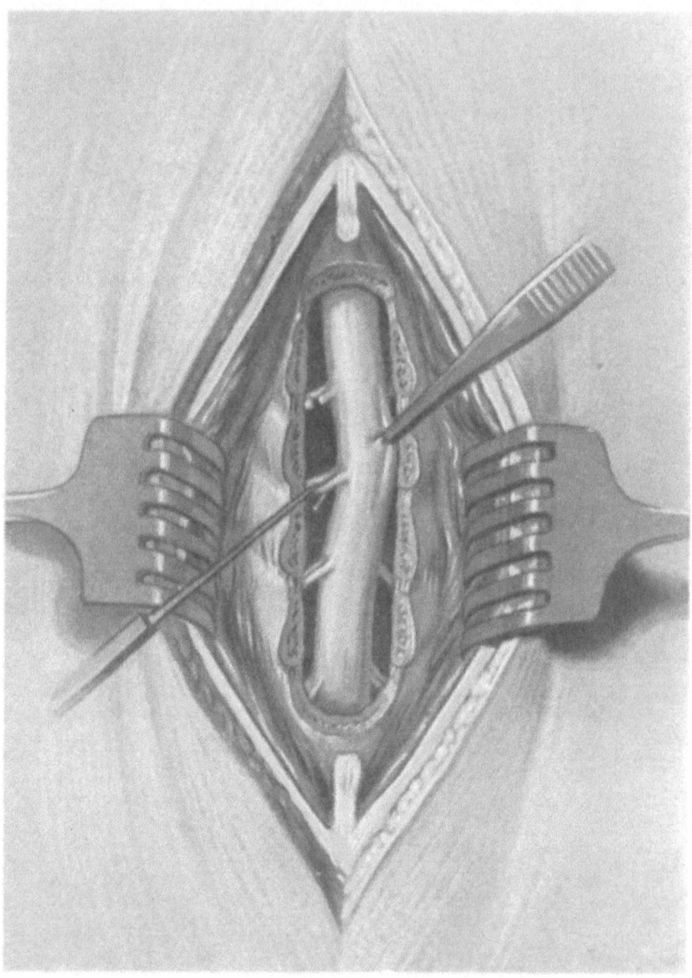

Abb. 100. Resektion der hinteren Wurzeln extradural nach GULEKE. Dornfortsätze und Bogen sind entfernt, ebenso das oft vorhandene epidurale Fett; eine Pinzette zieht die Dura nach rechts und die linken Wurzelaustritte werden sichtbar. Ein Häkchen trennt die hinteren Wurzeln von den vorderen; oben ist eine hintere Wurzel bereits durchtrennt.

und der Haut. Wundverband. Die Kinder kommen nach der Operation in ein vorher angefertigtes und erwärmtes Gipsbett. Als Komplikationen während der Operation können Stillstand von Puls und Atmung vorkommen. Blutung aus den Knochen wird durch Verhämmern, Bestreuen mit sterilem Gipspulver, oder durch Auflegen von Muskelstückchen gestillt; Risse der Dura müssen exakt vernäht werden.

Nachbehandlung: Nach Wundheilung Lagerung der Beine in Abduktion, Außenrotation bei gestrecktem Knie und Hüftgelenk und Hakenfußstellung. Dann folgen sehr sorgsame und konsequent auszuführende Gehübungen, beginnend mit passiven Bewegungen der Gelenke, dann aktiv-passive und später aktive Übungen der Beine. Sobald die Patienten nach drei bis vier Wochen wieder stehen können, werden Übungen im Stehen und Gehen, zuerst im Laufstuhl, später an der Hand und mit Hilfe des Stockes gemacht. Mit der Übungstherapie in ursächlichem Zusammenhang steht der Erfolg der Behandlung; die Operation hat nur die Voraussetzungen für diese Übungstherapie günstiger gestaltet.

B. Halsmark (Abb. 99)

Zur Orientierung dient die zweite Brustwurzel, die ganz zart ist und sich deutlich von der starken ersten Brustwurzel unterscheidet. Noch stärker ist die achte Halswurzel, während die fünfte, sechste und siebente Halswurzel annähernd gleich stark sind. Die vierte Wurzel besteht aus einzelnen getrennten Kabeln. Die Unterscheidung der sensiblen hinteren Wurzeln von den motorischen vorderen ist hier, da man die Wurzeln aus dem Rückenmark austreten sieht, viel leichter und sicherer als in der Cauda equina. Resektion von C_4, C_5, C_7, C_8 und Th_1 bis auf ein feines Faszikel, während von C_6 der größte Teil stehen bleibt. Versorgung und Nachbehandlung wie oben.

Modifikationen

Um das Operationsgebiet zu verkleinern, die Laminektomie zu verringern, wurde von CODIVILLA, VAN GEHUCHTEN und WILMS empfohlen, die Operation statt im Gebiet der Cauda equina höher hinauf in die Region des Conus medularis zu verlegen. Hier kann man mit der Resektion von drei Wirbelbogen auskommen (entweder 11. D bis 1. L oder 12. D bis 2. L). Auch liegt das Operationsfeld oberflächlicher. Jedoch ist die Identifizierung der einzelnen Wurzeln hier erschwert. GULEKE vermeidet sogar die Eröffnung des Duralsackes und empfiehlt die extradurale Resektion der Wurzel (Abb. 100). Nach der Laminektomie wird die freiliegende Dura in der Mittellinie mit einer feinen Pinzette gefaßt und zur Seite gezogen. Auf diese Weise macht man sich die seitlichen Austrittsstellen der Spinalwurzeln sichtbar, trennt hier ebenfalls die doppelt so starke sensible von der schwächeren vorderen motorischen Wurzel und schneidet sie einfach mitsamt ihrer Durascheide nahe am Duralsack quer durch und schiebt den zentralen Nervenstumpf mit einer Knopfsonde in den Duralsack hinein. Eine Versorgung der kleinen Wunde in der Dura ist nicht erforderlich.

Rückenmarksanästhesie

In noch besserer Weise als für die obere Extremität durch die Plexusanästhesie läßt sich an der unteren für nicht zu lange dauernde Operationen durch die Rückenmarksanästhesie die notwendige Unempfindlichkeit herbeiführen und also eine Narkose umgehen. Von BIER eingeführt wird die Rückenmarksanästhesie von jenen Operateuren, die größere Erfahrungen mit ihr gesammelt haben, sehr geschätzt und immer ausgedehnter verwendet. Von Orthopäden wird sie nur vereinzelt angewendet. Diese Zurückhaltung dürfte wohl auf die anfänglichen und dann gegen Ende des Krieges wieder häufiger beobachteten Zwischenfälle und Versager zurückzuführen sein. Auch die Zahl der Todesfälle war relativ groß. Wenn wir aber dann Statistiken lesen, wie die von VAQUIÉ, der über 2250 persönlich ausgeführte Anästhesien berichtet, ohne einen einzigen ernsthafteren Zwischenfall und ohne, daß er je gezwungen gewesen wäre, die angefangene Operation zu unterbrechen, so wird man der mehrfach ausgesprochenen Ansicht beistimmen, daß die Rückenmarksanästhesie bei größerer Vertrautheit, genauer und aufmerksamer Technik, reinen Medikamenten und tadellosem Instrumentarium ihre Gefahren verliert und ein auch für die

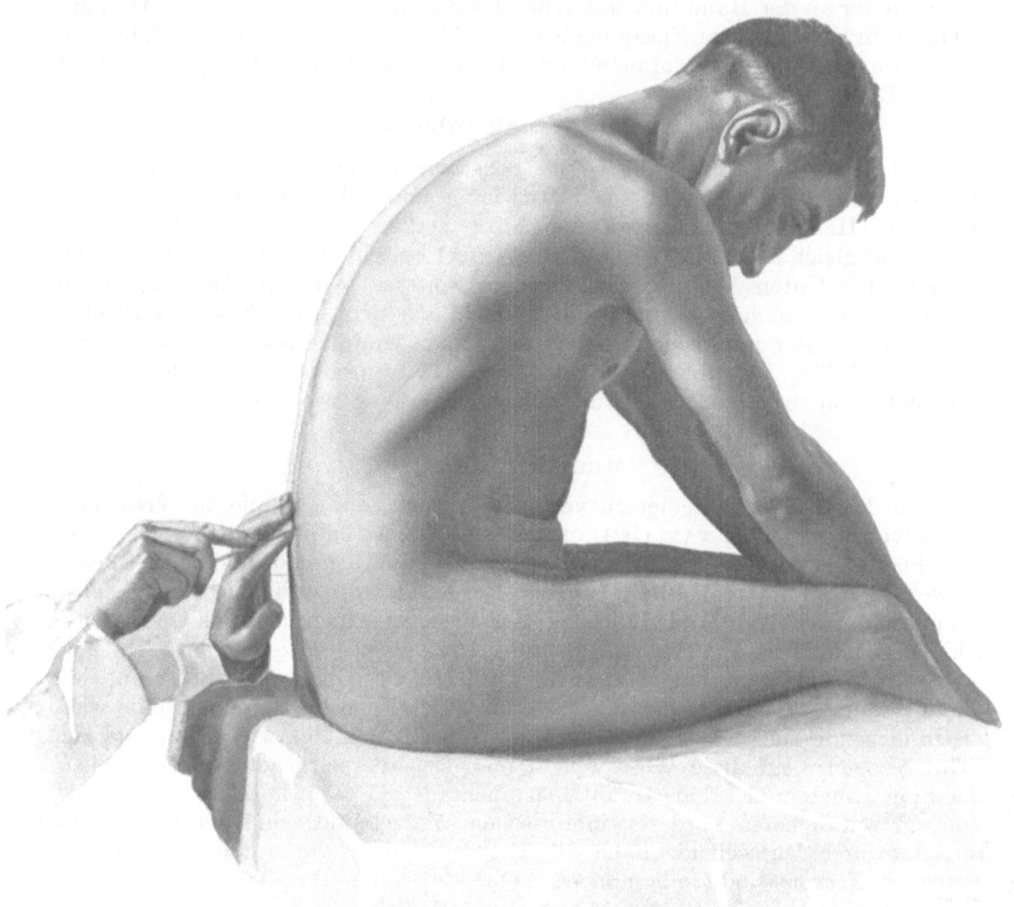

Abb. 101. Ausführung der Lumbalpunktion (aus TANDLER-RANZI, Chirurg. Anatomie und Operationstechnik des Zentralnervensystems)

Orthopäden recht brauchbares Anästhesierungsverfahren darstellt. In Deutschland wird meist Tropakokain entweder 1 ccm einer 5 % igen Lösung oder in Substanz 0,05 verwendet, während z. B. VAQUIÉ aus Stovain 0,75, Alypin 0,15, Strychnin sulfur. 0,01 und Aqua destil. 10,0, zehn Ampullen zu 1 ccm herstellen läßt; eine Ampulle genügt zur Anästhesierung. Als Instrumentarium wäre das von WITTEK angegebene zu empfehlen, das im Wesentlichen aus einer sogenannten Ganzglas-,,Triumpfspritze" besteht, einem Spritzenkörper aus einem zylin-

drischen Gefäß, welches einen Boden besitzt, aber oben offen ist. In diesen
Spritzenkörper ist ein massiver Glasstempel eingeschliffen, der eine zentrale
Bohrung aufweist, welche sich an den konisch zulaufenden Enden des Stempels
nach außen öffnet. Dieser Konus wird in das erweiterte Ende der Lumbal-
punktionskanüle eingepaßt. Der Spritzenkörper wird mit dem Tropakokain
in Substanz beschickt und mit dem zugehörigen Stempel und Punktionskanüle,
ferner einem Verschlußstück für die Kanüle und einem Glasstab in einem entsprechenden Glasgefäß im Trockenofen sterilisiert. Beim Gebrauch wird das
Tropakokain in einer entsprechenden Menge Liquor aufgelöst, umgerührt und
injiziert. Verwendet man eine Lösung, so wird diese in die trocken sterilisierte
oder in reinem Wasser ausgekochte Glasspritze aufgezogen und nach Verdünnung
mit dem Liquor wieder injiziert.

Technik der Rückenmarksanästhesie (Abb. 101)

Der Kranke sitzt quer auf dem Operationstisch, die Beine hängen herab, der
Kopf ist vornüber geneigt und die Wirbelsäule stark gekrümmt. Injiziert wird
in der Regel zwischen drittem und viertem Lendenwirbeldorn. Man markiert
sich die Höhe der beiden Darmbeinkämme; ihre Verbindungslinie trifft ungefähr
den Dornfortsatz des vierten Lendenwirbels. Genau in der Mittellinie wird
zwischen den Dornfortsätzen die Einstichstelle durch eine Quaddel markiert.
Vorher wird die Haut mit Alkohol abgerieben und mit Jodtinktur bestrichen.
Die mit dem Mandrin versehene Hohlnadel wird nun genau in der Medianebene
eingestellt, durch die Haut und Ligamentum interspinale mehrere Zentimeter
tief, 5 bis 7 cm bei Erwachsenen und 3 bis 5 bei Kindern eingestoßen. Dann wird
der Mandrin entfernt und die Nadel weiter vorgeschoben bis der Liquor in rascher
Tropfenfolge abfließt. Ist Blut beigemengt und verschwindet es nicht sehr bald,
so muß man die Nadel zurückziehen und in einen höheren Zwischenwirbelraum
punktieren. Nur wenn freier Liquorabfluß erzielt ist, wird die entsprechend
verdünnte Anästhesierungsflüssigkeit langsam injiziert. Für Operationen an
den Beinen soll man nach BIER die Lösung mit 5 ccm Liquor verdünnen und
injizieren. Die Injektionsstelle wird mit einem Pflaster versorgt, der Kranke
dann horizontal gelagert; wenn die Anästhesie höher hinauf reichen soll, ist eine
mehr oder weniger steile Beckenhochlagerung nötig. Die Anästhesie hält etwa
1½ Stunden an. Zuerst verschwindet die Motilität, dann verschwindet die
Schmerzempfindung. Als unangenehme Beigabe wird manchmal Brechreiz
und Kopfschmerz beobachtet. Wenn diese hartnäckig sind, ist an Reizerscheinungen seitens des Rückenmarkes zu denken; dann schafft oft eine entlastende
Lumbalpunktion rasch Abhilfe. In seltenen Fällen findet man bei der Lumbalpunktion dann einen verminderten oder negativen Liquordruck, dann muß
Flüssigkeit intravenös oder rektal zugeführt werden.

VII. Becken

Sakrokoxitis

Arthritische Schmerzen, die sich auf das Sakro-Iliakalgelenk lokalisieren
lassen, geben in Amerika Anlaß, die Arthrodese dieses Gelenkes auszuführen.
Wenn auch diese Behandlungsart sich noch nicht allgemeine Geltung verschaffen
konnte, so dürfte sie vielleicht bei gewissen Fällen von Tuberkulose ähnlich wie
die ALBEEsche Operation zur Ruhigstellung dieser Körperpartie indiziert sein.

Technik der Arthrodese des Sakro-Iliakalgelenkes nach SMITH-PETERSEN (Abb. 102 und 103)

Bogenschnitt längs dem hinteren zweiten Drittel des Darmbeinkammes nach unten umbiegend, längs der Wirbelsäule und im weiteren Verlauf den Fasern des Glut. maximus folgend. Der Lappen wird bis auf das Periost abgelöst und nach außen umgeschlagen und dann im medialen unteren Wundwinkel ein schräges Fenster von außen oben vom Darmbein nach innen unten gegen das Kreuzbein mit der Motorsäge herausgeschnitten oder herausgeschlagen (2½ : 4 cm) bis man in der Tiefe auf die gelenkige Verbindung mit dem Kreuzbein stößt. Man bestimmt das Sakro-Iliakalgelenk, indem man sich einen Punkt markiert etwa 2½ cm über dem oberen Rand des Foramen ischiadicum und 2½ cm nach vorne von der Spina post. inf. Der Gelenkknorpel wird dann mit einem bajonettförmigen scharfen Löffel entfernt und das Kreuzbein gut angefrischt. Die entnommene Knochenplatte wird nun wieder eingesetzt, wobei sie sich etwas tiefer hineinversenken läßt, darüber wird der Knochenrand des Fensters eingebrochen, um eine sichere Verankerung zu erzielen. Weichteilnähte. Kein Gipsverband. Die Patienten liegen drei Wochen mit einer Binde im Bett und dürfen dann mit einem Gürtel aufstehen, nach vier Wochen werden sie entlassen.

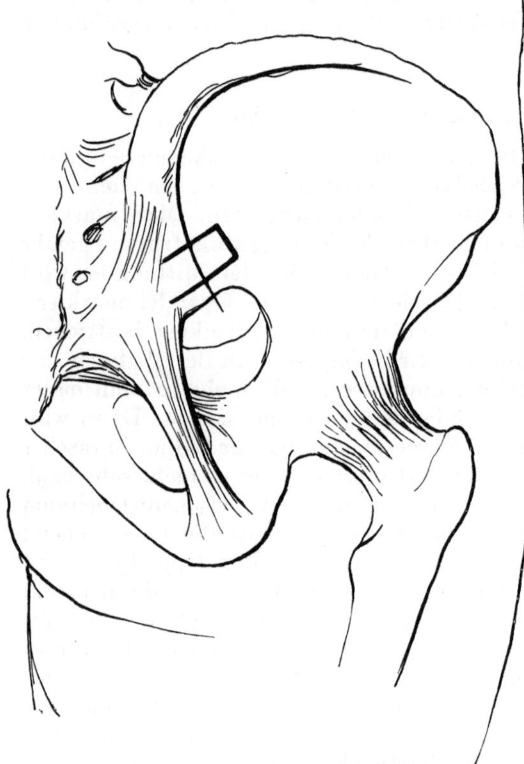

Abb. 102. Arthrodese des Sakro-Iliakalgelenkes nach SMITH-PETERSEN. Topographie des Hautschnittes und Knochenfensters

Technik nach GAENSLEN: Schnitt wie oben; der hintere Anteil des Ilium wird schichtweise gespalten in einen inneren und äußeren Flügel; ein großer Lappen, Haut, Muskel und äußeres Ileum wird nach unten umgebrochen und der über dem Gelenk liegende mediale Teil des Ileum wird mit dem Meißel entfernt und so das Sakro-Iliakalgelenk freigelegt. Es wird vollkommen zerstört und mit gesundem Knochen ausgefüllt. Der Lappen wird wieder hinaufgeschlagen und schichtweise die Wunde geschlossen.

Technik nach ALBEE mit Knochenplastik

Bogenschnitt über Darm- und Kreuzbein. Der Dornfortsatz des S 1 mit seinen Bandverbindungen wird gespalten und die Weichteile im rechten Winkel zur Längsachse der Wirbelsäule durchtrennt. Die obere Hälfte bleibt bestehen

und die Verbindung mit dem Kreuzbein. Die untere Hälfte wird nach abwärts
gebrochen. Spaltung des Periosts am Kreuzbein, wo der Knochen eingesetzt
werden soll; es wird nach unten mit einem Raspatorium abgeschoben. Der
darunterliegende Knochen wird dann noch angefrischt. Endlich wird in der
Fortsetzung nach außen in den medialen Rand der Darmbeinschaufel, der das

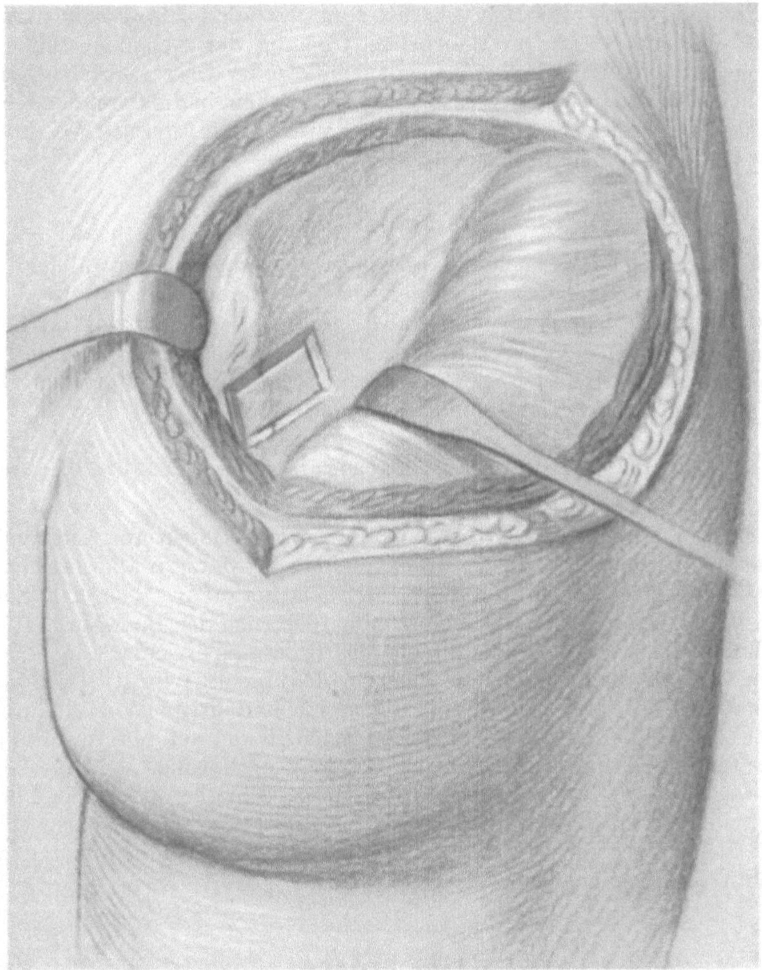

Abb. 103. Arthrodese des Sakro-Iliakalgelenkes nach SMITH-PETERSEN. Der Weichteillappen ist abgelöst und zurückgeklappt; das Gelenk, nur an zwei kleinen schwarzen Strichen
erkennbar, ist angefrischt, der Knochenlappen wieder versenkt.

Darmbein nach hinten überragt, ein Spalt durch Einschlagen eines Meißels hergestellt. Diese Meißelhöhle liegt in gleicher Ebene wie das vorbereitete Bett
im Sakrum und dient zur Aufnahme des der Tibia entnommenen Spanes, der hier
fest eingetrieben wird, und dann das Darmbein mit dem Kreuzbein verbindet.
Der Tibiaspan wird nach den bekannten Regeln (siehe S. 150) entnommen, soll
an einer Fläche Knochenmark tragen und wird dann an seinem Platz befestigt.

Kleine Knochenspäne werden um ihn gelagert und dann Bänder und Weichteile darüber geschlossen. Hautnaht. Die Nachbehandlung besteht in mindestens sechswöchentlicher Bettruhe.

Technik der Knocheneinlage in das Sakro-Iliakalgelenk nach ALBEE

Man dringt durch die Bänder, die vom medialen Rand zum Kreuzbein ziehen, aufs Gelenk vor. Der knorpelige Überzug der Gelenksfläche und die darunter liegende Kortikalis werden mit Meißel oder Säge sorgfältig entfernt. Es muß eine ganz regelmäßig geformte Rinne entstehen, in die dann der Knochenspan (1: 5—7 cm) eingesetzt wird. Keine weitere Befestigung, Weichteil und Hautnähte. Sechs Wochen Bettruhe.

Stamm-Ischias

Wenn eine Ischias anscheinend nicht peripher sondern zentral bedingt erscheint und allen möglichen antineuralgischen Maßnahmen trotzt, ist daran zu denken, daß die aus dem Wirbelkanal austretenden Nervenwurzeln im Foramen intervertebrale V eingeengt werden. Spricht auch noch das Röntgenbild dafür, so kann in bestimmten Fällen die operative Erweiterung des Foramen Heilung bringen, wie LUDLOFF berichtet (1923).

Technik der Operation am Foramen intervertebrale nach LUDLOFF

Der Erector trunci wird in seinen unteren Insertionen am Kreuzbein abgelöst und nach innen und oben zurückgeschlagen. Jetzt präpariert man sich an den Querfortsatz des fünften Lendenwirbels heran und legt das Foramen intervert. V frei. Nun wird mit einer Hohlmeißelzange der Processus articularis sup. des Kreuzbeins und die Gelenkfläche des Processus articularis inf. des L. V. abgetragen, so daß der durchtretende Nerv vollkommen freiliegt. Dann können auch, wenn dies notwendig erscheint, die vierte und dritte Wurzel durch Abtragung des Wirbelbogens auf dieser Seite freigelegt werden. Man muß in großer Tiefe arbeiten und ist behindert durch die starke Blutung. Rückverlagerung des Muskels, Nähte der Weichteile und der Haut. Eine besondere Nachbehandlung ist nicht notwendig.

Operationen am Nervus ischiadicus selbst oder an einzelnen Ästen werden im Abschnitt IX näher besprochen (s. S. 265 ff.).

VIII. Hüfte

A. Ruhigstellung

Die Ruhigstellung kann eigentlich nur dann wirklich herbeigeführt werden, wenn auch das zweite Hüftgelenk in einen starren Verband mit einbezogen wird; also in der Gipshose, die vom Rippenbogen bis zum Knie der gesunden und zu den Zehen der kranken Seite reicht. Soll auch jede Möglichkeit einer Drehung in der Hüfte ausgeschlossen werden, so muß wenigstens an der kranken Seite der Verband den Fuß bis zu den Zehen noch mit einschließen. Die Frage, welche Gelenkstellung die wichtigste oder geeignetste für die Ruhigstellung ist, ist nicht eindeutig zu beantworten; denn die geeignete Stellung für Stehen und

Gehen, jene für das Sitzen und endlich, da meist mit einer langen Dauer der Fixierung zu rechnen ist, die geeignetste Stellung für Pflege und Wartung sind wesentlich voneinander verschieden. Für das Stehen und Gehen ist die volle Streckstellung bei mäßiger Abduktion und leichter Außenrotation am bequemsten. Für das Sitzen aber ist diese Stellung weniger geeignet und eine leichte Beugung im Hüftgelenk angezeigt, so daß man hiefür in der Regel leichte Beugung, leichte Außenrotation und leichte Abduktion wählt. Endlich ist für die Reinhaltung des Verbandes eine gewisse Abduktion unbedingt notwendig. Solange in dem Verband eine Belastung des Beines nicht erfolgen soll, ist es nicht allzu schwierig, die gewählte Beinstellung zu sichern. Wählt man aber z. B. bei einer Koxitis eine leichte Beugestellung, um auch das Sitzen zu ermöglichen und läßt dann herumgehen, so muß die Fixierung bis zur absolut festen Versteifung ausgedehnt werden, sonst läuft man Gefahr, daß das noch nicht vollkommen feste Gelenk unter dem Einfluß der Belastung allmählich seine Beugestellung wesentlich vergrößert, und eine Beugekontraktur mit starker, auch noch durch die Gelenkstellung bedingter Verkürzung die Folge ist.

Technik der Ruhigstellung (Abb. 104)

Lagerung auf einem Extensionstisch, wenigstens aber auf einer Beckenstütze; in gleicher Höhe ruht der Oberkörper und Kopf auf einem Kissen, die Beine werden gehalten. Dabei ist zu beachten, daß das Kniegelenk nicht durchgestreckt wird und die richtige Rotationsstellung eingehalten wird, etwa derart, daß große Zehe, Kniescheibe und Darmbeinstachel in einer Ebene liegen. Auf einer Trikothose in entsprechender Ausdehnung erfolgt die Polsterung, die besonders das Kreuzbein, die Darmbeinkämme, die Sitzknorren und die Femurkondylen reichlich zu berücksichtigen hat: am Unterschenkel: Schienbeinkante und Malleolen. Ist der Verband als Gehverband gedacht, so wird der Sitzknorren noch durch einen sogenannten Sitzring besonders herausmodelliert. Ein 25 cm langes Stück Polsterwatte wird daumendick zusammengedreht und

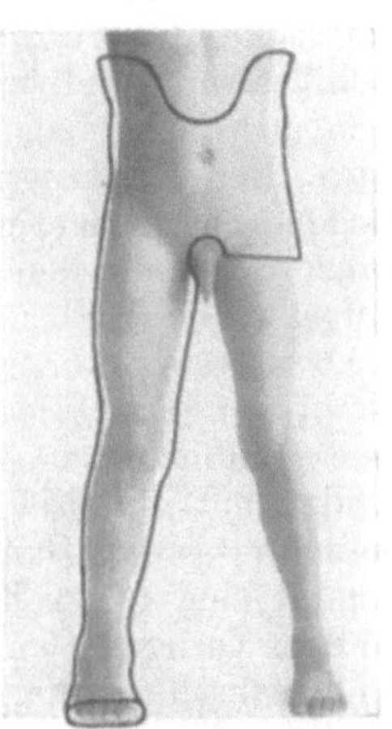

Abb. 104. Kontur eines Gipsverbandes zur Fixation des Hüftgelenkes (aus HÄRTEL-LOEFFLER, Der Verband)

in eine etwa 2 m lange und 14 cm breite Kalikobinde in ihrer Mitte eingeschlagen. Sie wird dann so um den Sitzknorren herumgeführt, daß der vordere Teil über die Leistenbeuge, der hintere in der Gesäßfalte nach oben führt, beide sich über dem Darmbeinkamm kreuzen und dann während des Anlegens des Verbandes noch stark nach oben gezogen werden, bis der Sitzknorren gut herausmodelliert ist. Beim Anlegen der Gipstouren werden diese am Darmbeinkamm und Stachel, über dem Trochanter, am Sitzknorren, ferner an der Vorderseite des Oberschenkels und seitlich oberhalb der Femurkondylen gut anmodelliert, so daß die Körperlast vom Becken-Sitzknorren mit Umgehung des Hüftgelenkes direkt auf die Femurkondylen übertragen wird. In der Gegend der Leistenbeuge besteht die Gefahr des Einbrechens des Verbandes, namentlich wenn ein schwerer Patient öfter umgelagert werden muß. Daher soll jeder Gipsverband hier durch zahlreiche 8-Touren um Becken und Oberschenkel sowie durch mindestens je ein Gipspflaster vorne und rückwärts, eventuell auch seitlich verstärkt werden. Nach Erhärten des Verbandes wird die Gegend der Analöffnung und der Symphyse entsprechend ausgeschnitten und der Trikot nach außen umgeschlagen und jetzt entweder noch durch einzelne Gipstouren oder durch Stärkebinden fixiert. Bei kleinen Kindern, die nicht vollkommen rein sind, wird jetzt noch an der ganzen Hinterseite des Beckens ein Billrothbatist zwischen Haut und Trikot durchgezogen und durch eingelegte Wattestreifen gegen den Körper abgestopft. Diese können bei Verschmutzung leicht gewechselt werden, während der Verband vor Durchnässung geschützt bleibt.

B. Entlastung

Die Entlastung kann ebenso im Gipsverband erreicht werden, wie auch durch Extension des am Rücken im Bette liegenden Patienten.

Technik des Zugverbandes am ganzen Bein

5 cm breite Heftpflasterstreifen werden zu beiden Seiten des Oberschenkels außen bis über den Trochanter reichend, innen bis zur Leistenbeuge auf die gut entfettete Haut angeklebt. Gepolstert werden nur Tibiakante, beide Knöchel, Achillessehne und bei sehr mageren Patienten auch die Femurkondylen durch eine mehrfache Lage Mull, die mit einem Klebestoff auf die Haut aufgeklebt wird. Der Längszug muß die Ferse um etwa 3 cm an Länge überragen. In der Gegend einige Zentimeter ober- und unterhalb des Kniegelenkspaltes und der ganze Bogen um den Fuß von Knöchel zu Knöchel wird das Pflaster innen durch aufgeklebten Mull abgedeckt. Die Längszüge werden durch schmale zirkuläre Heftpflasterstreifen am Körper noch weiter befestigt; nur die Kniegelenkgegend bleibt frei. Das Pflaster muß überall faltenlos liegen und wird dann noch durch eine Mullbinde angepreßt. Statt der Heftpflasterzüge kann man auch Flanellbinden mit Mastisol oder einem anderen Klebmittel befestigen. Das Prinzip bleibt dasselbe. Dann wird das Glied entsprechend gelagert; unter das Knie kommt eine Querrolle, unter die Ferse ein Wattekranz. Die Zugschnur greift an dem Querbrett an, das so breit sein muß wie das Pflaster und so lang wie die Knöchelbreite. Durch ein Loch in seiner Mitte und einen Schlitz im Längszug wird die Zugschnur befestigt. Der Zug muß genau in der Längsachse angreifen, Querholz und Rolle genau im rechten Winkel dazu stehen. Daß der Zug nicht durch Reibung gemindert werden soll, ist selbstverständlich. Damit bei starker Belastung (zur Entlastung genügen 5 bis 7 bis 10 kg) die Patienten nicht nach abwärts gezogen werden, wird zweckmäßig das untere Bettende um 25 bis 40 cm erhöht; oder man läßt das gesunde Bein gegen ein Bänkchen sich anstützen. Endlich, aber nur bei genauester Pflege, kann ein Gegenzug um den Sitzknorren und Becken ähnlich dem Sitzring beim Gipsverband (siehe oben) angebracht werden. Eine gleichzeitige Ruhigstellung kann aber durch die Extension nur dann erreicht werden, wenn auch jedes Aufsitzen des Patienten (Beugen der Hüfte) verhindert wird. Das ist durch einen Brustgürtel, der unter dem Bett geknotet wird, zu erzwingen.

Man kann aber auch, ähnlich wie am Kopf, das Körpergewicht zur Extension heranziehen, indem man das Fußende stark, etwa 1 m, erhöht und die am Bein angreifende Extension am unteren Fußende befestigt. Die Wirkung dieser Extension ist milde in bezug auf die Hüfte; ihre Durchführung eignet sich aber mehr für Kinder und Jugendliche, während Erwachsene längerdauerndes Hängen „Kopf tief" nicht immer vertragen und Kopfschmerzen bekommen. Bei kleinen Kindern kommt, allerdings mehr bei Wirkung nur bis auf den Oberschenkel, auch die Extension bei rechtwinklig gebeugter Hüfte am elevierten Bein in Betracht, wodurch die Reinhaltung der Kinder und des Verbandes wesentlich erleichtert wird. Man belastet so stark, daß das Gesäß nicht mehr der Unterlage aufliegt.

C. Punktion

Punktion des Hüftgelenkes von vorne nach Calot

Man zieht eine Horizontale durch die Symphyse und tastet sich die Arteria femoralis. Man geht jetzt mit der Nadel beim Erwachsenen 2 cm nach außen von der Arterie und 1½ cm nach abwärts von der Horizontalen, senkrecht in die Tiefe. In 5 bis 6 cm Tiefe wird das Gelenk erreicht. Bei einem zehnjährigen Kinde geht man nur 1½ cm nach außen und 1 cm nach abwärts und trifft in 3 bis 4 cm Tiefe auf das Gelenk.

Seitlicher Zugang

Knapp ober dem Trochanter major sticht man genau in der Horizontalen und genau frontal in die Tiefe, wozu beim Erwachsenen eine ausreichend lange Nadel erforderlich ist und trifft dann am oberen Rand des Schenkelhalses auf die Gelenkkapsel.

D. Fehlgestalt

Fehlhaltung

Sie ist meist bedingt durch einseitige Beinverkürzung, dadurch Schiefstellung des Beckens und somit ungleiche Einstellung beider Hüftgelenke. Die hiebei eingenommene Adduktions- oder Abduktionsstellung ist bei gesunden Hüftgelenken belanglos und zeigt in der Regel keinerlei Neigung eine Fehlstellung zu werden. Sie verschwindet beim Sitzen oder Liegen von selbst und bedarf also keiner Behandlung. Erst wenn ein die Stützfähigkeit des Knochens beeinträchtigender Prozeß, Rachitis, Spätrachitis, Osteomalazie hineinspielen, könnte eine dauernde Anpassung der Knochen an die geänderte statische Inanspruchnahme erfolgen. In einem derartigen Fall wird aber ohnehin das Grundleiden schon dazu veranlassen, das Hüftgelenk in entsprechender Lage ruhigzustellen. Jedoch könnte eine jahrelang eingehaltene einseitige Stellung zu einer Schrumpfung von Muskeln und Bändern, also zur Ausbildung einer Fehlstellung führen, deren Behandlung weiter unten besprochen wird.

Die schnappende Hüfte

Zu den Fehlhaltungen gehört eine, auch an anderen Gelenken von einzelnen Kranken ausführbare Bewegung, die äußerlich eine entfernte Ähnlichkeit mit einer Luxation hat, aber mit einem deutlich fühlbaren, oft auch hörbaren Geräusch verbunden ist, eben dem sogenannten Schnellen oder Schnappen der Hüfte. Hervorgerufen wird das Schnappen durch das Überspringen des oft schwielig verdickten Tractus ileo-tibialis über den Trochanter major. Dieser Zustand erfordert unser Eingreifen nur dann, wenn das Schnappen auch unwillkürlich auftritt und den Patienten stört; dann kann seine Beseitigung notwendig werden. Ursächlich liegt meist eine Lähmung des M. glutaeus maximus zugrunde, dessen Kräftigung auch das Schnappen beseitigen kann. Sonst bleibt für schwere Fälle nur die Durchtrennung des Tractus ileo-tibialis nach Voelker; ein Funktionsausfall wurde nach dieser Operation nie beobachtet.

Technik der Durchtrennung des Tractus ileo-tibialis nach Payr

Längsschnitt unmittelbar hinter dem Trochanter major, gegen die Glutäalmuskulatur nach hinten zu abbiegend. Freilegung des Tractus ileo-tibialis, der verdickt erscheint; schräge Durchtrennung desselben handbreit unter dem

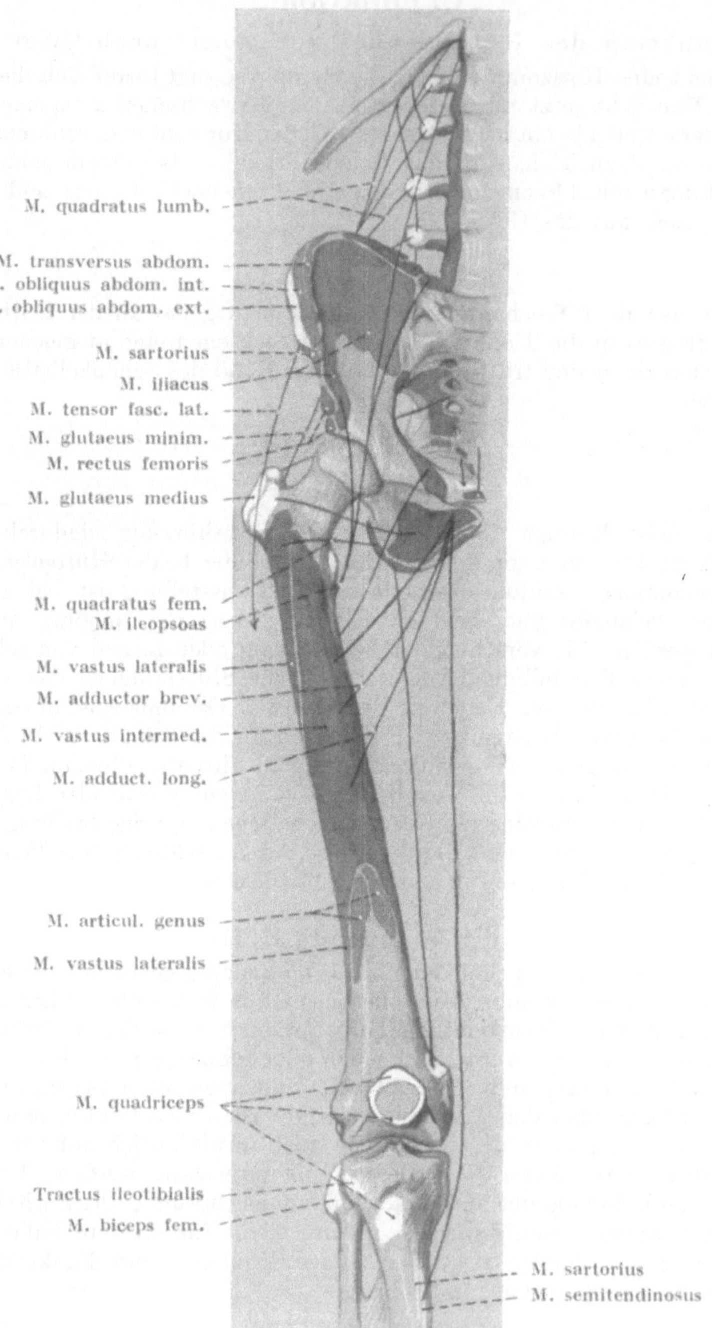

Abb. 105 a. Ursprünge (schwarz) und Ansätze (weiß) der Hüftmuskeln nach Braus. Ansicht von vorne. Die Pfeile geben die Hauptrichtungen der Muskeln in natürlicher Lage an.

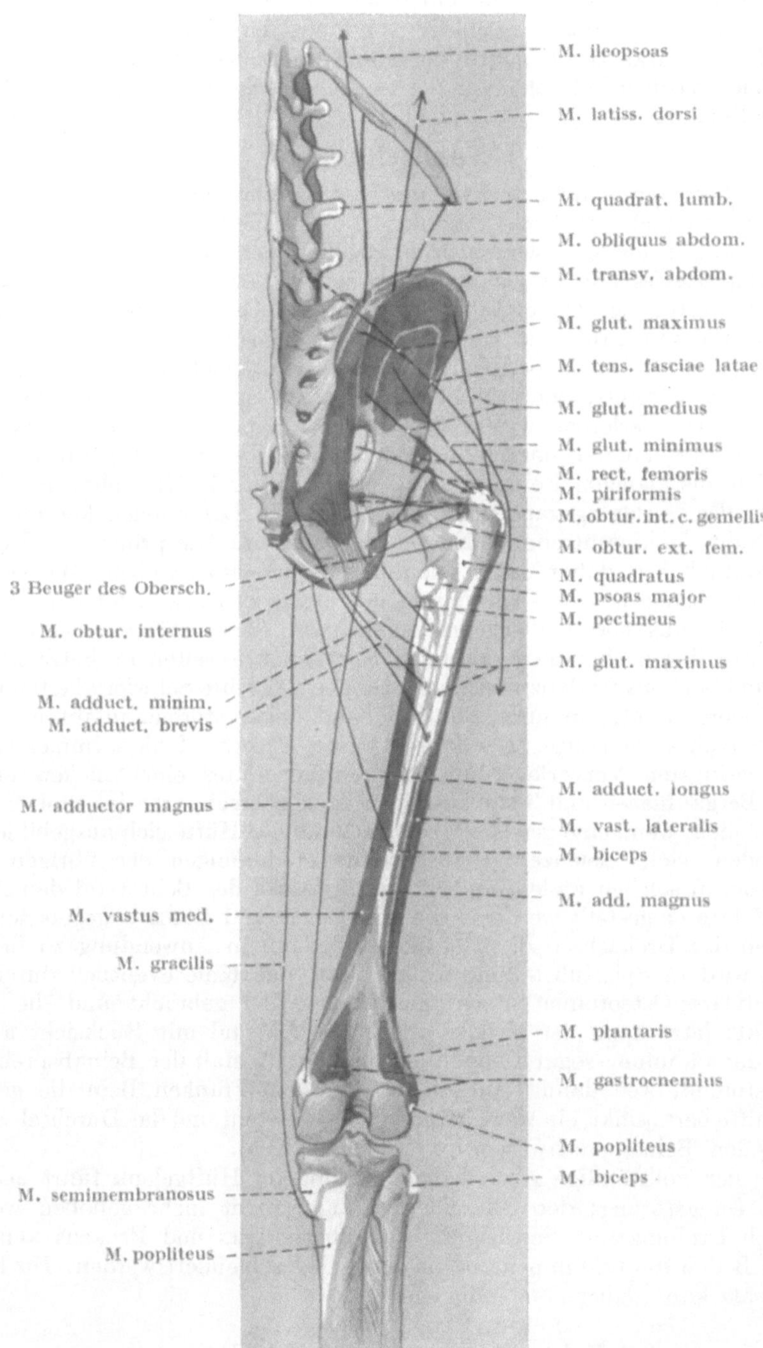

Abb. 105 b. Ursprünge (schwarz) und Ansätze (weiß) der Hüftmuskeln nach Braus. Ansicht von hinten. Die Pfeile geben die Hauptrichtungen der Muskeln in natürlicher Lage an.

Trochanter major. Die sich retrahierenden Schnittenden werden an ihrem hinteren Anteil nach außen geschlagen und mit der Glutäussehne zusammengefaßt, durch starke Seidennähte tief ans Periost des Trochanter major verankert. Vier Wochen Bettruhe, von der zweiten Woche an Bewegungen, Massage und Faradisation.

Fehlstellung

Sie ist besonders häufig und wichtig nach Kinderlähmung, bei angeborenen Paraplegien, und als spastische Adduktions- und Flexionskontraktur. Bei den schlaffen Lähmungen sind wir natürlich vollkommen von der Ausdehnung des Krankheitsprozesses abhängig und uns stehen ja vorläufig keine zuverlässigen Mittel zur Verfügung, die erlauben würden, die Grundkrankheit auszuheilen oder auch nur zum Stillstand zu bringen. Den zugrunde gegangenen Ganglienzellen folgt der Ausfall im peripheren Ausbreitungsgebiet; und wenn sich nicht die Ganglienzelle selbst, wenn sie lebend geblieben ist, wieder erholt, haben wir kein Mittel, das Verlorene wieder herzustellen. Eine Nervenplastik kann nur auf Kosten eines anderen normal funktionierenden Bezirkes ausgeführt werden; damit kann uns manchmal eine bessere Verteilung der Kräfte gelingen, nie aber ein Ersatz des Verlorengegangenen. Bei peripheren Lähmungen kommt natürlich die Naht des durchtrennten Nerven in Betracht. Die primäre und direkte End-zu-Endnaht ist daher unter allen Umständen anzustreben. Wo sie nicht möglich war, bringt auch die sekundäre Naht lange Zeit später oft noch Erfolge. Für die Gesäßmuskulatur allerdings, deren kurze Nervenstämme tief unter der Muskelmasse liegen, kommen praktisch Nervennähte selten in Betracht; eher Muskel- und Sehnenverpflanzungen, die aber ebenfalls ihre Schwierigkeiten haben.

Besonders wichtig in ihrer Funktion und daher störend in ihrem Ausfall sind die Strecker der Hüfte. Der Patient läuft, wenn sie fehlen, immer Gefahr, bei der geringsten Vorverlagerung des Schwerpunktes einzuknicken und zu stürzen. Bergaufgehen und Treppensteigen ist sehr erschwert; das Stehen selbst ist nur möglich, wenn eine gewisse Überstreckung der Hüfte sich ausgebildet hat. Meist finden sich gleichzeitig ausgedehnte Lähmungen der übrigen Beinmuskulatur; in solchen Fällen muß die ganze Statik des Beines auf den Ausfall aktiver Kräfte eingestellt werden. Die von PUTTI und BÖHM angegebenen Verlagerungen der Drehachsen der Gelenke sind dann in Anwendung zu bringen. Der Fuß wird in Spitzfußstellung festgehalten, das Knie eventuell durch eine suprakondyläre Osteotomie in geringe Rekurvation gebracht und die Hüfte überstreckt; jetzt kann der Kranke wieder stehen und mit Rücksicht auf die Schwere der Lähmung sogar leidlich gehen. Der Ausfall der Beinabspreizer ist deshalb störend, weil dann beim Stehen auf dem kranken Bein die gesunde Beckenhälfte herabsinkt, ein watschelnder Gang entsteht und das Durchschwingen des gesunden Beines erschwert wird (Abb. 105a, b).

Auch der vollständige Ausfall der Beugung im Hüftgelenk führt zu einer schweren Gangstörung; der Oberschenkel kann nicht mehr gehoben werden. Nur durch Drehung und Seitneigung des Oberkörpers und Beckens kann der Fuß vom Boden frei bekommen und nach vorne geschleudert werden. Ihr künstlicher Ersatz kann daher notwendig sein.

a) Fehlende Streckung der Hüfte

Zum Ersatz des wichtigen Glutaeus maximus, der das Hüftgelenk streckt, wurde von KRUCKENBERG der M. obliquus externus abdom. verwendet; dadurch kann dann das oft plötzliche Zusammenklappen des Patienten durch aktive

Muskelspannung verhindert werden. Auch der M. tensor fasciae latae kann zur Streckung des Hüftgelenks verwendet werden; SPITZY verlagert zu diesem Zweck Ansatz und Ursprung.

Technik des Ersatzes des Glutaeus maxim. durch M. obliquus ext. abd. nach KRUCKENBERG (Abb. 106)

Schrägschnitt von der Symphyse nach oben und außen in der Richtung nach der Mamilla aufsteigend bis zur Höhe des Proc. xyphoideus. Ausgiebige

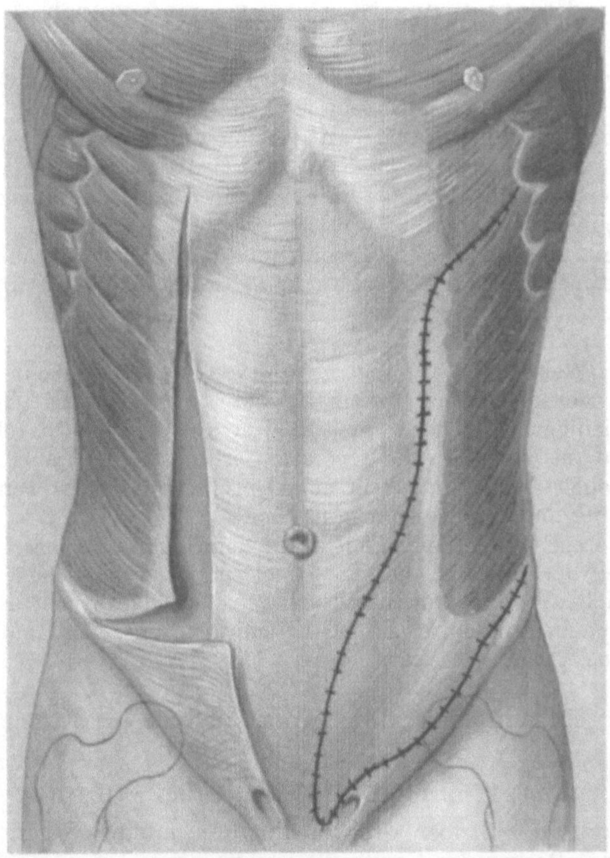

Abb. 106. Operationen am M. obliquus abdom. nach KRUCKENBERG. Die gestrichelte Linie an der linken Körperhälfte zeigt die Ausdehnung, in der der Muskel mit seiner Aponeurose zur Plastik abgelöst wird. An der rechten Seite ist die Durchschneidung des Muskels bei Skoliose dargestellt.

Freilegung des Obliquus abdom. ext. mit seiner zugehörigen Aponeurose. Durchtrennung der Aponeurose in der in der Abbildung links angedeuteten Linie. Stumpfe Loslösung der Aponeurose und der angrenzenden Muskelpartien von der Unterlage. Der Muskel zieht sich hierauf ziemlich stark nach oben zurück. Anlegung eines Längsschnittes hinter dem Trochanter major. Freilegung der vollständig zerfallenen Reste des Glutaeus max. nahe seiner Insertion. Der Obliquus abdom. ext. wird darauf bis zu seinem Ursprung hinauf dütenförmig nach hinten umgerollt, wobei seine von hinten her eintretenden Nerven unberührt bleiben.

Mittels Kornzange wird von dem trochanteren Schnitt aus ein Kanal über der Höhe der Crista ilei gebildet und der Muskel hinter die Trochanterengegend hindurchgezogen. Der Muskel erhält so einen geraden senkrechten Verlauf und wird nun mittels acht Seidennähte in der Gegend des Ansatzes des Glutaeus max. an den tiefen sehnigen Weichteilen befestigt, was nur bei gestreckter Hüfte unter einiger Spannung möglich ist. Schichtennaht der Weichteile und der Haut. Gipsverband bei möglichst gestrecktem Hüftgelenk für etwa sechs Wochen. Gehübungen.

Technik des Ersatzes des M. glutaeus max. durch den M. tensor fasciae latae nach SPITZY

Ähnlich wie bei LEGG (siehe unten) wird der Tensor fasciae latae an seinem unteren Ende freigelegt und bis zum halben Oberschenkel von der Unterlage abgelöst. Unter der Glutäalfalte wird das Femur rückwärts freigelegt und der N. ischiadicus nach außen gezogen. Jetzt wird das freie Ende des Faszienstreifens hieher tunnelliert, um den Knochen herumgeschlungen und in sich vernäht. In einem zweiten Akt nun wird die obere Insertion des M. tensor fasciae losgetrennt und hinter dem Trochanter nach rückwärts verschoben. Eine Störung der Innervation des Muskels kann dabei nicht stattfinden, da seine Nervenzuleitung von rückwärts erfolgt.

Auf diese Weise kann für den M. glutaeus ein zwar nicht ausreichender, aber doch weitgehender Ersatz geschaffen werden, wobei die vorhandene Verkürzungsmöglichkeit des Tensor genügt, um vollständige Streckung bei aufrechtem Stand zu erzielen. Die Operation ist besonders dann zu empfehlen, wenn infolge einer Beugekontraktur eine Durchtrennung des Tensor fasciae an seinem Ursprung ohnehin erfolgen muß.

Dort, wo wegen einer Beugekontraktur der Hüfte die ganzen Spinamuskeln durchtrennt werden müssen, um die Streckung zu ermöglichen, sucht SPITZY statt der einfachen Vernichtung der kostbaren Muskelkraft sie für die Streckung dienstbar zu machen, indem er sie nach rückwärts umschlägt und an die Faszie der Glutäalmuskulatur befestigt.

Technik der Umwandlung der Spinamuskeln in Hüftstrecker nach SPITZY (siehe S. 199)

b) Fehlende Abduktion in der Hüfte

Zum Ersatz des fehlenden Glut. medius und minimus, durch deren Ausfall beim Stehen das Becken der Gegenseite nicht mehr gehoben werden kann, also ein positiver TRENDELENBURG entsteht, das Durchschwingen des gesunden Beines erschwert wird, hat LANGE den Vastus lateralis herangezogen, LEGG den Tensor fasciae latae. Später hat LANGE auch die M. sacrospinales dazu verwendet, welche Operation von KREUSCHER ausgebaut wurde. SAMTER verwendet dazu den M. obliquus ext. abdom.

Technik des Ersatzes des Glutaeus medius et minimus durch M. vastus lat. nach LANGE (Abb. 107)

Längsschnitt an der Außenseite des Oberschenkels vom Trochanter major nach abwärts; er legt die obere Hälfte des M. vastus lat. frei. Dann Bogenschnitt vom vorderen Darmbeinstachel über den Darmbeinkamm bis zum vorderen

Rand des Glutaeus max. Während hier komprimiert wird, wird vom ersten
Schnitt aus der Ursprung des M. vastus lat., der in einem spitz zulaufenden
Muskelbauch endigt, vom Trochanter major abgelöst und dann mit acht bis
zehn kräftigen Seidenfäden durchflochten in einer Ausdehnung von 6 bis 8 cm.
Die Seidenfäden werden einzeln durch das subkutane Fettgewebe zum zweiten

Schnitt herausgeleitet und
dann fächerförmig nach-
einander periostal oder durch
Bohrlöcher am Darmbein-
kamm befestigt. Die vor-
derste Naht ist dicht hinter
dem Darmbeinstachel, die
übrigen folgen in einigen
Zentimeter Abstand der Ausbreitung des Glutaeus med.
Das Knüpfen der Seiden-
fäden erfolgt bei 140⁰ abduziertem Bein. Faszien und
Hautnähte. Gipsverband bei
140⁰ Abduktion für sechs
bis acht Wochen von den
Rippen bis zum Knöchel
des kranken Beines; dann
Ersatz durch eine Gips- oder
Zelluloidschiene. Übungen
und Massage. Jede passive
Adduktion des Beines wird
ängstlich vermieden. Diese
Operation setzt einen ge-
brauchsfähigen M. quadri-
ceps voraus und führt dann
zur Möglichkeit der aktiven
Abduktion und Verbesserung
des Ganges.

**Technik des Ersatzes
des Glutaeus medius
und minimus durch den
Tensor Fasciae nach**
LEGG

Schnitt vom vorderen
Darmbeinstachel nach rückwärts noch 7 cm über dem

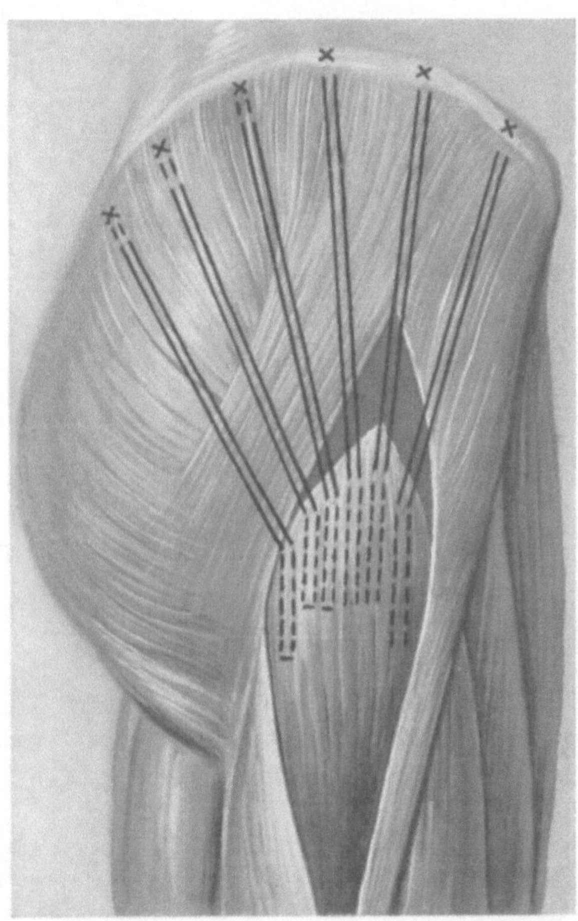

Abb. 107. Ersatz der Glutaei durch den Vastus
lateralis nach LANGE. Der Vastus lat. ist in seinem obersten
Anteil abgelöst, durch Seidenzügel gefaßt und an den Darmbeinkamm bei abduziertem Bein befestigt.

Trochanter major hinab. In der ganzen Ausdehnung des Schnittes wird der
vordere Rand des Tensor fasciae latae von der Spina nach abwärts abgelöst,
dann im unteren Wundwinkel in 4 cm Ausdehnung nach rückwärts quer durchtrennt. Nun wird auch der hintere Rand losgelöst und die ganze Sehne mobilisiert. Nach Freilegung der Außen- und Hinterseite des Femur 6 bis 7 cm unterhalb des Trochanter unter Durchtrennung der Fasern des Vastus ext. wird dort
ein Periostlappen vom Knochen abgelöst und nach unten umgeschlagen und eine
Grube in den Knochen gemeißelt. Dorthin wird die abgelöste Sehne des Tensor

fasciae bei 30⁰ Abduktion verlagert und befestigt, der Periostlappen wieder
darübergeschlagen und vernäht. Schichtennaht der Faszie und der Haut und
Gipsverband bei 30⁰ Abduktion von den Zehen bis zum Rippenbogen für zwei
Monate. Dann noch ein weiteres halbes Jahr eine Abduktionsschiene. Diese
Operation kommt besonders für solche Fälle in Betracht, bei denen der Glutaeus max. intakt ist und auch der Medius noch eine gewisse Kraft besitzt. Bei ausgesprochener Lähmung auch des Glutaeus max. ist die Operation nicht angezeigt.

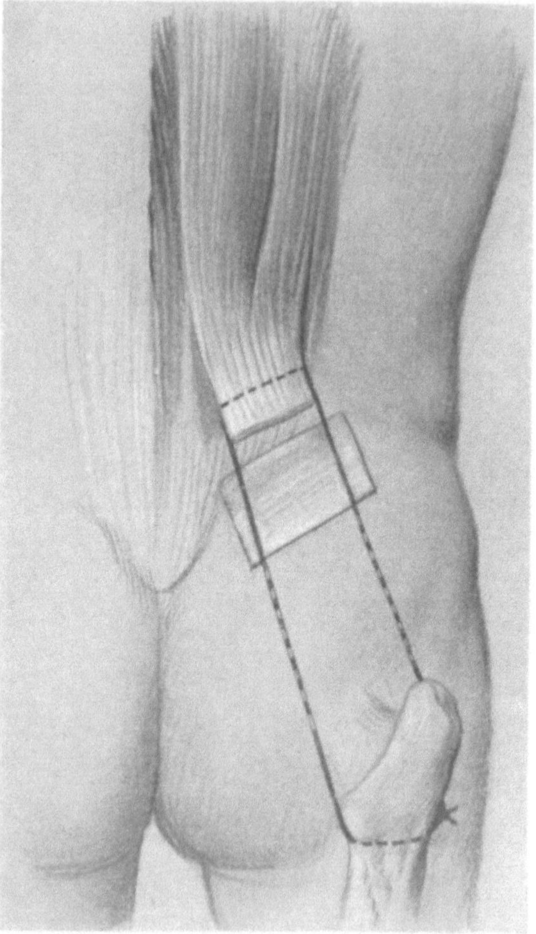

Da meist mit der Lähmung der Glutaei auch die Streckergruppe des Oberschenkels vollkommen gelähmt ist, stehen also diese beiden Muskeln nicht immer zur Verfügung, für solche schwere Fälle kann den Patienten noch durch die Verwendung der Mm. sacrospinales geholfen werden.

Technik des Ersatzes der drei Glutaei durch die Mm. sacrospinales nach LANGE (Abb. 108)

Dicht oberhalb der Crista ilei post. wird aus der Mitte der Sacrospinales der gleichen Seite ein etwa 6 cm langer, zwei Finger dicker Muskelfaszienlappen isoliert und mit achtfacher kräftigster Seide armiert. Davon wird die eine Hälfte mittels Bohrloch am Trochanter minor befestigt. Sie dient zum Ersatz des Glutaeus max. Die andere wird zum Ersatz des Glutaeus medius und minimus am Trochanter major periostal verknotet. Nachbehandlung mit

Abb. 108. Ersatz der Glutaei durch die Sacrospinales nach LANGE. Der unterste Anteil der Sacrospinales ist abgelöst, mit Seide durchflochten und wird am kleinen und großen Trochanter befestigt. Über dem Darmbeinkamm liegt ein Pergamentpapier.

Gipsverband in möglichster Streckung und Abduktion von 140⁰ für zwei
Monate. Später Nachtschiene in dieser Stellung.

In ganz ähnlicher Weise läßt sich der Latissimus dorsi der anderen Seite
zum Ersatz des gelähmten Glutaeus medius und minimus heranziehen. Dort,
wo die Seidenfäden die Dornfortsätze und den Darmbeinkamm kreuzen,
unterlegt LANGE sterile Pergamentstreifen; andere verwenden hiefür Faszie
(Abb. 109).

Modifikation nach Kreuscher

Bauchlage und Sandsack unter dem Abdomen. 20 cm langer Schnitt vom Darmbeinkamm nach aufwärts, entlang dem Verlaufe des M. erector trunci (sacrospinalis). Dieser Muskel wird freigelegt und die äußere Hälfte vom Darmbein abgelöst und etwa 12 cm hinauf isoliert. Nach queren Einschnitten der Fascia lumbo-dorsalis wird die Faszie unter dem Muskel wieder vernäht, um ihm eine gute Gleitfähigkeit zu ermöglichen. Zwei Paar Seidenzügel, jedes vierfach genommen, werden unter möglichster Schonung der Nerven und Gefäße durch den Muskel geflochten, wobei unter der oberen Durchflechtungsstelle Fettlappen zum Schutze gegen Nekrotisierung des Muskels durch die Seide unterlegt werden. Freilegung des großen Trochanters von einem nach vorne konvexen Bogenschnitt. Mit einer langen Kornzange wird nun im Unterhautfettgewebe ein Kanal zur ersten Operationswunde gebohrt und die Seidenfäden zum Trochanter geleitet. Ein Teil der Zügel wird durch Bohrlöcher des kleinen Trochanters, andere weiter nach rückwärts und unter den großen Trochanter zum Ersatz des Glutaeus max. befestigt; ein anderer Teil wird auf den lateralen Anteil des großen Trochanters und mehr nach vorne und innen periostal als Ersatz des Glutaeus medius

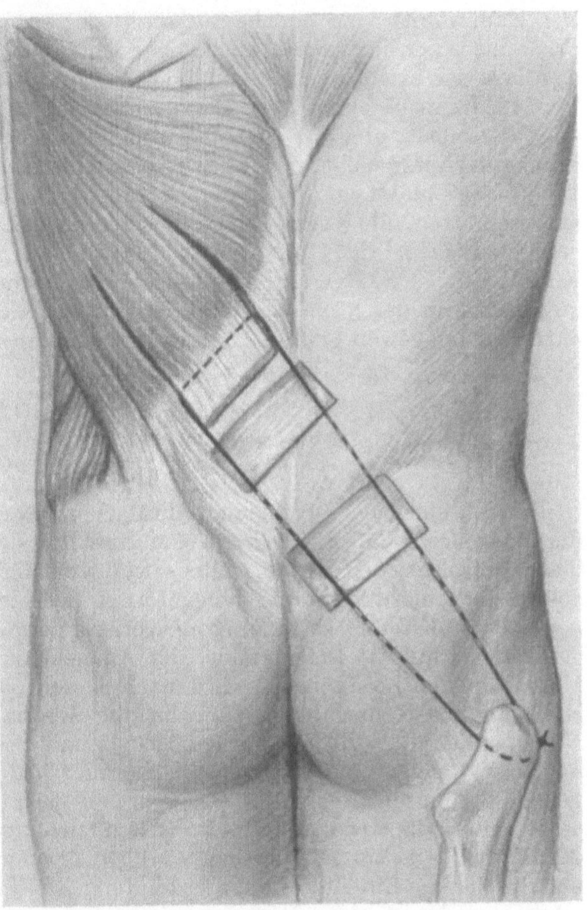

Abb. 109. Ersatz des Glutaeus med. und minim. durch den Latissimus dorsi nach Lange. Aus dem Ursprung des Lat. dorsi der Gegenseite wird ein handbreiter Lappen mobilisiert, mit Seide durchflochten und zum Trochanter major geführt. Dort wird er durch Bohrlöcher bei abduziertem Bein befestigt. Pergamentpapier über den Dornfortsätzen und dem Darmbeinkamm

verankert. Um ein gutes Gleiten des Seidenfadens über dem Darmbeinkamm zu sichern, wird dort eine 4 : 6 cm große Platte der Fascia lata unterlegt. Die Fäden werden bei stark abduziertem Bein geknotet. Zur weiteren Sicherung der Abduktion wird noch vom oberen Rand des großen Trochanters ein Seidenzügel gerade nach aufwärts zum Darmbeinkamm geführt und dort nach Freilegung desselben durch einen kleinen Schnitt periostal befestigt. Acht Wochen Gipsverband in Abduktion und möglichster

Streckung, dann Massage und Abduktionsübungen und eine Abduktionsschiene
für ein Jahr. Inzwischen Gehversuche mit Krücken.

Technik des Ersatzes des Glutaeus medius und minimus durch den M. obliquus ext. nach SAMTER

Hautschnitt vom Trochanter senkrecht nach aufwärts bis etwas über die
Crista iliaca; er biegt dann nach vorne innen und etwas unten parallel und etwas
oberhalb der Crista ab und endet nach innen von der Spina anterior superior.
Der Ansatz des Obliquus ext. wird zusammen mit einer Knochen-Knorpelleiste
der Crista iliaca abgelöst und über die Crista nach abwärts gezogen. Da er die
Trochanterspitze nicht erreicht, wird aus dem Trochanter major ein rechteckiger,
1 cm breiter und 4 cm langer Periostlappen mit dünner Kortikalisunterfütterung
ausgeschnitten, über seine obere Basis nach oben geklappt und mit der neugebildeten Sehne des Obliquus ext. in leichter Abduktionsstellung durch starke
Katgutnähte straff vereinigt. Vollständiger Wundschluß. Das Glied wird für
zwölf Tage in der leichten Abduktionsstellung erhalten. Hernach Versuch mit
aktiven Übungen in Seitenlage mit Unterstützung des Beines.

c) Fehlende Beugung der Hüfte

Technik des Ersatzes der Hüftbeuger durch den M. obliquus ext. nach SAMTER

Durch einen entsprechenden Hautschnitt wird oberhalb des Lig. poupartii
die Aponeurose und die angrenzende Insertion des Obliquus ext. an der Crista
iliaca freigelegt, der Muskel subperiostal von dem Labium ext. der Crista abgelöst, der Ablösungsschnitt zungenförmig nach innen und oben durch die Aponeurose geführt und so eine aponeurotisch periostale Sehne des Obliquus ext.
gebildet, darauf die Defektränder der Aponeurose hinter dieser Sehne vereinigt.
Unterhalb der Leistenbeuge wird nach Durchtrennung der Fascia lata in der
Richtung des Hautschnittes zunächst die Arteria femor. freigelegt, sodann der
N. femoralis höher oben zwischen Iliacus und Psoas isoliert und beide, Arterie
und Nerv, nach innen verzogen. Hierauf wird ein Elevatorium unter diese
beiden gelähmten Muskeln geschoben und sie auf demselben möglichst hoch,
dicht unterhalb des horizontalen Schambeinastes durchtrennt. Nun wird aus
der Fascia lata ein entsprechend großer Aponeuroselappen herausgeschnitten
und durch seine Einnähung eine Verbindung zwischen der neugebildeten Obliquus-
sehne und den distalen Ileopsoasstümpfen hergestellt. Die Wunde wird durch
Faszien und Hautnähte geschlossen und das Glied mittels Schiene in geringer
Beugestellung des Hüftgelenks für zweieinhalb Wochen fixiert. Hernach Beginn
mit aktiven Übungen und Gehversuchen.

d) Auswärtsdrehung der Hüfte

Eine recht häufige und auffällige Folgeerscheinung der spinalen Kinderlähmung ist der Gang mit stark auswärts gedrehtem Hüftgelenk. Will man auf
konservativem Wege diese Drehstellung des Hüftgelenks beseitigen, so muß
zumindestens eine Beinschiene mit Beckengurt angelegt werden, die am
Stiefel durch einen untergearbeiteten Bügel befestigt wird. Daher ist es ganz
verständlich, daß versucht wurde, auch diese Lähmungsfolge auf operativem
Wege zu beheben, wofür LOEFFLER seine Trochanter-Knopflochmethode angegeben hat.

Technik der Trochanter-Knopflochmethode nach Loeffler
(Abb. 110 bis 112)

Der narkotisierte Patient liegt in Seitenlage, das gestreckte Bein wird von einem Assistenten stark einwärts gedreht. Hautlängsschnitt dicht vor dem Trochanter major bis auf die Faszie. Diese wird nun etwa 3 bis 4 cm vor dem Trochanter major längsgespalten und der zum Trochanter hin liegende Faszienrand mit einem scharfen Haken bis hinter den Trochanter zurückgezogen. Je weiter nach vorne der Faszienschnitt angelegt wird und je stärker der hintere Faszienrand nach hinten gezogen wird, um so größer wird die Wirkung der

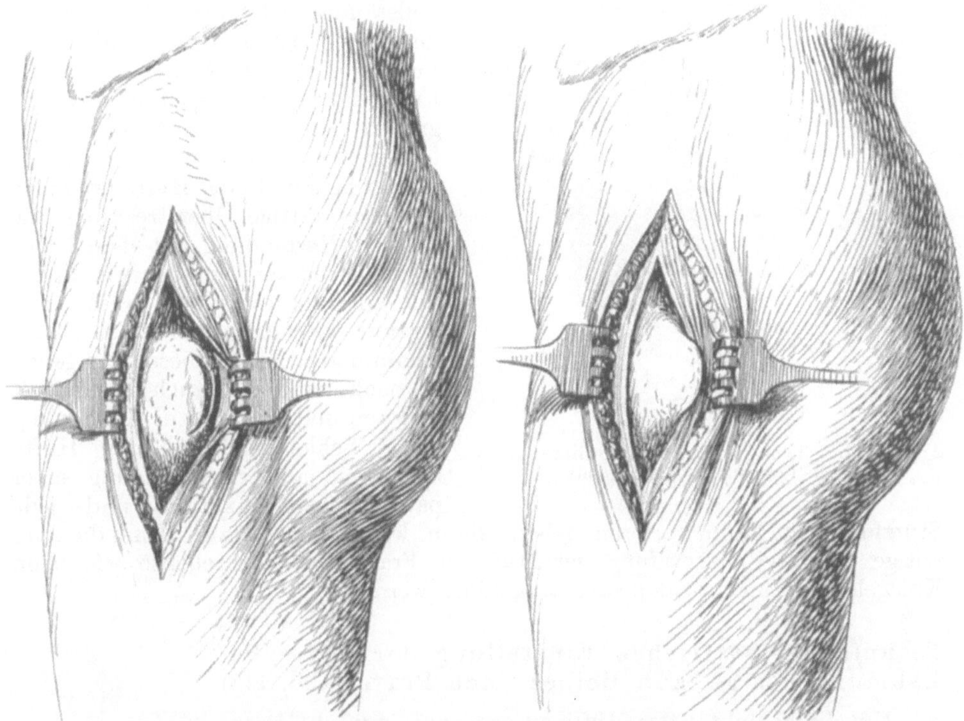

Abb. 110. Die Faszie ist gespalten und zurück-
gezogen; vom Trochanter von hinten her ein
Lappen abgespalten.

Abb. 111. Die Faszie ist im Trochanterspalt
nach Einwärtsdrehung des Beines verhakt.

Abb. 110 u. 111. Trochanterknopflochmethode nach Loeffler

Einwärtsdrehung. Sodann wird mit einem Meißel ein flaches Kortikalisstück vom Trochanter aufgeklappt und der zurückgezogene Faszienrand dahinter verhakt. Annähen des aufgeklappten Trochanterstückes. Naht des Faszienschlitzes. Hautnaht. Anlegen eines leichten Gipsverbandes, der Becken, Bein und Fuß bei starker Einwärtsdrehung umschließt. Nach vierzehn Tagen Entfernung des Gipsverbandes. Durch dieses operative Verfahren wird eine sehr gute Einwärtsdrehung des Hüftgelenkes erzielt. Die Wirkung der Faszienspaltung ist eine zweifache, einerseits wird durch den hinter dem Trochanter verhakten Faszienrand das Bein einwärts gedreht, anderseits wird durch die Vernähung mit dem vorderen Faszienrand diese Einwärtsdrehung noch verstärkt.

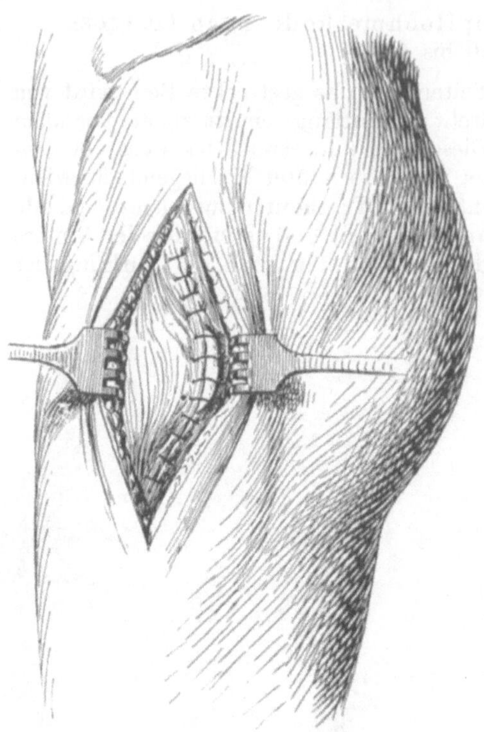

Abb. 112. Trochanterknopflochmethode
nach LOEFFLER. Fasziennaht

e) Lähmung sämtlicher Hüftmuskeln

Sind sämtliche Hüftmuskeln vollkommen gelähmt, so muß deshalb die Stützfähigkeit des Beines nicht vollkommen aufgehoben sein. In günstigen Fällen, wo keine Kontrakturen vorhanden sind und das Bein im Lot aufgebaut bleibt, lernen geschickte Patienten auch mit dem vollständig gelähmten Bein stehen und gehen. Ist dies jedoch nicht der Fall, so muß man diese günstige Einstellung der Drehachsen der drei großen Gelenke künstlich herbeiführen, wie es uns PUTTI und BÖHM gezeigt haben. In der Hüfte brauchen wir eine kräftige Überstreckung, die dann in Verbindung mit dem leicht rekurvierten Knie und einem Spitzfuß ein standfestes Bein ergibt. Der Kranke steht dann mit seinen Bandhemmungen. Fehlen diese oder geben sie nach, dann geht auch dieser Halt verloren und es kann zur Ausbildung eines Schlottergelenks der Hüfte kommen, ja zur Ausbildung einer paralytischen Luxation, und jede Stützfähigkeit kann verloren gehen; dann kommt als letzte Hilfe die einseitige operative Versteifung der Hüfte in Frage. Sie darf ebenso wie beim Kniegelenk niemals beiderseitig ausgeführt werden.

Technik der statischen Einstellung der Hüfte bei Lähmung des ganzen Beines nach PUTTI (Abb. 113)

Um die Stabilität der Hüfte zu erreichen, muß die Drehachse des Hüftgelenks nach vorne verlagert werden, während der Schwerpunkt des Oberkörpers hinter die Gelenksachse gebracht werden muß. Dies ist nur bei starker Überstreckbarkeit der Hüfte möglich. Dann wirken die kräftigen Bandversteifungen der Vorderseite der Gelenkkapsel als Bandhemmungen und erlauben ein sicheres Stehen. Um dies zu erreichen, sind Operationen am Skelett nicht notwendig, die Weichteildurchtrennungen werden bei den Kontrakturen besprochen (siehe S. 195). Wenn man die Eingriffe am Fuß, Knie und Hüfte in einer Sitzung ausführt, muß der Gipsverband den Fuß in mäßigem Spitzfuß von 10 bis 15⁰, das Knie in einer Rekurvationsstellung, welche die gerade Stellung nur minimal übersteigt, fixieren, während die Überstreckung der Hüfte soweit als irgend möglich getrieben werden soll. Der Gipsverband reicht vorne bis zur Mitte des Brustbeins. Nach

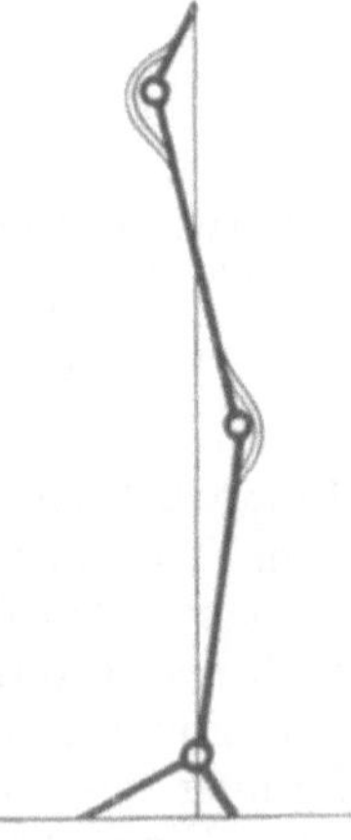

Abb. 113. Statische Einstellung des Beines bei Lähmungen nach PUTTI

zehn bis zwölf Tagen wird der erste Gipsverband durch einen zweiten genauer und besser anmodellierten ersetzt. Möglichst bald fangen dann die Patienten an mit einer Gipsschiene für das Knie zu gehen.

Technik der Arthrodese des Hüftgelenks nach VULPIUS
(Abb. 114 und 115)

Der Patient liegt auf der gesunden Seite, das zu operierende Bein ist steril abgedeckt, um später Rotationsbewegungen zu ermöglichen. Lateraler Längsschnitt (nach LANGENBECK) durchsetzt die Haut, den Beginn der Fascia lata am

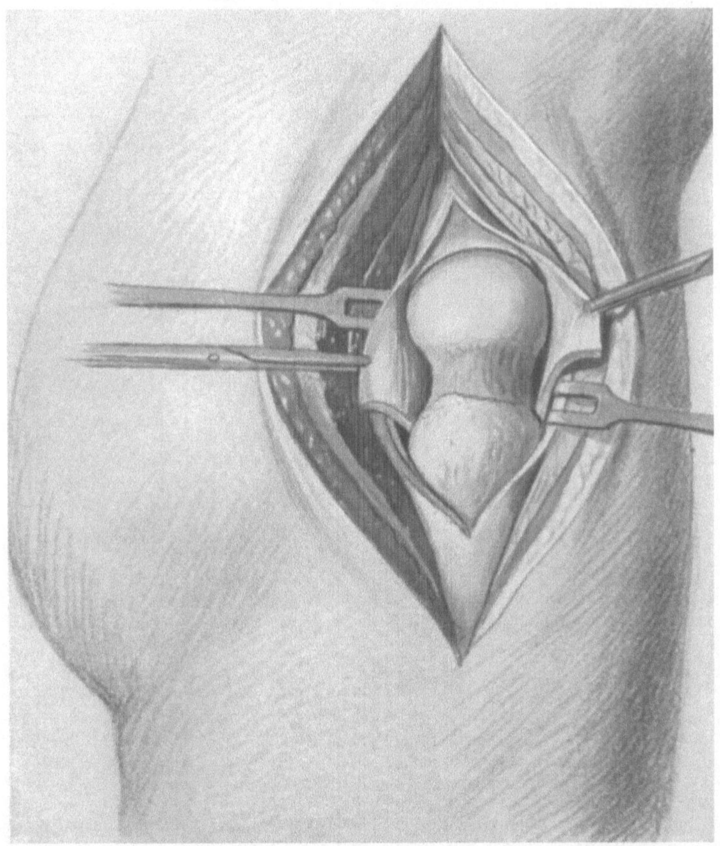

Abb. 114. Hüftarthrodese nach VULPIUS. Die Weichteile sind bis auf die Kapsel gespalten; die Kapsel ist längsgespalten und am Hals abgelöst; sie wird durch zwei Klemmen auseinandergehalten. Kopf und oberer Pfannenrand liegen frei.

Trochanter major und die atrophische Glutealmuskulatur. Der Trochanter major wird gründlich skelettiert, wobei namentlich bei jugendlichen Patienten eine oberflächliche Schicht des Knorpelüberzuges mit den Weichteillappen in Zusammenhang bleiben soll. Eröffnung der Gelenkkapsel vom oberen Pfannenrand bis zum Ansatz am Schenkelhals und Einkerbung des Limbus cartilagineus. Während das Bein in Beugung und Adduktion gebracht wird, und die Weichteile kräftig auseinander gehalten werden, durchschneidet man mit einem schmalen

Messer oder Tenotom das Ligamentum teres, worauf die Luxation des Kopfes aus der Pfanne leicht gelingt, wenn Kapsel und Weichteile genügend abgelöst wurden. Der Kopf muß ringsum frei zugänglich sein und wird nun allseits mit dem Messer gründlich angefrischt. Es empfiehlt sich, an einzelnen Stellen mit dem scharfen Löffel tiefer in den Schenkelkopf einzudringen und so Knochensubstanz freizulegen. Während nun das Femur mit einem Knochenhaken nach außen gedrängt wird, wird dann mit einem scharfen Löffel der Knorpelüberzug

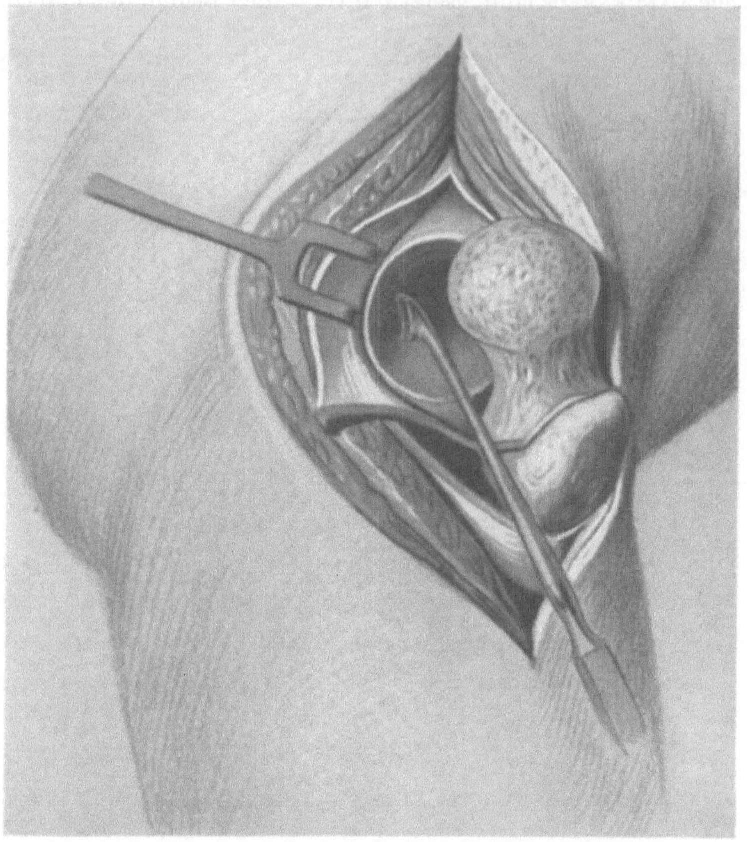

Abb. 115. Hüftarthrodese nach VULPIUS. Der Knorpelüberzug des Femurkopfes ist entfernt, die Pfanne wird mit einem scharfen Löffel angefrischt.

der Pfanne gründlichst entfernt, so daß möglichst überall der Knochen entblößt ist. Hiebei leistet das von HOFFA zur Aushöhlung der Pfanne angegebene löffelartige Instrument oder der ausgezeichnete Knochenbohrer DOYENS gute Dienste. Sind Kopf und Pfanne genügend angefrischt, so wird der Kopf reponiert, die Kapsel, Muskulatur und Haut in Schichten vernäht. Gipsverband in leichter Abduktion des Beines für mindestens acht bis zehn Wochen.

Technik der Hüftarthrodese nach GOCHT

Er wählt den Zugang nach dem Vorschlag LUDLOFFs von vorne. Der Kranke liegt am Rücken, das Bein wird in rechtwinklige und horizontale Abduktion gebracht. Vor Beginn der Operation wird mit einer Seidennaht und dazwischen gelegtem Gazetupfer die Vulva verschlossen oder das Scrotum an der gegenüberliegenden Bauchseite festgenäht. Da sich die knöchernen Teile des Gelenkes gut durchtasten lassen, wird das Messer 2 bis 3 cm medial vom Schenkelkopf zwischen M. gracilis und M. adductor longus eingesetzt und der Hautschnitt über ihn hinweg in der angegebenen Spaltenrichtung 10 bis 12 cm nach außen geführt. Durchtrennung der Faszie und der gelähmten Muskeln, die mit Haken auseinandergehalten werden. Die großen Gefäße bleiben unter dem lateralen Wundhaken geschützt, ohne daß sie zu Gesicht kommen. Durch Zug am Oberschenkel wird der Gelenkspalt deutlich erkennbar, die Gelenkkapsel durch einen Kreuzschnitt eröffnet und allenfalls einige Gefäße abgeklemmt. Durch Einkerben des Limbus cartilagineus kann das Ligamentum teres sichtbar gemacht und abgetragen werden. Eine hebelnde Bewegung des Oberschenkels nach hinten läßt den Hüftkopf mit glucksendem Geräusch aus der Pfanne schlüpfen. Er wird durch einen Binde zügel um den Hals gefaßt und während der Entknorpelung festgehalten. Ein kräftiges Messer trägt den Gelenküberzug Schicht um Schicht ab, bis ringsum der blutende Knochen zutage tritt. Weiterhin entfernt man mit Schere und scharfem Löffel die Reste des Ligamentum teres sowie den Knorpelüberzug der Pfanne, bis auch in der Tiefe überall die blutende Knochenfläche zu erkennen ist. Es dürfen nirgends Knorpelinseln zurückbleiben. Reposition des Kopfes. Naht der Kapsel, der Faszien und der Haut. Gipsverband in leichter Abduktion und Streckstellung; er muß sehr exakt anmodelliert werden und den Rumpf bis zu den Mamillen knapp umschließen. Er bleibt mindestens drei Monate liegen, hernach bekommen die Kranken für längere Zeit eine gelenklose, gewalkte Lederhülse, die Becken und Oberschenkel umgreift, die mit dem meist ohnehin notwendigen Schienenapparat für die untere Beinhälfte zweckmäßig in Verbindung gebracht wird.

Technik der Hüftarthrodese nach ALBEE (siehe S. 203)

f) Spasmen der Adduktoren

Sie lassen sich bekanntlich passiv wenigstens in leichteren Fällen noch ausgleichen, solange eine Schrumpfung der Muskeln selbst noch nicht eingetreten ist. Sie werden zuerst wohl immer mit einem Gipsverband in Abduktionsstellung zu behandeln sein. Läßt man sich genügend Zeit, so gelingt es auf einem Extensionstisch in der Regel unschwer, eventuell in Narkose, die gewünschte Abduktionsstellung zu erreichen, die dann durch eine Gipshose von den Rippen bis zu den Zehen festgehalten wird. Bei der Anlegung eines derartigen Verbandes sind die medialen Seiten der Kniee und Femurkondylen sowie die inneren Knöchel, die ja den größten Druck auszuhalten haben, recht gut zu polstern. Bei nur einseitigen Spasmen muß der Gipsverband an der gesunden Thoraxseite möglichst hoch hinauf bis in die Axilla reichen. Der Verband bleibt, da ja meist nicht nur die Adduktoren, sondern das ganze Bein spastisch ist, nach HAGLUND am besten vier bis sechs Monate ununterbrochen liegen. Nur wenn zur Erreichung der notwendigen Abduktionsstellung eine Durchtrennung der Adduktoren (Tenotomie) oder die gleich zu beschreibende Obturatoriusresektion ausgeführt wurde, dann soll der Gipsverband allerdings nur ganz kurze Zeit, zehn bis vierzehn Tage liegen bleiben, ja er kann überhaupt entfallen. Eine energische, zielbewußte und langdauernde Nachbehandlung wird allgemein gefordert und besteht möglichst in aktiven Spreizübungen und Massage.

Ist die spastische Erregbarkeit der Adduktorenmuskulatur so hochgradig, daß sie durch diese einfachen Maßnahmen nicht auszuschalten ist, und die Patienten nur mit aneinandergepreßten Knien zu gehen vermögen, so kommt die Schwächung der die Adduktoren versorgenden motorischen Nerven in Betracht. Hier ist in erster Linie die intrapelvine, extraperitoneale Resektion des N. obturatorius nach SELIG zu nennen. Der Nerv wird noch im kleinen Becken, wo er einen einheitlichen Strang darstellt, aufgesucht, während er sich gleich nach seinem Durchtritt durch das Foramen in seine Äste teilt. Es gelingt also viel einfacher und sicherer, den Nerven hier zu finden und zu resezieren, als nach LORENZ und STOFFEL im Schritt die einzelnen Äste zwischen den Muskelstämmen in der Tiefe zu isolieren, was recht schwierig sein kann. Da ja die Adduktoren nicht nur vom N. obturatorius, sondern zum Teil auch vom N. ischiadicus (M. adduct. magnus) und vom N. femoralis (N. pectineus) versorgt werden, so wird von den meisten Autoren der Nerv vollkommen durchtrennt, während allerdings FOERSTER und andere empfehlen, einen Teil des Nerven stehenzulassen. Außerdem soll man berücksichtigen, daß mit zunehmendem Alter eine gewisse Abnahme der Spastizität einzutreten pflegt, weshalb die Nervenoperation zugunsten der Durchtrennung der geschrumpften Muskeln etwas einzuschränken ist.

Technik der Obturatoriusresektion nach SELIG in der Ausführung nach LOEFFLER (Abb. 116)

Wenn einseitig operiert wird, Längsschnitt am lateralen Rektusrand; die Fascia transversalis mit dem Bauchfell wird stumpf zurückgeschoben. Medialer Längsschnitt falls doppelseitig reseziert werden soll. Der Schnitt muß bis zur Symphyse herabreichen. Die Fascia transversalis wird stumpf mit dem Stieltupfer zurückgeschoben. Geht man nun möglichst lateral-distal vor, so gelingt es mit großer Leichtigkeit, das Bauchfell nach oben abzuschieben und ins kleine Becken zu gelangen. Mit einem stumpfen Haken wird der äußere Wundrand stark nach außen gezogen und mit einem Stieltupfer Blase und Bauchfell nach medial und oben gedrängt. Ein freier Einblick in das laterale kleine Becken ist nun ermöglicht. Dicht unterhalb der Linea innominata verläuft nun der Nerv. Durch seine gelblichweiße Farbe ist er leicht zu erkennen. Er ist leicht zu palpieren und fühlt sich als strohhalmdicker, derber, drehrunder Strang an und man kann ihn zum Foramen obturatum verfolgen, wo er dann verschwindet. Kleine Begleitgefäße lassen sich leicht stumpf von ihm abschieben. Der Nerv wird nun auf ein stumpfes Häkchen geladen oder mit einer Ringpinzette gefaßt und reseziert, indem man ein Stück von mehreren Zentimeter herausschneidet. Will man die andere Seite auch reszieren, so gelingt dies ebenso leicht von demselben Schnitt aus. Die Operation läßt sich schnell ausführen und ist sehr einfach. Eine Unterbindung ist nicht erforderlich, wenn man die kleinen Begleitgefäße der Nerven stumpf abschiebt.

Die Erfolge sind geradezu verblüffend. Wenige Stunden nach der Operation können die Patienten ihre Beine aktiv gut und ausreichend abspreizen und auch wieder heranbringen. Ein Gipsverband ist nicht erforderlich. Nach acht Tagen stehen die Patienten auf und machen ihre ersten Gehversuche.

Technik nach GOCHT

Die Operation wird in Narkose und Beckenhochlagerung ausgeführt. Die Beine werden an Bindenzügeln in leichter Spreizung schwebend erhalten, so daß jede Zuckung eines Hüftmuskels eine deutliche Bewegung hervorruft.

Während der Hautschnitt bei einseitiger Operation parallel dem lateralen Rektusrand von halber Nabelhöhe bis nahe ans Schambein führt, wird beim doppelseitigen Eingriff der Pfannenstielsche Querschnitt ungefähr dreifingerbreit
ober der Symphyse angelegt. Seine Enden überschneiden die lateralen Rektusränder um ein Weniges. Es braucht nur das vordere Blatt der Rektusscheide
längs eingeschnitten zu werden, um sofort auf das von der Fascia transvers.
gedeckte Peritoneum zu stoßen. Mit zwei Fingern der rechten Hand kann man

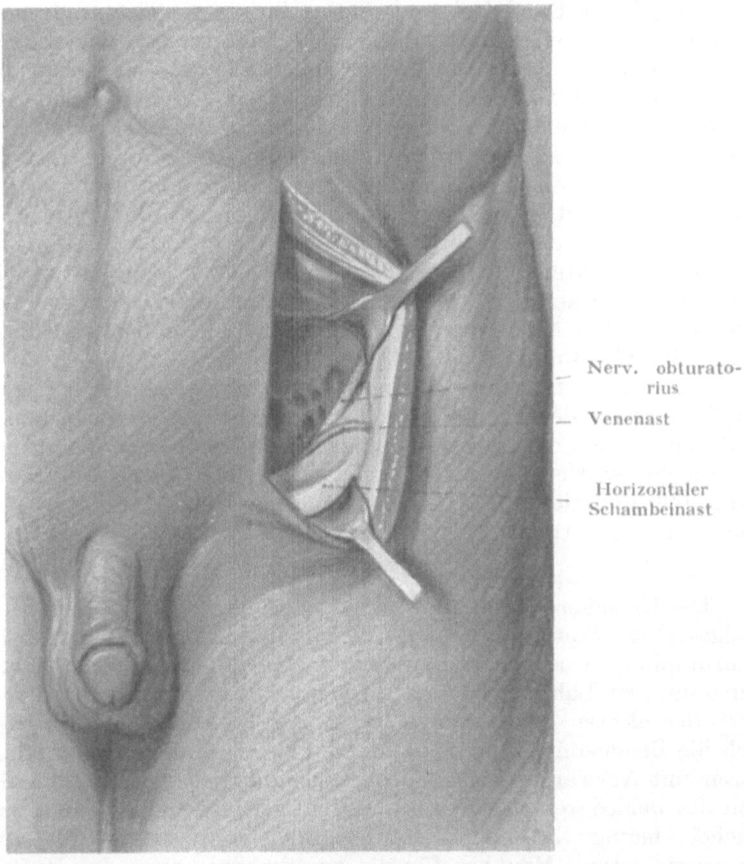

Abb. 116. Obturatoriusresektion nach SELIG. Die Bauchdecke ist durchtrennt, das Peritoneum
nach oben zurückgeschoben.

im lockeren Bindegewebe zwischen Bauchfell und Blase einerseits und der
Beckenwand anderseits leicht gegen das Foramen obturatum vordringen, d. h.
man geht vom Rektusrand ungefähr auf den oberen Schambeinast zu und von
da in die Tiefe. Während breite lange Wundhaken das Gewebe auseinanderhalten,
erblickt man den Nerven wie einen hellen dicken Bindfaden in Begleitung einiger
Gefäße am unteren Rand des horizontalen Schambeinastes. Er wird auf ein
stumpfes Häkchen geladen und mit einer Klemme oder Pinzette mechanisch
gereizt. Die prompt erfolgte Schwingung des Beines beweist, daß der richtige
Nerv gefunden ist. Er wird in einer Länge von 4 bis 5 m reseziert. Faszien- und

Hautnaht. Die bestehenden Kontrakturen werden durch einige kräftige Abspreizungen bei fixiertem Becken beseitigt. Lagerung der leicht gespreizten Beine im Gipsverband oder in einer Spreizlade für zwei Wochen, worauf der Kranke mit Übungen und Gehversuchen beginnt.

Technik der extrapelvinen Obturatoriusresektion nach Stoffel

5 bis 8 cm langer Schnitt vom Tuberculum bubicum entlang dem markanten medialen Rand des M. adductor longus. Nach Spaltung der Faszie präpariert man sorgfältig diesen Rand frei und geht an ihm in die Tiefe, d. h. man arbeitet sich stumpf in das Interstitium zwischen M. adductor longus einerseits und Mm. pectineus et adductor brevis anderseits ein. Läßt man nun diese beiden Muskeln stark auseinanderziehen, so sieht man zwischen den beiden Muskeln einige Nervenäste verlaufen. Sie gehören zum Ramus anterior des N. obturatorius, der dann unter dem M. adductor long. hindurch einen Zweig nach dem M. gracilis schickt. Nun präpariert man die Nervennähte proximal hinauf bis zur Austrittsstelle des Ramus anterior aus dem Canalis obduratorius. Meist findet sich hier leicht auch der Ramus posterior. In anderen Fällen durchbohrt er den M. obturator extern., man muß ihn daher etwas mehr in der Tiefe aufsuchen, wo er zwischen den Mm. adductores brevis, minimus et magnus verläuft und sie mit motorischen Ästen versorgt. Auf jeden Fall präpariere man sehr sorgfältig, vermeide jede Blutung und benutze nur die Interstitien der Muskeln zum Vordringen. Die Nervenäste werden dann möglichst weit peripher abgeschnitten und die proximalen Stümpfe mit je einer Klemme versehen und nach oben geschlagen. Indem man sie dann an den Klemmen aus der Wunde heraus und nach oben zieht, werden die beiden Äste, wo sie den Canalis obturatorius verlassen, dargestellt und hier mit der Schere durchschnitten. Hautnähte, Nachbehandlung wie oben (vgl. Abb. 117).

Fehlform

Die Ursachen der Fehlform sind auch hier wie überall recht zahlreich und vielgestaltig. Soweit sie nur die Weichteile betreffen, sind Kontrakturen durch Schrumpfungen oder Verkürzungen einzelner Muskeln recht häufig, namentlich bei teilweisen Lähmungen und unrichtiger Lagerung des Patienten in der Zeit nach den akuten Erscheinungen, z. B. der Poliomyelitis. Am häufigsten finden sich die Beugekontrakturen, dann Adduktions- und endlich Abduktionskontrakturen mit Auswärtsrotation. Jede von ihnen ist geeignet, die Gebrauchsfähigkeit des Beines wesentlich zu beeinträchtigen; sie müssen daher beseitigt werden. Hiebei bieten besonders starke Beugekontrakturen oft außerordentliche Schwierigkeiten. Man hat für die passive Streckung der Hüfte proximal am Becken nur wenig Angriffspunkte, um die oft hochgradige Lordosierung auszugleichen. Wir sind daher meist gezwungen, die verkürzten Muskeln und Sehnen zu durchschneiden, um die Streckung freizubekommen. Namentlich auch bei veralteten Hüftluxationen und lange bestehenden Skoliosen (Kruckenberg) lassen sich derartige Eingriffe oft kaum vermeiden.

Zu den knöchern bedingten Fehlformen gehört in erster Linie die angeborene Hüftverrenkung, deren gedeckte Behandlung (Lorenz) wohl zu den glänzendsten Errungenschaften der orthopädischen Therapie zählt. Ihr in gewissem Maße zugezählt werden von einigen Autoren die Veränderungen im Schenkelkopf im Sinne der Coxa plana oder Osteochondritis deformans juvenilis coxae nach Calvé, Legg, Perthes, Waldenström soweit eine Subluxationsstellung des Kopfes als Ursache hiefür angesehen wird. Diese Veränderungen benötigen allerdings meist keine eingreifende Behandlung. Endlich die häufigen Formen von Coxa vara, sei es angeboren oder auf rachitischer Basis, oder in der Adoleszenz erworben; die von ihnen ausgehenden Funktionsstörungen sind durch orthopädische Operationen wesentlich zu bessern. Die Arthritis deformans älterer Leute bildet mit dem Malum coxae senile den Abschluß, wenn sie auch einer erfolgreichen Therapie im Sinne der Funktionswiederherstellung nur mehr im beschränkten Maße zugänglich ist.

Adduktionskontraktur

Die Durchtrennung der Adduktoren ist besonders häufig notwendig, wenn länger bestehende Spasmen zu wirklichen Gewebsschrumpfungen geführt haben, nach Lähmungen der Glutäalmuskulatur, dann bei Coxa vara. Bei der angeborenen Hüftluxation erscheint eine regelmäßige Durchtrennung der Adduktoren auch in der Form der Myorrhexis nach Lorenz nicht immer angezeigt, da die Spannung der Adduktoren dem reponierten Gelenk einen wichtigen Halt verleihen. Zu den Muskeln, die in solchen Fällen durchtrennt werden müssen, gehören nicht nur die vier Adduktoren, sondern auch der M. gracilis.

Technik der gedeckten Durchtrennung der Adduktoren

Man steht an der kranken Seite des Patienten und läßt sich von Helfern die beiden Beine möglichst spreizen. Dann legt man die flache Hand auf die vorspringenden Muskeln oder die Daumen auf die pubischen Muskelansätze und drückt sie durch. Bei stärkerem Widerstand verwendet man die Knöchel der Finger der zur Faust geballten Hand und drückt sie quer über die vorspringenden Muskelkulissen, bis diese nachgeben. Dabei achte man, daß keine Hauteinrisse entstehen; wo sie doch eingetreten sind, werden sie sofort steril mit Finckschem Klebestoff versorgt. Gocht verwendet zur Durchtrennung sogar einen eisernen Muskelquetscher, dem natürlich nichts widerstehen kann. Fixierung im Gipsverband, der namentlich bei einseitigen Fällen auf der gesunden Seite bis unter die Achsel reichen muß, während er auf der kranken Seite nur die Spina zu überragen braucht. Er reicht gewöhnlich bis zu den Waden, nur wenn auch eine bestimmte Rotationsstellung eingehalten werden muß, wird der Fuß bis zu den Zehen mit eingeschlossen.

Da hier in der Nähe der Schoßfuge Wunden eine besondere Pflege erfordern, damit sie nicht durch Urin oder Stuhl verunreinigt werden, so werden die gedeckten Maßnahmen hier von den meisten Autoren noch bevorzugt. Wo diese nicht ausreichen, wird die subkutane Tenotomie ausgeführt, während die offene Durchschneidung nur wenige Anhänger hat.

Technik der subkutanen Tenotomie der Adduktoren
(Abb. 117 und 118)

Man trachtet auch hier den Einstich so zu legen, daß man möglichst weit von der Symphyse entfernt lateral eingeht, um so jede Infektionsmöglichkeit sicher zu verhindern. Eine Mitverletzung der am weitesten medial liegenden Vena femoralis ist bei einigen topographischen Kenntnissen ihres Verlaufes sicher zu vermeiden. Rückenlage, Stand an der kranken Seite des Patienten. Die Schamhaare sind rasiert, die Haut steril vorbereitet. Durch Helfer werden die Beine möglichst gespreizt gehalten. In der Leistenbeuge, zwei bis drei Finger von der Schambeinfuge nach außen wird das Tenotom eingestochen und flach unter der Haut bis über die deutlich tastbaren angespannten Muskelstränge vorgeschoben. Der Zeigefinger der anderen Hand kontrolliert die Spitze des Messers. Dann wird die Schneide nach lateral den Muskeln zugekehrt und die

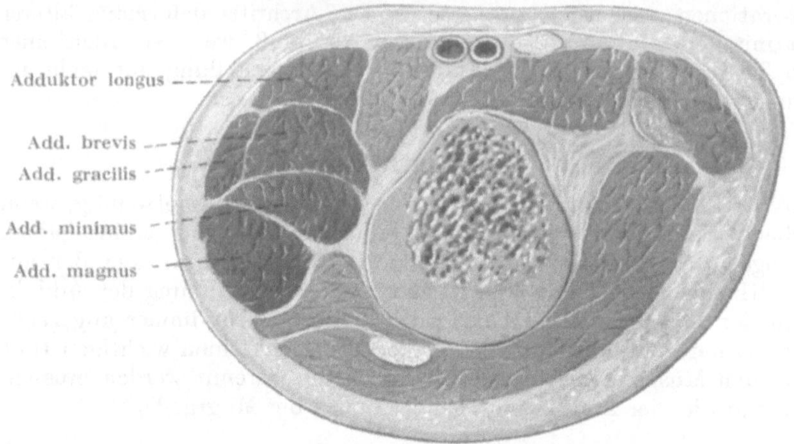

Abb. 117. Topographie der Adduktoren knapp unter dem Leistenband. Die Masse der Adduktoren ist dunkler gehalten. Alle sollen durchschnitten werden.

Fasern der Muskulatur unter ständiger weiterer Abduktion des Beines durchschnitten. Ruckweise geben diese nach und neue Stränge spannen sich in der Tiefe an, die ebenfalls durchtrennt werden müssen. Man hält sich dabei möglichst nahe am Knochen. Die so entstehende Einziehung der Haut an der Durchtrennungsstelle wird durch Gaze und sterile Watte ausgefüllt und im Verband komprimiert, darüber wird ein Spreizgips angelegt; je nach der Natur der Grundkrankheit bis zu sechs Wochen. Nachbehandlung durch Übungen und Massage.

Technik der Adduktorentenotomie nach VULPIUS

Der Operateur steht an der Außenseite des kranken Beines, während ein Assistent durch Abduktion und leichte Beugung die Adduktoren anspannt; ein anderer fixiert das Becken. Mit der linken Hand wird die Haut der Schenkelbeuge stark medialwärts verschoben, mit der rechten der

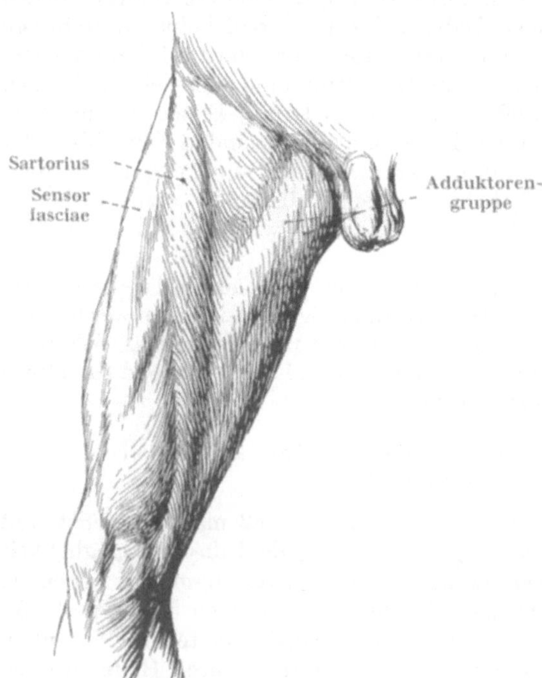

Abb. 118. Muskelursprünge am Becken. An der Spina; Tensor fasciae und Sartorius, am Schambein die Adduktorengruppe

Femoralispuls bestimmt und dann am lateralen Rand des M. adductor longus, dicht unterhalb seines Ursprunges, ein spitzes Tenotom mit kurzer Schneide und langem schlankem Hals eingestochen, das 3 bis 4 cm senkrecht in die Tiefe geführt wird. Dort wird es so gedreht, daß die Schneide sich gegen die Adduktorenmasse richtet (medial); mit sägenden Zügen unter deutlichem Knirschen werden die Muskeln durchschnitten, während der Assistent immer weiter abduziert, wobei der Oberschenkel ruckweise nachgibt. Jetzt ist das Messer wieder unter der Haut angelangt. Ohne es aus der Wunde zu ziehen, kontrolliert die linke Hand, ob alle Muskeln und Sehnenstränge durchschnitten sind und richtet dabei seine Aufmerksamkeit speziell auf die tiefen, am Os ischii und Tuber ischiadicum entspringenden Teile. Noch tastbare Stränge werden durchschnitten. Die Vertiefung an Stelle der Muskelkulisse wird mit steriler Kompresse komprimiert. Sollten dem Tenotom die mehr medial gelegenen Teile der Mm. adductor brevis et minimus entgangen sein, so schadet das nichts; durch das Redressement, das der Tenotomie folgt, werden diese wenigen Fasern gedehnt und durchrissen. Nachbehandlung mit Gipsverband.

Technik der offenen Durchschneidung der Adduktoren nach STEINDLER

Rückenlage des Patienten, die Schamhaare müssen rasiert sein. Längsschnitt vom Tuberculum ossis.pubis gegen die vordere und Innenseite des Oberschenkels. Nach Durchtrennung der tiefen Faszie werden die Muskeln sichtbar, die einzeln festgestellt und auf einem Elevatorium durchtrennt werden. Die Durchtrennung des M. adductor brevis bringt die Äste des N. obturatorius zu Gesicht, so daß auch dieser gegebenenfalls durchtrennt werden kann. Gipsverband oder Spreizschiene bei spastischen Zuständen wenigstens für sechs Wochen; mit aktiven und passiven Bewegungen als Nachbehandlung. In allen anderen, namentlich arthritischen Fällen besteht die Neigung zu einem Rezidiv solange, als der Krankheitsprozeß fortdauert. Daher ist langdauernde Nachbehandlung und ständige Aufsicht nötig.

Beugekontrakturen der Hüfte

Wir haben zwei Muskelgruppen hiefür verantwortlich zu machen, die Spinamuskeln, und zwar die vom oberen Darmbeinstachel abgehenden M. tensor fasciae latae und M. sartorius, die bei jedem Streckversuch als deutliche Muskelwülste vorspringen, und die tiefe Gruppe den unter dem Sartorius vom unteren Darmbeinstachel abgehenden M. rectus femoris, der erst nach Durchtrennung der beiden früheren Muskeln sicht- und tastbar gemacht werden kann, und ganz in der Tiefe, deshalb aber nicht weniger wichtig, den M. ileopsoas. Diese beiden letzteren Muskeln können natürlich nur bei offener Durchschneidung erreicht werden, während die Spinamuskeln sowohl der gedeckten Muskeldehnung wie der subkutanen Tenotomie zugänglich sind.

Technik der gedeckten Redression der Hüftkontraktur nach GOCHT

Eine exakte Beckenfixation ist Grundbedingung des Gelingens. Zu diesem Zwecke werden entweder die von GOCHT angegebenen Hebel zur Beckenfixation verwendet oder der alte Handgriff durch extreme Beugung des gesunden Oberschenkels, der von einem Assistenten gegen die Wirbelsäule gepreßt wird, jede Beckenneigung aufzuheben. Die Lendenlordose gleicht sich aus, das Becken wird gezwungen sich aufzurichten und in dieser Stellung zu verharren. Durch

Druck und Zug wird jetzt das krankseitige Bein in eine gute Standstellung, volle Streckung und leichte Abduktion, gebracht. Meist spannen sich die Ursprünge der Adduktoren am horizontalen Schambeinast, die der Spinamuskeln am oberen Darmbeinstachel hemmend an. Durch sägende Bewegungen mit den Knöcheln der zur Faust geballten Hand, oder dem von GOCHT verwendeten Muskelquetscher, werden die sich anspannenden Muskelfasern perkutan durchtrennt. Auch durch subkutane Tenotomie kann das Hindernis beseitigt werden. Soll der Erfolg von Dauer sein, so muß er im Gipsverband für einige Wochen festgehalten werden. Der Verband reicht zu diesem Behufe am Rumpf hoch hinauf bis zur Mammilla. Versucht die redressierte Extremität mit Gewalt wieder in ihre Ausgangsstellung zurückzufedern, weil vielleicht auch unzugängliche Weichteile in der Tiefe geschrumpft sind, so wird der gesunde Oberschenkel in stärkster Beugung am Rumpf festgegipst und für vierzehn Tage in den Verband einbezogen. Auf diese Weise verschaffen wir dem Becken einen Hebelarm, an dem wir es aufrichten und festhalten können, entgegen dem Zug der Kontraktur, während sonst durch Lordosierung nur eine Scheinkorrektur erreicht wird. Zur Nachbehandlung Übungen und Massage und eine Außenschiene mit Beckengurt.

Technik der gedeckten Hüftstreckung nach DOLLINGER
(Abb. 119 und 120)

Zwei glatte, polierte, runde oder kantige Eisenstangen (DITTEL) von etwa 1 cm Durchmesser werden so an den mit Watte gepolsterten Körper angelegt, daß sie von den Schultern schräg nach abwärts reichen und einen Winkel von 30 bis 40° einschließen. Patient ruht mit den Schultern auf einem Tisch, mit dem übrigen Körper auf den Stangen, die auf einem Gestell von gleicher Höhe wie der Tisch mit ihren anderen Enden aufliegen. Auf der gesunden Seite wird die eine Stange an der unteren Partie des äußeren Knöchels angelegt, während das andere kranke Bein hochgehalten wird. Dann werden die Stangen mit dem Becken und mit dem gesunden Bein genau mit Gipsbinden befestigt, so daß die etwa bestehende Lordose vollkommen ausgeglichen ist. Ist der Ver-

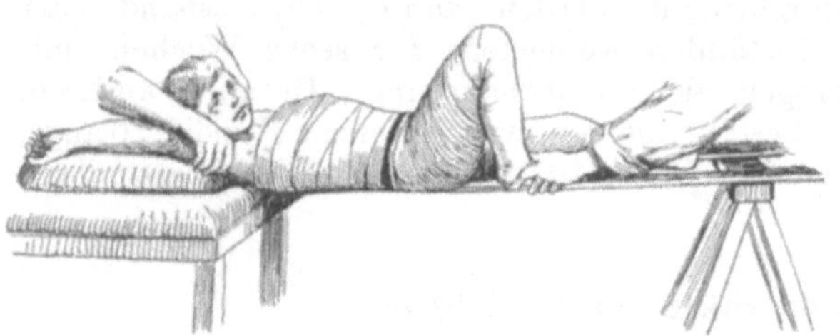

Abb. 119. Rumpf und Becken sind bis zum schwarzen Querstrich mittels Gipsbinden an die Stangen befestigt.

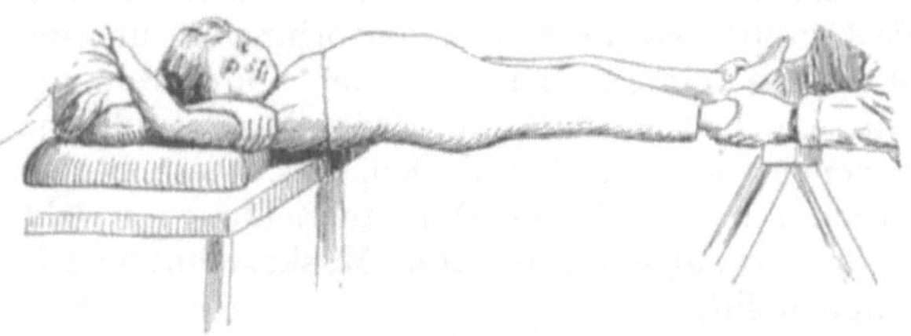

Abb. 120. Beugekontraktur beseitigt, Bein in den Gipsverband mit eingeschlossen

Abb. 119 u. 120. Beseitigung einer Hüftbeugekontraktur nach DOLLINGER

band einigermaßen erhärtet, so wird das kranke Bein langsam und vorsichtig so gestreckt, daß der innere Knöchel auf die zweite Stange zu ruhen kommt; womöglich wird das Bein tiefer herabgedrückt. In dieser Lage wird dann der

Gipsverband um Stange und Bein angelegt und mit dem anderen Verband in Verbindung gebracht. Das Bein wird dabei kräftig nach abwärts gezogen. Nach Erhärten des Gipses werden die Stangen nach unten herausgezogen und der Gipsverband um das gesunde Bein wieder entfernt. Gelingt die vollständige Redression in einer Sitzung nicht, so wiederholt man nach acht Tagen dieselbe Manipulation.

Technik der subkutanen Tenotomie der Spinamuskeln (Sartorius und Tensor fasciae)

Der Patient liegt in Rückenlage auf einer Beckenstütze und ein Assistent versucht das kranke Bein durch Druck auf das Knie zu strecken, während ein anderer das gesunde Bein in extremer Beugung gegen die Wirbelsäule preßt. Der Operateur steht an der Außenseite des kranken Beines oder wenn eine genügende Abduktion möglich ist, auch zwischen den Beinen und sticht nun knapp unter der Spina iliaca ant. sup. ein kräftiges Tenotom unter die Haut ein, dreht die Schneide gegen den Knochen und durchtrennt mit sägenden Schnitten von hinten nach vorne, sich immer hart am Knochen haltend, die Ansätze dieser Muskeln ab. Mit zunehmender Streckung spannen sich noch tiefere Fasern an, die ebenfalls mit dem Tenotom durchtrennt werden. Die Einstichstelle wird steril versorgt, die unterhalb der Spina entstehende Eindellung der Haut durch Wattebäusche komprimiert, um allfällige Nachblutungen zu verhindern. Darüber Gipsverband wie oben, von den Rippen bis zur Wade.

Technik der offenen Durchschneidung der Spinamuskeln (vgl. Abb. 118)

Lagerung des Patienten wie oben. Längsschnitt von der Spina etwa 5 cm nach abwärts. Nach Durchtrennung der Faszie gelingt es leicht, den sich anspannenden M. sartorius und M. tensor auf ein Elevatorium zu laden und unter Kontrolle des Auges zu durchschneiden. Hernach sich in der Tiefe noch anspannende Fasern werden ebenfalls über dem Elevatorium durchtrennt, wobei man lateral oft bis zum vorderen Rand des Glutaeus medius vordringen muß. Auch seine Fasern müssen, wenn sie die Streckung behindern, eingekerbt werden. Bei der offenen Durchschneidung wird man immer den unter dem sich zurückziehenden Sartorius liegenden Ursprung des M. rectus femoris aufsuchen. Er liegt mehr gegen die Mitte zu und zeigt hier eine glänzende, platte Sehne. Man löst diese von der Umgebung ab und durchtrennt sie.

Technik der Tenotomie des M. psoas nach KRUCKENBERG (siehe S. 133)

Andere Technik

Ähnlich ist der Zugang zum Psoas nach SAMTER, wie er als ein Teil seiner oben erwähnten Operation des Ersatzes der Hüftbeuger durch den M. obliquus externus beschrieben wurde (siehe S. 184).

Die älteren Methoden, von der Seite oder von rückwärts gegen diesen tief gelegenen Muskel vorzudringen, sind viel schwieriger und haben wenige Anhänger gefunden. WALZBERG geht lateral zwischen Tensor fasciae und Sartorius in die Tiefe, dringt auf den Hüftgelenkskopf vor und findet über dem Hals zum kleinen Trochanter ziehend den M. psoas, den er hier durchtrennt. ANZOLETTI wieder dringt mittels des KOCHERschen Schnittes von rückwärts ein, durch den Glutaeus maximus hindurch und folgt dem Glutaeus medius und minimus und Quadratus femoris nach abwärts zum kleinen Trochanter, wo dann der Ansatz des Ileopsoas durchtrennt wird.

Bei lange bestehenden Hüftkontrakturen, sowohl nach Kinderlähmung als auch nach arthritischen oder tuberkulösen Erkrankungen ist aber nicht nur der Ileopsoas allein geschrumpft, sondern meist gleichzeitig auch die Spinamuskeln. Auch der vordere Anteil des Glutaeus medius et minimus; daher müssen alle diese gemeinsam durchtrennt werden. Die Tenotomie wird hier als offene Durchschneidung ausgeführt und bietet keinerlei Schwierigkeiten. SOUTTER geht in schwereren Fällen ganz radikal vor und durchtrennt überhaupt alle Muskeln Bänder und Kapseln an der Vorderseite des Hüftgelenks, CAMPBELL löst auch die Glutäen ab. Bei Lähmungen aber, wo diese Muskeln auch in ihrem verkürzten Zustand ein sehr kostbares Gut darstellen, begnügt man sich nicht mit der einfachen Durchschneidung, sondern sucht sie vor allem auch für eine Besserung der Funktion nutzbar zu machen, weshalb SPITZY die abgelösten Beuger nach rückwärts umschlägt.

Technik der Ablösung der Spinamuskeln nach SOUTTER und PUTTI

10 cm langer Längsschnitt vom Darmbeinstachel nach abwärts längs des vorderen Randes des Tensor fasciae. Die Faszie wird von Fett gereinigt und vom Trochanter bis fast zur Spina durchtrennt. Von der Spina werden die Muskelansätze des Tensor und Sartorius subperiostal mit einem Meißel abgetrennt und diese Ablösung nach rückwärts 4 cm am Darmbeinkamm an seiner Innen- und Außenseite fortgesetzt. Während man die Hüfte streckt, wird die Muskulatur noch von der Darmbeinschaufel abgelöst. Manchmal behindert der Psoas die volle Streckung und muß dann ebenfalls durchschnitten werden. Wenn man den Sartorius nach innen und den Tensor fasciae nach außen zieht und dem Schenkelhals folgt, findet man in der Tiefe den Psoas, wie er gegen den kleinen Trochanter zieht. Er wird hier durchschnitten. Der entblößte Darmbeinkamm wird geglättet und die Wunde geschlossen (SOUTTER). Manchmal besteht noch ein Widerstand in der vorderen Kapselwand, der die Überstreckung der Hüfte behindert. Dann macht man nach PUTTI einen queren Schnitt in die vordere Kapselwand, läßt gleichzeitig bei fixiertem Bein eine kräftige Überstreckung ausführen, dabei erweitert sich der Schnitt dann zu einem Knopfloch, in dem ein Drittel des Femurkopfes sichtbar wird. In schweren Fällen ist außerdem trotz der Ablösung der Spinamuskeln ihre beugende und abduzierende Kraft nicht vollständig ausgeschaltet, und es ist in solchen Fällen empfehlenswert, den Tractus ileotibialis von einem zweiten Schnitt aus ober dem Kniegelenk noch einmal zu durchschneiden in ähnlicher Art, wie man bei schweren Schiefhalsfällen gezwungen sein kann, eine doppelte Tenotomie des Kopfnickers auszuführen (PUTTI).

Die Nachbehandlung besteht in einfacher Bettruhe oder Lagerung auf einen Rahmen oder in einem Gipsverband, je nach dem Grad der Korrektur, die durch die Operation erzielt werden konnte. In sehr schweren Fällen sucht man die volle Streckung in Etappenverbänden zu erreichen. Auch kann man zwei getrennte Gipsverbände, einen für den Rumpf, den zweiten für das Bein anlegen und dann erst in möglichster Streckung die beiden miteinander verbinden. Auf keinen Fall darf man die volle Streckung in einer Sitzung erzwingen wollen, da man dann Gefahr läuft, die Nerven und Blutversorgung des Beines zu gefährden.

Technik der Verlagerung des Darmbeinkammes nach CAMPBELL
(Abb. 121 bis 123)

Der Darmbeinkamm und Tensor fasciae werden durch den Schnitt nach
SPRENGEL oder SMITH-PETERSEN freigelegt. Oberflächliche und tiefe Faszie
über dem Darmbeinkamm werden durchtrennt und mit einem Meißel der Muskel
von der Darmbeinschaufel nach rückwärts abgelöst, bis der obere Gelenkrand
erreicht ist. Knapp ober dem Pfannenrand wird der Knochen wieder mit dem
Meißel angefrischt und hieher jener Teil, der vom Darmbeinkamm mit den
Muskelansätzen abgetrennt wurde, verpflanzt. Ist auch jetzt die Streckung noch
nicht frei, so wird der Psoas wie oben durchtrennt und die vordere Kapselwand

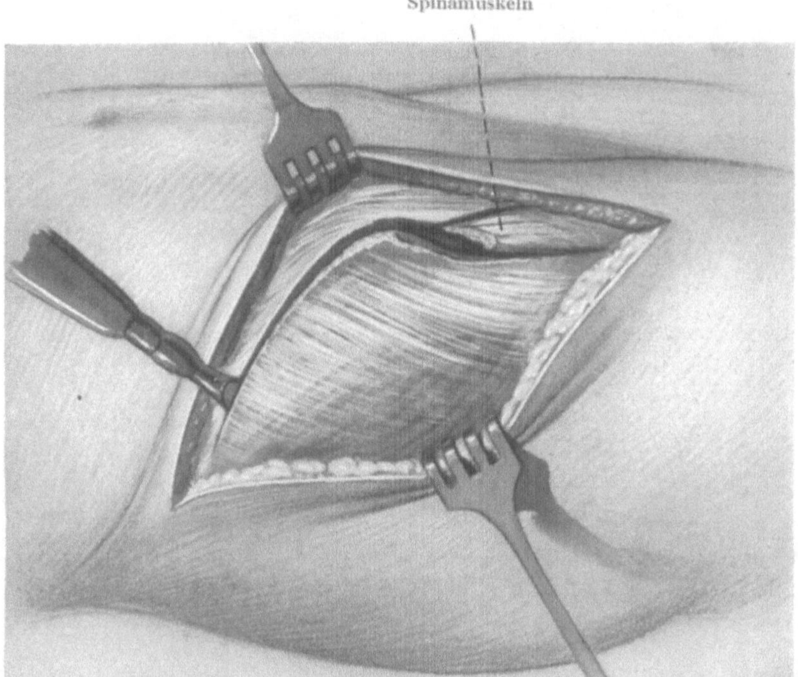

Abb. 121. Verlagerung des Darmbeinkammes nach CAMPBELL. Die Spinamuskeln sind mit
der Spina abgetrennt; mit einem Meißel wird nun der Darmbeinkamm mit den anhaftenden Muskeln
abgetrennt (nach STEINDLER).

ebenfalls durchschnitten. Auch die vom Darmbeinstachel abgelösten Spinamuskeln werden tiefer unten wieder angelagert. Bevor die Wunde geschlossen
wird, wird die tiefe Faszie über dem rauhen Darmbeinkamm geschlossen, darüber
die Haut vernäht. Gipsverband bei überstreckter Hüfte für acht Wochen.
Da sich nach zwei bis drei Monaten oberhalb der Pfanne und parallel dem Darmbeinkamm ein dichter Knochenwulst ausbildet, nennt der Autor die Operation
Verlagerung des Darmbeinkammes.

Technik der Umwandlung der Spinamuskeln in Hüftstrecker nach
SPITZY

Von einem Bogenschnitt längs der Crista wird die gesamte Muskel-Faszien-
platte gebildet vom Rectus cruris, Tensor fasciae, dem vorderen Anteil des

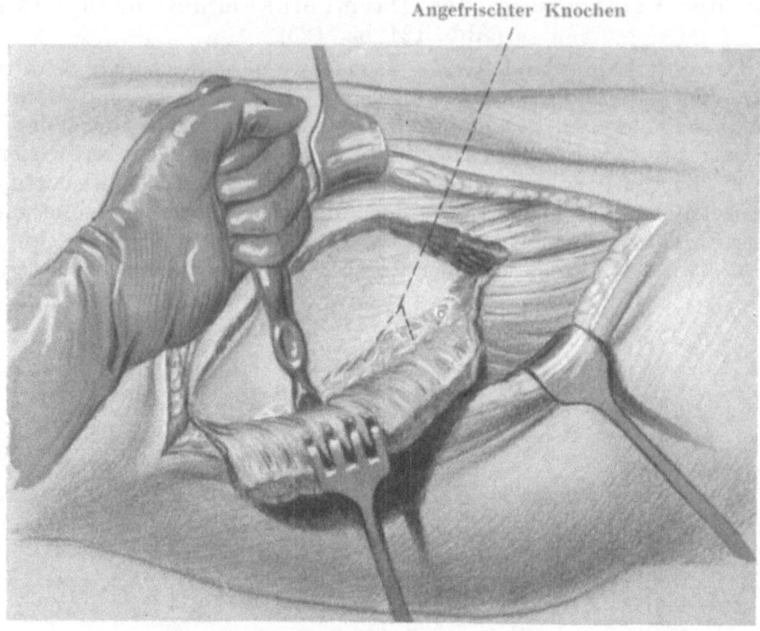

Abb. 122. Die Gesäßmuskeln sind abgelöst; knapp ober dem Pfannenrand wird das Ileum angefrischt.

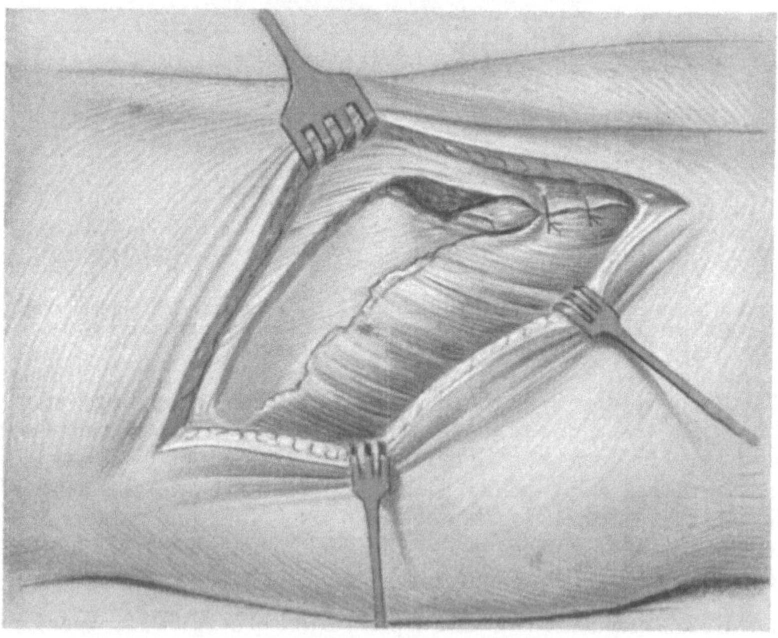

Abb. 123. Die Hüfte ist gestreckt, der Darmbeinkamm liegt auf dem angefrischten Ileum; Spina- und Gesäßmuskeln werden wieder in der neuen Lage miteinander vernäht.

Abb. 122 u. 123. Verlagerung des Darmbeinkammes nach CAMPBELL

M. glutaeus medius, sowie der Fascia lata zusammen von der Spina am Ileum abgetrennt, die vordere Ecke dieser Muskelplatte wird umgeschlagen und diese Ecke rückwärts an der Faszie der Glutäalmuskulatur befestigt. Eine Störung der Innervation des Tensor fasciae, die von rückwärts erfolgt, ist nicht zu fürchten, nur die Verlaufsrichtung des Muskels erscheint verändert. Auch die häufig beobachtete Innenrotation wird durch diese Operation günstig beeinflußt. Gipsverband nach Wundschluß in Überstreckung für vier Wochen.

Wenn bei schweren Hüftbeugekontrakturen auch der Quadrizeps gelähmt oder paretisch ist, so habe ich versucht, die durch die Durchtrennung des Psoas vernichtete Kraft dieses Muskels für die für den Gang so überaus wichtige Streckung des Knies nutzbar zu machen, indem ich den proximalen Stumpf des Psoas mit dem abgelösten Ursprung des M. rectus femoris vereinigt habe.

Technik der Vereinigung des Psoas mit dem Rectus fem. nach
ERLACHER (Abb. 124)

Man tastet sich die Arteria femoralis und macht gut fingerbreit lateral von ihr einen Längsschnitt vom POUPARTschen Band nach abwärts. Durchtrennung des oberflächlichen und tiefen Faszienfaches. Jetzt erscheint der N. femoralis; er wird mit den hinter ihm liegenden großen Gefäßen medial verzogen. Unter ihm liegt der M. psoas, der in die Tiefe zum kleinen Trochanter zieht. Er wird möglichst peripher durchtrennt und sein abgelöster Ansatz mit Seidenfäden angeschlungen, weil er sonst sofort ins Becken verschwindet. Nun wird der unter der Haut lateral liegende M. sartorius entweder stark lateral verzogen und unter ihm der Rectus femoris freigelegt oder er wird aufgesucht, freigemacht und ebenfalls medial verzogen, worauf man leicht in der Tiefe den M. rectus femoris findet, der am vorderen unteren Darmbeinstachel seinen Ursprung hat. Er wird knapp an seinem Ursprung abgetrennt und ebenfalls angeschlungen. Während man nun den M. sartorius lateral und hochhalten läßt, lassen sich jetzt leicht die beiden Muskelstümpfe unter guter Spannung breit miteinander vereinigen, was durch durchgreifende Muskelnähte geschieht. Der M. sartorius wird zurückverlagert, die Faszienfächer verschlossen; die Haut vernäht. Eine Blutung gibt es in der Regel überhaupt nicht, nur einige oberflächliche Gefäße werden ligiert. Die Beugekontraktur der Hüfte läßt sich jetzt meist beseitigen, soweit sie nicht auch durch die Spinamuskeln bedingt ist. Allenfalls müßten diese nach SPITZY nach rückwärts verlagert werden.

Das Bein wird bei gestrecktem Knie und überstreckter Hüfte für vier Wochen von den Rippen bis zum Knöchel in einen Gipsverband gelegt. Auch die gelungene Plastik führt in der Regel nur dann zu einer aktiven Kniestreckung, wenn Teile des Quadrizeps noch erhalten waren. Aber sie ermöglicht ein besseres Gehen und Stehen, weil bei gestreckter Hüfte auch die Streckung des Knies gefördert wird, was bei diesen schweren Lähmungen schon einen Gewinn bedeutet.

Deformierende Prozesse der Hüfte

Hieher gehören die Osteochondritis deformans juvenilis coxae nach CALVÉ, LEGG, PERTHES und WALDENSTRÖM; die Arthritis deformans des Erwachsenen und das Malum coxae senile, endlich die tuberkulöse Coxitis und schließlich die akuten Infektionen, Osteomyelitis usw. Die jugendliche Form der Osteochondritis führt in der Regel nicht zur Versteifung, daher wird sie nur mit Ent-

lastung und Ruhigstellung behandelt. In einzelnen Fällen aber kommt es auch
hier zur ständig weiteren Deformierung des Kopfes, der breit und plump wird,
so daß eine wesentliche Behinderung der Rotation eintritt, während die Beugung
relativ lange freibleiben kann. Solche Fälle sind auch in ihrem Endausgange

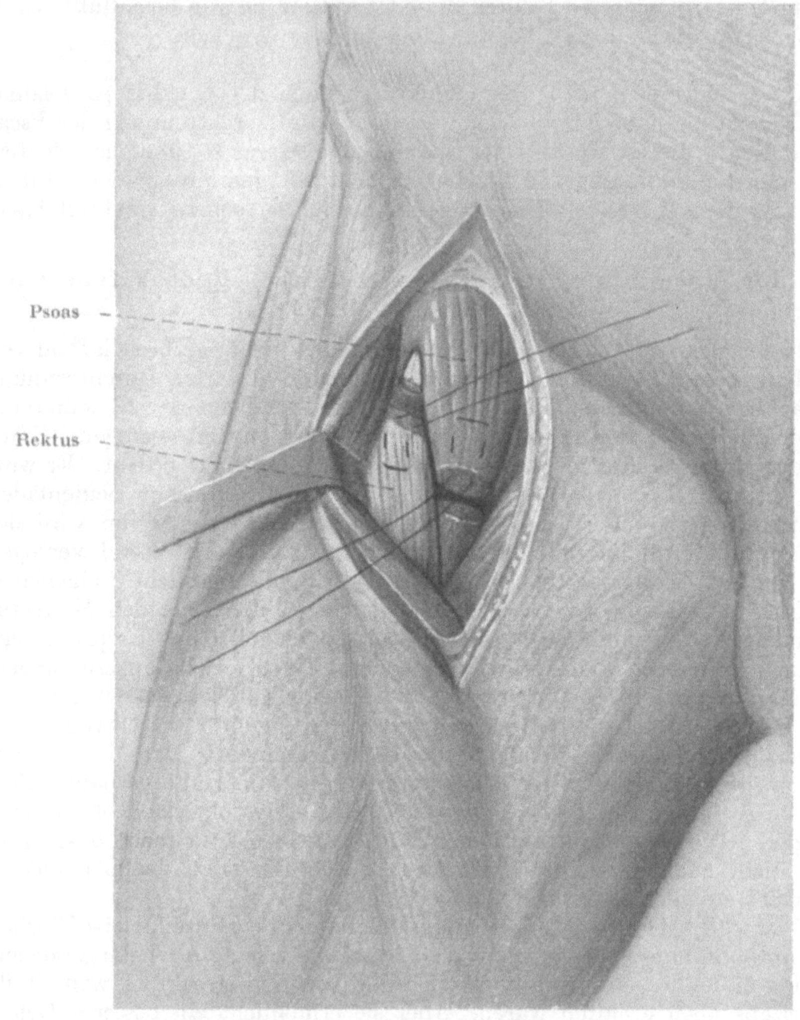

Abb. 124. Psoas-Rektusplastik nach ERLACHER. Sartorius nach außen gezogen, tiefe Faszie
gespalten; Psoas durchtrennt und angeschlungen; ebenso Rektus an der Spina inf. abgetrennt und
angeschlungen. Bei gestreckter Hüfte Vernähung der beiden Muskeln miteinander

der Coxa vara ähnlich und so zu behandeln wie diese (siehe unten). Die früher
häufiger ausgeführte Resektion des Schenkelkopfes ist wohl nur selten angezeigt.
Die Amerikaner, namentlich ALBEE, machen bei arthritischen Schmerzen der
Hüfte häufig sowohl eine intraartikuläre wie auch extraartikuläre Arthrodese
der Hüfte; diese Operationen kommen in ähnlicher Weise auch bei Coxitis in
Betracht.

Technik der intraartikulären Hüftversteifung nach ALBEE
(Abb. 125a, b)

Vorderer Längsschnitt etwas nach außen und unterhalb vom Darmbeinstachel beginnend, 12 cm nach abwärts. Der Tensor fasciae und Sartorius werden nach außen verzogen und Gewebe und Muskulatur in der Tiefe stumpf getrennt und Iliakus und Rectus femoris nach innen verzogen. In der Tiefe wird die Gelenkkapsel sichtbar und eröffnet. Der Kopf bleibt an Ort und Stelle. Etwa ein Drittel von der oberen Halbkugel des Kopfes wird mit einem langen, 1,5 cm breiten Meißel in einer Ebene parallel der Schenkelhalsachse abgetragen. Dasselbe geschieht mit dem Pfannendach, das mit dem Meißel und gekröpften scharfen Löffel in entsprechender Ausdehnung so zu einem flachen Dach umgestaltet wird, bis der Femurkopf in leichter Abduktion mit ihm in breiten Kontakt gebracht werden kann. Der Kopf wird dann etwas aus der Pfanne herausgedrängt, an der Vorder- und Hinterseite angefrischt und wieder reponiert. Die abgetragenen Knochenstückchen werden nicht entfernt, sondern rund an

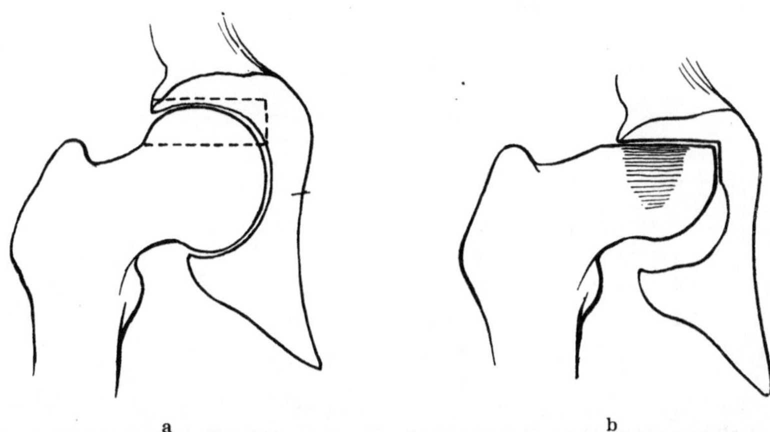

a   b

Abb. 125a und b. Intraartikuläre Hüftversteifung nach ALBEE. Kopf und Pfanne werden entsprechend der punktierten Linie bei a angefrischt und bei ganz leichter Abduktion die angefrischten Flächen zur Berührung gebracht (b).

Kopf und Pfanne eingekeilt und sollen die Knochenbildung fördern. Behindern die Adduktoren die leichte Abduktion, so werden sie offen durchtrennt. Schichtennähte der Weichteile und Gipsverband von der Axilla bis zu den Zehen für drei bis vier Monate. Nach dem dritten Monat werden Belastungsversuche gemacht.

Technik der extraartikulären Hüftversteifung nach ALBEE
(Abb. 126)

Der Patient liegt gut fixiert auf einem Extensionstisch. Bogenschnitt 3 cm hinter dem Darmbeinstachel beginnend, nach vorne konvex vor dem Trochanter vorbei und 3 cm unter ihm endigend. Der große Trochanter und die äußere Seite der Darmbeinschaufel knapp hinter der Spina werden unter Durchtrennung der Fasern der Glutäalmuskulatur freigelegt. Der Trochanter wird mit der Motorsäge vertikal eingeschnitten und dann mit einem Meißel je ein Knochenlappen nach vorne und rückwärts aufgebrochen. Dann werden in der Mitte zwischen Gelenk und Darmbeinkamm mit einem etwa 1 cm breiten Meißel zwei Einkerbungen 5 cm voneinander entfernt in die Wand der Darmbeinschaufel gemacht von unten nach oben. Die erste Kerbe befindet sich 2,5 cm hinter dem Darmbeinstachel. Darauf werden der Tibia in bekannter Weise zwei Knochenspäne 10 bis 15 cm lang und 1 cm breit entnommen. Ihre Enden werden zugeschärft und in die Einkerbungen am Ileum eingesetzt. Das andere Ende wird unten am Trochanter verankert, indem die seitlich abgebrochenen Knochenlappen wieder darübergenäht werden. Die Knochenabfälle werden um die beiden Implantationsstellen gelagert. Darüber werden Muskel und Haut geschlossen. In leichter Abduktion und Beugung wird ein Gipsverband von den Rippen bis zu den Zehen angelegt und bleibt zehn Wochen liegen. Wenn dann eine Röntgenkontrolle zufriedenstellend ist und die Späne gut eingeheilt sind, darf der Patient mit einer

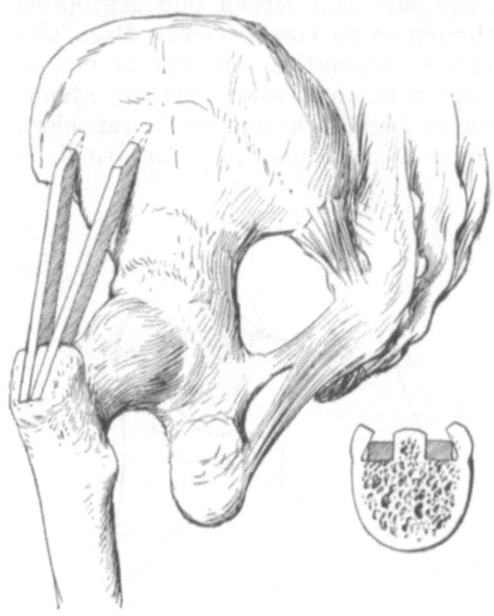

Abb. 126. Extraartikuläre Versteifung der Hüfte durch zwei Streben nach ALBEE. Zwei Tibiaspäne werden, wie aus dem nebenstehenden Schnitt ersichtlich, in den großen Trochanter versenkt, die oberen Enden zugeschärft und in den angemeißelten Darmbeinteller eingetrieben.

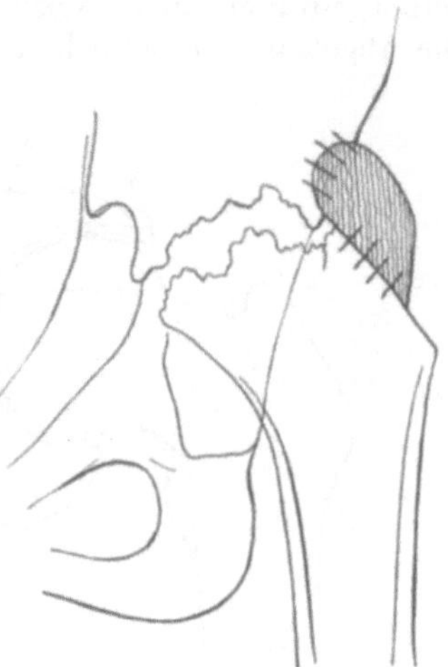

Abb. 127. Verriegelung der Hüfte nach HASS. Der Trochanter wird schräg abgemeißelt, das Pfannendach angefrischt; bei leichter Abduktion wird der Trochanter an Darmbein und Femur angelagert und befestigt.

kurzen Gipshose auf Krücken aufstehen. Dieser zweite Gipsverband wird nach sechs Wochen entfernt.

KAPPIS verwendet nur einen Span, den er ungefähr in der Fortsetzung der Oberschenkelachse in je eine Aushöhlung am Trochanter und Beckenkamm einkeilt, nachdem er vorher in Narkose das Hüftgelenk in eine möglichst gute Stellung gebracht hat. Ist dies nicht ohne weiteres erreichbar, so wäre eine subtrochantäre Osteotomie anzuschließen. BÁRON schlägt vom Darmbeinkamm einen dünnen Periostknochenlappen nach abwärts und vom Trochanter einen ähnlichen, aber schwer zu gewinnenden nach aufwärts und verbindet beide. Verstärkt werden sie noch durch einen der Tibia entnommenen dünnen Periostknochenlappen. HASS sucht die Versteifung durch Verschiebung des großen Trochanters gegen das Becken zu erreichen.

Technik der Verriegelung des Hüftgelenkes nach HASS (Abb. 127)

Bogenförmige Umschneidung des Trochanter major wie zur Arthroplastik nach LEXER. Schräge Abmeißlung des Trochanter major. Der abgemeißelte Trochanter wird mitsamt der ihm anhaftenden Muskulatur hinaufgeschlagen und knapp über dem Pfannendach im Darmbein eine entsprechende Mulde ausgestemmt. Das Trochanterstück wird nun in die Mulde versenkt und einerseits am Femur, anderseits am Darmbein mit starker Seide oder Silberdraht vernäht. Hierauf Gipsverband in Abduktionsstellung für drei Monate.

Die Operation vollzieht sich vollständig extraartikulär. Besonders geeignet dafür sind jene Fälle, bei denen der Schenkelkopf derart zerstört ist, daß der Trochanter in die Nähe des Darmbeines gerückt ist.

Modifikation nach HIBBS

Schnitt über den großen Rollhügel, 5 cm hinter und unter dem Darmbeinstachel beginnend und noch auf 7 cm über den Femurschaft verlaufend. Nach Spaltung der Faszie wird der M. tensor fasciae latae medianwärts verzogen und mit stumpfer Durchtrennung des Glutaeus medius et minimus die Gelenkkapsel freigelegt. Am unteren Rand des Rollhügels wird das Periost quer eingeschnitten, abgelöst und nach vorne zurückgeschlagen. Nunmehr werden die vorderen drei Viertel des Rollhügels im Zusammenhang mit den Muskelansätzen und der anschließenden Kortikalis in 5 cm Länge abgemeißelt. Darauf folgt Spaltung der Gelenkkapsel und Abmeißlung der Kortikalis des Schenkelhalses. Jetzt wird noch mit dem Meißel eine Knochenzunge aus dem oberen Rand des Acetabulum und der Darmbeinschaufel gebildet. Der abgemeißelte Trochanter wird nunmehr um 180⁰ gedreht, mit dem einen Ende unter die Knochenzunge an der Darmbeinschaufel eingestemmt, das andere der angefrischten Fläche des Schenkelhalses aufgelegt und durch Periostnähte befestigt. Darüber werden die Weichteile in vier Schichten vernäht. Feststellung des Beines im Gipsverband bei leichter Beugung und in Abspreizung von 10 bis 20⁰. Die Gipsverbandbehandlung wird zehn Monate lang durchgeführt, mit Gehversuchen nach zwölf Wochen begonnen. Bei älteren Fällen mit leichter Flexions- und Adduktionskontraktur wurde von einer Stellungsverbesserung Abstand genommen, um ein Aufflackern der tuberkulösen Prozesse zu vermeiden.

Ankylose der Hüfte

Ist es nach einem schweren, akuten oder chronischen infektiösen Prozeß, oder nach einem Trauma zur Versteifung der Hüfte gekommen, so ist in erster Linie die Stellung, in der die Versteifung erfolgte, maßgebend für unser therapeutisches Handeln. Bei einigermaßen günstiger Stellung kann durch Ausgleich im Knie und Sprunggelenk sowie in der Lendenwirbelsäule gutes Stehen und Gehen ermöglicht sein und eine leichte Beugestellung erlaubt unter allen Umständen auch das Sitzen. Dies soll aber kein Grund dafür sein, daß wir nicht schon bei jeder Hüftgelenkerkrankung für eine richtige Lagerung und Ruhigstellung dieses Gelenkes sorgen (siehe oben). Eine ungünstige Stellung der Hüfte, die die Gehfähigkeit und vor allem die Arbeitsfähigkeit des Patienten stark beeinträchtigt, werden wir zu beseitigen trachten. Dazu eignen sich die gedeckten Verfahren, die bereits bei den Hüftkontrakturen besprochen wurden. Sie dürfen aber nie ausgeführt werden, wenn es sich um tuberkulöse Koxitiden handelt, die nicht schon jahrelang vollständig ausgeheilt sind, weil die Gefahr einer miliaren Aussaat besteht. Sind die gedeckten Maßnahmen aussichtslos oder ohne Erfolg, so wird man zuerst trachten, die sich anspannenden und geschrumpften Muskeln und Sehnen zu durchschneiden oder plastisch auszuwerten (siehe oben). Bei knöchernen Ankylosen ist dies aber ebenfalls aussichtslos und wir können nur entweder durch eine Osteotomie die Stellung bessern oder durch eine sogenannte Pseudarthrosenoperation versuchen, eine gewisse Beweglichkeit im Schenkelhals herbeizuführen. Endlich steht uns nach den in den letzten Jahren technisch ganz außerordentlich verbesserten Verfahren von Murphy, Lexer und Payr die Möglichkeit einer künstlichen Gelenkneubildung offen.

a) Osteotomien

Die älteste Osteotomie, die anatomisch gedacht, in der nächsten Nähe des Hindernisses selbst angreift und keine Verkürzung bedingt, stammt von Adams (1871), die dann von Lorenz als pelvitrochantere Osteotomie wieder aufgenommen wurde. Während Adams noch die Stichsäge verwendet und die verkürzten Muskeln unberücksichtigt läßt, wodurch eine Rezidivgefahr geschaffen wurde, bedient sich Lorenz des Meißels und durchtrennt, wenn nötig, die kontrakten Adduktoren und Flexoren. Diese Operation ist jedoch bei kurzem Schenkelhals und starker Kallusbildung nicht angezeigt. Skizzen der Osteotomien finden sich im Abschnitt IX. Coxa vara, Abb. 168.

Technik der pelvitrochanteren Osteotomie nach Lorenz

Längsschnitt vom Trochanter major nach aufwärts. In den Hautschnitt wird ein breiter Meißel eingeführt und mit ihm die atrophische Muskulatur in der Richtung des Hautschnittes durchtrennt. Am Knochen angelangt, wird der Meißel quergestellt und der Schenkelhals linear durchmeißelt, dort wo seine Übergangsstelle in das Becken zu suchen ist. Dann werden die kontrakten Adduktoren und Flexoren durchschnitten und die Korrektur der Deformität vorgenommen. Das Bein wird in abduzierter Stellung für fünf bis sechs Wochen in einem Gipsverband fixiert; hernach sucht man durch eine sorgfältige gymnastische Nachbehandlung eine funktionstüchtige Pseudarthrose zu erhalten. Dies gelingt zwar nicht immer und es entsteht auch bei sachgemäßer Behandlung oft wieder eine Ankylose, weshalb man bedacht sein muß, dem Bein eine funktionell brauchbare Stellung in leichter Abduktion zu geben.

Technik der tiefen subtrochanteren Osteotomie nach Gant
(Abb. 168a)

Der Patient liegt auf der gesunden Seite und das zu durchmeißelnde Bein wird durch Sandsäcke gut unterlegt. Kurzer Längsschnitt vom Trochanter nach abwärts. Durch diesen Schnitt wird ein breiter Meißel bis auf den Knochen eingeführt; dann wird er quergestellt und der Knochen knapp unterhalb des Trochanter minor von unten außen nach oben innen bis auf eine schmale innere Brücke quer durchmeißelt. Diese wird dann eingebrochen. Einige Hautnähte schließen die Wunde. Die erreichte Abduktionsstellung wird durch einen Gipsverband festgehalten. Die Korrektur der Adduktions- und Beugestellung gelingt leicht, weil auch der Widerstand des Ileopsoas ausgeschaltet ist, da wir unter seinem Ansatzpunkt eingegangen sind.

Technik der schrägen subtrochanteren Osteotomie (siehe S. 253)

Technik der sogenannten Gabelungsosteotomie nach
Kirmisson-Baeyer-Lorenz (siehe S. 253)

Technik der bogenförmigen subtrochanteren Osteotomie nach BRACKETT

Ein vorderer Schnitt über das Hüftgelenk legt den Knochen von der Außenseite des großen Trochanters gegen die Innenseite am Schenkelhals und seinen Übergang in den Femurschaft frei. Der M. iliacus wird abgehebelt und nach innen bis zum kleinen Trochanter verzogen. Dann wird unter dem Trochanter minor und Schenkelhals ein gebogenes Elevatorium untergeschoben und mit einem schmalen Meißel eine nach oben und innen konvexe bogenförmige Durchmeißelung des Femur ausgeführt; bei Rückenlage des Patienten genau von vorne nach rückwärts. Besteht eine Beugekontraktur, so wird die Durchtrennung von vorne unten nach hinten oben gemacht. Die Abduktion erfolgt nach der Durchtrennung durch Drehung des unteren Fragments im oberen.

Modifikation nach ALBEE (Abb. 168e)

ALBEE verwendet sie hauptsächlich bei Coxa vara. Er legt den Bogen derart an, daß an der Innenseite eine längere Lippe am zentralen Femurschaft bestehen bleibt, die ein Abrutschen des peripheren Fragmentes nach innen unbedingt verhindert. Die Osteotomiestelle wird durch Bohrlöcher, wie sie auch KIRSCHNER und PERTHES verwenden, vorgebohrt und dann die Zwischenbrücken durch schmalen Meißel oder die JONESsche Säge durchtrennt.

Den Übergang von der einfachen Stellungskorrektur zu den modernen Gelenksplastiken vermittelt die VOLKMANNsche Meißelresektion, die bereits die Herstellung eines neuen Gelenkes bezweckt. Sie soll besonders deshalb hier angeführt werden, weil manche neuere Vorschläge wieder auf dieses alte Verfahren zurückgreifen.

Technik der Meißelresektion nach VOLKMANN

Längsschnitt an der hinteren äußeren Seite des Gelenkes. Das Femur wird bei Erwachsenen etwa 3 cm unterhalb der Spitze des Trochanter durchtrennt. Die innere Wand des Schenkelhalses soll, nachdem sie etwas eingemeißelt ist, durchgebrochen werden. Das obere Femurende wird nun durch eine kräftige Adduktionsbewegung zugänglicher gemacht und durch Abtragung von Knochensubstanz soweit zurechtgeschnitten, daß der Querschnitt nicht breiter bleibt als der eines Femur in der Mitte. Gleichzeitig wird die Schnittfläche gut abgerundet. Darauf wird durch Wegnahme des Schenkelkopfes eine neue große und möglichst tiefe Pfanne gebildet. Der Kopf wird zu diesem Zweck stückweise mit dem Hohlmeißel entfernt. Wird an irgend einer Stelle die Beckenwand zufällig durchbohrt, so hat das nicht viel zu sagen. Für ein gutes Resultat ist es wichtig, daß das obere Femurende in der neuen Pfanne nicht nur ausreichend Platz findet, sondern auch nirgends sich fest anstemmt, so daß zwischen Femur und Pfanne hinreichender Spielraum bleibt. Während der Nachbehandlung wendet man kräftige Gewichtsextension an, teils um das orthopädische Resultat zu verbessern, da unmittelbar nach der Operation die Deformität nicht gänzlich beseitigt werden kann, teils um einer Ankylose vorzubeugen. Aus demselben Grunde sind frühzeitige passive Bewegungen und Fortsetzung der Extensionsbehandlung unter sorgfältiger Überwachung über Jahr und Tag angezeigt.

b) Plastiken

Den Versuch, ein neues Gelenk an Stelle der Ankylose zu schaffen, wird man besonders in Fällen doppelseitiger Hüftversteifung machen. Eine solche wird in der Regel als absolute Anzeige zur Mobilisierung wenigstens einer Hüfte angesehen, ebenso wie steifes Knie und steife Hüfte derselben Seite. Hingegen gilt für einseitige Ankylosen auch hier der alte Grundsatz, besser eine feste Ankylose in guter Stellung, als ein Wackelgelenk, wobei allerdings durch die neueren Arbeiten von MURPHY, LEXER und PAYR eine häufigere Anwendung

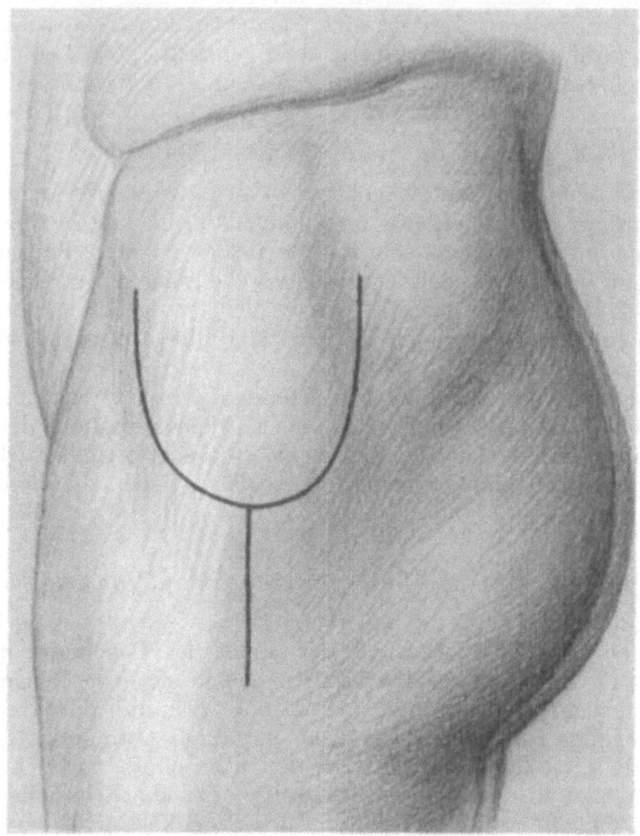

Abb. 128. Hüftmobilisierung nach MURPHY. Hautschnitt in Gabelform

der Gelenksmobilisierung berechtigt erscheint. Nur die Mobilisierung eines tuberkulösen Gelenkes wird von vielen Autoren grundsätzlich abgelehnt. Da die Operation einen großen Eingriff darstellt, soll sie nur an körperlich kräftigen Personen ausgeführt werden. Wie bei jeder anderen Mobilisierung ist natürlich auch hier der Wille des Patienten zur Mitarbeit und das Vorhandensein einer funktionsfähigen Muskulatur Vorbedingung, wobei man allerdings eine Inaktivitätsatrophie allein nicht scheut und bei sonst günstigen Umständen die Operation trotzdem ausführt. Eine Übergangsstellung zur eigentlichen Gelenksplastik nimmt die Sattelosteotomie von PAYR ein, die mit der SCHANZschen Technik übereinstimmt und nur Beugung und Streckung erreichen will.

Technik der Hüftmobilisierung nach MURPHY (Abb. 128 bis 133)

Der Patient liegt auf der gesunden Seite, Gabelschnitt. Der Trochanter wird nach unten U-förmig umschnitten, beginnend 4 cm ober und 2½ cm hinter ihm, nach unten ihn 5 cm umgreifend, dann nach vorne bis in die gleiche Höhe wieder ansteigend. Vom tiefsten Punkt des U ein Längsschnitt nach abwärts. Der U-Lappen wird nach oben geschlagen, der vordere und hintere Wundrand kräftig zur Seite gezogen und der große Trochanter freigelegt. Mit einer Nadel wird eine Kettensäge oben um ihn herumgeführt und der Trochanter mit den

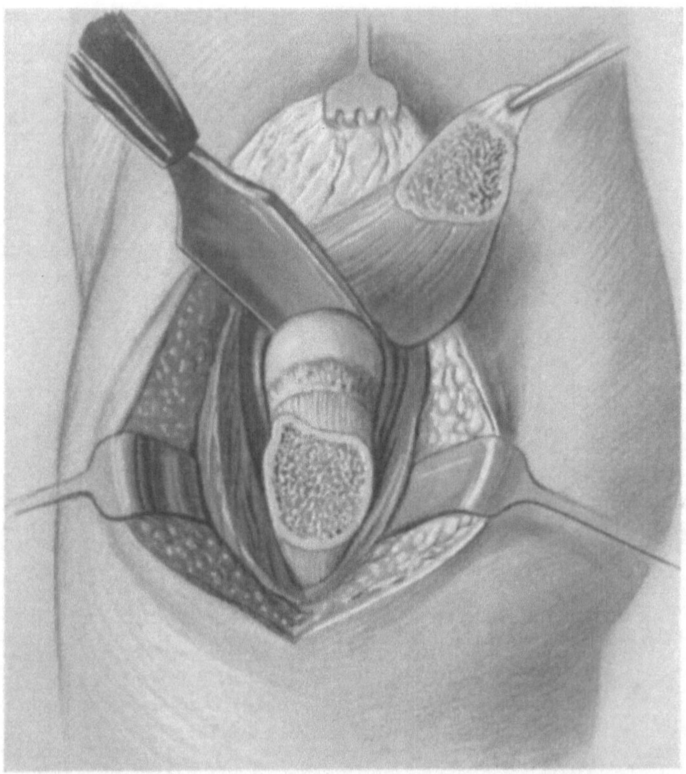

Abb. 129. Hüftmobilisierung nach MURPHY. Der Trochanter ist abgeschlagen und mit den Glutäen nach oben geklappt, Kapsel abgetragen; mit Hohlmeißel wird der Femurkopf aus der Ankylosenmasse herausgemeißelt.

Muskelansätzen abgetragen. Die Muskeln werden dann nach vorne und rückwärts abgelöst und der große Lappen ebenfalls nach oben umgeschlagen. Die vorderen Fasern des Glutaeus medius werden durchschnitten. Die Gelenkskapsel wird quer zur Schenkelhalsachse durchtrennt, die Mm. piriformis und obturator ext. können erhalten werden. Mit einem großen Hohlmeißel wird der Kopf unter Berücksichtigung der anatomischen Verhältnisse aus der Pfanne gelöst und die knöcherne Ankylose durchtrennt. Mit MURPHYS Instrumentarium, Kugelbohrer und Kugelraspel werden Pfanne und Kopf geglättet und poliert. Nun wird vom ersten Hautschnitt ein gestielter Fett-Faszienlappen abpräpariert und in die künstlich geschaffene Pfanne eingeschlagen. Am Rande wird er all-

seits vernäht, dann der Kopf wieder eingesetzt und der Trochanter mit dem
Muskellappen zurückgeschlagen. Er wird am Femur mit einem Nagel befestigt.
Die Muskeln werden mit Bronzedraht genäht, Faszie und Haut darüber ge-
schlossen. Nachbehandlung wie bei LEXER, MAC AUSLAND u. a.

Technik nach MAC AUSLAND

Er macht nur einen U-förmigen Schnitt den Trochanter nach unten weit
umgreifend. Der Trochanter wird mit einem Meißel abgetragen und mit seinen
Muskelansätzen nach oben geschlagen. Längsschnitt durch die Kapsel, die dann

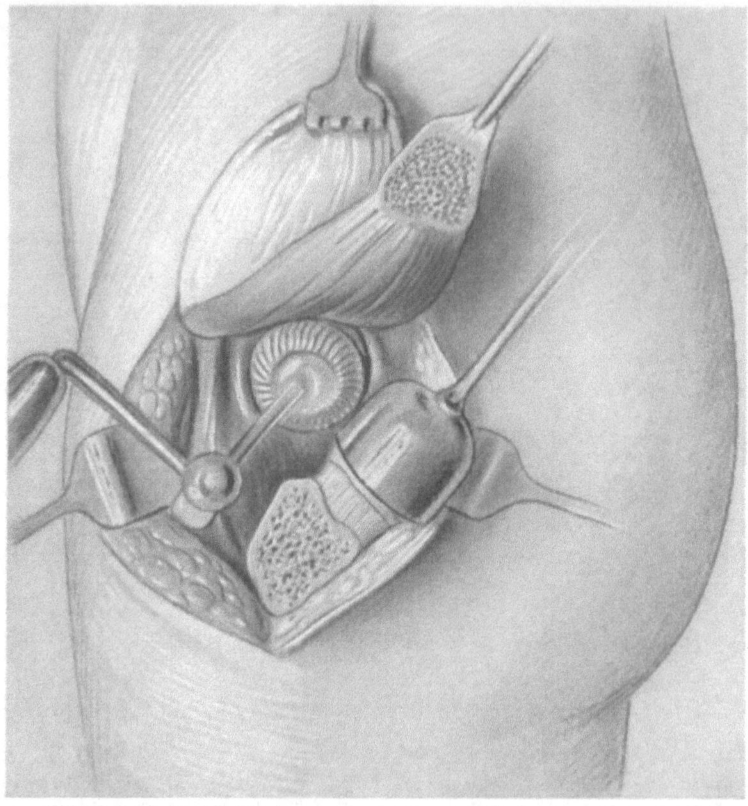

Abb. 130. Hüftmobilisierung nach MURPHY. Der herausgemeißelte und herausluxierte Kopf
wird mit der Hohlraspel, die Pfanne mit der Kugelfräse nach MURPHY geglättet.

seitlich abgelöst wird. Lösung des Kopfes mit gebogenem Hohlmeißel und
Runden und Glätten von Kopf und Pfanne mit MURPHYS Instrumenten. Der
Kopf wird mit einem den oberen Hautlappen entnommenen freien Faszienlappen
überzogen und dann reponiert. Kapselnähte. Zurückschlagen des Trochanter
und Muskellappens, der mit der Faszie und dem Periost vernäht wird. Hautnähte. Gipsverband von den Rippen bis zu den Zehen bei 10⁰ Abduktion. Nach
zweieinhalb Wochen wird der Gipsverband abgenommen und eine Extension
angelegt. Von der dritten Woche an passive Übungen, soweit sie ohne Schmerzen
möglich sind; aktive Muskelanspannung. Mit sechs Wochen dürfen die Patienten
mit Krücken aufstehen. Verminderung der Extension nach acht Wochen.

Die Modifikation von BAER

besteht darin, daß er eine präparierte Schweinsblase interponiert und zur Nachbehandlung nur eine Extension anlegt.

Technik nach LEXER

Der Kranke liegt zur Operation auf der gesunden Seite mit leicht gebeugtem adduzierten und innenrotierten Oberschenkel. Gabelschnitt wie bei MURPHY.

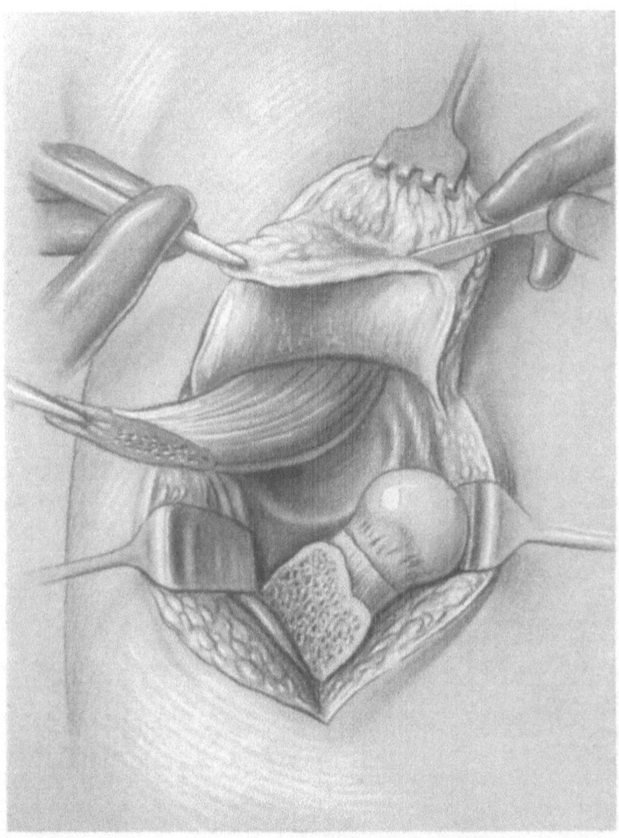

Abb. 131. Hüftmobilisierung nach MURPHY. Bildung des Faszien-Fettlappens, der vom Hautlappen abpräpariert wird und oben gestielt bleibt.

Die der Trochantergegend zustrebenden Fasern des Tensor fasciae und des Glutaeus maximus werden durch Vertiefung des Schnittes in ihrem Verlaufe getroffen. Der Trochanter major wird schräg von unten nach oben innen, und zwar flach abgemeißelt, sodann im Zusammenhang mit dem großen Lappen nach oben umgeschlagen. Dieser enthält einen Teil des Glutaeus maximus und des Tensor fasciae und die Trochanteransätze des Glutaeus medius und minimus. Nach stumpfem Ablösen des Glutaeus minimus gelangt man auf die Gelenkskapsel, den Gelenk- und Pfannenrand bzw. die Synostose. Die Lappenbasis wird soweit nach oben gedrängt, bis die Gegend des Pfannenrandes mindestens in Fingerbreite freiliegt. Die Sehnen des M. piriformis und M. obturator internus

werden nach Möglichkeit geschont. Ihre Durchtrennung erfolgt erst, wenn die
Zugänglichkeit zur Gegend der Pfanne nach Durchtrennung der Ankylose trotz
Außenrotation des stark gebeugten und adduzierten Oberschenkels ungenügend
ist. Nachdem von der freiliegenden Außenseite des Gelenkes die in der Regel
stark verdickte und mit dem Knochen verwachsene Kapsel vollkommen entfernt
ist, gibt sich bei der bindegewebigen Ankylose leicht die Stelle des früheren
Gelenksspaltes zu erkennen. Ein großer Hohlmeißel, dessen Höhlung etwa der

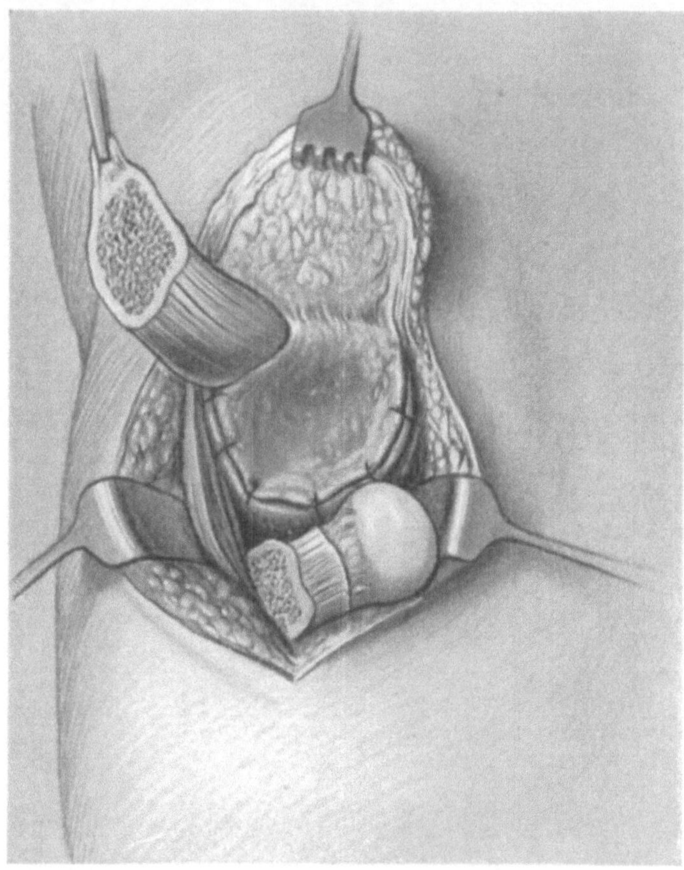

Abb. 132. Hüftmobilisierung nach Murphy. Die Pfanne ist mit dem Faszien-Fettlappen ausgekleidet.

normalen Wölbung eines gesunden Oberschenkelkopfes entspricht, durchtrennt
durch leichten Druck unter verstärkten Adduktions- und Rotationsbewegungen
die Verwachsungen des Kopfes mit der Pfanne und unterstützt sein Herausluxieren unter Außenrotation. Bei knöchernen Ankylosen wird die Durchtrennung
mit demselben großen Hohlmeißel schräg von hinten oben nach unten innen
vorgenommen, wobei meistens im groben die Verhältnisse für die neuen Gelenk-
formen geschaffen werden. Ihre weitere Modellierung findet später statt. Nun
wird das losgetrennte obere Femurende durch starke Flexion, Adduktion und
Außenrotation immer mehr aus der Wunde herausgedrängt, während alle nar-

bigen Verbindungen und die Reste der Kapsel auf der Innenseite mit dem Messer gründlich entfernt werden. Zur Bildung der Pfanne läßt man sich das obere Femurende mit Gazezügel kräftig nach unten ziehen, während ein stumpfer Haken die mit angefeuchteter steriler Gaze bedeckte Muskulatur des Lappens nach oben und hinten abzieht, so daß die Gegend der Pfanne in ausgedehnter Weise freiliegt. Bei der bindegewebigen Ankylose läßt sich die vorhandene

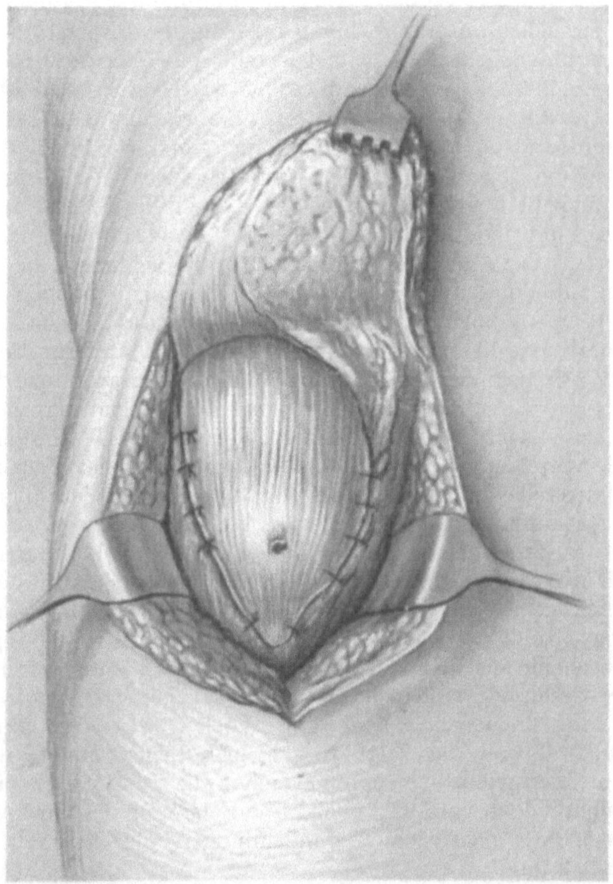

Abb. 133. Hüftmobilisierung nach MURPHY. Der Kopf ist reponiert, die Trochanterspitze mit dem Muskel zurückgeschlagen, durch Nagel und Nähte befestigt.

Pfannenvertiefung mittels der STILLEschen Hüftgelenkraspel glätten und nach Bedarf erweitern und vertiefen. Ihr entsprechend muß natürlich der Kopf geformt werden, wobei zu berücksichtigen ist, daß die Pfanne größer und weiter angelegt werden muß als der Kopf. Zur Bildung des letzteren genügt bei der bindegewebigen Ankylose die von MURPHY angegebene Hohlraspel. Bei knöchernen Ankylosen wird an Stelle der mit dem Hohlmeißel geschaffenen Durchtrennungsfläche die Pfannenvertiefung mit der Gelenkraspel hergestellt. Bei sehr hartem Knochen kann man mit hebelnder Bewegung kleinere Hohlmeißel gut zur Vorbildung gebrauchen, worauf die Glättung mit der Raspel erfolgt.

Wichtig dabei ist, daß hinten und oben ein breiter Pfannenrand zustande kommt. Dies erreicht man, wenn man mit der Raspel etwas schräg von unten nach oben und gleichzeitig etwas von vorne nach hinten vorgeht. In ähnlicher Weise wird durch messerscharfe, feine, breite Meißel Kopf und Hals gestaltet und mit der Hohlraspel geglättet. Ist der Femurhals stark verdickt, so muß vom oberen Rand genügend viel fortgemeißelt werden, damit er nicht ein Abduktionshindernis bildet. Dabei soll jedoch das zur Ernährung wichtige Periost am Hals nicht überflüssigerweise geopfert werden. Nach der Bildung der Pfanne und des Kopfes versucht man zunächst unter Zug und Gegenzug die Reposition, um sich über das genaue Zusammenpassen beider Gelenkteile und über die Breite des Gelenkspaltes zu unterrichten. Der letztere muß etwa Daumenbreite betragen. Der hintere und obere Pfannenrand muß soweit vorspringen, daß das Bein in gerade Stellung gebracht und nach oben gedrückt nicht luxiert. Jetzt wird vom ersten Schnitt aus der Fettgewebslappen aus der Oberschenkelseite entnommen und damit der Femurkopf überkleidet. Bei der Reposition des überzogenen Kopfes muß jeder Druck und jede Quetschung des Fettgewebslappens nach Möglichkeit vermieden werden; dazu gehören starker Zug und Gegenzug, die auch nach der Reposition bis zur Vollendung des Verbandes bestehen bleiben. Das Zurückverlagern des Lappens beginnt mit der Befestigung des Trochanters durch Annageln oder durch eine kräftige Naht, welche in seiner äußeren Bekleidung Halt findet. Sind die Sehnen der Mm. piriformis und obturator int. durchschnitten worden, so müssen sie schon vor Befestigung des Trochanters genäht werden. Die Naht des Glutaeus max. und des Tensor fasciae, die mit Katgut erfolgt, schließt das ganze Gelenksgebiet ab. Fortlaufende Katgutnaht der Faszie, Hautnähte. An der Entnahmestelle des Fettgewebes werden nach der Vereinigung der Hauträndern durch fortlaufende Naht noch zwei bis drei Knopfnähte bis durch die Faszie gelegt, um das Anlegen der Haut auf der Unterlage zu beschleunigen.

Zum Verband wird der Kranke unter ständigem Zug und Gegenzug auf den bereitstehenden Extensionstisch gehoben und nach Anlegen eines Heftpflasterlängszuges am Unterschenkel in leicht abduzierter Stellung vom oberen Rand der Kniescheibe bis über das Becken eingegipst, und zwar hat es sich als zweckmäßig erwiesen, diese Gipshose immer für beide Beine in der gleichen Abduktionsstellung anzulegen. Nach vier Wochen wird der Gipsverband abgenommen und während der Zugverband noch liegen bleibt, werden leichte Bewegungen im Hüftgelenk versucht. Nach zwei weiteren Wochen kann der Kranke aufstehen, jedoch vorläufig noch ohne Belastung des Gelenkes. Es folgen zunächst aktive, dann passive Bewegungsübungen aller Art mit Massage und allmählicher Belastung.

Technik nach ALBEE

Freilegung mit dem SPRENGELschen Schnitt, 10 cm unterhalb des Darmbeinstachels beginnend, entlang dem äußeren Rande des M. sartorius nach aufwärts zur Spina, dann entlang des Darmbeinkammes in zwei Drittel seiner Ausdehnung nach rückwärts, sofort bis auf den Knochen. Dann wird mittels eines scharfen Raspatoriums der ganze Hautmuskel-Periostlappen nach rückwärts abpräpariert und umgeschlagen, bis das Hüftgelenk frei ist. Lösung des Femurkopfes aus der Pfanne mit einem gebogenen Hohlmeißel. Formung eines neuen Kopfes und einer neuen genügend großen Pfanne mittels der Raspel des Autors. Auf eine genaueste Glättung der Gelenkanteile wird besonderer Wert gelegt. Sorgfältige Entfernung der Knochensplitter und Auskleiden der Pfanne mit einem Faszien-Fettlappen, der der Fascia lata von einem eigenen Bogenschnitt an der Außenseite des Oberschenkels entnommen wird. Reposition des Kopfes. Nähte der Muskeln und Faszie. Hautnähte. Gipsverband in leichter Abduktion über eine vorher angelegte Extension, die dann mit 10 kg belastet wird. Nach sechs Wochen statt des Gipsverbandes allenfalls einen Apparat für drei Monate und Gehversuche mit Krücken.

Technik nach PAYR (Abb. 134 und 135)

Er empfiehlt gleichfalls die Umschneidung und Aufklappung des Trochanters. Die Ankylose wird mit mehreren schmalen Meißeln, die vom Pfannenrand an verschiedenen Stellen des Gelenksumfanges gleichzeitig in die Tiefe

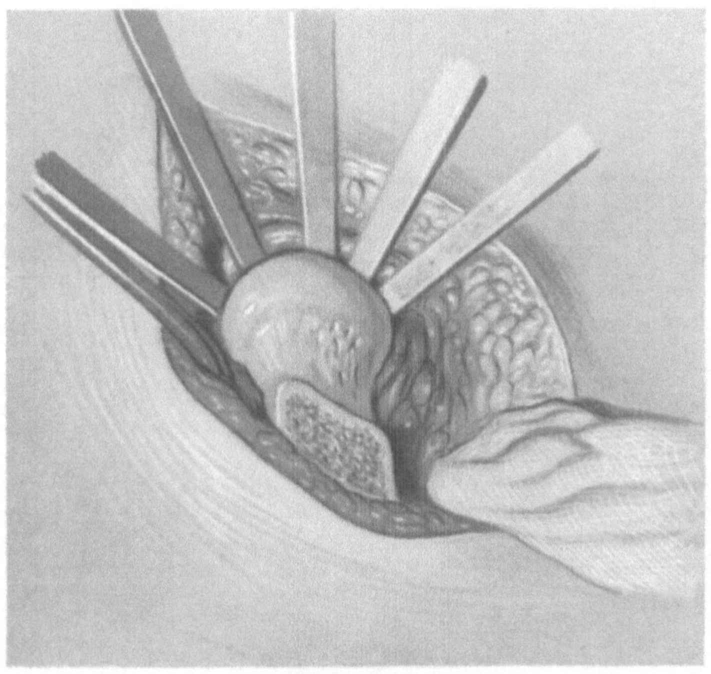

Abb. 134. Hüftmobilisierung nach PAYR. Auslösen des Kopfes mit mehreren schmalen Meißeln, die gleichzeitig an verschiedenen Stellen in die Tiefe getrieben werden (nach PAYR, Plastik an Kugelgelenken).

eindringen, gelöst. Vom Pfannendach darf nichts geopfert werden, dafür schlägt man am vorderen und hinteren Umfang des neuen Kopfes eine etwas breitere Bresche. Mit nach der Fläche gebogenem Hohlmeißel weiter arbeitend, erhält man auch in schwierigen Fällen ausreichendes Material für einen neuen Gelenkskopf. Dabei soll nicht subperiostal, sondern extraperiostal gearbeitet werden.

Bei der Neubildung der Gelenkflächen ist zu beachten, daß immer am konkaven Gelenkanteil der Radius zu vergrößern, am konvexen zu verkleinern ist. Rücksichtslose Exzision aller Schwielen und Schwarten ist wichtig für den Erfolg. Als Zwischenlagerung wird immer die frei transplantierte Faszie bevorzugt. Sie wird unter starkem Zug über die neugebildeten Gelenkskörper gespannt. Am Schenkelkopf wird der Lappen zuerst durch eine starke Katgutligatur am Hals befestigt und an diesen dann durch Spannähte fixiert. Vollständiger

Wundschluß. Lagerung in Semiflexion mit Extension von 5 bis 6 kg, nie mehr. Nur vom Patienten selbst ausgeführte passive und möglichst bald aktive Bewegungen beginnend bei Faszienplastik nach acht bis zehn Tagen bei Fettlappen später.

Andere Technik

PUTTI macht den gleichen Gabelschnitt wie MURPHY und LEXER. Auch er schlägt den Trochanter ab und mit den Muskelansätzen nach oben; bildet dann Kopf und Pfanne neu und überzieht den Kopf mit einem freien Faszienlappen. Zur Nachbehandlung Extension in leichter Abduktion und Semiflexion. Er

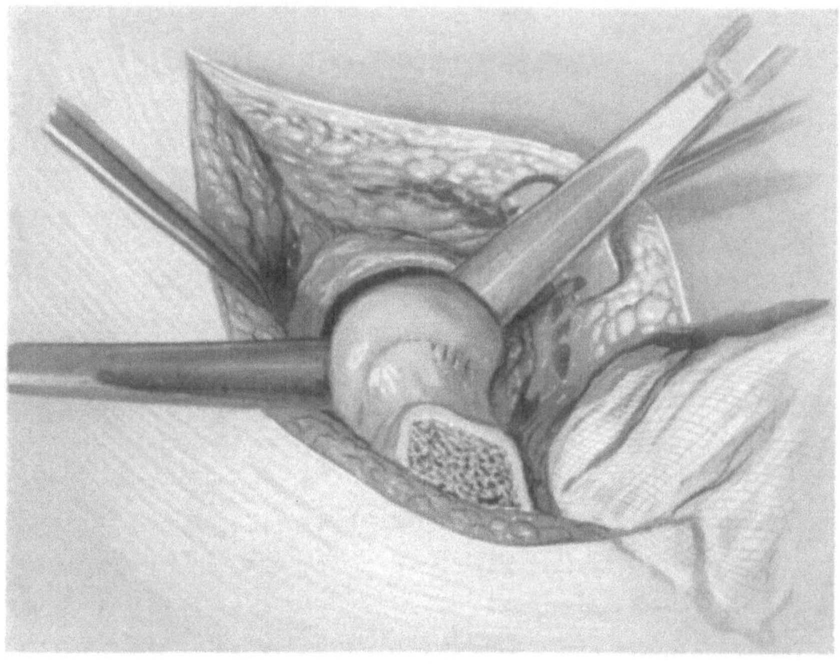

Abb. 135. Hüftmobilisierung nach PAYR. Die weitere Lösung erfolgt mit Hohlmeißel (nach PAYR, Plastik an Kugelgelenken).

verwendet nie einen starren Verband. Passive und aktive Übungen beginnen bereits nach der Wundheilung.

SCHEPELMANN benutzt einen lateralen Schnitt über Beckenschaufel, Pfannenrand, Trochanter und Femurschaft. Die am Trochanter ansetzenden Muskeln werden scharf am Knochen abgetrennt, bei Jugendlichen unter Mitnahme von Knorpel. Ein 2 bis $2\frac{1}{2}$ cm breiter Meißel dringt von oben vorne und hinten am Pfannenrand in der Richtung nach der Fovea capitalis vor. Nach Einbrechen einer übrig gebliebenen Knochenbrücke wird der Kopfteil aus der Wunde luxiert und mit schmalblättriger Bogensäge, Meißel, Knochenzange, Raspel und Feile modelliert und poliert. Die Pfanne wird mit 4 cm breitem Hohlmeißel ausgehöhlt und durch Kugelraspel geglättet und poliert. Keine Interposition. Wundverschluß durch Etagennähte. Extension in stärkster Abduktion. Frühzeitige aktive und aktiv-passive Bewegungen. Ganz ähnlich arbeitet SCHMERZ.

HASS umschneidet den Trochanter major mit nach unten konvexem Bogenschnitt. Der Trochanter wird schräg abgemeißelt und mit den Muskelansätzen nach oben zurückgeschlagen. Freilegung des Schenkelhalses, Durchtrennung der Ankylose mittels gebogenen Hohlmeißels in der Richtung des Gelenkspaltes. Die neue Pfanne wird mittels Fräse genügend vertieft, der Schenkelkopf scharfkantig zugespitzt und geglättet. Auch hier wird nur von der Spongiosa des Schenkelkopfes reseziert, ohne daß der Markraum des Halses eröffnet wird. Dann Interposition eines freien Fettlappens mit dem die Pfanne ausgekleidet wird.

Technik nach SCHANZ

Der Trochanter wird mit einem großen nach oben konvexen Bogen umschnitten und Haut und Unterhautfettlappen nach unten zurückgeschlagen. Ablösen des Trochanters mit seinen Muskelansätzen vom Femur. Er wird nicht quer abgeschlagen, sondern mit seiner langen Spitze aus der Außenseite des Femur gemeißelt. Der gelöste Trochanter wird nach oben zurückgeschlagen und der Schenkelhals freigelegt. Nun wird der Schenkelhals von oben außen nach unten innen durchgemeißelt, so daß die Schnittlinie in der Nähe des abgelösten Trochanters beginnt und in der Höhe des unteren Pfannenrandes endigt. Aus dem mit dem Becken in Zusammenhang gebliebenen Teil des Schenkelhalses wird die Spongiosa entfernt und so eine Art Pfannendach aus der stehengebliebenen Kortikalis gewonnen. Der andere Teil des durchmeißelten Halses wird leicht abgerundet, so daß ein walzenförmiges Gebilde entsteht. Nun wird vom Haut-Unterhautfettlappen der Implantationslappen abgelöst und in das neu gebildete Gelenk hineingeschlagen und dort fixiert. Ein kurzer Schnitt durch die Haut und die Basis des Implantationslappens legt die Außenseite des Femur in entsprechender Höhe wieder frei. Dort wird der abgemeißelte Trochanter mit einer Schraube fixiert. Schichtenweiser Wundschluß. Fixationsverband für acht Wochen. Keine Nachbehandlung; die Beweglichkeit stellt sich von selbst ein.

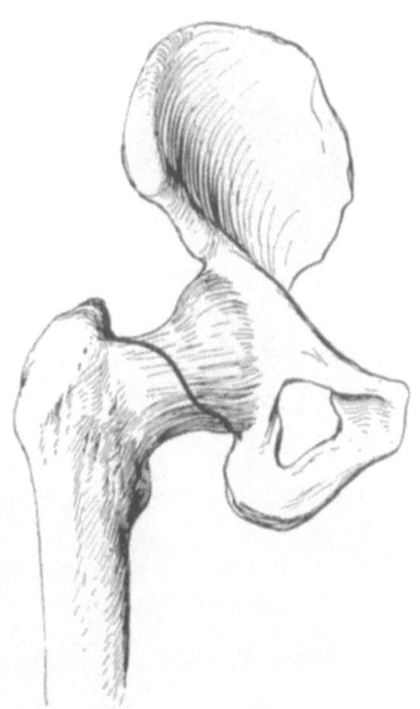

Abb. 136. Sattelosteotomie nach PAYR. Verlauf der Osteotomielinie nach einem verkehrten S (nach PAYR, Plastik an Kugelgelenken)

Technik der Sattelosteotomie nach PAYR (Abb. 136 und 137)

Vorderer Längsschnitt von der Spina nach abwärts. Zwischen Sartorius und Tensor fasciae geht man in die Tiefe auf den Trochanter zu. Er wird nur in seiner vorderen Hälfte skelettiert, die Muskeln zur Seite gehalten und dann der Schenkelhals S-förmig durchtrennt, wobei die Konvexität gegen den Kopf oder gegen den Hals zu gewählt wird, je nach der Dicke des Ankylosenmassivs. Jedenfalls muß die Trennungsebene annähernd parallel zur Interspinallinie angelegt werden, also mit dem Schenkelschaft ungefähr einen rechten Winkel einschließen. Die Pfanne mit dem Rest des Kopfes und Halses muß ein gutes Widerlager für das Schaftstück bilden. Die Durchtrennungsstelle wird dann in Sattelform ausgearbeitet, beckenwärts konkav, am Oberschenkel konvex. Die Knochenwundfläche wird mit freier Faszie oder einem gestielten Lappen aus dem Tractus ileotibialis überzogen. Muskel- und Hautnähte. Nachbehandlung mit Extensionsverband und frühzeitigem Beginn mit passiven, später aktiven Übungen.

Die Operation ist technisch einfacher und rascher auszuführen, als eine volle Arthroplastik, läßt den ursprünglichen Entzündungsherd in Ruhe, wodurch die Infektionsgefahr geringer wird und ist vom Zustand der Muskeln weniger abhängig, da man nur auf Beugung und Streckung rechnet.

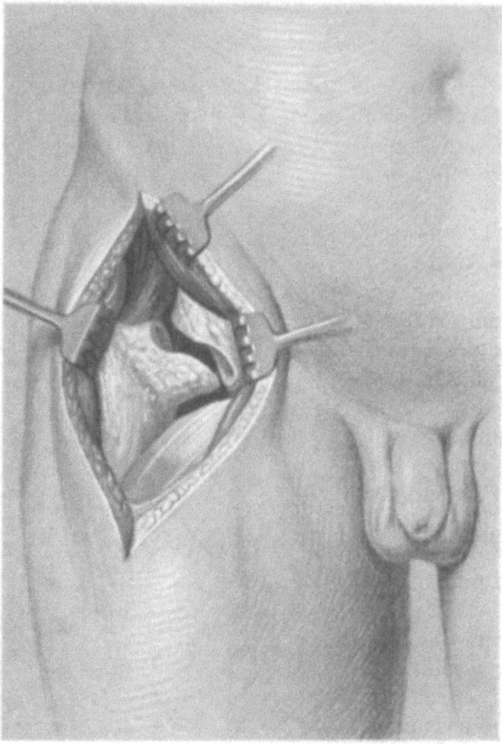

Diesen Operationen gegenüber, die immer mehr an Wert und Erfolgen gewinnen, treten die älteren Verfahren der sogenannten orthopädischen Resektion mehr in den Hintergrund. Sie stellen eine ausgedehnte Resektion der Gelenkanteile dar und suchen ohne Interposition auszukommen.

Technik der orthopädischen Resektion nach LANGENBECK

Lateraler Schnitt über dem Trochanter, 18 cm lang, gleich weit nach oben und unten reichend. Haut, Faszie und M. glutaeus max. werden durchtrennt und alle Weichteile subperiostal vom Trochanter abgelöst. Mit Hammer und Meißel wird die Ankylose durchtrennt und dann an der Rückseite des Gelenkes die Kapsel und das Periost durchschnitten. Die Ansätze aller pelvitrochanteren Muskeln werden mit dem Periost abgelöst. Neubildung einer Pfanne am Hüftbein durch Entfernung der mit ihm verschmolzenen Kopfteile. Man gibt der neuen Pfanne genügende Tiefe, einen festen, überhängenden oberen Rand und möglichst glatte Wände. Vom Femurende wird mit Knochenzange, Hohlmeißel und Bildhauermeißel alles, was dem Hals angehört, entfernt; dann das obere regelmäßig abgerundete Ende des Trochanter mit der neuen Gelenkpfanne in Kontakt gebracht.

Abb. 137. Sattelosteotomie nach PAYR. S-förmige Durchtrennung; die medialen Haken halten den Sartorius, der laterale den Tensor zur Seite; im unteren Wundwinkel zieht der Rektus nach innen

HUETER macht sich das Gelenk von einem vorderen Schnitt aus zugänglich. 12 bis 15 cm lang, etwas unter dem Darmbeinstachel beginnend, am vorderen Rand der Trochanter major vorbei. M. sartorius und Tensor fasciae werden getrennt und auseinander gezogen. In der Tiefe liegt der M. rectus femoris, den man nach medial zieht und unter ihm der Ileopsoas, der ebenfalls nach medial gehalten wird. Seine Muskelbündel sowie Periost und Kapsel werden eingeschnitten und die Vorderseite der Ankylose liegt frei. Man durchschneidet den Hals in der Richtung nach vorne und hinten und gestaltet Pfanne und Kopf wie bei LANGENBECK.

Der große Nachteil der orthopädischen Resektion ist die Gefahr des Rezidivs, das selbst nach ausgiebiger Resektion wieder eintreten kann, weshalb schon NÉLATON Muskellappen interponierte.

Angeborene Hüftverrenkung

Die Einrenkung der angeborenen Hüftluxation nach LORENZ ist wohl die glänzendste Errungenschaft der orthopädischen Technik. Sie erlaubt uns diese durchaus nicht seltene angeborene Deformität auf gedecktem Wege, also auf völlig ungefährliche und fast immer erfolgreiche Weise zu beseitigen. Im Gegensatz zu LORENZ, der dafür eintritt, die Behandlung erst dann zu beginnen, wenn die Luxation sich durch die Gehstörung zweifellos zu erkennen gibt (zweites bis drittes Lebensjahr), stehe ich mit BADE und JOACHIMSTHAL auf dem Standpunkt, daß die Luxation, sobald nur der Verdacht an eine solche aufkommt, festzustellen ist, was in letzter Linie durch Röntgenbilder unzweifelhaft möglich ist, und daß dieser Feststellung als zwingende Folge die sofortige Einrenkung folgen muß. Je früher wir einrenken, desto besser und natürlicher wird die weitere Entwicklung der erkrankten Hüfte vor sich gehen. Wie ich aus eigener Erfahrung feststellen kann, gibt es weder für die Erkennung noch für die Einrenkung, noch endlich für deren Erhaltung und die Wartung des eingerenkten Kindes nennenswerte Schwierigkeiten. Das Gedeihen selbst einer ganz schwächlichen Frühgeburt, die ich einzurenken Gelegenheit hatte, leidet in keiner Weise. Ich fand einen ausgezeichneten primären Halt und konnte mich begnügen, das Beinchen in Abduktion auf einer einfachen Pappschiene zu lagern. Schon nach zwei Monaten konnte das Kind mit einem Dauererfolg als geheilt aus der Behandlung entlassen werden.

Eine untere Altersgrenze gibt es also für diesen Eingriff nicht, wohl aber leider eine obere. Im allgemeinen wird die günstige Altersgrenze für die Einrenkung doppelseitiger Fälle mit fünf bis sieben Jahren angesehen, für einseitige mit sieben bis zwölf Jahren. Aber auch darüber hinaus wird bei einigermaßen günstigem Röntgenbild der Einrenkungsversuch gerechtfertigt sein, wenn er entsprechend vorsichtig ausgeführt wird. Es sind mit der gedeckten Einrenkung Erfolge selbst bis ins Erwachsenenalter hinein erzielt worden (FRÄNKEL), nur wird man jenseits der günstigen Altersgrenze auf die Unmöglichkeit der Einrenkung und die Möglichkeit einer Versteifung der Hüfte gefaßt sein müssen.

a) Die gedeckte Einrenkung (Reposition)

Die gedeckte Einrenkung der angeborenen Hüftgelenksverrenkung wird, seit uns LORENZ 1896 nicht nur gelehrt hat, auf gedecktem Wege den Kopf wieder in die Pfanne zu bringen, sondern auch ihn dort zu erhalten, primär nur mehr auf diese Art vorgenommen. Sie besteht dem Wesen nach 1. in der Einrenkung (Reposition), 2. im Gipsverband (Retention), 3. in der Nachbehandlung. Die verbreitetste Technik ist die von LORENZ. Sie wird in Allgemeinnarkose ausgeführt.

Technik nach LORENZ

Die dem Herunterholen des Kopfes entgegen wirkenden Hindernisse sind in der Regel um so größer, je älter der Patient ist und je resistenter die Weichteile sind. Der Grad der Verkürzung ist nicht immer maßgebend für die Schwierigkeiten, die sich dem Herunterholen entgegensetzen. Sie sind hauptsächlich abhängig von der Kapsel, im geringeren Ausmaß auch von den Muskeln. Innerhalb der günstigen Altersgrenze genügt die Extension am Knöchel mit der Hand, während ein Assistent mit seinen beiden Händen den Damm des Kindes umgreift und so den Gegenzug ausführt. Bei gestrecktem Beine soll die manuelle Extension am besten rhythmisch ausgeführt werden, wodurch das Herunterholen des Kopfes bis in die Pfannenhöhe in der Regel erreicht werden kann. Gegebenenfalls kann man versuchen, durch Druck von oben her den Trochanter nach unten zu treiben. Bei größeren Kindern, die die sogenannte günstige Altersgrenze bereits überschritten haben, kann auch eine vorherige maschinelle Extension notwendig werden. Diese wird durch fünf bis zehn Minuten lang mit einer Kraft von 20 bis 40 kg auf einem der bekannten Extensionstische vorgenommen. Befindet sich der Kopf in der Pfannenhöhe, so erfolgt die Einrenkung.

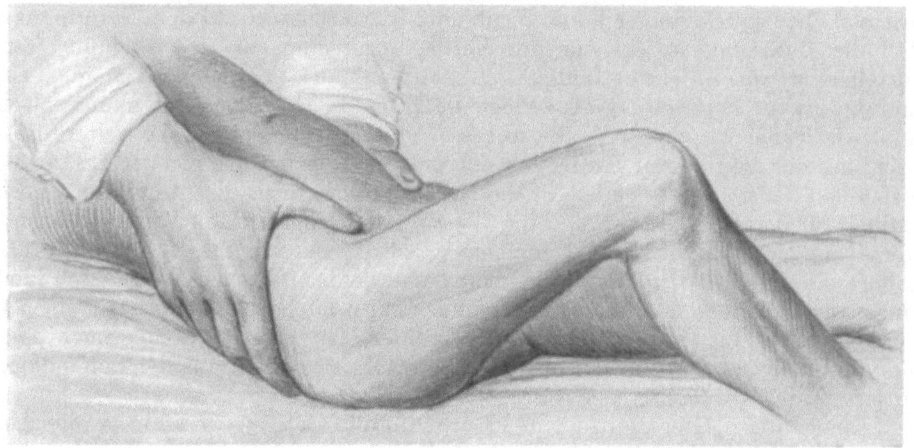

Abb. 138. Fixierung des Beckens zur Einrenkung der Hüfte

Einrenkung aus freier Hand (Abb. 138)

Stand an der kranken Seite des Patienten. Ein Assistent fixiert das Becken mit beiden Händen durch Niederdrücken gegen die Unterlage. Der Operateur umfaßt den Oberschenkel mit der gesundseitigen Hand knapp ober dem Knie, beugt ihn rechtwinklig im Hüftgelenk und bis auf 30 Grad im Kniegelenk und rollt ihn einwärts. Dadurch werden die verkürzten Adduktoren, Tubermuskeln und Ileopsoas entspannt. Der Daumen der krankseitigen Hand kommt auf den Trochanter zu liegen. Nun übt die das Knie umfassende Hand einen kräftigen Zug in der Richtung des Oberschenkels, also senkrecht zur Körperlängsachse aus, führt ihn in leichte Abduktion über und drückt gleichzeitig mit dem Daumen der anderen Hand den Schenkelkopf nach oben. Die weitere Abduktion bis 90 Grad zwingt den Kopf zum Überspringen des Pfannenrandes, die Einrenkung ist erfolgt. Bei leichten Fällen kommt man auf diese Weise rasch zum Ziele. Ist eine starke Verkürzung der Adduktoren vorhanden, so müssen diese erst gedehnt werden. Vor jedem zuviel wird ausdrücklich gewarnt. (GAUGELE: Schonet die Adduktoren!) Wenn die Einrenkung ohne Schädigung der Adduktoren gelungen ist, kann sie auch ohne weitere Dehnung derselben durch exakte Gipstechnik erhalten werden und nach der ersten Verbandabnahme sind die Adduktoren dann derart erschlafft, daß sie keinerlei Hindernis mehr darstellen. Sie sind daher auch nicht zugunsten einer primären Stabilität mehr als für die Einrenkung notwendig ist zu dehnen (GAUGELE).

Einrenkung auf dem Keil (Abb. 139)

Der Patient liegt mit dem Rücken auf dem Tisch, so daß die Beine über den Tischrand herunterhängen. Fixierung des Beckens wie oben oder durch maximale Beugung des gesunden Oberschenkels nach GERSUNY. Nun werden Hüfte und Knie bis zum rechten Winkel in der Sagittalebene gebeugt; parallel dem leicht abduzierten gesunden Oberschenkel wird unter dem Trochanter der kranken Seite ein gepolsterter Keil untergeschoben und der kranke Oberschenkel

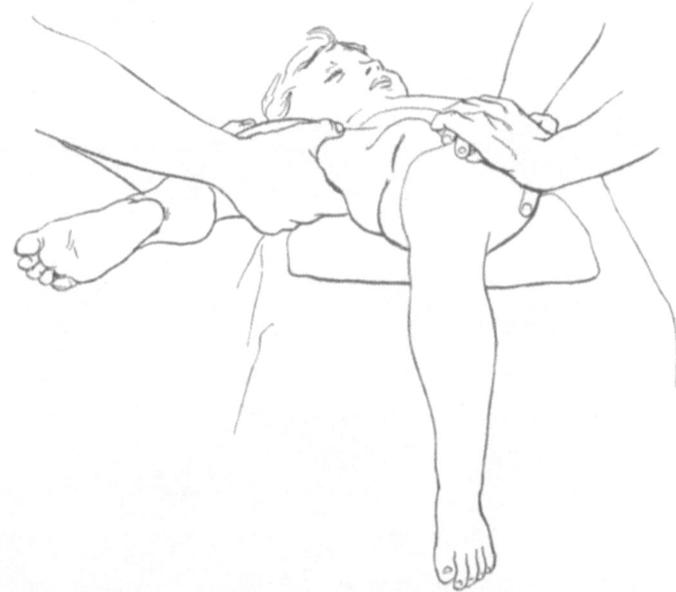

Abb. 139. Einrenkung nach LORENZ über den Keil. Abduktion des Oberschenkels bis auf 90°; Keil unter dem krankseitigen Trochanter (nach LORENZ, Die sog. angeb. Hüftverrenkung)

allmählich bis auf 90 Grad abduziert, bis der Oberschenkel samt dem gebeugten Unterschenkel der Tischplatte nahezu anliegen. Der Oberschenkelkopf erklimmt unter dem Hebeldruck die schiefe Ebene des hinteren Pfannenrandes und erweitert die Kapselenge. Vorsichtiges Arbeiten ist hiebei dringend notwendig. Erst bei einer über 90 Grad hinausgehenden horizontalen Abduktion des Beines erfolgt dann die Einrenkung.

Von vielen Seiten wird die Anwendung des Keiles verworfen, von anderen für überflüssig erklärt. Jedenfalls kann man in der Anwendung gerade eines Keiles als Hypomochlion nicht etwas Prinzipielles in der Einrenkung einer luxierten Hüfte sehen.

Einrenkung über den unteren Pfannenrand (Abb. 140)

Will man über den unteren Pfannenrand einrenken, so wird der bereits abduzierte Oberschenkel zuerst maximal axillar gebeugt; man drängt dann sein

distales Ende nach außen und durch Schub in der Längsrichtung des Femur
nach abwärts. Dadurch kommt der Schenkelkopf nach unterhalb und außerhalb
des unteren Pfannenrandes zu liegen. Nun beschreibt man mit dem nach oben
gerichteten distalen Femurende unter maximaler Beugung auch des Kniegelenkes
einen Kreisbogen in der Richtung nach außen, bis das distale Femurende wieder
nach abwärts gerichtet ist und sich dabei in Überstreckung befindet. Hiebei
soll die Einrenkung erfolgen. Dieses Manöver birgt die Gefahr der Transposition
des Schenkelkopfes auf das Foramen obturatum in sich. Hat man dies erkannt,
so genügt ein Überführen des in leichter Flexion und Abduktion federnd fixierten

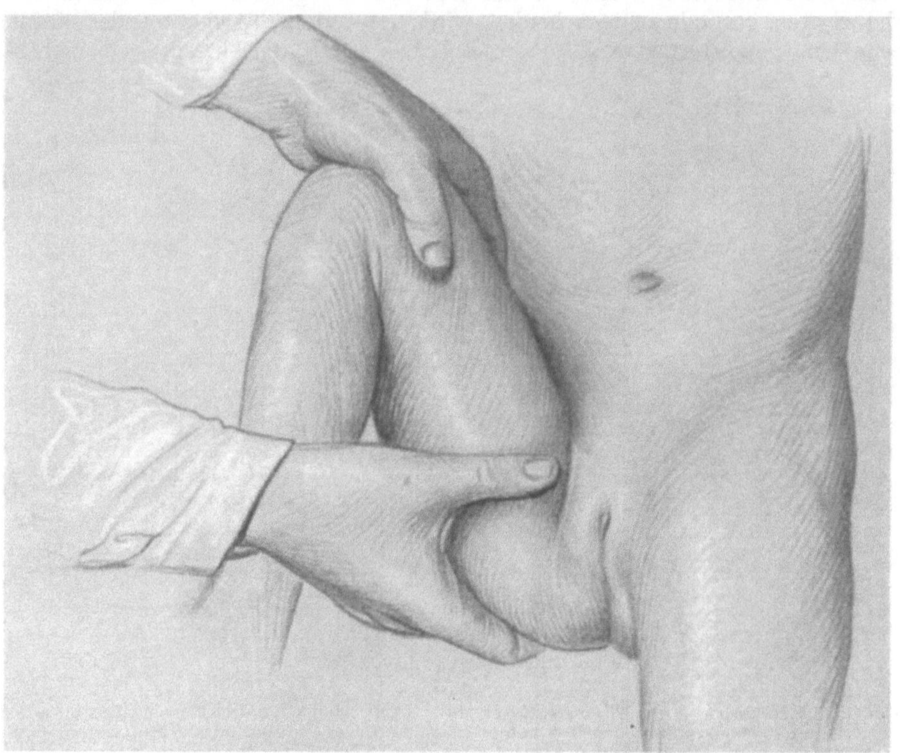

Abb. 140.   Einrenkung über den unteren Pfannenrand. Maximale axillare Beugung,
Schub nach außen und abwärts mit der linken Hand

Oberschenkels zur indifferenten Stellung, um den Schenkelkopf in die Pfanne
springen zu lassen.

Während LORENZ in seinem bekannten Buche den Maßnahmen der Implantation zur Verbesserung der primären Stabilität nach der Einrenkung ein
besonderes Kapitel widmet und beschreibt, wie man durch rollende Bewegungen
und Druck medialwärts den Schenkelkopf in sein neues Lager möglichst hinein-
zwängen soll, haben andere Autoren die Implantation aufgegeben und wieder
andere widerraten jedes unnötige Herummanipulieren mit dem Schenkelkopf
nach der Einrenkung. Wir begnügen uns dort, wo eine leichte und rasche Einrenkung gelungen ist und eine gute Stabilität erzielt werden konnte, mit diesen

Tatsachen; ist die primäre Stabilität nicht befriedigend, so kann ein leichter Druck auf den Trochanter und gleichzeitige rollende Bewegungen mit dem Beine versucht werden, um den Kopf tiefer einzutreiben. Hilft auch dies nichts und schafft die Überführung in die andere Primärstellung (LANGE bzw. LORENZ) keine Besserung, so darf man jetzt durch mehrfaches Ein- und Ausrenken die Ursache des fehlenden Haltes ergründen, wenn uns nicht darüber das Röntgenbild ohnehin Aufschluß gibt; wir wählen dann die beste zentrale Einstellung als Primärstellung.

Andere Technik (Abb. 141 bis 144)

Die allgemeine Technik weicht etwas von diesen klassischen Formen der LORENZschen Einrenkung ab und wird etwa in folgender Art ausgeführt:
1. Phase. Flexion bis 90⁰, Fixierung des Beckens wie oben oder mittels der GOCHT-schen Hebel (Abb. 141), deren Anwendung aus der Abbildung ohne weiteres

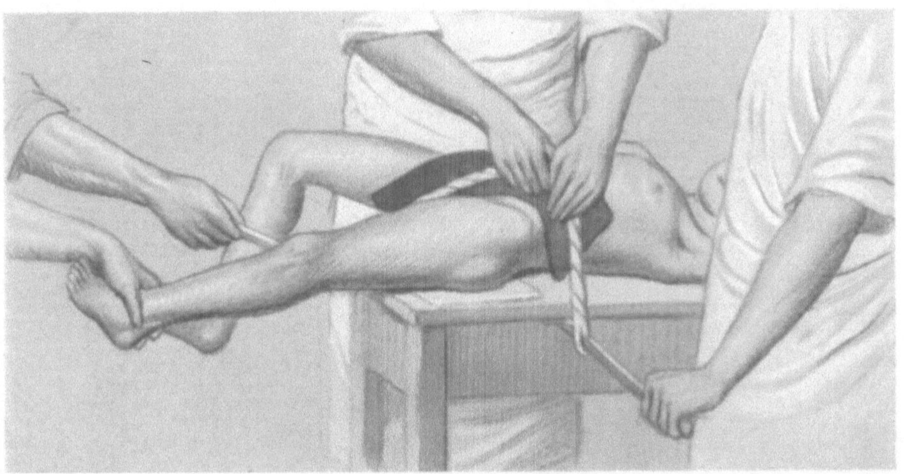

Abb. 141. Beckenfixierung nach GOCHT. Die Taillengegend ist durch Faktiskissen geschützt, darüber zieht ein Baumwollsträhn, der durch eigene Hebel, die sich unter dem Tisch anstützen, gespannt wird und das Becken an den Tisch unverrückbar anpreßt (nach GOCHT-DEBRUNNER, Orthopädische Therapie).

ersichtlich ist. Beugung von Knie und Hüfte zur Entspannung der Muskeln und kräftiger Zug in der Längsrichtung des gebeugten Oberschenkels, während der Operateur wenigstens mit einer Hand direkt auf den Femurkopf drückt, um ihn in die Pfanne zu schieben. 2. Phase: Abduktion bis 90⁰. Die Hüfte wird rechtwinklig gebeugt und dann unter Zug in eine forcierte Abduktion übergeführt. Der Operateur drückt weiter auf den Schenkelkopf von rückwärts nach vorne, so daß er bei zunehmender Abduktion oft schon in die Pfanne (Abb. 142) einspringt. Sonst 3. Phase: Reposition. Während die eine Hand des Operateurs oder der Unterarm nach HOFFA, die Faust nach NARAT, oder auch ein Keil als Hypomochlion unter den Trochanter gebracht wird, übt die andere Hand einen allmählich stärker werdenden, jedoch ständig genauestens zu dosierenden Druck erdwärts auf die Kniepartie des Oberschenkels aus, um den Kopf gegen den Kapselisthmus zu drängen, diesen zu erweitern und um gleichzeitig den Kopf über den hinteren Pfannenrand hinweg zu hebeln. Dabei ist sowohl der Widerstand des Pfannenrandes wie besonders auch der der Adduktoren zu überwinden,

daher jede brüske Kraftanwendung auf jeden Fall zu vermeiden. Meist genügt
die einmalige Ausführung dieser Manöver (bei Kindern von ein bis zwei Jahren),
um die Einrenkung herbeizuführen. Bei älteren Kindern müssen die Phasen 2
und 3 mehrmals hintereinander wiederholt werden, bis die Einrenkung gelingt.
Sie erfolgt meist mit einem lauten Geräusch und einer deutlich fühlbaren Erschütterung. Dieses Einrenkungsgeräusch ist in der Regel vorhanden, aber sein
Fehlen darf nicht als ein Anzeichen für einen schlechten Erfolg angesehen werden.
Es ist bei kleinen Kindern wegen der noch knorpeligen Pfanne meist geringer als
bei älteren und leiser bei der Einrenkung über den oberen Pfannenrand als über
den unteren.

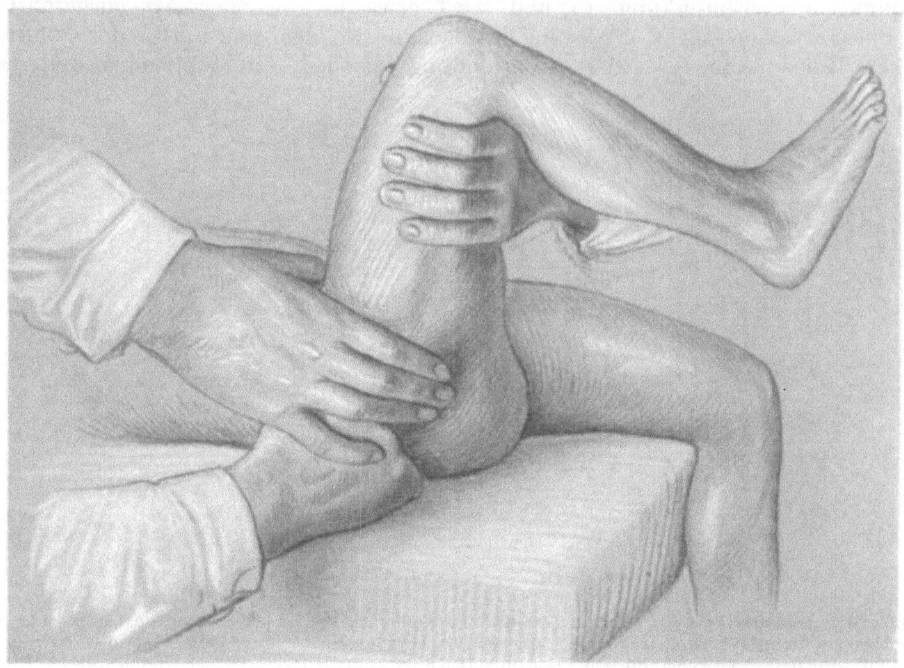

Abb. 142. Einrenkung über die Faust. Der in der Sagittalen rechtwinklig gebeugte Oberschenkel
wird über die Faust des Assistenten abduziert, bis der Kopf einspringt.

GOCHT läßt zunächst den Oberschenkel bei mindestens rechtwinkelig
gebeugtem Hüftgelenk in stärkste Adduktion bringen und unter Zug über den
Bauch herüberlegen. Durch Ein- und Auswärtsdrehung in dieser Stellung
gleitet der Kopf hinter der Pfanne nach ab- und aufwärts und erweitert die
Kapsel. Nun wird die fest geballte rechte Faust aufs rechte Knie gelegt und
unter die Trochantergegend gestemmt. Der Arzt hat sein Bein auf einen Schemel
gestellt, so daß das Knie sich in Tischhöhe befindet. Jetzt vermag jede Streckbewegung im Sprunggelenk des Arztes einen senkrecht aufwärts gerichteten
Druck auszuüben. Je nach der Stellung, die mit der Linken dem kindlichen Oberschenkel gegeben wird, wird der Femurkopf über den hinteren oberen, über den
hinteren oder über den hinteren unteren Pfannenrand gedrängt. Bei leichter
Einwärtsdrehung stellt sich der Kopf meist für den Weg über den hinteren oberen
Pfannenrand ein, der als der natürliche Gleitweg anzusehen ist. Gelingt hier

die Einrenkung nicht, so werden die beiden anderen Wege versucht. Eine hemmende Anspannung der Kapsel kann durch Zug des Femur nach oben gedehnt werden. Statt des Druckes mit der Faust von unten, kann auch ein Helfer mit beiden Händen den Trochanter heben. Er steht an der gesunden Seite des Kindes und umgreift mit ineinander verschränkten Händen die kranke Hüfte. Der Trochanter ruht auf den distalen Speichenenden und wird nach vorne gehoben. Über dieses Widerlager wird bei zunehmender Abduktion der Oberschenkel in die Pfanne gehebelt. Noch einige kräftige Drehungen und Kreisbewegungen des Knies, um den Kopf tiefer in die Pfanne zu drängen, und das Bein wird in die LORENZsche Primärstellung gebracht, in der dann der Gipsverband angelegt wird.

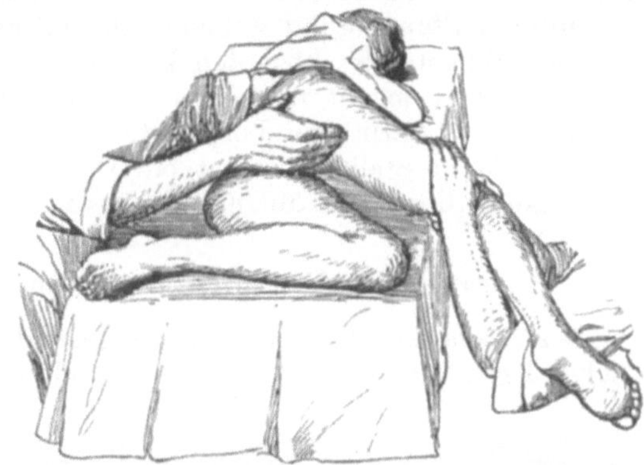

Abb. 143. Einrenkung nach CALOT. Seitenlage, Zug am Bein, Beugung und Einwärtsdrehung. Druck auf den Trochanter nach vorne

CALOT führt die Einrenkung folgendermaßen aus (Abb. 143, 144): Das Kind liegt auf der gesunden Seite. Der Helfer faßt den Oberschenkel an seinem unteren Drittel, zieht kräftig daran und bringt ihn in rechtwinklige Beugung, dann in starke Adduktion und Einwärtsrotation von 90°. Der Operateur preßt mit seinem Daumen den Kopf nach vorne. Nun erhebt sich der am Knie ziehende Helfer und bringt so das Bein in Abduktion, während der Operateur den Druck auf den Kopf verstärkt. Dabei vollzieht sich die Einrenkung und das Bein wird weiter bis 90° abduziert. Jetzt muß die früher leere Hüftpfanne durch den Kopf ausgefüllt sein; unter der Arterie muß man den Kopf deutlich tasten können. Erster Gipsverband in 70° Flexion, 70° Abduktion und 0° Rotation. Diese Stellung gilt als die der Wahl oder es wird die LANGEsche Primärstellung gewählt. Der Verband bleibt

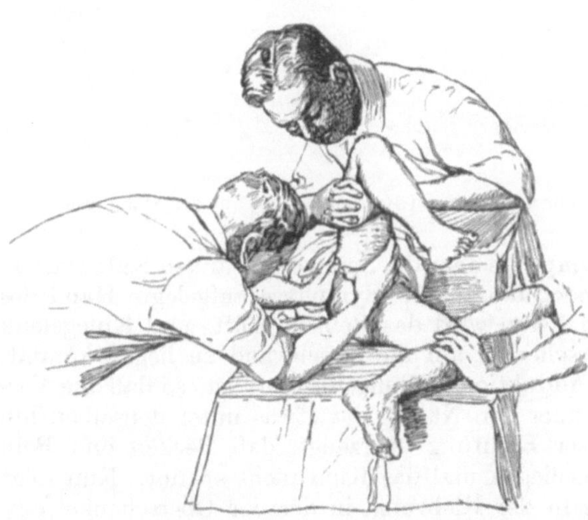

Abb. 144. Einrenkung nach CALOT. Der am Bein ziehende Helfer erhebt sich, abduziert das Bein; der Druck auf den Trochanter wird verstärkt — Einrenkung

zweieinhalb Monate liegen. Zweiter Gipsverband in 15° Beugung, 30° Abduktion und 60° Innenrotation. Die Kniescheibe ist gegen die gesunde Seite gerichtet. Er bleibt ebenfalls zweieinhalb Monate liegen. Hernach langsame Gehversuche, Übungen und Massage.

Bei erschwerter Einrenkung ist die Pumpenschwengelbewegung
HOFFAS von Wert. Technik: Der im Hüftgelenk stark gebeugte und bis zur
Horizontalen abduzierte Oberschenkel wird in Außenrotation bald stärker axillar
gebeugt, bald unter immer stärkerer Hyperextension bis zum rechten Winkel
gestreckt. Diese Manöver können sehr zart ausgeführt werden; der Kopf wandert
am hinteren Pfannenrand auf und ab und springt dann an der Stelle des geringsten Widerstandes über den Pfannenrand in die Pfanne.

DREHMANN macht nach Phase 1 eine Innenrotation, die nach dem Grade
der Antetorsion variiert und oft so stark sein muß, daß die Kniekehle nach außen
sieht. In dieser Stellung bringt ein Druck auf den Trochanter den Kopf mit
Leichtigkeit über den Pfannenrand. Das Verfahren ähnelt also dem nächsten, der

Technik der Einrenkung nach SCHANZ (Abb. 145 bis 147)

Der Operateur stellt sich auf die gesunde Seite des Patienten, der flach am
Rücken liegt. Mit der krankseitigen Hand erfaßt er das Knie der kranken Seite,

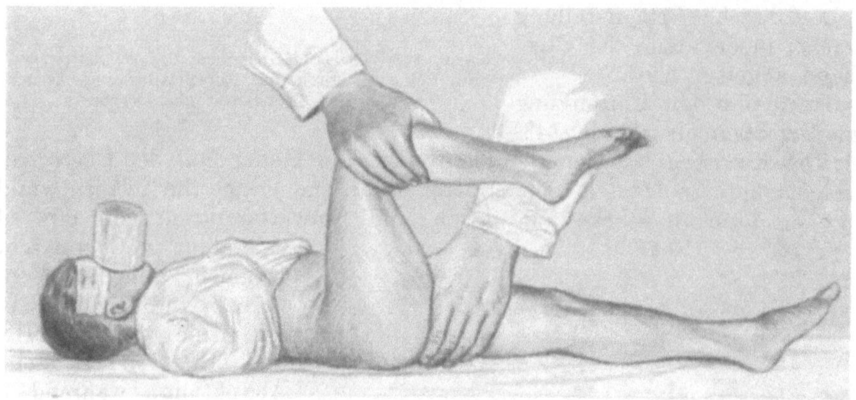

Abb. 145. Einrenkung nach SCHANZ. Griff am Knie und Stütz auf der Symphyse

während die andere Hand die Symphyse oder die Spina der kranken Seite fixiert;
in diesem letzteren Falle hilft noch die auf die Symphyse aufgelegte Hand des
Assistenten das Becken fixieren. Nun wird das Bein in Hüft- und Kniegelenk
so stark gebeugt, daß der Oberschenkel auf die Bauchwand zu liegen kommt,
dann der Oberschenkel in eine Adduktionsstellung übergeführt, so daß die Verlängerung des Femur ungefähr über den Nabel oder etwas unter denselben hin
verläuft. Ein Probezug in dieser Richtung überzeugt, daß Becken und Bein
fest in der Hand des Operateurs liegen und das Kind nicht spannt. Nun folgt
ein plötzlicher Ruck unter Zug in der Richtung, in der der Oberschenkel eingestellt ist, zugleich wird eine Innenrotation ausgeführt. Damit schnappt der
Kopf mit einem Ruck in die Pfanne. Unter Fortsetzung dieses Zuges wird nun
das Bein in rechtwinklige Abduktion gebracht und in dieser Stellung der Gipsverband angelegt. Der Kopf ist dabei über den oberen Pfannenrand in die
Pfanne gelangt; er findet hier fast keinen Widerstand; das Einspringen in die
Pfanne geht meist ohne fühlbare oder gar hörbare Erschütterung vor sich. Der
Tastbefund, namentlich wenn das Bein abduziert wird, gibt aber genauen Auf-
schluß über die vollzogene Einrenkung. Fühlt man sich nicht ganz sicher, so

bringt man das Bein wieder in die Adduktions- und Streckstellung, wodurch eine Reluxation erzeugt wird, mit dem bekannten hör- und sichtbaren Ruck.

BRANDES extendiert bei Kindern über drei Jahre zur Vorbereitung das luxierte Bein mit steigender Gewichtsbelastung durch einige Tage, weil er da-

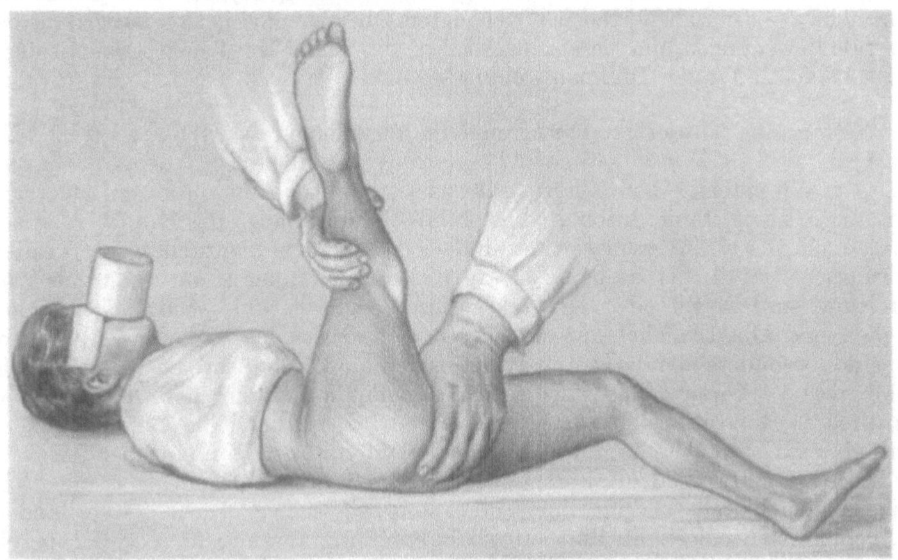

Abb. 146. Adduktion, starke Beugung in Hüft- und Kniegelenk; ruckhafter Zug in dieser Richtung und Einwärtsdrehung des Beines. Der Kopf schnappt ein.

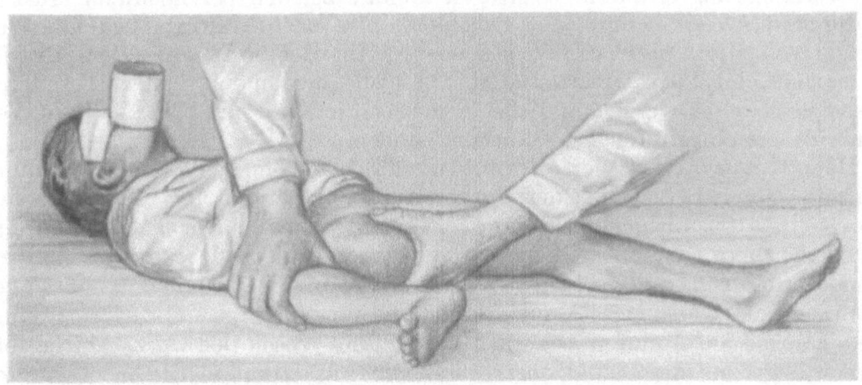

Abb. 147. Überführen unter Zug in Abduktion

Abb. 146 u. 147. Einrenkung nach SCHANZ

durch eine schonende Dehnung der Beckenbeinmuskeln erreicht. In Narkose werden dann noch zehn bis zwanzig kräftige Züge mit der Hand in der Längsrichtung des Beines ausgeführt. Der Operateur steht zwischen den Beinen des Kindes oder auf der kranken Seite und faßt mit der einen Hand das kranke Bein am Oberschenkel, beugt im Hüftgelenk bis etwa 90° und führt eine leichte

Innenrotation aus. Unter Fortsetzung des Zuges zunehmende Adduktion, die andere Hand wird zur Faust geballt, unter den Trochanter major geschoben und unter allmählichem Nachlassen des Zuges wird über dieses Hypomochlion abduziert. Wenn der Kopf nicht sofort einspringt, werden diese Bewegungen wiederholt, wobei die Beugung eventuell vermehrt wird, besonders beim Übergang von der Adduktion zur Abduktion. Nach erfolgter Einrenkung werden unter Druck auf den mehr als 90° abduzierten und gebeugten Oberschenkel in der Längsrichtung rollende Bewegungen mit diesem ausgeführt, damit der Kopf sich bequem seinen Platz in der untersten Pfannenwölbung erwirbt.

Sehr große Schwierigkeiten bereitet im allgemeinen die Einrenkung von Fällen, die die günstige Altersgrenze bereits überschritten haben. Wir haben schon gehört, daß als Vorbereitung für die eigentliche Einrenkung in erster Linie durch Extension ein Herunterholen des Kopfes versucht werden soll. Gerade in der letzten Zeit sind wieder Versuche angestellt worden, selbst Erwachsene auf die klassische, gedeckte Weise einzurenken (FRÄNKEL). Zur Vorbereitung sind Nagel oder Drahtextension durch vier bis sechs Wochen am Becken und Oberschenkel mit starker Gewichtsbelastung angewendet worden. Es sind besonders die langen pelvifemoralen und pelvikruralen Muskeln, die durch ihre Verkürzung das Herunterholen behindern, ferner der Ileopsoas, der als direktes Repositionshindernis bezeichnet wird, während die kurzen Beckenmuskeln eine besondere Verkürzung nicht erleiden. Nach den eingehenden Darstellungen von LORENZ erfahren die pelvitrochanteren Muskeln eher eine Verlängerung, jedenfalls vermag ihre Verkürzung, soweit sie überhaupt vorhanden ist, keinen nachteiligen Einfluß auf die Behandlung auszuüben. Von den pelvifemoralen Muskeln (Adduktoren) erleiden nur die am untersten Ende des Femur angreifenden Fasern des Adduktor magnus, vielleicht auch des longus, eine geringe Verkürzung, während alle anderen Fasern dieser Muskeln eine tatsächliche Verlängerung erfahren. Hingegen kommt bei den pelvikruralen Muskeln die durch die Verschiebung des Schenkelkopfes nach aufwärts bedingte Verkürzung voll zum Ausdruck; so besonders beim Rectus femoris, dem Grazilis und namentlich bei den Tubermuskeln. Diese alle müssen durch die vorbereitende Extension gedehnt werden und die angewendete Kraft muß im direkten Verhältnis zu der eingetretenen Verkürzung stehen.

Diese Hindernisse werden aber mit einem Schlage ohne jede Kraftanwendung beseitigt, wenn wir auch bei der Vorbereitung zur Einrenkung die indifferente Streckstellung des Beines verlassen. Ich möchte daher im nachstehenden eine eigene, allerdings erst an wenigen Fällen erprobte Methode kurz beschreiben, die ein Herunterholen des Kopfes auch bei länger bestehender und hochgradigen Verkürzung ohne besondere Mühe erlaubt und die Vorbereitungszeit auf wenige Tage, ja sogar auf Minuten abkürzen kann. Das Wesen der Operation besteht in einer Lagerung des Beines derart, daß die Ansatzpunkte dieser verkürzten Muskeln einander noch mehr genähert werden und so diese Muskeln überhaupt kein Hindernis gegen das Herunterholen des Kopfes abgeben können, somit nur die geschrumpften Bänder und Kapselteile, soweit diese hiefür in Betracht kommen, gedehnt werden müssen.

Technik des Herunterholens des Kopfes bei älteren Fällen nach ERLACHER (Abb. 148 u. 149)

Ich bringe den Oberschenkel in maximale Flexion und Adduktion, so daß er dem Rumpf innig anliegt; dabei liegt der Patient in Rückenlage auf einem

Tisch und stemmt sich mit seinen Sitzknorren gegen ein Brett, das mit einer dicken Filzlage oder einem Kissen bedeckt ist. Während ein Helfer das Becken fixiert bzw. ein seitliches Ausweichen des Beckens verhindert, wird durch direkten Druck mit der Hand auf das distale Femurende der Kopf nach unten und außen in Pfannennähe gebracht. Ich konnte auf diese Art bei einem sieben-jährigen Knaben ohne Narkose und ohne besondere Schmerzen den Femurkopf in einer Sitzung 6 cm, d. h. bis unter das Niveau des Y-Knorpels herabdrängen. So einfach geht dies natürlich nicht bei älteren oder rigiden Fällen; da genügt meist der Druck mit der Hand, auch wenn er in Narkose ausgeführt wird, nicht mehr, den Kopf tief genug herunter zu holen. In solchen Fällen lagere ich den Patienten in Rückenlage auf den RIEDINGERschen Tisch, stelle den Fußextensions-teil so tief, daß die Längsstange jetzt als Hebel wirken kann, der ungefähr in der

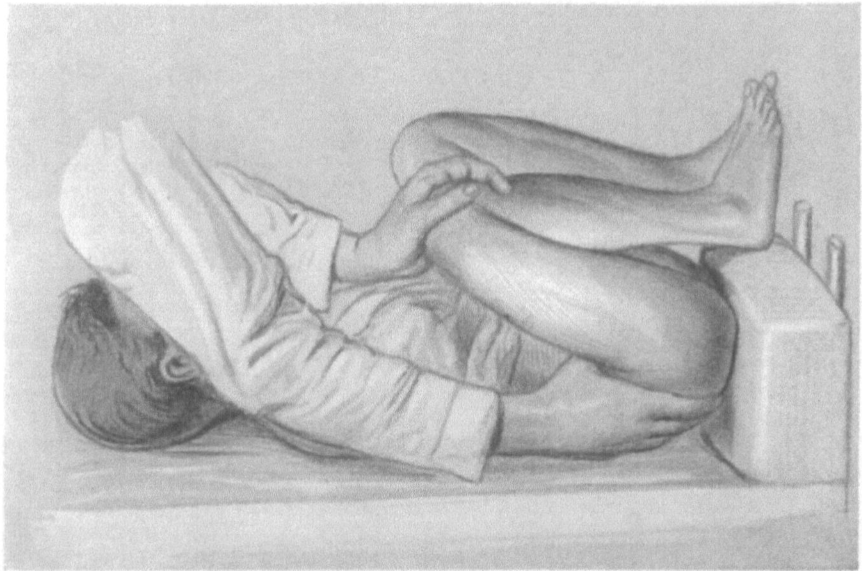

Abb. 148. Herunterholen des Kopfes nach ERLACHER. Bei vollständig gebeugtem Oberschenkel, der dem Körper innig anliegt, drückt die eine Hand aufs Knie, während die andere das Tiefertreten des Kopfes feststellt. Druck genau in der Längsrichtung des Femur

Horizontalen zieht, beuge den Oberschenkel maximal wie oben und gebe über das Knie eine gut mit Watte unterlegte Kappe aus festem Zwilch. An die Ecken der Kniekappe sind starke Gurten angenäht, die nach innen und außen vom Ober- und Unterschenkel über ein Brett, das einen Widerhalt für das Becken darstellt, zum Fußhebel geleitet werden. Das Becken liegt mit seinen beiden Sitzknorren dem Brett, das mit einem Kissen gepolstert ist, auf. In tiefer Narkose wird nun mit dem Hebel in rhythmischen Zügen der Oberschenkel durch direkten Druck auf das Knie nach abwärts gedrängt. Die Bedienung des Hebels übernimmt ein Helfer, ich selbst führe den Oberschenkel und trachte den Hebeldruck möglichst genau in der Längsrichtung des Oberschenkels wirken zu lassen. Ich kontrolliere das bei jedem Zuge deutlich sicht- und fühlbare Tiefer-treten des Trochanters und lasse je tiefer wir kommen, desto länger jedesmal die Hebelwirkung andauern (Sekunden), bis schließlich der Trochanter selbst neben dem Sitzknorren gegen die Unterlage gepreßt wird. Je größer der Widerstand, desto langsamer werden wir vorgehen; ich würde bei schwierigen Fällen durchaus keinen Ehrgeiz darein setzen, das Herunterholen in einer Sitzung unbedingt zu vollenden, wenn es mir auch bisher immer leicht gelungen ist. Bei einem zwölfjährigen Mädchen konnte ich den ziemlich rigiden Kopf in wenigen Minuten in Tuberhöhe bringen. Auf jeden Fall empfehle ich, das Herunterholen und Mobilisieren des Kopfes so lange fortzusetzen und zu wiederholen, bis ein leichter Druck mit der Hand auf das Knie den Trochanter in die gewünschte Tiefe herabdrängen kann. Nun erst soll die Einrenkung erfolgen. Statt der Hebelwirkung am RIEDINGERschen Tisch kann ebensogut jeder Schraubenzug treten; es dreht sich nur darum, einen ziemlich langen Weg in relativ kurzer Zeit zu überwinden.

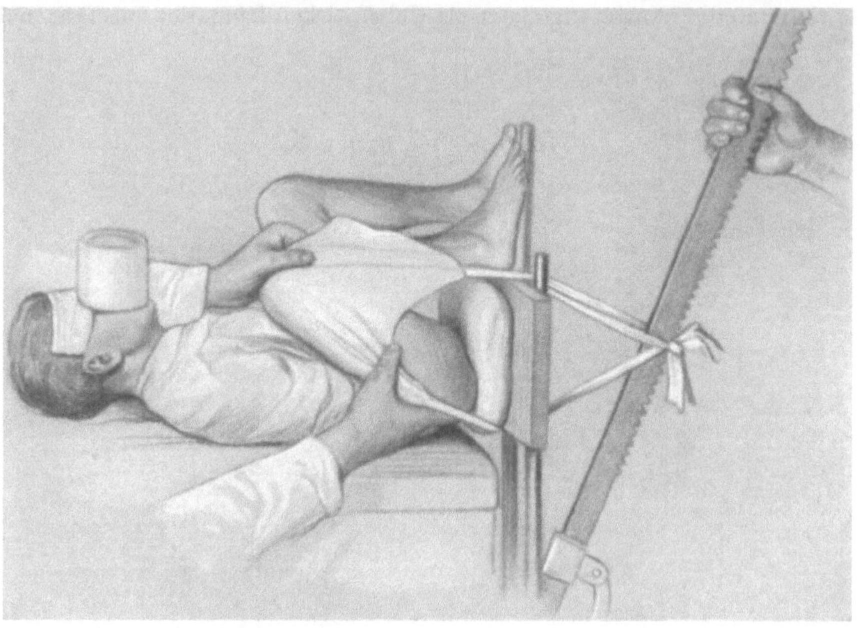

Abb. 149. Herunterholen des Kopfes (maschinell) nach ERLACHER. Bei stärkst gebeugtem Oberschenkel sichert der Arzt die Zugrichtung derart, daß sie genau in der Längsrichtung des Femur erfolgen muß. Kurze rhythmische Züge am Hebel

Als Methode der Einrenkung ergibt sich aus dieser Stellung fast von selbst die Anwendung der Technik nach SCHANZ, wie sie oben beschrieben ist. SCHANZ führt den Schenkelkopf über den oberen Pfannenrand in die Pfanne. Ist der Kopf bereits mit dem hinteren oder unteren Pfannenrand in gleiche Höhe gebracht, so gelingt es mit seiner Methode (Zug unter Einwärtsrotation) auch hier den Kopf in die Pfanne zu bringen. Das tiefe Herunterholen des Schenkelkopfes erlaubt uns aber auch jede beliebige andere schonende Einrenkungsmethode anzuwenden. Die Stellung, in der der Kopf in der Pfanne hält oder zu halten ist, wird nun vorerst im Gipsverband festgehalten, jede gewaltsame Dehnung eines Muskels, auch der Adduktoren, wird unbedingt vermieden, ein gewaltsames Strecken des Beines oder gewaltsames Überführen in eine typische Stellung halte ich vorerst für überflüssig, aber auch für gefährlich. Wir können ja schon nach wenigen Wochen den Verband abnehmen und die Stellung jetzt, wie GAUGELE richtig betont, ohne wesentliche Schwierigkeiten seitens der Muskulatur ändern, um schließlich unter Berücksichtigung einer vorhandenen Antetorsion zur Innenrotationsstellung (LANGE) oder in die LORENZsche Primärstellung überzugehen. Bei einem derartigen Vorgehen erscheint mir jede ernsthafte Schädigung der Weichteile, besonders aber auch des Ischiadicus völlig ausgeschlossen.

Auf ganz anderer Grundlage ist die wohl am häufigsten von LANGE geübte Methode der Einrenkung über den oberen Pfannenrand durch Schraubenzug und direkten Druck auf den Trochanter aufgebaut.

Technik der Extensionsmethode nach LANGE (Abb. 150)

Fixation des Beckens auf den Luxationstisch nach WEBER. Durch Schraubenzug von 1 bis 30 kg wird der Kopf unter Überwindung der resistenten

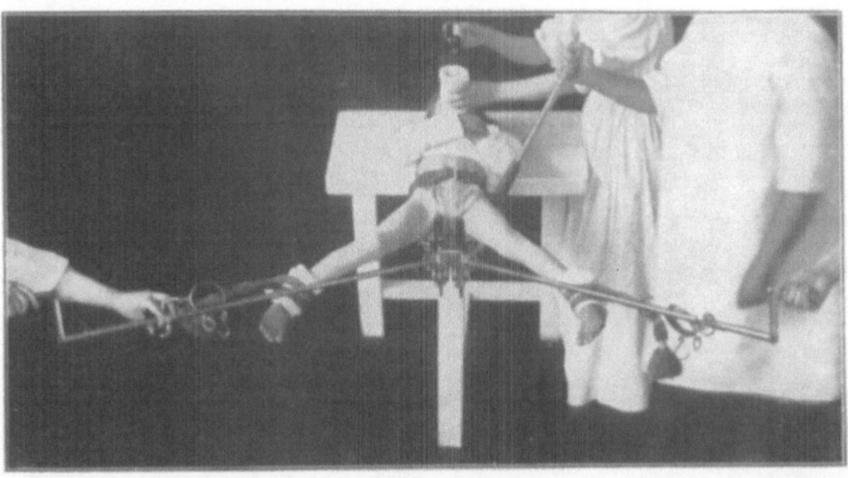

Abb. 150. Einrenkung nach LANGE auf dem WEBERschen Extensionstisch. Fixierung des Beckens durch Beckenstütze und Ledergurt und Zug am gesunden Bein. Am kranken, linken Bein Extension mit 20 bis 40 kg. Steht der Kopf der Pfanne gegenüber, so erfolgt Einwärtsdrehung und Druck mit der Hebelstange gegen den Trochanter (aus LANGE, Lehrbuch der Orthopädie).

Weichteile bis zur Pfannenhöhe heruntergeholt. Durch Senken und Heben der Extensionsschraube in einer vertikalen Ebene schwellen diese Kräfte rhythmisch an und ab. Die Stellung des Beines richtet sich bei diesem ersten Akte nach dem Grade der Luxation und der Form des oberen Femurendes. Bei Luxationen dritten Grades wird in voller Streckung mäßiger Abduktion und Außenrotation der Kopf von hinten nach vorne in die Pfannengegend gebracht. Dadurch stellt sich der Schenkelhals sagittal und der Hebeldruck auf den hintenstehenden Trochanter verstärkt die Zugwirkung. Ist dann der Kopf vorne zu tasten, also die Luxation dritten Grades in eine solche zweiten Grades verwandelt, so wird einwärtsrotiert und gleichzeitig mehr abduziert, dadurch wird der Schenkelhals frontal eingestellt und der Kopf direkt zum Pfannenrand hingewendet. Druck mit der Hand oder dem Hebel unter Zwischenschaltung eines Fingers zur Erweiterung des Isthmus. Die durch die Abduktionsstellung bedingte Spannung der Kapsel verhindert hiebei die Einklemmung einer Kapselfalte und erleichtert das Einpressen des Kopfes durch den offen gehaltenen Kapselisthmus. Der

Eintritt des Kopfes über den oberen Pfannenrand vollzieht sich meist ruckartig, wenn auch nicht unter jenem charakteristischen Geräusch, wie bei der Einrenkung über den hinteren Pfannenrand. Nach gelungener Reposition ist der Kopf in der Pfanne zu zwei Drittel lateral und zu ein Drittel medial von der Arterie zu tasten. Mehrfache Aus- und Einrenkungsversuche aus freier Hand, Rollbewegungen dienen zum Abtasten der Pfanne und erlauben ihre Form festzustellen. Manchmal läßt sich durch die Implantation nach LORENZ der Kopf tiefer in die Pfanne einbohren.

b) Die Erhaltung der Einrenkung (Retention)

Zur Erhaltung der eingerenkten Hüfte in der gewünschten Stellung wird jetzt ausschließlich der Gipsverband angewendet; als Stellung des Oberschenkel-

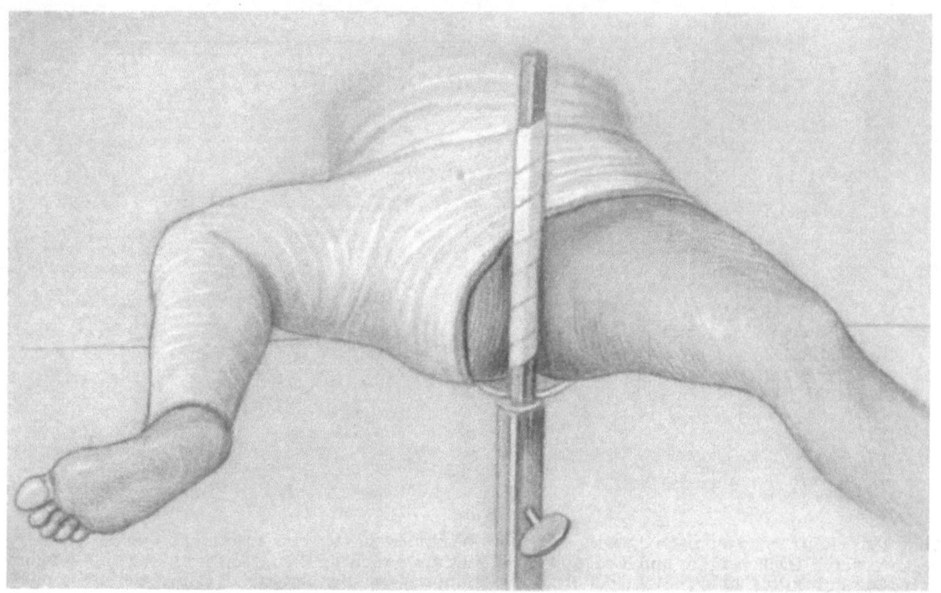

Abb. 151. Lagerung und Gipsverband in LORENZscher Primärstellung

kopfes im Becken wird in der Regel der beste primäre Halt gewählt, und zwar meist entweder die klassische LORENZsche Primärstellung: rechtwinklige Beugung bei 90⁰ Abduktion, also in der Frontalebene, oder die LANGEsche Primärstellung, zuerst von HOFFA empfohlen: starke Innenrotation mit mäßiger Abduktion.

I. Die LORENZsche Primärstellung

Man wird sie überall dort wählen, wo die eingerenkte Hüfte einen guten Halt findet und keine allzustarke Antetorsion des Kopfes eine Luxation nach vorne befürchten läßt; diese Stellung hat den Vorteil, daß sie eine Reluxation nach hinten verhindert und für den Patienten gewisse Bequemlichkeiten beim Sitzen bietet. Läßt sich durch die klassische Primärstellung nicht die gewünschte Stabilität der Hüfte erreichen, so kann man durch Vermehrung der Abduktion, durch Nähern des Oberschenkels an den Rumpf (axillare Abduktion nach WERN-

DORF) oft eine bessere Stabilität erzielen. Besteht aber eine starke Antetorsion, so ist ein Überführen des Beines in Innenrotation (LANGE) zu empfehlen.

Technik der LORENZschen Primärstellung (Abb. 151 u. 152)

Lagerung des Beckens auf eine Beckenstütze; der Lendenteil des Rumpfes schwebt in der Luft, unter die Schultern kommt ein entsprechend hohes Kissen. Ober- und Unterschenkel liegen in der Frontalebene, der Oberschenkel ist 90⁰ gebeugt und 90⁰ abduziert, der Unterschenkel liegt parallel der Längsachse des Körpers. Rumpf und Bein werden mit Trikotschlauch überzogen, besonders über den Spinä, dem Kreuzbein und den Kondylen gut mit Watte gepolstert, über die dann der Gipsverband angelegt wird. Dieser soll in der Trochanter- und Sitzknorrengegend gut anmodelliert werden; auch die Spinä sollen gut herausgearbeitet sein. In den Verband werden ein bis zwei Gipspflaster, die vom Becken zum Oberschenkel ziehen, zur Verstärkung eingelegt. Die Bindentouren werden im Sinne einer Spica coxae angelegt, die aber bis zum Rippenbogen nach oben und über den ganzen Oberschenkel nach unten fortgesetzt werden.

Diese Zirkel und Spicatouren werden durch Längstouren gedeckt, die vom gesunden Darmbeinkamm vorne über den kranken Oberschenkel und das kranke Knie ziehen, dieses umgreifen und an der Hinterseite wieder zur gesunden Taille führen. LORENZ läßt den Gipsverband nur vom Rippenbogen bis zum Knie reichen,

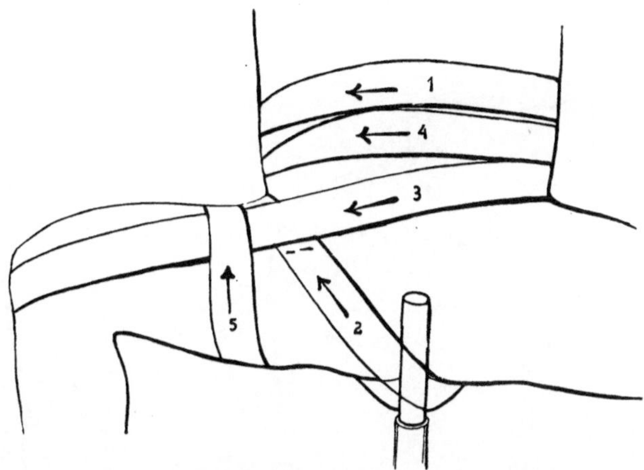

Abb. 152. Folge der Bindenwicklungen beim Gipsverband in LORENZscher Primärstellung

während viele andere den Unterschenkel mit in den Verband einschließen. In der Regel und besonders wenn irgend ein Anlaß vorliegt, eine genaueste Fixierung der gewünschten Stellung zu sichern, legt man mit NARAT und anderen einen Gipsverband von den Brustwarzen bis zum Sprunggelenk an und schließt auch den gesunden Oberschenkel mit in den Verband ein. Er bleibt sechs bis zehn Wochen liegen. Zur Kontrolle der im Verband festgehaltenen Hüftstellung soll sofort nach seiner Anlegung eine Röntgen-Übersichtsaufnahme des Beckens gemacht werden. Es gelingt bei Verlängerung der Expositionszeit auf das Dreifache des Normalen ganz gute Bilder zu erzielen. Will man bei kürzerer Exposition klarere Bilder bekommen, so kann man auch eine kleine Platte rückwärts am Gesäß unter den Gipsverband einschieben, wo die Beckenstütze meist etwas Raum gelassen hat, und vorne über dem Gelenk den Gipsverband etwas ausschneiden. Diese Kontrolle soll immer sofort oder wenigstens in den ersten drei bis vier Tagen gemacht werden, damit man sich von der guten konzentrischen Einstellung des Kopfes in die Pfanne überzeugt hat. Ist diese konzentrische Einstellung nicht erreicht, so muß der Gipsverband abgenommen, die Stellung korrigiert und der Verband erneuert werden. Und zwar erreicht man ein Tiefertreten des Kopfes durch stärkere eventuell axillare Abduktion; eine

Verminderung der Abduktion läßt meist den Kopf höher steigen. Bei derartiger Kontrolle der Einstellung des Kopfes wird es kaum vorkommen, daß man bei der Verbandsabnahme nach mehreren Monaten erst entdeckt, daß eine Reluxation eingetreten ist.

BRANDES (Abb. 153), den wir neuerlich ein genaues Studium der Luxationspfanne usw. verdanken, begnügt sich nicht mit einer nur zentralen Einstellung des Schenkelkopfes, sondern befürwortet grundsätzlich den eingerenkten Femurkopf gegenüber dem Scham-Sitzbein so einzustellen, daß er im Röntgenbild unterhalb der Linie des Y-Knorpels erscheint, da der allergrößte Teil der Urpfanne im Röntgenbild am Scham- und Sitzbeinknochen liegt. Steht der Kopf im Gipsverband höher als erwünscht, so kann er durch Anwendung seines Zügelverbandes nachträglich tiefer eingestellt werden. Zu diesem Zwecke wird in jedem Falle nach der Operation, wenn das Kind auf der Beckenstütze liegt, über die Wattepolsterung ein schmaler gepolsterter Trikotschlauch über den Trochanter major

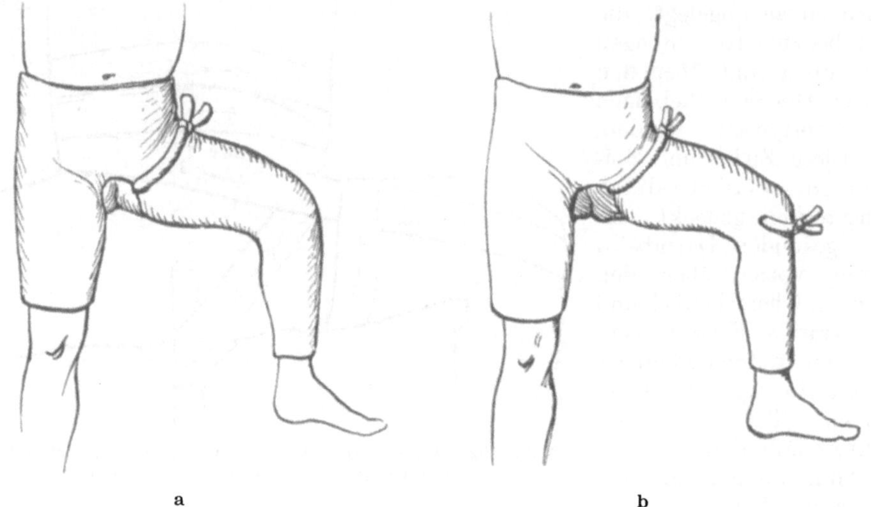

a   b

Abb. 153 a und b. Trikotzügelverband nach BRANDES. a Zügel zum Tiefereinstellen des Kopfes; b um ihn auch tiefer in den Pfannengrund einzustellen

gelegt und vorne an den Mittelstab geknüpft; wenn nötig auch beidseitig. Dadurch wird gleichzeitig das Kind gut auf der Beckenstütze festgehalten. Darüber wird der Gipsverband in üblicher Weise mit Einschluß des gesunden Oberschenkels angelegt. Ist der Gipsverband hart geworden und entsprechend ausgeschnitten, dann werden die beiden Trikotzügel erst nach unten gezogen, dann nach oben umgeschlagen und über dem Gipsverband geknotet. Dieses Anziehen wird solange und so oft wiederholt, bis der Kopf sich entsprechend tief eingestellt hat.

Nachbehandlung. LORENZ legt, von Ausnahmefällen abgesehen, nur einen Gipsverband an und läßt ihn sechs bis neun Monate liegen. Um den Kindern das Gehen zu ermöglichen, bekommen sie einen kleinen Stützapparat, eine Art Stelze, die auf den Schuh befestigt ist und den Unterschenkel mit einschließt, so hoch, daß der kranke Oberschenkel etwa horizontal steht. War es aber im ersten Verband nötig, um eine entsprechende Einstellung des Kopfes zu erzielen, eine akzentuierte = etwas vermehrte Abduktion oder Flexionsstellung zu wählen, so wird nach drei bis vier Wochen der Verband gewechselt und der neue in der klassischen Primärstellung für die restliche Dauer angelegt. Nach der endgültigen Abnahme des Gipsverbandes behält das Kind vorerst noch seine Stelze, die dann alle Monate verkürzt wird, bis die beiden Beine, „wenn auch unter Lordose der Lende und Adduktion des gesunden Beines parallel gehalten werden können". Jetzt erfolgt eine gesundseitliche Sohlenerhöhung um 2 bis 3 cm, die dann ebenfalls langsam vermindert, aber erst nach Jahr und Tag endgültig entfernt wird.

Außerdem sollen die Kinder während der Nacht und während der Mittagsruhe in eine Gipslade im Ausmaß des früheren Verbandes gelegt werden, deren Oberschenkelrinne senkrecht zur Körperachse steht, aber sich von der Unterlage

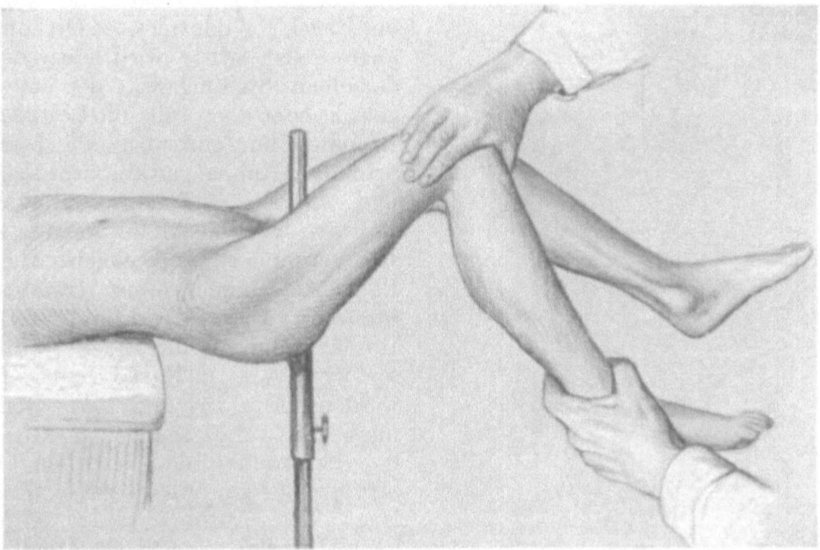

Abb. 154. Überführen des Beines aus der LORENZschen in die LANGEsche Primärstellung. Vorsichtig und unter Zug wird das Bein aus der Auswärtsrotation in die Einwärtsrotationsstellung gebracht.

(Frontalebene) zur Verminderung der Abduktion um zirka 30 bis 45⁰ erhebt. Als einzige Nachbehandlung kommt eine Kräftigung der pelvitrochanteren Muskeln durch aktive Übungen in Betracht, erst in der Rückenlage, so daß nur die Reibung zu überwinden ist, dann im Stehen und schließlich in Seitenlage des Körpers, wobei darauf geachtet werden muß, daß die Bewegungen wirklich in der Frontalebene, vielleicht sogar etwas nach rückwärts im Sinne einer Überstreckung ausgeführt werden.

Die bei älteren Kindern häufiger auftretende Neigung zur Versteifung des eingerenkten Gelenkes wird durch ganz leichte, aber ständig durchgeführte Korrektionsmanöver bekämpft, wie Adduktionsgürtel, an welchen elastische Züge das abduzierte Bein gegen die Mittellinie ziehen, oder bei Beugekontraktur Schrotsäcke auf das Gesäß bei Bauchlage des Kindes; 10 bis 20 kg mehrmals eine Viertelstunde täglich. Eventuelle Mobilisierung in Narkose und Gipsverband.

Ist es zu einer vollständigen Ankylose gekommen, so muß eine notwendige Stellungskorrektur durch eine subtrochantere Osteotomie ausgeführt werden.

Im Gegensatz zu LORENZ, der also im ersten und oft einzigen Verband bereits das Stehen und Gehen mit der Stelze gestattet, stehen die meisten anderen Autoren auf dem Standpunkt, daß das Kind mit dem ersten Verband, der bei kleinen Kindern zwei bis fünf Monate liegen bleibt, bei größeren nur sechs bis zwölf Wochen nur sitzen und liegen dürfen. Dabei ist eine besondere Pflege des Kindes und des Verbandes wichtig. Es muß vor allem durch Abdichten seiner Ränder mit BILLROTH-Batist oder Guttaperchapapier eine Durchnässung des Verbandes verhütet werden. GOCHT hat zur bequemen Lagerung ein Keilkissen und ein Schrägbrett angegeben.

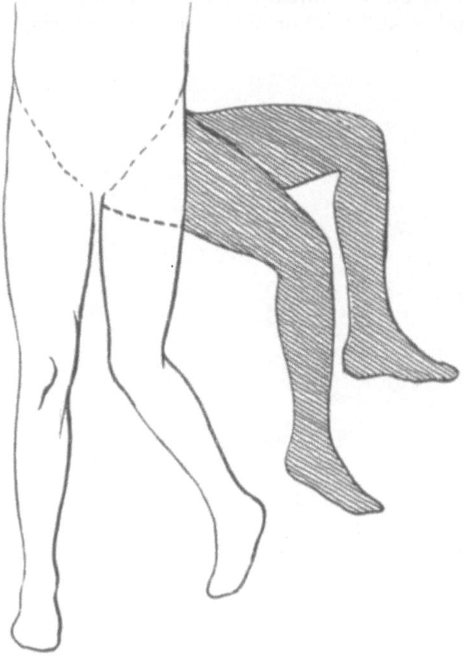

Der zweite Verband, der wohl in der Regel von den meisten Orthopäden angewendet wird, wird entweder in derselben Stellung wie der erste angelegt, oder aber, falls die LORENZsche Primärstellung nur wegen des besseren primären Haltes gewählt worden war und eine beträchtliche Antetorsion besteht, so wird die Abduktion um zirka 40⁰ vermindert und gleichzeitig das Bein nach innen rotiert (LANGEsche Stellung). Dieses Überführen aus einer Primärstellung in die andere muß sehr vorsichtig und in Narkose ausgeführt werden (Abb. 154 und 155), weil infolge der vorangegangenen Gipsverbandbehandlung der Knochen etwas atrophisch geworden ist. Deshalb legen viele Autoren, auch wenn sie nach LORENZ einrenken, schon den ersten Gipsverband in der LANGEschen Primärstellung an. Manchmal ist noch ein dritter Verband in einer Übergangsstellung nötig.

Abb. 155. Überführen aus der LORENZschen in die LANGEsche Stellung mit Übergangsstellung (Schema nach DUCROQUET)

Will man die Gipsverbandperiode abkürzen, so kann dies nur mit einiger Sicherheit in der Weise geschehen, daß man eben statt des Gipsverbandes eine entsprechende Bandage gibt, wie sie in ausgezeichneter Weise von GAUGELE ausgearbeitet worden ist.

II. LANGEsche Primärstellung

Nach gelungener Einrenkung wird das Bein bei annähernd gestrecktem Knie in einer Abduktion von 130⁰ gelagert und stark einwärts rotiert, dadurch werden für die Kapselschrumpfung sowohl des vorderen wie auch des oberen Anteils die besten Bedingungen geschaffen. Auch berühren sich in dieser Stellung Kopf und Pfanne direkt. Aber die primäre Stabilität in dieser Stellung ist wesentlich geringer als in der LORENZschen Primärstellung. Deshalb muß sich der Verband sehr eng dem Trochanter major anschließen.

Technik des Gipsverbandes in der LANGEschen Primärstellung
(Abb. 156)

Lagerung des Patienten in der oben erwähnten Stellung, gute Wattepolsterung. Nun wird das Ende einer kräftigen Kalikobinde nach außen vom
Hüftgelenk der kranken Seite unten am Operationstisch befestigt und dann
unter starkem Zuge über die Spina der kranken Seite über den Bauch nach der
gesunden Seite, diese nach hinten umgreifend, geführt. Über das Kreuz geht
die Binde weiter nach außen, genau dem Trochanter major entsprechend, wieder
in die Höhe und wird endlich über die Vorderfläche des Oberschenkels nach der
gesunden Seite geführt.
Die letzte Tour verläuft
senkrecht zur Achse des
kranken Oberschenkels
annähernd in der Hori-
zontalebene und wird
kräftig angespannt ge-
halten bis der Verband
fertig ist. Damit die
Binde nicht in die Haut
einschneiden kann, wird
an der Außen- und Hinter-
fläche des Trochanter
major zwischen Kaliko-
binde und Wattepolste-
rung ein 12 cm langes
und 6 cm breites Stück
Sattelfilz dazwischen ge-
legt. Jetzt erfolgt die
Anlegung der Gipsbinden-
touren, die gut anmo-
delliert werden, während
ein Assistent das Bein in
Innenrotation, Streck-
stellung und Abduktion
von 130⁰ hält und ein
anderer den Zügel der
Kalikobinde maximal an-
spannt. Der fertige Ver-

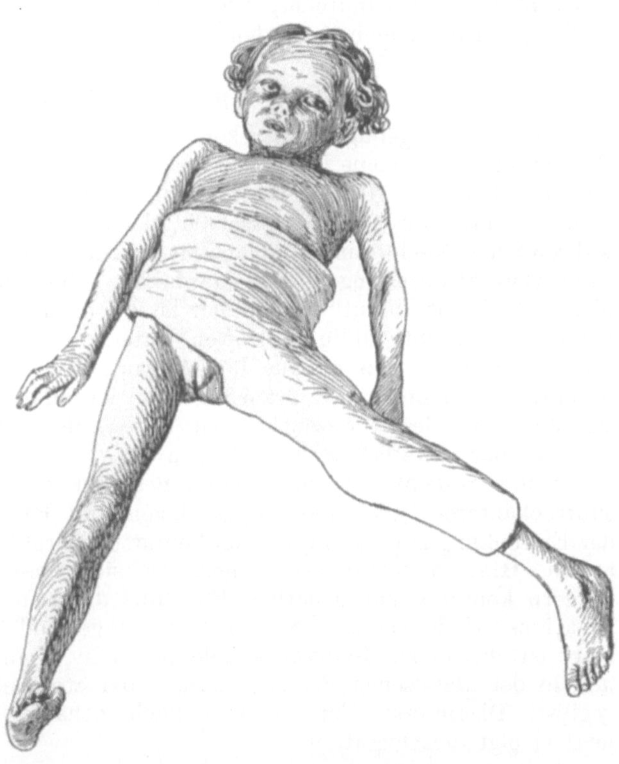

Abb. 156. Gipsverband in LANGEscher Primärstellung

band muß an der Außen- und Hinterseite dem Trochanter major eng anliegen
und eine Außenrotation des Beines unmöglich machen, obwohl der Gips nur bis
zur Mitte der Wade reichen soll. In neuerer Zeit läßt LANGE auch den Fuß mit
in den Verband einbeziehen und das Kind darf während der Verbandperiode
nicht mehr stehen.

Nachbehandlung. In dieser ersten Stellung verbleibt der Verband
durchschnittlich zwei Monate. In der zweiten Stellung bei gemilderter Abduktion
von 150 bis 160⁰, Streckung und Innenrotation wie beim ersten Verband, bleiben
die Kinder zwei bis drei Monate liegen. Handelt es sich um einen guten hinteren
Pfannenrand, so wird gelegentlich auch eine Beugestellung von 160⁰ gegeben.
Bei Kindern über dem sogenannten günstigen Alter wird die Dauer des Gipsverbandes sowohl in der ersten wie in der zweiten Stellung wegen der Versteifungs-
gefahr auf je sechs Wochen verkürzt.

Die Einstellung des Kopfes in der Pfanne muß im ersten LANGEschen Verband tiefer sein als in der LORENZschen Stellung, und zwar bei einer Abduktion von 140⁰ muß der Kopf sich mindestens zu zwei Drittel unterhalb der durch den Y-Knorpel gezogenen Horizontalen befinden. Ist dies nicht primär bei der Verbandanlegung erreicht worden, so wird ein Fenster in den Verband über den Trochanter ausgeschnitten, die Trochantergegend sorgfältig mit Filz gepolstert und dann mit einem dicken Holzstab von der Seite und unten her ein Druck nach der Pfanne hin ausgeübt, wobei von der Leistenbeuge aus ein Finger den Vorgang kontrolliert. Der erreichte Erfolg des Tiefertreibens des Kopfes wird durch Einstopfen einer handtellergroßen Gipslonguette festgehalten. Diese Stelle muß täglich nachgesehen werden, um Drucknekrosen zu begegnen.

c) Bekämpfung der Antetorsion

In der Regel genügt bei starker Antetorsion die Anwendung der LANGEschen Primärstellung, um eine Reluxation nach vorne und oben zu verhüten. In hochgradigen Fällen wird die Einwärtsrotationsstellung auch nach der Verbandabnahme noch durch eine Gipsschale oder durch einen entsprechenden Apparat während der Nacht durch lange Zeit beibehalten. Auch die Ausführung von Einwärtsrotationsübungen wird empfohlen. Sie sind in der gewöhnlichen Art nicht sehr leicht auszuführen; daher lasse ich diese Übungen in Bauchlage vornehmen, die rechtwinklig gebeugten Unterschenkel werden kräftig nach außen gedreht, wodurch eine genaue Beobachtung und Kontrolle des Erfolges außerordentlich erleichtert wird. Manche Kinder lernen das Bein derart zu drehen, daß sie ohne das Gesäß wesentlich zu heben, die rechtwinklig gebeugten Unterschenkel der Unterlage anlegen lernen

Schon SCHEDE hat zur sicheren Beseitigung einer starken Antetorsion die subtrochantere Osteotomie vorgeschlagen und REINER frakturierte schon vor der Einrenkung suprakondylär das Femur und drehte das untere Fragment nach außen; HIBBS osteotomiert vorher. Da sich diese Methoden aber nicht einbürgern konnten, hat neuerlich BRANDES die Detorsion schwerer Fälle in die Fixationsperiode verlegt. Sie wird erst angewendet, wenn die Antetorsion so stark ist, daß es zur Reluxation gekommen ist. Dann wird neuerlich eingerenkt und in der klassischen Primärstellung, oder etwas mehr axillar abduziert, eingegipst. Dieser erste Verband wird nach sechs bis acht Wochen entfernt und jetzt erfolgt die Operation.

Technik der Osteoklase nach BRANDES

Das Kind liegt in LORENZscher Primärstellung am Operationstisch, der Operateur stemmt sich mit der linken Hand auf den Oberschenkelschaft, etwa an seiner Grenze vom mittleren zum unteren Drittel und umfaßt mit der rechten Hand das Kniegelenk. Meist gelingt es jetzt mit einem kräftigen Ruck (Zug nach aufwärts) die Fraktur herzustellen. Bei älteren Kindern wird das Bein über die Tischkante vorgezogen; wieder stemmt sich die linke Hand auf den Oberschenkelschaft und die rechte bricht das Bein über die Tischkante. Nun erfolgt eine Infraktionsbewegung nach der entgegengesetzten Seite, um die Lösung der Fragmente zu vervollständigen. Diese Fraktur wird suprakondylär angelegt. Sie kann auch über dem Keil ausgeführt werden. Früher hat BRANDES die meist vorhandene Beugekontraktur im Knie benützt, um durch ruckartige Streckung derselben die Fraktur zu erzielen. Gelingt die Osteoklase nicht, so kommt eine Osteotomie an der gleichen Stelle in Frage.

Da man aber am proximalen Femuranteil nicht angreifen kann, um ihn in Innenrotation zu bringen und zu halten, muß man das untere Fragment in entgegengesetzter Richtung drehen. Es wird also jetzt das untere Femurfragment bei rechtwinklig gebeugtem Knie ebensoviel nach außen gedreht, als die Antetorsion beträgt, der horizontale Unterschenkel des am Rücken liegenden Kindes muß also nach oben gedreht werden. Angenommen, man hätte eine rechtwinklige (90⁰) Antetorsion zu beseitigen, so müßte der Unterschenkel jetzt senkrecht nach oben zu stehen gebracht werden. Die Fragmente lassen sich leicht in dieser Stellung erhalten, am Knie wird ein leichter Längszug ausgeübt, das Kind auf die Beckenstütze gebracht und bis zur Mitte des Unterschenkels eingegipst. Damit ist zwar die Antetorsion des Femur aber nicht die Stellung des Femur im Becken geändert. Es wird daher nach vier bis sechs Wochen der Gipsverband wieder abgenommen und das ganze Bein im Hüftgelenk etwas einwärts gedreht, bis der Unterschenkel des Kindes wieder horizontal steht. Das Bein steht also wieder in einer etwas verminderten LORENZschen Primärstellung von 70⁰ Flexion und nur 70⁰ Abduktion, um durch den jetzt nach vorne drängenden Kopf das vordere geschrumpfte Kapselband nicht wieder zu dehnen. Nach Abschluß der Gipsverbandbehandlung ist auch die Antetorsoin gründlich beseitigt; eine sonst mögliche Reluxation wurde nach dieser Behandlung nicht mehr beobachtet.

Daß die Notwendigkeit derartiger eingreifender Maßnahmen nur für vereinzelte Ausnahmefälle bestehen kann, wurde schon oben erwähnt.

d) Gedeckte Transposition

Da namentlich bei Überschreitung der Altersgrenze die gedeckte Reposition oft nicht mehr gelingt, hat LORENZ die Transposition des Femurkopfes angegeben, die im wesentlichen eine Umwandlung der hinteren Luxation in eine seitliche darstellt und eine viel bessere Stütze für die Gehfähigkeit des Beines ergibt, als die frühere hintere Luxationsstellung. Der Eingriff ist nicht weniger eingreifend als ein Repositionsversuch und erfordert die Erfüllung einiger Vorbedingungen; so muß die Abduktion völlig frei werden und auch eine Überstreckung muß erzielt werden können.

Technik der Transposition nach LORENZ

In tiefer Narkose zuerst subkutane Tenotomie der Adduktoren, manchmal ist auch die Tenotomie der am Darmbeinstachel entspringenden Muskeln notwendig. Nachdem man versucht hat, durch manuellen und maschinellen Zug den Schenkelkopf wenigstens in die Höhe der Spina iliaca ant. sup. herabzubringen, wird der Oberschenkel in modellierender Weise bis zum rechten Winkel abduziert. Nun versucht man durch Druck auf den Trochanter den Schenkelkopf an der Seitenfläche des Beckens kräftig nach vorne neben und unter die Spina zu stoßen. Endlich wird in Beckenhochlagerung eine mögliche Überstreckung in der Hüfte herbeigeführt, wobei ebenfalls wieder der Schenkelkopf nach vorne gedrängt werden kann. Schließlich wird ein Gipsverband angelegt in Überstreckung und in einer Abduktion, welche dem Grade der Verkürzung entspricht. Schon nach drei bis vier Tagen wird im Verband mit Gehversuchen begonnen. Der erste Verband bleibt drei bis vier Monate liegen, wird dann gewechselt und ein neuer Gipsverband unter Verminderung der Abduktion bis fast zur Parallelstellung des Beines und Beibehaltung der Überstreckung für neuerlich zwei bis vier Monate angelegt. Nach der Verbandabnahme sind aktive und passive Überstreckung und Abduktion fleißig zu üben.

e) Zwischenfälle

Alle gedeckten Operationen müssen so ausgeführt werden, daß ungewollte gröbere Verletzungen des Knochens und der Weichteile vermieden werden. Mit der zunehmenden Vertrautheit mit diesen Methoden ist die Zahl der Zwischenfälle immer seltener geworden; aber Frakturen und Lähmungen kommen immer noch vor.

Bei Frakturen werden wir uns nach den allgemeinen Regeln halten und für eine, wenigstens sechs wöchentliche Fixierung in einer anatomisch einwandfreien Stellung Sorge tragen. .Ereignet sich eine Fraktur bei einem Fall mit sehr starker Antetorsion, so können wir nach Brandes die Außenrotation des peripheren Fragmentes anschließen und so aus diesem Zwischenfall für den Patienten Nutzen ziehen.

Lähmungen, hauptsächlich des Ischiadikus, haben immer einen bestimmten Grund; nämlich den Versuch, die Einrenkung unter allen Umständen zu erzwingen, sei es durch übermäßige Extension oder durch gewaltsame Hebelmanöver. Auch bei Fixierung eines nicht vollkommen eingerenkten Gelenkes kann der Kopf auf den Nerven drücken. Lange empfiehlt daher die Etappenextension auf seinem Tisch und Einrenkung über den oberen Pfannenrand als Schutz gegen eine Ischiadikuslähmung; hat aber selbst einmal bei einem vierzehnjährigen Mädchen eine solche erlebt. Um jede schwerere Schädigung zu vermeiden, gibt es nur eine Grundregel: sofort nach dem Erwachen des Kindes aus der Narkose müssen aktive Bewegungen des Fußes und der Zehen geprüft und vollkommen intakt befunden werden. Besonders die aktive Dorsalflexion muß sicher vorhanden sein, um jede Schädigung des meist zuerst betroffenen N. peronaeus sicher ausschließen zu können. Ist das geringste Anzeichen für eine motorische Lähmung vorhanden, so muß die Behandlung sofort unterbrochen, der Gipsverband entfernt und das Bein in eine Stellung übergeführt werden, bei der jede Zerrung und jeder Druck auf den Nerven sicher wegfällt. Erst wenn sich der Nerv wieder vollkommen erholt hat, darf eine neuerliche Einrenkung versucht werden.

Reluxationen wird man zuerst durch neuerliche Einrenkung zu beseitigen suchen, wenn nicht der Tastbefund oder das Röntgenbild eine besondere Ursache für die eingetretene Reluxation aufdeckt. Es wurde schon oben erwähnt, daß sich jene Reluxationen, die auf unrichtige Gipstechnik zurückzuführen sind, durch die Röntgenkontrolle rasch nachweisen und beseitigen lassen. Führt ein mehrmaliger Einrenkungsversuch nicht zu einem vollen Erfolg, so läßt man das Kind für mehrere Monate ohne Verband und macht dann einen ganz neuen Versuch; gelingt auch dieser nicht, so scheint uns die Anzeige für eine blutige Einrenkung gegeben. Ebenso bei undurchgängigem Isthmus oder eingeklemmtem Limbus. Flache Pfanne als Retentionsmangel wird zur Pfannendachplastik führen.

f) Verstärkung des Pfannendaches

Ist zwar die Einrenkung gelungen, bietet aber das obere Pfannendach wegen seiner Steilheit nicht den entsprechenden Widerhalt, so daß es zu einer Reluxation nach oben kommt, so treten jene operativen Maßnahmen in ihre Rechte, die eine Verstärkung des Pfannendaches zum Ziele haben. Nach den bisherigen Erfahrungen kann man aber in einer großen Anzahl von Fällen annehmen, daß sich, wenn die Einrenkung gelungen ist, auch ein flaches Pfannendach durch den funktionellen Reiz kräftig entwickeln wird. Diese Verstärkung des oberen Pfannendaches beginnt meist sogar schon während der Gipsverbandperiode, auch ohne daß hiebei Stehen und Gehen erlaubt worden wäre. Eine operative Verstärkung des oberen Pfannendaches kommt also nur für ganz ausgewählte Fälle in Betracht, wo erwiesenermaßen die Steilheit des Pfannendaches die Ursache für den fehlenden Halt des Kopfes im Gelenk darstellt. Als operative Verstärkung kommt jetzt wohl nur die auf den ursprünglich KÖNIGschen Plan aufgebaute osteoplastische Verstärkung des Pfannendaches in Betracht. Hiefür gibt es drei Methoden: die älteste nach JONES und ALBEE, dann SPITZY und LANCE. Allerdings benützen JONES und ALBEE ihre Operationsmethode, um gleichzeitig offen den Kopf zu reponieren und dann erst das Pfannendach plastisch zu bilden. Wir müssen daher zwischen der offenen Einrenkung und der Pfannendachbildung unterscheiden. Hier soll vorläufig nur der zweite Teil besprochen werden.

Technik der Pfannendachplastik nach ALBEE (Abb. 157)

Von einem lateralen Schnitt (KOCHER) wird der Trochanter freigelegt, abgemeißelt und mit den Muskelansätzen nach oben geschlagen. Das Darmbein und der obere Pfannenrand wird freigelegt und etwa 2 cm hinter und ober dem Pfannenrand in einer Ausdehnung von 10 cm eine Knochenleiste abgemeißelt und nach abwärts und vorwärts gebrochen, so daß das Pfannendach durch einen Knochenwulst von etwa 3 cm Breite und 2 cm Dicke gebildet wird. An der Meißelstelle entsteht eine Knochenrinne, die durch einen frei transplantierten Knochenspan aus der Tibia ausgefüllt wird. Dieser Span wird 8 cm lang und 3 cm breit entnommen und in zwei Teile geteilt. Beide Teile werden einer mehr nach vorne, der andere mehr nach rückwärts in die Knochenrinne direkt eingesetzt, so daß sie ein jetzt mehr horizontales Pfannendach bilden helfen. Durch Känguruhsehnen werden sie befestigt. Die Kapsel wird gerafft; der Trochanter wird wieder an seine Stelle gebracht und dort fest-

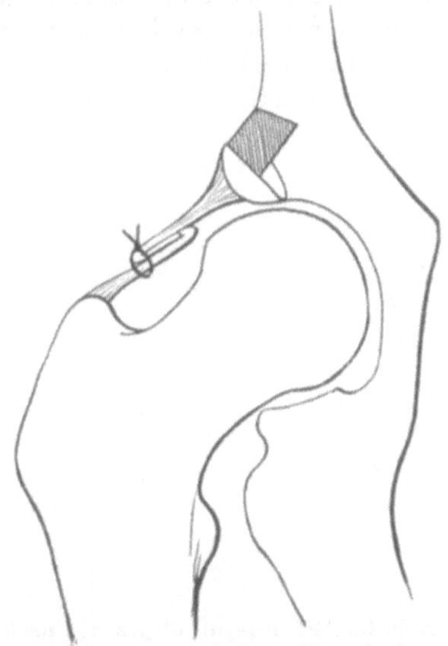

Abb. 157. Pfannendachplastik nach ALBEE. Vom oberen Pfannenrand wird eine Knochenleiste abgemeißelt und nach unten umgebrochen; in den Spalt wird ein Knochenspan aus der Tibia eingesetzt. Raffung der Kapsel

genäht und das Bein in 30⁰ Abduktion für zwei bis drei Monate eingegipst; dann werden die Bewegungen langsam freigegeben.

Technik nach SPITZY

Die Hüfte wird erst eingerenkt, dann wird von einem seitlichen Längsschnitt der Trochanter major freigelegt. Von hier wird ein der Tibia entnommener dünner langer Span ohne Eröffnung der Kapsel durch den Kopf in den Pfannengrund genagelt und so der Kopf fixiert. Dann wird der obere Pfannenrand etwas außerhalb vom Kapselansatz freigelegt und hier eine 3 cm breite Knochenrinne etwa 1 cm tief in das Darmbein eingemeißelt. In diese Rinne wird ein zweiter der Tibia entnommener, mit Periost bekleideter Span, 3 cm breit, am Ende zugeschärft eingeschlagen, so daß er absolut festsitzt. Der Kopf wird durch den ersten Span in seiner Lage gehalten, während der zweite, der das Dach bilden soll, ohne durch den Druck des Kopfes irgendwie gestört zu werden, anheilen kann.

In der Folge wird der dünne erste Span an der Stelle, wo er die Gelenkhöhle
überbrückt, langsam abgebaut werden und wieder verschwinden, während der
obere Span, namentlich dort, wo er in den Knochen eingesetzt ist, an Dicke
zunimmt und so ein im Röntgenbild deutlich sichtbare Knochennase bildet.
Dadurch wird ein Ausgleiten des Kopfes nach oben dauernd verhindert. Gipsverband durch vier Monate.

Technik der Pfannendachplastik nach LANCE (Abb. 158 bis 162)

Die Luxation wird eingerenkt und ungefähr in der klassischen LORENZschen
Primärstellung auf den Operationstisch gelagert. L-förmiger Schnitt nach
SPRENGEL, der eine Schenkel geht vom Darmbeinstachel nach rückwärts und
folgt dem Darmbeinkamm in seinem vorderen Drittel. Der zweite Schenkel geht
vom Darmbeinstachel etwa 12 cm nach abwärts zwischen Tensor fasciae und
Sartorius verlaufend. Sartorius und Rectus femoris werden nach vorne gezogen,

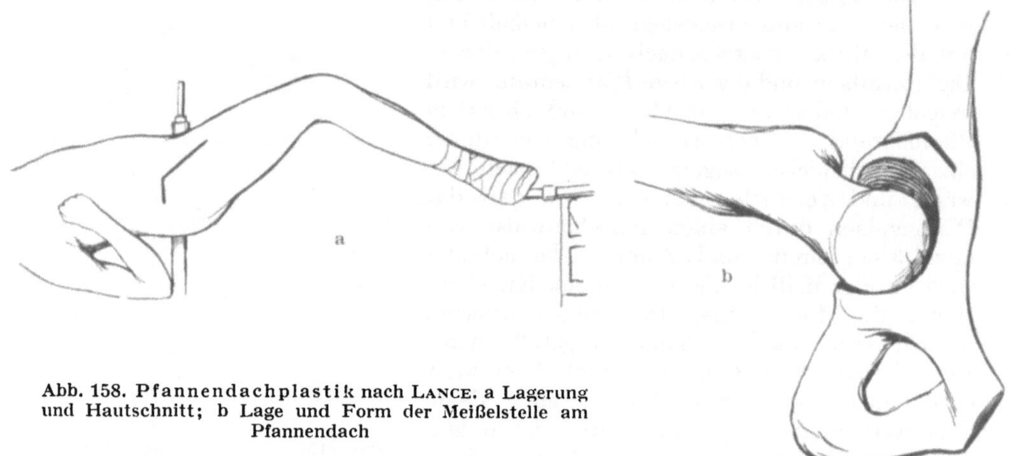

Abb. 158. Pfannendachplastik nach LANCE. a Lagerung
und Hautschnitt; b Lage und Form der Meißelstelle am
Pfannendach

während der Tensor fasciae und die vordere Partie des Glutäus scharf vom
Darmbein abgetrennt und nach unten geschlagen werden, bis unter vorsichtigem
Präparieren in der Tiefe die leicht erkennbare Gelenkskapsel freiliegt. Durch
vorsichtige Rotation des Beines kann man sich leicht über die Stellung des
Kopfes orientieren. Nun wird mit einem flachen Hohlmeißel am oberen Rand
der Kapsel unter einer Neigung des Meißels von 45° nach unten und innen das
Darmbein angemeißelt. Diese Meißelrinne wird nach vorne unter die Spina und
nach hinten fortgesetzt, so daß ein Halbkreis dem Kapselrand folgend gebildet
wird. Nach Vertiefung dieser Rinnen wird dann mit kräftigem Meißel der untere
Teil des Daches nach abwärts konzentrisch gegen den Kopf zu eingebrochen. In
diese Furche werden die dünnen Knochenperiostlappen eingesetzt. Sie werden
in 18 bis 20 cm Länge und 8 bis 12 cm Breite der Tibia entnommen und dann
in drei Teile von 5 bis 6 cm Länge geteilt. Diese Knochenlappen krümmen sich
nach der Periostseite zu; sie werden jetzt in die Furche eingeschoben und direkt
gegeneinander verkeilt, daß der längste unten, ein zweiter darüber zu liegen
kommt und ein dritter zwischen beiden herausragt. Eine besondere Fixierung
ist meistens nicht nötig. Nun werden die Muskeln zurückverlagert und durch
Katgutnähte fixiert bzw. vereinigt. Durch entsprechend starke Abduktion gelingt

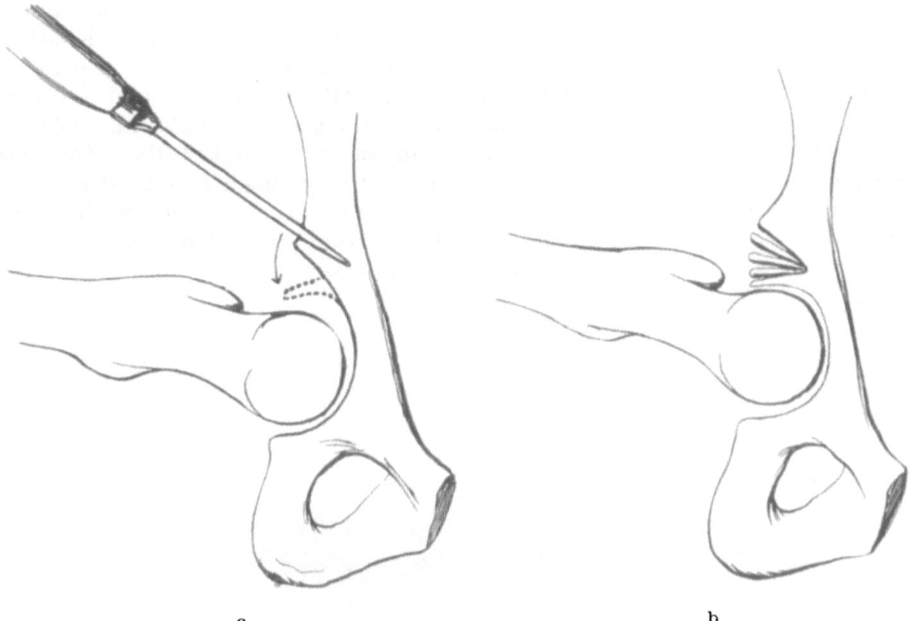

a   b

Abb. 159. Pfannendachplastik nach LANCE. a Am oberen Rand der Kapsel wird ein Meißel schräg gegen das Darmbein vorgetrieben und das angemeißelte Stück nach unten umgebrochen. b Die Knochenrinne wird durch Knochenspäne ausgefüllt, die gegeneinander verkeilt werden.

es leicht, sie wieder an ihrem Ursprung zu befestigen. Hautnähte. Gipsverband vom Thorax bis zum Knöchel der kranken Seite, den Fuß freilassend in LORENZscher Primärstellung. 90⁰ Abduktion, 90⁰ Beugung und 45⁰ Beugung im Knie. Dieser Verband bleibt einen Monat liegen, dann folgen erst Übungen im Bett. Massage, nach einem weiteren Monat beginnt Belastung.

Von vereinzelter Seite wurde auch, um eine bessere Schrumpfung der Weichteile, namentlich der Kapsel, herbeizuführen, die Injektion verschiedener Substanzen empfohlen, so Formalin und Alkohol (KLAPP, LANGE). Nach meinen eigenen histologischen Untersuchungen über die Wirkungsweise dieser Chemikalien kann ich diese Vorschläge nicht als zweckentsprechend befürworten. Die von beiden Substanzen hervorgerufene Härtung toten Gewebes ist nicht ohne weiteres auf das lebende Gewebe zu übertragen. Am Lebenden wird durch beide Mittel, wenn eine ent-

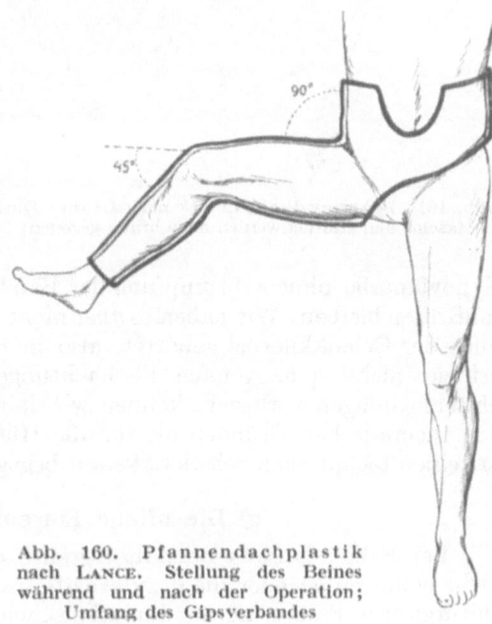

Abb. 160. Pfannendachplastik nach LANCE. Stellung des Beines während und nach der Operation; Umfang des Gipsverbandes

16*

sprechend hohe Konzentration gewählt wird, gewiß auch das von ihnen durchtränkte Gewebe also wahrscheinlich die Synovia des Gelenkes gehärtet. Mit der Härtung ist aber auch der Tod dieser Zellen verbunden. Sie werden dann als totes Gewebe weggeschafft, resorbiert und an ihre Stelle kann eine Narbe treten, je nach Ausdehnung des Ausfalles im größeren oder geringeren Ausmaß. Verteilt sich die injizierte Flüssigkeit (bis höchstens 3 ccm) nun gleichmäßig im Gelenkinnern, so ist es möglich, daß der ganze Schenkelkopf von einer gleichmäßigen, später schrumpfenden Narbe umgeben wird. Nach außen dürfte aber die Härtung und damit die narbige Substitution kaum wesentlich die Synovia überschreiten. Ob eine reine

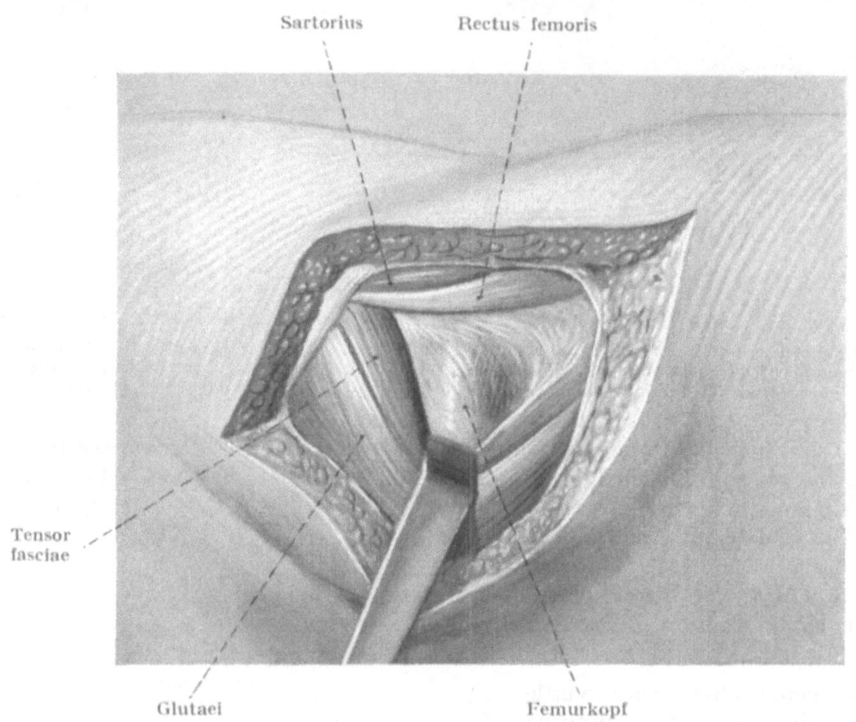

Abb. 161. Pfannendachplastik nach LANCE. Oben liegen Sartorius und Rectus femoris; Tensor fasciae und Glutaei werden nach unten gezogen; Femurkopf und Kapselansatz sind freigelegt.

Synovianarbe ohne Schrumpfung der Bänder für die Retension dauernd genügt, muß offen bleiben. Wir haben es aber nicht in der Hand zu verhindern, daß nicht auch der Gelenkknorpel gehärtet, also mortifiziert wird. Bevor über die Dauererfolge nicht ganz genaue Beobachtungen und wenn möglich histologische Untersuchungen vorliegen, können wir daher trotz der angeblich großen Erfolge aus theoretischen Gründen die für die Hüfte empfohlene Alkoholinjektion, die ja keinen technischen Schwierigkeiten begegnet, vorläufig noch nicht empfehlen.

g) Die offene Einrenkung der Hüfte

Bei Fällen jenseits der Altersgrenze oder wenn die gedeckte Einrenkung nicht gelungen ist oder nicht zu erhalten war, kann die offene Einrenkung nach chirurgischer Freilegung des Luxationsgebietes in ihre Rechte treten, wobei aber zu berücksichtigen ist, daß dies einen schweren und nicht ungefährlichen operativen Eingriff darstellt. Wenn auch die Gefahr mit der zunehmenden Vertrautheit mit Gelenkoperationen abgenommen hat, sind die Erfolge noch immer recht wechselnd, obwohl sich auch die Technik der modernen Arthroplastik angepaßt hat. Die bekanntesten Operationsmethoden stammen von HOFFA, LORENZ, LUDLOFF, BADE und DEUTSCHLÄNDER, dessen Technik die beste Übersicht und wohl auch die besten Erfolge ergibt. Man beachte dabei die allgemeine Technik der Arthrotomie S. 18.

Technik der HOFFA-LORENZschen Operationsmethode

Narkose, Lagerung in halber Seitenlage auf einem Extensionstisch. Den Damm umgreift ein aseptischer Gegenzug, während am Knöchel des kranken

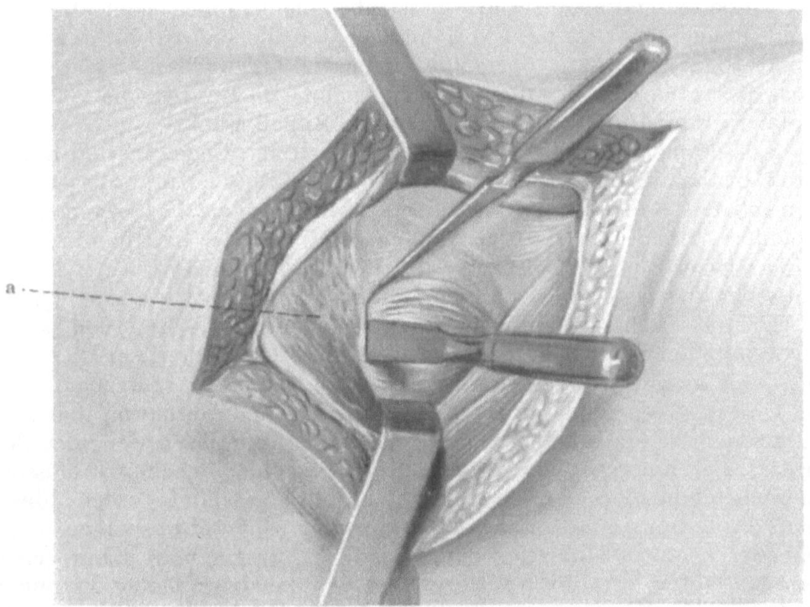

Abb. 162. Pfannendachplastik nach LANCE. Bei a sind Tensor und Glutaei scharf abgelöst, die Meißel sind am oberen Pfannenrand eingetrieben.

Beines eine Extensionsgamasche befestigt ist, die zur Extensionsvorrichtung geführt wird, falls der manuelle Zug nicht ausreichen sollte. Zuerst wird durch Zug mit der Hand oder der Schraube der Schenkelkopf ungefähr in Pfannenhöhe gebracht und dort festgehalten. Dann erst erfolgt der Hautschnitt nach HOFFA ½ cm entfernt vom vorderen, oberen Rand des Trochanter major beginnend, bis etwa 6 cm nach abwärts. Der Schnitt nach LORENZ beginnt an der Spina iliaca ant. sup. und verläuft in der Richtung des äußeren Randes des Tensor fasciae 6 bis 7 cm nach abwärts und auswärts. Die Fascia lata wird nun längs des Außenrandes des Tensor nach oben und unten gespalten; im oberen Wundwinkel erscheint der M. glutaeus medius; er wird nach oben und rückwärts, der Tensor fasciae, Sartorius und Rectus nach vorne gezogen, nach hinten zu wird der Vastus lat. sichtbar. Dadurch wird die Hüftgelenkskapsel in ihrer ganzen Ausdehnung freigemacht. Während der Assistent eine Auswärtsrollung des Beines vornimmt, um die vordere Wand der Kapsel anzuspannen und vorzustülpen, wird mit einer Pinzette die Kapsel am vorderen Rand des Trochanters gefaßt, hochgezogen und eingeschnitten, so daß der blanke Schenkelkopf sichtbar wird. Man spaltet die Kapsel in der Richtung auf den Schenkelhals bis zu ihrem Ansatz am Becken. Meist ist die Kapselwand stark verdickt, dann muß sie mit kräftigen Schnitten durchtrennt werden. Ein noch vorhandenes Lig. teres wird knapp am Kopf durchtrennt und dieser durch geeignete Beindrehung aus der Wunde herausluxiert. Ist dies noch nicht möglich, so wird die Kapsel von der Mitte des ersten Schnittes nach oben und außen gegen den oberen Pol der Kopfkappe durchtrennt, der Schnitt also zu einem T ergänzt. Die Blutung aus einzelnen Kapselgefäßen wird durch Unterbindung gestillt. Nun kann die Kapsel ausgetastet werden; dabei hilft uns ein noch vorhandenes Lig. teres die Urpfanne auffinden, an deren unterem Rande es inseriert. Es wird mit einer Pinzette kräftig angespannt und abgetragen. Es ist aber nicht immer leicht, die Primärpfanne zu finden; denn es kann vorkommen, daß die Kapsel die Pfanne ganz deckt und sogar mit dem oberen Pfannenrand verwachsen ist. Auch erreicht das Operationsgebiet oft eine unangenehme Tiefe. Für die Aufsuchung der Urpfanne gibt DEUTSCHLÄNDER mehrere Anhaltspunkte an. So die Abtastung des Foramen obturatum, das charakteristische Eigenschaften aufweist; es ist groß, ovalär und man fühlt deutlich die Membrana obturatoria. Die dicht über dem oberen Rand des Foramen obturatum gelegene Vertiefung muß die Primärpfanne sein. Einen zweiten Anhaltspunkt gibt die Art. femoralis. Ihre Projektion senkrecht auf das Becken trifft die Primärpfanne. Die Art. femoralis kann entweder abgetastet oder durch einen Lapisstrich sichtbar gemacht werden. Ist die Urpfanne sichergestellt, so wird sie mittels eines kräftigen, scharfen Löffels (LORENZ) oder mit dem HOFFAschen Bajonettlöffel oder dem DOYENschen Pfannenbohrer ausgehöhlt und vertieft. Um den Pfannenort gut zugänglich zu machen, wird der Schenkelkopf durch Beugung, geringe Adduktion und Außenrotation aus dem Operationsgebiet gebracht, während die Weichteile der Beugeseite kräftig nach innen gezogen werden. Beim Aushöhlen der Pfanne müssen die Pfannenränder, besonders der obere Rand, sorgfältig geschont werden; hingegen kann man die Pfanne ohne Gefahr der Perforation sehr tief aushöhlen, weil der Pfannenboden auch bei Kindern sehr dick ist. Das ausgeschälte Knorpelgewebe muß jedesmal sofort sorgfältig entfernt werden; die neugebildete Pfanne muß tief und breit sein. Man überzeugt sich durch einen Repositionsversuch, daß die Pfanne dem Kopf nach jeder Richtung hin eine gute Stütze bietet, sonst muß die Vertiefung oder Ausweitung nach der einen oder anderen Richtung hin noch erweitert werden. Eine Modellierung des Kopfes ist in der Regel nicht notwendig; nur wenn eine besondere Deformierung vorliegt, kann man durch Abtragen von Vorsprüngen ihn wieder zur normalen Form umgestalten.

Nun erfolgt die Einrenkung durch direkten Schub auf den Trochanter bei Einwärtsrotation, Abduktion und Extension. Bei älteren Kindern begegnet die Reposition oft beträchtlichen Schwierigkeiten. Man soll trachten, mit dem manuellen Zuge auszukommen; die Schraube darf nur ganz vorsichtig angewendet werden. Es ist Aufgabe des Operateurs, darauf zu achten, daß sich nicht Kapselteile zwischen Kopf und Pfannenrand einklemmen; er muß das allfällige Repositionshindernis auffinden und beseitigen. Namentlich die Sehne des M. ileopsoas stellt oft ein Repositionshindernis dar, indem der sich anspannende Strang den Kopf am Eintritt in die Pfanne hindert. In diesem Falle wird die Sehne am Trochanter minor aufgesucht und tenotomiert. Ist der Kopf einmal in die Höhe des oberen Pfannenrandes gebracht, so schnappt er oft spontan ein. Abduktion,

Flexion und Rotation, die für die Einrenkung am günstigsten sind, müssen herausgefunden werden; manchmal ist starke Beugung im Hüftgelenk, kräftige Extension und Wechsel zwischen Ein- und Auswärtsrotation von Vorteil. Auch die Muskelspannung wegen mangelhafter Narkose kann die Einrenkung unmöglich machen. Ist die Einrenkung gelungen, so soll der Kopf in allen Stellungen der Extremität gut halten, auch bei stärkster Abduktion und Außenrotation soll er nicht herausgehen.

Die in den meisten, auch neuesten Lehr- und Handbüchern immer noch vorhandene Beschreibung der Wundversorgung durch Tamponade oder Offenlassen, müssen wir ablehnen. Es besteht kein Anlaß, gerade bei dieser Operation von den Grundsätzen der modernen Wundbehandlung: exakte Blutstillung, jedes blutende Gefäß zu fassen und zu unterbinden, und primär die Wunde zu schließen, abzugehen. Es kommt höchstens das Einlegen eines Drainrohres für 24 Stunden in Betracht. Muskulatur und Haut werden nach guter Adaption genäht und vollständig verschlossen. Darüber kommt ein Gipsverband. Der extendierende Assistent hält mit der einen Hand das Bein in einer Abduktion von etwa 50⁰ und einwärts rotiert, mit der anderen Hand stemmt er sich gegen das Becken, um Zug und Gegenzug zu regeln. Darüber wird nun ein gut gepolsterter Gipsverband exakt anmodelliert. Er bleibt sechs Wochen liegen, dann folgt eine sorgfältige Nachbehandlung, die hauptsächlich in aktiven Übungen und Kräftigung der Muskulatur durch Massage und Elektrizität besteht. Besonders zu pflegen sind Abduktionsübungen und Kniestrecken. Die Beweglichkeit des neuen Gelenkes sollen aber die Patienten aus eigenem vermehren.

Über die Erfolge dieser Operationen, deren absolute Gefahren mit der Verbesserung der Technik abnehmen, gibt Drehmann folgendes Urteil ab: „Absolut normale Verhältnisse herzustellen, gelingt uns auch durch die bestgelungene blutige oder unblutige Operation nicht."

Technik der offenen Einrenkung nach Ludloff

Er dringt von einem vorderen medialen Längsschnitt aufs Gelenk ein. Das Bein wird in Lorenzscher Primärstellung, also 90⁰ gebeugt und abduziert gelagert. Die großen Schamlippen und die Haut über der Analöffnung werden durch je eine Naht zusammengehalten, nachdem in beide Öffnungen je ein Tampon eingeführt worden war. Der Darm muß entsprechend entleert sein, der Patient steht unter Opium. Hautschnitt vom Poupartschen Bande am lateralen Rande des M. adductor magnus 15 cm nach abwärts parallel der Oberschenkelachse. Durchtrennung der Faszie; stumpfes Vordringen in die Tiefe. Der M. adductor magnus muß mit dem M. pectineus medial bleiben, so daß man zwischen M. pectineus medial und M. ileopsoas lateral vordringt. Kleine Gefäße, die den Weg kreuzen, werden unterbunden. Die großen Gefäße bleiben lateral und unsichtbar. In der Tiefe kommt man direkt auf den medialen und vorderen Teil der Kapsel, die straff vom vorderen und unteren Pfannenrand nach oben und hinten zieht. Sowohl den vorderen Pfannenrand wie den Trochanter minor kann man leicht durchpalpieren; auch geben Rotationsbewegungen Aufschluß über den Ansatz des Ileopsoas am kleinen Trochanter. Der Ileopsoas wird treppenförmig verlängert und dann die Kapsel am Pfannenrand eröffnet. Nun spaltet man die Kapseltasche bis zum Trochanter minor parallel der Achse des Schenkelhalses, worauf man die ganze Pfanne und die Kapsel übersehen kann. Man achte auf den pathologischen Limbus der hinten und oben besonders hervortritt und auf Kapselfalten, die in die Pfanne eingeschlagen sein können, eventuell müssen beide entfernt werden. Nun kann die Einrenkung des Kopfes durch

Druck von hinten her in die Pfanne erfolgen. Meist schiebt er dabei die Kapsel
und den Limbus vor sich her, dann muß der Isthmus und der Limbus eingekerbt
werden, dann erst tritt der Kopf vollends in die Pfanne. Bei Abduktions-
bewegungen spannt sich der obere und laterale Teil der Kapsel oft stark an, dann
ist mit der Schere die zirkuläre Inzision der lateralen und oberen Kapselansätze
an der Linea intertrochanterica anzuschließen. In Einwärtsrotation Vernähung
der vorderen Kapselwand, die Muskeln legen sich meist von selbst bei zunehmender Adduktion zusammen. Exakte Hautnähte. Gipsverband bei 75⁰
Abduktion.

Technik der offenen Einrenkung nach DEUTSCHLÄNDER (Abb. 163)

Jeder Radikaloperation geht eine acht- bis vierzehntägige Nagelextensions-
behandlung voraus, um die geschrumpften Weichteile nach Möglichkeit zu
dehnen und das luxierte Gelenk zu lockern. Der Schnitt ist dreifach gegliedert
und beginnt handbreit unter dem Leistenband in der Mitte des Oberschenkels,
er steigt dann hart am lateralen Rand des N. femoralis empor (Abtasten des
Gefäßnervenbündels). Dieser Teil des Schnittes sichert den möglichst kurzen
Zugang zur Primärpfanne und erlaubt das Gefäßnervenbündel vor Schädigungen
zu schützen. In der Leistenbeuge biegt der Schnitt rechtwinklig nach außen um
und verläuft geradlinig zur Spina iliaca ant. sup. Dieser Teil des Schnittes bezweckt
die Freilegung des Kapselschlauches. Von der Spina geht nun der Schnitt längs
der Außenkante des Darmbeines, etwa in einer Ausdehnung von drei bis fünf
Finger Breite, bis auf das Periost des Knochens vordringend. Er legt das Near-
throsengelenk frei. Die durchtrennten Glutäalfasern werden mit Stieltupfern
nach abwärts geschoben, worauf die derbe, weißlich schimmernde Kapsel über
dem Schenkelkopf sichtbar wird. Sie wird, soweit als möglich, freigelegt. Hier
wird eine Kompresse eingestopft und am ersten Teil des Schnittes weiter-
gearbeitet. Der N. femoralis bleibt innerhalb seiner Muskeln und wird stumpf
medialwärts verzogen und nun präpariert man stumpf zwischen Ileopsoas
medial und Rectus femoris lateral in die Tiefe, bis man die Kapsel ungefähr in
der Gegend des Isthmus erreicht. Die untere Begrenzung der Wunde bildet der
Nervenast, der zum oberen Drittel des Rectus zieht und natürlich geschont wird.
Durchtrennung der Faszie über dem Ileopsoas, ablösen der Ansätze des Sartorius
und Tensor fasciae von der Spina. Sie werden nach abwärts gedrängt. Dadurch
wird der laterale Abschnitt des intermediären Kapselschlauches freigelegt, der
mediale Anteil kommt auf die Weise zu Gesicht, daß man den Ileopsoas stumpf
nach der medialen Seite hin abpräpariert. Durch mediales Verziehen der Muskeln
kann man auch das Kapselgebiet der Primärpfanne freilegen. Damit ist die
Freilegung des gesamten Kapselgebietes von der Nearthrose bis zur Primärpfanne als erster vollkommen extrakapsulärer Teil der Operation abgeschlossen.
Der zweite Akt verläuft intrakapsulär. Eröffnung der Kapsel über der
Nearthrose, mit einem bogenförmigen Schnitt hart am Becken; auch der hintere
Abschnitt der Kapsel muß gründlich durchtrennt werden, bis der Kopf ausreichend mobilisiert ist. Unter Anspannung des durchtrennten Kapselrandes
wird eine dicke Sonde durch den Isthmus gegen die Primärpfanne geschoben.
Diese liegt immer medial nach vorne unter den großen Gefäßen und direkt unter
der Knochenvorwölbung der Eminentia pectinea des Beckenkammes. Erweiterung
des Isthmus mit einer Kornzange oder durch Einkerben. Die Verwachsungen
der Kapsel mit dem Pfannenboden werden mittels Stieltupfer gelöst und die
Kapsel mit einem Elevatorium abgehebelt, bis die Pfanne so stark erweitert ist,
daß sie der Größe des Kopfes entspricht; der Pfannengrund muß deutlich zu

sehen sein. Sowohl die Mobilisierung des Kopfes wie die Erweiterung der Pfanne müssen außerordentlich gründlich und sorgfältig ausgeführt werden, um eine möglichst glatte Reposition zu ermöglichen. Diese Reposition erfolgt mit einem Hohlmeißel, dessen Hohlrinne etwa der Größe des luxierten Kopfes entspricht. Der abgestumpfte Meißel wird zunächst in die Primärpfanne eingeführt und durch leichte Drehbewegungen der Kopf in die Furche des Meißels gebracht, wobei zur Entspannung des Psoas der Oberschenkel in Außenrotation gehalten wird. Druck auf den Trochanter major und ein leichtes Senken des Meißelgriffes nach abwärts lassen den Kopf wie mit einem Schuhlöffel in die Pfanne gleiten. Will der Kopf nicht gleiten, so kann eine Spannung der Adduktoren das Hindernis

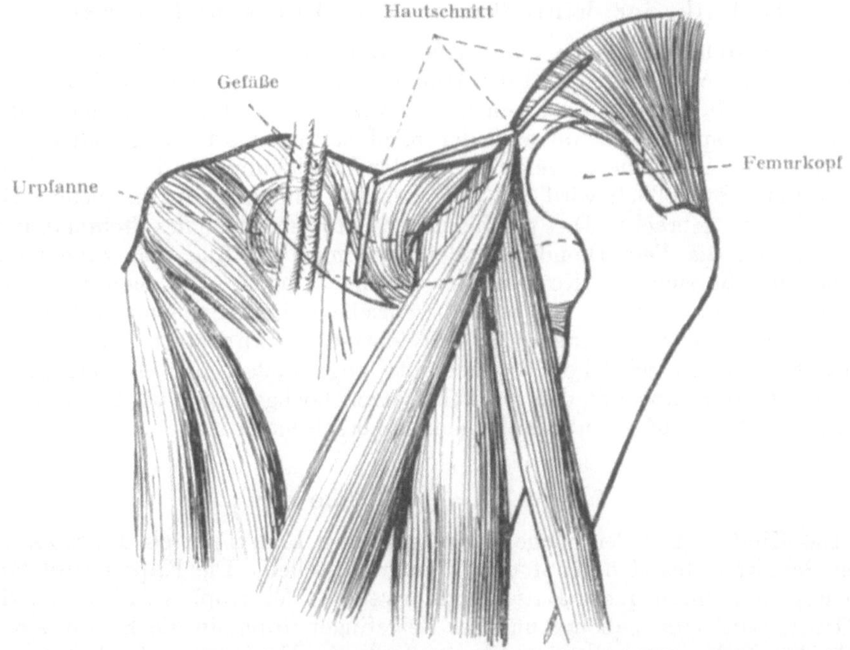

Abb. 163. Offene Einrenkung nach DEUTSCHLÄNDER. Dreifach gebrochener Hautschnitt (doppelt konturiert). Die Gefäße und der Nerv decken die Urpfanne, von der (gestrichelt) der Kapselschlauch zum Femurkopf zieht. Der lang ausgezogene Psoasansatz und die Spinamuskeln decken den Kapselschlauch.

sein; sie müssen dann subkutan tenotomiert werden. Ist der Kopf eingerenkt, so wird der Oberschenkel in Innenrotation und mittlere Abduktion von 45° gebracht. Bei dieser Stellung spannt sich der Psoas kräftig an und drückt den Kopf fest in die Pfanne. Die Kapsel wird nicht genäht, wohl aber die Ansätze des Rectus femoris, Sartorius und Tensor fasciae wieder an ihrem Ursprungsort befestigt. Die Hautwunde wird bis auf ein in der Mitte eingeführtes Streifchen geschlossen. Die Blutung ist auffallend gering, die Funktion sämtlicher Muskeln bleibt erhalten, weil sie nur temporär durchschnitten werden; der wichtige Ileopsoas wird geschont. Schädigungen des N. ischiadicus wurden nie beobachtet, obwohl Fälle bis zu 15 cm Verkürzung operiert wurden, so daß nicht die Dehnung des Nerven, sondern Quetschung bei den Repositionsmanövern für die Lähmungserscheinungen verantwortlich zu machen sind. Der Gipsverband in der angegebenen Stellung bis zum Fuße reichend umfaßt auch den gesunden Ober-

schenkel und bleibt vier Wochen liegen. Er wird dann schalenförmig aufgeschnitten, damit aktive Übungen ausgeführt werden können. Diese Übungen
und Massage werden noch etwa sechs bis acht Wochen fortgesetzt, bis eine
genügend freie Beweglichkeit erreicht ist; dann erst darf der Patient aufstehen
und das Bein belasten.

Die Methode von JONES und ALBEE wurde schon weiter oben erwähnt bei
den Operationen der Pfannendachbildung. Der erste Teil dieser Operation, die
offene Einrenkung, wird folgendermaßen ausgeführt.

Technik der Einrenkung nach JONES und ALBEE

Eine bestehende Beuge- und Adduktionskontraktur wird zuerst durch
Tenotomie der Adduktoren und der Hüftbeuger einschließlich des Ileopsoas beseitigt. Das Hüftgelenk wird von einem vorderen Schnitt freigelegt und die
Kapsel längsgespalten. Dann wird der Kopf herausluxiert und geglättet. Nun
wird die kleine Urpfanne aufgesucht, von der Verklebung mit der Kapsel befreit
und vertieft. Schließlich wird der Schenkelkopf allmählich in die gleiche Höhe
mit der Pfanne gebracht. Dies geschieht unter Anwendung eines Steinmannschen
Nagels durch die Femurkondylen. Bei zunehmendem Zug und zunehmender
Adduktion läßt sich der Kopf in die Pfanne bringen. Die Sicherung dieser
Stellung wird dann durch die oben beschriebene Pfannendachplastik bewerk-
stelligt. Ist diese von vorneherein beabsichtigt, so wird statt eines vorderen
Längsschnittes ein seitlicher Bogenschnitt angewendet, mit Abmeißlung des
Trochanters, der dann mit den Muskelansätzen hochgeklappt wird, wie dies bei
der LEXERschen Hüftgelenkplastik genauer beschrieben ist.

Technik nach GALLOWAY

Das Kind liegt in Seitenlage. Zugang wie bei LANCE mittels des SPRENGEL-
schen Schnittes, bis sich Kopf und Pfanne einstellen. Die Kapsel wird längsgespalten und durch quere Einschnitte erweitert, der Kopf wird herausluxiert.
Die Hüfte wird jetzt gebeugt und der Zeigefinger dringt in die Kapsel ein, um
durch den Isthmus hindurchzudringen und die Urpfanne aufzudecken. Mit
einem geknöpften Messer wird der Isthmus eingeschnitten, bis die Einschnürung
beseitigt ist. Die Pfanne wird dann entsprechend erweitert und der Kopf unter
Abduktion und Rotation unter gleichzeitigem Druck auf den Trochanter nach
vorwärts zum Einschnappen in die Pfanne gebracht. Mit Vorteil wird ein Meißel,
wie ihn DEUTSCHLÄNDER verwendet (HOFFAscher Hebel), benützt, um den Kopf
in die Pfanne zu hebeln. Wundschluß in Schichten. Die Kapsel braucht nicht
genäht zu werden, weil sich die Ränder ohnehin aneinanderlegen. Gipsverband
in LANGEscher Primärstellung. Abduktion von 45 bis 60⁰, Einwärtsrotation mit
gebeugtem Knie durch vier bis sechs Wochen, dann folgt ein zweiter Gipsverband
bei verminderter Abduktion und Einwärtsrotation und Streckung im Knie,
gleichzeitig wird durch zwei bis drei Monate eine Extension angelegt. Oft ist
nach sechs Wochen noch ein dritter Verband notwendig, dann folgen aktive
Übungen und Massage.

Den Übergang von der offenen Einrenkung zu den Operationen, die nicht
zur Einrenkung in die alte Pfanne führen, bildet die LEXERsche Methode der
Pfannenneubildung.

Technik der Pfannenneubildung nach Lexer

Eventuelle Vorbehandlung durch Zugverbände mit starker Belastung. Schnittführung und Freilegung des Gelenkes erfolgt genau wie bei der Arthroplastik (siehe dort). Die Durchtrennung der Mm. piriformis und obturatur internus ist nicht immer nötig, wohl aber muß durch eine Myotomie der Adduktoren die Abduktion freigemacht und das für die spätere Einrenkung des Kopfes bestehende Hindernis beseitigt werden. Die Kapsel wird vollständig entfernt und sowohl vom Femur wie vom Pfannenrand abgetrennt; ebenso das Lig. teres. Nun wird der Femurkopf durch starke Flexion, Außenrotation und Adduktion aus dem Operationsbereich gebracht, worauf die durch den Kapselansatz gekennzeichnete, meist als flache Nische angedeutete Urpfanne gut zugänglich wird. Die Pfanne wird unter Entfernung des knorpeligen Überzuges mit einer breiten Raspel vertieft, bis ein zuverlässig hoher oberer und hinterer Pfannenrand gebildet ist. Der meist unförmige Kopf wird mit Knochenmesser

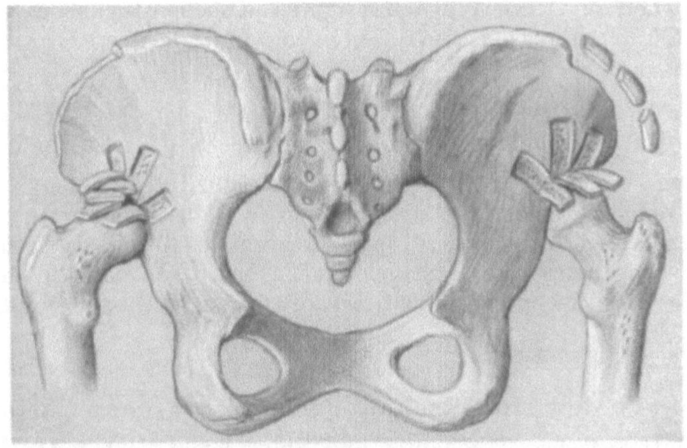

Abb. 164. **Pfannendachneubildung nach Truslow.** In der Höhe des Kopfes werden drei unten gestielte Knochenlappen aus dem Darmbein herausgemeißelt und über den Kopf geklappt. Vom Darmbeinkamm werden drei Knochenstückchen abgetragen (rechts) und zwischen Kopf und Darmbein aufgemauert (links).

und Meißel zugeschnitten. Bei antevertiert stehendem Kopf mit steilem Hals wird die obere Partie fortgenommen. Die Einrenkung muß möglichst leicht gelingen, da Lexer jetzt immer die Fettgewebsumhüllung ausführt und dieses Transplantat nicht gequetscht werden soll. Es müssen daher alle Hindernisse soweit beseitigt werden, daß die Einrenkung ohne Schwierigkeiten ausführbar ist. Dann wird der Kopf mit einem ausreichend großen Fettgewebslappen umhüllt und in die Pfanne eingestellt. Bei älteren Fällen ist es nun nicht immer möglich, den Kopf in die an normaler Stelle angelegte Pfanne einzustellen. In solchen Fällen wird vorher festgestellt, wie weit der Kopf bei kräftigem Zuge und Gegenzug heruntergeholt werden kann; an dieser Stelle wird nun am Darmbein ein ganz neues Pfannenloch angelegt. Es ist meist ohne Schwierigkeiten möglich, eine entsprechend tiefe Pfanne mit gutem hinteren und oberen Rand zu bilden. Für veraltete Fälle aber mit sehr hochstehendem Kopf, bei welchen die Resektion des Kopfes die einzige Möglichkeit einer Verbesserung der Verhältnisse darstellt, wird also der Kopf reseziert und entsprechend zugeschnitten, damit er eine fingerdicke, etwas gebogene Leiste bildet, die nach Abhebung des Periosts vom

Darmbeinkamm dort mit Nägeln befestigt wird. Damit wird ein Stützpunkt für
das obere Femurende hergestellt. Der Femurstumpf wird wieder mit Fettgewebe
eingehüllt. Nun wird der temporär abgemeißelte Trochanter der entsprechenden
Spannung gemäß etwas tiefer am Oberschenkel durch einen Nagel wieder befestigt. Übrige Versorgung und vollständige Hautnaht wie bei den Ankylosen-
operationen. Gipsverband und Zug (siehe dort).

In ähnlicher Weise geht TRUSLOW vor (Abb. 164), der zuerst ebenfalls den
Femurkopf so weit als möglich herunterzuholen sucht und mit Extension vor-
bereitet, dann mit dem SPRENGELschen Schnitt das Luxationsgebiet freilegt, den
Hautmuskellappen subperiostal vom Darmbeinkamm ablöst und dann über dem
tastbaren Kopf aus der Darmbeinschaufel drei Knochenlappen gestielt über den
Kopf nach abwärts bricht und außerdem vom Darmbeinkamm drei kräftige
Knochenstücke reseziert und als Mauer auf diese Knochenlappen gegen die
Darmbeinschaufel hin aufbaut. Der Periostmuskelhautlappen wird wieder
darübergeschlagen und fixiert gleichzeitig die Knochenstückchen an Ort und
Stelle. Hautnähte. Anlegen einer Extension und darüber Gipsverband für
acht Wochen.

h) Offene operative Eingriffe, die keine Einrenkung bezwecken

Wenn aus bestimmten Gründen oder wegen ihrer größeren Gefahren-
momente die obigen offenen Operationen nicht in Betracht kommen, so besitzen
wir noch zwei häufiger ausgeführte Operationsverfahren, um die unangenehmen
Begleiterscheinungen luxierter Hüftgelenke zu beseitigen oder zu mildern. Es
sind dies die HOFFAsche Pseudarthrosenoperation und die subtrochantere
Osteotomie.

Technik der HOFFASCHEN Pseudarthrosenoperation

Hautschnitt zwischen Trochanter und Spina leicht nach unten konvex bis
auf die Faszie. Subperiostales Ablösen der Weichteile vom Trochanter major.
Man gelangt an den Schenkelhals und präpariert den Kapselansatz dort ab. Die
Kapsel wird längs gespalten und der Kopf aus der Wunde herausluxiert. Er
wird nun entweder mit der Stichsäge oder mit breitem Meißel dicht am Hals-
ansatz abgetragen und nach Durchtrennung des Lig. teres entfernt. Jetzt liegt
der Kapseltrichter offen vor uns. Das Bein wird extendiert und die kräftig an-
gespannte Kapsel an der hinteren Wand in der Mitte des Trichters bis auf das
Darmbein durchschnitten. An der Stelle, wo sich die Wundfläche des Femur an
die Beckenschaufel anstemmt, wird das Periost eingeschnitten und vom Darmbein abgehebelt. Die beiden Kapsellappen werden exstirpiert. Besonders bei
leichter Abduktion legt sich jetzt die Femurwundfläche gegen die angefrischte
Stelle am Darmbein und wird durch Vernähung der Weichteile hier fixiert.
Nach exakter Blutstillung vollständiger Wundschluß durch Naht der Muskeln,
die wieder am Trochanter befestigt werden, der Faszie und der Haut. Gipsverband in entsprechender Abduktion. Nach vierzehn Tagen sollen die Patienten
mit dem Verband aufstehen und die ersten Gehversuche anstellen. Nach vier
Wochen dürfen die Patienten das Bett verlassen und nach zwei bis drei Monaten
wird der Gipsverband abgenommen; die Patienten können nun mit einem Stützkorsett und Trochanterpelotte gehen und entsprechende Übungen machen, wodurch sich eine Versteifung immer vermeiden läßt.

Subtrochantere Osteotomie

Für veraltete Luxationen wurde von v. BAEYER die subtrochantere Osteotomie mit der Absicht vorgeschlagen, eine Anspannung der pelvitrochanteren Muskeln auf die Weise zu erzielen, daß durch Verheilung des peripheren Fragmentes in Abduktion, später bei der Belastung das obere Fragment eine Adduktion erfährt und der Trochanter major gesenkt wird. Dadurch wird eine bessere Wirkungsweise der pelvitrochanteren Muskeln erzielt. KIRMISSON operierte ähnlich und LORENZ hat dieselbe Operation vorgeschlagen, aber er sucht jetzt das periphere Fragment möglichst gegen die Urpfanne zu drücken, um so eine direkte Stütze des Beckens durch das obere Femurende zu erzielen. Daß diese Absicht aber nicht immer in Erfüllung gegangen ist, zeigen die veröffentlichten Röntgenbilder sogenannter „Gabelungen“. Auch läßt die Beweglichkeit manchmal zu wünschen übrig, welche Gefahr bei der einfachen Osteotomie nicht besteht. Andere Autoren (SCHANZ) legen absichtlich die Osteotomie sehr tief an, da es nur darauf ankommt, den toten Gang des TRENDELENBURGschen

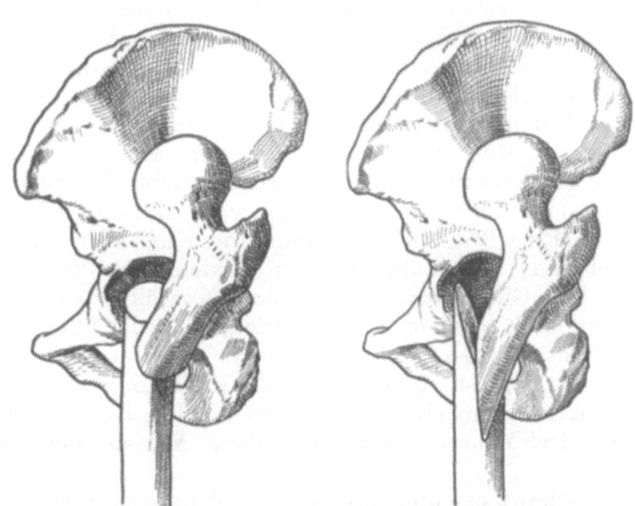

Abb. 165. Horizontale Durchmeißelung   Abb. 166. Frontale Durchmeißelung

Abb. 165 u. 166. Gabelung nach BAEYER-LORENZ (aus LOEFFLER, Operative Beh. d. ang. Hüftluxation)

Phänomens auszuschalten, was am besten dadurch erreicht werden kann, daß man die Osteotomiestelle in die Höhe des unteren Randes des Beckentrichters verlegt.

Technik der Gabelungs-Osteotomie nach KIRMISSON-V. BAEYER-LORENZ (Abb. 165 und 166)

Der Patient liegt auf der Seite auf einem Sandsack wie zur subtrochanteren Osteotomie (siehe dort). In der Höhe der beabsichtigten Osteotomiestelle wird der Hautschnitt von 10 bis 12 cm Länge vom Trochanter nach abwärts angelegt. Durchschneidung der Faszie und Längstrennung der Muskulatur. Nach LORENZ soll die Osteotomiestelle so gewählt werden, daß der obere Rand des distalen Fragmentes eben noch unter den oberen Pfannenrand eingestellt werden kann; muß also in Pfannenhöhe liegen. Es wird vorher im Röntgenbild der Abstand des oberen Trochanterrandes von der Pfannenmitte gemessen. Wenn man dieses Maß auf den Patienten überträgt, muß man für die Weichteilschicht noch etwa 2 cm dazu rechnen. Auch während der Operation kann man sich nach LOEFFLER noch dadurch von der Höhe der Osteotomiestelle ein Urteil bilden, daß man sich die Pfannengegend, die durch Pulsation der Arteria femoralis in der Schenkelbeuge leicht zu finden ist, auf das Femur durch eine wagrechte Linie projiziert.

Der Knochen wird mit stark gebogenen Elevatorien umfaßt und hier durchmeißelt. Während anfangs eine einfache quere Osteotomie angelegt wurde, wird
jetzt wohl allgemein schräg in der Frontalebene osteotomiert, von oben hinten
nach unten vorne, um die nachträgliche Hyperextension zu erleichtern oder nach
Hass von hinten unten nach oben vorne, um die Flexion des zentralen Fragmentes zu behindern. Während die Anhänger v. Baeyers sich damit begnügen, jetzt
das periphere Fragment in entsprechende Abduktion von 30 bis 40⁰ zu bringen,
so daß bei der späteren Adduktion das Becken den zentralen Teil aufruht,
suchen die Anhänger der „Gabelung" das periphere Fragment in die leere Hüftpfanne einzustellen, ja durch kräftiges Hinaufstoßen sogar einzuspießen. Während
man mit der krankseitigen Hand das Bein abduzieren hilft, drückt der Daumen
der gesundseitigen Hand das obere Ende des distalen Femurabschnittes in die
Pfanne; gleichzeitig muß das Bein etwas hyperextendiert werden. Die Ober-
schenkellängsachse muß so eingestellt werden, daß sie in die Pfannengegend zeigt.
Naht der Muskulatur, der Faszie, vollständige Hautnaht. Gipsverband in Abduktion von etwa 40⁰ (bis 60⁰ Hass) leichte Überstreckung und Fußspitze nach
oben oder nur wenig nach außen, von den Rippen bis zu den Zehen der kranken
Seite. Eine Tenotomie der Adduktoren soll nicht stattfinden, höchstens bei sehr
hochgradigen Adduktions- und Flexionskontrakturen.

Der Gipsverband bleibt zehn bis zwölf Wochen liegen. Nach vier Wochen
kann das Knie freigemacht werden, entweder indem man den Unterschenkelteil
entfernt oder den Verband im Knie zirkulär durchschneidet und seitliche Scharnier-
gelenke eingipst. Damit sollen die Patienten aufstehen und leichte Gehversuche
mit Krücken machen. Nach acht Wochen Gehversuche ohne Unterschenkelteil,
nach drei Monaten Verbandabnahme, Massage und Abduktionsübungen.

Schanz osteotomiert in der Höhe des unteren Randes des Beckentrichters.
Schnitt zwischen Sartorius und Tensor fasciae. Einfache quere Osteotomie.
Ober- und unterhalb der Osteotomielinie werden lange Schrauben aus rostfreiem
Stahl in den Knochen eingesetzt, die aus der Wunde herausragen. Nach der
Durchmeißelung werden Muskeln, Faszie und Haut bis auf diese Schrauben vollständig geschlossen und jetzt der Gipsverband angelegt. Die Schrägstellung der
beiden Schrauben gibt genau den Abknickungswinkel an. Sie werden nach der
gewünschten Einstellung in den Gipsverband mit einbezogen. Nachbehandlung
wie oben.

IX. Oberschenkel

Coxa vara

a) Gedeckte Maßnahmen

Nachdem bei der Coxa vara die anfänglichen Erfolge der operativen Therapie
nicht die gehegten Erwartungen erfüllt hatten, setzte eine vermehrte Anwendung
der konservativen und gedeckt operativen Verfahren ein, die aber jetzt ebenfalls
wieder mehr verlassen werden; allgemein sucht man durch einfache offene
Operationen die Verbiegung des Schenkelhalses zu korrigieren. Hauptsächlich
im schmerzhaften Stadium, wenn noch keine schweren anatomischen Veränderungen am Knochen zu bemerken sind, kann die permanente Gewichtsextension
versucht werden; sie bietet keine besonderen Schwierigkeiten; ihre Technik ist
aus der Frakturbehandlung bekannt. Wir werden darauf bei der Nachbehandlung

bei offener Durchmeißelung des Knochens noch näher zurückkommen. Gilt es die bereits festgestellte Verschiebung der Kopfkappe zu korrigieren und sie wieder aufzurichten, so kommt nach DREHMANN, LUDLOFF, LANGE und LORENZ das Redressement mit Dehnung der Adduktoren und nachherigem Gipsverband zur Anwendung.

Technik des gedeckten Redressements der Coxa vara nach DREHMANN

Durch Pumpschwengelbewegungen, wie bei der Einrenkung der Hüftluxation nach HOFFA, wird das rechtwinklig abduzierte und stark nach außen rotierte Bein nach dem Rumpf hin und wieder bis zur Horizontalen zurückgeführt. Nachdem man allmählich mehr und mehr hyperextendiert, wird der Oberschenkel in extremste Abduktion übergeführt und eine möglichste Innenrotation erzwungen. In dieser Stellung wird ein Gipsverband für mehrere Monate angelegt. Nachbehandlung mit einer Stützhülse in Abduktion. Damit gelingt es in manchen Fällen, die Kopfkappe aufzurichten. Diese Behandlungsart eignet sich nur für die zervikale Form, für die Fälle der sogenannten abgerutschten Kopfkappe, also für die als Folge einer Epiphysenlösung aufgefaßten Fälle von Coxa vara.

BADE durchtrennt zuerst die Adduktoren durch Myotomie oder durch Walken und Abduktionsgips. Er hält eine Korrektur durch gedeckte Infraktion für möglich, aber unsicher und nur angezeigt, wenn das Hinken hochgradig ist, wenn trotz der konservativen Behandlung deutliche Verschlechterung eintritt, wenn der Sitz hauptsächlich im Hals, Coxa vara cervicalis, oder im Trochanter, Coxa vara trochanterica, liegt und für aussichtsreich besonders dann, „wenn aus dem Röntgenbild auf eine osteoporotische Form zu schließen ist“.

Technik der gedeckten Infraktion nach BADE (Abb. 167)

Hauptbedingung ist eine gute Beckenfixation auf seinem Operationstisch. Ein horizontaler Zug durch breite Quergurten geht über die Spinae, ein Vertikalzug geht über den Damm, wobei das eine Ende über den Bauch, das andere Ende über den Rücken verläuft. Die ersten Abduktionsmanöver sprengen die Adduktoren, dabei liegt die Hand des Operateurs direkt ober dem Kniegelenk. Sind sie ganz nachgiebig geworden, so erfolgt die Infraktion des Halses. Zu diesem Zwecke geht die Faust des Assistenten in die Leistenbeuge und drückt schräg von innen unten nach außen oben in der Richtung auf den Kopf. Die Hand des Operateurs umfaßt den Oberschenkel direkt hinter dem Trochanter und macht nun forcierte Abduktionsmanöver bis der Hals unter knirschendem Geräusch nachgibt. Hört man das Knirschen, so adduziert man maximal und läßt einige intensive Rotationen folgen; dann kann man sicher sein, den Hals genügend gelockert zu haben. Zur Nachbehandlung nicht Gips, sondern eine gute Extension für sechs Wochen, dann erst für ein Vierteljahr Gipsverband und schließlich ein Schienenhülsenapparat für ein Jahr.

Selbst nach einer vorherigen Osteotomie erlebte BADE einmal durch nachherige forcierte Extension eine Subluxation des Kopfes nach unten. Dies müssen wir nach einem nur gedeckten Redressement noch mehr befürchten. Ich selbst erlebte eine solche bei einem vierjährigen Kinde nach einfacher Überführung des

Oberschenkels in starke Abduktion, obwohl das Röntgenbild eine deutliche
Aufhellungszone im Schenkelhals gezeigt hatte, so daß wir gehofft hatten, daß
die Varusverbiegung sich leicht aufrichten lassen würde. Ich möchte daraus die
Folgerung ziehen, daß wir, wenn eine Infraktion oder Fraktur nicht ganz sicher
erzielt werden konnte, unter allen Umständen die offene Osteotomie mit vollständiger Durchmeißelung des Knochens anschließen sollen, um dann erst die
Extension oder den Gipsverband anzulegen. Dieser Standpunkt erfährt auch
keine Änderung, wenn wir dem gedeckten Redressement eine subkutane Tenotomie oder selbst eine offene Myotomie der Adduktoren vorangehen lassen.

b) Offene Knochendurchmeißelung

Weitaus die meisten Fachkollegen aber bevorzugen zur Behandlung der
Coxa vara die offene subtrochantäre Durchmeißelung des Femur; nur vereinzelt

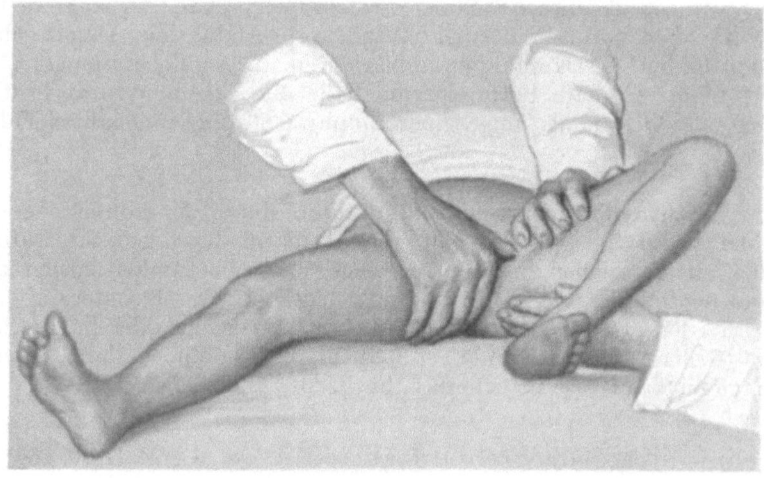

Abb. 167. Infraktion des Schenkelhalses bei Coxa vara nach BADE. Der Helfer (links)
drückt auf die Leistenbeuge; die Hände des Operateurs umfassen den Oberschenkel direkt hinter dem
Trochanter und abduzieren ihn kräftig.

sind die Anhänger der subkutanen Osteotomie. Die Osteotomien im Schenkelhals wurden mit Recht verlassen, weil dadurch die ohnehin schlechten Ernährungsverhältnisse des Kopfes, die unter Umständen ja sogar als Ursache der Entstehung der Coxa vara angesehen werden, durch die Operation noch mehr geschädigt werden. Wir müssen annehmen, daß bei der Kopfkappenlösung ja auch
die im Knochen verlaufenden Gefäße abgerissen oder mindestens abgeklemmt
worden sind; wenn wir jetzt durch eine Halsosteotomie die Ernährung des Kopfanteiles noch einmal unterbrechen und stören, so ist die Gefahr einer Ernährungsstörung des Kopfes um so mehr gegeben. Diese Ernährungsstörung braucht sich
nicht sofort bemerkbar zu machen. Eben erst berichtet LOSIO über einen
funktionell ausgezeichneten Erfolg einer CODIVILLASchen bogenförmigen Halsosteotomie, deren Röntgenbild sehr überraschend nach beinahe sieben Jahren einen
fast vollkommenen Schwund des Oberschenkelkopfes und -halses erkennen ließ. Wir
können somit alle zwischen Kopf und Hals angreifenden Operationen, die den
größten Teil der HELBINGSchen Zusammenstellung ausmachen, als mit Recht
verlassen ansehen; denn auch meine Statistik ergibt, daß nur mehr ein ver-

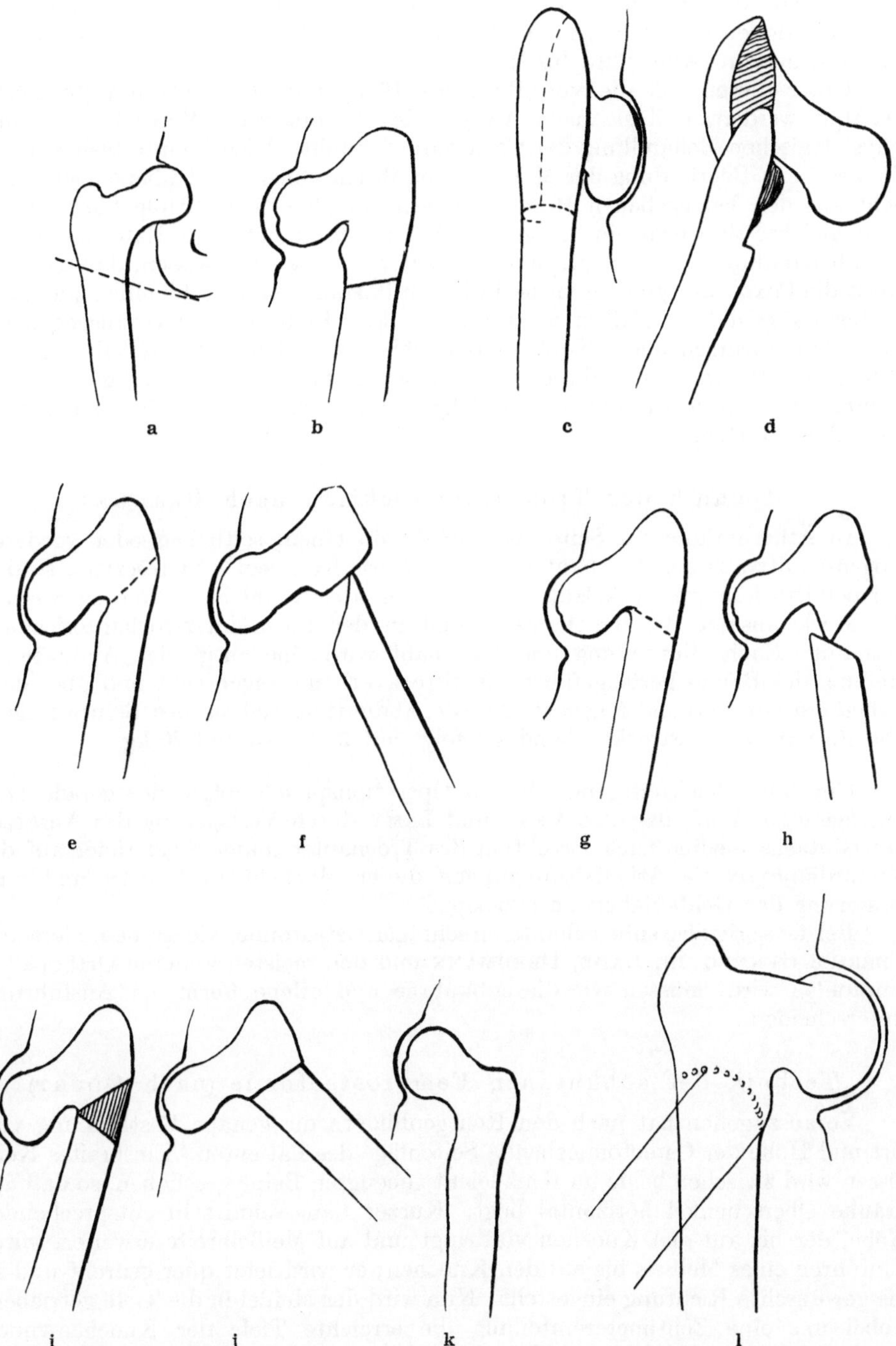

Abb. 168 a bis l. Zusammenstellung der sub- und pertrochanteren Osteotomien bei Coxa vara. a nach GANT; b unterhalb des Trochanter minor nach LAUENSTEIN; c und d treppenförmig nach BAYER; e und f schräg nach TERRIER-HENNEQUIN; g und h schräg nach HOFFA; i, j, k keilförmig nach HOFFA; l bogenförmig nach BRACKETT-ALBEE

schwindend kleiner Teil von Kollegen diese Methoden noch anführen. Anwendung finden nur mehr jene Methoden, die im oder unterhalb des Trochanter major angreifen (Abb. 168a bis l).

Unter diesen soll die von BRANDES 1923 angegebene als jüngste zuerst erwähnt werden, weil sie nach Ansicht des Autors einen Vorschlag zu einer physiologischen Behandlung der Coxa vara darstellt. Mich konnte bisher weder die gegebene Begründung der Methode von ihrem vollen Wert überzeugen, noch geht aus den beigegebenen Röntgenbildern ein objektiver Erfolg klar hervor; denn gleichzeitig wurde eine ausgiebige Abduktion und stärkste Extension in der Nachbehandlung angewendet, Maßnahmen, von denen wir wissen, daß sie auch sonst die Coxa vara günstig zu beeinflussen imstande sind; schließlich war beim einzigen abgebildeten Fall ja sogar ein gedecktes Redressement vorausgegangen, „um den abrutschenden Kopf wieder höher auf den Schenkelhals zurückzuführen". Wenn ich also diesen Operationsvorschlag der Vollständigkeit halber anführe, so müssen wir eindeutige Erfolge erst abwarten, bevor wir ihn allgemein empfehlen dürfen.

Technik der Trochanterresektion nach BRANDES

In Äthernarkose (in Seitenlage) wird von einem seitlichen oder vorderen Bogenschnitt aus der Trochanter major femoris freigelegt und reseziert, so daß der pelvitrochantere Muskelzug vom Knochen abgetrennt ist; außerdem werden die Muskelansätze der Trochantergegend in der Fossa intertrochanterica abgetrennt. Nach Blutstillung und Hautnaht wird eine ausgiebige Abduktionsstellung des Beines herbeigeführt, ein Streckverband angebracht und über denselben ein Gipsverband angelegt, der die Abduktionsstellung des Beines fixiert. Die Belastung des Streckverbandes erfolgt mit 5, 10, 15 und 20 kg.

Ungefähr gleichzeitig mit diesem Operationsplan erfolgte der gerade entgegengesetzte Vorschlag von VEAU und LAMY durch Verlagerung des Ansatzes des Glutaeus medius nach Resektion des Trochanter major 8 cm tiefer auf die Femurdiaphyse die Arbeitsbedingungen dieser Muskeln zu fördern und eine Besserung der Gehfähigkeit zu erzielen.

Bei der sagittalen subtrochanteren schrägen Osteotomie, wie sie besonders von TERRIER-HENNEQUIN, BADE, DREHMANN und den meisten anderen Orthopäden empfohlen wird, müssen wir die subkutane und offene Form der Ausführung unterscheiden.

Technik der subkutanen Femurosteotomie (nach GOCHT)

Vorauszugehen hat nach den Röntgenbildern die genaue Bestimmung von Ort und Höhe der Osteotomieebene. Seitenlage des Patienten. Ein breites Keilkissen wird zwischen beide im Knie leicht gebeugten Beine geschoben, so daß der kranke Oberschenkel horizontal liegt. Kurzer Längsschnitt in entsprechender Höhe, der bis auf den Knochen vordringt und auf Meißelbreite erweitert wird. Einführen eines Meißels bis auf den Knochen; er wird jetzt quer gedreht und in die gewünschte Richtung eingestellt. Nun wird der Meißel in die Tiefe getrieben, wobei uns eine Zentimetereinteilung die erreichte Tiefe der Knochenwunde angibt. Bei 3 cm machen wir Halt, lockern den Meißel, ziehen ihn um 2½ cm zurück und durchmeißeln nun auch den vorderen bzw. hinteren Anteil, so daß nur eine schmale innere Knochenbrücke bestehen bleibt, die nach Versorgung der Wunde durch einige tiefe Nähte eingebrochen wird.

Technik der offenen Durchmeißelung

Seitenlage und Keilkissen zwischen den Beinen wie oben. Kurzer Längsschnitt beginnend fingerbreit ober dem großen Trochanter, über diesen noch
zwei Finger breit nach abwärts; man dringt auf den Trochanter vor und schiebt
vor und hinter ihm ein gebogenes Elevatorium ihn umgreifend in die Tiefe. Ein
horizontal aufgesetzter Meißel dringt knapp unter der Prominenz von außen
oben nach unten innen auf den kleinen Trochanter zu. Der ganze Knochen wird
linear bis auf eine schmale Brücke hinten unten durchmeißelt; diese Brücke wird
nachträglich eingebrochen, dabei soll das Periost möglichst geschont werden.
Durch tiefe Katgutnähte werden die auseinandergedrängten Muskeln wieder
miteinander vereinigt, Hautnähte.

DREHMANN schließt sofort nach der Osteotomie eine forcierte Dehnung der
Weichteile, besonders der Adduktoren an. Er lagert den Patienten auf einen
Extensionstisch und sucht durch Schraubenzug mit Gegenzug an der gesunden
Beckenseite unter Abduktion die Weichteile zu dehnen. Hernach wird in dieser
Streckstellung für vierzehn Tage ein Gips- oder Streckverband angelegt; dann
erst wird eine winklige Abknickung an der Osteotomiestelle ausgeführt, so daß
das untere Fragment in extreme Abduktionsstellung zum oberen gelangt. Auf
diese Weise wird eine Verschiebung der Fragmente ad longitudinem mit Sicherheit vermieden. Es gelingt so den Schenkelhalswinkel von 65⁰ auf 120⁰ wieder
aufzurichten und die Funktion wieder herzustellen. BADE warnt davor, die
Extension mittels Heftpflasters auszuführen und fordert unbedingt eine Nagelextension durch die Femurkondylen in mäßiger Abduktion. Die Extension wird
allmählich gesteigert, je nach dem Alter des Patienten und bleibt mindestens
sechs Wochen liegen; durch Röntgenaufnahmen wird die Stellung ständig
kontrolliert und Extension und Abduktion entsprechend geändert. Hernach
Gipsverband für sechs Wochen und Stützapparat bis zu einem Jahre.

Eine andere Art der sub- oder pertrochantären Osteotomie ist die schräg
frontale Durchmeißelung nach SPITZY, wie sie ähnlich von C. BAYER als treppenförmige Osteotomie des Trochanter major angegeben worden ist.

Technik der treppenförmigen Osteotomie nach BAYER (Abb. 168 c u. d)

5 cm langer Längsschnitt, genau über die Höhe des großen Trochanters;
Freilegung desselben, Durchtrennung des Periosts, das mit schmalen Raspatorien
möglichst schonend nach hinten abgeschoben wird. Nun wird der Femurschaft
unter der Höhe des kleinen Trochanters nach hinten in halber Breite quer durchmeißelt, um alle vom Becken zum Femur ziehenden Muskeln möglichst zu
schonen. Jetzt erfolgt senkrecht dazu die frontale Durchmeißlung des Trochanters
nach innen und etwas nach vorne, so daß eine größere hintere Hälfte entsteht,
die mit Kopf und Hals in Verbindung bleibt und die Ansätze der pelvitrochanteren
Muskeln enthält. Die breite frontale Meißelfläche ist die Drehebene, die eine
gute Adaption der Wundflächen in jeder beliebigen Abduktionsstellung gewährleistet, besser als jede andere Osteotomie.

SPITZY legt bei der pertrochanteren Osteotomie die Meißelebene schräg
von oben hinten nach unten vorne, die Ausführung ist viel einfacher und erlaubt
ebenfalls die Einstellung des peripheren Fragmentes in beliebiger Abduktion.
Bei breitester Adaption soll sich die Spitze des distalen Fragmentes in einer

vorgemeißelten Rinne des Schenkelhalses gegen diesen anstemmen. Auch ich verwende ausschließlich die schräg frontale pertrochantere Osteotomie zur Behandlung der Coxa vara in nachstehender Ausführung:

Technik der pertrochanteren Osteotomie (Abb. 169)

Seitenlage, Lagerung des kranken Oberschenkels auf ein Osteotomiebänkchen oder Keilkissen. Etwa 8 cm langer Längsschnitt etwas ober dem großen Trochanter beginnend nach abwärts. Abschieben der Weichteile nach vorne und rückwärts und Einführen je eines gebogenen Elevatoriums um den Knochen. Nun wird ein entsprechend breiter Meißel etwas hinter der Trochanterspitze schräg frontal von oben hinten nach unten vorne aufgesetzt, der Meißelgriff etwas gehoben, so daß die Schneide nach hinten geneigt ist, damit man nicht in den Schenkelhals hineinmeißelt. Der Knochen wird nun vollkommen durch-meißelt. Exakte Muskel- und Fasziennaht über der Osteotomiestelle, Hautnähte. Anlegen einer Heftpflasterextension am ganzen Bein. Wenn sich beim Überführen des Beines in die gewünschte Abduktion, die nach vorherigen Röntgenbildern zu bestimmen ist, vgl. oben, die Adduktoren so stark anspannen, daß sie dies behindern, so werden sie durch Massage oder Myorhexis gedehnt. Gipsverband in dieser Stellung, Rumpf und Becken umgreifend; zur Sicherung der Abduktion werden beide

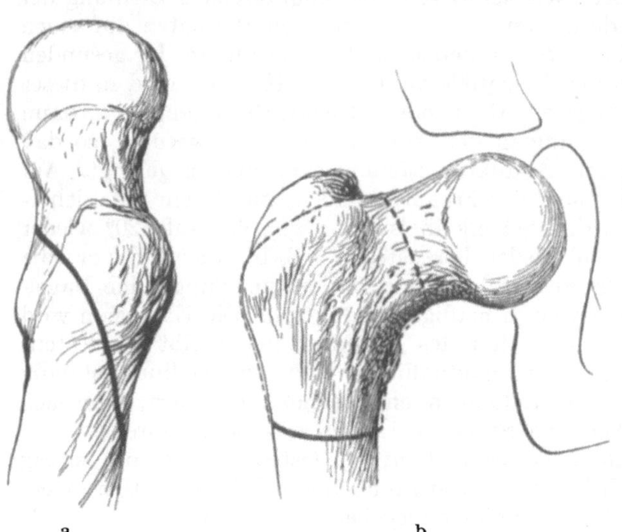

Abb. 169. Pertrochantere Osteotomie; a Vorderansicht, b Seitenansicht

Oberschenkel bis zum Knie miteinbezogen. Der Oberschenkelteil des Gips-verbandes wird nun am kranken Bein mit mehrfachen Papierbindentouren bedeckt und nun bei rechtwinklig gestelltem Fuße und besonders aufmerk-samer Polsterung an der Ferse, am Fußrist und an den Malleolen ein zweiter Gipsverband von den Zehen bis zu dem mit Papier überzogenen Oberschenkelteil angelegt, ähnlich wie dies ROCHELT als „Teleskopgips" be-schrieben hat. Am Fußteil wird außerdem noch eine Gurte miteingegipst, an der ebenso wie an der Pflasterextension nun ein in der Abduktionsebene zwar fixierter, in der Längenausdehnung am Oberschenkelstutz aber beweg-licher Zug ausgeübt wird. Die an der Pflasterextension und am Gipsverband getrennt angreifenden Schnüre werden am unteren Bettrand befestigt und das Fußende des Bettes auf zwei Nachtkästchen 1 m hoch steil aufgestellt (Extension im Steilhang), so daß die Extension durch das eigene Körpergewicht ausgeübt wird (Abb. 170). Am dritten Tage wird die den Oberschenkelteil umgreifende Gipshülse vorne und hinten der Länge nach eingeschnitten bis auf die Papierhülle und durch einige drehende Bewegungen werden die einander übergreifenden Gipsröhren voneinander gelockert. Ich pflege dann noch alle drei bis vier Tage den Fußteil des Gipsverbandes durch einen kurzen Zug vom Oberschenkelteil zu lockern und zu distrahieren, um eine bessere Längsstreckung zu erzielen. Ein derartiger Zug genügt bei Kindern völlig, um nicht nur eine seitliche Verschiebung der durchmeißelten Knochenenden zu

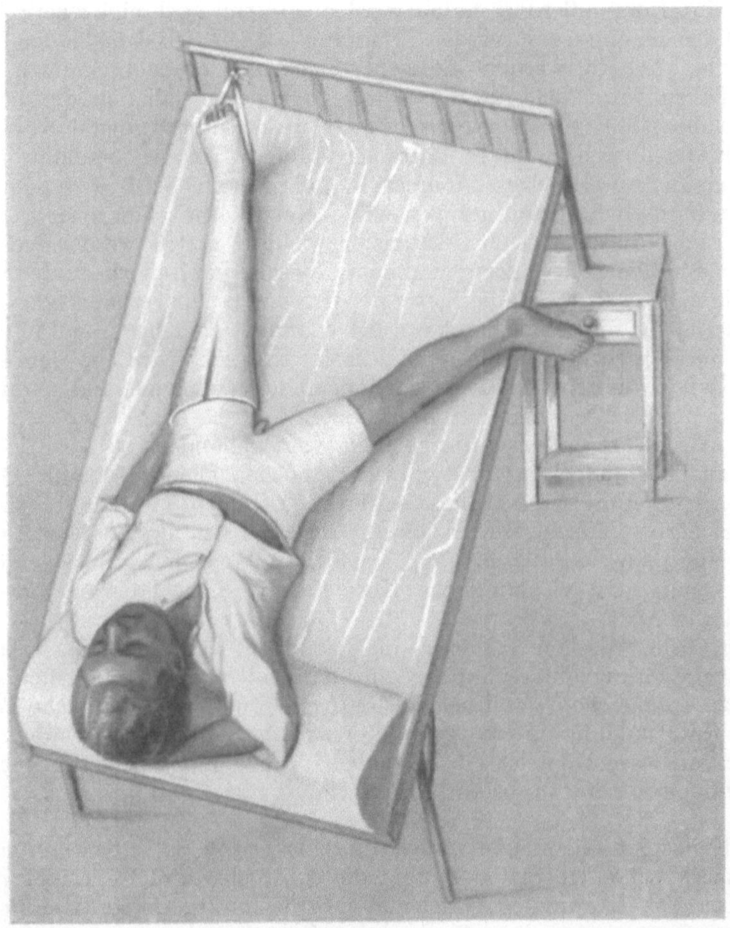

Abb. 170. **Extension im Steilhang nach Osteotomie bei Coxa vara.** Der Fußteil links ist am unteren Bettende befestigt, umgreift den linken Oberschenkelstutz der Gipshose und ist dort längs geschlitzt.

verhindern, sondern auch noch eine wirkliche Verlängerung durch Distraktion und Aufrichten des Schenkelhalses herbeizuführen, was allerdings in den ersten acht bis zehn Tagen erreicht werden muß.

Nach etwa vierzehn Tagen werden die beiden Gipshülsen in der erreichten Stellung durch eine darübergelegte Gipsbinde fixiert und der Steilhang kann aufgegeben werden, da jetzt bereits die Verknöcherung beginnt und durch eine Fortsetzung der Extension eine wesentliche Verlängerung nicht mehr erzielt werden kann. Sind aber Anzeichen von Druck, Stauung oder Schmerzen vorhanden, so wird der Fußteil des Gipsverbandes bis auf die Pflasterextension entfernt, der Fuß auf etwaige Druckstellen untersucht und darüber ein den Oberschenkel miteinschließender fixer Gipsverband angelegt, wobei die Druckstellen entsprechend geschützt werden müssen. Bei Jugendlichen und Erwachsenen empfiehlt es sich aber, die Extension durch einen Nagel, Draht oder Klammer an den Femurkondylen angreifen zu lassen. Soll eine stärkere wirkliche Verlängerung außerdem erzielt werden, so kann noch eine zweite Klammer an den Malleolen eingesetzt werden. Dadurch können Belastungen der Extension bis zu 20 kg ausgeübt werden, die wohl allen Anforderungen genügen. Auch in solchen Fällen würde ich für die ersten Tage den Steilhang, der bei älteren Patienten aber wohl durch Beruhigungsmittel unterstützt werden muß, empfehlen, wobei wir die über das untere Bettende laufende Extensionsschnur über eine Rolle leiten und soweit belasten müssen, daß der Patient bei Bewegungsversuchen gegen den unteren Bettrand gezogen wird. Meist kann schon in den ersten drei bis vier Tagen die gewünschte Extensionswirkung erzielt werden, so daß wir, wenn der Steilhang Beschwerden macht, diesen durch horizontale Extension ersetzen können, falls nicht überhaupt der fixierende Gipsverband schon angelegt werden kann. In solchen Fällen kann die Klammer oder der Nagel in den Gipsverband miteinbezogen werden, eine Pflasterextension wird um den erstarrten unteren Rand des Gipsverbandes nach oben umgeschlagen und kann so fortwirkend den erreichten Erfolg sichern helfen.

Hat es sich um eine rachitische Coxa vara gehandelt, so wird der Patient unter allen Umständen durch etwa sechs Wochen gleichzeitig mit Quarzlicht bestrahlt, weil dadurch eine Abheilung des rachitischen Krankheitsprozesses mit größter Sicherheit erzielt werden kann. Auch bei den Formen von Coxa vara adolescentium, soweit dabei eine Spätrachitis mitspielen kann, ist eine Quarzlichtbestrahlung und vitaminreiche Kost für die Konsolidierung der Fraktur nur förderlich.

Nach sechs Wochen erhalten die Patienten einen Gehgipsverband, der später schalenförmig aufgeschnitten wird, um aktive Abduktionsübungen und Massage zu ermöglichen. Voll belastet darf eine operierte rachitische Coxa vara bei guter Kallusbildung im Röntgenbild erst nach drei Monaten werden. Bei der Coxa vara adolescentium ist eine Nachbehandlung mit einem Schienenhülsenapparat für etwa ein Jahr kaum zu umgehen.

Die Keilosteotomie aus der Trochantermasse nach R. WHITMANN entspricht der VOLKMANNschen Operation S. 207; die subtrochantäre Keilosteotomie nach HOFFA-KUTLEY, LANGE, die GANTsche subtrochantäre Osteotomie sind selten ausgeführte Operationen, deren Technik im Verein mit den genauer besprochenen obigen Operationen aus den beigegebenen Skizzen ohne weiteres erhellt. Bei allen bleibt eine schmale mediale Brücke bestehen, die dann durchgebrochen wird. Die Nachbehandlung besteht im Gipsverband in entsprechender Abduktion. Zur Bestimmung und Kontrolle des notwendigen Abduktionswinkels kann man nach SCHANZ ober- und unterhalb der Osteotomieebene je einen Nagel in jedes Fragment genau horizontal einschlagen. Aus dem Winkel, den nach Überführung in die Abduktion nun die beiden Nägel miteinander bilden, kann die erreichte Abduktion in Graden genau abgelesen werden.

Nach allen Osteotomien empfiehlt es sich, prinzipiell einige Tage nach der Operation die Röntgenkontrolle der Stellung der Fragmente vorzunehmen. Im Gipsverband werden sie unter Umständen uns veranlassen, eine schlechte oder unerwünschte Stellung, bevor noch eine feste Verbindung der Fragmente eingetreten ist, leicht zu korrigieren, bei der Extension Zugrichtung und Belastung zu ändern.

Bei der angeborenen Coxa vara, die als eine Folge der Störung in der Blutversorgung im Schenkelhals aufgefaßt wird, weshalb es dort nicht zur Verknöcherung, sondern zur Bildung von nur osteoidem Gewebe kommt, empfehlen NOBLE und HAUSER eine Modifikation der BRACKETTschen Operation für schlecht geheilte Schenkelhalsbrüche, die im wesentlichen in der Entfernung des osteoiden Gewebes besteht.

Technik der Schenkelhalsresektion nach NOBLE und HAUSER

Freilegung des Hüftgelenkes mit dem SPRENGELschen Schnitt. Zwischen Sartorius und Tensor fasciae geht man in die Tiefe und trennt die ganze lateral gelegene Muskulatur vom Darmbein subperiostal ab, bis der Schenkelkopf und der obere und hintere Rand der Pfanne vollkommen freiliegen. Durchtrennung des Schenkelhalses an der Stelle der Fissur; da diese blutgefäßleer ist, gelingt dies sehr leicht. Der am Schaft befindliche Rest des Schenkelhalses wird entfernt, der laterale Rand des Kopf-Halsteiles wird vom osteoiden Gewebe gereinigt. Der Trochanter mit den Muskelansätzen wird abgetragen und nach oben geschlagen und das obere Ende des Femurschaftes mit seiner rauhen Knochenwundfläche bei starker Abduktion mit der ebenfalls rauhen Knochenwunde des Schenkelkopfes zur Berührung gebracht. Falls die Adduktoren sich anspannen, müssen sie vorher tenotomiert werden. Der Trochanter wird tiefer am Femurschaft wieder befestigt. Verschluß der Wunde in Schichten, Gipsverband von den Rippen bis zu den Zehen der kranken, und bis zum Knie der gesunden Seite. Damit bleiben die Patienten zwei Monate liegen, um dann weitere zwei Monate im Gips das Bein zu belasten.

Die angeborene Coxa vara wird vielfach als erster Grad des angeborenen Femurdefekts angesehen (REINER, DREHMANN), weil dieser in verschiedenster Ausdehnung auftretend, in erster Linie das zentrale Femurende befällt, während allerdings die Anlage des Schenkelkopfes meist vorhanden, wenn auch oft erst später nachweisbar ist. Die Uranlage des Schenkelstranges zeigt bei den verschiedenen Graden des angeborenen Femurdefektes eine von unten nach oben fortschreitende Verknöcherung, deren letztes Glied dann die angeborene Coxa vara darstellt. Hingegen ist ein vollkommenes Fehlen des Oberschenkelknochens wohl kaum beobachtet worden. Aus diesen Erfahrungen hat ENGELMANN den Schluß gezogen, daß also hauptsächlich eine Entwicklungshemmung vorzuliegen scheint, die, wenn wir sie unter günstige Verhältnisse setzen, einen großen Teil des Entwicklungsrückstandes wieder einbringen müßte. Er hat bei einem anscheinend totalen Femurdefekt eine Dauerextension des kranken Beines ausführen lassen und unter jahrelanger Kontrolle feststellen können, wie sich nach und nach die ganze Femuranlage in fast normaler Form, aber nur halber Größe, entwickelte. Daraus ergibt sich der unbedingte Versuch einer Frühbehandlung des angeborenen Femurdefektes, weil die Hoffnung besteht, daß unter entsprechender Entlastung die Anlage des Knochens sich viel besser und ausgedehnter entwickeln dürfte, als unter Fortbestand der ihn hemmenden Belastung, gleichgültig ob diese nun durch den physiologischen Muskelzug oder durch die wirkliche Belastung durch die Körperschwere ausgeübt wird. Als Behandlungsmethode kommt wohl nur die Dauerextension in Betracht; ihre Technik unterscheidet sich nicht von der Extension zur Entlastung des Hüftgelenkes, nur daß wir eine bestimmte Einstellung des Femurs zum Becken vernachlässigen können, weshalb bei den Kindern die senkrechte Elevation des Beines nach SCHEDE angewendet werden kann, die die Pflege und Reinhaltung des Patienten wesentlich erleichtert. Belastet wird mit soviel Gewicht, bis das Gesäß in der Luft schwebt.

Die bei älteren Patienten zurückbleibende Verkürzung des Femur bei dieser Deformität kann durch die im folgenden besprochene Verlängerungsosteotomie nach KIRSCHNER beseitigt werden.

Coxa valga

Diese Fehlform ist ziemlich selten und gibt noch seltener Anlaß zu einem Eingriff, der bei schweren Graden in einer per- oder subtrochanteren Osteotomie, wie bei der Coxa vara, bestehen müßte, mit nachheriger Überführung des Beines in starke Adduktion. Bei schweren Fällen sogenannter Coxa valga luxans könnte die bei der angeborenen Hüftluxation vorgeschlagene Pfannendachverstärkung, im schlimmsten Falle eine Arthrodese in Betracht gezogen werden.

Fehlformen des Oberschenkelschaftes

Sie kommen fast nur als rachitische Verkrümmungen im Sinne einer Vermehrung der physiologischen Schwingung nach vorne und außen, ferner als Folge schlecht geheilter Oberschenkelbrüche vor. In ersterem Falle kommt eine Osteotomie an der Stelle der stärksten Verbiegung in Betracht; dabei ist jedoch zu berücksichtigen, daß die Geraderichtung des Oberschenkels meist eine Vermehrung der Lendenlordose bei diesen Rachitikern im Gefolge haben wird (v. BAEYER). Wir müßten daher, um überhaupt die Verkrümmung gut ausgleichen zu können, das Bein nicht bei gestreckter Hüfte, sondern in entsprechender Beugung eingipsen oder extendieren und die Hüft-Beugekontraktur, wenn sie sehr hochgradig ist, durch eine der oben angeführten Maßnahmen beseitigen.

Technik der Osteotomie des Femurschaftes

Sie wird wegen der Tiefe meist offen ausgeführt. An der Stelle der größten Verbiegung wird ein 6 cm langer Längsschnitt am äußeren Rande des Rectus femoris angelegt. Zwischen Vastus lateralis und intermedius dringen wir auf den Knochen ein, durchtrennen das Periost längs und schieben zwei gebogene Elevatorien subperiostal um den Knochen herum. Dann wird der Schaft schräg von vorne außen nach hinten innen durchmeißelt, Periost, Muskel und Faszie sowie die Haut wieder geschlossen. Zur Nachbehandlung wird entweder erst eine Extension für vierzehn Tage angelegt, namentlich wenn wir auch eine Verlängerung erzielen wollen, und entsprechend mit hohen Gewichten belastet (siehe Nachbehandlung der Operationen bei Coxa vara) oder es wird gleich am Extensionstisch ein Gipsverband in korrigierter Stellung, ebenfalls bei leicht gebeugter Hüfte, angelegt. Er bleibt sechs bis acht Wochen liegen und kann nach vier Wochen belastet werden. Nach sicherer Verheilung der Knochenenden gehen wir erst an die Streckung der Hüfte nach einer der erwähnten Methoden.

Die traumatischen Verkrümmungen des Femurschaftes und dadurch bedingten Verkürzungen werden in der Regel, wenn nicht ein Eiterherd dagegenspricht, an der Stelle der alten Fraktur wieder durchtrennt, wobei die Markhöhle eröffnet und die Verschiebung der Fragmente ausgeglichen werden soll. Es gelingt nicht zu lange Zeit nach der Verletzung noch große Verkürzungen ohne besondere Schwierigkeiten auszugleichen. Kann am Extensionstisch die erwünschte Verlängerung nicht herbeigeführt werden, so ist auch hier ein Extensionsverband mit entsprechender Belastung anzulegen. Besteht die Verkürzung schon mehrere Jahre, so muß der eingetretenen Schrumpfung der Weichteile von vorneherein Rechnung getragen werden, indem man auf jeden Fall den Ausgleich der Verkürzung durch eine Klammer- oder Nagelextension durch die Femurkondylen herbeiführt. Von KIRSCHNER stammt eine genaue Technik der Verlängerung derartiger Verkürzungen durch treppenförmige Osteotomie im Gesunden und nachherige Extension. Ob man nun diese treppenförmige oder eine einfache schräge, oder auch eine quere Osteotomie (BIER) anwendet, immer empfiehlt es sich, die nachherige Extension erst einige Tage nach der Durchmeißlung voll zu belasten, dann aber innerhalb der nächsten acht bis zehn Tage die volle Verlängerung anzustreben. Die Fortsetzung auch des stärksten Zuges nach dem vierzehnten Tage bringt meist keine wesentliche Änderung des Zustandes mehr hervor.

Technik der KIRSCHNERschen Femurverlängerung

Ober- oder unterhalb der alten Frakturstelle wird von einem Längsschnitt aus die Muskulatur möglichst in einem Interstitium längs durchtrennt und der gesunde Knochen in entsprechender Ausdehnung freigelegt. Ursprünglich hat nun KIRSCHNER das Periost längs gespalten, abgehebelt und durch besonders geformte Elevatorien zurückgehalten. Nun wird mit einem breiten elektrischen Sägeblatt der Knochen längs halbiert, etwas länger als die erstrebte Verlängerung beträgt, dann die Durchtrennungsebene oben und unten nach entgegengesetzter Richtung Z-förmig quer ergänzt. Bei einer Verlängerung von 6 cm wird in 3 cm Höhenunterschied eine Metallkette an beiden Knochenfragmenten so befestigt, daß bei der nachfolgenden Extension sich die Kette in 6 cm Verlängerung wieder strafft. Dadurch ist ein genaues Maß der Verlängerung gesichert. Später hat KIRSCHNER einfach den Periostzylinder und den Knochen in verschiedener Höhe, aber wieder weiter voneinander entfernt, als die erwünschte Verlängerung betragen sollte, durchtrennt, so daß bei der nachfolgenden Extension der Knochen aus dem Periostzylinder herausgezogen, die Lücke nur vom Periost überbrückt wird, welches jetzt mit dem Mark den Knochen neu bildet. Die Weichteile werden darüber schichtenweise verschlossen, eine Klammer- oder Nagelextension angelegt und mit hohen Gewichten von 10, 15, 20 kg belastet. Will man diese ganz schweren Belastungen vornehmen, so empfiehlt es sich, das Gewicht geteilt an den Femurkondylen und an den Malleolen angreifen zu lassen. Ist innerhalb von vierzehn Tagen unter Röntgenkontrolle die erwünschte Verlängerung erzielt worden, so kann der Gewichtszug auf 5 kg vermindert werden oder überhaupt die erzielte Verlängerung durch einen Gipsverband festgehalten werden. Dort, wo noch Knochenwundflächen sich berühren konnten, ist der Kallus etwa nach acht Wochen belastungsfähig, sonst muß die Gipsverbandbehandlung auf drei Monate und länger ausgedehnt werden.

Ischias; periphere Bahnen

Die Neuralgien der sensiblen Äste des N. ischiadicus, die oft außerordentlich heftig sein können und daher eine dringliche Beseitigung verlangen, setzen zu einer erfolgreichen Behandlung eine genaue Feststellung des erkrankten Hautastes voraus. Die von STOFFEL empfohlene Selbsteinzeichnung der Schmerzstellen und -bahnen auf die Haut kann dabei gute Dienste leisten. Am häufigsten erkrankt scheinen die rein sensiblen Bahnen des N. cutaneus surae lateralis, der etwa den N. peronaeus begleitet und des N. cutaneus surae medialis, dessen Bahn sich dem N. tibialis anschließt. Ist der Ast festgestellt, so wird er an seiner typischen Stelle durch Injektion eines beliebigen Anästhetikums oder Eukain B $1^0/_{00}$ in $8^0/_{00}$ iger Kochsalzlösung nach LANGE ein- oder mehrmals unempfindlich gemacht. Nur in ganz hartnäckigen Fällen kommt die offene Durchtrennung des erkrankten Nerven in Betracht. Die Behandlung jener Fälle, bei denen ein Druck auf die austretenden Nervenwurzeln die ischialgischen Schmerzen verursacht, wurde schon oben (Kapitel VII) besprochen; unter Umständen könnte auch die im folgenden Kapitel besprochene Anästhesie des Plexus ischiadicus angewendet werden.

Technik der Anästhesierung der Ischiasbahnen

Die Austrittsstelle des gemeinsamen Stammes aus dem Becken wurde schon oben angegeben; dort wird auch der N. cutaneus femoris post. erreicht. Zur Injektion sind hier große Mengen von 70 bis 120 ccm nötig. Den N. cutaneus surae lateralis findet man hinter dem Fibulaköpfchen dem N. peronaeus distal anliegend. Der N. cutaneus surae medialis zieht aus der Mitte der Kniekehle zur Mitte der Wade und liegt zwischen den Gastrocnemiusköpfen. Der N. suralis geht im unteren Drittel der Wade von der Mitte zum äußeren Knöchel und liegt oberflächlich unter der Haut. An diesen Stellen sind diese Nervenäste durch eine Menge von etwa 30 bis 50 g Lösung gut zu erreichen; die Injektion muß nach einem Intervall von mehreren Tagen oft einige Male wiederholt werden.

Technik der Freilegung des Nervus ischiadicus

Er verläuft vom Foramen ischiadicum bis zur Kniekehle genau in der Mitte des Oberschenkels und ist durch einen Längsschnitt an der Rückseite nach Auseinanderdrängen des Bizeps und der Semimuskeln leicht aufzufinden.

Anästhesie des Plexus ischiadicus

Die Versuche, ähnlich wie am Plexus brachialis auch den Ischiadikus für Eingriffe am Beine zu anästhesieren, führten zu mehrfachen Lösungen, von denen bisher noch keine allgemeinere Verbreitung gefunden hat, teils weil sie ein eigenes Instrumentarium erfordern, wie die sterilisierbare Nadelelektrode von PERTHES, teils weil sie in ihrer Ausführung unsicher sind. Brauchbare Verfahren stammen von JASSENETZKY-WOINO und BABITZKI. Ein von SCHLESINGER angegebenes Verfahren, den Plexus lumbalis zu anästhesieren, ist nicht erprobt.

Technik der Ischiadikusanästhesie nach JASSENETZKY-WOINO

Man sucht den inneren Rand des Tuber ischii auf und legt durch ihn die Vertikale eines Winkelmaßes aus Draht so an, daß die Horizontale desselben auf der oberen Grenze des Trochanter major ruht. Am Treffpunkt beider Linien, genau an der Spitze des Winkels, sticht man die Nadel bis auf den Knochen ein; an dieser Stelle liegt der N. ischiadicus zwischen dem Pyriformis und Gemellus superior direkt dem Knochen auf. Injektion von 10 ccm 2% iger Novokainlösung oder $\frac{1}{2}\%$ Tutokain mit Zusatz von fünf Tropfen Adrenalin.

Technik der Ischiadikusanästhesie nach BABITZKI

Die Sicherstellung des Nerven wird durch den in das Rektum eingeführten Zeigefinger vorgenommen. Man tastet sich die Spina ischiadica und nach außen und oben die Durchtrittsstelle des Nerven. Nun wird unter Kontrolle des im Rektum befindlichen Fingers auf dem kürzesten Wege die Nadel gegen das Foramen ischiadicum eingestoßen und die Nadelspitze jedem beliebigen Abschnitt des dicken Nervenstammes zugeführt. Man injiziert bei Erwachsenen 20 ccm einer 3%igen Novokainlösung (½% Tutokain) mit 10 gtt Adrenalin, bei Kindern 10 bis 12 ccm. Zur vollständigen Anästhesierung des ganzen Beines muß auch der N. femoralis und der N. obturatoris anästhesiert werden. Technik siehe unten. Wenn man den Nerven gut getroffen hat, was sich durch entsprechende Parästhesien feststellen läßt, tritt die Anästhesie in wenigen Minuten ein und dauert etwa zwei bis zweieinhalb Stunden.

Leitungsanästhesie der unteren Extremität

Ebenso wie im Plexus können die einzelnen Nervenstämme auch in ihrem weiteren Verlaufe durch eine Infiltration mit dem Anästhetikum unempfindlich gemacht werden. DRÜNER legt zu diesem Zwecke den Nervenstamm, z. B. des Ischiadikus, nach örtlicher Infiltration der Haut frei und injiziert direkt in den Nerven. WIEDHOPF hingegen sucht perkutan die Nervenstämme mit dem Anästhetikum zu erreichen. Die hiefür geeigneten Punkte sind wie folgt angegeben.

Technik der Anästhesierung der einzelnen Nervenstämme

N. ischiadicus. Man findet ihn am besten nach dem KEPPLERschen Vorschlag an der Kreuzungsstelle zweier Linien, von denen die eine von der Spina iliaca post. sup. zum lateralen Tuberrand, die andere vom oberen Rande des Trochanter major zum oberen Rande der Gesäßfurche sich erstreckt. Er liegt hier in 6 bis 12 cm Tiefe. Man trifft ihn an der Stelle, wo er am Foramen infrapiriforme aus dem Becken herauskommt und als 2½ cm breite Platte dem Knochen aufliegt. Die Kanüle muß zirka 15 cm lang sein; mit 20 bis 25 ccm 2%iger Novokain- oder ½%iger Tutokainlösung + Adrenalin wird er zusammen mit dem N. cutaneus fem. post. anästhesiert. Man lege immer noch ein Depot 1 cm medial vom Hauptstamm, um sowohl den Peronneus- wie Tibialisast sicher zu anästhesieren.

Der N. femoralis wird nach LÄWEN unterhalb des Leistenbandes 1 cm lateral der A. femoralis in einer Tiefe von gewöhnlich 1 bis 1½ cm gefunden, bei fetten Kranken entsprechend tiefer. Es genügen 5 ccm einer 2%igen Novokain- oder einer ½%igen Tutokainlösung mit Adrenalin.

An den N. obturatorius gelangt man nach KEPPLER dadurch, daß man ein Querfinger breit unterhalb des Tuberculum pubicum mit einer 6 bis 8 cm langen Hohlnadel auf das Schambein einsticht und diese unter Knochenfühlung schräg nach lateral und oben verschiebt, bis sie am Außenrand des Foramen obturatum Widerstand findet. Injiziert werden 5 ccm einer 2%igen Novokain- oder einer ½%igen Tutokainlösung mit Adrenalin.

Der N. cutaneus fem. lat. wird ausgeschaltet, indem man handbreit unter der Spina ilaca ant. sup. subkutan einen 10 cm langen, horizontal nach lateral verlaufenden Streifen mit 5 ccm Lösung umspritzt, weil auf diese Weise die oft vorkommende Verbindung des Nervens mit dem N. lumboinguinalis sicher erreicht wird.

Die Dauer der Analgesie beträgt zwei bis zweieinhalb Stunden. Sowohl bei der Aufsuchung wie während des Einspritzens müssen immer Parästhesien auftreten.

Querschnittsanästhesie

Die von HACKENBRUCH angegebene Querschnittsanästhesie wird von KÖNIG in nachstehender Ausführung angewendet:

Zuerst subkutane Infiltration gut handbreit über dem Operationsgebiet rund um das Glied. Dann folgt von zwei oder vier einander gegenüberliegenden Einstichpunkten eine flächenförmige Infiltration der Weichteile bis auf den Knochen. Dabei muß durch Ansaugen mit der Spritze gelegentlich versucht werden, ob nicht ein größeres Gefäß angestochen ist. In der Gegend der größeren Nervenstämme wird jeweils ein Depot von 10 bis 20 ccm des Anästhetikums angelegt. Verwendet wird eine $\frac{1}{2}\%$ ige Novokain-Suprareninlösung, und zwar benötigt man für den Oberschenkel 200 bis 250 ccm, für den Unterschenkel 150 bis 200 ccm. Nach der Infiltration soll man zehn bis fünfzehn Minuten zuwarten, man kann aber auch sofort mit der Operation beginnen. Eine $\frac{1}{4}\%$ ige Tutokainlösung mit Adrenalinzusatz tut denselben Dienst.

X. Kniegelenk

Da jede schwere Erkrankung des Beines die Gehfähigkeit und meist auch die Stützfähigkeit desselben stark beeinträchtigt und den Patienten sogar ans Bett fesselt, so ist es begreiflich, wenn zwischen der Behandlung von Kindern, bei denen eine länger dauernde Bettruhe keine solche Rolle spielt und jener der berufstätigen Erwachsenen ein gewisser Unterschied gemacht wird. Außerdem ist es nicht so einfach, ein Gelenk der unteren Extremität durch einen starren Verband wirklich vollkommen zu entlasten und dabei ein Umhergehen zu ermöglichen. Wir unterscheiden wieder die beiden Hilfsmittel des Gipsverbandes und der Extension zur

A. und B. Ruhigstellung und Entlastung

Zur Ruhigstellung, aber auch zur Entlastung vor allem, wenn wir gleichzeitig den Patienten wieder auf die Beine bringen wollen, dient in erster Linie wieder der Gipsverband. Die beste Stellung für die Funktion ist eine leichte Beugung oder die volle Streckung, aber nicht Überstreckung, besonders wenn gleichzeitig bereits eine leichte Verkürzung besteht. Zur wirklichen Ruhigstellung und Entlastung muß der Gipsverband daher Becken, Hüftgelenk, Oberschenkel, Kniegelenk, Fuß und Zehen umfassen wie bei der Hüfte; nur in seltenen Fällen, wenn keine Entlastung gefordert wird, genügt auch ein Verband, der von der Schenkelbeuge bis zu den Zehen reicht. Namentlich muß auch darauf gesehen werden, daß der Unterschenkel nicht in Varus- oder Valgusstellung zum Oberschenkel zu stehen kommt. Am schwierigsten ist es, die oft schon sehr früh vorhandene Subluxationsstellung des Unterschenkels nach hinten zu verhüten oder zu beseitigen. Wegen der Gefahr einer Versteifung muß aber beim Erwachsenen jede nicht unbedingt durch das Grundleiden erforderliche längere Ruhigstellung des Kniegelenkes vermieden werden.

Technik des Gipsverbandes (Abb. 171)

Der Patient liegt in Rückenlage auf einem Extensionstisch. Gute Polsterung erfordern die Darmbeinkämme und -stacheln der Sitzknorren, die Femurkondylen, Tibiakante und sehr gut die Knöchel und der Fußrist sowie die Achillessehne über der Ferse. Um eine Entlastung im Knie zu erreichen, muß bei der Belastung das Gewicht vom Becken mit Umgehung des Knies direkt auf den Knöchel übertragen werden. Es ist also sehr wichtig, daß jeder Gipsverband am Sitzknorren und am Fuß: Knöchel, Fußrist und Ferse über gute Polsterung exakt anmodelliert ist. Man kann auch das ganze Bein zur Entlastung sowohl des Hüft- als auch des Kniegelenkes im Gipsverband suspendieren, indem der am Becken exakt anmodellierte Gips den Unterschenkel nicht zu eng umgreift, nur bis zum Knöchel reicht und dann durch einen sogenannten Gehbügel verlängert wird. Unter dem Gipsverband wird entweder eine Extension oder über dem Knöchel eine Extensionsgamasche angelegt und mit ihr ein Zug am Beine ausgeübt, indem man sie unter Spannung am Geh- bügel befestigt. Dadurch wird das Bein gleichsam im Gipsverband aufgehängt gehalten. Um bei Erwachsenen einer Verwachsung der Kniescheibe mit dem Femur zu begegnen, schneidet man über ihr in den Verband ein genügend großes Fenster und bewegt die Kniescheibe täglich wiederholt seitlich und auf- und abwärts.

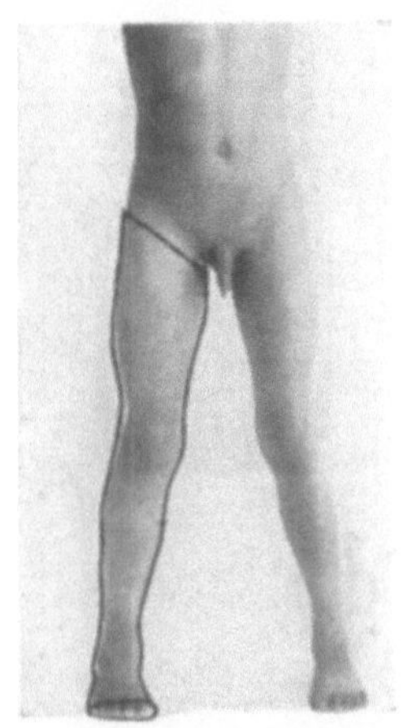

Abb. 171. Kontur eines kleinen Gipsverban- des nur zur Ruhigstellung des Kniegelenkes

Der Extensionsverband wird, wenn er zur Ent- lastung dienen soll, in gleicher Weise angelegt wie bei der Hüfte, jedoch reichen die Pflasterstreifen nur bis zur Mitte des Oberschenkels. Zur gleichmäßigen Ent- spannung der Oberschenkelmuskulatur wird das Knie in leichte Beugung (Semiflexion) gelagert. Der große Vorteil des Extensionsverbandes gegenüber dem Gips- verband besteht darin, daß durch ihn die Gelenke zwar entlastet, aber nicht dauernd festgestellt werden, daß sie also trotz der Entlastung bewegt werden können. Hiefür ist es allerdings empfehlenswert, daß der bis zum Oberschenkel reichende Zug geteilt wird, d. h. daß bei dem im Knie leicht gebeugten Beine am Oberschenkel und am Unterschenkel je ein Zug angreift, wodurch die Bewegungen im Knie frei werden. Ob diese Züge an der Haut mit aufgeklebten Flanellstreifen oder Heftpflaster oder direkt am Knochen mit Klammer, Nagel oder Draht angreifen, ist im Prinzip gleichgültig. Als Angriffs- punkte für die Klammer usw. gelten die Femurkondylen, der Schienbeinknorren und die Malleolengabel (Abb. 172). Dabei müssen aber Ober- und Unterschenkel durch Hängematten an einem über dem Bett verlaufenden Längsbalken aufgehängt werden.

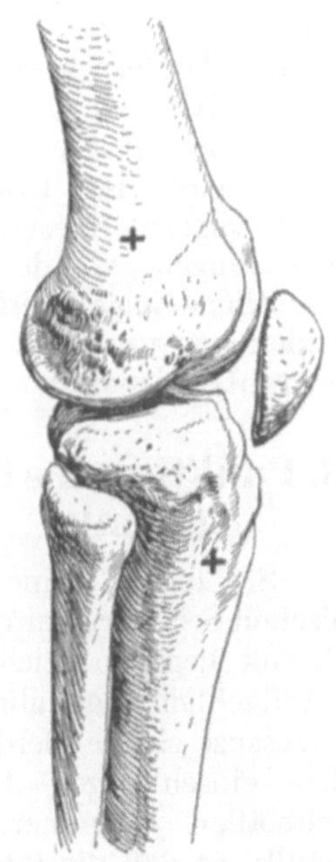

Abb. 172. Angriffs- punkte für die Nagel- extension am Knie, durch + bezeichnet

Technik der Drahtextension nach BECK
(Abb. 173 u. 174)

Mit Hilfe eines 2 mm dicken Bohrers wird an der gewünschten Stelle nach vorheriger Stichinzision der Haut der Knochen durchbohrt. Das Bohrloch ist so klein, daß man ruhig, falls die Richtung des Bohrkanales den Erwartungen nicht entspricht, ein neues Bohrloch anlegen kann. Der Draht, 1,5 mm dicker, nicht rostender Stahldraht, ist auf beiden Seiten in einer Weite von 1 mm auf einige Millimeter angebohrt. Man faßt den ausgekochten Draht an einem Ende mit der nicht sterilen Hand und setzt das andere Ende mit dem Bohrloch auf die Spitze des durchgebohrten Bohrers auf. Setzt man jetzt den Bohrer wieder in Gang, so ist er mühelos zurückzuziehen und ebenso mühelos und sicher folgt der mit seiner Ausbohrung auf die Spitze des Bohrers leicht angedrückte Draht unter Führung des Bohrers durch den Knochen. Weiterhin wird zweckmäßig die Haut in der Zugrichtung ein wenig eingekerbt, um eventuell schmerzhafte Druckstellen zu vermeiden. Darauf wird das Drahtende, das mit der Hand angefaßt war, jodiert, dann über beide Drahtenden ein Polster aus vier bis fünf

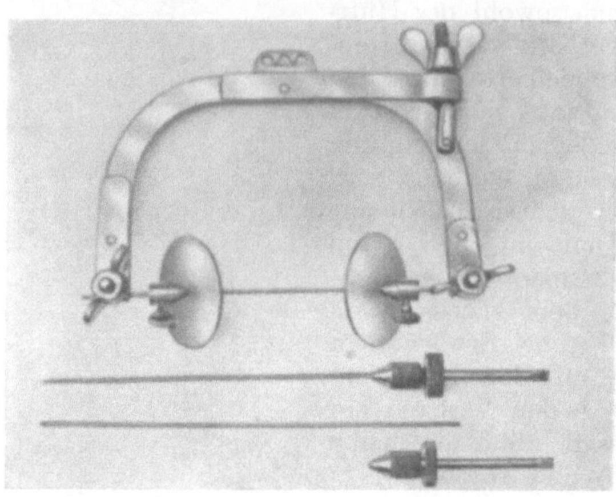

Abb. 173. Instrumentarium zur Drahtextension nach BECK. Unten der Bohrer mit dem Draht; oben der Spannbügel mit den seitlichen Schutzplatten

sterilen Tupfern geschoben. Auf diese erfolgt auf jeder Seite eine runde Platte, die mit Hilfe von Klemmschrauben die Tupfer leicht anpreßt. Durch diese festgeklemmten Platten ist dem Draht ein seitliches Verschieben unmöglich gemacht.

Jetzt wird der Draht ·in einen eigens konstruierten Spannhügel, an dem der eigentliche Zug angreift, eingeklemmt und mit einer Schraube gespannt.

B. Punktion des Kniegelenks

Sie bietet keine technischen Schwierigkeiten, das Gelenk liegt so leicht und oberflächlich zugänglich, die Rezessuse sind außerdem in den einschlägigen Krankheitsfällen ja immer stark gefüllt, so daß die Punktion wesentlich erleichtert wird.

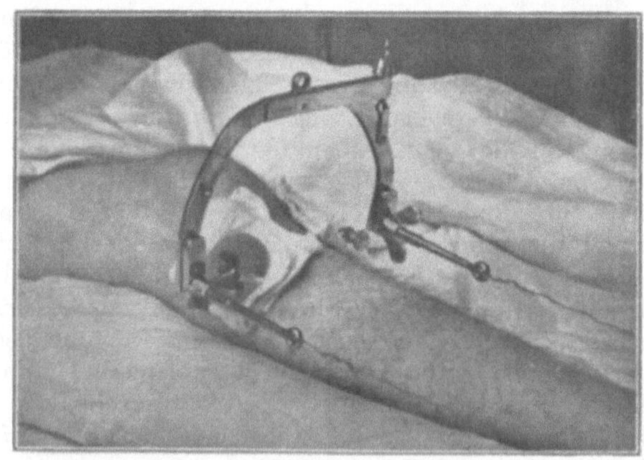

Abb. 174. Drahtextension nach BECK; am Schienbeinknorren angelegt

Meist wählt man den Einstich mit einer nicht zu dünnen Punktionsnadel an der Außenseite des oberen Rezessus, indem man gleichzeitig den vorhandenen Erguß durch Umgreifen der Kniescheibe empordrängt und 1 bis 2 cm oberhalb des lateralen Patellarandes einsticht. In gleicher Weise kann man an der Innenseite, ferner seitlich beiderseits der Patella oder schließlich unterhalb derselben eindringen. Man muß die Schrägstellung der Nadel richtig wählen, damit man nicht entweder die Kniescheibe oder das Femur ansticht. Der Quadrizeps soll erschlafft sein.

C. Fehlgestalt

Fehlhaltung

Sie kommt vor als Folgezustand bei Fehlformen, so die Verziehung der Patella auf dem äußeren Kondyl bei starkem X-Knie, bei Schwäche des Vastus medialis; das Genu recurvatum bei länger bestehender Lähmung, indem es zur Erschlaffung auch der inneren Kreuzbänder gekommen ist. Dann gibt es Patienten, die eine spontane Subluxation nach hinten hervorrufen können. Ihre Behandlung wird in der Beseitigung der Grundursache liegen, so des X-Knies in ersterem Falle, oder in der Beistellung von Apparaten bei Lähmungen.

Fehlstellung

Soweit sie durch schlaffe Lähmungen hervorgerufen werden, tritt nur der Ausfall der Kniestreckerfunktion wichtig in Erscheinung, während die Lähmung der Beuger praktisch von geringerer Bedeutung insoferne ist, als beim Gehen und Sitzen durch das Heben des Oberschenkels der Unterschenkel der Schwere folgend selbst sich beügt. Streckkontrakturen des Knies können nur durch Verwachsung des Quadrizeps mit dem Femur nach entzündlichen Prozessen eintreten, gehören also schon zur Fehlform; hingegen verursachen spastische Prozesse nicht selten Streckkontrakturen, aber häufiger Beugekontrakturen.

Zur Beseitigung der Fehlstellung infolge Quadrizepslähmung sind einige Operationspläne aufgestellt, die wohl als allgemein angewendet empfohlen werden können. Dabei müssen meist Beuger in Strecker umgewandelt werden, daher ist für den Patienten ein Umlernen notwendig, was an sich schon eine gewisse Schwierigkeit bedeutet. Für den aufzustellenden Operationsplan, der nur in einem offenen Eingriff bestehen kann, müssen wir unterscheiden, ob es gilt, nur das Einknicken beim Stehen zu verhindern, oder ob wir auch die aktive und wenn möglich kraftvolle Streckung des Beines erzielen möchten. Denn bei vollständiger Lähmung der Kniestrecker ist ein voller Ersatz kaum möglich, wir müßten denn sämtliche noch erhaltenen Muskeln, meist Beuger, in Strecker verwandeln. In der Regel begnügt man sich mit einer gewissen Streckwirkung, die man durch Verpflanzung des Bizeps an der Außen- und meist zweier Muskeln an der Innenseite nach vorne zu erreichen sucht. Handelt es sich nur um eine Schwäche des Quadrizeps, so kann es genügen, wenn wir ihn nur durch einen kräftigen Beuger verstärken. Den Bizeps allein aber verpflanze man nur, wenn kein X-Knie vorhanden ist; sonst muß dieses vorher beseitigt werden. Dem Zwecke, nur das Einknicken beim Stehen zu verhindern, dienen die Sartoriusplastik nach SCHANZ oder die Tensor fasciae-Plastik nach SPITZY. Die gewöhnliche Verwendung der Tubermuskeln, die man auf kurze oder längere Strecken freilegt und an die Patella oder an die Tuberositas tibiae befestigt, zum Quadrizepsersatz, schafft wohl neue Kniestrecker, aber sie erlauben keine volle Beugung und zeigen daher Neigung zur Überdehnung.

Sehr beherzigenswert sind deshalb die Ausführungen SILFVERSKIÖLDS zu dieser Frage. Die Muskeln, die überhaupt für einen Quadrizepsersatz in Betracht kommen, sind die Tubermuskeln, die Adduktoren und der Sartorius. Eine Vorbedingung für ein gutes Resultat ist, daß die Ursprünge der betreffenden Muskeln nicht hinter der Hüftbeugeachse liegen. Bei genügend langen Schnitten kann man Sartorius und Grazilis ohne weiteres verwenden. Die Adduktoren sind entweder nicht lang genug oder sie haben ihren Ursprung zu weit nach hinten. Man kann sie so verwenden, daß man ihren Ursprung weiter nach vorne verlagert oder sie mit Hilfe des Sartorius oder mittels freier Sehnenplastik verlängert. Die Tubermuskeln müssen total verpflanzt werden, das will sagen, daß sowohl Ursprung wie Ansatz gelöst, bis auf die Gefäße und Nerven lospräpariert, und dann der Ursprung am Femur, die Sehne am Kniestreckapparat befestigt wird.

Schließlich bleiben noch die Tenodesen und Arthrodesen, um die Fehlstellung zu beseitigen. SAXL empfiehlt die Patella am Femur zu befestigen, ähnlich operiert STERN; die Operationen haben aber den Nachteil, eine Fehlstellung in eine dauernde Fehlform umzuwandeln. Es ist daher eher der Vorschlag PUTTIS zu erwägen, das Einknicken im Knie dadurch zu verhindern, daß man eine leichte Überstreckung (Rekurvation) erzeugt. Denn versteifende Operationen, die eine Deformität leichteren Grades (Fehlstellung) in eine schwerere (Fehlform) verwandeln, sind bei Lähmungen in der Regel nur dann erlaubt, wenn sonst die Funktion eines Gliedes für den gewöhnlichen Gebrauch ganz ungenügend ist, wie bei schweren Schlottergelenken, und wenn der durch die Operation bedingte Funktionsverlust nicht den erzielten Gewinn wieder aufhebt; so beim versteiften Knie die Unmöglichkeit beim Sitzen das Knie abzubiegen. Dagegen werden versteifende Operationen, besonders aber extraartikuläre Arthrodesen bei und nach entzündlichen Prozessen, eine Rolle spielen, wenn wir durch die versteifende Operation die Schmerzen beseitigen und die herabgesetzte Gebrauchsfähigkeit bessern können. Bei Operationen unter diesen Umständen handelt es sich allerdings mehr um die Überführung einer Fehlform in eine solche mit besserer funktioneller Eignung, wobei außerdem noch die erzielte Ruhigstellung des Gelenkes auf den Entzündungsprozeß günstig einwirkt.

a) Schlaffe Lähmungen

Prinzipielles zur Technik des Quadrizepsersatzes
nach SILFVERSKIÖLD

Sartorius und Grazilis werden weit hinauf freigelegt, ihr Ansatz durchschnitten und auf die Kniescheibe verpflanzt. Der Biceps femoris wird bis auf seine Gefäße und Nerven frei präpariert, der Ursprung ganz vorne am Trochanter major befestigt und der Muskel in der Richtung des ehemaligen Vastus lateralis vorgelagert. Auf diese Weise wird der Quadrizeps einigermaßen physiologisch ersetzt, indem der Sartorius den Rectus femoris, der Grazilis den Vastus medialis und der Bizeps den Vastus lateralis ersetzt. Die Befestigung erfolgt ohne Muskelspannung.

Technik der Bizeps- und Grazilisplastik nach BIESALSKI-MAYER
(Abb. 175 u. 176)

Langer Medialschnitt an der Rückseite des Oberschenkels im oberen Drittel beginnend nach abwärts, um dicht oberhalb der Kondylen bogenförmig nach innen herumzuschwenken und vorne an der Tuberositas tibiae zu enden. Von der Kniekehle geht außerdem ein gleichartiger Schnitt zum Fibulaköpfchen. Nach Durchtrennung der Faszie werden die Muskelbäuche aller in Betracht kommenden Muskeln freigelegt und auf ihre Brauchbarkeit und Gesundheit geprüft. Die Befestigungsstelle wird durch einen Hautschnitt freigemacht, der über die Mitte der Quadrizepssehne distal bis unter den oberen Rand der Patella reicht und das Periost der Patella spaltet. Dieses wird lappenförmig nach beiden Seiten und

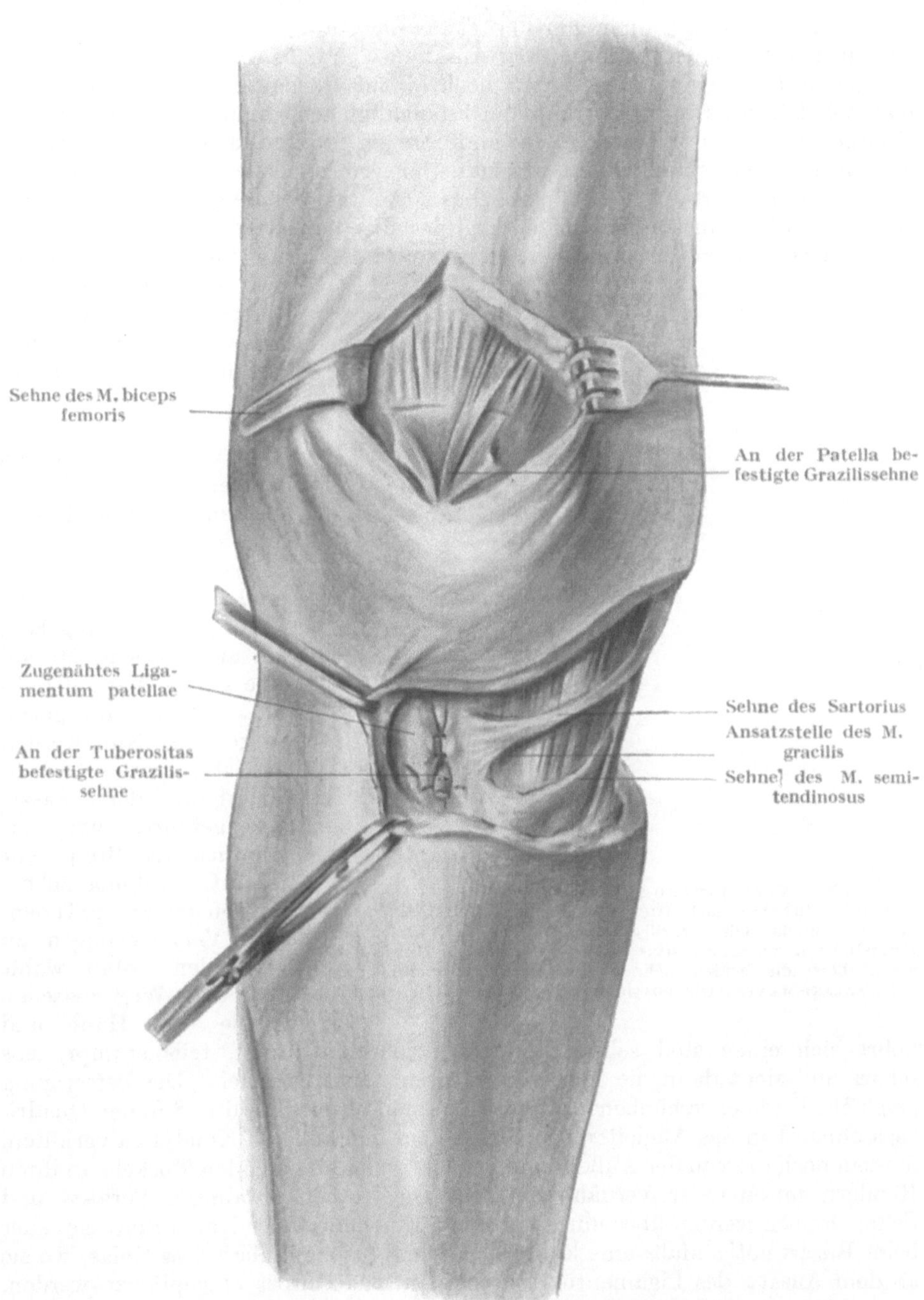

Abb. 175. Verpflanzung des Bizeps und Grazilis auf die Quadrizepssehne und die Patella nach BIESALSKI-MAYER. (Aus BIESALSKY-MAYER, Die physiologische Sehnenverpflanzung)

unten abgetrennt. Nun werden die zur Verpflanzung gewählten Muskeln von ihrem unteren Ansatz aus abgelöst. Der Sartorius besitzt eine breite, flächenförmige Ausdehnung; unter ihm und etwas nach hinten liegen die Ansätze des Grazilis und Semimembranosus. Der Ansatz des Grazilis wird möglichst peripher durchschnitten, angeschlungen und hoch hinauf freigemacht. Den Bizeps löst man ebenfalls an seiner Insertion vom Fibulaköpfchen ab, unter Mitnahme eines Knorpelstückchens und noch eines bandförmigen Streifens aus der Fascia cruris, um auf diese Weise die Sehne etwas zu verlängern; auch sie wird angeschlungen. Dabei ist unbedingt auf den N. peronaeus zu achten, der freigelegt und zur Seite gezogen wird. Man trennt nur den Teil des Bizepsansatzes ab, der nach außen hin vom Seitenband liegt und läßt dieses sowie den hinter ihm gelegenen Anteil des Bizepsansatzes unversehrt. Die Muskeln der Innenseite können ohne Gefahr soweit hinauf abgelöst werden, bis sie geradlinig zum neuen Ansatz geführt werden können. Beim Bizeps müssen stets einige Fasern des kurzen Kopfes geopfert werden, und man muß bis hart an die Hauptgefäße herangehen, um auch diesem Muskel eine gerade Verlaufsrichtung zur Patella geben zu können. Nun werden die abgelösten Muskeln außerhalb der Faszie durchgeführt, um namentlich den Bizeps vor jeder Quetschung zu bewahren und an der Innenseite Verwachsungen zu vermeiden. Man wählt also den Weg zwischen Faszie und Haut und

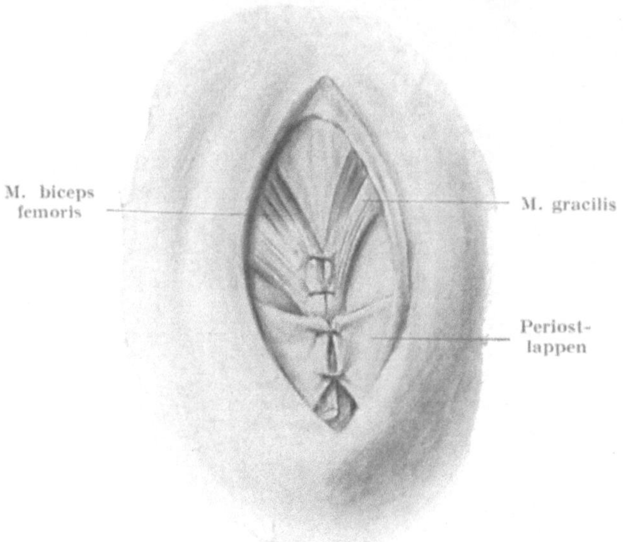

Abb. 176. Verpflanzung des Bizeps und Grazilis auf die Patella nach BIESALSKI-MAYER. Befestigungsstelle auf der Patella. Die Grazilissehne ist unter dem dreieckigen Periostlappen zur Tuberositas weiter geführt; die Bizepssehne endigt hier; die beiden Sehnen sind zusammengenäht. (Aus BIESALSKI-MAYER, Die physiologische Sehnenverpflanzung)

bohrt sich einen steil schräg abwärts gerichteten Kanal, teils stumpf, teils scharf und zieht dann die Muskeln an ihren Leitfaden nach. Die Befestigung geschieht bei hochgeschobener Patella, an deren oberen Rand und in der Quadrizepssehne. Um das Abgleiten des Bizeps über den äußeren Kondyl zu verhüten, müssen noch die von der Außen- und Innenseite herkommenden Muskeln an ihren Rändern miteinander vernäht werden. Die vorher erwähnten Periost- und Sehnenlappen werden über ihnen vernäht. Ein subkutaner Kanal führt sie, oder beim Bizeps nötigenfalls eine künstliche Sehne bis zur Tuberositas tibiae, wo sie an dem Ansatz des Ligamentum patellae in das Periost eingepflanzt werden.

Technik der Bizeps-Semitendinosusplastik nach GOCHT

Der Patient liegt zunächst auf dem Rücken. Blutleere; Narkose. Längsschnitt senkrecht von der Mitte des oberen Kniescheibenrandes nach aufwärts.

Mit einer kräftigen, leicht gebogenen Kornzange wird stumpf zwischen-Haut und Faszie der neue Sehnenweg für den M. semitendinosus gebohrt, d. h. vom oberen Patellarand in schräger Richtung medial und zentralwärts. Sobald wir die Spitze der Kornzange hinten unter der Haut fühlen, werden die Handgriffe mehrmals geöffnet, um den Kanal zu erweitern. In gleicher Weise wird der Tunnel für den Bizeps vorbereitet. Die Kornzangen bleiben in den Wunden stecken, der Patient wird in Bauchlage gebracht. Man tastet sich den Verlauf des Semitendinosus genau ab und legt ihn in seiner ganzen Länge frei. Nachdem Muskel und Sehne freiliegen, werden sie mit stumpfen Haken hochgehoben und recht weit nach unten isoliert. Der Muskel wird möglichst peripher mit einem Scherenschlag abgetrennt und aus seiner Umgebung soweit proximalwärts gelöst, bis er in geradlinigem Verlaufe zur Patella gebracht werden kann. Das Sehnenende wird durch einen kräftigen Seidenfaden kreuzweise angeschlungen. Durch Einwärtsdrehen des Beines wird der vordere Längsschnitt zugänglich, die Kornzange nach hinten durchgestoßen, das Sehnenende gefaßt und gegen die Kniescheibe geleitet. Jede Einschnürung im Kanal muß beseitigt werden. Durch einen zweiten hinteren Längsschnitt wird der M. biceps freigelegt und bis ans Fibulaköpfchen hinab unter Schonung des N. peronaeus abgelöst. Seine an sich kurze Sehne wird durch ein Knorpelstück aus dem Köpfchen und einem Periost-Faszienstreifen verlängert. In gleicher Weise wird das Ende angeschlungen, dann von vorne her die Kornzange durchgestoßen und die Sehne durch den vorgebildeten Kanal zur Kniescheibe geleitet. Die Wunden an der Beugeseite des Oberschenkels werden provisorisch versorgt. Nun kommt der Patient wieder in Rückenlage. Die Umgebung wird frisch abgedeckt. Der Schnitt wird nach abwärts über die Mitte der Kniescheibe und des Kniescheibenbandes bis zum Schienbeinknorren verlängert. Mit einem derben Knorpelmesser wird der Schnitt bis auf die knöcherne Oberfläche der Patella vertieft und die sehnigen Anteile des Streckapparates gespalten. Die bindegewebigen und sehnigen Auflagerungen der Kniescheibe werden zur Seite geschoben, der Längsspalt in der Patella mit einem Meißel vertieft, so daß die Sehnen gut in ihr Platz finden. Um die richtige Spannung zu erhalten, zieht ein Helfer die Sehne am Faden leicht nach unten, ein anderer die Kniescheibe an einem scharfen Haken nach oben. Durch Seidenknopfnähte werden die oberen Abschnitte der verpflanzten Sehnen nebeneinander in den Längsspalt des Quadrizeps versenkt, durch weitere Nähte mit dem sehnigen und periostalen Gewebe der Kniescheibe vereinigt und schließlich in das Ligamentum patellae proprium eingenäht. Das Ende der Sehne wird in dem quergespaltenen Periost des Tibiaknorrens verankert. Wenn möglich, werden Sehne und Bindegewebe über die versenkten Sehnen derart vernäht, daß von ihnen nichts mehr zu sehen ist. Faszie und Fett werden durch einige Knopfnähte vereinigt, die Hautwunden fortlaufend durch Katgut verschlossen.

Nachbehandlung durch Gipsverband von den Zehen bis über die Hüfte in gut gestreckter oder leicht überstreckter Stellung. Nach vierzehn Tagen lernt der Kranke im Verband gehen, nach weiteren acht Tagen wird der Verband entfernt; Massage, aktive Streckübungen in Seitenlage und im Stehen, eventuell Faradisation. Später kommen noch Kniependelübungen, vor allem Streckübungen hinzu.

Technik nach LANGE

Zunächst durchschneidet man den M. biceps und semitendinosus unmittelbar an ihrer Ansatzstelle am Unterschenkel von der Kniekehle aus. Dann verpflanzt man diese beiden Muskeln nach vorne, indem man sie zunächst selbst

oberhalb der Patella vereinigt und die vereinigten Muskeln dann an die Quadrizepssehne annäht. Nun werden die so vereinigten und an den Quadrizeps angehefteten
Muskelenden mit einer Reihe von dicken Seidenfäden durchflochten. Die Seidenfäden führt man dann unter der Haut oberhalb der Patella herunter, bis zu der
Tuberositas tibiae, wo man sie fest annäht. Es bildet sich nun im Laufe mehrerer
Monate um die Seidenfäden herum eine neue bindegewebige feste Kapsel, die
sich im Laufe der Zeit zu einer von außen fühlbaren derben Sehne verdickt und
entwickelt.

SCHANZ verwendet mit Vorliebe den Sartorius zur Verstärkung des Quadrizeps bzw. bei vollständiger Lähmung den Sartorius innen und den Bizeps außen.
Statt des Bizeps kann auch der meist erhaltene Tensor fasciae Verwendung
finden, nur ist zu bedenken, daß im Gehen beim Vorheben des Beines Ursprung-
und Ansatzpunkte des Tensor sich nähern, der kurze Muskelbauch dann kaum
mehr Arbeit leisten kann, während beim Bizeps die Ansatzpunkte sich entfernen,
also eine passive Spannung des Muskels eintritt. Die Muskeln werden durch
lange Schnitte freigelegt und geradlinig zum neuen Ansatzpunkt geführt. Sie
werden in den Kraftnehmer, der nicht durchschnitten wird, eingeflochten, indem
letzterer mehrfach durchstochen und die verpflanzte Sehne durchgezogen oder
zur Schlinge vernäht wird. Nur Hautnähte; Gipsverband für sechs Wochen,
Gehen wird nach drei Wochen erlaubt.

Einen ganz eigenartigen Vorschlag zum Ersatz des Quadrizeps durch den
M. sartorius hat BÁRON gemacht, indem er das periphere Ende des Sartorius
ablöst und auf die Spina zurückverlagert. Dadurch wird der Muskel und sein
Querschnitt, also auch seine Kraftleistung verdoppelt, während allerdings der
Weg bei einer Kontraktion auf die Hälfte verkürzt wird. Die Verbindung dieser
Schlinge mit der Patella wird durch einen Faszienstreifen hergestellt, der an-
geblich die Innervation des umgeschlagenen peripheren Teiles nicht beeinträchtigt.

Technik der Sartoriusverdopplung als Quadrizepsersatz nach BÁRON (Abb. 177)

Kurzer Schnitt von der Spina nach abwärts über den Ursprung des Sartorius.
Man orientiert sich über den Zustand des Muskels und schiebt, falls er gesund
ist, eine Kornzange in sein Faszienfach nach abwärts bis zur Mitte des Oberschenkels. Dort werden die Branchen geöffnet und darüber die Haut durchtrennt;
die Kornzange wird wieder entfernt und durch den unteren Schnitt bis zu seinem
Ansatz vorgeschoben. Hier wird wieder eingeschnitten und der Ansatz des
Muskels abgelöst, dann mit der Kornzange gefaßt und beim mittleren Schnitt
herausgezogen. Nun wird die Kornzange wieder durch den ersten Schnitt eingeführt und bis zur Mitte vorgeschoben, der Ansatz gefaßt und unter Ver-
dopplung des Muskels sein Ansatz bis zum Ursprung zurückgeleitet; hier wird
er an der Spina gut befestigt bzw. mit dem Ursprung vernäht. Nun wird beim
mittleren Schnitt durch die Sartoriusschlinge ein Faszienstreifen durchgezogen,
dessen beide Enden ebenfalls zur Schlinge vereinigt subperiostal an der Patella
befestigt werden. Gipsverband für drei bis vier Wochen nach Verschluß der
Faszie und Hautwunden.

Technik der Tensor fasciae-Plastik nach SPITZY

Seitenlage des Patienten; Allgemeinnarkose. Durch einen langen Hakenschnitt, der an der Außenseite des Oberschenkels entlang zieht und die Patella
unterhalb umgreift, wird der M. tensor fasciae freigelegt und hochhinauf isoliert.

Dann wird der N. peronaeus freigelegt und nach rückwärts verzogen und der Ansatz des Tractus ileotibialis am Fibulaköpfchen abgelöst. Der Hautlappen wird jetzt über das Kniegelenk hinübergezogen und möglichst hoch oben in der Mitte des Oberschenkels durch den gelähmten M. vastus lateralis von hinten ein nach abwärts schräger Tunnel gebohrt und der M. quadriceps in der

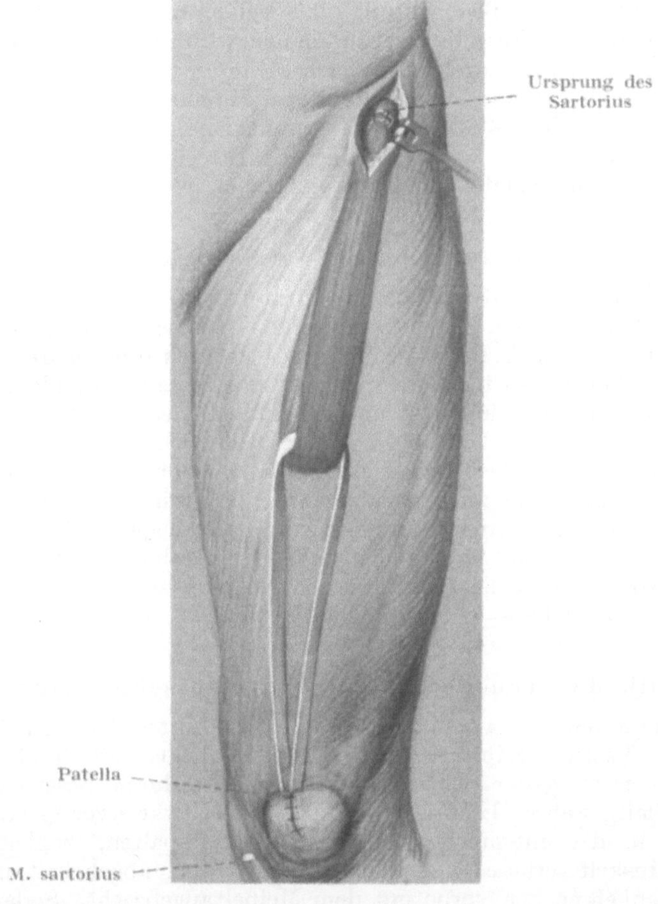

Abb. 177. **Sartoriusverdoppelung als Quadrizepsersatz nach Báron**. An seinem Ursprung wird der Sartorius freigelegt, eine Sonde in sein Muskelfach eingeschoben und in der Mitte des Oberschenkels darauf eingeschnitten; dann Abtrennen der Sehne des Sartorius an ihrem Ansatz und Befestigung der Sehne unter Verdoppelung des Muskels am Ursprung. Faszienschlinge bis zur Patella, wo sie subperiostal befestigt wird

Mittellinie längsgespalten. Durch diesen Tunnel und Spalt im Quadrizeps wird das sehnige Ende des Tensor durchgezogen und eingenäht; sein unterstes Ende wird subperiostal an die Patella befestigt. Falls das Ligamentum patellarezu schwach oder zu stark gedehnt erscheint, wird er direkt an die Tibia genäht oder es wird von der Nahtstelle aus ein Seidenband an die Tuberositas tibiae gezogen.

Wir haben nun einen Bandmuskel, der imstande ist, bei aufrechtem Stehen das Einknicken im Knie zu verhindern und eine leichte aktive Streckung des

Unterschenkels durchzuführen; dadurch hört der schleudernde Gang auf, sowie die Gefahr des leichten Hinstürzens. Der überpflanzte Tensor fasciae stellt also im schwächsten Fall eine Tenodese dar, die das Kniegelenk beim aufrechten Stand strafft, aber den Vorteil bietet, daß beim Niedersetzen des Patienten das Band erschlafft und eine Kniebeugung möglich wird.

Ausgehend von der Beobachtung, daß Gelähmte mit einem leichten Genu recurvatum ganz gut stehen und gehen können, wird die Rekurvation oder besser Rückverlagerung der Kniegelenksdrehachse hinter die Schwerlinie durch eine suprakondyläre Osteotomie künstlich erzeugt (Hämiosteotomie nach PUTTI oder Osteotomoklasie nach LORENZ). Sie hat erstens eine allfällig vorhandene Beugekontraktur auszugleichen, zweitens aber die Streckung noch etwas zu übertreiben, so daß eine leichte Überstreckung erzielt wird.

Technik der subkutanen Osteotomie nach PUTTI

Oberhalb des Epicondylus lateralis wird ein kurzer Längsschnitt durch die Haut angelegt, bis auf den Knochen reichend. In diesen Schnitt wird ein Meißel eingestellt, der erst nach Durchtrennung des Periosts quer gedreht wird. Nun wird der Knochen genau in der Horizontalebene bis auf eine kleine Brücke an der Hinterseite quer durchmeißelt und der Meißel wieder entfernt. Die Meißelebene soll so tief als möglich angelegt, aber jede Schädigung des Wachstumsknorpels und des Gelenkes vermieden werden. Nach steriler Versorgung der Hautwunde — sie kann auch genäht werden — wird der nun angemeißelte Knochen vollständig gebrochen und in nur ganz leichter Überstreckung ein Gipsverband von den Hüften bis zu den Zehen für vier bis sechs Wochen angelegt. Nach vier Wochen wird die Belastung erlaubt, entweder noch im Gipsverband oder sonst mit zwei Gips- oder Zelluloidschienen.

Technik der Tenodese der Quadrizepssehne nach SAXL

Längsverlaufender Hautschnitt über der Mitte der Quadrizepssehne, Spaltung der Faszie, Freipräparierung der Sehne beiderseits durch zwei Längsschnitte, Anfrischung der Sehne an der Rückseite durch Beseitigung des anhaftenden Gleitgewebes. Hierauf wird die Sehne seitwärts verlagert, das Periost des Femur in der entsprechenden Höhe längsgespalten, zugleich mit den deckenden Muskelfasern des M. articularis genu seitlich abgehebelt und nunmehr der Oberschenkelknochen vorne mit dem Meißel angefrischt. Sodann wird die Quadrizepssehne wieder in ihre normale Lage gebracht, so daß sich die angefrischten Knochen- und Sehnenflächen miteinander berühren. Zur Sicherung der Verwachsung der Sehne mit dem Oberschenkelknochen wird das gespaltene, zurückgeschobene Periost beiderseits am Sehnenrand angeheftet; hierauf werden die früher mobilisierten atrophischen Lappen der Mm. vastus medialis und lateralis über die Sehne verlagert und über derselben miteinander vernäht. Hautnaht. Gipsverband in Streckstellung des Knies für mindestens drei Monate. Nach dieser Zeit ist das Kniegelenk in Streckstellung fixiert und gegen Einknicken gesichert, wenn auch wenige Grade passiver Beweglichkeit erhalten bleiben. Nachbehandlung mit einem Apparat oder Nachtschiene. Vorbedingung für den Erfolg auch dieser Operation ist, daß sich die großen Gelenke nicht in Kontrakturstellung befinden; sonst müßte diese vorher beseitigt werden.

Technik der Patellapexie nach STERN

Vertikaler Längsschnitt über die Patella in 10 cm Ausdehnung, Freilegung der Vorderfläche der Patella, die vollkommen von Knorpel entblößt wird, bis der Knochenkern freiliegt. Diese überflüssigen Teile der Patella brauchen aber nicht entfernt zu werden, sondern können in Verbindung mit den lateralen Lappen bleiben. Die Quadrizepssehne, die Kniescheibe und ihr Band werden von der seitlichen Faszie und der Kapsel durch je einen seitlichen Längsschnitt in 10 cm Ausdehnung losgelöst. Die Patella wird dann zur Seite gezogen und an der Vorderseite des Femur für sie ein Bett aus Knochen durch Entfernung des Knorpels bereitet. Nun wird die Patella um 180° um ihre Längsachse gedreht und am Femur entweder durch Nägel oder feste Nähte befestigt und zu beiden Seiten exakt vernäht. Darüber werden die Weichteile in mehreren Schichten so dicht als möglich geschlossen und ein Gipsverband in voller Streckung des Knies angelegt. Der Gipsverband bleibt drei Monate liegen, hernach dürfen die Patienten für weitere drei Monate mit einer Schiene gehen. Die Fixierung des Kniegelenkes sichert hinreichend gegen ein Einknicken, erlaubt aber eine Beweglichkeit von 5 bis 10° Beugung. Die Patienten können also das Bein gestreckt halten, ohne Kniestütze gehen und halbwegs bequem sitzen.

Wird schon eine Tenodese nach SAXL oder STERN nur in ausgewählten Fällen anzuwenden sein, weil eben durch die Streckversteifung das Sitzen doch wesentlich erschwert wird, so wird die Arthrodese des Kniegelenkes von manchen Autoren überhaupt abgelehnt, eben aus demselben Grunde. Wenn man nicht eine sehr starke Verkürzung durch die Arthrodese mit in Kauf nehmen will, so darf man diese erst gegen Abschluß des Längenwachstums, also frühestens mit vierzehn bis sechzehn Jahren ausführen. Als besonderer Vorzug der Arthrodese wird die Befreiung von den teuren Apparaten betont. Diese Vorzüge sind aber gerade beim Kniegelenk nicht sehr einleuchtend, denn erstens kann man in der Jugend, wo infolge des starken Wachstums die Apparate häufig geändert werden müssen, die Arthrodese ohnehin nicht anwenden und im späteren Alter, wenn das Wachstum schon abgeschlossen erscheint, sind auch Änderungen am Apparat nur mehr selten notwendig, dafür gewährt aber der Apparat den großen Vorteil, daß man jederzeit beim Sitzen das Knie beugen kann, während die einschnappende Sperre die sofortige Standfestigkeit nach dem Aufstehen sichert. Es kommen also versteifende Operationen nur in besonders ausgewählten Fällen in Betracht und nur dann, wenn entweder überhaupt kein funktionstüchtiger Muskel am Oberschenkel vorhanden ist oder sich ein unangenehmes Schlottergelenk gebildet hat. Um den Patienten den Wert der Operation richtig vor Augen zu führen, ist es empfehlenswert, ihm vorher probeweise das Knie durch eine Gipsschiene in Streckstellung zu fixieren. Die Technik einer Versteifung des Kniegelenkes ist insoferne verschieden, als von der Verschiebung des Tibiaknorrens nach aufwärts als Anschlagarthrodese, über die Befestigung der Patella, bis zur vollständigen Entknorpelung der Gelenksanteile und der Resektion des Gelenkes alle Variationen angewendet werden.

Technik der Anschlagarthrodese nach WOLLENBERG, siehe S. 285

Technik der Kniegelenksarthrodese (im wesentlichen nach VULPIUS)

Ein suprapatellarer Bogenschnitt mit proximaler Konvexität zieht von dem einen Seitenband zum anderen und trifft die Quadrizepssehne 1 cm oberhalb der Basis der Kniescheibe. Sehne und Gelenkskapsel werden mit gleicher Schnitt-

führung durchtrennt und der Weichteillappen, welcher die Patella und ihr
Ligament enthält, nach unten geklappt. Die Kreuzbänder und die beiden
Menisci werden sorgfältig exstirpiert. Will man eine sichere und feste Ankylose
erzielen, so muß man über die Vorschläge von VULPIUS hinausgehen und Femurkondylen und Tibia mit dem Meißel gut geradlinig oder bogenförmig anfrischen,
wobei alles Knorpelgewebe entfernt werden muß. Dabei wird auch eine bestehende Varus- oder Valgusstellung im Knie zu berücksichtigen und zu beseitigen
sein. Endlich wird die Patella gründlich angefrischt. Bei bestehender Beugekontraktur muß von den Femurkondylen soviel Knochen entfernt werden, bis
völlige Streckung zu erzielen ist. Das Bestehenbleiben einer auch nur geringfügigen Beugestellung birgt die Gefahr einer späteren erneuten Flexionskontraktur in sich. Nachdem alle Knorpelflächen entsprechend angefrischt
sind und Femur und Tibia in gerader Streckstellung gut aneinander passen,
wird die Patella an die angefrischte Vorderfläche des Oberschenkels schräg
von vorne oben nach hinten unten verschraubt. Nach meiner Erfahrung
genügt nach entsprechender Anfrischung auch eine gute Nahtfixation. Die
Quadrizepssehne wird unter Spannung vernäht, die Kapsel- und Hautwunde
geschlossen. Nachbehandlung im Gipsverband für zwei Monate; dann ist meist
noch eine ungelenkige Schiene oder Hülse notwendig.

Technik der Kniegelenksarthrodese nach HIBBS

Ein U-Schnitt umgreift die Patella peripherwärts; Durchtrennung des
Kniescheibenbandes und Eröffnung der Kapsel, worauf der Lappen mit der
Patella nach oben geschlagen wird. Um die Kniescheibe für die spätere Einbettung zwischen Femur und Tibia freizumachen, wird sie rings umschnitten und
ihre Ränder freigelegt, so daß sie nur mit ihrer Mitte an der Haut hängen bleibt.
Nun wird der ganze Knorpelüberzug von Patella, Femur und Tibia entfernt,
bis überall rauher Knochen vorliegt, und das Bett für die Patella bereitet. Quer
in das untere Femurende wird eine Grube mit überhängendem oberen Rande
herausgemeißelt, so daß der obere Rand der Kniescheibe dort Platz finden kann.
Eine ähnliche Grube wird im oberen Ende der Tibia hergerichtet, mit überhängendem unteren Rande. Nun wird die Patella eingesetzt, so daß bei gestrecktem Knie die Kniescheibe zwischen den überhängenden Rändern von
Femur und Tibia wie in einem Falz festgehalten wird. Das Kniescheibenband
wird genäht, Faszie und Haut darüber geschlossen. Gipsverband von den Zehen
bis zum Brustkorb bei gestrecktem Knie für zwei bis drei Monate.

Technik der Kniearthrodese nach GOCHT (Abb. 178)

Allgemeinnarkose, Blutleere, Rückenlage. 15 bis 20 cm langer Längsschnitt
über die Stirnseite des Gelenkes hinweg, während die linke Hand die Patella an
Ort und Stelle fixiert. Der Schnitt reicht von der Femurmetaphyse bis zum
Schienbeinknorren. Die Kniescheibe wird längsgespalten, ebenso Quadrizepssehne und die Kapsel. Damit ist das Gelenk eröffnet. Gelenkskapsel und Fettgewebe werden entfernt, ebenso die seitlichen Verstärkungsbänder, bis ein vollkommen übersichtlicher Zugang erreicht ist. Nun wird sowohl am Femur wie
an der Tibia der Knorpel in 3 bis 5 mm dicker Schicht abgetragen. Dabei wird
eine Achsenabweichung im Knie insoferne berücksichtigt, als bei bestehendem
X-Bein an der medialen, beim O-Bein an der lateralen Seite mehr Knochen entfernt wird. Der Knorpel wird mit einem breiten, dünngeschliffenen Meißel erst
oben dann unten abgetragen, so daß er in der Mitte unter sich durch die Kreuz-

bänder verbunden bleibt. Er wird dann in toto mit der Schere entfernt. Jede Knorpelinsel muß entfernt sein. Jetzt werden die beiden Knochenenden aneinandergepaßt und achsengerecht eingestellt. Nun wird noch die Patella in ihren beiden Hälften an der Hinterseite entknorpelt, ebenso die Fascies patellaris femoris. Hierauf wird die Kapsel von oben nach unten unter möglichster Spannung kreuzweise straff vereinigt. Auch die beiden Hälften des Kniescheibenbandes werden miteinander vernäht und die Hautränder durch fortlaufende

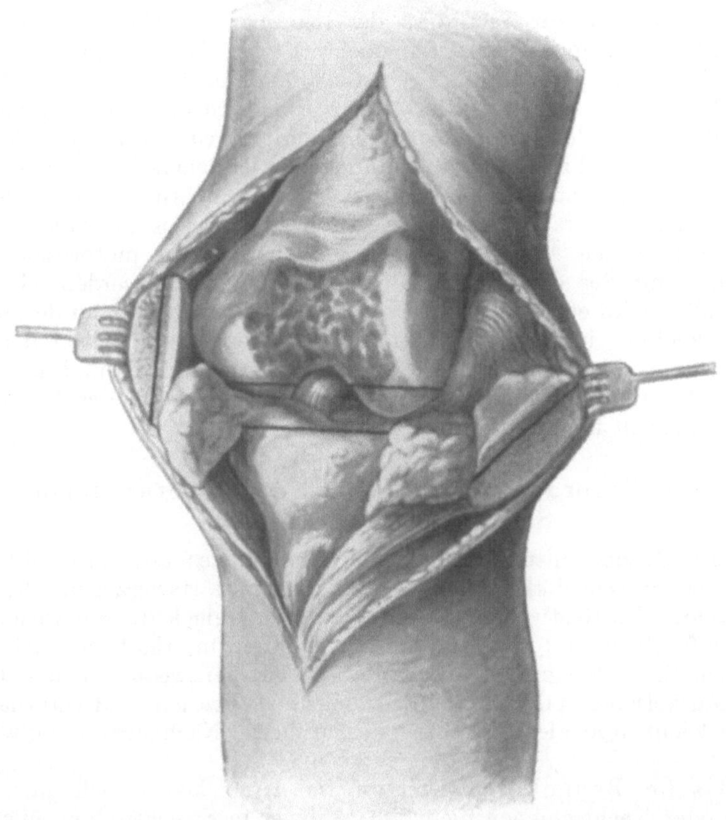

Abb. 178. Kniearthrodese nach Gocht. Kniegelenk durch vorderen Längsschnitt eröffnet, Patella halbiert; die Facies patellaris ist angerauht; die schwarzen Linien zeigen die Stellen der Anfrischung an Femur und Tibia und an der Hinterseite der Patella. (Aus Gocht-Debrunner, Orthopäd. Therapie)

Katgutnaht miteinander vereinigt. Ein exakt sitzender Gipsverband vom Becken bis zu den Zehen sichert durch drei Monate die vollkommene Ruhigstellung. Der Fuß selbst wird mit Rücksicht auf die stets vorhandene Verkürzung in Spitzfußstellung eingestellt. Nach vier bis fünf Wochen darf der Patient im Gips aufstehen, nach drei Monaten wird der Verband durch eine Außenschiene und ungepolsterte Gipshülse ersetzt. Die Befreiung vom Apparat erfolgt erst sechs bis acht Monate nach der Operation, wenn sich das Bein als vollkommen belastungsfähig erwiesen hat.

b) Spastische Kontrakturen

Die spastischen **Streckkontrakturen** des Knies sind nicht allzu häufig, und wenn vorhanden, müssen sie nicht unbedingt beseitigt werden. Es steht uns die einfache Verlängerung der Quadrizepssehne zur Verfügung (s. S. 297) oder die Schwächung des Muskels durch Durchschneidung seiner motorischen Bahnen nach STOFFEL; endlich die Ursprungsverlagerung nach SILFVERSKIÖLD.

Technik der Freilegung und der Neurotomie des Nervus femoralis

Man geht so wie zur Tenotomie des Ileopsoas fingerbreit lateral von der tastbaren Arteria femoralis ein. Längsschnitt vom Poupartschen Band nach abwärts. Nach Durchtrennung des ersten Faszienfaches liegt der Nerv im medialen Winkel dieses Faches. Der M. sartorius wird nach außen gezogen, die Gefäße bleiben unter der Fasziendecke und werden medial verzogen. Nun kann man sich, da der Nerv hier schon völlig aufgefasert ist, leicht die einzelnen Bündel isolieren und feststellen. Die lateralen ziehen zum Rectus femoris, die in der Mitte zum Vastus lateralis und die medialen zum Vastus medialis und intermedius. Die sensiblen Äste liegen oberflächlicher als die motorischen. Diese müssen dann mit der elektrischen Reiznadel festgestellt werden. In mittelschweren Fällen wird etwa die Hälfte von jeder motorischen Bahn der einzelnen Muskeln vernichtet, in sehr schweren Fällen werden zwei Drittel der Fasern auf mehrere Zentimeter reseziert. Die Wunde wird geschlossen und der Verband bei leicht gebeugtem Knie angelegt. Schon nach Abschluß der Wundheilung Beginn mit aktiven Beuge- und Streckübungen.

Technik der Ursprungsverpflanzung des Rectus femoris nach SILFVERSKIÖLD (Abb. 179)

Sagittaler Hautschnitt unterhalb der Spina iliaca ant. sup. Mit Haken werden der Sartorius medial, der Tensor fasciae lateralwärts verzogen. Die kräftige Ursprungssehne des Rectus femoris wird dadurch freigelegt. Sie wird von der unteren Spina abgetrennt und mit starken Nähten unterhalb des Gelenkes an der medialen Seite des großen Trochanters fixiert, entweder an den dort vorhandenen Muskelsepten oder in eine Knochenrinne. Faszien- und Hautnaht. Der Eingriff ist leicht in lokaler Anästhesie auszuführen. Nachbehandlung wie oben.

Spastische Beugekontrakturen im Knie lassen sich mit Streckverbänden oder Nachtschienen nicht allzu schwer in Streckstellung überführen. Nur wenn sich wirkliche Schrumpfungskontrakturen ausgebildet haben, werden die verkürzten Muskeln zu verlängern sein. Nervenoperationen kommen hiefür kaum in Betracht. Hingegen wird man an die Ursprungstransplantation der Tubermuskeln nach SILFVERSKIÖLD denken und beim spastischen Spitzfuß und gleichzeitiger Beugekontraktur die Gastroknemiusköpfe in der Kniekehle von den Femurkondylen ablösen und so aus diesen zweigelenkigen einen eingelenkigen Muskel machen.

Technik der Ursprungstransplantation der Tubermuskeln nach SILFVERSKIÖLD

Sagittaler Hautfaszienschnitt, etwas proximal vom Sulcus glutaealis anfangend. Der untere Teil des M. glutaeus maximus wird freigelegt und mit Haken emporgehoben. Das Tuber ischii wird dabei sichtbar. Von demselben

wird der gemeinsame Ursprung der langen Tubermuskeln losgetrennt. Der lange
Bizepskopf wird dorsal, die beiden Semimuskeln ventral vom N. ischiadicus an

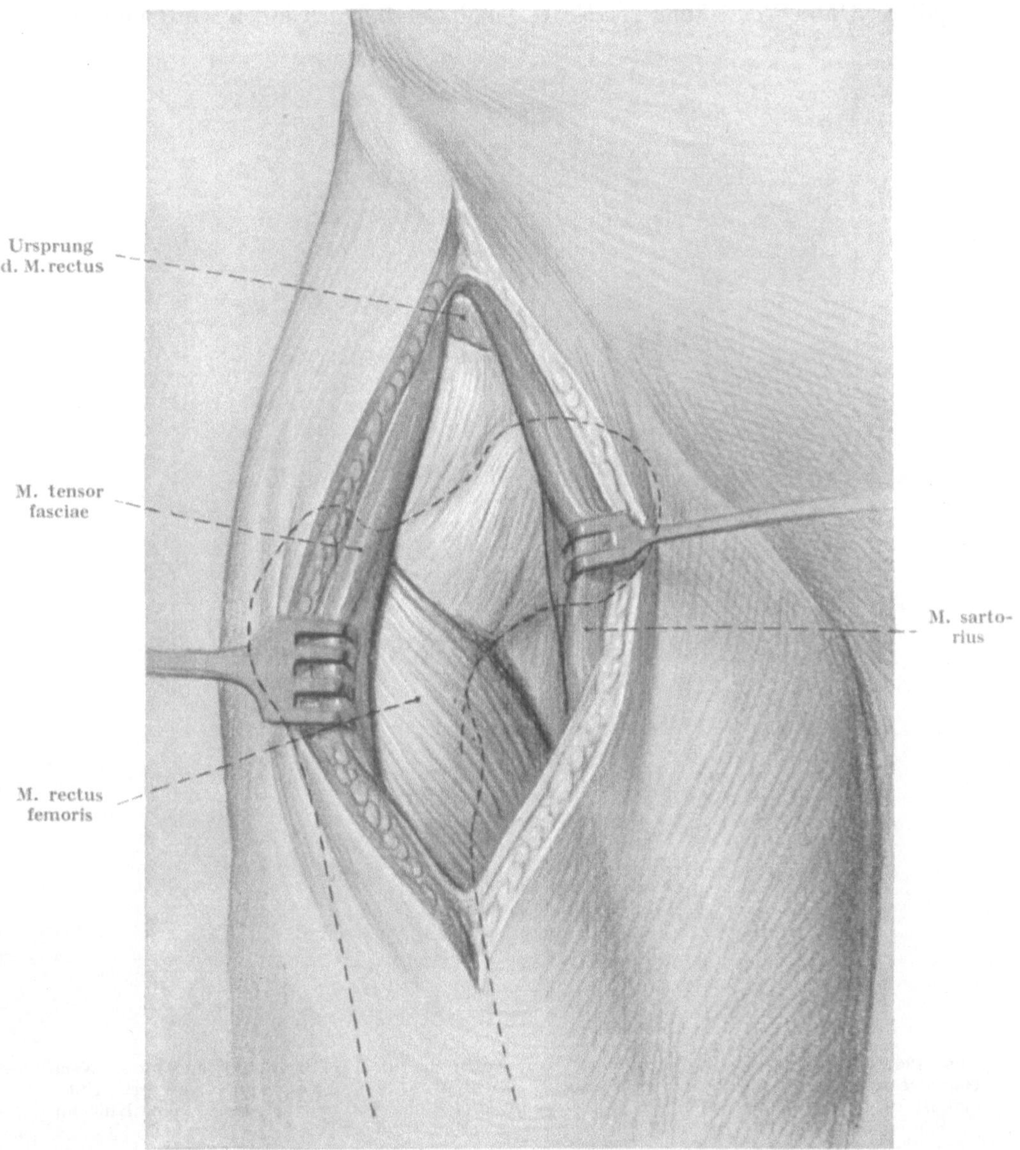

Abb. 179. Ursprungverlagerung des Rektus nach SILFVERSKIÖLD. Sartorius und Tensor
werden mit Haken zur Seite gehalten; der Rektus ist an seinem Ursprung abgelöst und nach
außen zum Trochanter geführt.

die Linea aspera unterhalb des Trochanter minor geführt. Hier wird eine Knochenrinne ausgemeißelt und die Ursprünge darin mit starken Chromkatgutnähten
fixiert.

Technik der Ursprungstransplantation des Musculus gastrocnemius nach SILFVERSKIÖLD (Abb. 180)

Sagittaler Hautschnitt in der Mitte der Kniekehle und durch die Fascia poplitea. Unter Verziehung der Nerven und Gefäße nach innen wird zuerst der

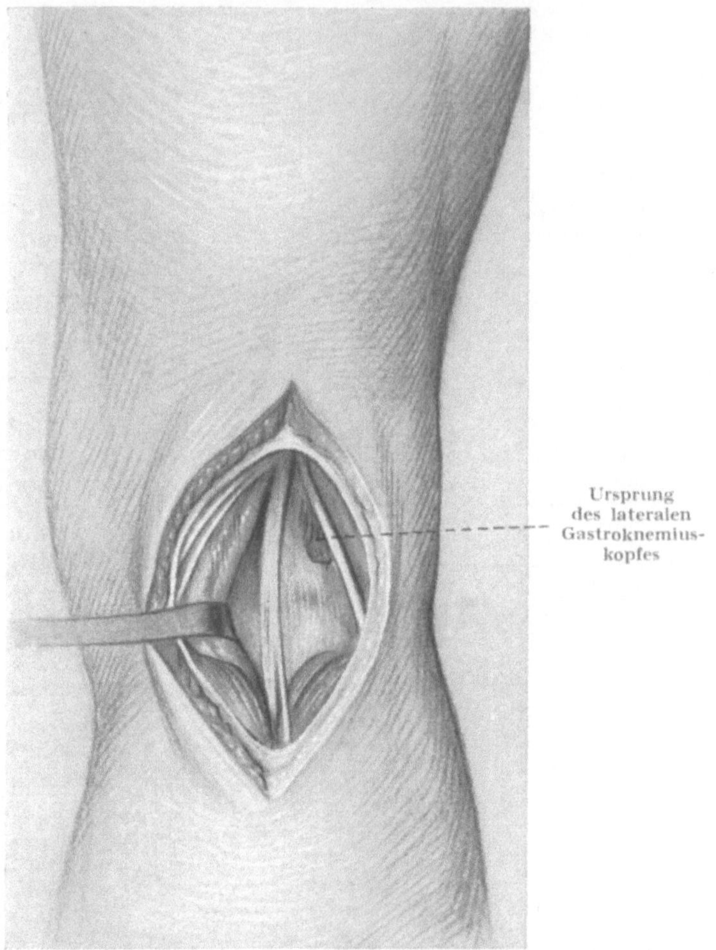

Abb. 180. Ursprungsverlagerung der Gastroknemiusköpfe nach SILFVERSKIÖLD. Nach Durchtrennung der Faszie liegen der N. tibialis in der Mitte, der N. peronaeus lateral frei. Unter ihm ist der Ursprung des lateralen Gastroknemiuskopfes abgelöst und bei gestrecktem Knie am Capitulum fibulae befestigt worden.

äußere Gastroknemiuskopf freigelegt. Er läßt sich leicht mit dem Messer lostrennen und wird herabgeschoben. Der mediale Kopf dagegen ist mit der Kapsel innig verwachsen und muß vorsichtig gelöst werden. Auch er wird hinunter verschoben. Die Gastroknemiusnerven treten in die Köpfe an der Mitte ihrer inneren Seite ein und kommen ebenso wenig wie die Gefäße zu Gesicht. Nur die Vena saphena parva wird unterbunden. Dann wird der Fuß dorsal flektiert. Die Gastroknemiusköpfe werden jetzt unmittelbar unterhalb des Gelenkes in leichter

Spannung an den hier befindlichen Sehnenapparat befestigt. Der mediale Ursprung wird zwischen dem oberen Teil des M. popliteus und dem Mittelpunkt der Semitendinosusinsertion befestigt, der laterale Kopf neben dem Sehnenursprung des M. soleus am Capitulum fibulae. Gipsverband in Hakenfußstellung bei gestrecktem Knie, für drei bis vier Wochen. Hernach aktive und passive Bewegungsübungen für Knie und Sprunggelenk.

Genu recurvatum

Wir haben oben gesehen, daß leichte Grade einer Überstreckbarkeit im Knie gerade bei völliger Lähmung der Kniestrecker einen relativ guten Gang und Stand ermöglichen, hingegen führen stärkere Grade eines Genu recurvatum bald zu einer hochgradigen Dehnung des Bandapparates und schließlich zu einem schweren Schlottergelenk. Um dieses zu beseitigen, wurde bisher nur die Osteotomie empfohlen, wodurch die Bandverhältnisse im Gelenk unverändert bleiben und nur die Form des Beines als Ganzes geändert wird. Die Erfolge sind daher nicht unbedingt sicher und dauerhaft. Dort, wo aktive Kräfte, z. B. Beugemuskeln am Oberschenkel, vorhanden sind, kann durch deren Verpflanzung auf das vordere Kreuzband dieses als Hemmungsband wieder aktiviert werden. Einen ganz anderen Weg, die Überstreckung im Knie zu sperren, ohne die Beugefähigkeit zu beeinträchtigen, sucht WOLLENBERG durch eine Anschlaggelenkssperre zu gehen. Er verschiebt den frontal abgemeißelten vorderen Anteil des Tibiaknorrens nach aufwärts, daß er bei gestrecktem Knie am Femur anstößt; dadurch wird eine weitere Streckung verhindert. Mit dieser Operation, die WOLLENBERG 1910 erstmalig ausführte, hat er den häufiger am Fuße ausgeführten Anschlagsperren den Weg gewiesen.

Technik der Verpflanzung des Biceps femoris auf das vordere Kreuzband nach STRACKER

Längsschnitt im lateralen Anteil der Kniekehle. Man dringt zwischen N. tibialis und peronaeus in die Tiefe, ohne diese zu schädigen, wobei man nach scharfer Durchtrennung der Faszie stumpf weiter vordringt. Man schiebt die Weichteile mit der Art. poplitea medialwärts ab und gelangt so ohne Blutung an die innere Kapselwand. Erst hier ist die kleine Art. articularis genu zu unterbinden. Dann wird nach Durchtrennung der Kapsel das Kreuzband dargestellt, indem man sich nahe an die Innenseite des lateralen Kondylus hält. Dabei braucht das Gelenk nicht eröffnet zu werden, da die Rückseite des Bandes extraartikulär liegt. Vom selben Hautschnitt aus kann der M. biceps unter Schonung des N. peronaeus vom Capitulum fibulae losgelöst werden. Er wird mit Turnerseide unter Spannung an das Kreuzband angenäht. Faszien- und Hautnähte. Das Bein wird für vier bis sechs Wochen in Beugestellung eingegipst. Nach Abnahme des Gipsverbandes ist die faradische Einzelreizung des verpflanzten Muskels und Beugeübung mit und ohne Widerstand notwendig.

Technik der Anschlagarthrodese im Kniegelenk nach WOLLENBERG (Abb. 181)

Ein rechteckiger Lappenschnitt oberhalb der Patella beginnend bis unter die Tuberositas tibiae reichend, wird zunächst nur durch die Haut geführt. Im unteren Bereich wird der Hautlappen für sich etwas abgelöst, dann der Lappenschnitt durch Faszie, Reservestreckapparat, Kapsel und Periost bis auf den Knochen vertieft und hier nun ein kräftiger Knochenlappen ausgemeißelt, der einerseits bis in das Gelenk hineingeht, anderseits auch die Tuberositas tibiae mit der Strecksehne umfaßt. Dieser Knochenlappen enthält naturgemäß auch ein Stück der oberen Tibiaepiphysenfuge. Sodann wird oben in der Fossa intercondyloidea femoris eine nach oben steile Grube ausgemeißelt, die als Hemmung für den neugeschaffenen anschlagenden Knochenvorsprung dienen soll. Der abgemeißelte Knochen-Weichteillappen wird nach oben verschoben, bis er bei Streckstellung an der eben erwähnten Hemmung anlangt, und wird in dieser Situation mit zwei Elfenbeinstiften am Caput tibiae befestigt. Schließlich wird die hintere Kniegelenkskapsel freigelegt und bei Beugung des Unterschenkels über beiden Kondylen durch drei bis vier starke, teilweise doppelte Seidenfäden gerafft und so verkürzt. Es folgt Hautnaht und Anlegung eines Gipsverbandes in Beugestellung von zirka 135°, für drei Monate, dann Nachbehandlung mit Hülse.

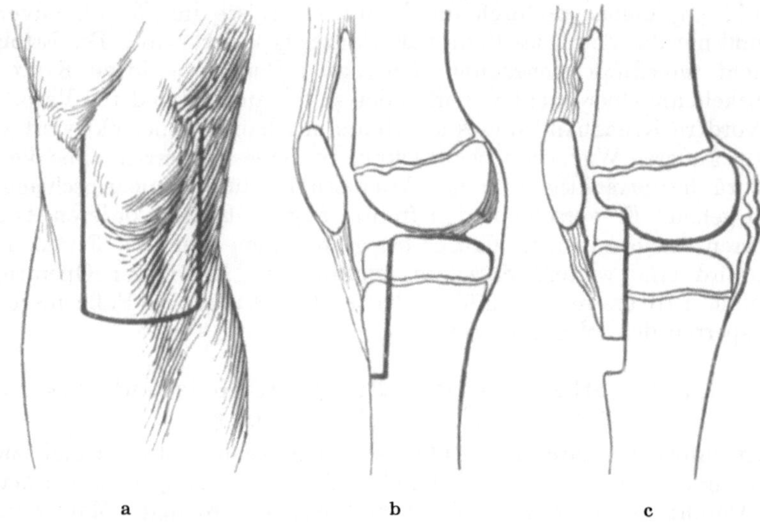

a   b   c

Abb. 181 a bis c. Anschlagsperre im Kniegelenk nach WOLLENBERG. a Hautschnitt; b die Abtrennung des Tibiaknorrens durch die schwarze Kontur angedeutet; c der Knochenlappen nach oben verschoben, bis er an einer Delle des Femur anstößt

Die habituelle Patellarluxation

Diese relativ häufige Fehlstellung erfolgt meist nach außen und kann mehrfache Ursachen haben. Bei den angeborenen Fällen ist meist ein starkes X-Bein, Überstreckbarkeit im Gelenk oder eine Abflachung des äußeren Kondylus bzw. eine teilweise Verdrehung des untersten Oberschenkels nach außen und hinten vorhanden. Bei den traumatischen Fällen spielt wohl die Zerreißung des medialen Kapselbandapparates und nachfolgende Muskelschwäche eine besondere Rolle, ohne dessen Erschlaffung eine Luxation in der Regel nicht möglich ist. Zur Nachbehandlung der erstmaligen frischen Luxation, die sich in Streckstellung leicht zurückschieben läßt, und auch bei habituellen Formen, kann durch eine systematische Kräftigung des Quadrizeps eine Besserung erzielt werden. Die HAUDECKsche Bandage wird vielfach gerühmt. Eine Sicherheit gegen eine neue Ausrenkung gibt sie aber ebenso wenig, wie die vielen anderen angegebenen Schienen und Apparate. Vielmehr haben alle diese die Gefahr einer weiteren Atrophierung des Quadrizeps im Gefolge.

Auch die offenen Maßnahmen sind außerordentlich vielgestaltig; ihre Verschiedenheit ist aber hauptsächlich in den Einzelursachen des jeweiligen Falles bedingt, jedoch lassen sich ganz leicht allgemein gültige Regeln aufstellen. Hervorgerufen wird die Luxation durch den Muskelzug, sie erfolgt meist nach außen. Der exzentrische Muskelzug muß daher ursächlich beseitigt werden. Er kann im Knochenbau, im Muskelverlauf, in teilweiser Muskelschwäche oder im Kapselbandapparat bedingt sein. Liegt die Hauptursache im Knochen, so werden wir zuerst diesen gerade richten. Ist der laterale Kondyl tatsächlich abgeflacht und nach außen geneigt, so kommt seine Aufrichtung in Frage. Die Vergrößerung der Fossa patellaris hat weniger Anhänger; ihr kommt nur dieselbe Bedeutung zu, wie der Aufrichtung des äußeren Kondyls, welcher Eingriff aber größer ist. Ist das Knochensystem in Ordnung oder in Ordnung gebracht, so bleiben noch die Weichteilveränderungen. Zuerst müssen die manchmal erst sekundär geschrumpften Weichteile an der lateralen Seite durchtrennt werden. Dies kann sowohl die Kapsel, wie den Vastus lateralis (PERTHES) und den Tractus ileotibialis (LUDLOFF, DEUTSCHLÄNDER) betreffen. Endlich muß die Zugrichtung für den Quadrizeps verbessert werden, entweder durch ganze (BADE, VOELKER) oder durch teilweise Verlagerung des Ligamentum patellare proprium (HÜBSCHER) nach innen, oder durch Verstärkung des Vastus medialis durch einen anderen Muskel, am besten den Grazilis (DREHMANN). Je nach den Ursachen kann auch eine dieser Maßnahmen allein dauernden Erfolg bringen; im anderen Fall müssen zwei oder drei dieser Operationen vereinigt werden. Wenn nun in der Folge die von den verschiedenen Autoren vorgeschlagenen Eingriffe einzeln besprochen werden, so geschieht dies mit dem ausdrücklichen Vorbehalt, daß nicht der einzelne Akt für jeden Fall von Patellarluxation genügt, sondern daß jeweils genau die Ursachen des Einzelfalles festzustellen sind, wie weit sie den Knochen, die Weichteile oder die Muskulatur betreffen und daß sie dann der Reihe nach vollkommen beseitigt werden müssen. Dann wird ebenso die Diskreditierung der einzelnen Methoden ein Ende finden, wie die Deformität. Es ist im Einzelfall zu entscheiden, welche Maßnahme entfallen kann und welche nicht.

Die Technik der Osteotomie beim Genu valgum wird später (S. 304) besprochen. Mit der Korrektur der Valgität kann man gleichzeitig durch Einwärtsdrehung des peripheren Fragmentes den äußeren Kondyl aufzurichten suchen.

Technik der Aufrichtung des Condylus lateralis femoris nach TRENDELENBURG-ALBEE (Abb. 182)

Bogenschnitt an der Außenseite der Patella, etwas oberhalb des Condylus lateralis beginnend und bis zum Schienbeinknorren reichend. Unter Vermeidung jeder unnützen Schädigung des Gelenkes wird an der Außenseite des lateralen Kondyls ein breiter dünner Meißel in der Längsrichtung aufgesetzt, etwa 2 cm nach außen vom lateralen Rande der Fossa patellaris. Man meißelt nach innen oben den Kondyl an und bricht ihn dann nach vorne bis er mindestens so hoch ist, wie der innere Kondyl. Der dadurch entstandene keilförmige Defekt im Kondyl wird dann durch einen Knochenspan, der in entsprechender Ausdehnung der Tibia entnommen wird, ausgefüllt. Das Transplantat wird entweder durch Knochenstifte festgenagelt, oder durch Känguruhsehnennähte befestigt. Faszien- und Hautnähte. Drei Wochen Ruhigstellung im Gipsverband; dann Übungen.

Die Durchtrennung des lateralen Kapselanteiles wird meist in Verbindung mit einer Kapselplastik ausgeführt; hingegen stellt die Durchschneidung des Vastus lateralis nach PERTHES und des Tractus ileotibialis nach LUDLOFF und DEUTSCHLÄNDER einen Akt für sich dar.

Technik der Durchschneidung des Tractus ileotibialis nach DEUTSCHLÄNDER

Von einem kurzen lateralen Längsschnitt oder subkutan wird erst bei gestrecktem Knie und medial verdrängter Patella der sich anspannende Ileotibialis durchschnitten. Dann langsames Beugen und Einwärtsdrehung des Unterschenkels, während die Kniescheibe nach innen gedrängt wird. Noch sich anspannende Fasern werden weiter tenotomiert, bis bei voller Beugung die Kniescheibe am Platze bleibt. Einfacher Wundverband, Nachbehandlung durch Übungen.

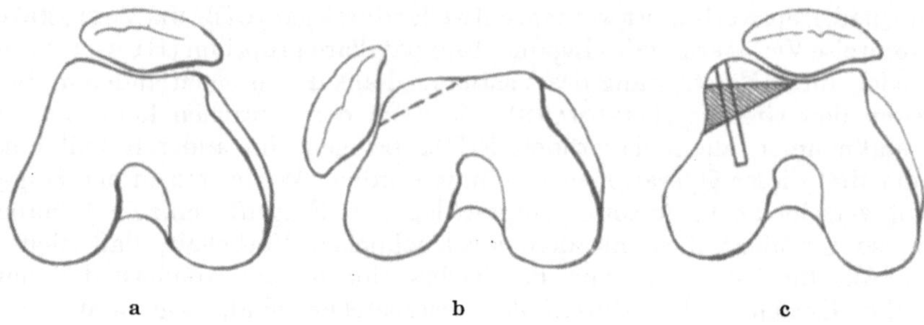

Abb. 182 a bis c. Aufrichten des lateralen Kondyls bei Kniescheibenverrenkung nach ALBEE. a normales Knie; b Kniescheibe verrenkt; die punktierte Linie gibt die Meißelfläche an; c der äußere Kondyl aufgerichtet, schraffiert ein Knochenkeil eingesetzt und durch einen Knochennagel festgehalten.

Technik der Kapselplastik nach ALI KROGIUS (Abb. 183 und 184)

Ein lateraler Bogenschnitt nach KOCHER umschneidet die Patella und legt den lateralen und medialen Anteil der Kapsel frei. Durch je einen Längsschnitt zu beiden Seiten der Patella einige Querfinger oberhalb der Patella beginnend, bis zum Ansatz des Ligamentum patellare proprium am Schienbein wird die fibröse Kapsel durchtrennt, so daß die Kniescheibe nur mit der Quadrizepssehne in Verbindung bleibt. Nun wird medial aus dem Vastus internus und der Kapsel durch einen zweiten dem ersten parallelen Schnitt ein etwa zwei Finger breiter Brückenlappen gebildet, der nur oben mit dem Muskel des Vastus internus in Verbindung steht und unten mit der sehnigen Anheftung am Schienbein. Bei der Ablösung des Lappens soll die Synovia des Gelenkes nicht eröffnet werden. Nun wird die Kniescheibe medialwärts gedrängt, wobei der äußere Kapselschnitt klafft, der Brückenlappen über die Patella nach außen gebracht und in diesen Defekt eingesetzt. Exakte Nähte der fibrösen Kapsel, der Defekt an der Innenseite wird durch starke Fasziennähte geschlossen, Hautnähte. Wichtig erscheint mir, daß durch den lateralen Längsschnitt der Vastus lateralis von der Rektussehne abgelöst und dadurch seine Wirkung auf die Kniescheibe ausgeschaltet wird.

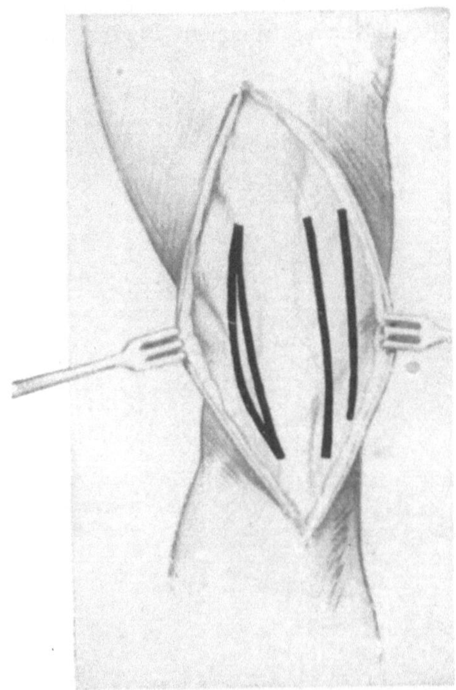
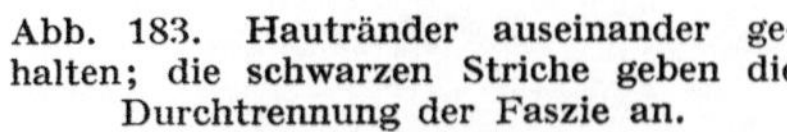
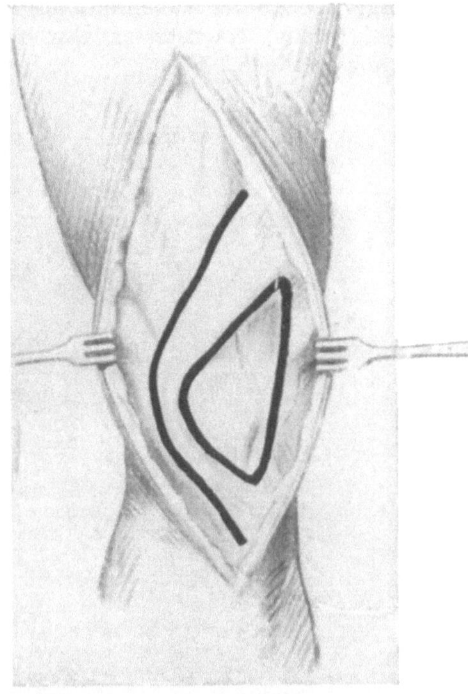

Abb. 183. Hautränder auseinander gehalten; die schwarzen Striche geben die
Durchtrennung der Faszie an.

Abb. 184. Die Kniescheibe ist nach innen
verschoben, der mediale Brückenlappen
umgreift die Patella von außen; er wird
in den hier entstandenen Spalt eingenäht.

Abb. 183 u. 184. Kapselplastik nach ALI KROGIUS. (Aus BIER, BRAUN, KÜMMELL, Chirurg.
Operationslehre)

Technik der Verlagerung der Quadrizepssehne nach DENCKS
(Abb. 185 und 186)

Durch großen Lappenschnitt wird die ganze Vorderfläche des linken Kniegelenkes bis unterhalb der Tuberositas tibiae freigelegt; hierauf die Quadrizepssehne und das Ligamentum patellae mit Patella durch Schnitte am Außen- und
Innenrand freipräpariert und auch die Synovialmembran dabei eröffnet. Dann
wird die Ansatzstelle des Ligamentum patellae proprium in Form eines nach
unten zu verbreiterten Knochenkeiles mit Säge und Meißel herausgearbeitet,
mit Sehne und Kniescheibe nach oben geschlagen und weiter medialwärts
eine entsprechend geformte Lücke mit dem Meißel hergestellt. Die Tuberositas
tibiae wird durch Eintreiben des im Zusammenhang mit ihr gebildeten
Knochenkeiles in die hiefür geschaffene Lücke medialwärts verlegt, die Gelenkhöhle durch Anheften der Synovialmembran beiderseits an Quadrizepssehne,
Kniescheibe und Ligamentum patellae proprium geschlossen. Aus den fibrösen
Ausstrahlungen des Vastus medialis bzw. aus dem auf der medialen Seite
reichlich vorhandenen fibrösen Kapselapparat wird ohne Eröffnung der Synovialis
ein oben und unten gestielter 4 cm breiter Lappen herausgeschnitten, über
die Patella hinweg- gezogen und einerseits mit dem Außenrand der Patella
und ihrem Sehnenapparat und anderseits mit dem fibrösen Kapsel- und

Bändergewebe an der Außenseite des Kniegelenkes durch Nähte fixiert. Schluß der Hautwunde, gefensterter Gipsverband; nach vier Wochen Beginn mit Bewegungsübungen.

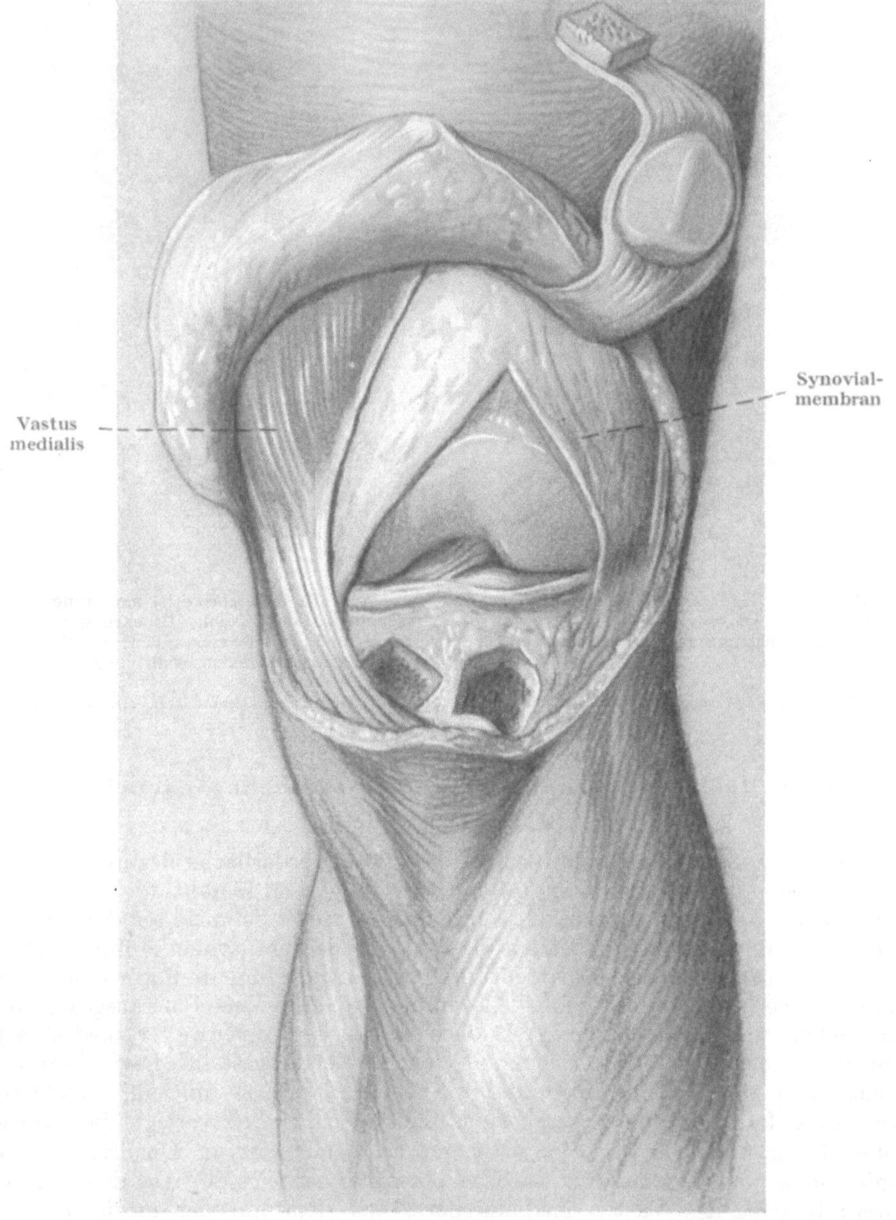

Abb. 185. Verlagerung der Quadrizepssehne nach DENCKS. Patella mit Sehne und Tibia-knorren nach oben geschlagen; Kniegelenk eröffnet; Vastus medialis innen, Synovialmembran außen sichtbar. Medial von der alten Ansatzstelle ist für das Kniescheibenband eine neue Lücke geschaffen.

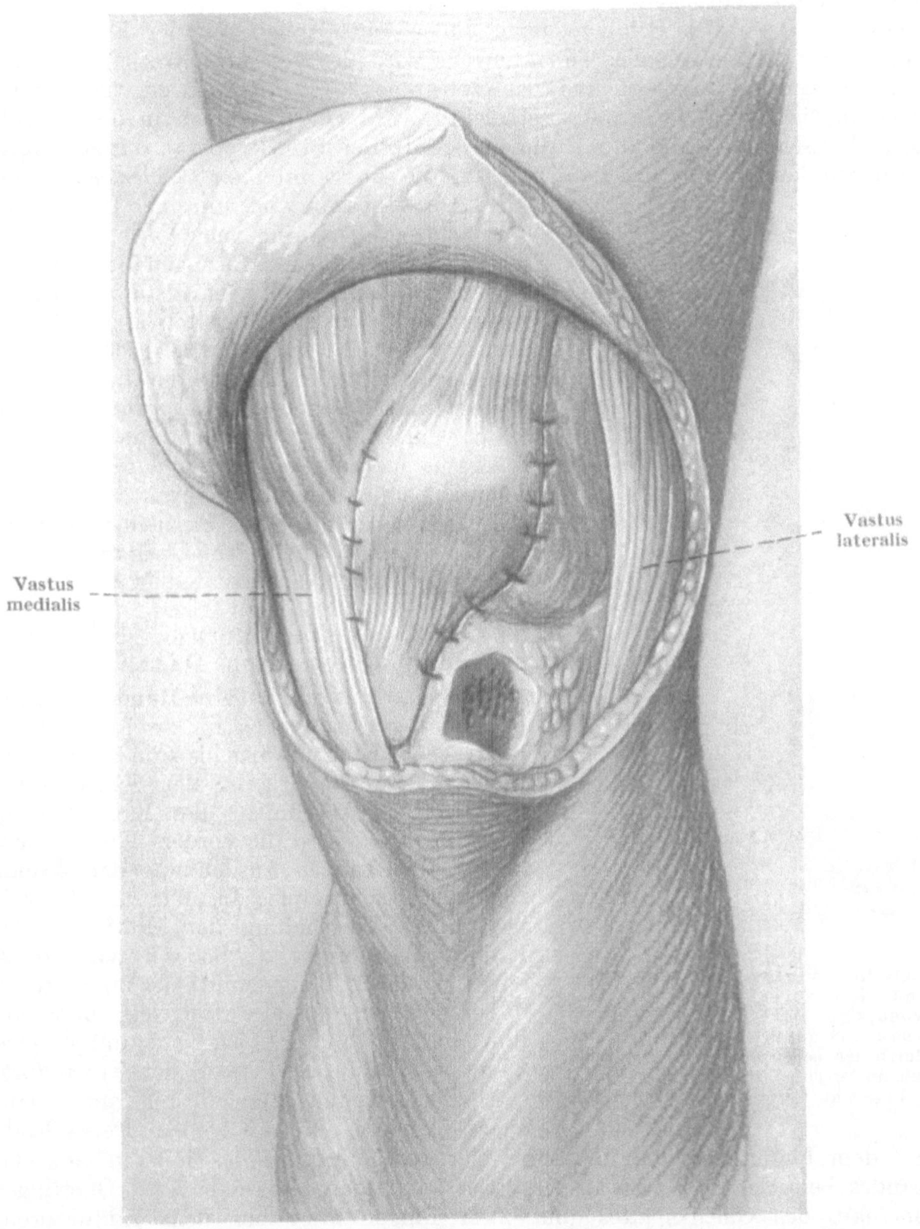

Abb. 186. Verlagerung der Quadrizepssehne nach DENCKS. Knochen, Patella und Sehne in der neuen Lage fixiert und mit der Umgebung, besonders dem Vastus medialis vernäht.

Technik der Verlagerung des gesamten Streckapparates nach VOELCKER (Abb. 187)

Längsschnitt über die nach außen verlagerte Quadrizepssehne und Kniescheibe, in der Höhe des Gelenksspaltes nach innen umbiegend. Die Hautlappen werden zurückgeschlagen und die Kniegelenkskapsel ausgiebig freigelegt. Durch zwei parallele Schnitte, einer außen, einer innen von der Kniescheibe, und durch Abmeißeln des Tibiaknorrens wird der gesamte Streckapparat zusammenhängend losgelöst und nach oben geklappt. Etwa 2 cm nach innen vom medialen Rande des Kapseldefektes wird ein Knopfloch in die Gelenkkapsel geschnitten und durch diesen Schlitz der Streckapparat durchgezogen. Dadurch kommt die Patella wieder in die Fossa intercondyloidea zu liegen, der Streckapparat wird in seiner Lage durch den Schlitz fixiert, seine neue Verlaufsrichtung gesichert. Mit einem T-förmigen Schnitt wird das Periost an der Innenseite der Tibia inzidiert und nach beiden Seiten abgelöst. Die Tuberositas wird unter die Periostlappen geschoben und mit Seidennähten fixiert. Der Defekt in der Gelenkskapsel wird nicht vernäht, nur die Synovialmembran wird im Recessus subcruralis abgelöst, zur Entfaltung gebracht und dadurch ein exakter Abschluß des Gelenkes ermöglicht. Faszien- und Hautnähte. Gipsverband in Streckstellung für vier Wochen. Dann Übungen und Massage.

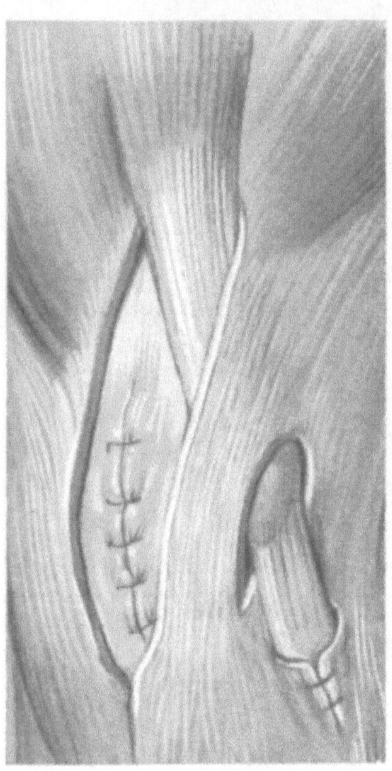

Abb. 187. Verlagerung des rechten Kniestreckapparates nach VOELCKER. Der Streckapparat ist ausgelöst und mit der Patella nach innen durch den neuen Schlitz durchgesteckt und an der Tuberositas verankert. Synovia vernäht, fibröse Kapsel bleibt offen

Technik der Verlagerung des Kniescheibenbandes nach DALLA VEDOVA

Längsschnitt am äußeren Rande der Kniescheibe, diese nach oben um zwei Querfinger überragend, nach abwärts bis zum Schienbeinknorren. Zur Beseitigung der Schrumpfung des lateralen Abschnittes des Kniescheibenbandapparates wird die vordere Knieaponeurose in der ganzen Ausdehnung der Wunde und das geschrumpfte Ligamentum laterale pat. unter Vermeidung der Eröffnung des Kniegelenkes entfernt. Sodann wird durch einen medianen Längsschnitt der innere Rand des Kniescheibenbandes freigelegt und von ihm ein 1 cm breiter, sich nach unten noch 2 cm weit auf das Periost der Tibia fortsetzender Streifen lappenförmig mit oberer Basis abgelöst und mit seinem freien Ende auf dem Planum epicondyli interni vor der Anheftung des inneren Gelenksbandes befestigt, und zwar in der Weise, daß man hier, d. h. zwei Querfinger oberhalb des Gelenkspaltes und zwei Finger breit vor dem Adduktorentuberkulum einen brückenförmigen Periostlappen ablöst, das distale Ende jenes vom Kniescheibenbande isolierten Streifens unter dieser Periostbrücke durchführt, es zurückschlägt und festnäht. Der mediale Rand des restierenden Kniescheibenbandes wird mit der Aponeurose vernäht.

Andere Technik

Manche spalten nur die Kapsel an der Außenseite und raffen sie an der Innenseite. GÖBELL exzidiert ein ovaläres Stück aus der fibrösen Kapsel an der

Innenseite und verpflanzt es in den nach Längsdurchtrennung und Verziehung nach innen entstehenden Defekt an der Außenseite. Die Zugrichtung der Quadrizepssehne wird in einfacher Weise derart verbessert, daß man entweder das ganze Kniescheibenband (BADE) von der Tibia subperiostal ablöst und nach innen und abwärts wieder anheftet, andere nehmen eine Knochenlamelle mit, oder nach HÜBSCHER nur das innere Drittel des Kniescheibenbandes nach innen und unten verlagert. GOLDTHWAIT und MAC AUSLAND verpflanzen entweder die äußere Hälfte unter der inneren nach innen oder die innere Hälfte selbst weiter einwärts.

Die Verpflanzung des M. gracilis oder eines anderen medialen Muskels (Semitendinosus, GOCHT, WULLSTEIN, Semimembranus oder Sartorius) auf die Kniescheibe, wird nach den Grundsätzen, wie sie bei den Lähmungsoperationen beschrieben wurden, ausgeführt (siehe S. 272 ff.).

Zur Nachbehandlung wird in allen diesen Fällen nach etwa drei Wochen, wenn eine Knochendurchmeißlung des Femur stattgefunden hat, natürlich erst nach vier bis sechs Wochen mit Übungen begonnen und vor allem auf eine entsprechende Kräftigung des Quadrizeps besondere Aufmerksamkeit verwendet. Massage und Faradisation.

Plastischer Ersatz der Kniescheibe

Wenn auch die dauernde Entfernung der Kniescheibe unter Umständen keinen schweren Funktionsausfall im Gefolge haben muß, so ist doch ein erfolgreicher plastischer Ersatz der Kniescheibe, wie er von DALLA VEDOVA ausgeführt wurde, zu erwähnen. Als freies Knochentransplantat in Nichtknochengewebe verpflanzt, hat sich die neue Kniescheibe vollkommen erhalten und sogar an Dicke zugenommen.

Technik des plastischen Kniescheibenersatzes nach DALLA VEDOVA (Abb. 188)

Umschneidung nach innen von einem mittleren Längsschnitt. Die Kniescheibe wird mit dem Periost, hart am Übergang in die Sehne, Bänder und Seitenränder, allseits ausgelöst. Nun wird zuerst aus der Quadrizepssehne in der ganzen Breite des Defektes ein peripher gestielter Lappen durch frontale Abspaltung gebildet, der nach unten geschlagen das Fenster deckt, das durch die Entnahme der Kniescheibe im Streckapparat entstanden ist. Dann wird der Vorder- und Innenfläche der Tibia ein ovales Periostknochenstück entnommen, 4 : 3 cm groß und 1 cm dick. Endlich wird aus dem Kniescheibenband ein zentral gestielter Lappen wieder durch frontale Abspaltung gebildet, der nach oben geschlagen und mit den Seitenrändern vernäht wird. In die so gebildete Tasche wird das Knochenstück derart hineingesteckt, daß seine Periostfläche nach vorne sieht und seine Längsachse quer gestellt ist. Darüber wird die Tasche vollkommen geschlossen. Hautnähte. Gipsverband in Streckstellung für drei Wochen; dann eine lange Gipsschiene an der Beugeseite für einen Monat und Massage des Quadrizeps; Beginn mit aktiven Übungen. Hernach Gehversuche. Nach einem halben Jahre volle Streckung und Beugung bis zum rechten Winkel.

Fehlformen des Knies

Eine länger dauernde Ruhigstellung des Kniegelenkes durch fixierende Verbände bei gelenknahen Frakturen und größeren Blutergüssen kann, namentlich bei älteren Personen, zur dauernden Versteifung führen. Jene Muskeln, meist die Strecker, deren Ansatzpunkte einander genähert sind, verkürzen sich dauernd, das Bindegewebe schrumpft. Bei Streckkontrakturen sind in erster Linie die Mm. vasti externus und intermedius befallen; ferner der Tractus ileotibialis und die Fascia lata; schließlich kann die Schrumpfung auf die Seitenbänder der Patella und die bindegewebige Kapsel übergreifen. Am wichtigsten erscheint die Umbildung des Fettgewebes des oberen Rezessus in schwielige Narbenmassen. Es handelt sich hier also um paraartikuläre Schrumpfungen.

Bei arthrogenen Kniegelenkkontrakturen als Folge der im Gelenk selbst sich abspielenden entzündlichen Prozesse überwiegen die Beugekontrakturen. Es verlöten sich die einander gegenüberliegenden Teile der Gelenkskapsel, eventuell infolge der Zerstörung des Gelenksknorpels auch die Gelenkskörper miteinander.

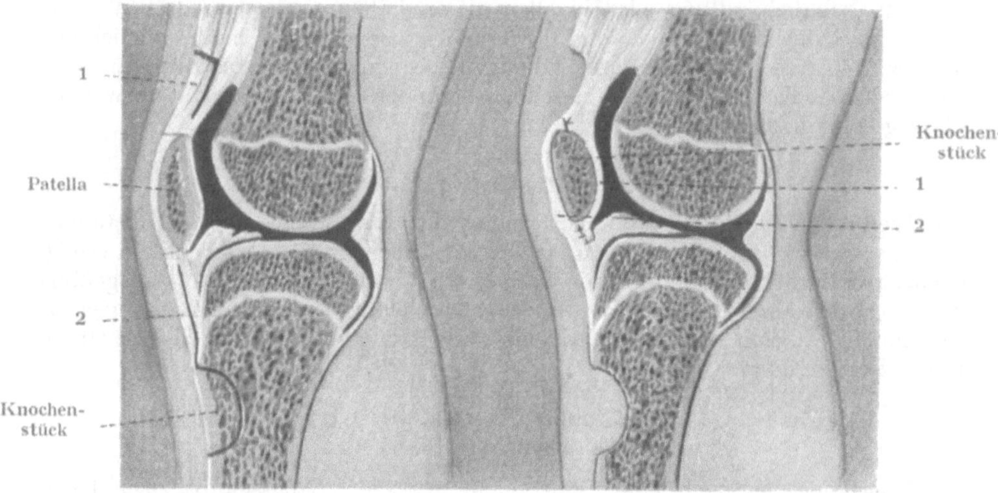

Abb. 188. Plastischer Kniescheibenersatz nach DALLA VEDOVA. Nach vollständiger Entfernung der Patella wird ein unten gestielter Lappen (1) aus der Rektussehne und ein oben gestielter (2) aus dem Kniescheibenband gebildet. Der obere Lappen (1) wird nach unten geschlagen und dient zum Abschluß der Gelenkhöhle; der untere (2) wird nach oben geschlagen und bildet mit dem ersten eine Tasche, in die ein oväläres Knochenstück, das der Tibia entnommen wird, eingeschoben wird.

Sehr häufig treten Verwachsungen der Patella mit dem darunterliegenden Femur ein. Außerdem ist mit den echten Beugekontrakturen des Kniegelenkes sehr häufig und namentlich, wenn irgendwelche entzündliche Prozesse im Gelenk selbst mitgespielt haben, auch eine leichte Subluxationsstellung nach rückwärts verbunden, deren Beseitigung durchaus nicht so einfach ist, als man annehmen möchte, wenn man den langen Hebelarm in Betracht zieht, an dem man angreifen kann. Hier wird immer zuerst der Versuch zu machen sein, durch Extension oder durch die Quengelmethode das Kniegelenk zu strecken. Jeder Extensionsversuch wird vorteilhaft durch Belastung des Knies mit Sandsäcken unterstützt. Jedoch gilt es hier, wie überall, daß derartige Maßnahmen nie bei tuberkulösen Knochenprozessen angewendet werden dürfen. Wenn eine Beugekontraktur von über 40⁰ besteht, so ist selbst durch die vorzügliche Quengelmethode eine gleichzeitige Subluxation nicht mehr zu beseitigen. In diesem Fall muß der Knochen durchtrennt werden. Sonst kommt vorher das Etappenredressionsverfahren in Betracht.

Technik des Etappenredressionsverfahrens (Abb. 189 und 190)

Wichtig ist eine gute Polsterung, besonders an der Streckseite des Knies, an den Knöcheln und an der Hinterseite der Ferse. In möglichster Streckstellung wird nun ein Gipsverband von den Zehen bis über den Trochanter reichend angelegt. Nach vollständigem Erhärten wird aus dem Verband an der Streckseite die Kniescheibe nach unten umgreifend ein Gipsstreifen in Form einer Sichel entfernt. Dann wird an der Beugeseite der Verband quer durchtrennt, so daß zwischen beiden Schnitten nur eine schmale Brücke bestehen bleibt. Nun wird auf das Knie ein gleichmäßiger Druck, am Fuß ein leichter Zug ausgeübt,

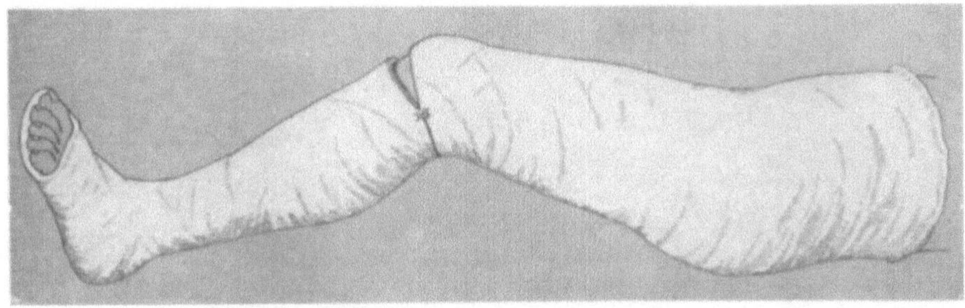

Abb. 189. In der Höhe des Gelenkspaltes ist an der Vorderseite ein keilförmiges Stück herausgesägt; an der Beugeseite ist der Gips in gleicher Höhe eingesägt.

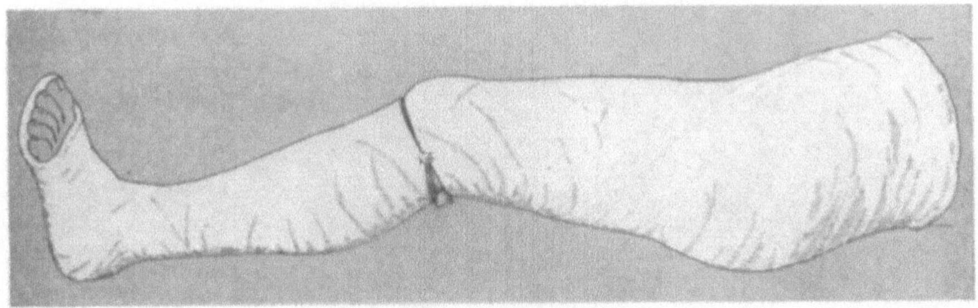

Abb. 190. Nach Redression der Beugekontraktur wird in den klaffenden Spalt in der Kniekehle ein entsprechend großes Korkstück eingeklemmt.

Abb. 189 u. 190. Etappenredression im Gipsverband bei Beugekontrakturen. (Aus HÄRTEL-LOEFFLER, Der Verband)

bis die vorderen Gipsränder sich berühren, während der Querschnitt in der Beuge klafft. Dieses Klaffen kann durch einen Gipsöffner oder eine stark gebaute HEISTERsche Kieferklemme unterstützt werden. Das erzielte Resultat wird durch Einklemmen von Kork an der Beugeseite festgehalten und nach ein bis drei Tagen die Streckung wiederholt, bis die Kontraktur behoben ist. Dann wird die Streckstellung durch Gipstouren festgehalten.

Technik der Quengelmethode am Knie nach MOMMSEN
(Abb. 191 und 192)

Becken und Oberschenkel bei gestrecktem Hüftgelenk, damit die tuberokruralen Muskeln möglichst entspannt werden, und Unterschenkel und Fuß werden je in einen mäßig gepolsterten Gipsverband gefaßt, in den an den Haupt-

druckstellen, nämlich direkt oberhalb der Kniescheibe und oberhalb der Ferse,
noch ein Faktiskissen eingelassen wird. Die beiden Gipshülsen werden durch

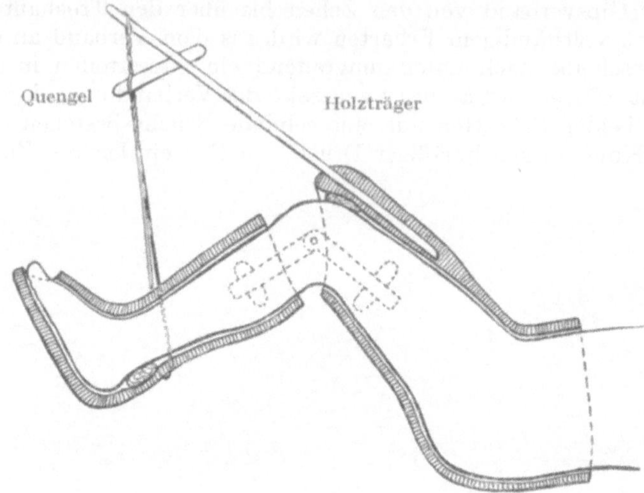

Abb. 191. In den Gipsverband (schraffiert), der am Knie und an der Ferse durch ein Faktiskissen
gepolstert ist, ist ein Holzträger befestigt, von dem zwei Schnüre zum Unterschenkelgips ziehen,
die durch den Quengel angezogen werden können. Die Gipsverbände sind durch ein einfaches
Scharniergelenk miteinander verbunden.

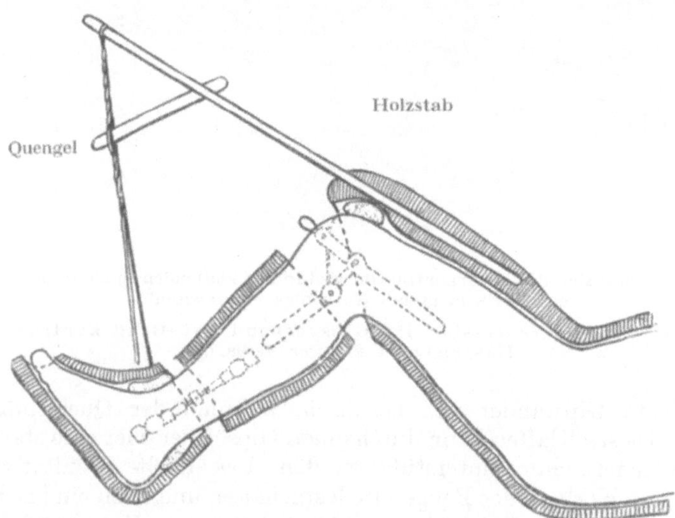

Abb. 192. Dreiteiliger Gipsverband; Ober- und Unterschenkel sind durch ein Subluxationsscharnier
miteinander verbunden, Unterschenkel und Fuß durch eine HACKENBRUCH-Klammer.

Abb. 191 u. 192.   Quengelverfahren bei Kniekontrakturen nach MOMMSEN

Bandeisenscharniere miteinander verbunden. In die Gipshülse ist außerdem ein
Holzstab als Abträger eingelassen, von dem aus der Quengel = doppelte Rebschnur zum unteren Ende der Unterschenkelhülse führt. Bei stärkeren Beuge-

graden und Neigung zur Subluxationsstellung empfiehlt es sich, die Gelenksachse der Bandeisenscharniere 1 bis 2, ja auch 3 cm höher einzustellen. Polstert man dann an der Rückseite des oberen Teiles der Wade noch besonders exakt, z. B. mittels eines Faktiskissens, so entsteht vermöge der Hochlagerung des Scharniergelenkes eine Schubkraft, die bei gleichzeitiger Streckung des Unterschenkels nach vorne schiebt und so die Ausbildung einer Subluxation verhindert. Bei schweren Graden von Subluxation empfiehlt es sich, gegen diese noch ganz besonders vorzugehen, und zwischen die Verbände das von WIERZEJEWSKI angegebene Subluxationsscharnier in den Verband einzulassen. Es ist nun nicht selten, daß bei ganz schweren Kontrakturen die Subluxation so stark ist, daß man gegen diese isoliert vorgehen muß. Hiezu ist eine besondere Verbandanordnung notwendig. Oberschenkel, Unterschenkel und Fuß werden in einem Gipsverband fixiert, der nur das Kniegelenk und die obersten drei Viertel der vorderen Hälfte des Unterschenkels freiläßt. Ein kleines Faktiskissen befindet sich auf der Vorderseite des Unterschenkels oberhalb des Fußgelenkes. Gleich beim Gipsen wird ferner die Rückseite des proximalen Unterschenkelendes mit einem Faktiskissen gepolstert und über dieses eine aus Nesseltuch gefertigte Hängematte nach vorne hinausgeführt. Die Enden dieser Hängematte werden um zwei kleine Holzspatel genäht und von diesen gehen nun die Quengel zu einem unnachgiebigem Bandeisenbügel, der das Gipsfenster überbrückt. Durch die Quengelschnüre wird ein Holzstab von 17 bis 25 cm Länge eingelegt und der Quengel vorerst so weit angezogen, als ohne jeden Schmerz möglich ist. Nun wird der Quengel täglich um soviel weiter angezogen, als dies der Patient eben ohne jeden Schmerz ertragen kann. Oft ist nicht einmal eine halbe Umdrehung möglich und man muß sich mit einigen Graden der Umdrehung begnügen, dann fixiert man den Spatel mit einer an seinem freien Ende befestigten Schnur in der noch ohne jede Schmerzen vertragenen Stellung. Hat sich durch mehrfaches Quengeln die Schnur bereits stark verdreht, so muß der Quengel abgenommen und die Schnur neuerlich gespannt werden. Ist die erhoffte Streckung erreicht, dann werden die beiden Gipsverbände miteinander in Verbindung gebracht und der Quengel kann abgenommen werden.

Unüberwindliche Widerstände der Weichteile machen die Durchtrennung der sich anspannenden Muskeln, Sehnen und der Gelenkskapsel in der Kniekehle notwendig, während für fibröse oder knöcherne Hindernisse natürlich der Meißel herangezogen werden muß. Auch die inneren Kreuzbänder können ein Streckhindernis darstellen, werden aber bisher selbst nicht chirurgisch angegriffen. Die Durchtrennung der Beugesehnen im Knie wird immer offen ausgeführt. Die subkutane Ausführung auch unter den Vorsichtsmaßnahmen von GOCHT, der die Muskeln unter faradischer Reizung zur Anspannung bringt, hat an Bedeutung verloren, da sie doch nicht ganz gefahrlos bleibt und die ganz oberflächlich liegenden Muskelansätze so leicht und mühelos zu erreichen sind, wenn auch dazu zwei gesonderte Schnitte gemacht werden müssen.

Technik der offenen Durchschneidung der Kniebeuger

Der laterale Kniebeuger M. biceps femoris setzt sich am Capitulum fibulae an und verläuft mit seinem Sehnenansatz daher nahe dem N. peronaeus. Durch einen Streckversuch wird der Muskelansatz deutlich sichtbar gemacht und dann über der sich anspannenden Sehne ein kurzer Längsschnitt etwas lateral vom Fibulaköpfchen nach aufwärts angelegt. Nach Durchschneidung der Haut und

Faszie werden die Wundränder auseinandergehalten und die Sehne des Muskels eingestellt. Dies kann nur bei sehr fettreichen Personen Schwierigkeiten geben, weshalb in solchen Fällen der Schnitt entsprechend länger angelegt werden muß. Medial und distal vom Muskel muß der N. peronaeus liegen. Dieser ist unbedingt aufzusuchen und zu sichern. (Elektrische Prüfung!) Jetzt erst wird die Sehne des M. biceps auf ein Elevatorium geladen und unter Leitung des Auges durchtrennt oder, wo dies möglich ist, Z-förmig verlängert, um seine Funktion zu erhalten. Die Vernähung der Sehnenstümpfe erfolgt dann erst nach der Kniestreckung in der notwendigen Verlängerung. Nach GOCHT genügt es, nur den sehnigen Teil der Sehne zu durchtrennen und die Muskelfasern dann durchzureißen. Spannen sich in der Tiefe noch Fasern an, so werden diese ebenfalls hervorgeholt und durchtrennt. Dies gilt besonders von der Sehnenplatte der Fascia lata, die dem kurzen Bizepskopf sich anlagert. Sie liegt lateral und wird, wenn nötig, eingekerbt oder durchschnitten. Die Haut wird dann durch einige Nähte verschlossen. An der medialen Seite können alle vier Muskeln, Sartorius, Grazilis, Semitendi- und Semimembranosus verkürzt sein, weshalb sie durchschnitten oder verlängert werden müssen. Auch hier machen wir uns durch einen Streckversuch die Sehnen tastbar und legen dann einen kurzen Längsschnitt an; hier mehr medial. Wir finden dann zuerst die Sehne des Semitendinosus, dann den breiten Semimembranosus. Sie werden nacheinander auf ein Elevatorium aufgeladen und unter Sicht durchtrennt oder verlängert. Weiter medial liegt dann der sehnige Grazilis und endlich kommt der muskulöse Sartorius. Bei der Durchtrennung des Sartorius, die ja nicht immer notwendig ist, muß auf die Vena saphena magna geachtet werden, die wir natürlich verschonen. Falls sich die Sehnenplatte der Kniebeuge auch anspannt, so wird sie ebenfalls durchtrennt. Hautnähte. Wenn man alle Beuger nur verlängern will, wird zuerst ihre Z-förmige Durchtrennung und erst nach der Streckung des Knies die Vernähung der Sehnenstümpfe unter mäßiger Spannung in leichter Beugung ausgeführt.

Wird nun die Streckung des Knies durchgeführt, so darf man bei hochgradigen Kontrakturen nicht vergessen, daß auch der N. peronaeus dabei stark gedehnt wird und gegebenenfalls auch geschädigt werden kann. Da man die Tenotomie sehr gut in lokaler Anästhesie ausführen kann, die gerade dafür zu empfehlen ist, wird man hernach die Streckung nur langsam vornehmen und dabei ständig auf das Vorhandenbleiben der Funktion des N. peronaeus achten. Bei dieser Prüfung darf man sich nicht mit einer leichten Bewegung der Zehen begnügen; dies kann auch lediglich durch die Tibialismuskulatur hervorgerufen werden. Durch sie werden die Zehen gebeugt, um dann wieder in ihre normale Lage zurückzukehren. Es muß deutlich eine primäre und ausgesprochene Dorsalflexion ausgeführt werden. Man fixiert nun entweder die erreichte Streckung in einem Gipsverband und streckt weiter in Etappen, oder man legt einen Quengelverband an, oder sucht durch eine einfache Extension die Beugung auszugleichen. Jedenfalls wird man die erreichte Streckung solange im Gipsverband oder durch Schienen sichern, bis die wiedergekräftigten Streckmuskeln dies übernehmen können.

Oft ist trotz dieser Sehnenverlängerung und Weichteildurchtrennung die Streckung des Knies noch nicht möglich, namentlich wenn die Gelenkskapsel in der Kniekehle geschrumpft ist. Dann muß auch diese durchtrennt werden. Man kann dies nach SPITZY subkutan ausführen, oder man wird sie, wenn man ohnehin die offene Durchtrennung der Beuger ausgeführt hat, nach PUTTI offen vornehmen.

Technik der subkutanen Durchtrennung der Kniegelenkskapsel nach SPITZY

Längsschnitt an der Außenseite des Kniegelenkes, durch den zuerst der N. peronaeus freigelegt und, um eine Überdehnung zu vermeiden, ausgiebig mobilisiert wird. Dann werden sämtliche Weichteile, die Arteria femoralis inbegriffen, von der Rückseite des Oberschenkels stumpf abgelöst. Vom gleichen Schnitt aus wird die Sehne des M. biceps vom Fibulaköpfchen abgetrennt und von einem kleinen Schnitt an der Innenseite die Kniebeuger am Pes anserinus losgelöst. Nun wird unter Leitung des Zeigefingers, der die Arteria femoralis unter sich pulsieren fühlt, ober dem Finger ein Messer eingeführt und die Kapsel samt den Gastroknemiusansätzen quer durchtrennt. Die Kniestreckung läßt sich nun leicht und ohne jede Schwierigkeit durchführen, ohne daß dabei eine Subluxationsstellung eintritt, die, wenn sie schon bestanden hat, durch Zurechtrücken des Femurs und der Tibia ebenfalls zu beheben ist. Hautnähte. Der Gipsverband bleibt durch einige Wochen liegen, nach seiner Abnahme kann kurze Zeit eine entsprechende Gipsschiene getragen werden, später folgt eine Lederhülse.

Technik der offenen Kapseldurchschneidung nach PUTTI

Von einem Längsschnitt in der Kniekehle werden der N. tibialis und peronaeus freigelegt. Dann werden, soweit als nötig, vom gleichen Schnitt aus die verkürzten Beuger medial und lateral verlängert bzw. durchschnitten. Nun geht man stumpf in die Tiefe, zieht die Nerven und den Bizeps lateral, die Poplitealgefäße und medialen Beuger nach· medial. Jetzt werden die Gastroknemiusköpfe, und zwar der laterale Kopf und der M. popliteus an der Außenseite und der mediale Kopf an der Innenseite festgestellt, und die Hinterseite der Kapsel freigelegt. Sie wird quer durchtrennt, zuerst über den beiden Kondylen, dann wird die Durchschneidung über dem Gelenksspalt fortgeführt. Die folgende Streckung muß vorsichtig ausgeführt werden, um die Gefäße und Nerven nicht zu schädigen. Faszien- und Hautnähte. Nachbehandlung wie oben.

In gleicher Weise gelangt man zur hinteren Kapselwand, wenn man bei der Ursprungsverlagerung der Gastroknemiusköpfe nach SILFVERSKIÖLD diese von den Femurkondylen abgelöst hat (s. S. 284; vgl. Abb. 180).

Viel seltener ist eine Streckkontraktur des Knies der Anlaß, die Quadrizepssehne zu verlängern. Sie ist meist eine Folge einer langdauernden Ruhigstellung, bei der es zu bindegewebiger Degeneration und Schrumpfung der periartikulären Weichteile gekommen ist. Die Sehne darf natürlich wegen der Funktion der Patella nur oberhalb der Kniescheibe verlängert werden.

Technik der Mobilisierung von Streckkontrakturen nach REICHEL

Leicht nach außen konvexer Längsschnitt handbreit oberhalb der Kniescheibe beginnend, etwa fingerbreit nach außen von ihr bis zur Tuberositas tibiae. Die Vasti externus und internus werden von der gemeinsamen Quadrizepssehne getrennt, der Rectus femoris von der Unterlage abgehoben, der Vastus intermedius und der Articularis genu, falls geschrumpft, durchtrennt; der obere Rezessus durch Exzision der Schwielen mobilisiert und stumpf nach abwärts gedrängt. Behindern die Vasti auch jetzt noch die Beugung, so werden sie von ihrem Ansatz an der Patella durchtrennt, desgleichen sich anspannende Faserzüge der Retinacula patellae und des Tractus ileotibialis. Ist die Beugung jetzt genügend frei, so werden die abgelösten Vasti bei gebeugtem Knie unter straffer Anspannung höher oben wieder an die Quadrizepssehne genäht, die Wunde meist ohne Drainage geschlossen und ein Verband in Beugestellung angelegt. Hindert in sehr schweren Fällen auch der stark verkürzte Rektus weitere Beugung, so erzielt man durch Z-förmige frontale Spaltung der Quadrizepssehne eine Verlängerung um 4 bis 6 cm. Zweckmäßig transplantiert man dann gleich den von

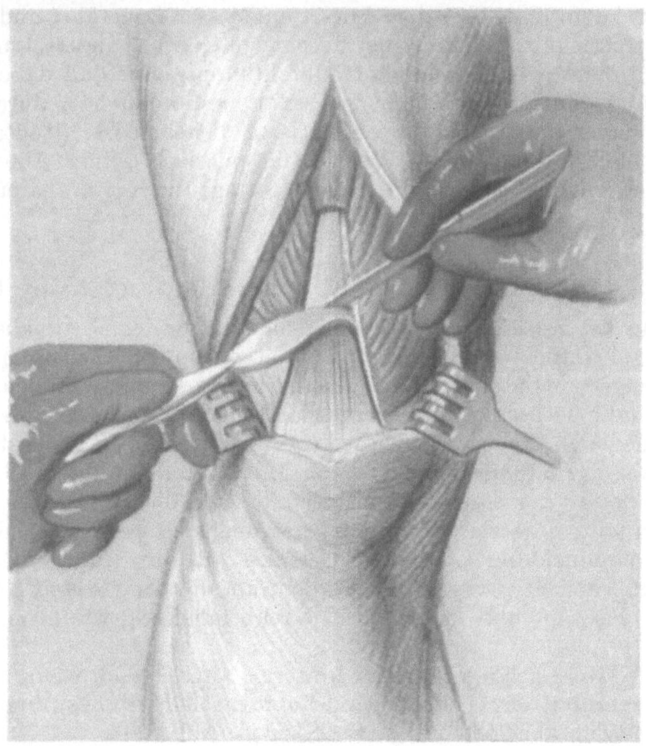

Abb. 193. Verlängerung der Quadrizepssehne nach BENNETT. Die Rektussehne wird mit der sehnigen Ausbreitung des Intermedius vom Vastus medialis und lateralis abgetrennt und von der Unterlage abpräpariert. (Nach STEINDLER, Operative Orthopedics)

seinem Ansatz gelösten M. sartorius auf die Patella; man erreicht dadurch oft schon in drei bis vier Wochen die Wiederkehr normaler aktiver Streckfähigkeit.

Technik der offenen Verlängerung der Quadrizepssehne nach DEUTSCHLÄNDER

Mit einem großen medialen Längsschnitt wird die Quadrizepssehne und Kniescheibe freigelegt, nachdem die Haut zu beiden Seiten breit zurückpräpariert wurde. Um die Flächenausdehnung der Sehne nicht zu verringern, wird ein Messer quer eingestoßen und die Sehne frontal halbiert, so daß die Sehnenfragmente in einer frontalen Ebene gegeneinander verschoben werden können. Ist die Beugung noch nicht genügend frei, und spannen sich die Seitenteile des oberen Rezessus stark an, so müssen auch diese quer eingeschnitten werden, wobei sich bei weiterer Beugung im oberen Rezessus beiderseits ein dreieckiger bzw. halbmondförmiger Defekt bildet. Durch Zurückschlagen der halbierten Quadrizepssehne gewinnt man einen guten Einblick in das Gelenksinnere und kann ein weiteres Hindernis der Beugung durch den intraartikulären Bandapparat feststellen und durchtrennen. Die Quadrizepssehne wird dann in entsprechender Verlängerung vernäht, die beiden Seitendefekte im oberen Rezessus bleiben offen. Hautnähte.

Nachbehandlung in einem Streckverband in leichter Beugestellung. Sofort nach der Wundheilung Beginn mit leichten Bewegungsübungen, die zur üblichen mediko-mechanischen Nachbehandlung überleiten. Sie muß durch entsprechend lange Zeit fortgesetzt werden, bis der gewünschte Erfolg erreicht ist.

Technik der plastischen Verlängerung der Quadrizepssehne nach BENNETT (Abb. 193 und 194)

Längsschnitt an der Vorderseite des Oberschenkels von der Mitte der Patella nach aufwärts bis zum mittleren Drittel. Unterhautfettgewebe und Faszie werden durchtrennt, die Vasti werden stumpf freipräpariert und ihre Verbindung mit der Quadrizepssehne dargestellt. Von den vier Köpfen des Quadrizeps ist der Vastus intermedius der tiefste und leicht durch Verwachsungen an die Vorderseite des Femurs fixiert. In einfachen Fällen ohne derartige Verwachsungen wird die Verlängerung des Muskels

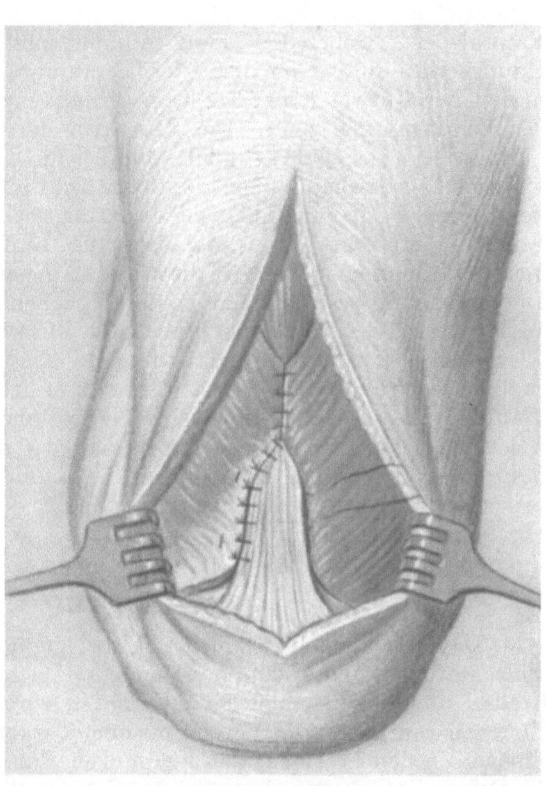

Abb. 194. Verlängerung der Quadrizepssehne nach BENNETT. Bei gebeugtem Knie wird die Rektussehne wieder mit den beiden Vasti vereinigt, die oberhalb untereinander vernäht wurden. (Nach STEINDLER, Operative Orthopedics)

herbeigeführt durch zwei Längsschnitte zu beiden Seiten der Sehne des Rectus femoris. Diese Schnitte werden vertieft, bis sie auch die sehnige Ausbreitung des Vastus intermedius einschließen und beide Muskeln vom Vastus internus und externus trennen. Im oberen Wundwinkel werden diese beiden Schnitte durch einen Querschnitt miteinander verbunden. Die Sehnenplatte wird dann von dem darunter liegenden Gewebe vollkommen losgelöst. Hierauf ist die volle Kniebeugung, wenn nicht im Gelenk ein Hindernis ist, frei. In dieser Stellung wird die Sehne mit den beiden seitlichen Muskeln wieder vernäht, der proximal entstandene Defekt durch Vernähung der beiden Muskelränder miteinander geschlossen und das Knie durch einen Gipsverband in Beugestellung fixiert. Wenn stärkere Verwachsungen am unteren Drittel des Oberschenkels vorhanden sind, müssen die Vasti zuerst von der Vorderfläche des Femur befreit werden, dann erst wird die Durchtrennung der Sehne angeschlossen.

Auch PUTTI hat zur Kniegelenksplastik einleitend eine plastische Verlängerung ausgeführt (s. S. 321).

Knöchern bedingte Fehlformen betreffen außer den verschiedenen traumatischen Folgezuständen das X-Knie, das O-Bein und den kongenitalen Femurdefekt. Bei den beiden ersteren Formen liegt die Abweichung in der Frontalebene, wobei das Genu valgum wohl in den allermeisten Fällen seine Hauptverkrümmung im distalsten Femuranteil hat, während das Genu varum in der Regel etwas höher am Femur und tiefer am Unterschenkel den Scheitel der Verkrümmung zeigt. Die Korrektur der X- und O-Beine hat man früher auch gedeckt ausgeführt, mit Recht aber dieses Verfahren immer mehr verlassen, weil sich Nebenschädigungen durchaus nicht immer vermeiden lassen, namentlich bei älteren Patienten und weil die erfolgreiche Ausführung große Übung und Erfahrung erfordert. Hingegen bietet die Durchtrennung des Knochens mit dem Meißel als einfacher Eingriff die Gewähr genau an dem Punkt, den wir für die Durchtrennung bestimmt haben, den Knochen auch wirklich brechen zu können. In der Regel ist also die subkutane oder offene Durchmeißlung des Knochens bei allen diesen Korrekturen vorzunehmen. Eine Ausnahme bilden nur die rachitischen Verkrümmungen, deren Korrektur ich immer auch schon im floriden Stadium mit seiner abnormen Knochenweichheit vornehme, ohne daraus irgend-. welchen Nachteil gesehen zu haben, seit wir in der systematischen Quarzlichtbestrahlung ein Mittel in die Hand bekommen haben, die Grundkrankheit zu heilen und das Festwerden des Knochens in der kurzen Frist von sechs bis acht Wochen herbeizuführen.

Genu valgum = X-Bein

„Das unbehandelte Genu valgum zeigt in der Regel eine Tendenz zur Verschlechterung." Dies ist die allgemeine Ansicht der Orthopäden. Bei leichten Graden und beginnenden Fällen werden wir versuchen, durch die bekannten Übungen von LANGE im Verein mit dem Türkensitz und durch Tragen von Keileinlagen in den Schuhen, die den ganzen Fuß in leichte Supination stellen, auf die Deformität günstig einzuwirken. Solange die Knöcheldistanz nicht über 5 cm beträgt, kann man vom Gebrauch von Nachtschienen absehen. Jedoch müssen die Kinder nach drei bis vier Monaten immer wieder kontrolliert werden. Falls sich keine Besserung einstellt, müssen sie eventuell einer anderen Behandlung zugeführt werden.

Technik der LANGEschen X-Knieübungen

Das Kind liegt in Rückenlage auf einer Bank; kopfwärts in ziemlicher Höhe eine Rolle, über die eine Schnur mit 3 bis 5 kg Gewicht läuft. Diese Schnur wird durch eine Gurtenkappe derart um die Fußknöchel befestigt, daß diese ober und unterhalb der Ferse zusammengehalten werden. Während die eine Hand noch die Knöchel fixiert, umfaßt die andere Hand des Arztes die Kniee, zwischen die ein drei Finger dickes, fest mit Roßhaar gefülltes Kissen mit etwa 10 cm Seitenlänge gehalten wird, um das Herausfallen desselben zu verhindern.

Bewegungen: 1. Einschieben des Kissens bei gebeugtem Knie- und Hüftgelenk zwischen die Kniee. 2. Hochstrecken der Unterschenkel. 3. Senken gegen den

Gewichtszug auf die Unterlage, wobei genau darauf zu achten ist, daß die Kniee gestreckt, das Kissen gut zwischen die Kniee eingepreßt wird und diese auseinanderdrängt. Bis hundertmal täglich.

Alle die angedeuteten Maßnahmen, das forcierte Redressement nach LORENZ, das Etappenredressement nach WOLFF oder die in Italien hauptsächlich geübte Methode der Epiphysiolyse können durch Dehnung der lateralen Seitenbänder zu einem unangenehmen Wackelknie führen. Gerade die Epiphysiolyse hätte allerdings den Vorzug, daß die Korrektur an der Stelle der stärksten Verkrümmung angreift; die Beinform ist daher nachher oft schöner als nach einer Osteotomie. Die Gefahr der Wachstumsstörung nach einer Epiphysiolyse ist aber nicht von der Hand zu weisen, wenn auch darüber Berichte nicht erstattet wurden. Wie ich aus eigener Erfahrung feststellen konnte, können derartige Wachstumsstörungen erst sehr spät in Erscheinung treten, und zwar besonders in der zweiten Streckperiode vom elften bis fünfzehnten Lebensjahr, durch vorzeitige Verknöcherung der Wachstumslinie in dieser Zeit. Beim Erwachsenen wird man aber ohne Gefahr die Osteotomieebene in die Höhe der stärksten Verkrümmung anlegen können. Wir werden also auch hier, wie es überhaupt als Regel gilt, einen infolge der Asepsis sicheren, einfachen, offenen chirurgischen Eingriff dem zwar gedeckten, daher gegen Infektion geschützten aber gefährlicheren und unsicheren vorziehen. Aus demselben Grunde, wie die Epiphysiolyse, wurde auch die von SPITZY angegebene Epiphysiotomie wieder verlassen, da auch bei ihr Spätfolgen in Form von Wachstumsstörungen beobachtet wurden.

Technik der Epiphysiolyse nach CODIVILLA

Der tief narkotisierte Patient liegt auf der gesunden Seite, die zu operierende Extremität ruht am Tischrand auf einem breiten würfelförmigen Holzklotz, auf dem die untere mediale Femurhälfte zu liegen kommt. Die Höhe des Klotzes muß derart berechnet sein, daß der Oberschenkel des kranken Beines mit der Tischfläche, worauf der Patient liegt, parallel zu liegen kommt. Die distale Kante des Klotzes befindet sich in gleicher Höhe mit der distalen Epiphysenfläche des Femur. Der Unterschenkel, der über den Rand der Tischplatte frei hervorragt, wird vom Operateur erfaßt. Der eine Assistent hält jenen Teil des Beines, der vom unterliegenden Klotz freigelassen wird und wirkt nun, auf einem Schemel stehend, mit der ganzen Körperlast auf das Bein. Ein zweiter Assistent hat sich des Beckens anzunehmen, welches, um das Ligamentum pertini genügend zu spannen, in eine solche Neigung gebracht wird, daß seine ventrale Seite gegen die Tischfläche hinschaut; dabei muß er auch trachten, das Knie in Extension zu erhalten und die Innenrotation des Femurs zu verhindern. Der Operateur kann sich nun des distalen Endes des Unterschenkels als Hebelarm bedienen, gleichzeitig muß er aber darauf bedacht sein, den Unterschenkel in Auswärtsrollung zu erhalten, um der Flexionsbewegung vorzubeugen. Wenn so Ober- und Unterschenkel ein einheitliches starres System bilden, muß der Druck wie bei einem Stocke erfolgen, den man an einem bestimmten Punkt entzwei brechen will. Nach der Geradrichtung wird ein Verband für eineinhalb bis zwei Monate angelegt.

Die offenen Methoden kommen dann zur Anwendung, wenn die einfacheren ohne Erfolg geblieben, oder es sich von vorneherein um schwerere Fälle handelt, wo diese aussichtslos sind. Eine Knöcheldistanz von mehr als 7 cm in einem Alter von fünf Jahren, wird in der Regel Anlaß zur offenen chirurgischen

Behandlung geben. Prinzipiell empfehle ich die Osteotomie von außen her bei
Kindern daumenbreit oberhalb der Epiphysenlinie, bei Erwachsenen am Scheitelpunkt der Verkrümmung, als quere Durchtrennung auszuführen. Dies hat den
Vorzug, daß wir keine Verkürzung setzen und gleichzeitig, wenn nötig, einen
geschrumpften Tractus ileo-tibialis an der Außenseite des Knies durchtrennen
können und uns so die Korrektur wesentlich erleichtern. Die subkutane Ausführung bietet keine Schwierigkeiten und wird daher allgemein geübt.

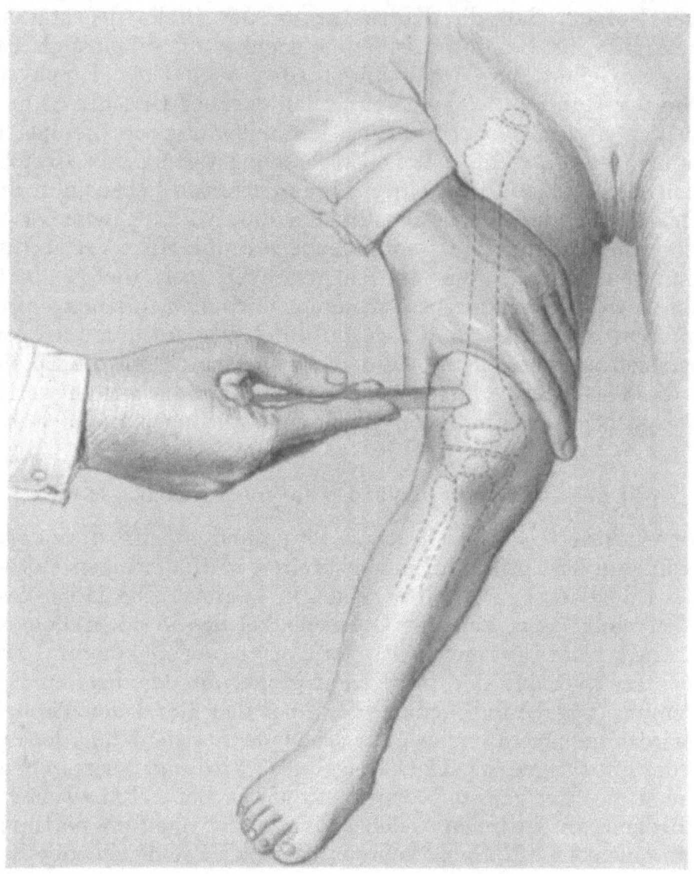

Abb. 195. Subkutane Metaphysiotomie bei X-Knie von außen her. Daumengliedlang
überm Epikondylus wird ein Meißel mit Quergriff in der Längsrichtung durch die Haut gestoßen,
am Knochen quer gedreht und nun hebelnd der Knochen durchtrennt.

Technik der suprakondylären Osteotomie des Femurs von außen her (Abb. 195)

Rückenlage des Patienten. Leitungsanästhesie oder Allgemeinnarkose.
Sterile Vorbereitung. Der Operateur steht an der Außenseite des kranken
Beines, die linke Hand umfaßt das (rechte) Knie, so daß der Daumen über dem
Epikondylus zu liegen kommt, und markiert sich ihn. Nun wird beim Kinde
etwa daumengliedlang darüber ein Meißel mit Quergriff längs auf die Haut auf-
gesetzt und bis auf den Knochen vorgedrückt. Am Knochen angelangt, wird er

quergestellt und nun der Knochen unter leicht hebelnden Bewegungen des Meißels quer durchtrennt, bis man an der Innenseite unter dem Periost die Meißelspitze durchtasten kann. Da der Meißel wesentlich schmäler ist als die Femurmetaphyse, so muß er vorsichtig zurückgezogen und noch einmal nach vorne, ein drittes Mal nach rückwärts durch den Knochen durchgetrieben werden. Zum Schlusse kann man noch, wenn nötig, die Fascia lata ebenfalls mit dem Meißel teilweise durchtrennen. Man zieht nun den Meißel aus der Wunde, die steril versorgt wird. Korrektur: Die linke Hand faßt den Oberschenkel an der Außenseite, die rechte das Knie von innen, während man den Unterschenkel unter den Arm nimmt. Durch Druck der rechten Hand von innen, Gegendruck der linken von außen, wobei der Unterschenkel nicht ausweichen kann, wird das Bein in Überkorrektur gebracht und dann in einem am Knöchel außen, am Knie innen und am Trochanter gut gepolstertem Gipsverband bis zu den Zehen reichend, festgehalten. Auch um das Becken kommen einige Gipsbindentouren. Der Gipsverband bleibt sechs Wochen liegen, wobei der Patient nach vier Wochen aufstehen und belasten darf (Abb. 196).

Beim Erwachsenen wird knapp ober dem Epikondylus lateralis oder auch unterhalb desselben ein kurzer Längsschnitt ausgeführt bis auf den Knochen, dann durch den Schnitt ein Meißel eingesetzt, das Periost zur Seite geschoben und der Meißel quergestellt, dann mit kurzen Schlägen so oft quer durchgetrieben, daß der Knochen in seiner ganzen Breite sicher durchmeißelt ist. Stehenbleiben darf höchstens eine schmale Brücke an der Innenseite, während die vordere und rückwärtige Knochenwand sicher durchtrennt sein muß. Korrektur und Nachbehandlung wie oben.

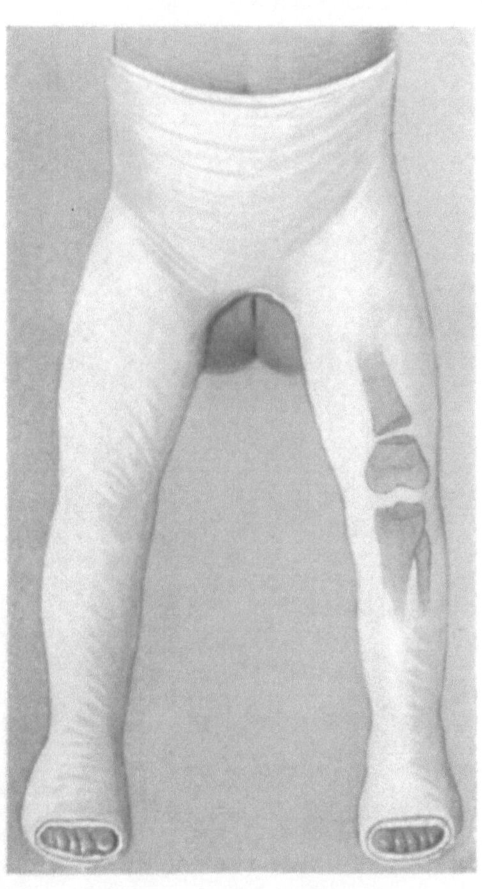

Abb. 196. Gipsverband nach Metaphysiotomie bei beiderseitigem X-Knie. Links die Knochenstellung eingezeichnet

Technik der bogenförmigen Osteotomie nach CODIVILLA-STREISSLER (Abb. 197)

Zirka 10 cm langer Längsschnitt vom oberen Rande der Patella aufwärts in der Mitte des Oberschenkels. Medial von der Quadrizepssehne werden von ihr die Muskelfasern des Vastus medialis abgelöst und der Intermedius durchtrennt. Dann vertieft man den Schnitt zuerst im oberen Teil bis auf das lockere

Zellgewebe vor dem Knochen und schiebt abwärts gehend, sich knapp an den
Knochen haltend, den oberen Rezessus der Kniegelenkskapsel lateral zur Seite.
Das Periost des Femur wird längsgespalten, unter Einführung zweier Elevatorien

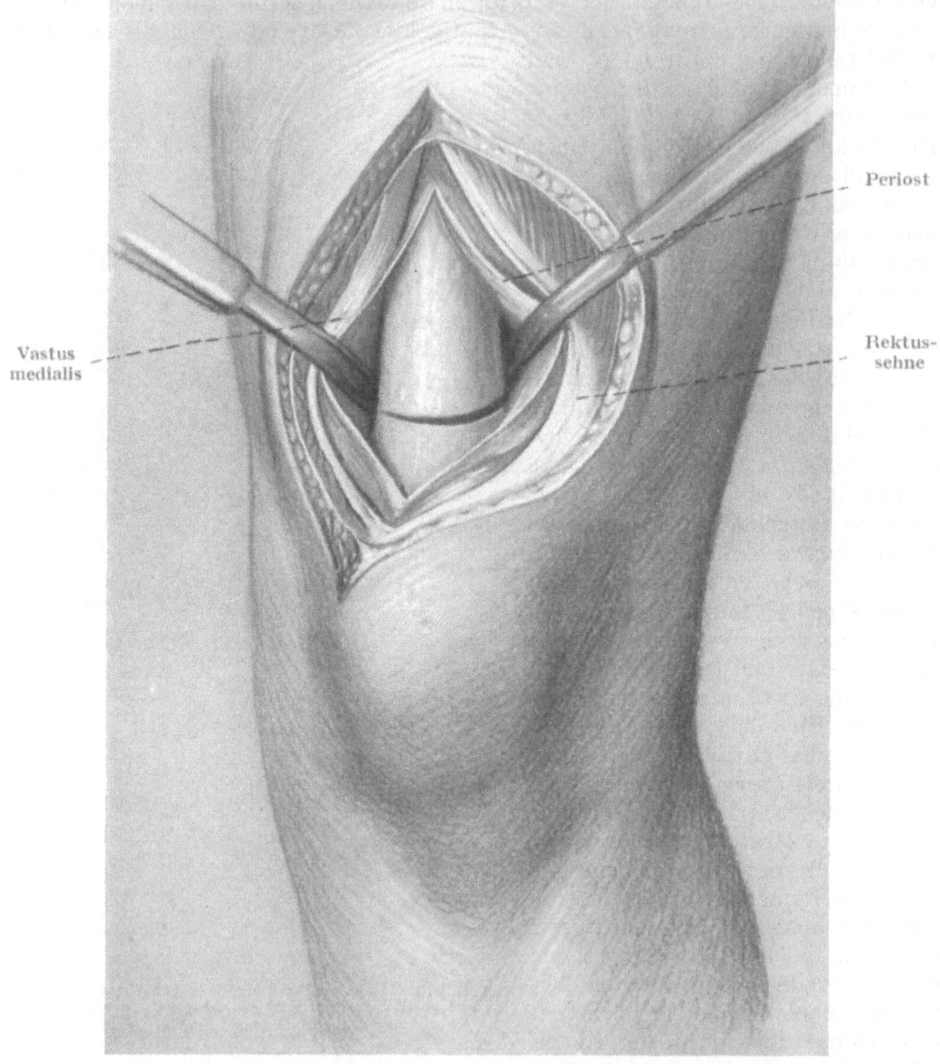

Abb. 197. **Bogenförmige Osteotomie des Femur.** Der Vastus medialis ist von der Rektussehne abgelöst, das Periost längs gespalten und durch gebogene Elevatorien, die den Knochen umgreifen, zur Seite gehalten. Die Osteotomiestelle ist eingezeichnet.

von rechts und links abgelöst; etwa fingerbreit über dem oberen Rande der
Kniescheibe wird dann bogenförmig das Femur durchmeißelt; peripher konvex.
Naht der Beinhaut, Schichtennaht der Muskeln und der Haut. Nachbehandlung
im Extensionsverband oder sofortige Korrektur im Gipsverband für sechs
Wochen.

Technik der suprakondylären Osteotomie von innen nach MAC EWEN

Das Bein liegt in starker Außenrotation und mit leicht gebeugtem Knie auf einem breiten Sandsack. 2 cm langer Schnitt etwas vor und fingerbreit ober dem oberen Rande des Condylus internus beginnend nach aufwärts, bis auf den Knochen. In die Hautwunde wird der Meißel eingeführt; sobald er das Periost durchtrennt hat, wird er quergestellt. Nun meißelt man mit kurzen Schlägen von innen unten nach außen oben in der Mitte quer durch. Dann wird der Meißel durch einige Hebelbewegungen gelockert, wohl aus der Knochenwunde, aber nicht aus der Hautwunde, herausgezogen und sowohl gegen die vordere Knochenpartie, wie gegen die hintere neuerlich vorgetrieben. Meist kann man an der Außenseite eine Kante des Meißels, die den Knochen bereits ganz durchtrennt hat, abtasten. Man hat dabei zu achten, daß man bei Durchmeißlung der Hinterseite des Femurs die Blutgefäße der Kniekehle nicht verletzt. Der Meißel wird dann herausgezogen, die Hautwunde durch einige Nähte verschlossen. Sterile Versorgung der Wunde. Nun muß die Stellung korrigiert werden. Da man an der Außenseite eine schmale Knochenbrücke stehen ließ, muß diese zuerst durchtrennt werden. Dies geschieht durch Vermehrung der Valgusstellung. Die eine Hand faßt den Oberschenkel knapp unterhalb der Wunde, die andere den Unterschenkel direkt unterm Knie und bewegt ihn nach außen. Erst wenn der Knochen vollkommen durchbrochen ist, führt man die Korrektur der Valgusstellung aus und bringt das Bein in leichte Varusstellung. Gipsverband für sechs Wochen, nach vier Wochen beginnt die Belastung.

Technik der offenen Osteotomie nach KÖLLIKER

Der Hautschnitt beginnt an der Grenze des mittleren und unteren Drittels des Oberschenkels etwas seitlich medial von der Mittellinie und verläuft leicht schräg nach innen in der Richtung zum Innenrand der Patella. Er legt die Grenze zwischen Vastus medialis und Rectus femoris frei. Nun dringt man, indem man sich an die Muskelinterstizien hält, zunächst zwischen Vastus medialis und Rectus femoris, dann zwischen Medialis und Intermedius in die Tiefe und erreicht so ohne wesentliche Muskelverletzungen den Knochen. Um diesen wird, ohne Ablösung des Periosts, ein Hebelraspatorium nach STEIN herumgeführt, das Periost auf dem Raspatorium zirkulär durchschnitten und der Knochen mit einem scharfen Meißel durchschlagen. Muskel-, Faszien- und Hautnähte. Gipsverband wie oben.

Modifikationen, die außerordentlich zahlreich sind, beziehen sich alle auf die Durchtrennungsebene; sie greifen fast durchwegs den Knochen an der medialen Seite an und bestehen in linearer oder Keilosteotomie aus dem medialen Femurkondyl. So dringt PAYR medial zwischen Sartorius und Vastus medialis ein und meißelt einen Keil heraus, der aus dem Röntgenbild vorher errechnet wurde; meist mit 1 bis 2 cm Basis. Natürlich ergibt sich daraus eine gewisse Verkürzung des Beines. Auch V-förmige Osteotomie des Femurs wurde angegeben. Ferner Keilosteotomien aus der Tibia oder doppelte Osteotomien an Femur und Tibia. Diese oft komplizierten Operationen sind meist nur für ganz außerordentliche Fälle berechnet und haben daher weniger allgemeine Bedeutung. Nach SCHANZ ist es zweckmäßig, schon die Osteotomie auf dem Extensionstisch auszuführen; man kann dann den Gipsverband ohne weiteren Transport des Patienten gleich anschließen, was gewiß vorteilhaft ist.

Hingegen liegt der Scheitelpunkt der Verkrümmung nicht selten auch beim X-Knie unterhalb des Kniegelenkes im Schienbeinknorren. Eine ursächliche Operation muß daher hier angreifen. An dieser Stelle wurde 1849 von A. MAYER die überhaupt erste Operation wegen X-Knie ausgeführt. PERTHES empfiehlt daher hier eine bogenförmige Osteotomie nach CODIVILLA mit peripher konvexem Bogen auszuführen. Andere bevorzugen eine quere oder Keilosteotomie.

Technik der bogenförmigen Osteotomie des Tibiaknorrens nach PERTHES (Abb. 198)

Narkose, Rückenlage, Blutleere. Nach unten konvexer Bogenschnitt quer über den Unterschenkel, in der Höhe der Tuberositas tibiae. Das Ligamentum patellae wird im Bereich seines Ansatzes quer bis auf den Knochen durchschnitten, so daß der eine Teil oberhalb, der andere unterhalb des Schnittes noch mit dem Knochen in Verbindung bleibt. Jetzt wird nach einer vorher hergestellten Schablone senkrecht zur Achse der Tibia mit entsprechendem Hohlmeißel oder schmalen Meißeln zunächst eine oberflächliche Durchtrennungslinie im Knochen angelegt. Wenn man den Meißel tiefer eintreibt, so pflegt er sich einzuklemmen. Um ihn zu lösen, setzt man einen zweiten Meißel daneben ein, dann ist die Lockerung leicht. Ist man der Hinterwand der Tibia nahe, in 3 bis 4 cm Tiefe, so werden die beiden Teile der Tibia auseinandergebrochen und der Knochenspalt zum weiten Klaffen gebracht. Zu diesem Zwecke läßt man die Fußsohle des im Kniegelenk gebeugten Beines auf den Operationstisch flach aufsetzen, während ein Assistent die gebeugte Faust in die Kniekehle einstemmt. Das Fibulaköpfchen bleibt in seiner normalen Verbindung mit dem unteren Teil der Tibia. Um ein

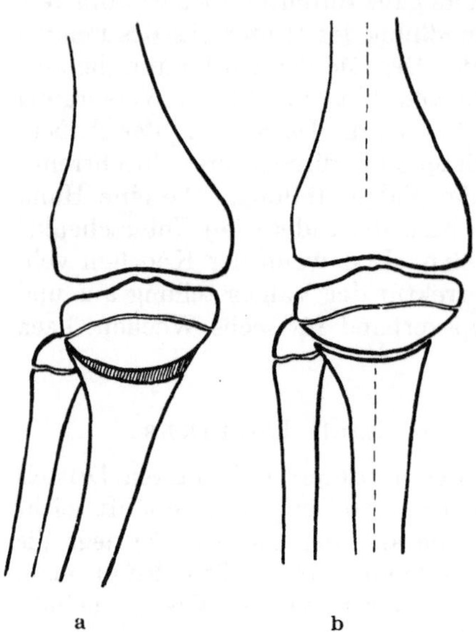

a   b

Abb. 198 a und b. Bogenförmige Osteotomie der Tibia bei X-Knie nach PERTHES. Der schraffierte Teil von a wird herausgemeißelt, dann der Unterschenkel gerade gerichtet (b)

leichtes Verschieben der Knochenenden zu ermöglichen, müssen Konvexität und Konkavität genau einer Kreisbogenfläche entsprechend modelliert werden, wobei auf der inneren Hälfte des Spaltes mehr Knochen fortgemeißelt wird als an der äußeren. Nach der Stellungskorrektur werden die nun nicht mehr aneinanderpassenden Abschnitte des Kniescheibenbandes in der neuen Stellung miteinander vereinigt. Periost- und Fasziennähte. Hautnaht. Da bei der Korrektur höhergradiger X-Beine durch Osteotomie unterhalb des Kniegelenkes durch Zerrung eine Schädigung des N. peronaeus erfolgen kann, empfiehlt BRANDES prinzipiell der obigen Operation die Freilegung des N. peronaeus hinter dem Fibulaköpfchen vorauszuschicken. Der Nerv ist hier auffallend fest fixiert und durch seinen Eintritt in den Muskelkanal des Peronaeus longus noch weiter festgehalten. Dieser Muskelkanal muß daher gespalten werden, bis der Nerv bequem neben das Köpfchen zu luxieren ist; erst dann erfolgt die Osteotomie der Tibia.

Gipsverband in korrigierter Stellung, nicht länger als zehn bis vierzehn Tage und sogleich nach der Abnahme des Verbandes Beginn mit aktiven und passiven Bewegungen. Lagerung auf eine Gipsschiene. Nach vier bis viereinhalb Wochen ist vollkommene freie Beweglichkeit erreicht. Aufstehen nach der fünften Woche.

Genu varum = O-Bein

Hier gestaltet sich die Behandlung meist etwas anders. Das rachitische O-Bein zeigt oft eine große Tendenz zur spontanen Heilung. Wir werden uns also damit begnügen, eine Umrißzeichnung des O-Beines zu machen und dann die Grundkrankheit zur Abheilung bringen, wobei wir neben vitaminreicher Kost, günstige hygienische Verhältnisse, frische Luft und Sonne auch die systematische Quarzlichtbestrahlung anwenden. Solange die wiederholte Kontrolle eine Besserung der Deformität zeigt, werden wir die Behandlung fortsetzen, gegebenenfalls noch Nachtschienen tragen lassen. Nur bei hochgradigen Fällen oder wenn aus äußeren Umständen eine wirksame Behandlung der Rachitis nicht sichergestellt werden kann, die Kinder also in eine Anstaltsbehandlung übernommen werden müssen, empfehle ich immer die Osteoklase und Gipsverband für sechs Wochen. Der Krümmungsscheitelpunkt liegt beim O-Bein meist etwas entfernt ober- und unterhalb vom Kniegelenk, daher ist auch eine Osteoklase infolge des langen Hebelarmes leichter auszuführen. Während der Gipsverbandperiode bringt die Quarzlichtbestrahlung die Grundkrankheit zum Stillstand und zur Abheilung. Ist der Knochen aber schon einigermaßen fest, so daß wir mit der manuellen Osteoklase nicht mehr auskommen, so ist meiner Ansicht nach die offene Knochendurchmeißelung der maschinellen Gewalt vorzuziehen. Es genügt meist ein einfaches Anmeißeln der Tibia, um sie leicht brechen zu können. Beim Erwachsenen wird man mit der Indikation zur Osteotomie sehr zurückhaltend sein. Für die meisten deutschen Orthopäden, wie auch für mich, gibt es keine rein kosmetische Indikation. Nur Schmerzen oder Berufsbehinderung oder Berufsschädigung durch die Deformität (Schauspieler usw.) geben eine Anzeige zur Operation.

Technik der Osteoklase. (Vgl. Abb. 213)

Allgemeine Narkose. Der Patient liegt auf der kranken Seite. Wir fassen den verkrümmten Oberschenkel mit beiden Händen knapp ober- und unterhalb seiner stärksten Verbiegung, legen diese auf einen Holzkeil und brechen den Knochen mit einem kurzen kräftigen Ruck über dem Keil im Sinne der Korrektur ein. Dasselbe gilt für den Unterschenkel; die Osteoklase wird in der ganz gleichen Weise auch hier ausgeführt, jedoch ist zu beachten, daß man beide Knochen, Tibia und Fibula, einbrechen muß, weil sonst das Bein gerne in die alte Stellung zurückfedert. Man wird wegen der Gefahr einer Fettembolie in der Regel in einer Sitzung höchstens zwei Osteoklasen ausführen und die weiteren nach etwa drei Wochen anschließen, besonders bei schwächlichen Kindern. Gipsverbände in leichter Überkorrektur für sechs Wochen. Bei mehrfachen Osteoklasen empfiehlt sich jedoch, nach vierzehn Tagen den Gipsverband zu wechseln und eine Kontrolle der erreichten Korrektur vorzunehmen. Jetzt ist es noch ein Leichtes, eine Nachkorrektur auszuführen. Zur Nachbehandlung läßt man noch für einige Wochen eine Nachtschiene tragen.

Technik der subkutanen oder offenen Osteotomie des Femur siehe bei S. 264 u. 304.

Technik der subkutanen und offenen Osteotomie der Tibia siehe S. 330.

Fissurale Knorpeldegeneration der Patella

Durch die Befunde von Büdinger, Ludloff, Läwen und Fründ geht hervor, daß bei chronischen, meist auf ein Trauma zurückgeführten Kniegelenksbeschwerden, bei denen lang angewandte abwartende Behandlung nicht zum Ziele geführt hat, sich oft Knorpelveränderungen an der Hinterseite der Patella finden, die anscheinend die primäre Ursache der nachfolgenden Synovitis und späteren Arthritis deformans sein dürften. Daher empfiehlt es sich in solchen Fällen, durch Arthrotomie das Gelenk zu eröffnen und wenn sich die angegebenen Knorpelveränderungen an der Patella und manchmal sogar schon an den Femurkondylen nachweisen lassen, diese zu entfernen, da eine Spontanheilung nicht zu erwarten ist. Sich wiederholende Ergüsse, Reiben der Patella, vorübergehende starke Schmerzzustände mit Bewegungssperre, Gelenksschwäche sind die allgemeinen Zeichen. Als besonderes Merkmal dient das Beklopfen der Patella. Bei gestrecktem Knie hat der Patient meist schon Schmerzen, bei gebeugtem Knie aber recht deutliche, manchmal sogar recht lebhafte Schmerzen. Die Operation führt immer zu einer Besserung der Funktion, bzw. zur völligen Heilung.

Technik der Knorpelentfernung von der Patella nach Läwen

Unter Beachtung des zur Technik der Arthrotomie Gesagten, wird das Knie durch einen medialen Längsschnitt nach Payr eröffnet. Führt man ihn weit genug nach unten bis an den Schienbeinknorren, so gelingt es immer, wenn auch manchmal mühsam, unter Streckung des Gelenkes die Patella um 180° zu drehen und so ihre Knorpelfläche zu besichtigen. Man erkennt die Knorpelrißerkrankung daran, daß der Knorpel seine glatte Oberfläche verloren hat. Er hat eine samtartige, feinzerklüftete Fläche bekommen. Zuweilen ist er gelblich oder bläulich verfärbt und etwas über die Umgebung erhaben. Im späteren Stadium finden sich Auffaserung und Nekrosen, die leicht erkennbar sind. Mit einem flach angesetzten Messer kann man die erkrankten Knorpelpartien abtragen, wobei an der Patella meist noch ein ganz feiner Knorpelüberzug sitzen bleibt. Hierauf folgt unter Beugung des Knies die Besichtigung der Femurkondylen, an denen man viel seltener die gleichen Knorpelveränderungen findet; öfter am medialen Kondyl als am lateralen. Der in Ablösung befindliche Knorpel wird mit dem erkrankten anliegenden Knochen entfernt. Hierauf wird unter starker Beugung des Knies die Oberfläche der Tibia mit den Menisken besichtigt. Veränderte Menisken werden entfernt. Ein ganz besonderes Interesse erfordern die Veränderungen der Synovialis. Bei chronischen Veränderungen werden Synovialzoten, wenn sie mit ihren Enden mit den gegenüberliegenden Gelenkteilen verwachsen sind, entfernt. Namentlich auf die unpaare Plica synovialis patellaris wird aufmerksam gemacht. Sie entspringt von der Hinterseite der Patellargegend und inseriert an der Fossa intercondyloidea. Wenn sie stark entwickelt ist, ist sie ebenfalls zu entfernen. Schichtweiser Verschluß der Wunde. Lagerung in leichter Beugung auf einer Volkmannschen Schiene. Sofort nach Wundheilung Beginn mit aktiven Übungen, Massage des Quadrizeps.

Meniskusverletzungen

Viel häufiger, als bisher angenommen, sind als Folge eines einmaligen starken oder auch kleiner Traumen Verletzungen der Bandscheiben des Kniegelenkes. Da sie nach der akuten Verletzung oft nur schwer zu erkennen und schwer zu behandeln sind, so ist die chronische Meniskusluxation ein nicht seltenes Krankheitsbild. Für Meniskusverletzung sprechen Einklemmungssymptome in der Anamnese, Tastbarkeit eines Körpers im Gelenksspalt und Druckschmerz daselbst. Handelt es sich um eine vollständige Luxation, so kann man bei verschiedenen Beuge- und Streckbewegungen sehr häufig ein Herausdrängen des teilweise abgerissenen Meniskus feststellen, der dann immer auch druckempfindlich ist. Es ist ja fast immer der mediale Meniskus. Während die Operation bei frischen Fällen meist abgelehnt wird, wird sie bei chronischen rezidivierenden Fällen immer dringender empfohlen. Dabei ist vor allem auf eine gleichzeitig bestehende Arthritis deformans zu achten. Ist eine solche vorhanden, so sind die Aussichten einer chirurgischen Therapie weniger günstig, als dort, wo sie fehlen. Da aber eine Störung im Gelenksmechanismus durch bestehende Meniskusluxation zur Arthritis deformans führen kann, wird man ganz allgemein dort, wo eine Berufsschädigung oder Berufsbehinderung durch die Beschwerden aus der Meniskusluxation bestehen, zur Entfernung der geschädigten Bandscheibe raten. Gleichzeitig mit der Bandscheibenverletzung kommen auch Zerreißungen der Kreuzbänder vor, die sich durch das Schubladensymptom: Verschiebbarkeit des Unterschenkels nach vorne und hinten bei gebeugtem Knie, kennzeichnen. Wird ein derartiges Symptom vor oder während der Operation (in der Narkose) festgestellt, so muß man unbedingt auch die Kreuzbänder inspizieren und gegebenenfalls nähen oder ersetzen.

Technik der Meniskusentfernung

Vorbereitung des Beines schon einige Tage vorher, durch mehrmalige Reinigung mit Alkohol und sterilen Verband. Strengste Asepsis ist unbedingt erforderlich. Man beachte das im Allgemeinen Teil zur Technik der Arthrotomie Gesagte. Daher „fingerlos" operieren. Häufiger Tupferwechsel. Nur in Ausnahmsfällen genügt ein medialer parapatellarer Längsschnitt in 10 bis 12 cm Ausdehnung. Er schädigt kein Muskel- oder Sehnengewebe, gibt aber nur geringe Übersicht über das Gelenk. In allen Fällen also, wo nicht eine ganz isolierte Meniskusverletzung sicher gestellt wird, wird allgemein die breite Eröffnung des Gelenkes mit dem medialen S-Schnitt nach PAYR gefordert. Das weitere Vorgehen richtet sich nach dem erhobenen Befund. Was am Meniskus geschädigt ist, muß entfernt werden. Viele Autoren sind überhaupt für die totale Entfernung des abgerissenen oder geschädigten Meniskus. Immer muß auch hier, wie bei den Knorpelfissuren der Patella, das ganze Kniegelenk nach Veränderungen abgesucht werden: Hinterseite der Patella, Knorpelüberzüge der Gelenkenden, Synovia und die häufig mitverletzten Kreuzbänder. Diese werden entweder genäht, oder wenn sie ausgedehnt zerstört sind, plastisch ersetzt. Auch die Knorpelwucherungen bei Arthritis deformans, Exostosen und freie Gelenkskörper sind selbstverständlich zu entfernen. Exakte Blutstillung. Kapselnaht mit Katgut, Faszien- und Hautnähte mit Seide. Nie Gipsverband, sondern Lagerung in leichter Flexion auf eine Gipsschiene oder VOLKMANNsche Schiene. Bei reaktionslosem Wundverlauf wird die Schiene nach fünf Tagen entfernt und am siebenten Tag die Nähte gezogen. Sofortiger Beginn mit aktiven Übungen, die dann energisch fortgesetzt werden; Massage und Faradisation des Quadrizeps. Sind während der Operation keine schwereren Gelenksveränderungen gefunden worden, so ist die Prognose für die Heilung und Wiederherstellung der vollen Gebrauchsfähigkeit eine sehr gute. Waren aber bereits Veränderungen im Sinne der Arthritis deformans nachzuweisen, so sind die Aussichten auf eine volle Heilung geringer, aber auch diese Fälle können durch die Operation gebessert werden. Vor allem wird die Weiterentwicklung der Arthritis deformans günstig beeinflußt.

Fibröse oder knöcherne Ankylosen des Kniegelenks

In früheren Zeiten bestand die operative Behandlung völlig versteifter Gelenke lediglich in dem Versuch einer sogenannten unblutigen Mobilisierung oder, wie es genannt wurde, dem modellierenden Redressement der Gelenkversteifungen in Narkose. Selbst wenn ein derartiges „unblutiges" Redressement gelang, war die unausbleibliche Folge, daß eine Blutung im Gelenk eintrat, die Bewegungen meist schmerzhafter waren als vorher und als weitere Folge die Beweglichkeit nachher oft geringer war als früher. Dieses Verfahren kann also als verlassen angesehen werden, wenn es auch nicht an Versuchen gefehlt hat, durch Ausführung in Blutleere (LANGE) stärkere Blutungen tatsächlich zu verhindern. Wir können uns ja keine sichere Vorstellung, wie es im Gelenkinneren aussieht, verschaffen; die Technik der Sauerstoffüllungen der Gelenke hat noch nicht allgemeine Verbreitung gefunden; und nur bei mäßig ausgedehnten bindegewebigen Verwachsungen wäre ein Versuch mit dem gedeckten Redressement angezeigt, wobei der Erfolg immer noch zweifelhaft bleibt. Befindet sich ein völlig versteiftes Kniegelenk in einer funktionell günstigen Stellung, 170 bis 180°, ist es aber trotzdem noch schmerzhaft, so werden wir durch einen Gipsverband oder einen Apparat diese Schmerzen zu beseitigen suchen. Ist die Stellung funktionell ungünstig, so werden wir sie in eine funktionell günstigere überführen. Hiefür dürfen wir das einmalige gedeckte Redressement oder das Etappenredressement oder die Quengelmethode MOMMSENS anwenden; die endgültige Stellung werden wir wieder im Gipsverband und später im Apparat festhalten. Ist es aber in schlechter Stellung zur festen knöchernen Versteifung, die dann allerdings meist nicht mehr schmerzhaft ist, gekommen, so bleiben uns nur zwei Verfahren, um die Funktion zu verbessern: die Überführung in eine funktionell günstigere Stellung unter Verzicht auf eine Beweglichkeit, dazu ist meist eine Osteotomie notwendig, oder die Ausführung einer Gelenksplastik, die besonders durch die ausgezeichneten Erfolge von MURPHY, PAYR, PUTTI, LEXER, MAC AUSLAND und anderen die Feuerprobe längst bestanden hat. Die Auswahl der Fälle für die Gelenksplastik hängt in erster Linie von der Mitarbeit des Patienten und von der Funktionsfähigkeit der Muskulatur ab, wobei hochgradige Inaktivitätsatrophie allein keine Gegenanzeige darstellt. Immer wird zu prüfen sein, ob eine einfache, rasch zu erzielende feste Stelze für den Beruf des Trägers nicht besser ist, als eine nur durch intensive Nachbehandlung erzielte Beweglichkeit, deren Ausmaß wir vorläufig weder im Sinne des Guten noch im Sinne des Schlechten (Schlotterung) vollkommen in der Hand haben.

Technik der gedeckten Mobilisierung

Tiefe Narkose, um jede Muskelspannung auszuschalten, das ganze Bein wird zuerst hochgelagert und dann von den Zehen angefangen mit einer Gummibinde fortlaufend in Spiraltouren zentralwärts umwickelt, wodurch das Blut aus demselben herausgepreßt wird. Am Oberschenkel wird dann noch eine starke Binde zum Abschluß und Verhinderung weiterer Blutzufuhr herumgelegt. Dann wird das Gelenk unter Vermeidung jeder brüsken Gewaltanwendung redressiert, d. h. gebeugt oder gestreckt, bis diese Bewegungen möglichst frei geworden sind. Die angelegte Binde bleibt noch weitere zehn Minuten liegen. Aufs Knie kommt

ein leichter Kompressionsverband und ein Eisbeutel. Die meist lebhaften
Schmerzen müssen durch Narkotika bekämpft werden. Aber schon nach 24,
höchstens 48 Stunden beginnen vorsichtige Bewegungen, die dann durch Massage
und medikomechanische Nachbehandlung erweitert werden.

Besser eignet sich das gedeckte Redressement lediglich zur Korrektur einer
fehlerhaften Gelenkstellung, also nur zu einer Umstellung im Gelenk.

Technik der gewaltsamen Umstellung nach LANGENBECK

Der tief narkotisierte Patient liegt in Bauchlage, der Oberschenkel des
kranken Beines liegt in seiner ganzen Ausdehnung der festen Tischplatte auf.
Ein Helfer drückt den Oberschenkel fest gegen seine Unterlage. Der Operateur
faßt knapp unterm Knie den Unterschenkel so, daß seine Handballen ungefähr
den Gastroknemiusköpfen aufliegen. Nun sucht man die Tibia über die Gelenkflächen des Femur nach vorne zu schieben und so eine Streckung über die Tischkante hinweg auszuführen, wobei die eigene Körperschwere die Kraft der Hände
noch unterstützt.

Die Gefahr dieser Verfahren sollen ausdrücklich erwähnt werden. Abgesehen vom Aufflackern des Entzündungsprozesses, gelingt es selten, die geschrumpften hinteren Kapselanteile zu dehnen. Aus der Beugung entsteht eine
Subluxationsstellung. Einbrüche der Femurkondylen oder des Tibiakopfes sind
nicht selten. Selbst Peronäuslähmungen und Zerreißungen der Poplitealgefäße
sind vorgekommen. Jedenfalls eignet sich das Verfahren nur für ausgewählte
Fälle bindegewebiger Verwachsungen und muß bei zu starkem Widerstand
aufgegeben werden.

Um ein in Beugestellung knöchern versteiftes Kniegelenk geradezurichten,
wird die Osteoklase kaum mehr verwendet, hingegen sind die verschiedensten
Osteotomien hiefür angegeben worden. Die einfache quere suprakondyläre
Osteotomie ist schon S. 304 beschrieben worden. MOMMSEN empfiehlt neuerlich
die bogenförmige Osteotomie oder Resektion nach HELFERICH, nach der er dann
seine Quengelmethode anlegt, um so nicht nur die Subluxation aufzuheben,
sondern auch jede Verkürzung zu verhüten. Die bogenförmige Osteotomie
nach CODIVILLA wird auch sonst vielfach empfohlen. SCHEPELMANN durchmeißelt frontal in der Verlängerung der Hinterfläche des Femur und legt eine
Nagelextension an. LUDLOFF legt die Meißelebene bei winkliger Ankylose von
der Streck- zur Beugeseite schräg durchs Kniegelenk und erzielt dadurch eine
breite Adaption der Meißelflächen. Bei Ankylosen, die fast rechtwinklig oder gar
spitzwinklig sind, wird aber immer noch die Keilresektion aus dem Gelenk
empfohlen, trotz der damit verbundenen Verkürzung.

Technik der bogenförmigen Resektion nach HELFERICH
(Abb. 199 a)

Das gebeugte Knie wird durch Sandsäcke entsprechend unterstützt, oder ein
umklappbarer Fußteil wird entsprechend eingestellt. Ein Querschnitt, etwa
über die Patella, legt das Gelenk frei. Nach dem Röntgenbild sind vorher genau
die Schnittlinien bestimmt worden, die etwa der beifolgenden Skizze entsprechen. Die Weichteile werden nach oben und unten abgelöst und nun nach
Schutz der Kniekehlengefäße durch untergeschobene Elevatorien, Femur und
Tibia mit der Bogensäge in einander entsprechend peripher konvex gekrümmten

Ebenen durchtrennt. Nach Entfernung des Knochenkeiles muß sich die Deformität unschwer korrigieren lassen, die Sägeflächen müssen gut aneinanderpassen, es darf keine seitliche Abweichung nach irgend einer Seite bestehen.

Die Periostränder werden dann miteinander vernäht, die überschüssige Haut allenfalls entfernt und dann Faszie und Haut verschlossen. Gipsverband entweder gleich in der korrigierten Stellung, oder man sucht die volle Streckung durch Extension oder durch den Quengelgips zu erreichen, wie er oben beschrieben wurde. Nach acht bis zehn Wochen ist die Resektion fest. Man gibt aber immer noch für längere Zeit eine Kniehülse oder läßt eine einfache Streckschiene tragen.

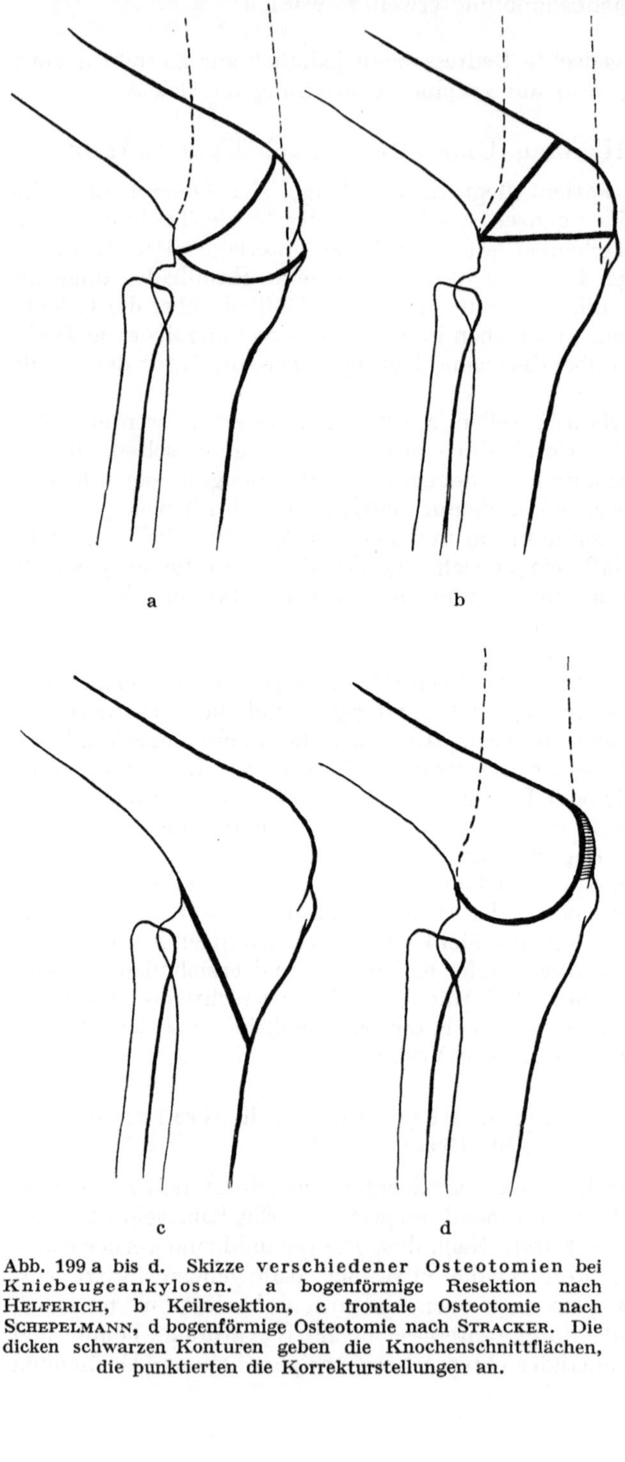

Technik der bogenförmigen Osteotomie nach CODIVILLA, modifiziert von STRAKKER (Abb. 199d)

Der Hautschnitt wird bogenförmig an der Außenseite des Kniegelenks angelegt. Die Hautränder werden mit Tupfer gefaßt und stumpf nach vorn über die Kniescheibe und nach rückwärts über die Kniekehle abgezogen. Dann sucht man den N. peronaeus hinter der Bizepssehne auf, mobilisiert ihn zentral und peripher nach Spaltung der Faszie, bis er sich ins Muskelfleisch der Streckergruppe am Unterschenkel verliert. Die Weichteile in der Kniekehle mitsamt dem Gefäßbündel werden mittels eingeschobener Tupfer vom Knochen ab-

Abb. 199 a bis d. Skizze verschiedener Osteotomien bei Kniebeugeankylosen. a bogenförmige Resektion nach HELFERICH, b Keilresektion, c frontale Osteotomie nach SCHEPELMANN, d bogenförmige Osteotomie nach STRACKER. Die dicken schwarzen Konturen geben die Knochenschnittflächen, die punktierten die Korrekturstellungen an.

geschoben. Selten ist eine etwa noch vorhandene Art. articularis zu unterbinden. Auf diese Weise werden die Gefäße gesichert und gleichzeitig mobilisiert. Jetzt wird eine nach dem Röntgenbild hergestellte kreisförmige Scheibe aus Messingblech mit genau berechnetem Radius, aufgelegt nach Schnittpunkten, die früher im Röntgenbild mit der vorderen und hinteren Kontur festgelegt worden waren, orientiert, wobei der obere Rand der Patella und die Spitze des Fibulaköpfchens wertvolle Merkpunkte abgeben. Die Befestigung der Scheibe geschieht durch einen kurzen Nagel, durch ein Loch in der Mitte. Sodann durchschlagen wir mit einem entsprechend gekrümmten Hohlmeißel, man kann auch ganz schmale Meißel verwenden, dem Rand der Scheibe folgend den Knochen genau frontal horizontal, denn ein schräges Aufsetzen des Meißels hat eine Abweichung des Unterschenkels im Varus- oder Valgussinn zur Folge. Es ist also unbedingt notwendig, den Knochen genau senkrecht zur Längsachse zu durchmeißeln. Nach Abtrennung des an der Vorderseite des distalen Fragmentes stehengebliebenen Spornes wird die Operation mit der Hautnaht abgeschlossen. Gestreckt wird das Bein nur so weit, als dies leicht möglich ist, also um 15 bis 20°. Die Nachbehandlung besteht fürs erste in einer acht Tage währenden Extension. Am einfachsten ist sie in der Weise durchzuführen, daß der Fuß mit einer Gamasche am Bett befestigt und dessen Fußende allmählich bis zu 40° Neigung erhöht wird. Der nach abwärts hängende Oberkörper übt einen derartigen Zug (Suspension nach STAUFER-Bern) aus (vgl. auch Abb. 170), daß das Bein allmählich ohne Gefährdung der Nerven und Gefäße gestreckt wird. Am achten Tag besteht nur mehr eine kaum nennenswerte Kontraktur, die durch leichten Druck beseitigt werden kann. Jetzt wird ein Gipsverband angelegt, der den Fuß freiläßt und einen Entlastungsbügel trägt. Nach vierzehn Tagen bis drei Wochen wird der Entlastungsbügel entfernt und das Bein im selben Gipsverband belastet; nach acht Wochen wird der Verband durch eine Gipsschiene oder Hülse ersetzt.

Technik der Keilresektion (Abb. 199b)

Der zu entfernende Keil wird derart bestimmt, daß man am unteren Femurende eine Schnittebene senkrecht zur Oberschenkelachse, am oberen Tibiaende eine Ebene senkrecht zur Tibialängsachse legt. Diese beiden Schnittebenen müssen so viel vom Knochen beiderseits wegnehmen, daß ein Keil entsteht, dessen Scheitelpunkt in die Kniekehle verlegt ist. Dadurch entsteht zwar eine größere Verkürzung, dafür aber wird jede Weichteilspannung bei der nachherigen Streckung vermieden. Von einem queren Hautschnitt in der Höhe der Patella werden die Weichteile nach oben und unten so weit, als es die vorbestimmte Resektion erfordert, zurückpräpariert und der Keil mit breitem flachem Meißel unter Schonung der Kniekehlenweichteile herausgemeißelt oder mit der Säge entfernt. Eine fehlerhafte seitliche Abweichung muß bei der Entnahme des Keiles berücksichtigt und korrigiert werden. Man wählt zuerst die Basis des Keiles lieber etwas zu klein, da man durch nachträgliche Fortnahme einer Knochenscheibe ihn leicht vergrößern kann. Die Knochenwundränder werden durch kräftige Nähte adaptiert; Faszie und Haut geschlossen. Ein gut anmodellierter Gipsverband reicht von den Hüften bis zu den Zehen. Der Fuß wird zum Ausgleich der entstandenen Verkürzung in Spitzfußstellung gestellt. Nach drei Wochen empfiehlt es sich, den Verband zu wechseln und eine etwaige Stellungskorrektur vorzunehmen. Nach vier Wochen Beginn mit Belastung, nach zehn Wochen wird der Verband durch eine kurze Gipshülse oder Apparat ersetzt, der noch durch viele Monate getragen werden muß, bis der atrophische Knochen sicher fest geworden ist.

Technik der Kniegelenksresektion nach Gocht

Querschnitt durch das Kniescheibenband und Eröffnung des Gelenkes. Man durchtrennt die Verwachsungen in der Gelenkslinie, durchschneidet die Kreuzbänder und mobilisiert nun die geschrumpften Weichteile in der Kniekehle, bei gleichzeitiger Valgusstellung auch an der Außenseite des Gelenkes soviel als möglich. Man exzidiert unter vorsichtiger Schonung der großen Gefäße und Nerven der Kniekehle die geschrumpften und verdickten Kapsel- und Bandmassen möglichst vollständig und hebelt hinten und seitwärts bis über die Ligamenta lateralia hinaus Kapsel und Periost samt Muskulatur an der Hinterseite des Femurs wie der Tibia vom Knochen ab. Den Zugang hiezu verschafft man sich durch einen vom lateralen Ende des Querschnittes zwischen dem Kopf der Tibia und dem Köpfchen der Fibula nach vorne unten bis auf den Knochen geführten Seitenschnitt. Nunmehr braucht man vom Knochen nur noch sehr kleine flache Keile mit der Säge abzutragen, um die Winkelstellung auszugleichen. Die hintere Tibiakante rundet man ab. Spannen sich die Sehnen der Beugemuskeln noch stark, so tenotomiert man sie. Die Streckung des Gelenkes vollzieht man zunächst nur so weit, als Nerven und Gefäße es zulassen. Die völlige Streckung erfolgt allmählich im Etappengipsverband oder durch Extension. Weitere Nachbehandlung wie oben.

Technik der sagittalen Osteotomie bei winkliger Knieankylose nach Ludloff

Das Gelenk wird von der Streckseite nach der Beugeseite schräg von oben lateral nach unten medial durchsägt. Die durchtrennten lateralen und medialen Hälften klappen auseinander und werden aneinander in die gestreckte Stellung gedreht. Diese schräge Osteotomie hat den Vorteil, daß sie breite Knochenflächen gibt, so daß die Heilung sehr schnell vor sich gehen kann und vor allen Dingen eine vollkommen gerade Achse entsteht. Man muß bei der Operation vorsichtig die Gewebe der Kniekehle vom Knochen abschälen, um die Gefäße nicht zu verletzen; ebenso die in die Weichteile der Kniekehle vorspringenden Knochen abtragen. Damit die Fragmente auf ihren schiefen Ebenen nicht aneinander in die Höhe gleiten, muß entweder ein exakter Gipsverband oder eine Extension angelegt werden. Nachbehandlung wie oben.

Technik der frontalen Osteotomie nach Schepelmann (Abb. 199c)

Von einem kurzen Operationsschnitt an der Innenseite des Kniegelenkes wird die Ankylose mit sehr breitem, dünnem und scharfem Meißel in der Verlängerung der Hinterfläche des Femur schräg von oben hinten nach unten vorne durchmeißelt. (Achtung auf den N. peronaeus an der Außenseite! D.Verf.) Nach Weichteilnaht wird durch Nagelextension dann ganz allmählich im Laufe von etwa drei Wochen eine Streckung zu erreichen versucht, bei der anfangs die Sägeflächen nicht exakt aneinander liegen, die Lücken indes durch Kallus ausgefüllt werden. Durch entsprechende Gewichtsbelastung läßt sich jede beliebige Länge erreichen, jedoch eine über das normale Maß hinausgehende nur bei länger dauernder starker Extension. Durch funktionelle Anpassung entsteht eine völlig gestreckte Gelenksform.

NB. Ich würde unbedingt empfehlen, die Operation von außen auszuführen und den N. peronaeus aufzusuchen, da nur so eine Schädigung desselben sicher vermieden werden kann.

Kniegelenksmobilisierung

In den seltenen Fällen, wo nur die Patella knöchern mit dem Femur verwachsen ist und das einzige Bewegungshindernis darstellt, kommt ihre Ablösung und Unterfütterung in Betracht. In besonders leichten Fällen gelingt ihre Ablösung auf gedecktem Wege durch kurze kräftige Hammerschläge gegen den durch ein festes Tuch geschützten Seitenrand der Patella. Verläßlicher ist die offene Trennung mit Messer und Meißel. Sie geschieht von einem oder zwei seitlichen Längsschnitten aus, die Synostose wird durchtrennt und ein Faszien- oder Fettlappen zwischen beide Knochen gelagert.

Technik der Kniescheibenmobilisierung nach Schanz

An der Innen- oder Außenseite wird ein Längsschnitt neben der Patella geführt. Die auf der Patella liegende Haut wird mit ihrer Unterlage abgeschält, die Patella losgesprengt und an der Hinterseite geglättet, dann ein breiter gestielter Lappen aus dem Unterhautfettgewebe gebildet und dieser unter der Patella durchgezogen. Dieser Lappen bringt die präpatellaren Schleimbeutel unter die Patella und ist dadurch zur Herstellung des Gleitens derselben besonders geeignet. Wichtig ist dabei, daß man sich nicht nur auf die Lösung und Unterfütterung der Kniescheibe beschränkt, sondern daß man auch die zugehörige Muskulatur freimacht. Fast ausnahmslos ist sie ziemlich weit hinauf mit dem Femur narbig verwachsen. Diese Verwachsungen müssen gelöst werden und der Implantationslappen muß so groß sein, daß man auch diese Lösungsstellen mit ihm bedecken kann, andernfalls erhält man wohl eine passiv, aber keine aktiv bewegliche Patella. Streckverband für vier bis sechs Wochen.

Die Anzeige zur offenen Mobilisierung des Kniegelenkes wird noch immer mit großer Zurückhaltung gestellt; nur wer über genügende Erfahrung auf dem Gebiete der Gelenksplastik verfügt, soll eine derartig heikle Operation ausführen. Denn von allen großen Gelenken ist das Kniegelenk das empfindlichste. Neben einer ausreichenden Beweglichkeit muß auch eine genügende Standfestigkeit gewährleistet sein. In der Regel wird Doppelseitigkeit der Knieversteifung oder gleichzeitige Hüftversteifung die Anzeige für die Mobilisierung des Knies abgeben. Voraussetzung für eine Gelenksplastik ist eine erholungsfähige Muskulatur, wobei eine einfache Atrophie infolge länger dauernder Ruhigstellung kein Hindernis bildet. Verwachsungen und Narben, namentlich der Streckmuskulatur, müssen vorher beseitigt sein. Der Patient muß selbst mit festem Willen dabei sein, ein bewegliches Kniegelenk zu erhalten und die oft länger dauernde und nicht immer schmerzlose Nachbehandlung durchzuhalten und die erforderlichen Übungen mit Energie auszuführen. Diese Mitarbeit des Patienten ist so wichtig, daß aus diesem Grunde Kinder auszuschließen sind, ebenso wie meist ältere Personen. Ein Alter zwischen 20 und 40, ja 50 Jahren erscheint das günstigste.

Technik der Kniegelenksplastik nach Payr (Abb. 200 bis 204)

Zur Eröffnung des Gelenkes verwendet er jetzt fast ausschließlich seinen medialen S-Schnitt, wohl auch die Ablösung des Kniescheibenbandes mit der Falzbildung aus dem Schienbeinknorren nach Kirschner, die frontale Spaltung des Kniescheibenbandes oder die frontale Durchsägung der Kniescheibe. Der S-Schnitt beginnt eine bis eineinhalb Handbreite oberhalb des oberen Randes der Kniescheibe entsprechend derem medialen Rande, zieht in der Längsrichtung medial leicht ausbiegend, kleinfingerbreit an ihr vorbei und an ihrem unteren

Rande in stärkerem Bogen nach außen zum Schienbeinknorren. Nach Freilegung der Rektus- und gemeinsamen Quadrizepssehne folgt die Lostrennung
des Vastus medialis von derselben durch einen Längsschnitt genau an der scharf
ausgeprägten Grenze zwischen glänzendem Sehnengewebe und rotem Muskelfleisch auf mindestens Handbreite nach aufwärts von der Kniescheibe. Durchtrennung der fibrösen Kapsel etwa 1 cm medial von der Patella; dabei werden
ihre Verstärkungsbänder nur zum Teil durchschnitten. Das Kniescheibenband
wird an seiner medialen Seite bis zum Schienbein freigelegt. Jetzt wird der

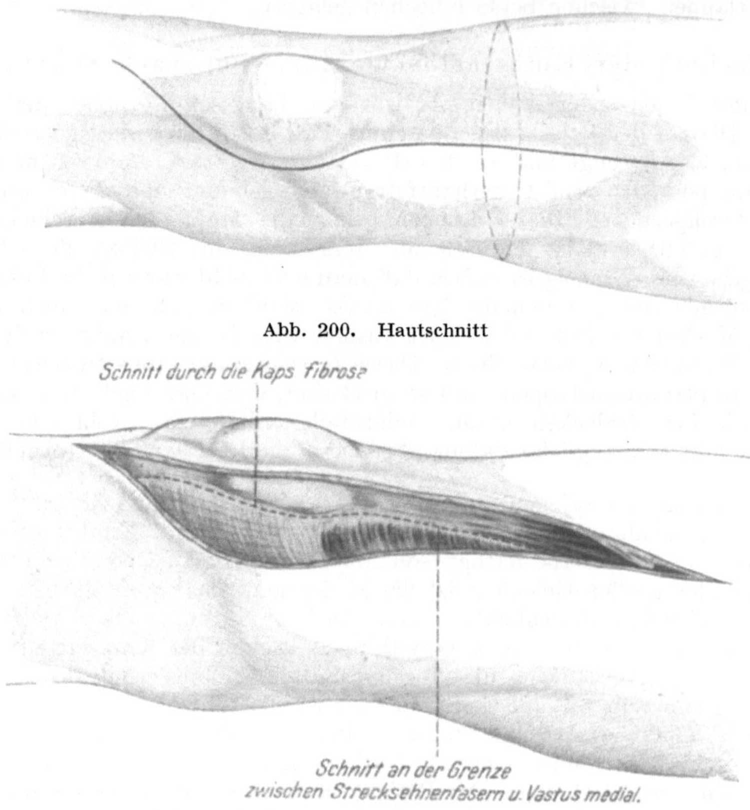

Abb. 200. Hautschnitt

Abb. 201. Teilung des Quadrizeps, Durchtrennung der fibrösen Kapsel

Abb. 200 u. 201. Kniegelenksplastik nach PAYR

Rezessus an seinem medialen Rand längsgespalten und das Gelenk durch Vertiefung des Schnittes durch die Synovialmembran breit eröffnet. Sind die Plicae
alares durch Krankheitsprozesse in derbe Schwielen verwandelt, so müssen sie
von der Hinterseite des Kniescheibenbandes scharf abgelöst werden. Bei Ankylose
der Patella muß diese sowie die dem verödeten Rezessus entsprechende Partie
der Strecksehne von der Unterlage völlig gelöst werden. Sie läßt sich dann mit
der völlig intakt erhaltenen Muskelmasse des Rektus, Vastus lateralis und intermedius, durch leichten Druck nach außen luxieren und völlig umklappen.
Während der Luxation der Kniescheibe wird das Gelenk allmählich bis zum
rechten Winkel gebeugt. In der Linie des ehemaligen Gelenksspaltes geht man

mit glatt durchtrennenden Schnitten an diesen heran; extraperiostal nicht subperiostal. Die Durchtrennung der knöchernen Ankylose erfolgt mit dem Hohlmeißel, der in seiner Breite der vollen Kondylenkrümmung entspricht. Die Aufklappung des Gelenkes muß mit großer Vorsicht erfolgen. Nur bei Versteifungen in Beugestellung wird vom Anfang an gleich ein konvex-konkaves Knochenstück nach HELFERICH aus der Verschmelzungsmasse herausgesägt. In der Umgebung des Gelenkes nach schweren Entzündungsprozessen gebildete ausgedehnte Osteophytenmassen werden vor der Eröffnung des Gelenksspaltes mit dem Meißel abgetragen. Bei der Neuformung soll die Herstellung möglichst normal

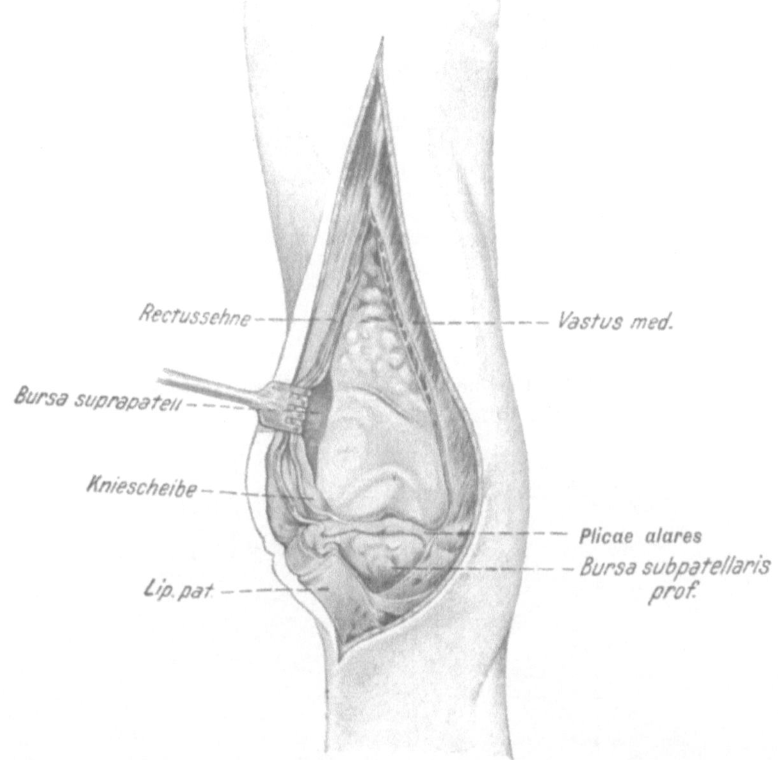

Abb. 202. **Kniegelenksplastik nach PAYR**. Die Kniescheibe ist bei gestrecktem Knie nach außen luxiert.

gestalteter Gelenkflächen versucht werden. Dabei wird am konkaven Gelenkskörper der Radius vergrößert, das Tibiaende wird also flach konkav gestaltet, die hintere Tibiakante aber muß gut abgerundet werden; am konvexen Gelenkkörper wird der Radius verkleinert, die neue Femurgelenksfläche wird also stärker konvex gemacht. Gleichfalls wichtig ist die Bildung von Führungssicherungen, so einer breiten, gut abgerundeten Gleitfurche für die Patella und einer Crista intercondyloidea am Tibiakopf, die in einen Falz des Femur paßt. Die bei diesem Abrunden frei werdenden Perioststücke und Lappen werden entweder sorgfältig auf die neue Gelenkfläche gelegt und zur Faszienbefestigung verwendet oder völlig abgetragen. Das übrige Operationsfeld muß durch Kompressen sorgfältig gegen Verschleppung von Meißel- und Sägespänen geschützt werden. Die letzte Glättung erfolgt dann mit der Feile. Die Breite des Gelenksspaltes soll bei mäßig kräftiger Extension 1 bis 1½ cm betragen; man muß daher mit der Anfrischung der Gelenkenden sehr sparsam sein. Hingegen müssen die geschrumpften Weichteile der Gelenkskapsel, das schwielige intra- und

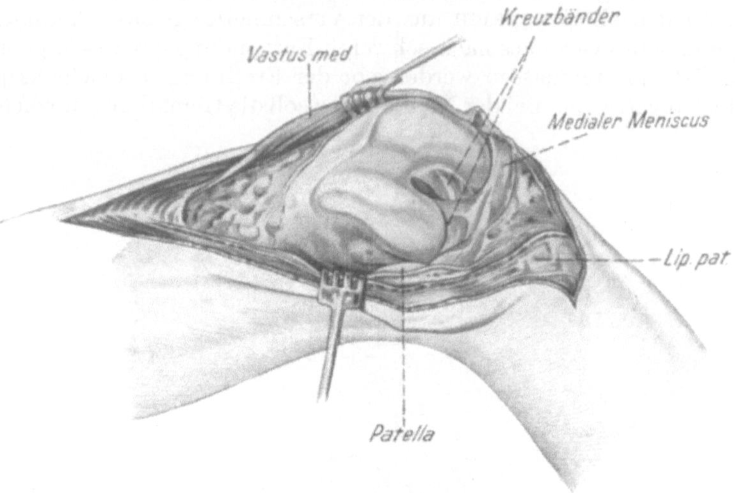

Abb. 203.   Knie nach Luxation der Patella gebeugt

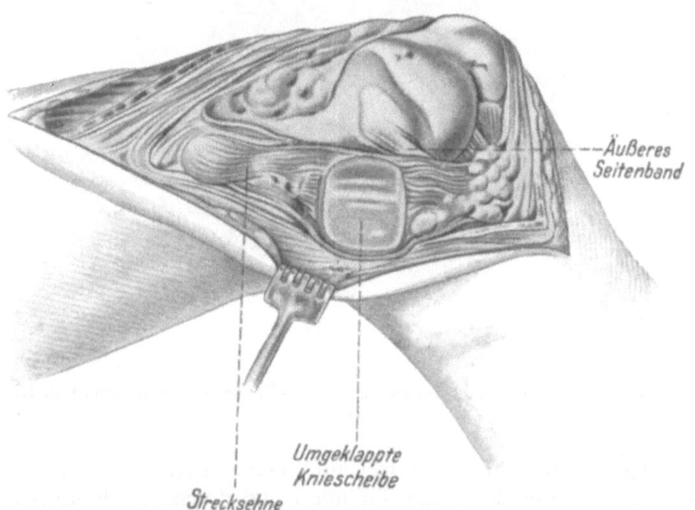

Abb. 204.   Kniescheibe umgeklappt, Gelenk vollkommen eröffnet

Abb. 203 u. 204.   Kniegelenksplastik nach PAYR

periartikuläre Bindegewebe rücksichtslos entfernt werden. Die bekannten weißen, auf der Schnittfläche etwas sulzig, mit Gefäßen reichlich durchzogenen Schwielen werden noch bis in die fernere Umgebung des Gelenkes gründlich entfernt. Namentlich ist ein sorgfältiges und gründliches Ausschneiden der Schwielen zur Lösung der peripheren Abschnitte des Quadrizeps von Wichtigkeit. Je besser der muskuläre Streckapparat mobilisiert ist, desto günstiger für den Erfolg. Auch hat es keinen Zweck, einzelne erhaltene Knorpelpartien schonen zu wollen, so z. B. an den hinteren Kondylenabschnitten, da sie nur die Radiusverkleinerung am unteren Femurende unmöglich machen. Auch die Kreuzbänder und Menisken sind meist so stark verändert, daß sie entfernt werden müssen. Die Seitenbänder aber sucht man ganz oder wenigstens in ihrer hinteren Hälfte zu erhalten. Wichtig ist eine exakte Blutstillung. Die parenchymatöse Blutung aus den Knochenwundflächen wird durch Tamponade mit in Kochsalz getränkten Kompressen gestillt.[1] Die neugeformten Gelenkteile werden mit frei transplantierter Faszie, die aus der Fascia lata entnommen wird, unter ziemlich starkem Zug überspannt. Die Befestigung erfolgt durch reichliche Katgutnähte an den vorhandenen Periost- und Kapselresten. Auch die Vorderfläche der Femurkondylen soll, um Wiederverwachsung der Kniescheibe und des Streckapparates zu verhindern, überkleidet werden. Jedenfalls wird nur lebenswarmes autoplastisches Material zur Interposition verwendet. Nun werden noch die Gelenkflächen in die richtige Stellung zueinander gebracht, die allenfalls durchtrennten Muskelansätze, besonders das Kniescheibenband wieder befestigt und die Anheftung gesichert und dann darüber Faszie und Haut exakt geschlossen. Keine Drainage, Anlegen eines Extensionsverbandes.

Nachbehandlung: Lagerung auf eine ZIEGLERsche Schiene in Semiflexion, wobei der Verband so angelegt sein soll, daß von Anbeginn die Kniescheibe wie in einem Fenster freibleibt, so daß sie durch den Bindendruck ober- und unterhalb von der Unterlage abgehoben wird. Nach 48 Stunden beginnende Extension mit 5 bis 6 kg Belastung und bei Faszienüberkleidung nach acht bis zehn Tagen nur vom Kranken selbst zu besorgende, wenn möglich aktive, aber auch passive Bewegungen mit dem suspendierten Bein. Die Schmerzen dürfen nur sehr mäßig sein. Später folgen stehend aktive Pendelübungen, Gehversuch mit Krücken, Massage und Heißluft. Diese Übungen müssen fortgesetzt werden, bis die Muskulatur kräftig genug geworden ist, ihre Funktion ausreichend zu übernehmen. Es bedarf jedoch monatelanger Nachbehandlung, ehe ein derartiges Gelenk der freien Funktion überlassen werden darf.

Technik der Kniegelenksplastik nach PUTTI

Seit 1917 Verwendung des Y-Schnittes. Ein verkehrtes U umgreift die Patella von oben und wird dann in der Mitte durch einen geraden Längsschnitt nach aufwärts über die Quadrizepssehne verlängert. Die Hautlappen werden seitlich abgelöst. Zwei seitliche Längsschnitte trennen die Vasti medialis und lateralis von der Mittelsehne und der Kniescheibe. Nun wird die gemeinsame Quadrizepssehne des Rektus und Intermedius in der Frontalebene in ihre zwei Teile geteilt und beide Sehnenblätter dann, das eine weiter zentral, das andere weiter peripher durchtrennt (im Sinne eines großen Z). Der eine Lappen mit der Kniescheibe, die entweder mit dem Messer oder dem Meißel von der Unterlage abgelöst wurde, wird nach unten geschlagen, der andere nach oben. Dadurch gewinnt man eine breite freie Übersicht des Gelenkinneren. Mit vier Meißeln, die genau nach der Form der beiden Kondylen im vorderen und rückwärtigen Anteil nachgebildet sind, wird die Ankylose vorsichtig durchtrennt und das Knie langsam gebeugt. Eine Crista intercondyloidea soll an der Tibia unbedingt erhalten werden. Ihr entsprechend wird zwischen den Femurkondylen ein tiefer

---

[1] Das jüngst von OEHLECKER empfohlene Bestreuen von Knochenwundflächen mit sterilem Gipspulver dürfte auch hierfür zu empfehlen sein.

Falz angelegt. Die Gelenkflächen werden nun gut aneinandergepaßt, so daß eine seitliche Schlotterung möglichst vermieden wird. Die neugebildeten Gelenkenden werden mit der Feile geglättet. Narben und Schwielen sind besonders in der Kniekehlenseite gründlich zu entfernen. Nun wird das Gelenk mit heißen Kochsalzkompressen ausgestopft und provisorisch geschlossen. Der Fascia lata wird ein hinreichend groß gewählter Faszienlappen entnommen und mit ihm die Femurgelenkenden gut überzogen, besonders an der Vorderseite, wo die Kniescheibe gleitet, und rückwärts, um Verwachsungen der Kapselreste zu verhindern. Hat man genügend Faszie, so wird auch die Tibia überzogen. Die Kniescheibe wird stark verkleinert und an der Hinterseite geglättet. Die Vereinigung der Quadrizepssehne erfolgt in der Weise, daß zuerst die Mittelteile mit Seide und Katgut genäht werden und dann erst mit den seitlichen Vasti durch Seidenknopfnähte vereinigt werden. Auch die Apponeurose zu beiden Seiten der Patella wird wieder genäht. Bestand vorher eine Ankylose in Streckstellung, so muß bei der Naht der Quadrizepssehne für eine entsprechende Verlängerung gesorgt werden. Exakte Hautnähte, besonders dort, wo die drei Hautlappen zusammenstoßen. Keine Drainage. Extensionsverband. Lagerung in Semiflexion und Belastung mit 4 bis 5 kg. Am fünfzehnten Tage Beginn mit passiven Übungen, wobei die Hautnähte fortbelassen werden, wenn die Vernarbung nicht ganz sicher ist. Weitere Nachbehandlung wie bei PAYR.

Technik der Kniegelenksplastik nach LEXER (Abb. 205)

Der Schnitt beginnt am hinteren Rande des einen Kondyls und läuft dicht unter der Tuberositas über die Tibia hinweg zu dem anderen und durchtrennt Haut und Faszie. Abmeißelung der Tuberositas mit einem breiten Knochenmesser schräg von unten nach oben, möglichst flach. Das Periost wird vorher etwas enger umschnitten und dann 1 cm peripherwärts zurückgeschoben, damit es nach Zurücklagerung der Knochenplatte deren Ränder bedeckt. Die Faszienverstärkungen an den Seiten des Gelenkes, vor allem der Tractus ileotibialis, und ihre Verschmelzung mit den Sehnenansätzen auf der Innenseite werden durchtrennt. Die Seitenbänder werden grundsätzlich nicht entfernt, wenn sie erhalten sind, wohl aber von den Kondylen abgetrennt und bleiben im Zusammenhang mit den Weichteilen, welche zur Freilegung der Gelenksgegend seitlich verschoben werden müssen. Nach Abheben der Tuberositas und des Ligamentum patellae muß bei knöcherner Verwachsung der Kniescheibe ihre Abmeißelung vom Femur erfolgen. Das Aufklappen des entstandenen breiten Lappens geschieht so weit über die Kniescheibe hinaus, bis alle Narbenmassen aus der Gegend des oberen Rezessus gründlich entfernt werden können. Das Fettgewebe aus der Umgebung der Patella läßt sich oft in Form gestielter Lappen zur Unterfütterung ihrer hinteren Gelenksflächen benutzen. Fehlt aber das hiezu nötige Material, so wird der später frei ins Gelenk verpflanzte Fettgewebslappen sehr weit nach oben zur Unterpolsterung der Kniescheibe gezogen. Der nach oben abgelöste Lappen wird in eine mit warmem Kochsalz getränkte Gazelage gehüllt.

Es folgt die Durchtrennung der Ankylose. Bei der bindegewebigen gelingt es leicht, die Stelle des Gelenksspaltes festzustellen und durch Einkerbung der verbindenden Narbenmasse unter fortgesetzter Beugung des Unterschenkels das Gelenk allmählich vollständig zum Klaffen zu bringen. Ist der hintere Rand der Tibiagelenkfläche erreicht und sind die meist stark vernarbten Kreuzbänder entfernt, so muß das Präparieren der Knochenenden unter Fortnahme der Narben und erhaltener Kapselteile sowohl an der Tibia wie am Femur auch an ihrer

hinteren Seite noch etwas weiter fortgesetzt werden, als normalerweise die
Kapsel reicht. Dabei muß alles verdächtige Bindegewebe aus der Umgebung
ebenso wie Periost, das sich vielleicht vom Knochen abgelöst hat, genau entfernt
werden. Die Herstellung der Gelenksflächen erfolgt bei der bindegewebigen
Ankylose einfach unter Beibehal-
tung der vorhandenen normalen
Form, durch Fortnahme einer ge-
nügenden und gleichmäßigen
Schicht, bis überall unter Fortfall
von Knochen und Narben gesunde
Spongiosa zutage tritt. Man kann
sodann an der Tibia entweder einen
quer gestellten Sattel oder die
beiden von MURPHEY empfohlenen
Mulden anlegen, während die Kondylen möglichst vorne und hinten
abgerundet werden und zwischen
ihnen eine seichte Rinne angelegt
wird, falls die Tibiaflächen entsprechend geformt wurden. Beim
Strecken des Beines unter leichtem
Zug muß der Gelenkspalt daumenbreit klaffen; was darüber ist,
kann seitliche Bewegungen, was
darunter ist, beschränkte Beweglichkeit verschulden. Bei knöchernen Ankylosen erfolgt die Durchsägung der Synostose an ihrer
größten Verbreiterung oder wenn
er noch sichtbar ist, im angedeuteten Gelenkspalt. Die Seitenbänder müssen zu diesem Zweck
nach außen gedrängt und die innere
und äußere Seite der Synostose
bis zum hinteren Rand der Kondylen unter Entfernung aller
Narbenmassen freigelegt werden.
Bei Ankylosen in Beugestellung
gelingt es leicht, die Weichteile
der Kniekehle vom Knochen ab-
zudrängen und zu ihrem Schutz
ein Elevatorium unterzulegen. Die
Durchsägung erfolgt bogenförmig
nach Art der HELFERICHschen
Durchtrennung. Bei Ankylosen in

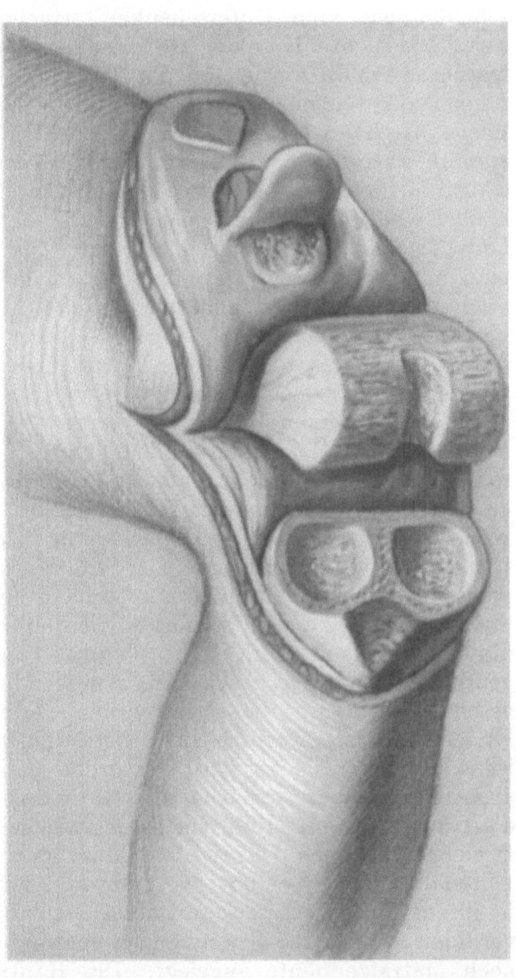

Abb. 205. Kniegelenksplastik nach LEXER. Gelenk
aufgeklappt; Gelenkflächen nach MURPHY hergerichtet; Führungsrinne zwischen den Kondylen. Gestieltes
Fettläppchen zur Überkleidung der Patella vorbereitet;
nun wird noch das Femur mit freiem Fettlappen
überzogen.

Streckstellung wird das Durchsägen der Synostose ohne vorherige Tunellierung der
Kniekehle, und zwar zunächst senkrecht auf die Kniekehle vorgenommen. Sobald
man genügend weit nach hinten angelangt ist, wird der letzte Zusammenhang
durch Beugung des Unterschenkels gebrochen, sodann erfolgt zunächst die
Freilegung der hinteren Knochenabschnitte wie bei der fibrösen Ankylose, bevor
die eigentliche Formung der Gelenkflächen vorgenommen wird. Zur Durch-

säugung genügt eine feine Bogensäge, jedoch erfordert die bogenförmige Durchtrennung senkrecht zur Achse großes Geschick; leichter ist es, den zunächst senkrecht durchtrennten Knochen bogenförmig anzufrischen. Zur Herstellung des genügend breiten Gelenkspaltes wird dann mit Hilfe eines zweiten bogenförmigen Sägeschnittes eine zunächst nur fingerdicke Schicht sowohl vom Oberschenkel wie vom Unterschenkel fortgenommen, doch wird die entstehende sattelförmige Mulde an der Tibia noch flacher gebildet als sie zunächst hergestellt wurde. Deshalb werden an der Tibia die vorne und hinten übrig gebliebenen Knochenkanten eine Strecke weit abgetragen. In der Gegend der ehemaligen Facies patellae wird eine seichte Mulde, wie sie den normalen Verhältnissen entspricht, abgetragen. Die Herrichtung der Gelenkflächen soll nach den Grundsätzen MURPHYS erfolgen, wobei zwischen den beiden Kondylen mit dem Hohlmeißel eine tiefe Rinne angelegt wird, die einer vorspringenden Kante an der Unterschenkelgelenkfläche entspricht. Die letztere wird dadurch erreicht, daß man mit einem breiten Hohlmeißel an der Tibiafläche von vorne nach hinten zwei symmetrische Aushöhlungen meißelt, in welche hinein die neugeschaffenen Kondylen passen müssen. Zur Umhüllung mit Fettgewebe wird der Gelenkteil des Oberschenkels weit aus der Wunde herausgestellt, die im übrigen mit warmer Kochsalzgaze bedeckt wird. Die Entnahme des Fettgewebslappens erfolgt wie bei der Ellbogenmobilisierung (s. S. 77). Der Lappen wird während der Versorgung der Entnahmewunde in warme Kochsalzkompressen gehüllt und dann so ins Wundbett gebracht, daß sein oberer Rand mit einigen feinen Katgutnähten an den Weichteilen an der Rückseite des Oberschenkelknochens oberhalb der Kondylen befestigt werden kann, wofür in der Regel vier Knopfnähte genügen. Der Lappen wird über den ganzen Stumpf des Oberschenkels nach vorne und oben geklappt immer noch im Zusammenhang mit der deckenden Gazelage, damit er mit keinem Instrument berührt zu werden braucht, bis er die ganze Vorderfläche des Oberschenkels überkleidet. Wenn dann unter Zug das Bein in gerade Stellung gebracht ist, werden die seitlich abstehenden Teile des Fettgewebslappens fortgeschnitten, damit die abgetrennten Seitenbänder wieder den Anschluß am Knochen finden. Eine seitliche Befestigung des Fettgewebslappens am Periost ist selten nötig. Jetzt wird der große Lappen zurückgebracht und zuerst die abgetrennte Tuberositas befestigt. Hiezu ist bei flacher oberflächlicher Abtrennung die Einnähung mit Hilfe von Seide zwischen Sehnenansatz und Faszie mit dem zurückgeschobenen Periost der Tibia genügend. Dann werden die auf beiden Seiten durch den Schnitt getrennten Faszienverstärkungen einschließlich der in ihrem Verlauf durchschnittenen Seitenbänder auf das genaueste mit Seide vernäht. Sind keine Seitenbänder vorhanden, werden über die erste Nahtreihe noch Matratzennähte angelegt. Die Hautnaht wird mit Blattsilber gedeckt. Kompressionsverband des Kniegelenks; am Unterschenkel wird ein Heftpflasterzug angelegt, darüber kommt ein Gipsverband für das ganze Bein samt Becken bei leicht gebeugtem Unterschenkel. Nach drei bis vier Wochen beginnen die Selbstübungen im ANSINNschen Lagerungsapparat, nur in Fällen, in denen alle Gelenksbänder fehlen, wird mit den ersten Bewegungen fünf bis sechs Wochen gewartet. Gleichzeitig mit den ersten Übungen beginnt die regelmäßige Massage und Faradisation der Beinmuskulatur. Nach sechs bis acht Wochen werden die ersten Geh- und Belastungsversuche mit Hilfe von Krücken gemacht.

Technik der Kniegelenksplastik nach MAC AUSLAND

Freilegung des Knies mit dem lateralen Bogenschnitt nach KOCHER; der Lappen wird nach innen abgelöst, so daß die ganze Vorderseite des Knies freiliegt. Jetzt beginnt ein zweiter Bogenschnitt in der Mittellinie 12 cm oberhalb der Patella, verläuft zwischen Kniescheibe und äußerem Kondyl bis zum Schienbeinknorren. Die Quadrizepssehne wird freigelegt und frontal verlängert. Nach Ablösung der Kniescheibe vom Femur wird der ganze Lappen nach innen geschlagen, wobei das innere Seitenband erhalten bleibt. Die Kniescheibe wird immer etwas verkleinert und dann geglättet. Nun erfolgt die Durchtrennung der Ankylose mit dem PUTTIschen Meißel, möglichst genau und vorsichtig. Dabei soll eine kräftige Crista intercondyloidea erhalten bleiben. Die Femurkondylen werden stärker abgerundet, die Tibia flacher ausgehöhlt. Für die Kniescheibe wird am Femur eine eigene Furche gebildet. Die neugebildeten Femurkondylen werden mit einem genügend großen Faszienlappen umkleidet,

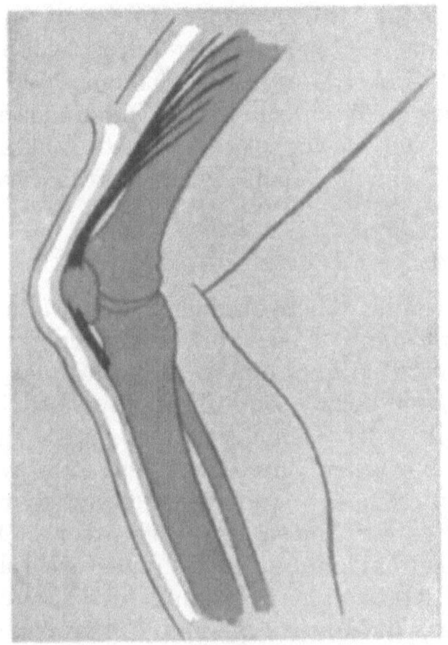 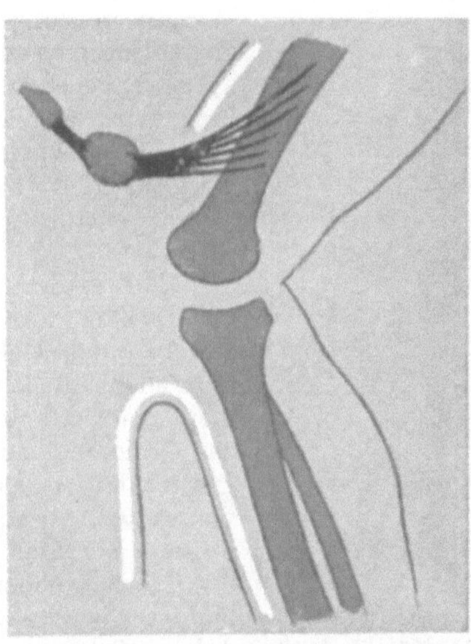

<table>
<tr><td>Abb. 206. Hautschnitt nach oben konvex = Ω. Unterhautfettgewebe ist weiß gehalten, Streckapparat schwarz</td><td>Abb. 207. Hautfettlappen nach unten geklappt, Tibiaknorren und Patella nach oben; Gelenkflächen geformt</td></tr>
</table>

Abb. 206 u. 207. Kniegelenksplastik nach SCHANZ

der hinten 5 cm hoch hinaufreicht. Rückverlagerung der Patella und Naht der verlängerten Quadrizepssehne bei gebeugtem Knie. Exakte Faszien- und Hautnähte. Gipsverband von den Zehen bis zur Hüfte bei 35 bis 40° Beugung des Knies. Das Bein wird hochgelagert. Nach zwei Wochen wird der Gipsverband abgenommen, die Nähte entfernt, das Bein in gleicher Beugung auf eine Schiene gelagert und nun mit passiven Übungen begonnen. Auch eine Extension kann angebracht werden. Nach fünf bis sechs Wochen Beginn mit Massage, dann Aufstehen mit Krücken.

Technik der Kniegelenksplastik nach SCHANZ (Abb. 206 bis 208)

Lappenschnitt, der Haut und Unterhautfett durchtrennt, von der hinteren Grenze des einen Kondyls in großen, nach oben konvexen Bogen zum anderen Kondyl. Dieser Lappen wird nach unten geschlagen, bis über die Tuberositas tibiae zurück. Diese wird abgemeißelt und von da aus der ganze Kniestreckapparat nach oben lospräpariert. Dann wird durch eine bogenförmige Resektion der künstliche Gelenksspalt hergestellt. Die Resektionslinie wird so gelegt, daß Streckhaltung erreicht werden kann. Vom umgeklappten Hautlappen wird nun das Unterhautfettgewebe abpräpariert und dieses zunächst über die Schnittfläche der Tibia nach der Kniekehle zugeführt und dort durch einige Silberdrähte angeheftet. Dann wird der Lappen nach vorne umgeschlagen auf die Schnittfläche des Femur aufgelegt und nach vorne oben hinaufgeführt, so daß sein freies Ende unter den Streckapparat ausgebreitet und durch einige Nähte befestigt werden kann. Der Streckapparat wird nach unten zurückgeschlagen; ein kurzer Längsschnitt auf die Tibiakante durch die Basis des Implantationslappens macht den Weg ·zur Wiederanheftung der Tuberositas tibiae frei. Hautnaht und Wundversorgung. In der Nachbehandlung wird lediglich zuerst im Gipsverband fixiert, dann ein Schienenhülsenapparat gegeben. Eine medikomechanische Nachbehandlung wird abgelehnt. Die Beweglichkeit kehrt langsam von selbst wieder und macht auch nach Jahren noch Fortschritte.

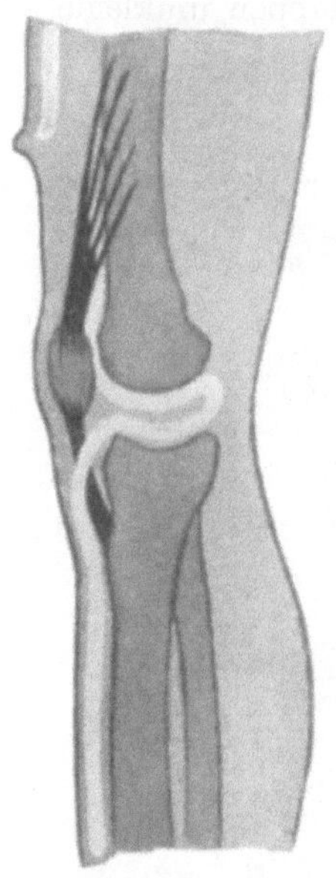

Abb. 208. Kniegelenksplastik nach SCHANZ. Vom Hautlappen ist das Fettgewebe (weiß) abgelöst und zwischen die Gelenkenden gelegt; es unterfüttert auch den Streckapparat.

Andere Technik

SCHEPELMANN verwendet einen ähnlichen Hautschnitt wie LEXER, durchtrennt damit aber nur Haut und Fettgewebe; das Gelenk wird durch einen zweiten queren, nur leicht bogenförmigen Schnitt eröffnet, der seitlich nicht ganz bis zur Mitte des Gelenksspaltes reicht und das Kniescheibenband zwischen mittlerem und unterem Drittel trifft. Das Kniescheibenband wird dabei schräg von unten vorne nach oben hinten durchschnitten. Der weitere Vorgang zur Durchtrennung der Synostose folgt den gewöhnlichen Regeln unter Schonung der Seitenbänder. Schließlich wird die Patella plan, die Femurkondylen stärker konvex, die Tibiakondylen leicht konvex angefrischt, die Crista intercondyloidea soll zweckmäßig bestehen bleiben. Der Gelenksspalt beträgt eine Querfingerbreite. Die Gelenkenden werden nun mit Feile und Raspel geglättet und poliert ohne Interposition. Grundsätzliche Drainage der Wundhöhle. Ähnlich geht SCHMERZ vor. Er macht zur Eröffnung des Gelenkes eine dreiteilige Tenotomie des Kniescheibenbandes. Statt einer Zwischenlagerung werden die Gelenkenden geglättet und poliert. KIRSCHNER und SPITZY durchsägen zur Aufklappung des Gelenkes die Kniescheibe frontal (Abb. 209 bis 211). Am Ansatz der Quadrizepssehne in die Patella wird die Säge angesetzt und die Patella schräg von oben vorne nach unten hinten flächenhaft so durchtrennt, daß die oberflächliche Hälfte mit dem Ligamentum patellae, die dem Gelenk zuschauende Fläche mit der Quadrizepssehne vereint bleibt. Nach dem Auseinanderklappen wird die Gelenkskapsel leicht eingeschnitten; der Einblick ins Gelenk ist ein vollständiger. Am Schluß werden die beiden Knochenteile wieder auseinandergelegt und mittels mehrerer Knopfnähte rund um die Kniescheibe, die Kapsel und Periost fassen, leicht wieder exakt miteinander vereinigt. BAER geht noch von zwei seitlichen Längsschnitten auf das

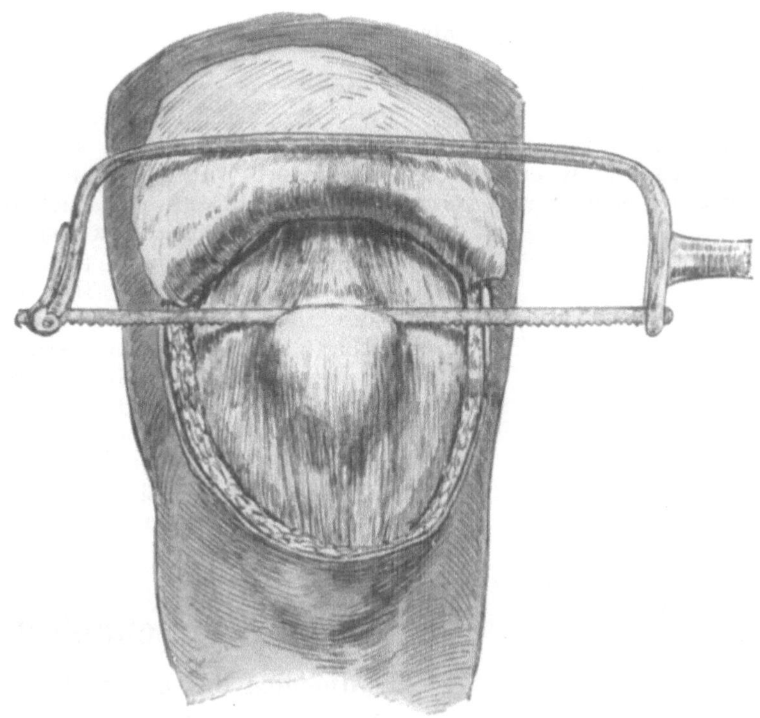

Abb. 209. Die Kniescheibe samt der sie deckenden Faszie freiliegend; Säge frontal aufgesetzt

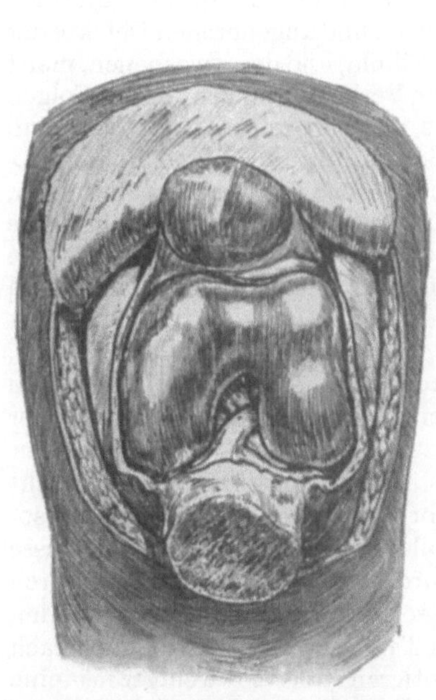

Abb. 210. Die vordere Hälfte der Patella ist nach unten geklappt und zeigt die Sägefläche; die hintere, gelenkseitige Hälfte nach oben; der Einblick ins Gelenk und namentlich zu den Kreuzbändern ist ein vollständiger.

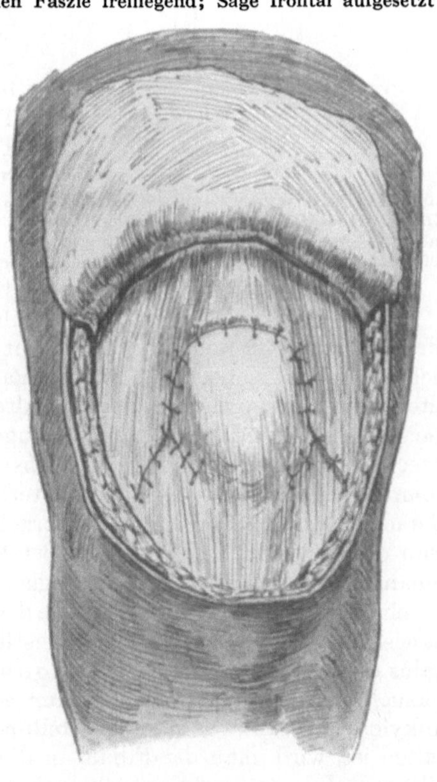

Abb. 211. Die beiden Teile der Patella sind durch zirkuläre Knopfnähte wieder flächenhaft vereinigt.

Abb. 209 bis 211. Flächenhafte Durchsägung der Patella nach Spitzy

Gelenk ein, trennt erst die Patella von der Unterlage, dann die Synostose und formt die neuen Gelenkanteile unter sparsamer Knochenentfernung. Er überzieht sie mit einer besonders präparierten Schweinsblase, so daß jeder Kontakt der wunden Knochenflächen verhindert wird. CAMPBELL benutzt den KOCHERschen Schnitt und verlängert die Quadrizepssehne nach BENETT (s. S. 301), er macht gleich CRAMER aus dem unteren Femurende nur einen einzigen Kondyl, verzichtet auf eine Crista intercondyloidea und höhlt das Tibiaende entsprechend aus. Zwischenlagerung von Fascia lata. Die Stabilität soll trotzdem eine gute sein. KLAPP und neuerlich HASS gehen noch weiter und formen das untere Femurende in eine rechtwinklig gestellte scharfe Kante um, die sich auf der ebenen Tibiafläche dreht, erhalten aber die Seitenbänder (Abb. 212).

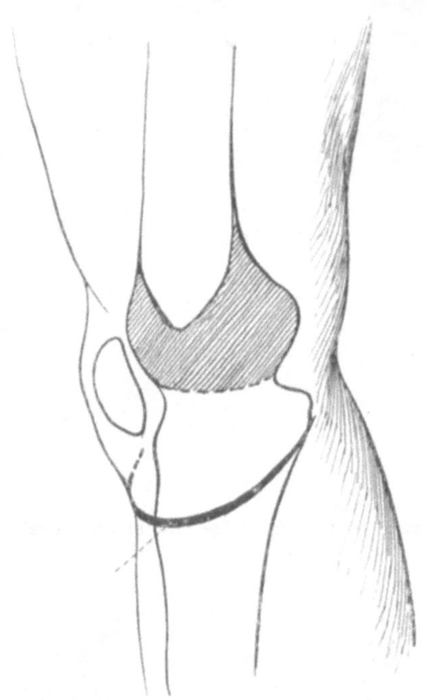

Abb. 212. Kniegelenksplastik nach KLAPP. H = Hautschnitt; schraffiert die entfernte Ankylosenmasse; Femur kantig geformt. (Nach BIER-BRAUN-KÜMMELL, Chir. Operationslehre)

XI. Unterschenkel

Fehlformen des Unterschenkels

Von den Fehlformen des Unterschenkels, Fehlhaltung oder Fehlstellung kommen nicht in Betracht, unterscheiden wir die zwei großen Gruppen, der angeborenen Deformitäten, so die intrauterinen Tibiafrakturen und angeborenen Defekte der Tibia oder Fibula, und der erworbenen, meist rachitischen Verkrümmungen; ferner Folgen nach Lues, Osteomyelitis und Traumen.

Die Behandlung der angeborenen Deformitäten, es sind dies Defektbildungen, die eine Tendenz zur weiteren Zunahme ihrer Erscheinungen zeigen, ist infolge ihrer relativen Seltenheit noch nicht zu typischen Verfahren ausgereift und richtet sich je nach dem Alter des Patienten. Im Säuglings- und Kleinkindesalter kann man versuchen, durch Redressement und korrigierende Gipsverbände, die dann später durch Apparate abgelöst werden können, die Verbiegung zu strecken und die Fehlform möglichst zu beseitigen. Gelingt dies nicht oder kommen die Patienten erst im späteren Alter zur Behandlung, so kommen zur Geradrichtung Osteotomien in Betracht. Bei stärkeren Verkürzungen versucht man operativ den Fuß in Spitzfußstellung zu bringen. Bei Ausbildung der sogenannten VOLKMANNschen Sprunggelenksmißbildung (Plattfuß) im Anschlusse an einen angeborenen Fibuladefekt wurde mit Erfolg versucht, durch Längsspaltung der Fibula eine künstliche Malleolengabel herzustellen und den Talus dort einzupflanzen. Beim angeborenen Tibiadefekt wurde mehrfach versucht, die Fibula in den Femur zu implantieren und so wenigstens eine Ankylose des Knies in gerader Stellung zu erreichen. Dort wo ein Tibiarest erhalten ist, wird man die Fibula in die Tibia nach dem Vorschlage HAHNs einpflanzen. Immer wird man sich nach dem Einzelfall richten müssen. Den gleichzeitig vorhandenen Klumpfuß hat man durch Einpflanzung des Talus in die gespaltene Fibula zu heilen versucht.

Für die **rachitischen Verkrümmungen** gelten die oben angeführten Grundsätze. In erster Linie ist die Ausheilung der Grundkrankheit in die Wege zu leiten, dabei gleichen sich geringer gradige Deformitäten von selbst aus. Höhergradige oder Deformitäten bei älteren Kindern sind operativ zu beseitigen. Sind wir uns über die Möglichkeit einer Selbstheilung noch nicht klar, so können wir uns durch Anfertigung genauer Konturzeichnungen und allmonatlicher Kontrolle bald eine Sicherheit darüber verschaffen, ob eine Besserung eingetreten ist oder nicht. Im ersten Fall werden wir zuwarten, im anderen operieren, auch wenn die Rachitis noch nicht abgeheilt ist, unter der Voraussetzung, daß die systematische Quarzlichtbestrahlung zur Heilung der Rachitis gleichzeitig ausgeführt werden kann. In solchen Fällen genügt meist die Osteoklase, um den

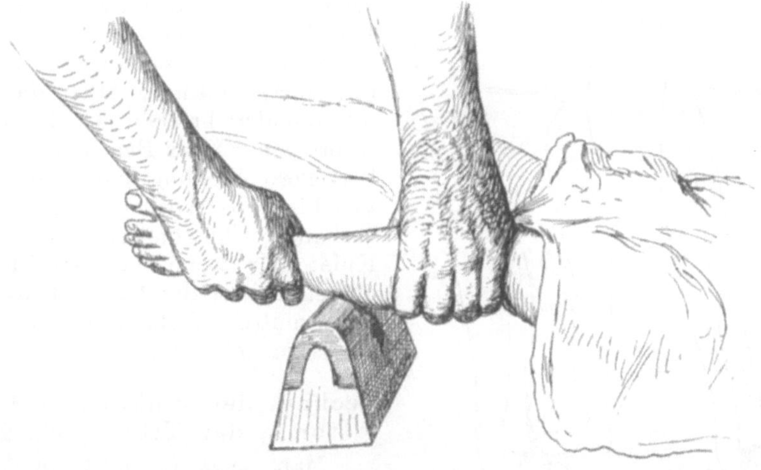

Abb. 213. Osteoklase des Unterschenkels. Beide Hände fassen das Beinchen knapp ober- und unterhalb des Scheitelpunktes der Verkrümmung, legen diesen auf den Holzkeil und knicken mit einem kurzen kräftigen Ruck die beiden Knochen ab.

Knochen zu brechen und geradezurichten. Gelingt dies nicht, so kommt die subkutane Anmeißelung mit nachheriger Infraktion an die Reihe. Durch diesen kleinen Eingriff wird zuerst die Hauptkrümmung geradegerichtet; bestehen noch stärkere Nebenkrümmungen, so können diese nach drei bis sechs Wochen ebenso beseitigt werden. Eine besondere Beachtung bedürfen die g e l e n k n a h e n s t a r k e n V e r k r ü m m u n g e n, wie wir sie im unteren Unterschenkeldrittel, sowohl nach vorne wie nach außen häufig sehen. Bei allen gelenknahen starken Verkrümmungen empfiehlt es sich, ein Röntgenbild anzufertigen und die Entwicklung und Stellung der Wachstumsscheibe anzusehen. Unser Bestreben muß dahin gerichtet sein, die Wachstumsscheibe senkrecht zur Längsachse des Unterschenkels zu stellen. Dies gelingt meist nur durch die Osteotomie und kompensatorische Abknickung im selben Winkel als die Wachstumsscheibe schief zur Längsachse steht. Technische Besonderheiten gibt es dabei nicht, der Gipsverband soll wenig gepolstert und sehr exakt anmodelliert sein; auch mache man unbedingt nach drei bis vier Tagen eine Röntgenkontrolle, ob es wirklich gelungen ist, die Wachstumsscheibe entsprechend aufzurichten, sonst muß noch eine Nach-

korrektur erfolgen. Für besonders hochgradige Verkrümmungen hat SCHEPEL-
MANN empfohlen, den verkrümmten Knochen subperiostal auszulösen, den
Periostschlauch zu strecken und dann mit einer MOSETIGSCHEN Plombe aus-
zugießen. SPRINGER führt seine etwas komplizierte Segmentierungsmethode
aus, während LOEFFLER nach einer ähnlichen Operation VOELKERs bei Pseud-
arthrosen in einfacherer Weise seinen „Knochensalat" herstellt. KIRSCHNER
empfiehlt die mehrfache Längsspaltung und -splitterung und BRANDT macht
eine Kreuzosteotomie, während die meisten Autoren die einfache Osteotomie an
ein oder mehreren Stellen vornehmen.

Technik der Osteoklase des Unterschenkels (Abb. 213)

Das steril vorbereitete Beinchen faßt der Operateur mit beiden Händen
knapp ober- und unterhalb des Scheitelpunktes der Verkrümmung, legt diesen
auf einen gepolsterten Holzkeil und
sucht mit einem kurzen Ruck den
Knochen im Sinne der Korrektur ein-
zubrechen. Zuerst bricht meist nur
die Tibia, man muß daher die Fibula
oft gesondert brechen. Ist dies erfolgt,
so bringen wir das Bein in leicht über-
korrigierte Stellung und gipsen es für
vier bis sechs Wochen ein. Der Gipsverband reicht von den Zehen bis zum
Knie; nur wenn die Osteoklase im
oberen Drittel des Unterschenkels erfolgt, muß der Verband bis zum halben
Oberschenkel reichen.

Technik der subkutanen Osteo-
tomie der Tibia (Abb. 214)

Man setzt einen 1 cm breiten
Meißel am Planum tibiae an der Stelle
der stärksten Verbiegung längs ein,
durchtrennt die Haut und das Periost,
stellt dann den Meißel quer und meißelt
in die vordere Kante und nach beiden
Seiten eine etwa 1 bis 2 cm tiefe Rinne.
Dann zieht man den Meißel wieder
heraus, versorgt die Wunde steril ohne
Naht, erfaßt den Unterschenkel knapp

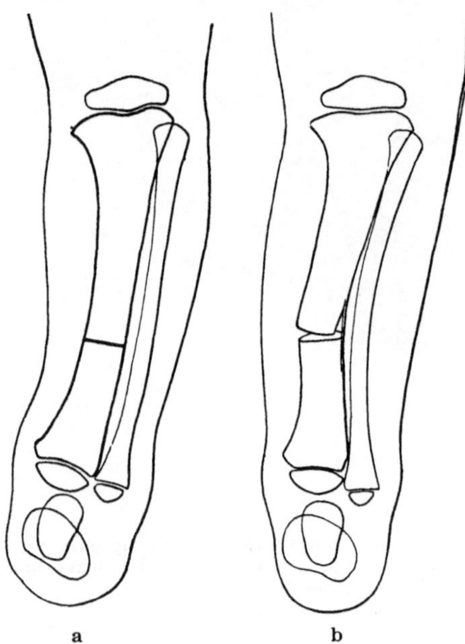

a   b

Abb. 214. Subkutane Osteotomie der
Tibia. a Die Knochenmeißelebene. b Die Tibia
bis auf eine laterale Lamelle durchtrennt, Fibula
geknickt; Verbiegung korrigiert

ober- und unterhalb der Wunde und bricht ihn über den Keil. Bei sehr harten
Knochen kann dies noch immer Schwierigkeiten machen. Bevor man aber mit
dem Meißel ein zweites Mal eingeht, versucht man zuerst im Sinne der
Deformität abzubrechen, d. h. man legt das Bein mit der medialen Seite auf
den Keil und vermehrt zuerst das O-Bein. Erst wenn der Knochen eingeknickt
ist, führt man die Korrektur bzw. Überkorrektur aus. Gipsverband für fünf
bis sechs Wochen.

Die offene Osteotomie (Abb. 215)

Die offene Osteotomie wird in ganz ähnlicher Weise von einem kleinen Hautschnitt am Scheitelpunkt der Verkrümmung aus vorgenommen. Wenn man

vorsichtig meißelt, ist es meist nicht notwendig, die Tibia durch Knochenhebel zu umfassen. Die Hautwunde wird durch ein bis zwei Nähte verschlossen. Korrektur und Nachbehandlung wie oben.

Technik der Segmentierung nach SPRINGER

In Blutleere flach gebogener Hautschnitt 2 cm jederseits über den Beginn der Verkrümmung hinausreichend. Längsschnitt durch das Periost oben und unten je 1 cm über die Verkrümmung reichend. Das Periost wird vom verkrümmten Knochen als Ganzes völlig abgelöst, was leicht möglich ist. Nach Unterschieben von Elevatorien trennt man den verkrümmten Knochen mit zwei senkrecht auf die Längsachse geführten Meißelschlägen von den gerade gebliebenen Nachbarpartien ab. Das resezierte Stück wird herausgenommen und aufrecht stehend in einen kleinen sterilen Schraubstock gespannt, während die Wunde provisorisch verschlossen wird. Durch parallele Sägeschnitte senkrecht zur Längsachse mit einer Laubsäge ausgeführt, wird das zwischen 6 und 10 cm lange Knochenstück in je 1 cm dicke Scheiben zerlegt, die erste und die letzte werden leicht keilförmig gestaltet. Nun wird die Fibula durch einen hebelnden Knick frakturiert und die Extremität geradegerichtet. Die durch die Segmentierung gewonnenen Knochenscheiben werden nun eine nach der anderen parallel in den leeren Periostschlauch, dessen Ränder mit Haltefäden gespreizt werden, wieder eingesetzt, die letzte Scheibe mit einem gewissen Druck, wobei sich das Bein in schönster Weise streckt und es um 2 bis 3 cm verlängert, darüber wird der Periostschlauch geschlossen, Hautnähte, die mit Silberfolie bedeckt werden. Gipsverband für vier bis fünf Wochen. Nach sechs Wochen kann

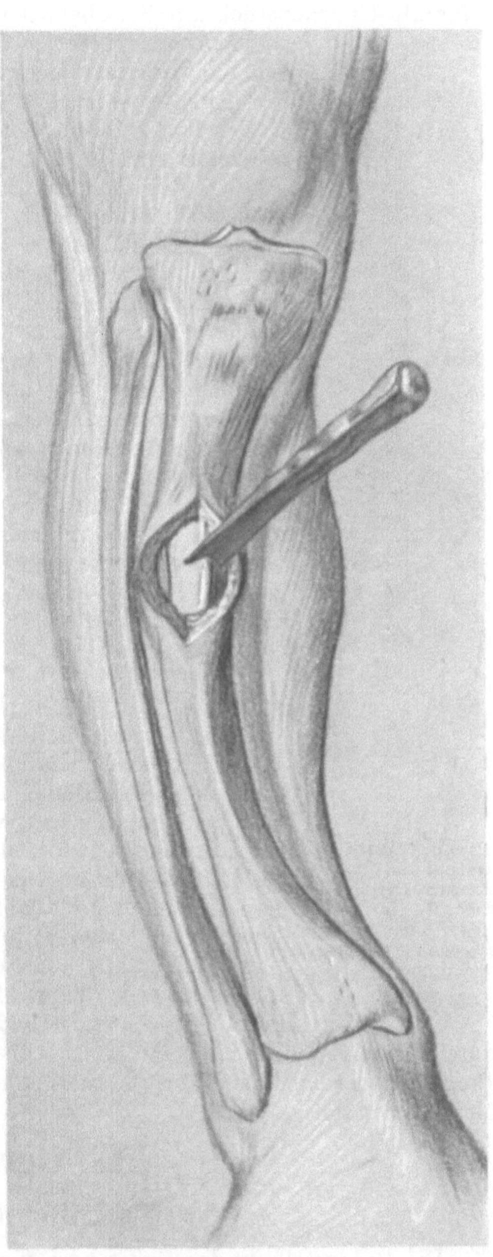

Abb. 215. Offene Osteotomie der Tibia. Von einem kurzen Längsschnitt wird die Tibiakante freigelegt, das Periost gespalten, der Meißel quer aufgesetzt und der Knochen zu drei Viertel angemeißelt.

das Gehen gestattet werden, wobei jedoch das Bein durch eine Schutzhülse gesichert wird.

Die Modifikation nach LOEFFLER besteht darin, daß das resezierte, verkrümmte Knochenstück mit Knochenzange und Schere zerkleinert wird, worauf die Knochensplitter in den inzwischen vollgebluteten Periostschlauch rückverlagert werden.

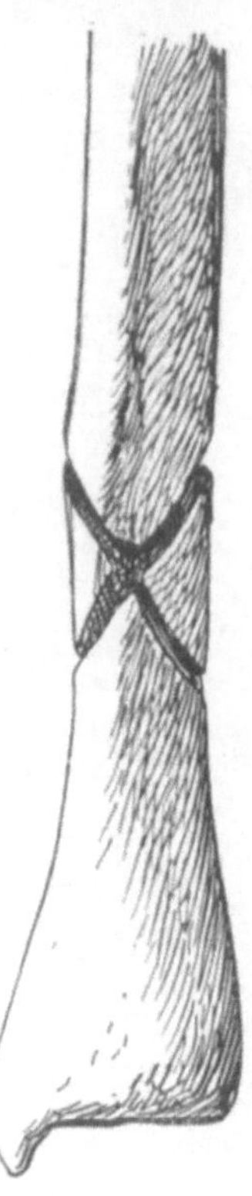

Eine wesentliche Vereinfachung dieser Operation hat BRÜNNING angegeben. Er macht an der Innenseite des Unterschenkels oben und unten je einen etwa 5 cm langen Hautschnitt oder auch nur eine Inzision in der Mitte, wenn hier die Hauptkrümmung liegt. Unter Verschiebung der Hautöffnung nach oben und unten wird die Knochenhaut eingeschnitten und die GIGLISche Drahtsäge um den Knochen herum geführt, dort, wo nach Berücksichtigung des Röntgenbildes der Knochen durchsägt werden soll. Von jedem der Hautschnitte aus kann man die Tibia an zwei bis drei Stellen durchsägen. Die einzelnen Knochenstücke bleiben an Ort und Stelle und werden von ihrem Periost nicht unnötig entblößt. Man kann auch zwei Inzisionen an der Innen- und Außenseite anlegen, das Periost nur an der Rückseite soweit vom Knochen ablösen, daß man die GIGLIsäge herumführen kann und den Knochen nur bis auf eine schmale Kortikalisbrücke durchsägen. Beinhautnähte, Geraderichtung mit Infraktion der Fibula, Gipsverband. Damit lassen sich die gleichen Erfolge erzielen, ohne daß man ihre Gefahren mit in Kauf nehmen muß.

**Technik der kreuzförmigen Osteotomie
nach BRANDT (Abb. 216)**

Von einem Schnitt an der Vorderseite des Unterschenkels in der Höhe der stärksten Verbiegung wird die Tibia mit einem scharfen Meißel subperiostal schräg osteotomiert, der Knochen jedoch nicht völlig durchmeißelt. Auf den ersten Knochenschnitt wird, diesen kreuzend, ein zweiter gesetzt. Die so entstandenen vier Knochenschnittflächen, deren Verlauf man je nach dem Verlaufe der Verkrümmung variieren kann, ermöglichen einen guten Ausgleich der Deformität, wobei man nötigenfalls auch die seitlichen dreieckigen Fragmentstücke entfernen kann. Beim Anlegen des Gipsverbandes ist darauf zu achten, daß der meist vorhandene Knick-Plattfuß durch Herausmodellieren der Längs- und Querwölbung, insbesondere durch Pronation des medialen Vorfußrandes korrigiert und die Einwärtsdrehung der Malleolen beseitigt wird.

Abb. 216.
Kreuzförmige Osteotomie nach BRANDT. Der Knochen ist in zwei sich kreuzenden Ebenen durchtrennt und geradegerichtet.

XII. Der Fuß

A. Ruhigstellung

Die Ruhigstellung des Fußes bzw. des oberen und unteren Sprunggelenkes erfolgt am besten im Gipsverband, der, wenn er gut anmodelliert und bis zum Schienbeinknorren reicht, auch die vollständige Entlastung desselben sichern kann. Für die Funktion des Gehens und Stehens (im Schuh) eignet sich am besten eine Einstellung des Fußes zur Unterschenkelachse in einem Winkel von 100°, also eine ganz leichte Spitzfußstellung, die etwa die normale Absatzhöhe berücksichtigt. Besteht jedoch eine Verkürzung des Beines, so wird man die Spitzfußstellung entsprechend vermehren. Zwischen Pro- und Supination muß die richtige Mittelstellung eingehalten werden, jedoch empfiehlt sich im allgemeinen eine leichte Hebung des inneren Fußrandes.

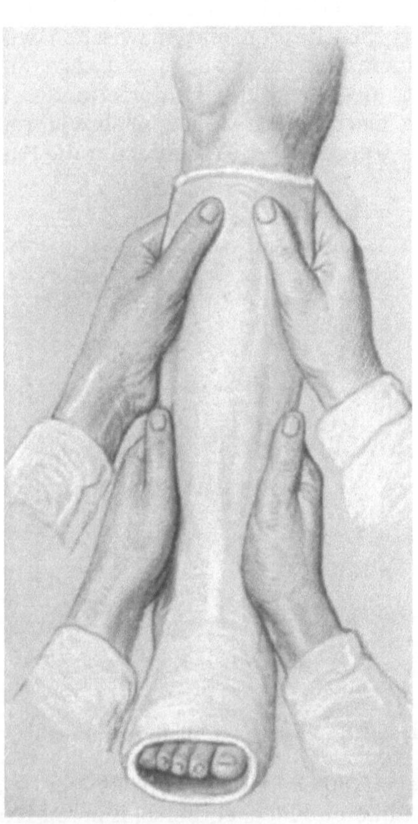

Abb. 217. Unterm Tibiaknorren und oberhalb des Knöchels wird gut anmodelliert. Hinter dem Fibulaköpfchen darf dabei nicht auf den N. peronaeus gedrückt werden. Das Wattekissen unter der Fußsohle ist eben entfernt worden.

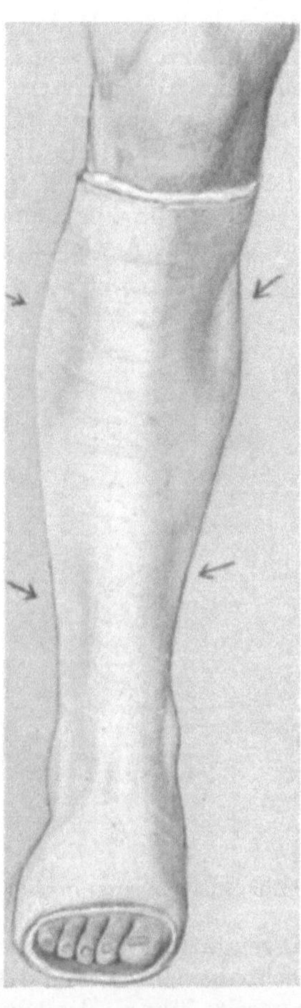

Abb. 218. Die Pfeile zeigen die gut herausmodellierten Stellen unter dem Schienbeinknorren und über dem Knöchel.

Abb. 217 u. 218. Gipsverband zur Ruhigstellung des Fußes

Technik des Gipsverbandes (Abb. 217 und 218)

Der Gipsverband muß von den Zehen bis zum Knie reichen und oberhalb der Malleolen und unter dem Tibiaknorren gut anmodelliert werden. Hier achte man darauf, daß nicht auch hinter dem Fibulaköpfchen der N. peronaeus durch das Modellieren gedrückt wird. Bei jedem Gipsverband müssen wenigstens die Zehenspitzen unbedeckt und sichtbar sein, jedoch soll an der Sohle der Verband immer bis über die Zehenspitzen vorragen, während er am Dorsum die Zehen bis

zum Grundgelenk frei lassen soll. Besonders zu Polstern sind die Malleolen, die
Schienbeinkante und der Schienbeinknorren mit dem Fibulaköpfchen. Will
man eine Entlastung im Sprunggelenk sicher herbeiführen, so kann man unter
die normal gepolsterte Fußsohle eine fingerdicke Wattelage mehrfach in Papier
eingeschlagen unterlegen, über die dann erst der Gipsverband angelegt wird.
Nach Erhärten des Verbandes zieht man die Wattezwischenlage wieder heraus,
so daß der Fuß den Boden des Verbandes gar nicht voll berühren kann. Soll
der Verband zum Gehen geeignet sein, so benötigt er eine Verstärkung, die wir
in Form eines Gipspflasters direkt in den Verband einlegen. Wir wickeln das
gepolsterte Bein erst mit Gipsbinden in Zirkeltouren ein; inzwischen wird aus
einer längeren Gipsbinde durch Zusammenfalten in etwa ½ m Länge eine bis
1 cm dicke Gipsschiene hergestellt und diese von der Hinterseite des Unterschenkels über die Ferse und Fußsohle bis über die Zehen nach vor reichend
angelegt und durch weitere Zirkeltouren festgehalten. Will man nur die Knöchel-

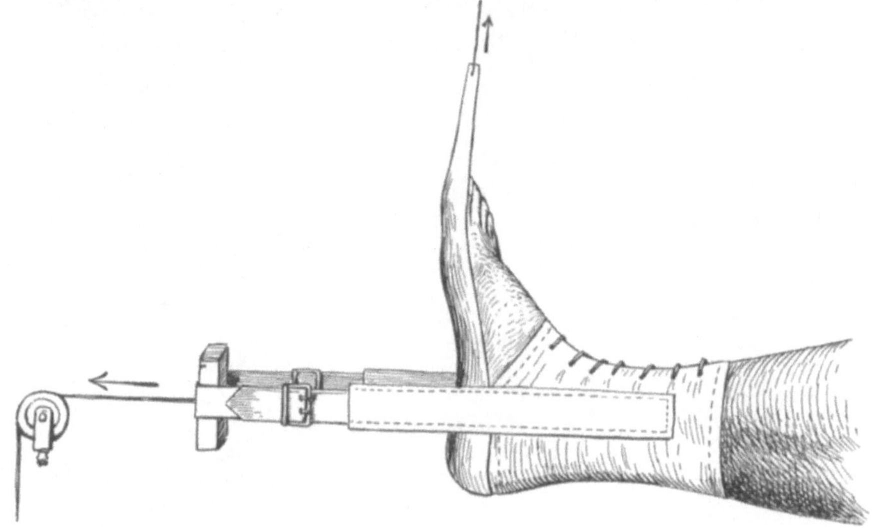

Abb. 219. **Extensionsschuh nach** ALBEE. **Die Pfeile geben die Zugrichtung an.**

gegend verstärken, so kann man ein etwa 80 cm langes Gipspflaster von der
Außenseite des Unterschenkels über den äußeren Knöchel, Ferse, inneren Knöchel
zur Innenseite führen. Daß zur Ruhigstellung und Entlastung selbst bei Knochenbrüchen nicht ein geschlossener zirkulärer Gipsverband notwendig ist, darauf
wurde erst neuerdings durch die für die Frakturbehandlung angegebene
v. BRUNNsche Gipsschiene hingewiesen. In ähnlicher Weise verwendet eine große
Anzahl von Orthopäden Gipsschienen sowohl an der oberen wie an der unteren
Extremität, die nur zwei Drittel des Gliedes umfassen, bei Schwellungen daher
nicht zu Stauungserscheinungen und Beschwerden führen, wie der geschlossene
Gipsverband. In ganz ähnlicher Weise werden Nachtschienen hergestellt. Wer
die Gipstechnik entsprechend beherrscht, kann den Gipsverband auch ganz ohne
Polsterung in geeigneten Fällen anlegen. Die v. BRUNNsche Gipsschiene führt, als
1 m langes Gipspflaster hergestellt, vom Fibulaköpfchen über die Außenseite des
Unterschenkels, dem äußeren Knöchel über die Fußwölbung zum inneren Knöchel
und an der Innenseite wieder bis zum Knie; sie wird im noch plastischen nassen
Zustand angelegt, gut anmodelliert und durch nasse Mullbinden angewickelt.

B. Entlastung

Wir können für alle höher sitzenden Gelenke durch einen Pflasterzug oder Klebestoff-Flanellbindenzug eine Extension ausführen, die das betreffende Glied vollkommen entlastet. Am Sprunggelenk sind aber die Angriffsmöglich-
keiten derart vermindert, daß uns nur der von v. GAZA angegebene Gipssohlen-
streckverband übrig bleibt, wenn wir nicht mehr durch eine einfache Gamasche oder einen sogenannten Extensionsschuh (Abb. 219), wie er aus der v. BAEYER-
schen Klinik beschrieben wurde, am Fußrücken anfassen können. Schließlich bleibt noch die Möglichkeit einer Nagel-
extension nach CODIVILLA-STEINMANN, einer Drahtextension nach KLAPP oder BORCHGREVINK in einer der bekannten Modifikationen oder eine Klammer nach SCHMERZ oder irgend einer Abart derselben. Sie alle greifen am Tuber calcanei an (Abb. 220). Temporär kann man nach KLAPP auch an der Haut der Ferse exten-
dieren.

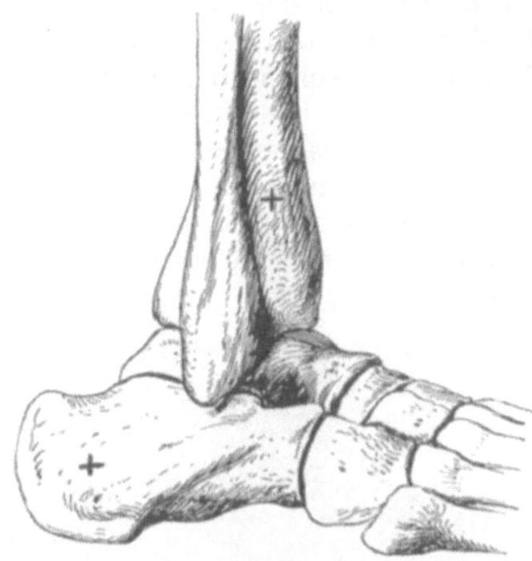

Abb. 220. Angriffspunkte für die Nagelextension, am Sprunggelenk durch + bezeichnet

Technik des Gipssohlenstreckverbandes nach v. GAZA
(Abb. 221 und 222)

Nach einem Papierabriß der gesunden Fußsohle wird eine plantare Gipsschiene aus einer Gipsbinde angefertigt. Die Sohle wird nach Art einer

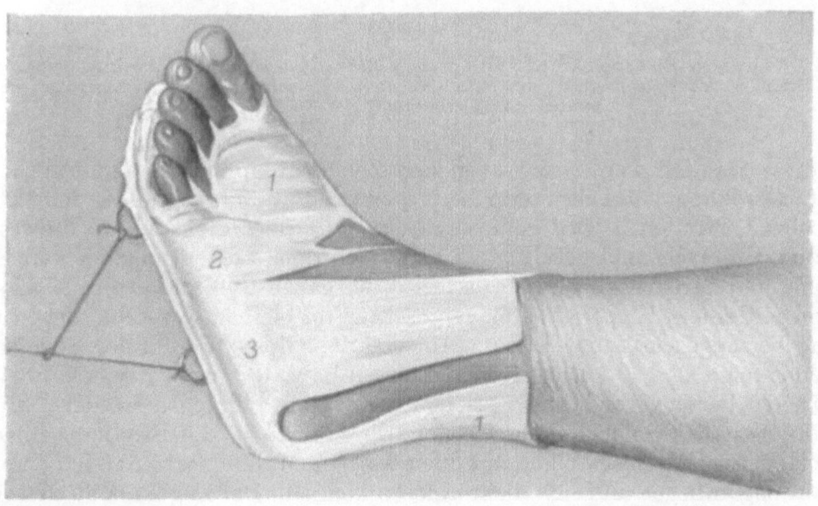

Abb. 221. Gipssohlenstreckverband nach v. GAZA. Eine plantare Gipsschiene wird durch drei Köperstreifen festgehalten. 1—1 zieht von der Ferse über die Gipssohle zwischen den Zehen auf den Fußrücken; 2 quer über den Mittelfuß; 3 quer von einem Knöchel über die Gipssohle zum andern Knöchel. Von außen gesehen

Gipsschiene durch vielfaches Umlegen der laufenden Binde hergestellt und zwischen die Binden ein U-förmig gebogener Draht so befestigt, daß seine Enden vorstehen und später zu Ösen umgebogen werden können. Solange der Gips noch weich ist, wird die Sohle an den kranken Fuß mit einer Mullbinde fest angewickelt. Auch zwischen den Zehen müssen einige Bindenturen durchgezogen werden. Ist der Gips erstarrt, so wird die Mullbinde entfernt und die Schiene mit scharfem Messer entsprechend der Fußform genau nachgeschnitten. Die Sohle darf nicht über die seitlichen Fußränder, vor allem nicht über den Zwischenzehenraum hinausragen; nach dem Rande zu wird sie am besten etwas abgeschrägt. Vorher schon werden nach dem gesunden Fuß drei Streifen einer Körperbinde zurechtgeschnitten. Streifen 1 läuft von der Fersengegend über die Gipssohle vorne auf dem Fußrücken, wozu ein Ende in vier 8 bis 10 cm lange Streifen längsgeschnitten

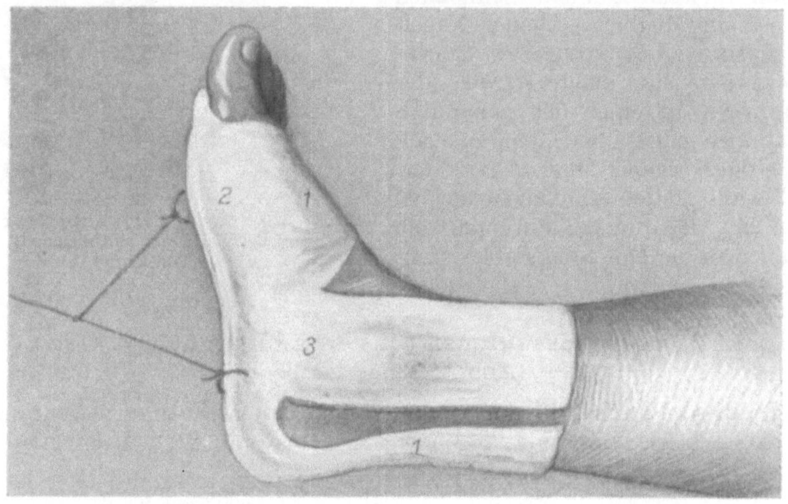

Abb. 222. Gipssohlenstreckverband nach v. Gaza. Ansicht von innen. Ein U-förmig gebogener Draht wurde so eingegipst, daß seine Enden vorstehen und zu Ösen umgebogen werden konnten. An diesen greift der Zug an.

wird; diese Streifen werden zwischen den Zehen hindurch auf den Fußrücken geführt. Der 20 cm lange Streifen 2 läuft quer zur Fußsohle etwa über den Mittelfußknochen. Streifen 3 wird ebenfalls quer etwa über die Knöchel hinweg so hoch zum Unterschenkel geführt, als dies nach dem Leiden möglich ist. Sind Gipssohle und Streifen vorbereitet, so wird der ganze Fuß und eventuell Unterschenkel mit einem Klebemittel eingepinselt. Frei bleiben Fußsohle, Zehen und seitliche Fersengegend zum Halten. Anlegen der Gipssohle und der Streifen in der Reihenfolge 1, 2, 3. Die Streifen müssen ganz fest nach dem Fußrücken, der hinteren Fersengegend und zwischen den Zehen angezogen werden; wo sie über die Ösen der Sohle laufen, werden Einschnitte in die Streifen gemacht. Hernach energisches Festwickeln mit einer weichen Mullbinde, so daß die Streifen der Haut eng anliegen und sich nicht ablösen können. Der Zug kann an den Ösen mit geringem Gewicht sofort mit vollem Gewicht bis zu 10 kg am nächsten Tage belastet werden.

Technik der Drahtextension nach KLAPP (Abb. 223)

Ein Draht wird zuerst nach Anlegen eines Bohrloches mit einem Hand- oder Drillbohrer in querer Richtung durch den Kalkaneus geführt. Einstich beiderseits hinter den Sehnen der Peronei außen und Großzehenbeuger innen, also hinter den Knöcheln. Der Bohrer trägt am besten eine Öse, so daß man einen Bronze- oder rostfreien Stahldraht von 1 mm Stärke durchführen kann. Dann wird der Draht wieder durch die Einstichöffnung zurück und senkrecht nach abwärts gegen die Fersenhaut ausgestoßen, damit durch die nach der Fußsohle gezogenen Drähte keine Kompression oder Nekrose der Weichteile erzeugt werden kann. An der Fußsohle werden die Drähte über ein Spreitzbrettchen geknüpft, an dem dann, wie gewöhnlich, extendiert wird.

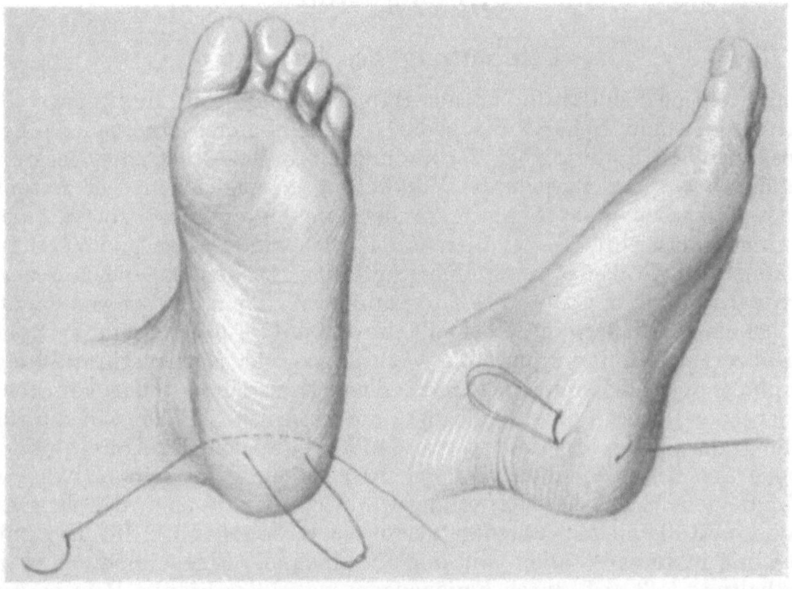

Abb. 223. **Drahtextension am Kalkaneus** nach KLAPP. Zuerst wird der Draht quer durch den Kalkaneus gebohrt, links punktiert; dann werden beide Enden durch die Ausstichöffnung zurück gegen die Fußsohle ausgestochen (rechts) und hier miteinander verbunden (links).

Wer den Knochen schonen will, kann auch nach RADLINSKI knapp oberhalb des Kalkaneus und vor dem Ansatz der Achillessehne den Draht durch die Weichteile führen und nach der Ferse wie oben ausstechen. Bei einem kleinen Kinde hat KLAPP eine temporäre Extension durch die Haut der Fersengegend mit einem dicken Seidenfaden ausgeführt, um die Anlegung eines Gipsverbandes in korrigierter Stellung zu ermöglichen.

Wichtig ist auch hier, wie bei jeder Extension, daß durch richtige Anbringung der Züge und richtige Lagerung eine Einstellung des Fußes in den oben erwähnten Winkeln zur Längsachse erfolgt, damit auf jeden Fall eine funktionell brauchbare Stellung des Fußes sich ergibt und vor allem auch jede Fehlstellung der Zehen unbedingt vermieden wird.

C. Punktion des Sprunggelenkes

Praktisch kommt für eine Punktion nur das obere Sprunggelenk in Betracht. Es wird zu beiden Seiten der Malleolen von vorne am besten erreicht. Man geht entweder lateral vor dem äußeren Knöchel zwischen diesen und der Sehne des langen Zehenstreckers ein, oder medial zwischen dem M. tibialis anticus und dem Malleolus internus. Man muß sich den Gelenkspalt zwischen Tibia und Talus vorher durch Palpation klar legen und dann die Nadel von vorne nach rückwärts einstechen. In Ausnahmsfällen kann man auch von hinten her, und zwar knapp nach innen von den Peronäussehnen wieder etwa daumenbreit über dem Knöchel nach vorne eingehen.

D. Fehlgestalt

Fehlhaltung des Fußes

Eine wichtige Fehlhaltung ist der Hängefuß, der schon in seinen Anfängen Aufmerksamkeit und Behandlung bedarf. Ausgenommen sind jene Fälle vom kompensatorischen Spitzfuß bei Verkürzung eines Beines. Durch Becken- und Fußsenkung sucht der Patient die Verkürzung auszugleichen; wir werden ihn in diesem Bestreben nicht hindern, sondern im Gegenteil, es durch einen geeigneten Schuh erleichtern. Bei allen entzündlichen Prozessen und Verletzungen am Beine ist auf die Entstehung eines Spitzfußes zu denken und müssen Maßnahmen ergriffen werden, um dies zu verhindern. Allein die Schwere der Decke genügt bei länger dauernder Rückenlage, daß der Fuß langsam in Spitzfußhaltung übergeht und dann durch Verwachsungen oder Narbenschrumpfung und Schrumpfung der Wadenmuskulatur zu einer Fehlstellung oder gar Fehlform wird. Bei jeder Lagerung des Beines ist daher in solchen Fällen auf die richtige Einstellung des Fußes zu achten, besonders bei allen Frakturen und Entzündungen am Unterschenkel. Bei der Ruhigstellung im Gipsverband wurde bereits auf den richtigen Einstellungswinkel hingewiesen. Bei Extensionsverbänden muß die gleiche Vorsorge getroffen werden (Abb. 219). Die Behandlung beginnt in diesen Fällen mit der Prophylaxe. Eine einmal entstandene Spitzfußhaltung läßt sich durch Kniebeugen, wobei das kranke Bein in Ausfallstellung gebracht wird und die ganze Fußsohle am Boden bleibt, am besten bekämpfen. Dasselbe gilt für die Spitz-Klumpfußhaltung nach vorübergehenden Paresen. Auch hier muß man an die Entstehung dieser Fehlhaltung denken und diese durch geeignete Lagerung verhindern. Wo sie bereits ausgebildet ist, kann ihr ebenfalls durch Kniebeugen und Pronationsübungen entgegengearbeitet werden. Aus einer Spitzfußstellung, durch wirkliche Verkürzung der Achillessehne bedingt, entwickelt sich dann leicht eine Klump- oder Plattfußstellung je nach der Art der Belastung, der Art des Ganges und vorhandener Schwächen der Muskulatur. Nicht selten sind Fehlhaltungen auch die Folge einer vorübergehenden Überdehnung eines geschwächten Muskels. Wenn wir ihm Gelegenheit geben, sich wieder vollkommen auszuruhen, und ihm außerdem seine Arbeitsbedingungen verbessern durch Annäherung seiner Ansatzpunkte, so erholt er sich meist rasch. In der Regel genügen hiezu Übungen und Massage und Nachtschienen, in hartnäckigen Fällen ein Gipsverband für einige Wochen.

Die Fehlhaltung und Fehlstellung bei spastischen Zuständen sind sowohl der Schwächung des spastischen Muskels durch Verlängerung

seiner Sehne, als auch der Vernichtung eines Teiles der ihn versorgenden Nervenäste zugänglich. Praktisch kommt hiebei nur der spastische Spitzfuß in Betracht,
den wir durch Verlängerung der Achillessehne oder durch Neurotomie der Tibialis-
äste und endlich durch eine Anschlagarthrodese nach CAMPBELL bekämpfen
können. Über die Ablösung der Ursprünge der Gastroknemiusköpfe in der Kniekehle in solchen Fällen haben wir schon oben berichtet (S. 284). In allen Fällen
aber wird man versuchen, eventuell in Narkose, den spastisch verkürzten Waden-
muskel zu dehnen, den Spitzfuß auszugleichen und durch einen Gipsverband in
Hakenfußstellung den geschwächten Fußhebern Gelegenheit zu geben, sich zu
erholen.

Fehlstellung

Die Fehlstellungen des Fußes sind außerordentlich zahlreich, weil namentlich
die Lähmungserscheinungen nach Poliomyelitis die mannigfachsten Formen annehmen können. Je nach dem Ausfall der einzelnen Muskeln, der Mitwirkung
der Schwere des Fußes und dem jeweiligen Gebrauch oder Nichtgebrauch können
die verschiedenartigsten Haltungstypen entstehen. Auffallend ist jedenfalls,
daß selbst bei Lähmung der Fußbeuger, also den Muskeln der Tibialisgruppe, ein
Spitzfuß oder Spitzklumpfuß entstehen kann. Die Beseitigung dieser Fehlstellungen, die fast immer ein annähernd normales Gehen und Stehen unmöglich
machen, ist unbedingt notwendig. Sie läßt sich teilweise durch Apparate erreichen, deren ständige Änderung und Anpassung jedoch sehr kostspielig ist.
Seit der Einführung der Sehnenüberpflanzung nach NICOLADONI sind zahlreiche
Operationsvorschläge für die verschiedensten Lähmungstypen aufgestellt worden.
Im allgemeinen verdient hier wohl der von LANGE so warm empfohlene Grundsatz
ernste Beachtung, zur Beseitigung derartiger Fehlstellungen möglichst einfache
Operationspläne zu wählen, zum Ersatz von gelähmten Muskeln möglichst
funktionsverwandte Muskeln heranzuziehen und endlich die Teilung von Muskel-
einheiten tunlichst zu vermeiden. Auch darf man nie vergessen, daß jede Sehnenverpflanzung mit einem gewissen Kraftverlust einhergeht und eine Reihe von
Muskeln, so am Fuß der Triceps surae, überhaupt nicht vollständig ersetzbar
sind. Daher ist immer auch daran zu denken, ob nicht durch Vereinfachung der
Gelenksmechanismen, wie sie in Amerika vielfach geübt und von SPITZY besonders empfohlen wird, einem verpflanzten Muskel die Arbeit erleichtert werden
kann, was namentlich bei der Vielseitigkeit der Bewegungen im oberen und
unteren Sprunggelenk und in den Fußgelenken von Wichtigkeit ist, weil diese
zahlreichen Gelenke nur von gemeinsam über sie hinwegziehenden Sehnen beherrscht werden müssen. Über die Anordnung der Sehnen geben die Abbildungen
224 und 225 Aufschluß.

Der Ausfall eines einzelnen Muskels läßt sich in der Regel durch Überpflanzung eines Nachbarmuskels ausgleichen. Wesentlich schwieriger wird dies
bei Ausfall einer ganzen Muskelgruppe. Hier ist wieder die totale Peronäuslähmung, das Fehlen der Fußhebung für die Funktion ungünstiger, hingegen
eine Tibialislähmung schwieriger zu ersetzen. Bei Lähmungen beider Nerven
kommt in letzter Linie eine Arthrodese in Betracht, wenn auch der funktionelle
Erfolg, namentlich für unebene und gebirgige Gegenden, nicht immer vollkommen befriedigt. Wir haben aber im Laufe der Jahre gelernt, durch
Tenodesen, durch Teilarthrodesen und durch Anschlagarthrodesen den verschiedenartigsten Ansprüchen entgegen zu kommen.

Für Sehnenplastiken am Fuße sind die Operationspläne nach VULPIUS,
deren Vielseitigkeit jedoch eher Schaden als Nutzen gestiftet hat, dann von

CODIVILLA und BIESALSKI bis ins Kleinste ausgearbeitet. Wenn wir typische Operationspläne aufstellen sollen, so legen wir am besten nur die vier großen Gruppen, Spitzfußstellung, Pronations- und Supinationsdeformität und den Hakenfuß zugrunde und beachten weiters die Forderung: zuerst Beseitigung der Deformität und der deformierenden Kräfte, dann Herstellung passiv-korrigierender

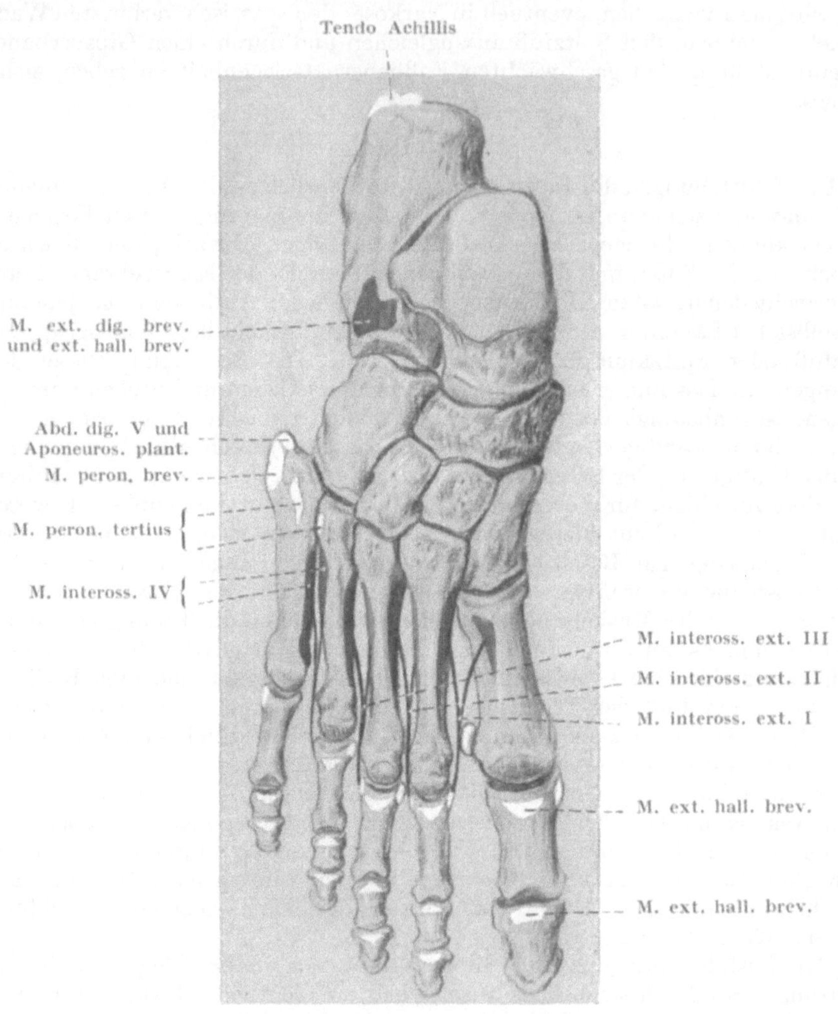

Abb. 224. Ursprünge (schwarz) und Ansätze (weiß) der Muskeln am Fußskelett. Dorsalseite; nach BRAUS

Kräfte und endlich Wiederherstellung des Gleichgewichtes im Kräftespiel der Muskeln.

Über die Beseitigung der deformierenden Kräfte durch Durchschneidungen der Sehnen und Bänder, über die Korrektur der Deformität selbst durch Umstellung oder Änderungen am Knochen werden wir bei der Fehlform sprechen. Die Herstellung passiv-korrigierender Kräfte, die also den Fuß in korrigierter

Stellung halten und seine Rückkehr in die Fehlstellung verhindern sollen, wird durch Tenodesen oder Fasziodesen erreicht. Man macht jetzt von ihnen wieder mehr Gebrauch, seit sich die übertriebenen Hoffnungen, die man auf die

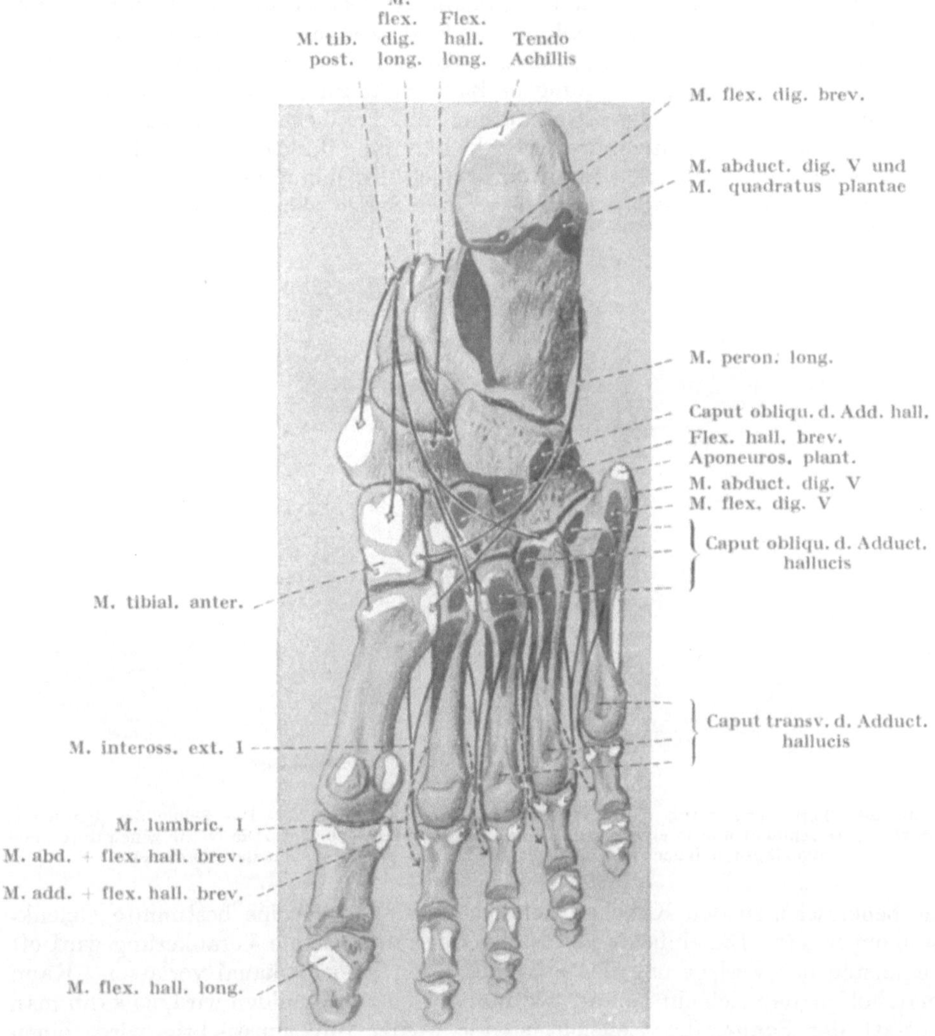

Abb. 225. Ursprünge (schwarz) und Ansätze (weiß) der Muskeln am Fußskelett. Plantarseite; nach BRAUS. Die Mm. lumbricales sind mit gestrichelten schwarzen Pfeilen dargestellt.

Sehnenplastik allein gestellt hatte, nicht erfüllt haben. Sind die ersten beiden Voraussetzungen erfüllt, dann erst wird durch Sehnenverpflanzungen das Muskelgleichgewicht wieder hergestellt. Wir können der Sehnenplastik nur dann auch die Korrektur der Fehlstellung dauernd übertragen, wenn uns entsprechend kräftiges und für diese Zwecke geeignetes Muskelmaterial zur Verfügung steht.

a) Bandversteifungen

Die Technik der Tenodese, wie sie TILANUS, CODIVILLA und REINER angegeben haben, hat geringe Wandlungen erfahren. Die Technik von CODIVILLA wurde von GALLIE und PUTTI weiter ausgearbeitet; während die REINERsche Technik, einen Seidenfaden durch die Sehne zu flechten und diesen durch einen Knochen zu ziehen, mit der Bildung von Seidensehnen nach LANGE zusammenfällt. In der Regel wird man bei kleinen Kindern auch mit der Tenodese zurückhaltender sein, weil eine gut gelungene Bandversteifung später unter dem Wachstum und seiner einseitigen Behinderung zur Fehlform führen kann. Selbstverständlich wird man auch nie, bevor die Lähmung ihren definitiven Endzustand erreicht hat, also frühestens zwei Jahre nach der Lähmung eine Tenodese vornehmen. Ihr Wesen besteht darin, daß eine Sehne oberhalb des Gelenkes, das

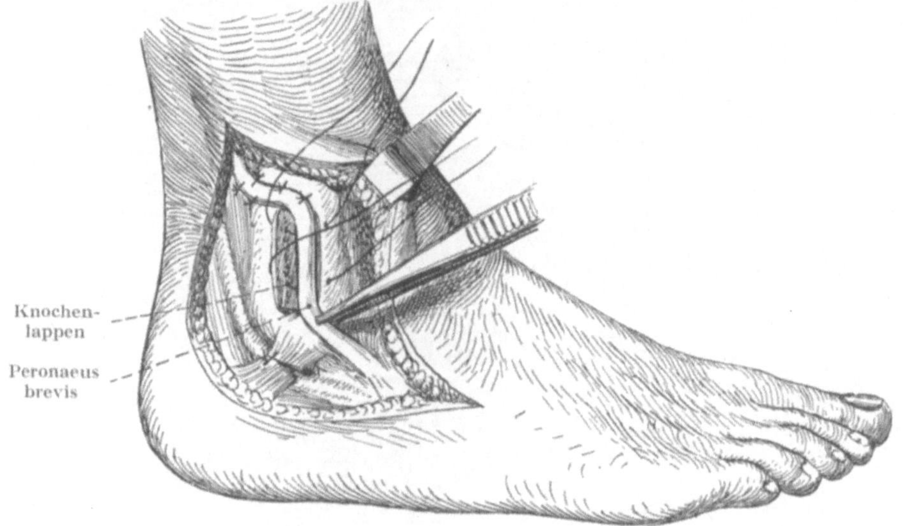

Abb. 226. Tenodese nach GALLIE bei Lähmungsklumpfuß. Die Sehne des Peronaeus brevis ist freigemacht und in eine Knochenrinne der Fibula eingebettet. Die Nähte gehen durch den aufgeklappten Knochenlappen, die Sehne und die Fibula an der Vorderseite.

sie beherrscht, in den Knochen befestigt wird und so eine bestimmte Gelenkstellung fixiert. Die einfache periostale oder subperiostale Verankerung wird oft zugunsten der Verlagerung der Sehne in einen Knochenkanal verlassen. Kann man hoffen, daß sich ein Teil der Lähmung noch zurückbilden wird, so kann man anstatt der Sehne, die vielleicht später wieder funktionstüchtig wird, einen Faszienstreifen, der das Gelenk überbrückt, verwenden und ihn in eine Knochenrinne versenken. Alle diese Operationen lassen sich gut in lumbaler oder Leitungsanästhesie ausführen; ja auch die örtliche Betäubung kann für nicht allzu ausgedehnte Plastiken vollkommen ausreichend sein.

Technik der Tenodese nach GALLIE bei paralytischem Klumpfuß
(Abb. 226)

Längsschnitt über den äußeren Knöchel 6 cm lang, Freilegung des Knochens und der Peronäalsehnen. Diese werden sorgfältig von ihrem Gleitgewebe befreit und ihre Oberfläche wird durch kleine Querschnitte angerauht. Dann macht

man einen Längsschnitt durch das Periost an der Außenseite des Knöchels und
Fibulaschaftes, schiebt es seitlich zurück und meißelt in derselben Richtung eine
Rinne in den Knochen, um eine Sehne aufzunehmen, eventuell wird eine zweite

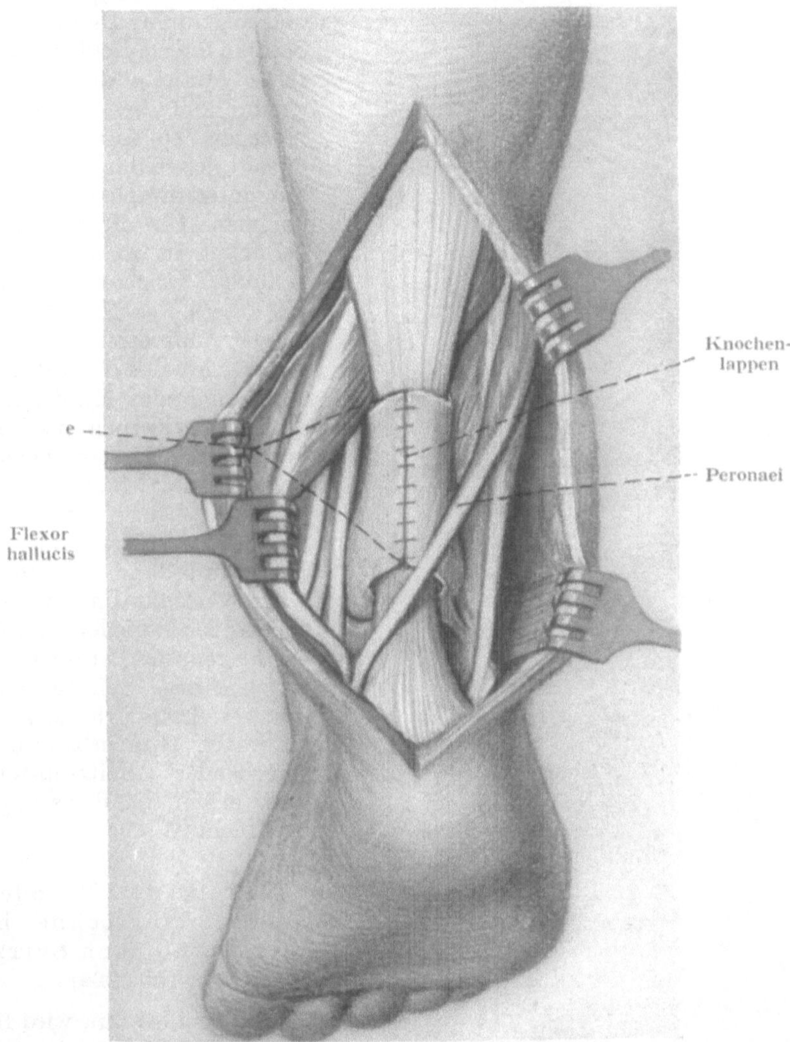

Abb. 227. Tenodese nach GALLIE bei Lähmungshakenfuß. Der Flexor hallucis ist nach
innen verzogen; von der Hinterseite der Tibia sind zwei Periost-Knochenlappen abgelöst, unter die
die Achillessehne einmanschettiert wird (bei e). Zur Verstärkung sind beide Peronaei schlingenförmig
auf den Kalkaneus verpflanzt worden.

Rinne etwas weiter rückwärts angelegt. Nach vollständiger Korrektur der
Varusstellung wird der Peronaeus longus in die vordere Rinne eingelegt und durch
exakte Periostnähte gut fixiert, in die hintere Rinne der Peroneus brevis auf
dieselbe Art. Faszien- und Hautnähte. Gipsverband für mindestens zwei
Monate in korrigierter Stellung.

Technik der Tenodese nach GALLIE bei paralytischem Hakenfuß
(Abb. 227)

Längsschnitt über die Achillessehne 10 cm lang bis an ihren Ansatz am Fersenbein. Die Sehne wird von allem umgebenden Gewebe sorgfältig befreit und angerauht. Dann wird das Septum intermusculare, das die tiefen Muskeln deckt, durchtrennt und diese nach innen verzogen, so daß die Hinterfläche des Tibiaschaftes und ihre untere Epiphyse zu Gesicht kommen. Um die Hinterfläche der Tibia in genügender Ausdehnung freizulegen, müssen oft Fasern des Flexor hallucis longus durchtrennt werden. Dann wird das Periost in der Mittellinie eingeschnitten und ein Türflügellappen aus Periost und Kortikalis herausgemeißelt, so daß eine tiefe Rinne von 5 bis 7 cm Länge entsteht und bis in den Markraum reicht. Hier wird dann die Achillessehne versenkt und der Knochenlappen wieder darübergeschlagen, das Periost darüber in leichter Spitzfußstellung exakt vernäht. Faszien- und Hautnaht. Gipsverband in entsprechender Spitzfußstellung für zwei Monate. Belastung erst nach acht Wochen.

Technik der Tenodese der Achillessehne bei Hakenfuß nach SPITZY
(Abb. 228)

Die Achillessehne wird 10 cm ober dem Kalkaneus abgetrennt und an die Tibia genäht und mit dieser durch Knochennaht fest verbunden, und zwar in jener Spannung und bei jener Stellung des Sprunggelenkes, die einer leichten Spitzfußstellung entspricht und unter

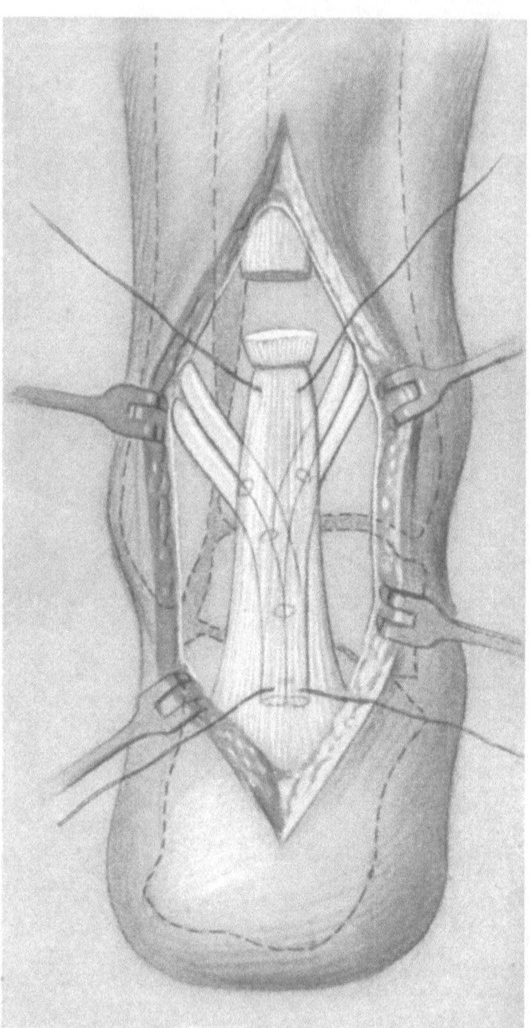

Abb. 228. Tenodese bei Hakenfuß nach SPITZY. Die Achillessehne ist handbreit über der Ferse durchtrennt und an die Hinterseite der Tibia durch Knochennähte, die noch nicht geknüpft sind, befestigt. Zur Verstärkung sind von außen die Peronaei, von innen Flexor hallucis und Tibialis post. hineinverflochten.

Berücksichtigung der durch etwaige Verkürzung notwendigen Erhöhung des Schuhabsatzes. Zur Verstärkung können noch außen die Peronaei, innen der Flexor hallucis und der Tibialis posticus in die Achillessehne verflochten werden.

Technik der Tenodese nach GALLIE bei paralytischem Spitzfuß

Längsschnitt über den Tibialis anticus. Die Tibia darunter wird freigelegt und eine Grube in ihre Vorderfläche nach Abheben des Periosts eingemeißelt, zur Aufnahme der ihres Gleitgewebes sorgfältig entblößten und angerauhten

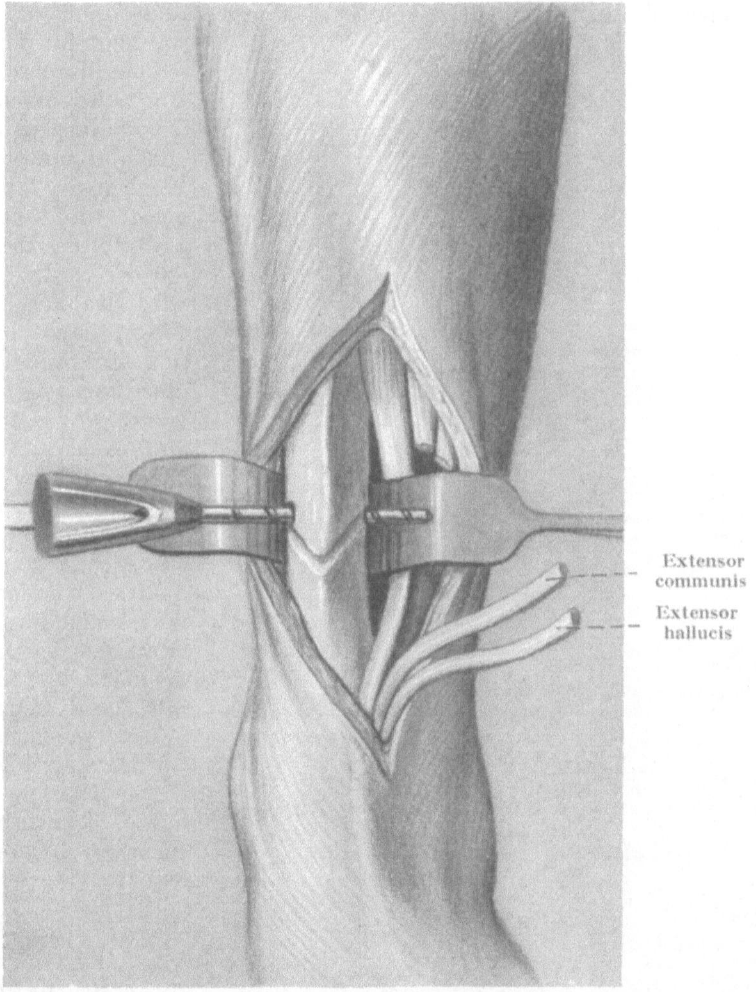

Abb. 229. Tenodese bei Spitzfuß nach PUTTI. Die Tibia ist freigelegt, quer durchbohrt und trägt an der Vorderseite schräg abfallende Knochenrinnen. Der Extensor communis und hallucis sind hoch durchtrennt und zur Seite geschlagen.

Sehnen des Tibialis anticus und des Zehenstreckers. In entsprechender Einstellung des Fußes zum Unterschenkel von 100 bis 120⁰ werden die Sehnen durch Periostnähte fixiert, Faszie und Haut darüber geschlossen und ein Gipsverband in der gewünschten Winkelstellung für zwei Monate angelegt.

ALBEE modifiziert die Befestigung der Sehne derart, daß er zuerst aus dem Knochen einen Türflügellappen herausklappt, dann darunter mit dem Hohlmeißel eine Rinne zur Aufnahme der Sehne vertieft, die Sehne hineinlegt und den Knochenlappen wieder darüberklappt, der dann durch Periostnähte in dieser Stellung festgehalten wird.

Technik der Tenodese nach PUTTI bei Spitzfuß (Abb. 229 und 230)

10 cm langer Schnitt nach außen von der vorderen Tibiakante bis zum Sprunggelenk reichend. Die Sehne des Extensor hallucis und digitorum longus werden im oberen Wundwinkel durchschnitten und zur Seite geschlagen. Der Tibialis anticus wird zurückgehalten und die vorderen Flächen der Tibiakante freigelegt, die Weichteile durch Elevatorien zurückgedrängt. An der vorderen Außenseite wird das Periost etwa drei Finger breit oberhalb des oberen Sprunggelenkes auf eine kurze Strecke durchtrennt und dann horizontal ein Kanal durch den Knochen gebohrt, je nach der Dicke der Sehnen in 2 bis 7 mm Breite. Nun wird die eine Sehne von innen nach außen, die andere von außen nach innen durch den Kanal durchgezogen und erst miteinander und dann wieder mit ihren Sehnenstümpfen bei entsprechender Korrektur der Spitzfußstellung vernäht. Faszien- und Hautnähte, Gipsverband in korrigierter Stellung für zwei Monate.

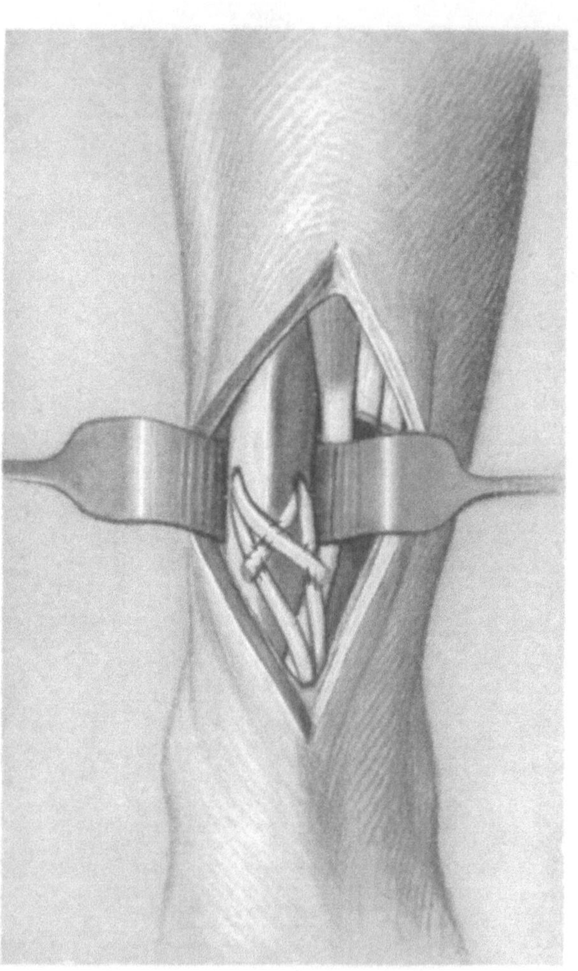

Abb. 230. Tenodese bei Spitzfuß nach PUTTI. Die beiden abgetrennten Sehnen werden durch den Knochenkanal gezogen und bei leichter Hakenfußstellung schlingenförmig miteinander vernäht.

Technik der Fasziodese bei Peronäuslähmung nach STOFFEL (Abb. 231)

Die jeweiligen Ansatzpunkte für die Faszie müssen im Einzelfall ermittelt werden. Nur eine Befestigung am Skelettsystem, und zwar in einer Knochenrinne kann dauerhaft sein. Der Zügel wird um den Metakarpus V und die Fibula oder Tibia ausgespannt. Der Faszienstreifen wird spiralig um den Knochen geführt, in eine Knochenrinne versenkt und dann befestigt. Starke Hängefüße werden sehr günstig durch zwei Zügel beeinflußt, der eine greift am Metatarsus V

zur Hebung des äußeren, der andere am Metatarsus I zur Hebung des inneren
Fußrandes an. Beide Zügel verlaufen entweder parallel oder sie kreuzen sich.
Ruhigstellung im Gipsverband für vier bis sechs Wochen.

Technik der Seidengelenksbänder nach LANGE (Abb. 232)

In gleicher Weise, wie bei Teno- oder Fasziodesen, wird 3 cm oberhalb des
Gelenkspaltes durch Tibia oder Fibula ein Kanal durchgebohrt, durch den vier
entsprechend kräftige Seidenfäden durchgezogen werden. Sie werden subkutan
zum äußeren Fußrand, Kuboid, und zum inneren Fußrand, Navikulare, geführt

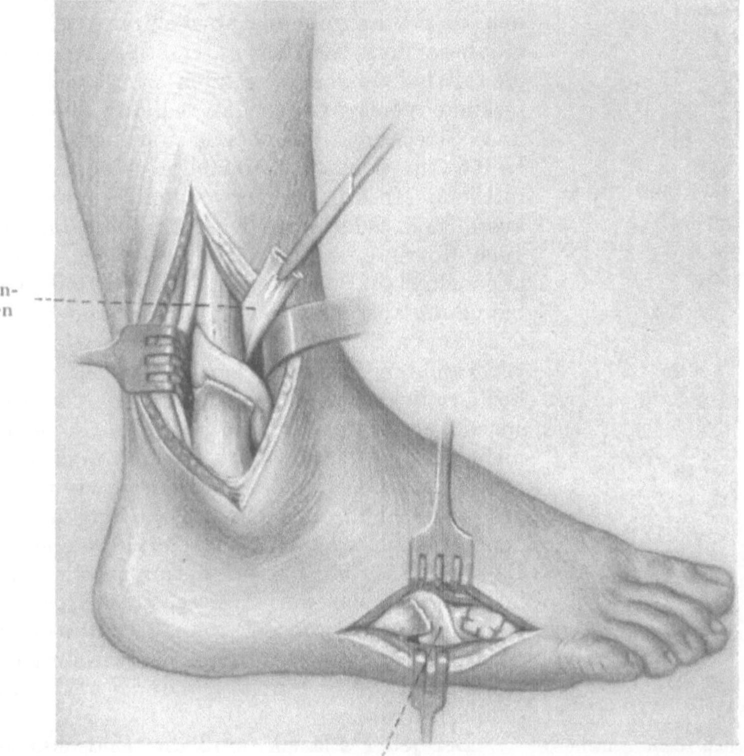

Abb. 231. Fasziodese bei Peronäuslähmung nach STOFFEL. Zwischen Metatarsus V und
Fibula wird der Faszienstreifen ausgespannt, spiralig um den Knochen herumgeführt und in eine
Knochenrinne versenkt.

und dann an der gewählten Stelle in der gewünschten Korrekturstellung periostal
verankert. In ähnlicher Weise kann von der Fibula durch die Mitte der Achillessehne zum Kalkaneus ein drittes Seidenband gezogen werden, so daß der Fuß
schließlich gegen alle Bewegungen über eine passive Dorsalflexion von 80˙ und
passive Plantarflexion von 110⁰ hinaus gesperrt ist. Die Nachbehandlung muß
bei den künstlichen Bändern mindestens ein Jahr mit Nachtschiene und Einlage durchgeführt werden, denn die Umwachsung der künstlichen Bänder erfolgt
langsamer und spärlicher als bei den künstlichen Sehnen. Die Anheftungsstellen
werden durch Lappenschnitte freigelegt, damit die Seide außerhalb des Bereiches
der Hautwunde liegt.

b) Die Sehnenplastiken am Fuß

Wir haben die wesentlichsten Grundzüge schon oben besprochen. Fehlen nur einzelne Muskeln und sind sonst kräftige Muskeln zur Verfügung, so muß eine zweckmäßige Verteilung erfolgen. Dabei werden wir die hinter den Knöcheln verlaufenden Sehnen gemeiniglich als Beuger, die vor ihnen verlaufenden als Fußheber ansehen dürfen. Nur die Mm. peronaei können wir unschwer auch vor dem äußeren Knöchel vorbeiführen und so zu ziemlich vollwertigen Fußhebern machen; wir können sie also in beiden Gruppen verwenden. Dort wieder, wo uns direkt angreifende Muskelkräfte fehlen, dies gilt besonders für das untere Sprunggelenk und die Mittelfußgelenke, werden wir entweder diese Gelenke versteifen, so daß lediglich die Beugung und Streckung im oberen Sprunggelenk übrig bleibt, für welche vereinfachte Bewegung wir die restliche Muskulatur verwenden. Sie muß hiefür ausreichen. Oder statt der Arthrodese können wir auch durch eine Teno- oder Fasziodese den unangenehmsten Teil einer fehlerhaften Gelenkbewegung ausschalten und die vorhandenen Reste der Muskulatur für die Bewegungen in einem gewünschten Sinne zusammenfassen. Bei sehr hochgradigen Lähmungen werden die vorhandenen spärlichen Reste der Muskulatur nicht mehr für mehrfache Bewegungen ausreichen, man wird sich begnügen müssen, den Fuß soweit zu versteifen, daß keine Fehlform mehr besteht und die vorhandene Muskulatur nur dazu benützen, eine gewisse Beweglichkeit im oberen Sprunggelenk offen zu lassen, die eben durch diese Muskelreste, wenn nötig, gesperrt werden können. Diesen Anforderungen entsprechen die Teilarthrodesen nach HOKE und SPITZY in Verbindung mit einfachen Sehnenplastiken.

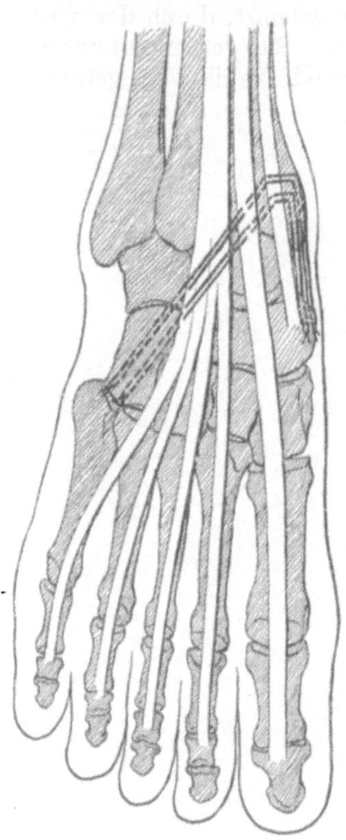

Abb. 232. Künstliche Seidenbänder bei Spitzfuß nach LANGE. Zwischen dem gemeinsamen und dem Großzehenstrecker wird ein Loch durch die Tibia gebohrt; dort werden vier kräftige Seidenfäden durchgezogen und innen am Navikulare, außen am Kuboid periostal verankert.

Bei jeder Plastik muß die Endsehne geradlinig zum neuen Ansatzpunkt verlaufen, wenn eine gute Zugwirkung erzielt werden soll. Die Spannung der verpflanzten Sehne ist so zu wählen, daß in korrigierter Stellung, wenn die Ansatzpunkte einander genähert sind, die Sehne entspannt ist. In Berücksichtigung der Forderungen BIESALSKIS muß man ferner darauf achten, daß die Sehne des Kraftspenders erst dann freigelegt und aus ihrem Lager gelöst wird, wenn das Bett zu ihrer Aufnahme vollkommen bereit ist und die Verpflanzung sofort durchgeführt werden kann.

Allgemeine Technik der HOKESchen Operation bei gelähmten Füßen (Abb. 233 und 234)

Schnitt ober dem äußeren Rande des Taluskopfes nach ab- und rückwärts zum unteren Rande des äußeren Knöchels. Die untere Sprungbeingrube begrenzt oben vom Talushals, unten vom vorderen Rande des Kalkaneus und hinten vom

Körper des Talus, wird freigelegt und das dort befindliche Fettgewebe sorg-
fältig entfernt. Die Zehenstrecker werden nach vorne abgeschoben, so daß der
untere Teil des Halses und der Körper des Talus ganz frei liegen; auch der obere
Anteil des Talushalses wird freigemacht. Die Kapsel und Bandverbindungen des
Taluskopfes mit dem Navikulare werden unten außen beginnend um den Kopf
herum bis an die Innenseite durchschnitten. Jetzt werden mit Hammer und
Meißel von der Unterfläche des Taluskörpers und vom zugehörigen Teil des
Kalkaneus die Gelenkflächen abgetragen und entfernt, dann wird der Talushals
dort, wo er in den Körper übergeht, etwa in der Frontalebene mit dem Meißel
durchtrennt, wobei darauf zu achten ist, daß der Meißel nicht zu schräg gegen
den Taluskörper gerichtet ist. Der abgetrennte Kopf und Hals werden mit einer

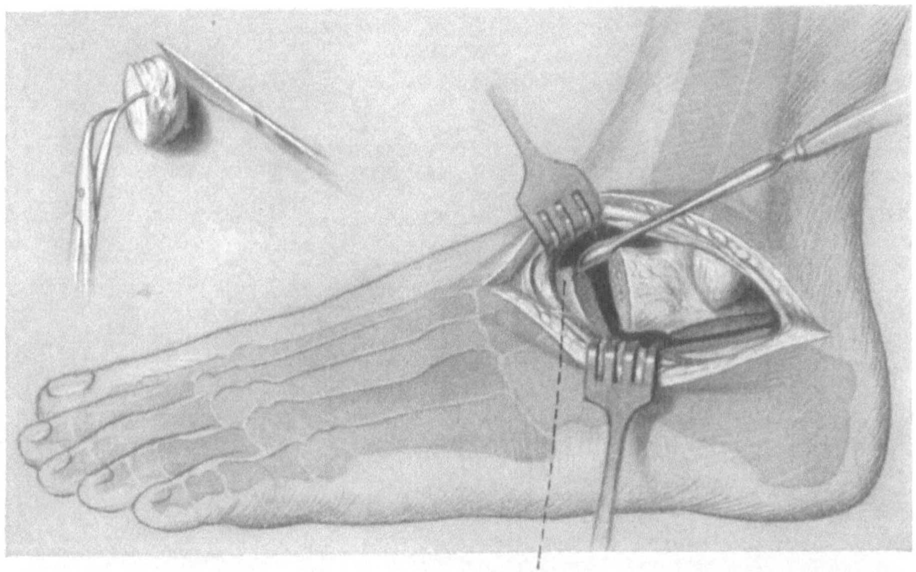

Abb. 233. Teilversteifung nach HOKE (Allgem. Technik). Der Talus ist freigelegt, sein Kopf
reseziert; die Unterfläche des Taluskörpers und der entsprechende Teil des Kalkaneus sind angefrischt
(im rechten Wundwinkel). Der Gelenkanteil des Navikulare wird mit dem scharfen Löffel abgetragen.
Links oben der Taluskopf, sein Gelenksknorpel wird mit dem Messer entfernt.

Knochenzange gefaßt, mit einem Elevatorium herausgehebelt und noch bestehende Verbindungen mit der Schere durchschnitten. Der herausgenommene
Taluskopf wird in ein feuchtes Tuch eingeschlagen und liegt auf dem Operationstisch. Nun wird der proximale Knorpelüberzug des Navikulare mit dem scharfen
Löffel abgekratzt, ebenso die sichtbare Knorpelfacette am Kalkaneus. Das
weitere Vorgehen richtet sich jetzt nach der vorliegenden Deformität; siehe
weiter unten.

Die Operation soll nicht vor dem sechsten Jahre ausgeführt werden, wenn
auch schon mit drei Jahren gute Erfolge erzielt worden sind. Als Vorteile dieser
Operation werden gerühmt und ich kann dies zum Teil aus eigener Erfahrung
bestätigen, daß der Fuß sein natürliches Aussehen behält, beim Stehen und
Gehen keine seitliche Drehung um die Längsachse eintritt und zur Nachbehandlung keine Schienen notwendig sind.

Ersatz der Fußheber

Der Ausfall des langen Zehenstreckers als Fußheber kann in leichten Fällen wettgemacht werden durch die Verpflanzung des meist erhaltenen Großzehenstreckers auf die Mitte des Fußrückens; auch die Vorverlagerung der langen Peronäussehne vor den äußeren Knöchel kann die Fußhebung stärken. In schwereren Fällen wird man bei gleichzeitiger seitlicher Schlotterung nach SPITZY das untere Sprunggelenk versteifen und die vorhandenen Muskeln, die vor dem Knöchel verlaufen, auf den Fußrücken vereinigen. In anderer Weise beseitigt CAMPBELL den Spitzfuß, indem er auf den Kalkaneusknorren eine Knochenmauer aufbaut, die einen rückwärtigen Anschlag bildet, so daß die Fußsenkung verhindert wird.

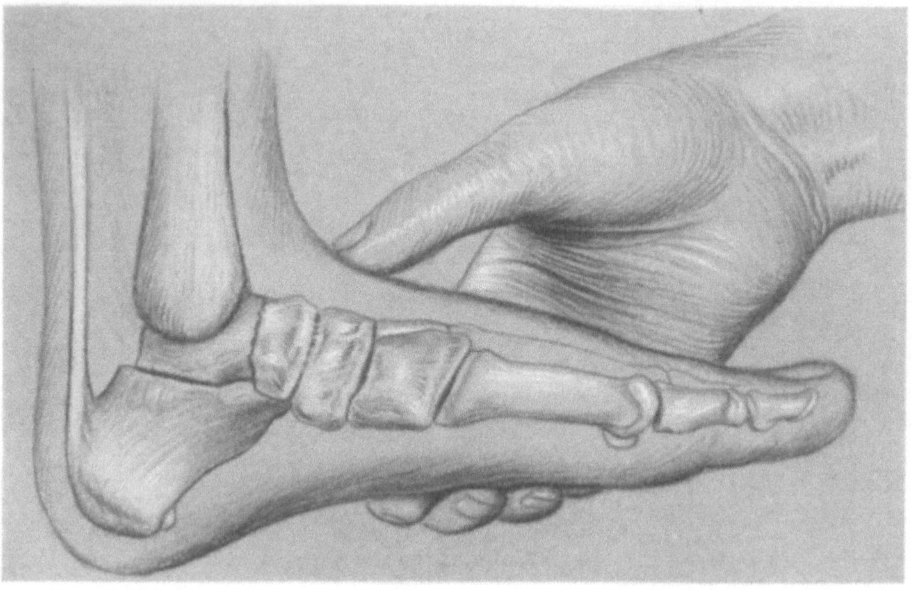

Abb. 234. Teilversteifung nach HOKE (Allgem. Technik). Der Taluskopf ist wieder eingesetzt; Talus und Kalkaneus liegen aneinander, Fixierung des Fußes zur Anlegung des Gipsverbandes

Technik der Verpflanzung des Extensor hallucis auf den Fußrücken bei gelähmtem Extensor digitorum nach LANGE

Ein Schnitt legt auf dem Fußrücken den Extensor hallucis frei; seine Sehne wird etwa in der Mitte des Fußrückens durchschnitten; das zentrale Ende wird in einer Ausdehnung von 2 bis 3 cm mit Seide durchflochten. Ein zweiter Schnitt, der parallel dem äußeren Fußrand, 3 cm von demselben entfernt, auf den Fußrücken geführt wird, legt den Metatarsus IV und das Kuboid frei. Mit einer langen Kornzange wird im subkutanen Gewebe von der lateralen Wunde zur medialen auf stumpfe Weise ein Kanal geschaffen und durch denselben die Sehne des Extensor hallucis nach dem Kuboid, dem neuen Ansatzpunkt des Muskels gezogen. Nun wird das Periost des Kuboid in einer Ausdehnung von 2 cm gespalten, zurückgeschoben und das Ende der Sehne in die Periostspalte hineingelegt; dann werden die beiden Seidenfäden mit zwei oder drei Stichen durch

die peripher von der Periostspalte gelegenen Teile der Knochenhaut vom Kuboid
und den Metatarsen hindurchgeführt, wobei die Nadel in möglichster Tiefe
durchgestoßen wird. Es soll vermieden werden, mit der Nadel das Innere des
Gelenkes zu eröffnen, durch die Wandung der Gelenkskapsel, Bänder und
Knorpel kann man aber unbedenklich durchstechen. Sind beide Fäden durchgezogen, so werden sie je nach der Spannung, welche man für den neuen Muskel
wünscht, angezogen und geknotet. Zum Schlusse wird das am Kuboid abgelöste
Periost mit zwei oder drei Nähten über der Sehne vereinigt. Hautnähte, Gipsverband in korrigierter Stellung für vier Wochen.

Technik der Verpflanzung des Peronaeus longus auf das Kuboid nach CODIVILLA

Längsschnitt hinter dem äußeren Knöchel nach aufwärts, zur Freilegung
und Inspektion der Muskelbäuche der Peronaei. Die Sehne des Peronaeus longus
wird angespannt, dann von einem kleinen Längsschnitt am äußeren Fußrand
neuerlich freigelegt und möglichst peripher, eventuell von einem kleinen Schnitt
am Innenrand des Fußes am Kuneiforme I durchtrennt. Ein kurzer Schnitt
legt dann die Basis des Metatarsus V frei; von dort wird im Faszienfach des
Peronaeus tertius eine Öhrsonde über den Fußrücken zur Unterschenkelwunde
geführt und die Sehne des Peronaeus longus zur neuen Ansatzstelle geleitet.
Nach Querspaltung des Periosts über dem Kuboid oder Metatarsus V durch zwei
parallele Periostknochenschnitte wird eine Periostknochenbrücke gebildet und die
Sehne hier subperiostal unter dieser Brücke durchgezogen und mit Nagel (es
genügen auch Seidennähte) in mäßiger Spannung befestigt. Wenn nötig, muß
die Endsehne mit Seidenfäden durchflochten werden und diese durch tiefgreifende
Nähte am Periost, Knochen und Bänder befestigt werden. Hautnähte nach
Schluß der Faszie am Unterschenkel. Zweischichtige Weichteilnaht, Gips-
verband in überkorrigierter Stellung für vierzehn Tage, dann Ersatz des
Gipsverbandes durch eine Gipsschiene, die an der Fersenseite angelegt, die
Plantarflexion verhindert, die Dorsalflexion freigibt und Beginn mit aktiven
Übungen.

Technik der Arthrodese des unteren Sprunggelenkes nach SPITZY, mit Zugang von hinten durch die Achillessehne nach SAMTER
(Abb. 235)

Längsschnitt seitlich der Achillessehne, Freilegung derselben. Ein Messer
wird 3 cm oberhalb des Tuber calcanei in der Mitte der Achillessehne eingestoßen
und sofort in die Tiefe bis auf den Knochen geführt. Die Sehne wird in der
Mittellinie nach abwärts gespalten und die Hälften Z-förmig oben und unten
durchtrennt und aufgeklappt. Die ebenfalls längsdurchtrennten Weichteile
werden zur Seite gehalten, blutende Venen ligiert. Nun liegen beide Sprung-
gelenke frei, das obere läuft quer, das untere schräg, die Kapsel wird eröffnet
und mit einem breiten Meißel wird nun der Knorpelüberzug jener Flächen, die
das untere Sprunggelenk bilden, abgetragen. Liegt eine Plattfuß- oder Klump-
fußeinstellung vor, so erfolgt die Resektion keilförmig. Soll auch das obere
Sprunggelenk teilweise versteift werden, so wird nun mit einem Meißel die
Talusrolle durch Abmeißlung ihrer konvexen Fläche in eine Ebene verwandelt
und das Dach des Sprunggelenkes von seinem Knorpelüberzug befreit. Naht
der Achillessehne, der Faszie und der Haut, Gipsverband in einer Einstellung
des Fußes zum Unterschenkel von 100° für acht Wochen. Die so herbeigeführte

Arthrodese gestattet noch eine beschränkte Beweglichkeit in der Sagittalebene, die durch Vereinigung und Befestigung sämtlicher vorhandener Fußheber auf die Mitte des Fußrückens beherrscht werden kann.

Spezielle Technik nach HOKE bei einfachem Hängefuß (vgl. Abb. 233 und 234)

Vom herausgenommenen Taluskopf wird der Knorpelüberzug abgetragen. Wenn man ihn jetzt bei aufgehobener Spitzfußstellung wieder einsetzen will, erscheint er zu lang, man muß daher auf einem Holzblock mit dem Meißel ein entsprechendes Stück abtragen. Um ihn tief genug einsetzen zu können, muß oft auch von der Unterfläche ein Stück entfernt werden. Jetzt wird der Taluskopf hineingedrückt und muß vom Operateur so gehalten werden, bis der Gipsverband fertig ist. Fortlaufende Nähte des Unterhautzellgewebes und der Haut. Gipsverband bei rechtwinklig zum Unterschenkel eingestellten Fuß unter Vermeidung jeder seitlichen Abweichung; er bleibt sechs bis siebeneinhalb Wochen bei Kindern und acht bis neun Wochen bei Erwachsenen liegen. Nachbehandlung durch zwei Wochen mit Massage.

Technik der hinteren Anschlaggelenksperre nach CAMPBELL (Abb. 236 bis 238)

Längsschnitt über die Achillessehne, die dann Z-förmig gespalten und aufgeklappt wird. Das lockere Gewebe zwischen der Sehne und der Tibia wird entfernt, bis der hintere Rand der Tibia und der obere Rand des Tuber calcanei vollkommen freiliegen. Die Ferse wird jetzt gesenkt und der hintere Vorsprung des Talus abgetragen. Nun wird der obere Rand des Tuber calcanei mit einem Meißel schräg von rückwärts angemeißelt

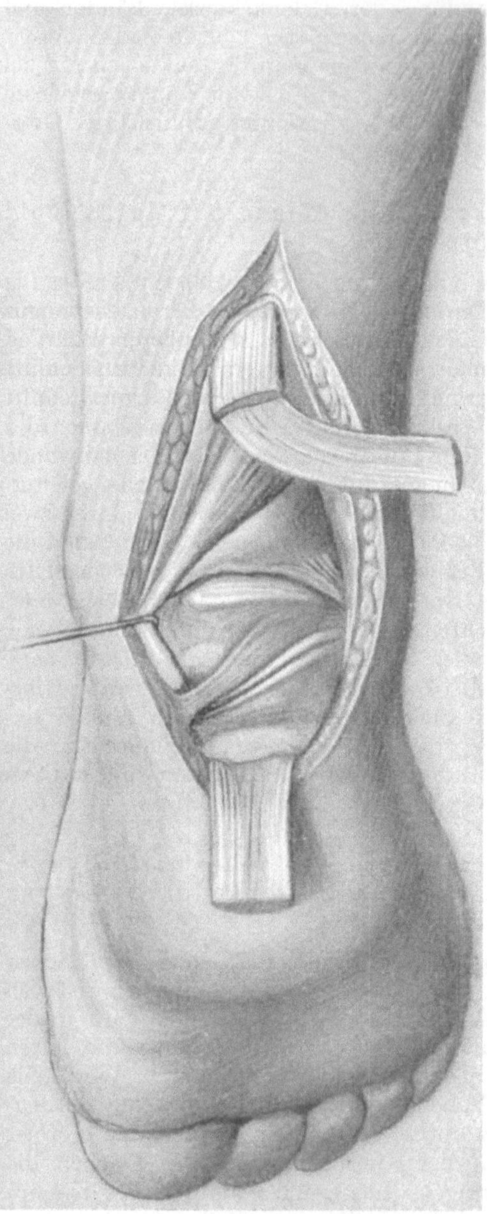

Abb. 235. Zugang zum unteren Sprunggelenk von hinten durch die Achillessehne nach SAMTER. Die Achillessehne ist frontal geteilt, der Großzehenbeuger zur Seite gezogen; die Gelenkfläche zwischen Tibia und Talus sowie zwischen Talus und Kalkaneus liegen frei.

und nach aufwärts umgebrochen. In diese Kalkaneuswunde werden die Knochenstückchen vom Talus pyramidenartig aufgebaut, bis sie über den hinteren Rand der Tibia emporragen. Meist wird diese Operation in Verbindung mit Versteifungen der kleinen Gelenke des Mittelfußes verbunden (s. HOKEsche Operation S. 348) und die dort entnommenen Knochenstückchen hiefür verwendet. Über die Knochenmauer werden die Weichteile und die durchtrennte Achillessehne wieder exakt vernäht, Faszie und Haut darüber geschlossen. Gipsverband in Hackenfußstellung für achtzehn Wochen und für sechs weitere Monate ein gegen die Plantarflexion gesperrter Apparat.

Die Anfrischung der kleinen Mittelfußgelenke geschieht von einem vorderen seitlichen Schnitt über das Sprunggelenk, vor der Fibula über den Fußrücken zum Kuneiforme III ziehend. Nach Durchtrennung der tiefen Faszie wird die Sehne des Extensor digitorum communis nach innen verzogen, Bänder und Periost durchtrennt und die Gelenke freigelegt. Taluskopf und Navikulare, der proximale Anteil der Kuneiforme und das Kalkaneuskuboidgelenk werden angefrischt. Die dabei gewonnenen Knochenstückchen sorgfältig aufgehoben und darüber Faszie und Haut wieder geschlossen.

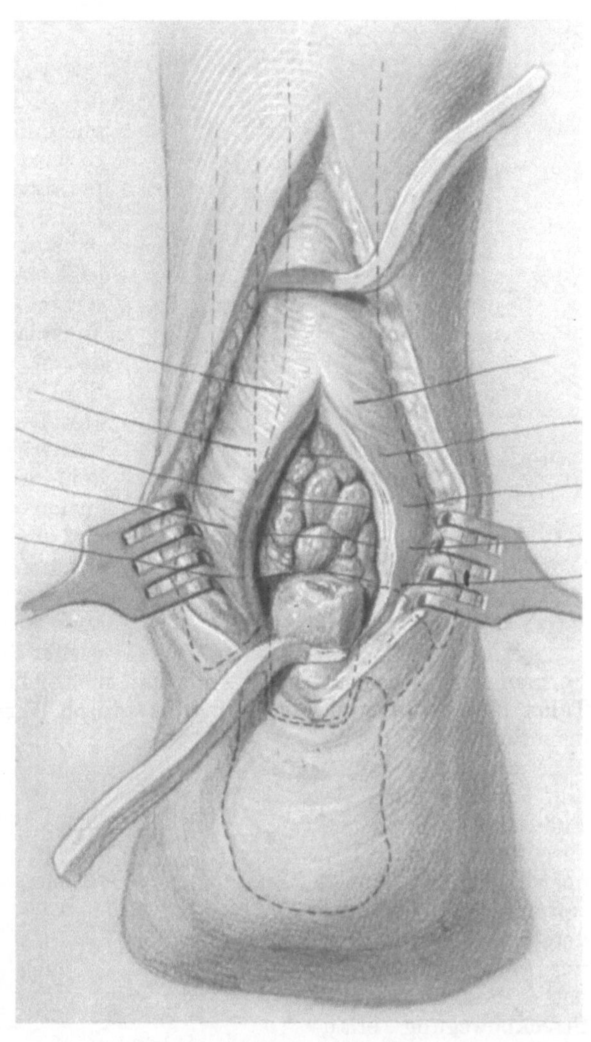

Abb. 236. Hintere Anschlaggelenksperre nach CAMPBELL. Nach Z-förmiger Durchtrennung der Achillessehne werden die Weichteile bis auf die Tibia gespalten, der obere Anteil des Kalkaneus angemeißelt und nach oben umgebrochen, Knochenstückchen werden aufgemauert und darüber Weichteile und Sehne wieder geschlossen.

Modifikation nach CAMERA

Nach Eröffnung der Gelenkskapsel wird in den hinteren Rand des Talus in der Richtung nach vorne und unten eine 2 cm tiefe und ebenso breite Knochenrinne geschlagen und in diese ein der vorderen seitlichen Fläche der Tibia entnommener Knochenkeil 3 : 1½ cm bei rechtwinklig gehaltenem Fuße eingesetzt, der etwa 1 cm herausragt. Nachbehandlung dieselbe.

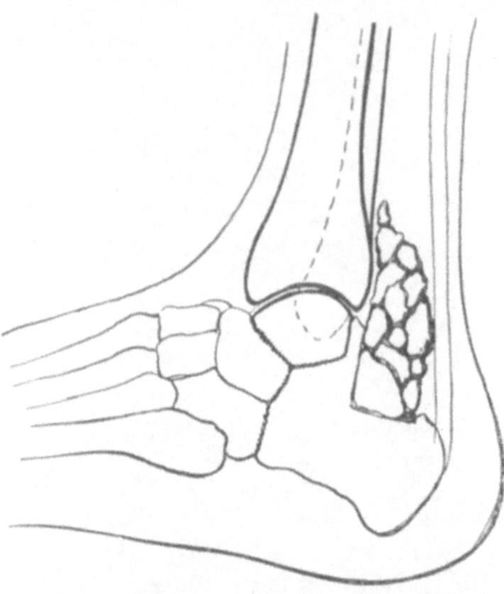

Abb. 237. Anschlaggelenksperre nach CAMPBELL. Ansicht von der Seite; es ist eine Versteifung zwischen Kalkaneus, Talus und Kuboid vorausgegangen, die das Material für die Knochenmauer geliefert hat.

Ersatz der Pronatoren; Peronäuslähmung — Lähmungsklumpfuß

Hat man nach den Grundsätzen des Klumpfußredressements (s. d.) allenfalls fehlformende Kräfte beseitigt, so wird man bei höheren Graden eines paralytischen Klumpfußes mit Vorteil zuerst durch eine Fasziodese den Fuß in korrigierter Stellung halten, in leichteren Fällen direkt als lebendige Kraft einen vorhandenen kräftigen M. tibialis anticus auf den Ansatzpunkt des M. peronaeus tertius verpflanzen. Sind nur Gastroknemius und Tibialis anticus erhalten, so kann man nach vorheriger Fasziodese (oder künstliche Seidenbänder) nach LANGE am Tibialis anticus an der Grenze von Muskelbauch und Sehnengewebe eine Seidensehne anhängen und diese durch das Fettgewebe zum Kuboid führen, wodurch auch das aktive Kräftegleichgewicht wieder hergestellt wird. Bei schweren Formen wird, namentlich in Amerika, in solchen Fällen die Entfernung des Talus nach WHITMAN ausgeführt. Dadurch verschwindet die Talusrolle aus dem Bau des Gelenkes, über die die Beugung und Streckung des Fußes im Sprunggelenk ausgeführt wird. Das obere und untere Sprunggelenk werden vereinheitlicht zu einer nur mehr unbedeutenden Beugung und Streckbewegung erlaubenden gelenkigen Verbindung. Der Operation wird von vielen Seiten die Gefahr seitlicher Deformitäten nachgesagt. Dies wird aber von MAC AUSLAND darauf zurückgeführt, daß die Operation bei noch bestehenden destruktiven

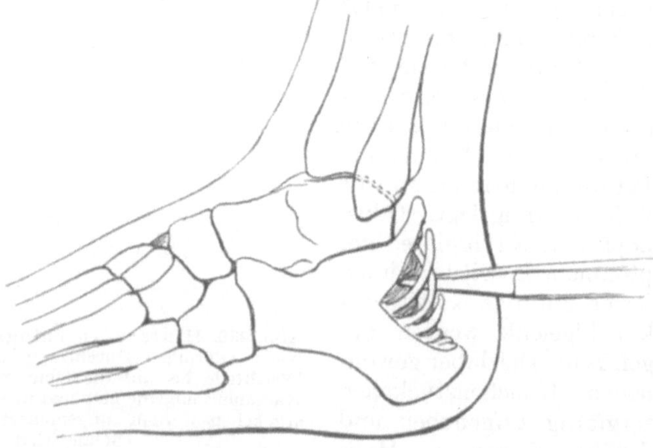

Abb. 238. Anschlaggelenksperre nach CAMPBELL. Nach Abtragung des hinteren Vorsprunges des Talus wird der Anschlag nur durch Aufrichten des Tuber calcanei hergestellt.

Veränderungen ausgeführt wurde. Die Deformität muß immer zuerst beseitigt werden, dann erst kann die Talusentfernung vorgenommen werden. Auch

Spitzy empfiehlt sie bei hochgradiger Klumpfußstellung und auffallender
Schlaffheit des Sprunggelenkes im Sinne einer Supination, während er sonst
nach Ausschaltung des unteren Sprunggelenkes den Tibialis posticus auf die
Achillessehne, den Tibialis anticus und Extensor hallucis auf die Außenseite
des Fußrückens verpflanzt. Ist nur die Achillessehne erhalten, so wird sie zu
einer muskulären Zwinge, die gleichzeitig am Kalkaneus und Fußrücken angreift,
umgewandelt, während Lange wieder an der Muskel-Sehnengrenze des Triceps
surae zwei kräftige Seidensehnen einflicht und durch das Spatium interosseum
nach vorne zum Navikulare und Kuboid führt. In neuerer Zeit werden in Amerika
neben der Whitmanschen Operation in solchen Fällen auch vielfach die Resektion des Taluskopfes und entsprechende Teilarthrodesen nach Hoke verwendet.

Technik des Ersatzes des Musculus peronaeus tertius durch den
Tibialis anticus nach Biesalski-Mayer (Abb. 239 bis 241)

Hautschnitt 4 cm über der Malleolarlinie beginnend, entlang der Sehne des
Tibialis anticus bis zum inneren Fußrand, soweit nach abwärts, daß die Tibialissehne in ihrer vollen Länge gewonnen werden kann, weil sie sonst für die Verpflanzung nicht lang genug ist. Dabei muß die quer verlaufende Vena saphena
magna ligiert und durchtrennt werden. Die Sehnenscheide wird etwa auf der
Höhe der Malleolarlinie eröffnet, bis zu ihrem oberen Ende und dann noch weiter
hinauf die Faszie aufgesucht. Die Überleitung der Tibialissehne in das Faszienfach der Zehenstrecker geschieht am besten oberhalb des Septums, welches die
Fächer voneinander trennt. Hier befindet man sich schon oberhalb der Scheiden
der Extensoren. Man muß also mit Pinzetten das Paratenon aufheben und bis
auf die Sehne des Extensor digitorum durchtrennen. An dieser entlang schiebt
man nun die Öhrsonde vor, welche nach kurzem Wege und unter geringer Gewalt
das obere Scheidenende durchstößt und in den Hohlraum der Scheide des
Extensor digitorum eintritt. Die Durchführung der Sonde muß bei äußerster
Spitzfußhaltung, d. h. Streckung der Extensorsehnen geschehen. Man läßt sich
zweckmäßig das Loch im Paratenon über der Extensorsehne mit Pinzetten
offen halten, bis man sich überzeugt hat, daß man sich auf der Sehne befindet;
dann wird die Sonde dicht unter Haut und Faszie entlang der Sehne des
Peronaeus tertius hindurchgeführt, bis sie auch das unterste Scheidenende durchstößt und mit ihrem Knopf zwischen Sehne und Faszie liegt. Hautschnitt auf
den Sondenknopf 3 bis 4 cm lang, in der Richtung des Verlaufes des Peronaeus
tertius von der Tuberositas ossis Metatarsi V schräg nach oben innen; Spaltung der
Faszie. Die Sehne des Peronaeus tertius wird längsgespalten bis in das Periost
der Basis des fünften Metatarsus. Die Tibialissehne wird nun solang als möglich
unter Mitnahme eines schmalen Knorpelstückes abgetrennt, wobei ihr Ansatz
nur so breit herausgeschnitten werden darf, als ihrer Dicke oberhalb ihres Ansatzes entspricht. Nun wird an ihrem unteren Ende ein Befestigungsfaden
durchgeschlungen, an diesem die Sehne hochgehalten und das Mesotenon abgeschnitten. Sie Sehne wird bis an die Stelle ihrer Überleitung freigemacht, der
Befestigungsfaden durch das Öhr der Sonde gezogen und mittels dieser die
Sehne an dem Faden durch das Loch des Paratenon entlang der Sehne des
Extensor digitorum in dessen Scheide eingeführt, bis sie entlang dem Verlaufe
des Peronaeus tertius aus dem unteren Loch in der Faszie austritt und über der
geschlitzten Peronaeus-tertius-Sehne sichtbar wird. Durch tiefgreifende Naht
wird das unterste Ende der Sehne an das Periost der Tuberosita Metatarsi V
angenäht und über ihr die gespaltene Sehne des Peronaeus tertius fortlaufend

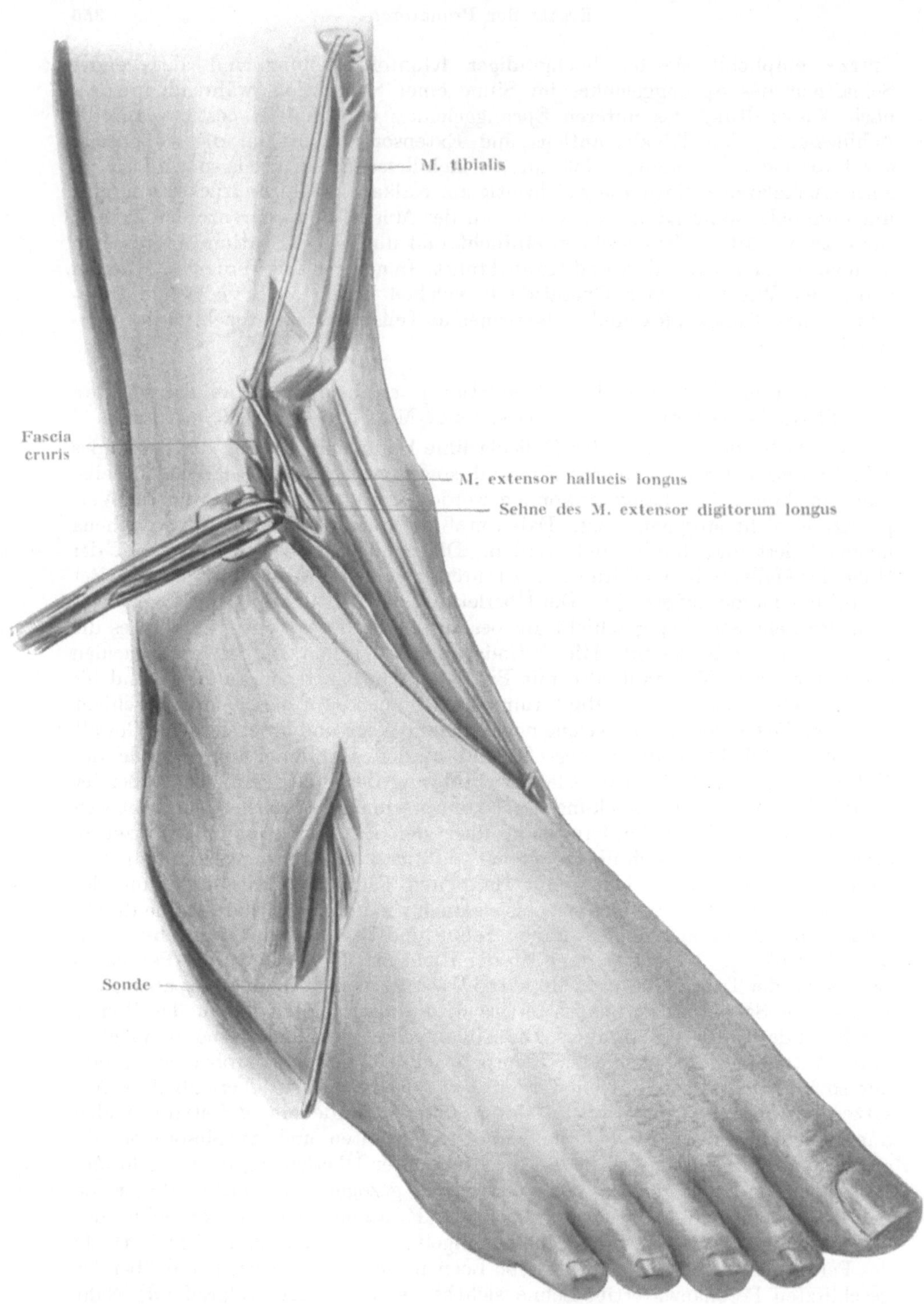

Abb. 239. Ersatz des Peronaeus III durch den Tibialis antic. nach BIESALSKI-MAYER. Weg durch die Scheide. Die Tibialissehne ist nach oben geschlagen, mit Leitfaden, der zur Sonde führt. Loch zur Sehne des Extensor digitorum durch ihr Paratenon hindurch, das ein Schieber hält. Außen die gespaltene Faszie. Die Sonde liegt in der Scheide des Extensor digitorum (Aus BIESALSKI-MAYER, Die physiologische Sehnenverpflanzung).

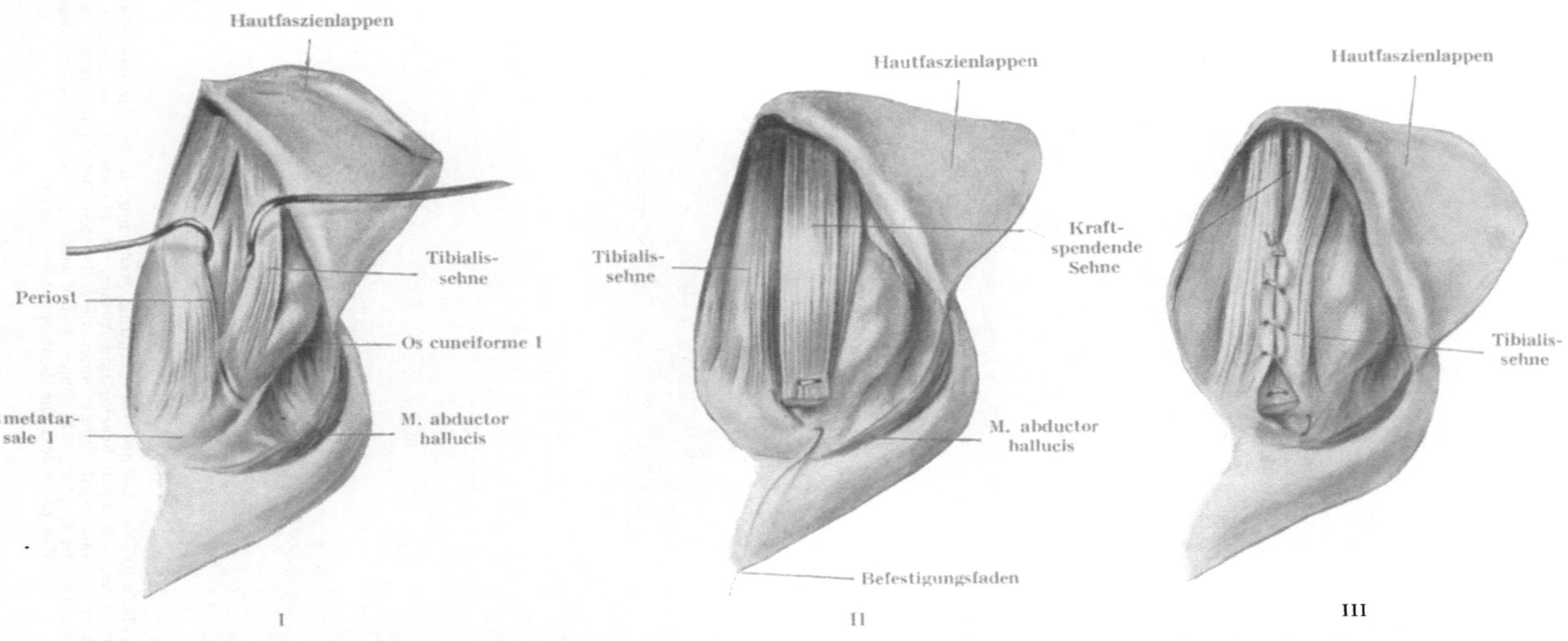

Abb. 240. Die physiologische Sehnenbefestigung. I. Der Hautfaszienlappen ist nach oben zurückgeschlagen. Die Tibialissehne ist längsgespalten, wird auseinandergehalten, darunter ist das Periost sichtbar. II. Die kraftspendende Sehne ist durch einen tiefgreifenden Befestigungsfaden fixiert. III. Darüber wird die Tibialissehne wieder vernäht (Aus BIESALSKI-MAYER, Die physiologische Sehnenverpflanzung).

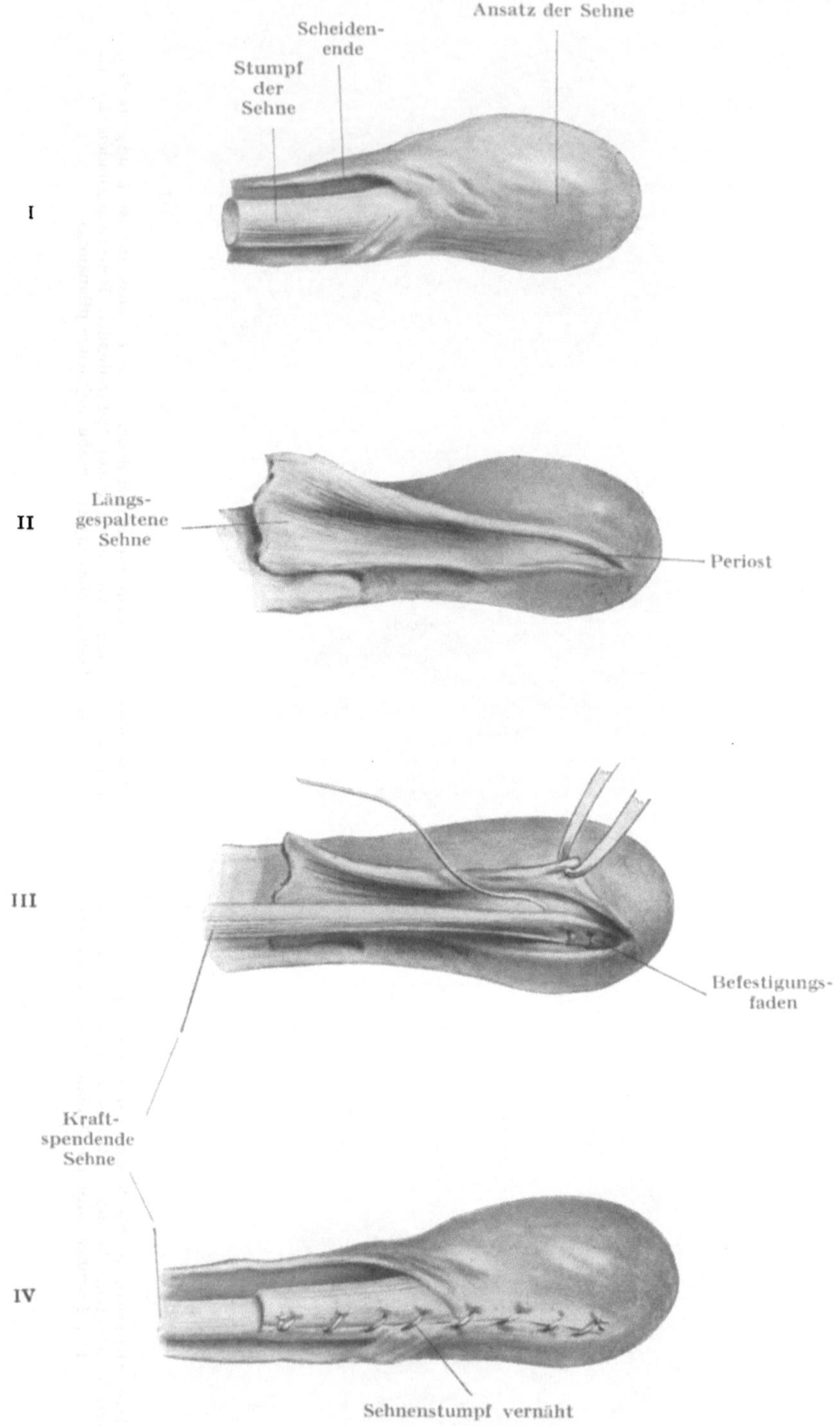

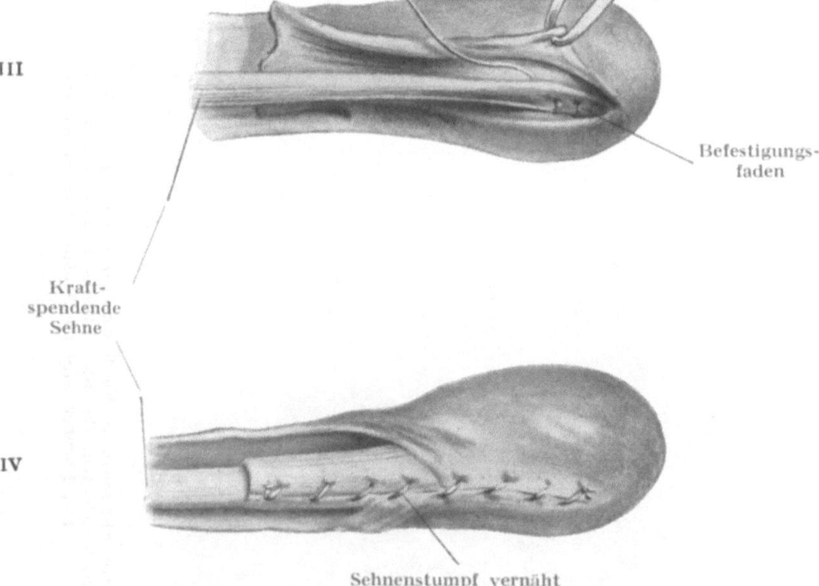

Abb. 241. Die physiologische Sehnenbefestigung, wenn nur ein Stumpf des Kraftnehmers zurückbleibt. I. Stumpf der Sehne mit Scheide und Ansatz. II. Sie wird bis ins Periost gespalten. III. Die kraftspendende Sehne wird durch einen tiefgreifenden Befestigungsfaden am Periost verankert. IV. Darüber wird der empfangende Sehnenstumpf wieder vernäht. (Aus BIESALSKI-MAYER, Die physiologische Sehnenverpflanzung.)

röhrenförmig vernäht. Faszien- und Hautnaht. Gipsverband für vierzehn Tage, dann Gipsschiene und Beginn mit aktiven Übungen.

Nach LANGE ist es nicht notwendig durch die Scheide zu gehen; man bohrt einen subkutanen Kanal zur Mitte des Fußrückens zwischen Extensor digitorum und Peronaeus tertius und befestigt hier die Sehne subperiostal.

MATTI, ROBERTS und KLEINSCHMIDT empfehlen neuerdings wieder mehr die sogenannte aufsteigende Sehnenplastik namentlich bei Peronäuslähmung. Eine aufsteigende Einpflanzung darf natürlich nur in einen gleichsinnig arbeitenden, gesunden Muskel erfolgen. Sie hat den Vorteil, daß kein wesentlicher Verlust der Leistung des Kraftspenders eintreten kann, verwendet aber ein großes Stück einer gelähmten Sehne allerdings mit intaktem natürlichem Ansatz. Als Kraftspender kommen neben dem Tibialis antic. auch der Extensor digitorum communis oder Ext. hallucis long. in Betracht.

Technik der aufsteigenden Verpflanzung des Peronaeus long. in den Tibialis anticus nach KLEINSCHMIDT

Nachdem durch Redressement und Gipsverband die Klumpfußstellung beseitigt und die normale Fußform wieder hergestellt ist, wird die Sehne des Peronaeus long. durch einen langen Schnitt an ihrer Hinterseite freigelegt, bis an ihren Muskelansatz oben und bis an das distale Ende des Retinaculum peronaeorum, ohne das Mesotenon im unteren Abschnitt von der Sehne abzulösen. Etwa eineinhalb Handbreit über dem Knöchel wird dann die Sehne des intakten Tibialis anticus in Ausdehnung von 5 cm freigelegt und mit einer Kornzange ein subkutaner Kanal vom unteren Ende des zweiten Schnittes bis zum unteren vorderen Ende des Ersten gebohrt. Nun wird die Sehne des Peronaeus long. hart an ihrem Muskelansatz abgeschnitten, dort mit einem starken Seidenfaden versehen, mit der Kornzange gefaßt und durch den Subkutankanal zum Tibialis anticus geleitet. Während der Fuß in mäßige Pronationsstellung gebracht wird, wird dann die Sehne unter Knopflochbildung in breiter Ausdehnung an den Kraftspender mit feiner Paraffinseide befestigt. Exakte Hautnähte; Gipsverband in leichter Pronationsstellung für etwa drei Wochen. Dann vorsichtige Massage, Elektrisieren und Bewegungsübungen.

Technik der künstlichen Sehne vom Tibialis anticus auf das Kuboid nach LANGE

Freilegung des Tibialis anticus oberhalb des Sprunggelenkes. An der Grenze von Muskelbauch und Sehnengewebe werden vier bis acht starke Seidenfäden durch den Muskel geflochten und diese Seidensehnen dann subkutan durch das Fettgewebe zum Kuboid geführt, wo die Fäden periostal exakt befestigt werden. Die richtige Spannung zu treffen ist allerdings Übungssache; ist dies aber gelungen, so greift jetzt die Sehne mit gleicher Kraft am Kuboid wie am Navikulare an. Ist nur der Gastroknemius erhalten, so werden an seiner Muskel-Sehnengrenze acht bis zehn starke Seidenfäden durchgeflochten, die eine Hälfte nach vorne zum Kuboid, die andere zum Navikulare geführt und dort exakt periostal befestigt. Der Fuß wird bei richtiger Spannung durch die Muskelkontraktion so fixiert, als ob eine Arthrodese gemacht worden wäre. Nachbehandlung durch ein Jahr. Ähnliche Ziele verfolgt die

Technik der Muskelzwinge aus der Achillessehne nach SPITZY

Schnitt seitlich von der Achillessehne. Diese wird ungefähr 15 cm weit freigelegt und derart längsgespalten, daß ein lateraler Lappen zwei Drittel der Achillessehne enthält und möglichst peripher abgetrennt wird, während ein Drittel stehen bleibt. Es ist gut, wenn auch vom Processus calcanei ein Stück Knorpel mitgenommen wird, um den Lappen möglichst lang zu gestalten. Tunnelierung nach vorne über den äußeren Knöchel, subperiostale Befestigung an gewünschter Stelle. Wenn nötig, wird das übriggebliebene Drittel der Achilles-

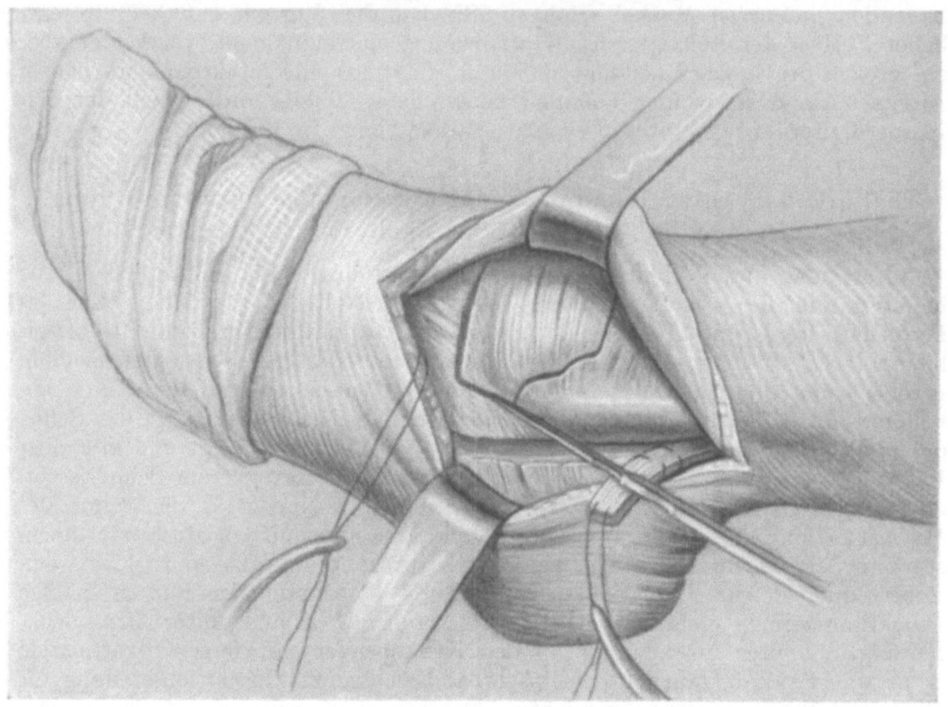

Abb. 242. Talusentfernung nach WHITMAN. Bogenförmiger Hautschnitt unter dem äußeren Knöchel. Die Peronäussehnen sind durchtrennt und angeschlungen. Umschneidung des Talus
(Nach MAC AUSLAND, Astragalectomy)

sehne im Sinne einer Z-förmigen Tenotomie verlängert. Bei Kontraktionen des Triceps surae wird der Fuß in die Malleolengabel hineingezogen und hier festgestellt. Weil der eine Teil an den äußeren Fußrand verläuft, wird zugleich eine korrigierende Wirkung im Sinne der Pronation ausgeübt. Gipsverband in korrigierter Stellung für acht Wochen.

Technik der Talusentfernung nach WHITMAN (Abb. 242 bis 247)

L- oder bogenförmiger Schnitt um den äußeren Knöchel nach vorne bis zum Taluskopf. Der obere Hautlappen wird emporgeschlagen, die Sehnen der Peronaei freigelegt und mit Katgut angeschlungen und dann unter dem Knöchel durchtrennt. Die Weichteile mit den kleinen Zehenstreckern werden nach oben verzogen und vom Knochen abpräpariert, die lateralen Bänder des Talus durchtrennt, das obere Sprunggelenk eröffnet und die gelenkige Verbindung des Talus

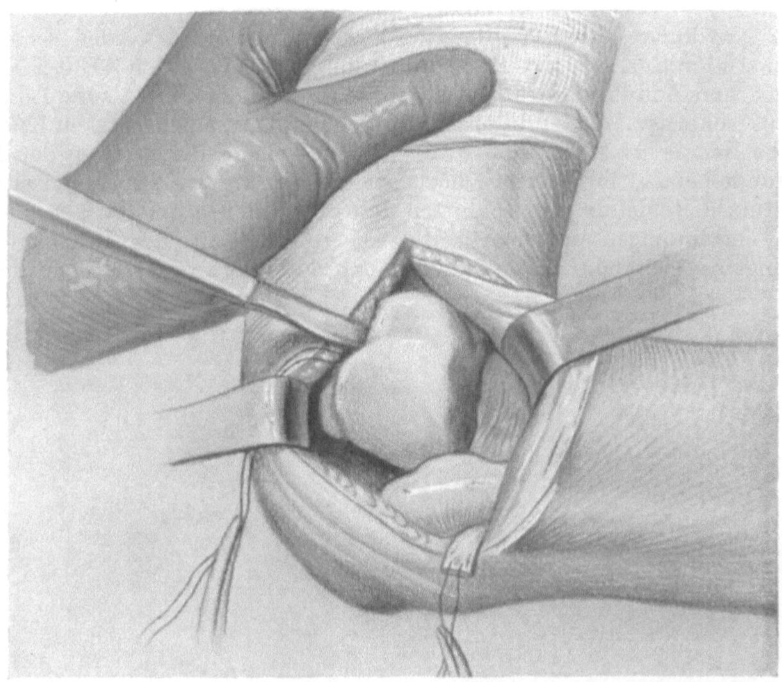

Abb. 243. Nachdem der Talus allseits losgelöst wurde, wird er bei stark supiniertem Fuß herausgehebelt.

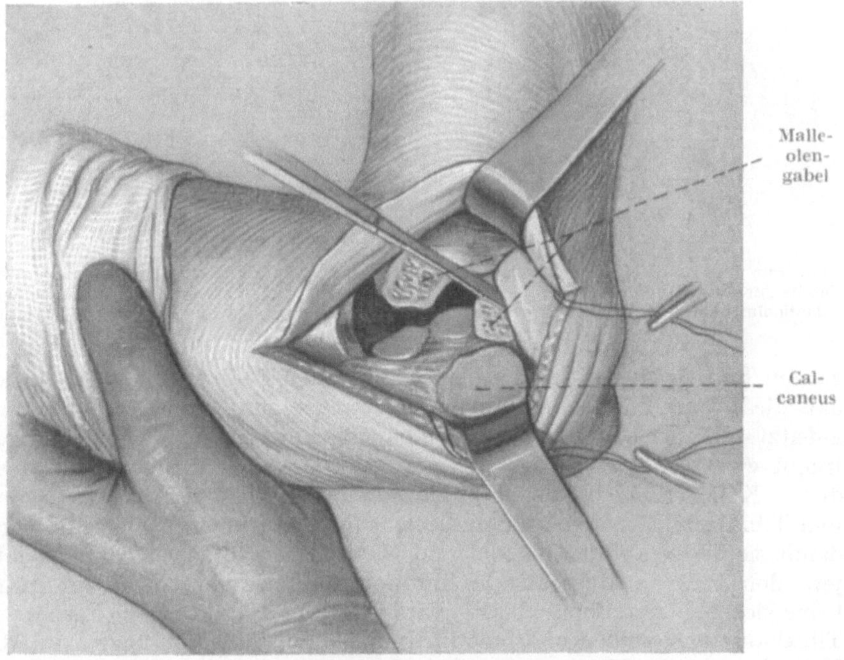

Abb. 244. Der Talus ist entfernt, die Malleolengabel wird beiderseits angefrischt, die Gelenkfläche des Kalkaneus ist sichtbar, wird aber nicht entknorpelt!

Abb. 243 u. 244. Talusentfernung nach WHITMAN

mit dem Navikulare durchschnitten. Kapsel und Bänder werden scharf abgetragen, wodurch Kopf und Hals des Talus gut frei werden. Unter starker
Supination und Adduktion des Fußes werden die von der Fibula zum Talus und
Kalkaneus ziehenden Bänder durchschnitten, ebenso mit einem starken Knochenmesser die Bänder im Sinus tarsi. Nun wird mit einem Elevatorium der Talushals herausgehebelt, mit einer Knochenzange gefaßt, an der Innenseite das
Ligamentum deltoideum durchschnitten und unter Ziehen und Drehen auch die
hinteren Verbindungen mit dem Kalkaneus durchtrennt, der Talus entfernt.
Nun gelingt es leicht, die Supinationsstellung des Fußes zu beseitigen und den

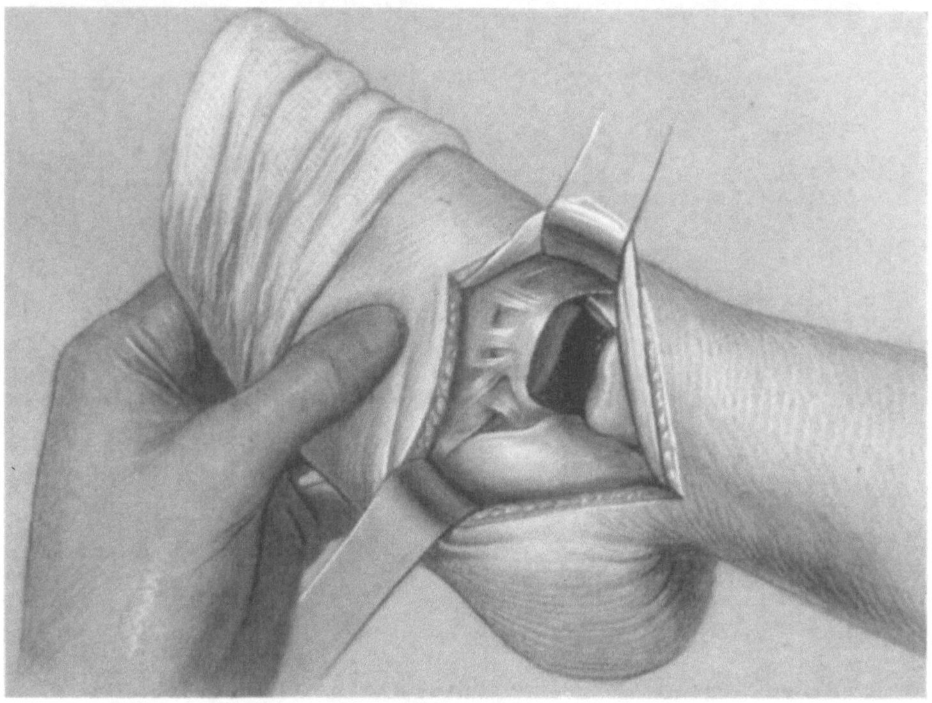

Abb. 245. Talusentfernung nach WHITMAN. Innen am Navikulare wird eine subperiostale
Tasche zur Aufnahme des inneren Malleolus, außen am Kuboid eine solche zur Aufnahme des äußeren
Malleolus gebildet. Unter Rückverschiebung des Fußes werden die Malleolen hier eingepflanzt.

ganzen Fuß gegen die Sprunggelenksgabel nach rückwärts zu verschieben, so
daß diese jetzt knapp hinter dem Navikulare der Einsattlung des Kalkaneus
aufsitzt. Bänder, die diese Verschiebung behindern, müssen unbedingt durchtrennt werden. An diesen Stellen wird nun am Kuboid und Navikulare je eine
dünne Knochenscheibe abgelöst und so eine Tasche zur Aufnahme von Fibula
und Tibia gebildet. Auch die Malleolengabel wird innen beiderseits angefrischt,
damit sie besser auf das Kuboid und Navikulare paßt. Der Unterschenkel sitzt
jetzt dem Fuße am Übergang des hinteren zum mittleren Drittel auf. Auch wenn
keine sichere Versteifung eintritt, wird jetzt das Navikulare sich an die vordere
Tibiakante anstemmen und eine übermäßige Dorsalflexion begrenzen. Sitzt die
Malleolengabel im Chopartschen Gelenk gut auf, dann sind seitliche Bewegungen
nicht möglich; der Fuß wird dabei in leichte Spitzfußstellung eingestellt. Einige

Nähte fixieren diese Stellung, die bis zum Erstarren des Gipsverbandes unverrückbar beibehalten werden muß. Meist wird außerdem noch der Tibialis
anticus an seiner Ansatzstelle abgetrennt und nach außen verlagert und dort
etwa zwischen dem zweiten und dritten Keilbein mit der Wundfläche vernäht.
Nähte der Kapselreste des oberen Sprunggelenkes an den Fußrist. Nun werden
die Peronäussehnen versorgt. Sie werden entweder durch einen Schlitz der

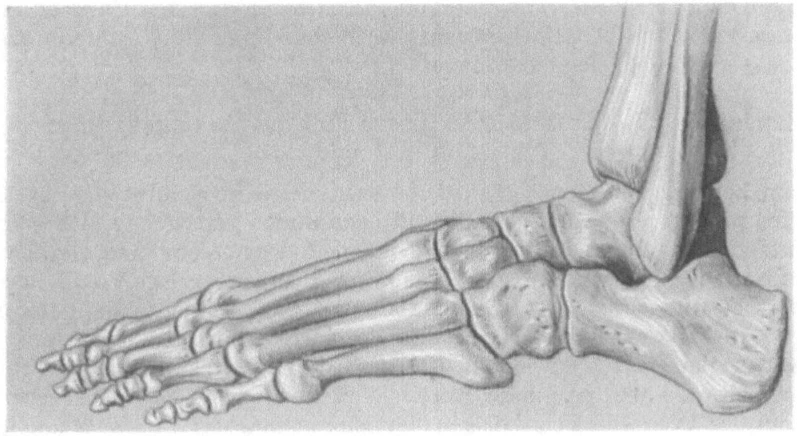

Abb. 246.   Normales Skelett, Seitenansicht

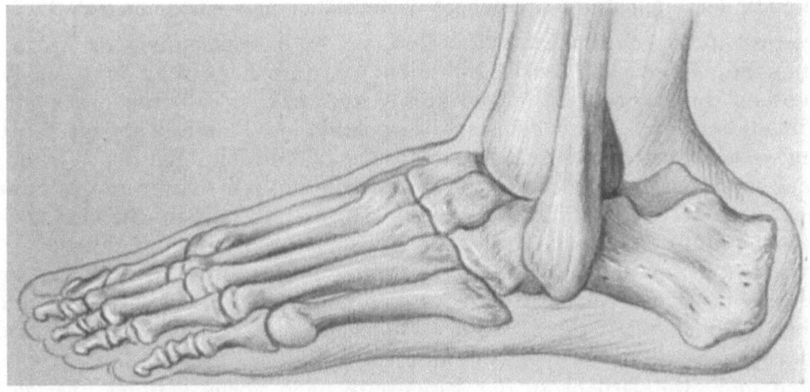

Abb. 247.   Talus entfernt. Man beachte, wie der Unterschenkel gegen den Mittelfuß nach vor rückt.

Abb. 246 u. 247.   Zur Talusentfernung nach WHITMAN

Achillessehne durchgezogen und wieder mit ihren peripheren Enden vernäht,
wenn keine Klumpfußdeformität vorhanden war, oder es wird mit ihnen bei
vorheriger Varusstellung eine Tenodese nach GALLIE (s. S. 342) ausgeführt, oder
sie werden zur Verstärkung der Achillessehne auf diese verpflanzt, je nach
Bedarf. Hautnähte, Gipsverband von den Zehen bis zur Mitte des Oberschenkels
bei gebeugtem Knie und leichter Spitzfußstellung. Nochmals zu achten ist auf
die Verschiebung des Unterschenkels gegen den Fuß nach vorne und eine genau
rechtwinklige Einstellung des letzteren in der Frontalebene zum Unterschenkel.

Für zehn Tage wird das Bein erhöht aufgehängt, hernach darf der Patient mit Krücken aufstehen. Nach drei bis vier Wochen wird der Gipsverband gewechselt; die Spitzfußstellung wird beseitigt; nur bei Quadrizepsschwäche läßt man 5 bis 8° Spitzfuß bestehen, das Knie bleibt frei. Nun darf der Patient mit dem Gipsverband, der in den nächsten fünf bis sechs Monaten mehrfach gewechselt wird, Gehversuche machen. Hernach wird ein Schuh mit außen erhöhter Sohle gegeben, um eine leichte Valgusstellung zu sichern. Außerdem soll eine Korkunterlage von 1 bis 2 cm die Verkürzung ausgleichen und den Gang verbessern. Nur ältere Patienten benötigen oft zur Nachbehandlung einen Stützapparat mit beschränkter Sprunggelenksbewegung.

Spezielle Technik nach HOKE bei Lähmungsklumpfuß
(vgl. Abb. 233 und 234)

Vom herausgenommenen Taluskopf wird der Knorpelüberzug abgetragen. Die Ferse wird in Pronation gestellt und nach außen verschoben, der Taluskopf wird entsprechend zugeschnitten und mehr medial eingesetzt und die Sehne des Tibialis anticus auf die Mitte des Tarsus nach außen verlagert und dort subperiostal befestigt. Der Vorfuß wird abduziert und proniert. Naht der Faszie und der Haut. Da meist eine Verdrehung des peripheren Teiles im Unterschenkel nach außen gleichzeitig vorhanden ist, wird die Tibia etwa in der Mitte quer durchmeißelt und der periphere Anteil nach innen gedreht. Gipsverband bis zur Mitte des Oberschenkels bei genauer Einstellung des Fußes in korrigierter Stellung. Der Gipsverband bleibt sieben bis neun Monate liegen. Nachbehandlung mit Massage durch vierzehn Tage.

Ersatz der Supinatoren: periphere Tibialislähmung — Lähmungsplattfuß

Der paralytische Plattfuß wird dort, wo er hauptsächlich als Folge einer Lähmung des Tibialis anticus entstanden ist, durch Verpflanzung des Zehenstreckers auf diesen beseitigt, oder durch Verpflanzung des Peronaeus longus auf den Tibialis anticus. Denn bei stark ausgebildetem Plattfuß genügt die Übertragung des Zehenstreckers auf die Innenseite allein nicht, um der Wirkung der Peronaei einen entsprechenden Widerhalt zu bieten. Bei schwereren Lähmungen kommen wieder Teilarthrodesen nach HOKE mit entsprechender Sehnenverpflanzung auf den Tibialis anticus in Betracht. SPITZY empfiehlt die Arthrodese zwischen Talus und Navikulare, Sustentaculum tali und Talus, Verkürzung des Tibialis posticus, Verpflanzung der Peronaei auf die Achillessehne und der restlichen Fußheber auf die Mitte des Fußrückens. Fehlen solche, so wird der Peronaeus nach vorne verlagert, ist nur die Achillessehne erhalten, so wird sie gespalten und zwei Drittel an der Innenseite nach vorne geführt. Desgleichen kommt die LANGEsche Seidensehnenbildung vom Triceps surae nach vorne auf das Navikulare und Kuboid in Betracht.

Technik des Ersatzes des Tibialis anticus durch den Extensor
digitorum nach BIESALSKI-MAYER (Abb. 248)

A) Durch die Scheide. Nur bei Erwachsenen gangbar, aber dann vorzuziehen. Hautschnitt 4 cm über der Malleolarlinie beginnend, entlang der Sehne des langen Zehenstreckers, gegen die Mitte des Metatarsus IV gerichtet und dort endigend. Vom oberen Wundwinkel aus wird die Faszie nach unten hin auf der Außenseite der Extensorsehne soweit gespalten, bis die Tibialissehne durch das Gleitgewebe sichtbar wird. Dieses wird durchtrennt und die Tibialissehne frei-

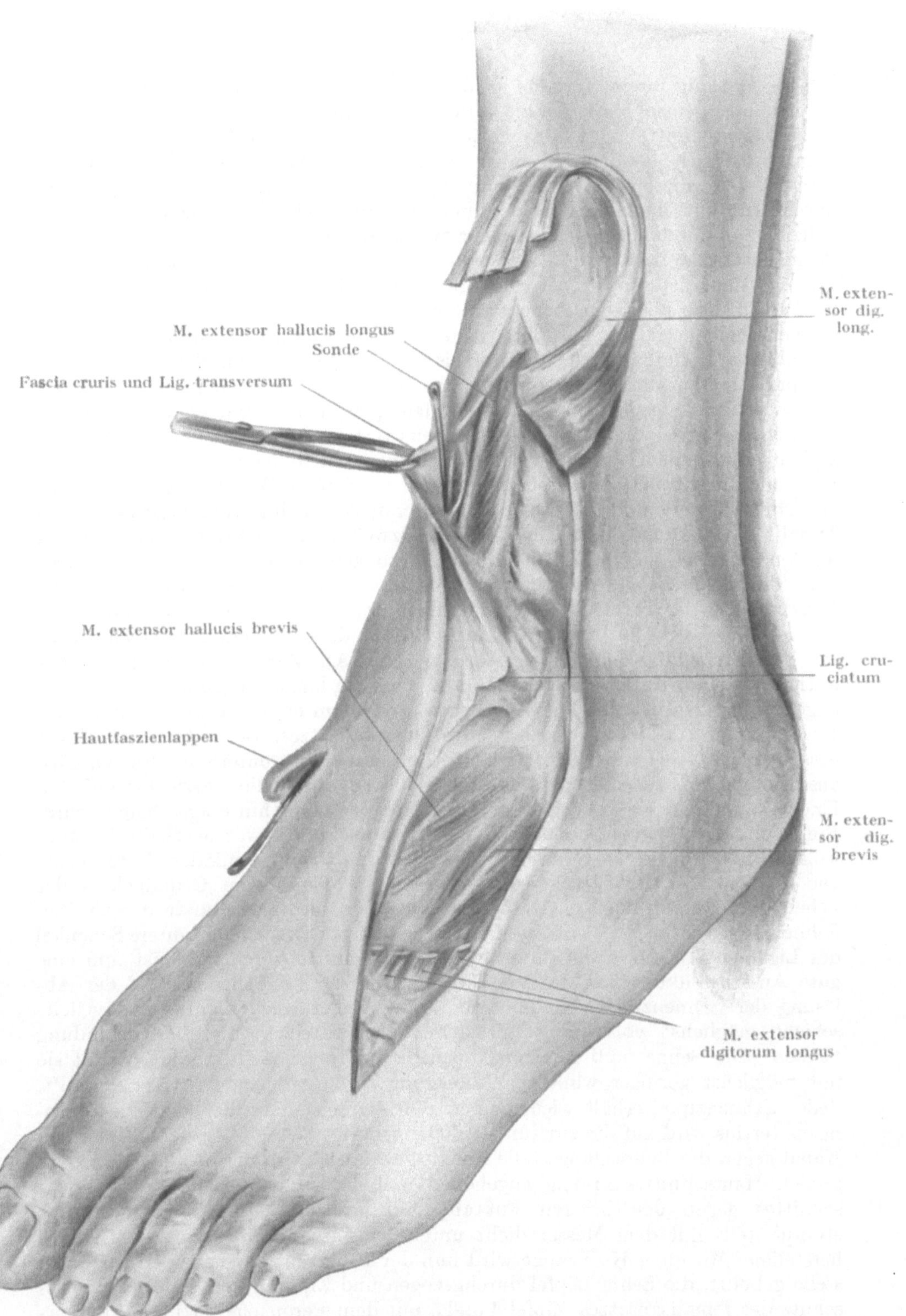

Abb. 248. Ersatz des Tibialis ant. durch den Extensor digitorum nach BIESALSKI-MAYER. Der Extensor digitorum ist abgeschnitten und nach oben geschlagen. Die Fascia cruris wird hoch gehalten; wo die Wand zwischen Extensor hallucis und Tibialis am dünnsten ist, ist ein Loch gemacht, durch das die Sonde bis zum Hautlappen am Tibialisansatz führt (Aus BIESALSKI-MAYER, Die physiologische Sehnenverpflanzung).

gelegt. Entlang ihrem Verlaufe wird über ihrem Ansatz ein 3 bis 4 cm langer
Hautschnitt gemacht, die Faszie durchtrennt, ihr Ansatz freigelegt und durch
einen Längsschnitt bis auf das Periost in seinem unteren Abschnitt gespalten.
Nun wird durch das obere Loch im Paratenon des Tibialis eine Sonde auf der
Tibialissehne mit leiser Gewalt vorgeschoben, bis sie die obere Scheidenkuppe
durchbohrt hat, dann im Scheidenlumen verläuft, schließlich auch den unteren
Scheidenpol durchbohrt, um nunmehr zwischen Sehne und Faszie in der unteren
Wunde sichtbar zu werden. Dabei kann man abschätzen, ob die Scheide ge-
räumig genug ist, auch noch die kraftspendende Sehne aufzunehmen. Jetzt
wird die Faszie über dem Zehenstrecker weiter distalwärts gespalten, bis seine
Sehnenscheide eröffnet ist, dann wird diese bis zu ihrem unteren Ende auf-
geschlitzt und die Faszie noch weiter bis zur Mitte des vierten Metatarsus durchtrennt. Die über der Faszie verlaufenden Hautnerven können geschont werden.
Die vier Zipfel des Zehenstreckers werden quer hier durchtrennt, desgleichen
möglichst peripher die Sehne des Peronaeus tertius. Jeder von den fünf Sehnen-
zipfeln erhält einen eigenen Befestigungsfaden, an ihnen hebt man die Sehne
hoch und durchtrennt das Mesotenon. Jetzt werden die Befestigungsfäden durch
das Öhr der Sonde und mit dieser zum unteren Wundwinkel herausgezogen. Am
Tibialisansatz können nur die Zipfel der zweiten und dritten Zehe versenkt
werden, während vier und fünf und der Peronaeus tertius periostal nach vorne
vom Tibialisansatz auf die Basis des Metatarsus I periostal befestigt werden.
Exakte Naht der Faszie und des durchtrennten Kreuzbandes, Hautnaht.

B) Weg durch das subkutane Fett, da bei Kindern die Scheide zu
eng ist. Freilegung der Streckersehne wie bei A). Zur Vorbereitung der Befestigungsstelle wird am inneren Fußrand ein 4 cm langer bogenförmiger Schnitt
angelegt, gegen die Sohle konvex, dessen Mitte dem ersten Keilbein entspricht.
Durchtrennung der Faszie, Freilegen des Tibialisansatzes. Der unterste Abschnitt
desselben wird bis ins Periost hinein längsgespalten; unterhalb des Tibialisansatzes geht das Messer parallel zum Fußrand durch die Faszie bis auf den
Knochen und legt einen Lappen frei, der nach der Sohle hin umgeschlagen wird.
Freilegung der Extensorsehnen mit einem Hautschnitt etwas oberhalb der Malleolarlinie beginnend, über die Streckersehnen zum Grundgelenk der vierten Zehe.
Die Sehnenzipfel der Streckersehnen werden proximal vom Grundgelenk der
Zehen quer durchtrennt, nachdem die Faszie am medialen Rande der zweiten
Sehne und am lateralen Rande des Peronaeus tertius und auch der untere Schenkel
des Ligamentum cruciatum durch zwei Längsschnitte durchtrennt ist, um eine
gute Ausschwenkung zum inneren Fußrand hin zu ermöglichen. Bei der Ablösung der Sehnenzipfel soll die dem kurzen Zehenstrecker aufliegende Gleit-
schicht möglichst vollständig mit der langen Streckersehne in Verbindung
bleiben. Die Sehne muß genügend hoch hinauf freigemacht werden, damit sie
mit möglichst geringer winkliger Abbiegung zu ihrem neuen Ansatz verläuft.
Jeder Sehnenzipfel erhält wieder einen Befestigungsfaden, die Sehne des Peronaeus tertius wird auf die zur fünften Zehe gehörige Sehne festgenäht. Um einen
Kanal gegen die Befestigungsstelle hin zu gewinnen, wird der mediale Rand des
großen Hautschnittes kräftig angehoben und der mediale Rand des Faszien-
schnittes gegen den inneren Fußrand hin gezogen. Nun kann man teils
stumpf, teils mit dem Messer dicht unter der Faszie den Anfang des Kanals
herstellen. Mit einer Kornzange wird nun der Kanal bis zur neuen Anheftungsstelle gebohrt, die Sehnenzipfel durchgezogen und Zipfel 2 und 3 in den Längs-
schlitz des Tibialisansatzes, Zipfel 4 und 5 mit dem Peronaeus tertius in die vorbereitete Quergrube gelegt und ihre Befestigungsfäden durch den Faszien-

Periostlappen durchgestochen und an der unteren Innenseite dieses Lappens geknüpft. Darüber wird das Periost vernäht, ebenso der Tibialisansatz. Faszien- und Hautnähte. Gipsverband für vierzehn Tage.

BERNSTEIN empfiehlt hier die Sehne des Peronaeus longus in ihr Gleitgewebe einzuhüllen und dann einen subkutanen Tunnel zum Tibialis anticus-Ansatz zu bohren und dort die Sehne zu befestigen.

Gegen diese Modifikation, wie gegen die ursprüngliche Operation von BIESALSKI-MAYER, den Tibialis anticus durch den Peronaeus longus zu ersetzen, bestehen aber grundsätzliche Bedenken, weil der Peronaeus longus nur den Vor- fuß proniert, somit der Plattfußstellung ohnehin entgegenarbeitet, während der eigentliche Plattfußmuskel (nach BRAUS) der Peronaeus brevis in seiner Wirkung erhalten bleibt. Ich habe daher beim Plattfuß auf die Verwendung des Peronaeus brevis zur Vermehrung des Fußgewölbes durch Verpflanzung auf den Großzehen- beuger hingewiesen. Diese Operation dürfte aber für Lähmungen weniger geeignet sein, da wir hier meist auch eine Verminderung der Fußhebung zu bekämpfen haben. Für den Lähmungsplattfuß würde ich daher folgendes grundsätzliche Vorgehen empfehlen: Durchtrennung und Verpflanzung des Peronaeus brevis auf die periphere Endsehne des Longus und Verpflanzung des zentralen Peronaeus longus auf den Tibialis anticus, wie dies BIESALSKI-MAYER angeben.

Technik des Ersatzes des Tibialis anticus durch die Peronaei bei Lähmungsplattfuß nach BIESALSKI-MAYER und ERLACHER (Abb. 249 bis 251)

Hautschnitt durch die Faszie etwa 4 cm lang, bogenförmig über dem Tibialisansatz; Spaltung der Sehne bis in das Periost. An der Vorderseite des Unterschenkels ziemlich hart an der Tibiakante wird ein 3 cm langer Hautschnitt angelegt, dessen Mitte 4 cm oberhalb der Malleolarlinie liegt. Die Faszie wird durchtrennt, die Scheide eröffnet und mittels einer Öhrsonde ein doppelter Leitungsfaden durch die Tibialisscheide gezogen. Hautschnitt von der Mitte des Unterschenkels nach unten und außen gegen den äußeren Knöchel ent- sprechend dem Verlaufe des Peronaeus longus bis zu seiner Umbiegung gegen die Fußsohle. Das Septum intermusculare anterius wird, wo es von der Tiefe her die Fascia cruris erreicht, durch zwei Längsschnitte auf etwa 4 cm Länge durch- trennt. Der vordere Faszienlängsschnitt liegt etwa 2 cm vor dem Septum, der hintere $^1/_4$ cm hinter dem Septum. An den Enden der Schnitte zwei kleine quer- verlaufende Schnitte nach dem Septum zu. Nunmehr werden die Ränder der Faszienschnitte gegeneinander gerollt, so daß ihre Unterfläche nach oben kommt und mittels der LEMBERT-Naht so vereinigt, daß die Nahtstelle nach hinten sieht. Nun wird im unteren Wundwinkel der Ansatz des Peronaeus brevis freigelegt und möglichst peripher unter Mitnahme eines kleinen Periostlappens vom Kuboid abgetrennt. Man verlagert diese Sehne in das Bett des Peronaeus longus und durch- trennt diesen so weit peripher, daß sein peripherer Sehnenstumpf noch von der Brevissehne eingehüllt und mit ihr exakt vernäht werden kann. Das zentrale Ende der Longussehne wird angeschlungen, hochgehoben und nunmehr das Mesotenon durchtrennt. Da der Muskelbauch des Peronaeus longus sehr hoch sitzt, so ist es nicht nötig, Muskelfasern zu opfern, man isoliert jedoch so hoch hinauf, bis man Sehne und Muskel geradlinig zum neuen Ansatz führen kann. Durch den Leitfaden wird dann der Peronaeus longus zum Tibialis anticus-Ansatz geleitet und dort in der bekannten Weise befestigt. Verschluß des Faszienschlitzes

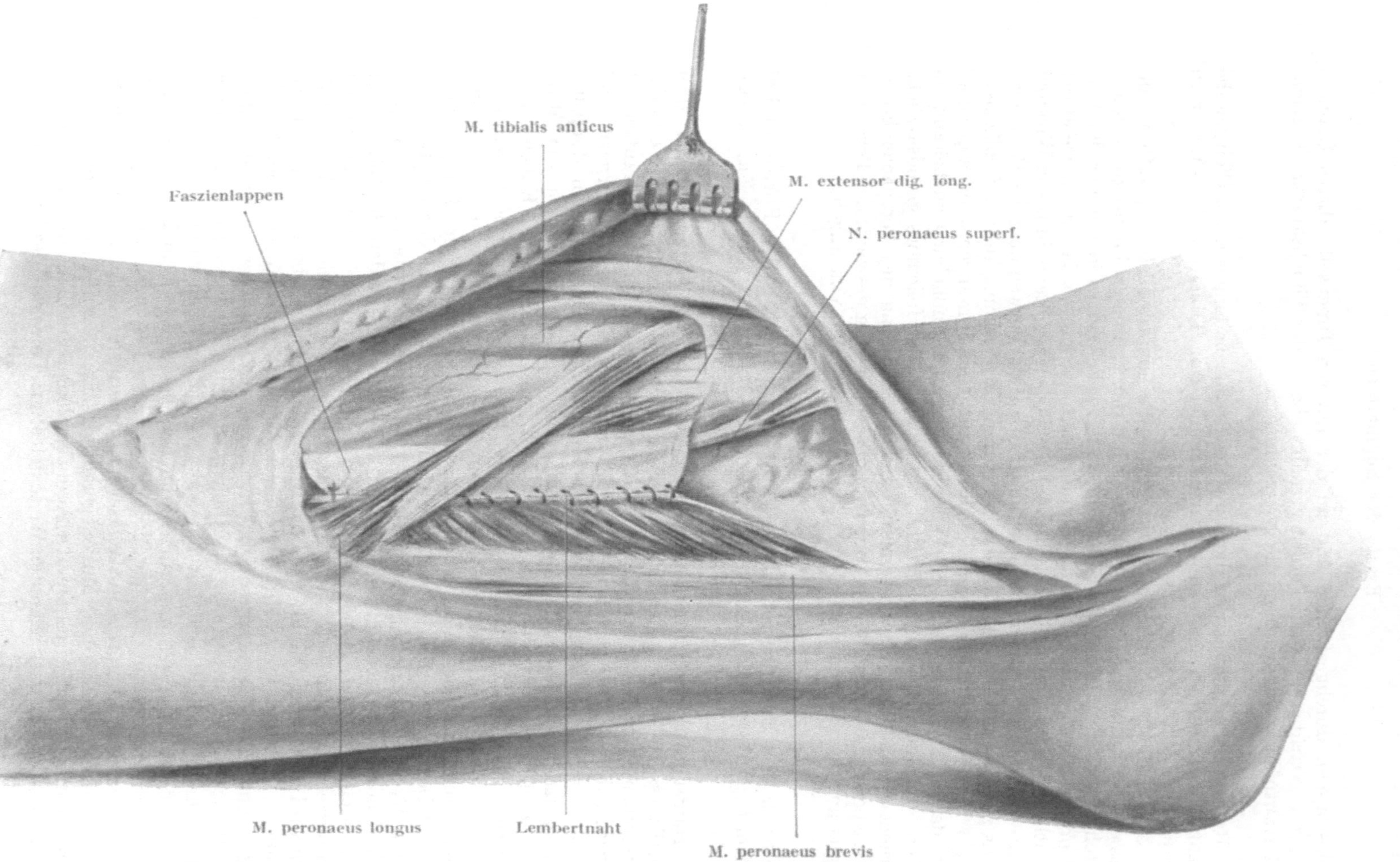

Abb. 249. Ersatz des Tibialis antic. durch den Peronaeus long. nach BIESALSKI-MAYER. Der Faszienlappen aus der vorderen Muskelloge ist türflügelförmig nach hinten geschlagen und mit der hinteren Faszie durch Lembertnaht vereinigt. Darüber und über den Extensor dig. zieht der Peronaeus long. zum Tibialis ant (Aus BIESALSKI-MAYER, Die physiolog. Sehnenverpflanzung).

über dem Tibialis anticus, Naht des Retinaculum peronaeorum, der Faszie und fortlaufende Hautnähte. Gipsverband in leichter Klumpfußstellung für drei Wochen.

Technik der Verpflanzung aller Fußheber durch Schlingenbildung auf den Tibialisansatz nach Whitman

Ein Schnitt an der Vorderseite des Sprunggelenkes und Fußrückens legt die Streckersehnen frei. Sie werden von der Unterlage abgelöst und der zugehörige M. peronaeus III an seinem Ansatze durchtrennt. Dann wird die Sehne des Tibialis anticus 4 cm ober dem Gelenkspalt durchtrennt, der periphere Teil wird im unteren Wundwinkel herausgezogen, von hinten um die Streckersehnen herumgeführt, so daß er sie umschlingt, er wird dann, diese vorne überkreuzend,

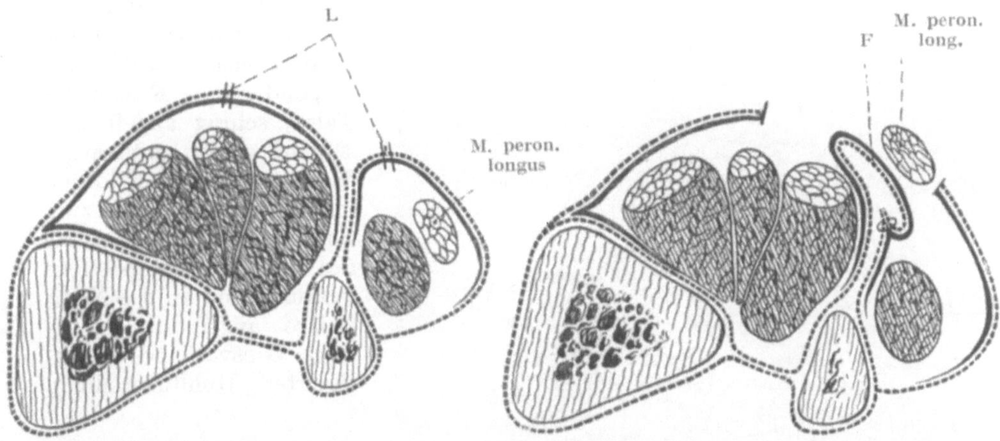

Abb. 250. Gestielte Faszienplastik zum Überleiten einer Sehne in ein anderes Muskelfach. Querschnitt durch den Unterschenkel im unteren Drittel, Vorderseite. Links das Fach des Tibialis ant. und der Zehenstrecker, rechts die beiden Peronaei. Faszie gestrichelt, Gleitgewebe ausgezogen. Bei L sind die beiden Faszienfächer längsgespalten; das vordere Faszienblatt ist dann bei F zurückgeschlagen und mit dem hinteren Blatt vereinigt. Die Peronaeus longus-Sehne wird darüber ins vordere Fach geleitet. (Nach Biesalski-Mayer)

zur Tibia geführt und an ihr befestigt. Whitman empfiehlt nun noch die Verpflanzung des Peronaeus brevis auf den Tibialis anticus. Diese Operation ist ohne praktischen Erfolg, da sie erst möglich wird, wenn man zwei Drittel vom Ursprung des Peronaeus brevis opfert (Stoffel). Es wäre daher auch hier der oben von mir angegebene Ersatz des Peronaeus longus durch den Peronaeus brevis und dann erst die Verpflanzung des Peronaeus longus auf den Tibialis anticus auszuführen (vgl. S. 367), was leicht möglich ist. Die Sehne des Extensor hallucis wird über dem Grundgelenk ebenfalls durchtrennt und zur Ansatzstelle des Tibialis anticus geführt und dort gemeinsam mit den beiden anderen Sehnen befestigt. Jetzt erst wird die Antikussehne in einer Knochenrinne der Tibia verankert und Faszie und Haut überall geschlossen. Gipsverband für vier bis sechs Wochen.

Technik der Plattfußoperation nach Spitzy

Man tastet zuerst das Navikulare ab, beginnt den Schnitt 1 cm vor demselben und führt ihn nach hinten bis etwa zum Malleolus internus. Der Schnitt

verläuft horizontal in der Höhe der Tuberositas ossis navicularis. Nun wird die
Sehne des M. tibialis posticus frei präpariert und von Navikulare fersenwärts
abgelöst. Dann wird die Sehne heruntergezogen und durch eine Abduktions-
bewegung des Fußes der Gelenkspalt zwischen Talus und Navikulare klaffend
gemacht und dieser durch Einschneiden senkrecht im Verlaufe der Sehne eröffnet.
Sämtliche Sehnen des Dorsums werden unterfangen und dorsalwärts abgehoben.
Jetzt ist der Taluskopf frei. Das Talo-Navikulargelenk wird keilförmig angefrischt. Die früher freipräparierte Sehne des M. tibialis posticus wird wieder
hinaufgezogen, das seitliche Band durchtrennt, um zum Gelenk zwischen Talus
und Kalkaneus zu gelangen. Der Kapselschnitt wird fersenwärts soweit nach
rückwärts verlängert, bis
die schräg nach innen und
vorne gehende Gelenk-
fläche des Sustentaculum
tali sichtbar wird. Diese
wird, ebenso wie die kor-
respondierende Fläche des
Talus, schräg angefrischt.
Darauf werden mit starker
Katgutnaht die Knochen
einander genähert und zum
Schlusse wird die Sehne
des M. tibialis posticus
verkürzt und an das Navi-
kulare angenäht. Haut-
naht. Gipsverband in kor-
rigierter Hohlfußstellung.

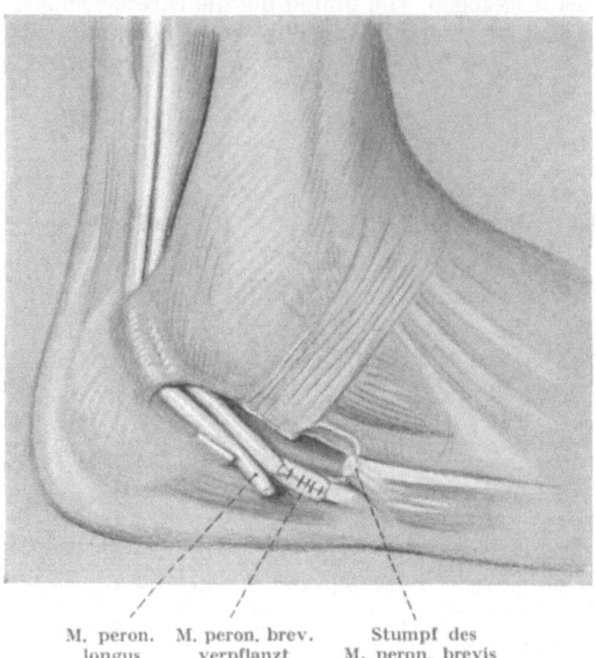

Abb. 251. Auswechselung der Peronaei zur Sehnenplastik
bei Plattfuß nach ERLACHER. Die Sehne des Peronaeus long. ist
abgetrennt; der ebenfalls durchtrennte Peronaeus brevis ist mit
dem peripheren Stumpf des Longus vereinigt.

**Technik
der HOKEschen Opera-
tion beim schlaffen
Plattfuß (vgl. Abb. 233
und 234)**

Der resezierte und ent-
knorpelte Taluskopf wird
stark nach lateral ver-
schoben eingesetzt, das Navikulare wird etwas nach
innen und unter den replantierten Kopf geschoben. Außerdem wird der Extensor
hallucis longus zur Verstärkung des Tibialis anticus nach innen auf das erste
Keilbein verlagert Faszien- und Hautnähte. Wenn nötig, wird die Tibia im
oberen Drittel quer osteotomiert und der untere Anteil nach innen rückgedreht.
Gipsverband in gut korrigierter Stellung, bei leichter Verschiebung der Ferse
in Supination und Adduktion des Vorfußes, für sieben bis neun Wochen.

Ersatz der Wadenmuskulatur, besonders des M. triceps surae

Beim paralytischen Hakenfuß, infolge vollständiger Lähmung des Triceps
surae, reichen sämtliche Beuger zusammen nicht aus, um dem Patienten die
Möglichkeit zu geben, wieder auf der Fußspitze des kranken Beines stehen zu
können. Wir kommen also mit der Sehnenplastik allein kaum aus, werden aber

trotzdem versuchen, sämtliche Beuger auf den Kalkaneus wirken zu lassen. Innen den Tibialis posticus und die Zehenbeuger, außen die M. peronaei. Vorher werden wir ihnen aber einen Teil der Arbeit durch eine Tenodese abnehmen, oder aber eine übermäßige Hakenfußstellung durch einen vorderen Anschlag nach PUTTI verhindern. Die WHITMANsche Operation ist auch hier von Vorteil.

Aus historischen Gründen muß hier an erster Stelle die Sehnenplastik nach NICOLADONI erwähnt werden, weil sie die erste Sehnenplastik überhaupt darstellt. Er verpflanzte die Peronaei auf die Achillessehne und konnte einen, wenn auch nur vorübergehenden Erfolg damit erzielen. Diese Operation ist also an sich nicht genügend, wird aber als Teiloperation auch heute noch mit vollem Rechte vielfach angewendet. Daß der funktionelle Erfolg kein dauernder blieb, ist nicht der Methode zur Last zu legen, sondern der Unmöglichkeit, überhaupt den Triceps surae durch Sehnenplastik allein ersetzen zu wollen, was uns erst die weitere Erfahrung gelehrt hat.

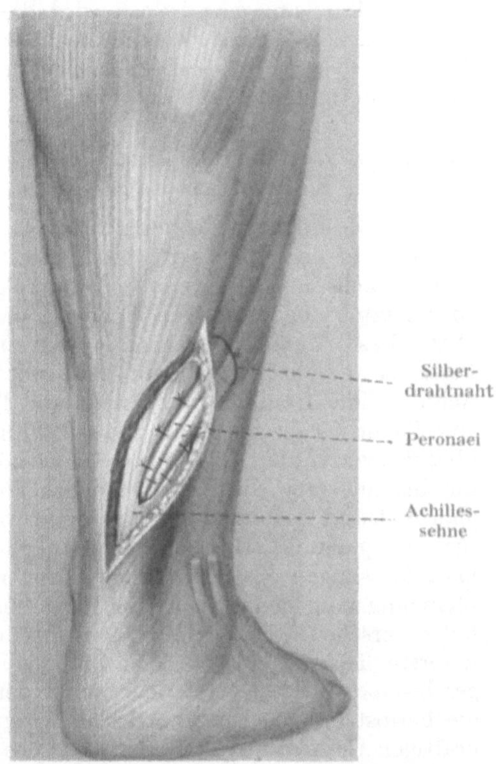

Abb. 252. **Verpflanzung der beiden Peronaei auf die Achillessehne nach** NICOLADONI. In einen Schlitz der schräg abgespaltenen Achillessehne sind die beiden Peronaei eingepflanzt. Eine Silberdrahtnaht sichert die Nahtstelle vor Zerrungen. Die Stümpfe der Peronaei sind hinter dem Knöchel sichtbar. Um das Operationsbild besser zu zeigen, ist der Hautschnitt zu weit nach rückwärts verlegt.

Technik der Verpflanzung der Mm. peronaei auf die Achillessehne nach NICOLADONI
(Abb. 252)

Im unteren Drittel des Unterschenkels 12 cm langer Längsschnitt über dem Verlaufe der Peronaei bis zum äußeren Knöchel und von hier 6 cm nach hinten auf die Achillessehne. Alle drei Sehnen werden bis zum Beginn ihrer Muskulatur freigelegt. Hierauf werden beide Peronaeussehnen zusammen mit etwas Muskelfleisch knapp vom Knochen gelöst, mit möglichster Schonung der sie einhüllenden Weichteile, und unterhalb des Knöchels mit einem Scherenschlag abgetrennt. Von dem Punkte, bis zu dem sich die Sehnenstümpfe auf die Achillessehne verlagern lassen, wird in diese ein langes, spitzes Messer, mit der Schneide nach aufwärts, in der Mitte sagittal eingestoßen und die Achillessehne nach aufwärts und dann nach außen zur Fibula schräg durchschnitten. Auf diese Weise wird von der Achillessehne ein Lappen abgetrennt, der an der Basis die Hälfte der Sehne enthält und nach aufwärts sich allmählich verschmälernd mit einer breiten Spitze endigt. Nun werden die Sehnenstümpfe der Peronaei gegen die Achillessehne verlagert und vorerst unter Spannung der Sehne und Verschiebung der

Haut nach aufwärts am Übergang in die Muskulatur durch Haut, Faszie, Muskel
und wieder zurück durch die Haut eine Silberdrahtnaht angelegt, die die Sehnen
in ihrer neuen Lage entspannt sichert. Jetzt erst erfolgt die eigentliche Sehnennaht mit feiner Seide, wobei die Stümpfe vom Achillessehnenlappen eingehüllt
werden. Faszien- und Hautnähte. Die Silberdrahtnaht wird am achten Tage
entfernt, nach sechs Wochen mit vorsichtigen Gehübungen begonnen. Statt der
Silberdrahtnaht würden wir jetzt wohl einen Gipsverband in Hakenfußstellung für
vierzehn Tage anlegen; jedoch wird die oben angegebene Silberdrahtnaht, um
die Retraktion der Sehnenstümpfe zu verhindern, namentlich für Sehnennähte
der Fingerbeuger, neuerdings wieder empfohlen. Diese erste Sehnenplastik
wurde am 15. April 1881 ausgeführt.

Technik der Verpflanzung des M. peronaeus longus auf den Kalkaneus nach BIESALSKI-MAYER (Abb. 253)

Der Hautschnitt beginnt 2 bis 3 cm oberhalb der Spitze des Malleolus
externus an der Außenseite des Unterschenkels und geht über die Sehne des
M. peronaeus longus ihrem Verlaufe folgend hinter dem Knöchel vorbei, mit
einer letzten bogenförmigen Wendung bis 2 cm vor die Malleolarspitze. Von der
Mitte dieses kurzen Bogens aus wird ein kurzer Ergänzungsschnitt gegen die
Ferse zu geführt. Die Haut wird mit ihrem Unterhautfettgewebe gegen die
Achillessehne freipräpariert, dann am Tuber calcanei in den Knochen hinein
eine flache Grube gemacht, unter Bildung eines Periostlappens, um ihn später
über die versenkte Sehne vernähen zu können. Auf der Höhe der Malleolarlinie
durchtrennt man die Faszie und Scheide, bis die Sehne des Peronaeus longus
glänzend und frei daliegt. Nach oben wird die Scheide nur soweit eröffnet, als
für eine gerade Verlaufsrichtung unbedingt nötig ist, nach unten soweit, als
nach Messungen die Sehne abgeschnitten werden kann, damit sie für die Verpflanzung lang genug ist. Das Ende der Sehne wird mit einem Befestigungsfaden versehen. Sie wird dann aus ihrem Bette hochgehoben und nachdem der
unterste Teil des Mesotenons genügend weit abgeschnitten ist, nach hinten
geschwenkt. Der unterste Abschnitt der Sehne wird etwas angerauht und in
die Periostrille gelagert und der Befestigungsfaden unterhalb derselben an dem
kräftigen Gewebe an der Unterfläche des Tuber calcanei oder am Achillesansatz
angenäht. Über der Sehne wird der Periostlappen geschlossen. Wiederherstellung
des Retinaculum peronaeorum. Hautnaht. Gipsverband in Hakenfußstellung
für vierzehn Tage.

Technik der Verpflanzung des M. flexor hallucis longus auf die Innenseite des Achillesansatzes nach BIESALSKI-MAYER

Hautschnitt an der Innenseite des Unterschenkels 2 bis 3 cm oberhalb der
Malleolarlinie beginnend, senkrecht abwärts, dann im leichten Bogen zum
inneren Fußrand bis etwa vor die Höhe der Knöchelspitze. Senkrecht ein zweiter
Hautschnitt zur Ferse. Der so entstehende hintere Hautlappen wird zurückpräpariert, bis man auf das Tuber calcanei stößt; hier wird eine Knochengrube
mit Periostlappen gebildet. Auf der Höhe der Malleolenspitze geht das Messer
durch die Faszie hindurch zum tiefen Blatt des Ligamentum lancineatum, worauf
in der Tiefe etwas nach vorne sich die Sehne des langen Zehenbeugers findet. Die
Scheide ist eröffnet. Nach oben wird nur das tiefe Blatt des Ligamentum lancineatum durchtrennt und weiter hinauf die Faszia cruris so weit, bis der Sehne eine
gerade Verlaufsrichtung ermöglicht wird. Nach unten werden Faszie und Scheide

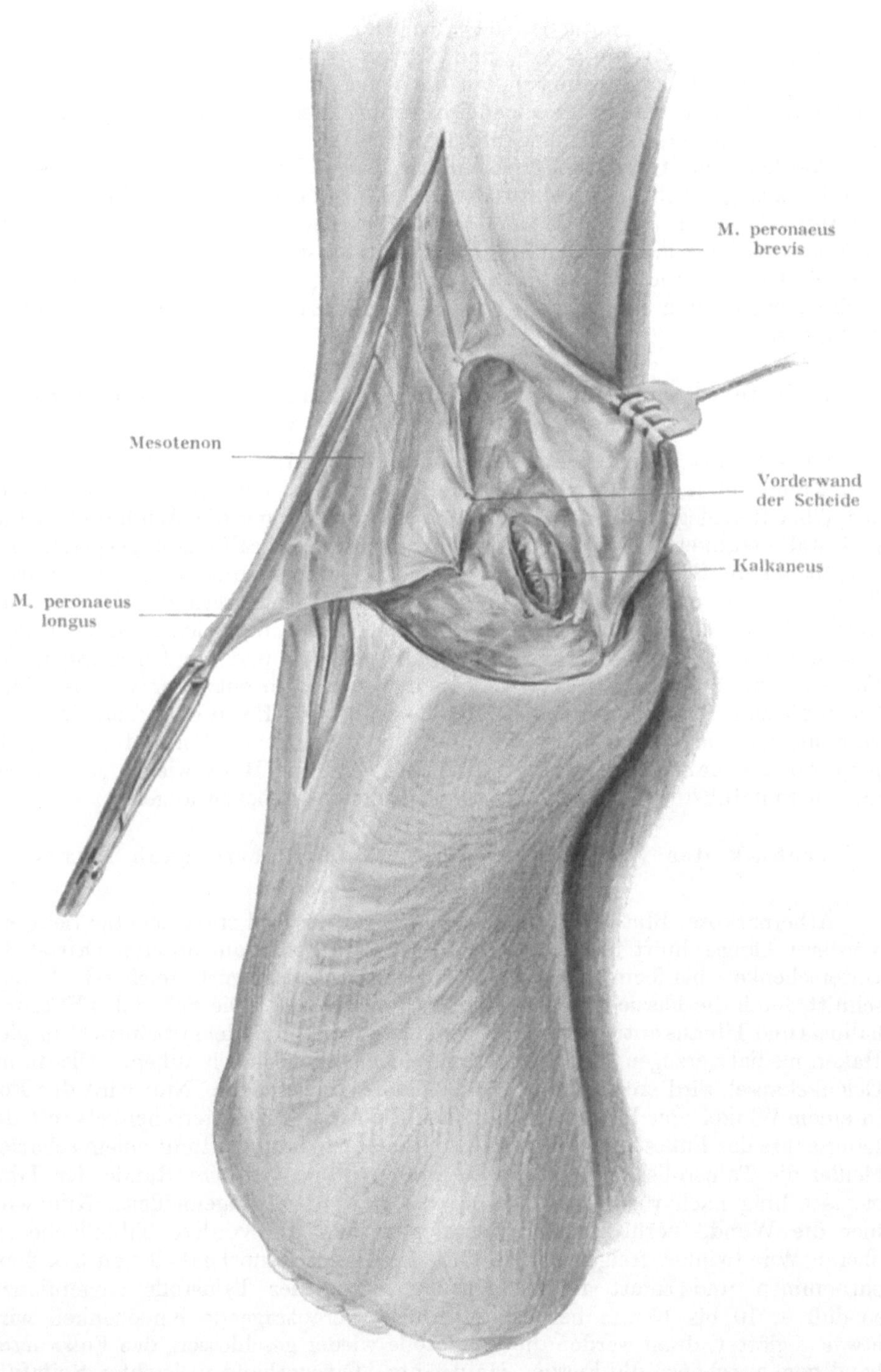

Abb. 253. Verpflanzung des Peronaeus longus auf den Kalkaneus nach BIESALSKI-MAYER. Der abgeschnittene Peronaeus long. ist aus seinem Bett herausgehoben, das Mesotenon entfaltet und mit der Vorderwand der Scheide so befestigt, daß es auch nach Verpflanzung der Sehne auf den Kalkaneus weiter als Gleitunterlage dient (Aus BIESALSKI-MAYER, Die physiologische Sehnenverpflanzung).

durchtrennt, wobei es nötig ist, das über der Sehne liegende Gewebe kräftig nach vorne zu ziehen, um Gefäße und Nerven nicht mitzuverletzen. Die Sehne wird durchtrennt, angeschlungen, an die neue Ansatzstelle gebracht und hier an der Unterfläche des Tuber calcanei befestigt. Der Periostlappen wird zurückgeschlagen und vernäht. Hautnaht. Gipsverband.

Werden beide Operationen gleichzeitig ausgeführt, so kann dies von einem Schnitt aus geschehen, der entweder der Länge nach über die Achillessehne verläuft oder nach JONES ein queres Oval aus der Haut herausschneidet. Die Befestigung der Sehnen erfolgt in leichter Spitzfußstellung. Zur Nachbehandlung wird ein Gipsverband in Spitzfußstellung für mehrere Wochen angelegt und auch nachher noch durch eine Schiene oder Hülse für längere Zeit eine Dorsalflexion verhindert.

Technik der Verpflanzung sämtlicher Beuger auf den Kalkaneus nach SPITZY (vgl. Abb. 228)

Längsschnitt über der Achillessehne; sie wird 10 cm ober dem Kalkaneus durchtrennt. Das unter ihr liegende Fettgewebe wird entfernt, die Hinterfläche der Tibia freigelegt und nun in leichter Spitzfußstellung die Achillessehne hier periostal verankert. Dadurch wird eine weitere Dorsalflexion gesperrt. Erscheint uns die Sehne nicht genügend stark, so kann sie mit Seidenfäden durchflochten und verstärkt werden. Nun werden an der Außenseite die Mm. peronaei freigelegt und möglichst weit peripher durchschnitten, desgleichen an der Innenseite die Mm. flexor digitorum und tibialis posticus und am Übergang in die Fußsohle durchtrennt. Diese vier Sehnen werden nun entweder von der Seite her in die zum Band umgewandelte Achillessehne eingeflochten und mit ihr innig vernäht, oder sie werden durch die Bandsehne durchgeflochten und dann direkt periostal am Kalkaneus befestigt. Darüber wird die Haut wieder geschlossen und in Spitzfußstellung ein Gipsverband für sechs Wochen angelegt.

Technik der vorderen Anschlaggelenkssperre nach PUTTI (Abb. 254 bis 256)

Äthernarkose, Blutleere, Rückenlage. Der Fuß wird stark plantar flektiert. Vorderer Längsschnitt über die Mitte des Fußrückens vom unteren Drittel des Unterschenkels bis 3 cm über den Gelenksspalt nach abwärts reichend. Längsschnitt durch die Faszie und das quere Fußwurzelband. Die Sehne des Extensor hallucis und Tibialis anticus wird mit dem Gefäßnervenbündel mit einem stumpfen Haken medial verzogen, der gemeinsame Zehenstrecker nach außen. Die dünne Gelenkskapsel wird eröffnet und die Talusrolle freigemacht. Nun wird der Fuß in einem Winkel von 110^0 eingestellt, den die Achse des Unterschenkels mit der Längsachse des Fußes einnehmen soll. In dieser Stellung wird mit einem scharfen Meißel die Talusrolle in ihrer ganzen Breite knapp vor dem Rande der Tibia etwas schräg nach rückwärts etwa 15 bis 20 mm tief angemeißelt. Nun wird hier die Wunde vorübergehend geschlossen und die vordere Tibiafläche im oberen Wundwinkel freigelegt und dort ein Periost-Knochenkeil von 3×2 cm entnommen und sofort in die Knochenwunde der Talusrolle eingepflanzt, so daß er 10 bis 15 mm herausragt. Dieser herausragende Knochenkeil wird etwas geglättet, dann werden die Weichteile wieder geschlossen, das Fußwurzelband genäht, ebenso die Faszie. Hautnähte. Gipsverband in leichter Spitzfußstellung von 110^0 von den Zehen bis über das Knie reichend. Nach zehn bis zwölf Tagen wird der Gipsverband gewechselt und die Nähte entfernt. Der neue

Gipsverband wird genau anmodelliert und bleibt zweieinhalb bis drei Monate
liegen. Damit gehen die Patienten herum. Dann wird eine Zelluloidschiene für

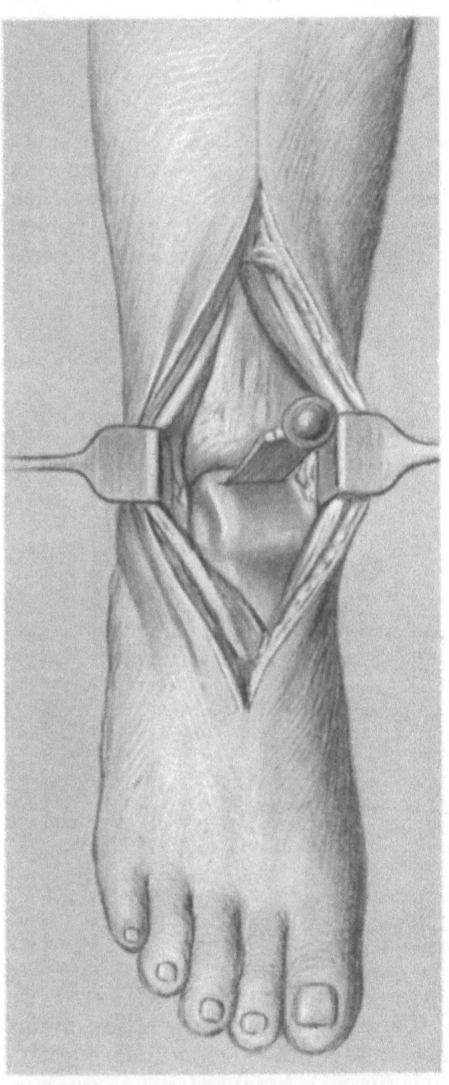

Abb. 254. Talusrolle frei gelegt. Tibialis antic.
und Ext. hallucis werden nach innen, der Ext.
communis nach außen verzogen. Eröffnung des
oberen Sprunggelenkes. Bei Einstellung des
Fußes in 110⁰ zum Unterschenkel wird knapp
vor dem Tibiarand ein breiter Meißel auf die
Talusrolle aufgesetzt und leicht nach rückwärts
eingetrieben.

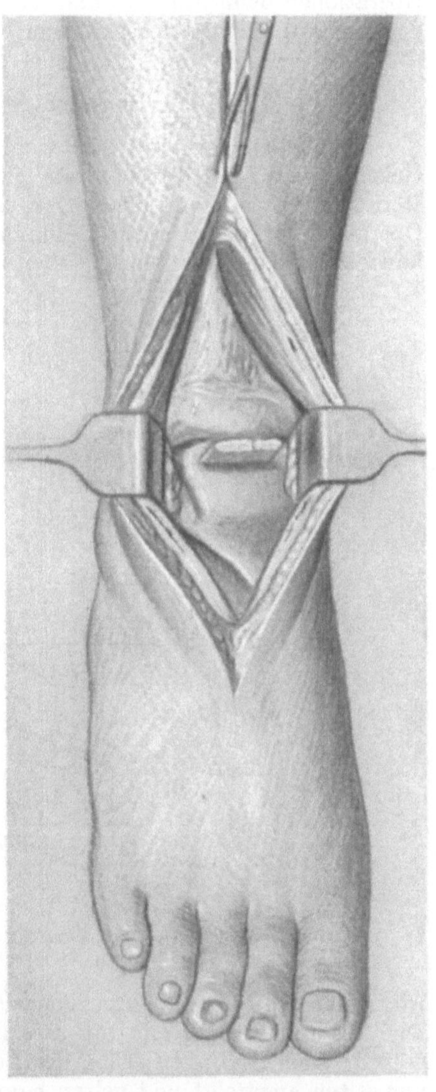

Abb. 255. Nun wird der vorderen Tibiafläche
ein Periostknochenkeil entnommen und in
die Knochenrinne des Talus eingetrieben, so
daß er 1 bis 1½ cm herausragt.

Abb. 254 u. 255.   Vordere Anschlaggelenkssperre nach PUTTI

die Nacht und ein Schuh mit hohem Absatz verordnet, der ein Abwickeln nur
im Mittelfuß erlaubt.

Lähmungshohlfuß

Zum Ausgleich des Kräftespiels der Muskeln kommt eine Kombination der Operationen beim Spitzfuß und jener bei Hakenfuß in Betracht, sie werden bei den Fehlformen näher besprochen.

c) Arthrodese bei vollständiger Lähmung

Im allgemeinen wird sich wohl die Regel aufstellen lassen, daß nur jenes Gelenk, das durch Muskelkraft nicht mehr beherrscht werden kann und zu störenden Fehlstellungen neigt, zu arthrodesieren ist. Wie aus den zahlreichen Operationsvorschlägen bei Lähmungen hervorgeht, ist man im allgemeinen bestrebt, eine gewisse Beweglichkeit im Sprunggelenk zu erhalten, um ein besseres

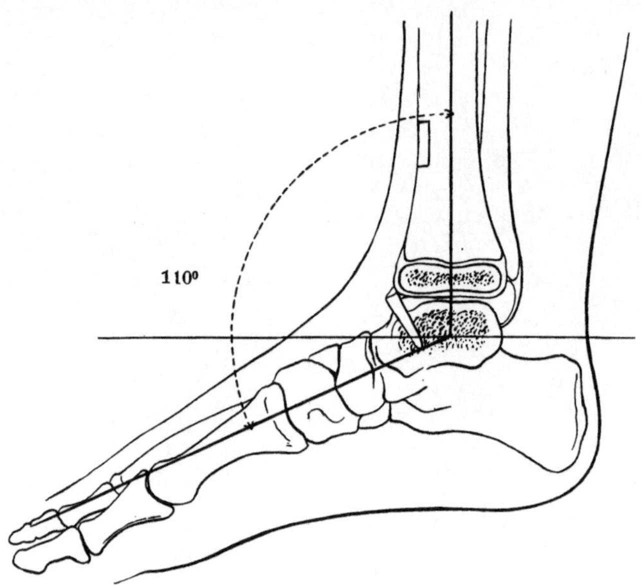

Abb. 256. Skizze der Seitenansicht zur Anschlaggelenkssperre nach Putti

Abwickeln des Fußes auf unebenem Boden zu ermöglichen. Auch die Whitmansche Talusentfernung gibt oft gute Erfolge. Es sind daher die Operationen zur vollständigen Arthrodesierung des Fußes nach Biesalski, Cramer und Wittek nur selten angezeigt und gelten hauptsächlich für jene kompletten Lähmungen mit Schlotterfüßen, die immer wieder zu einer Fehlform neigen. Auch hier ist noch ein Unterschied, ob man nur das obere und untere Sprunggelenk versteift oder auch die Gelenke des Mittelfußes. Am originellsten ist gewiß die von Lothioir angegebene temporäre Resektion des Talus, der dann nach Anfrischung aller Gelenkanteile wieder eingesetzt wird. Diese Methode findet immer mehr Verbreitung und gibt sehr gute Resultate ohne wesentliche Verkürzung. Die einfache Lexersche Polzung und ihre Modifikationen vermag keine dauernde Versteifung herbeizuführen; sie wurde aber von Herz mit Erfolg weiter ausgebaut. Einen guten Erfolg gibt auch die von Biesalski empfohlene intraossäre Sehnenfixation.

Technik der intraossären Sehnenfixation nach BIESALSKI

Hautschnitt über dem Chopartschen Gelenk von einem Knöchel zum anderen durch die Faszien bis auf die Sehnen, senkrecht darauf Schnitt am Unterschenkel 15 cm hoch und Freilegung der Sehnen und Muskelbäuche. Die Sehne des Tibialis und die beiden Extensoren werden am Muskelbauch abgeschnitten und zurückgeschlagen. Die Gelenkskapsel wird vom Fußrücken her freipräpariert und nach obengeschlagen. Nun werden die Knorpelflächen des Talo-Navikulargelenkes mit dem Meißel abgetragen, bis die Knochenkerne zutage liegen. Aus diesem eröffneten Gelenk führt ein in die Tiefe nach hinten und außen gehender Schnitt unmittelbar in das untere Sprunggelenk. Auch hier werden die knorpeligen Gelenkflächen bis auf den Knochen entfernt. Nun erfolgt die Quereröffnung des oberen Sprunggelenkes. Auch hier werden von der Tibia und dem Talus mit dem Meißel die Knorpel entfernt, so daß in möglichst großer Ausdehnung Knochen flach auf Knochen steht. Von dem breit eröffneten Gelenk aus wird mit einem gewöhnlichen Holzbohrer in die Tibia in ihrer Längsrichtung dicht unter der Kortikalis der Vorderwand ein 3 cm langer Kanal gebohrt, der an der vorderen Fläche der Tibia endigt. Er wird mit einem scharfen Löffel nach Wunsch erweitert. Die hier gewonnenen Knochenspäne werden zwischen die klaffenden Knochenflächen im angefrischten Chopartschen Gelenk eingelagert. In dem früher erwähnten Kanal werden nun die unter die Gelenkskapsel verlagerten Extensorensehnen gezogen, was zugleich eine leichte Verschiebung des Fußes zur Folge hat. Nun kann man durch Dosierung des Zuges an den Sehnen die Supination und Dorsalflexion des Fußes und der Zehen nach Belieben einstellen. Die Sehnen befestigt man an Faszie und Tibiaperiost. Besteht leichter Spitzfuß bei gesundem Gastroknemius, so bleibt dieser erhalten. Ist aber eine Aufrichtung des Kalkaneus zu befürchten, so werden ein bis zwei Seidenbänder vom Ansatz der Achillessehne her in einem queren Knochenkanal der Tibia befestigt. Die Nachbehandlung besteht in Gipsverband, der dann durch eine starre Zelluloidhülse für Fuß und Unterschenkel umgewandelt wird. Nachtschiene für ein Jahr und Plattfußeinlage für ein zweites Jahr.

Technik der temporären Talusexstirpation nach LOTHIOIR

Lateraler Längsschnitt entsprechend dem KOCHERschen Resektionsschnitt, Freilegung des Talus, Durchtrennung sämtlicher Bandmassen zwischen Talus und den benachbarten Knochen (s. I. Teil der Talusentfernung nach WHITMAN). Nach völliger Herausnahme des Talus wird er in eine feuchtwarme Kochsalzkompresse eingewickelt und dann mit dem Messer der Knorpel von sämtlichen Gelenkflächen, die an den Talus anstoßen, abgetragen. Das Taluslager wird durch eine feuchtwarme Kochsalzkompresse tamponiert, darüber die Weichteile vorübergehend geschlossen, während von dem meist atrophischen Talus, der vorsichtig mit elastischen Krallenzangen gefaßt wird, der Knorpelüberzug ebenfalls vollständig mit dem Knochenmesser abgeschält wird, jedoch so, daß die normale Form und Größe des Talus erhalten bleibt. Er wird nur soweit zurechtgeschnitten, daß er nach Korrektur der fehlerhaften Stellung sich ohne Zwang in das Bett wieder einlagern läßt. Darüber werden dann in Schichtennaht die Weichteile und Haut geschlossen. Gipsverband in leichter Spitzfußstellung für sechs Wochen, nachdem allenfalls vorhandene Muskeln, die eine Fehlstellung bedingen könnten, tenotomiert wurden. Dann Verbandwechsel, eventuell Korrektur der Stellung und neuerlicher Gipsverband. Nachbehandlung mit ungelenkiger Zelluloidschiene oder Hülse bis zum vollständigen Festwerden.

Technik der Versteifung rund um den Talus nach STEINDLER

Nach Eröffnung des oberen Sprunggelenkes wird der Fuß stark supiniert und alle Bandverbindungen des Talus mit seiner Umgebung werden durchtrennt, mit Ausnahme des Ligamentum talo-calcaneum. Man beginnt mit der Abtragung des Knorpels an der Tibia und Fibula, dann folgt die Talusrolle. Nun wird der Talus nach oben geschoben, bis das untere Sprunggelenk sichtbar wird. Das Band zum Navikulare wird durchtrennt und die Gelenkflächen des Talus, Navikulare und Kalkaneus angefrischt. Dabei hängt der Talus noch immer am Ligamentum inferius. Ist alles angefrischt, so wird der Fuß zurückgeklappt und nach Einlage eines Guttaperchadrains für 24 Stunden die Weichteile in Schichten geschlossen. Gipsverband und Nachbehandlung wie oben.

Technik einer Fußarthrodese nach MAC LENAN

Auf einem ganz anderen Wege sucht MAC LENAN zu den einzelnen Gelenken der Fußwurzel zu gelangen. Er spaltet den Fuß in der Sagittalebene ähnlich wie beim kurzen Längsschnitt nach OBALINSKI, aber zwischen erstem und zweitem Mittelfußköpfchen. Der Schnitt führt bis zum oberen Sprunggelenk und bis auf den Knochen. Dann werden mit einem Meißel Keilbein, Navikulare und Talus vollkommen durchtrennt, bis alle Gelenke offen liegen. Sie werden dann der Reihe nach angefrischt; besonders auch die Gelenke zum Kalkaneus. Die abgesplitterten Knochenteile werden nicht entfernt und die Wunde einfach in Schichten wieder geschlossen. Gipsverband in der erwünschten Spitzfußstellung für acht Wochen; Nachbehandlung durch eine Zelluloidhülse in Spitzfußstellung. Die Operation ist erst nach dem neunten Jahr zu empfehlen.

Auch durch frontale Aufklappung nach KIRSCHNER und KLAPP gelangt man zu den Fußwurzelgelenken und kann sie veröden. SCHULTZE hat eine ähnliche Aufklappung benutzt, um bei einer Peroneuslähmung nach Wiederherstellung der Fußform diese durch eine „ostale Plastik", wie er es bezeichnet, dauernd zu erhalten.

Von mehreren Seiten wurde auf die Wichtigkeit hingewiesen, eine gute Berührung des Talus mit der Malleolengabel herbeizuführen, weil man nur dann sicher eine knöcherne Versteifung bekommt. Eine besondere Operation ist nach meiner Erfahrung bei dem Vorgehen nach LOTHIOIR nicht notwendig. Ist es aber wirklich einmal unmöglich, die angefrischten Knochenflächen der Malleolengabel und des Talus zur Berührung zu bringen, so kann man nach WITTEK die Gabel dadurch verengern, daß man mit einem Meißel zwischen Tibia und Fibula eine schmale Knochenlamelle herausmeißelt und dadurch die Knochen näher aneinander bringt und durch einige Periostnähte fixiert. Oder man kann nach STARZ die Talusrolle längsspalten und durch eingelegte Knochenstückchen so breit auseinandertreiben, daß sie die Malleolengabel ganz ausfüllt. SPITZY meißelt zu demselben Zwecke beide Malleolen an und bricht sie nach innen.

Technik einer vollständigen Arthrodese nach SPITZY (Abb. 257)

Zugang und Beginn nach SAMTER, wie S. 351. Sind von rückwärts das untere Sprunggelenk, die Talusrolle und Malleolengabel angefrischt, so werden jetzt noch der Malleolus externus und internus schräg nach außen und aufwärts durchmeißelt, wie dies zuerst von GOLDTHWAIT angegeben wurde. Jetzt gelingt es leicht, durch Druck auf die Ferse von unten die zur horizontalen Fläche umgestaltete Talusrolle vollständig an das Malleolendach anzupressen. Die schräg durchmeißelten Malleolenzinken verschieben sich dann gegeneinander. Vernähung der Achillessehne in der gewünschten Länge, Hautnähte. Gipsverband in leichter Spitzfußstellung für zwei bis drei Monate, dann Nachbehandlung mit einer starren Hülse für ein Jahr.

Spaneinlage nach HERZ

Aus der Vorderkante der Tibia werden mit einer elektrischen Kreissäge von einem entsprechenden Längsschnitt aus periostbedeckte Späne in entsprechender Ausdehnung entnommen. Mit einem Schnitt auf dem Dorsum des Fußes wird lateral von der Sehne des Tibialis anticus das Talo-Navikulargelenk freigelegt. Ein schmaler Meißel stößt einen Spalt ein, den man etwas unterirdisch bis tief in den Talus und nach distal bis in eines der Keilbeine, meist das zweite, verlängert. Ein zweiter Schnitt auf der lateralen Seite des Dorsum legt dann das Kalkaneo-Kuboidgelenk frei, in das gleichfalls ein Spalt gestoßen wird. Der Span wird nun zugeschnitten. Man läßt am besten das Periost an den Enden etwas überstehen, damit es sich beim Einsetzen nicht abstreift. Das Einfügen in den Spalt geschieht mit sanftem Druck, die Sägefläche sieht beim Talo-Navikulargelenk nach lateral, beim Talo-Kuboidgelenk nach oben, nach dem Dorsum zu. Ist der Span zu dick geraten, so kann man auch ein kleines schmales Fach ausstanzen. Ein Paar tiefe Katgutnähte sichern die Lage. Eine fortlaufende Hautnaht beendigt den Eingriff, der in Blutleere ausgeführt wird. Lockeres Anlegen eines Gipsverbandes von den Zehen bis zum Knie für sechs Monate. Gehen wird nach drei Wochen erlaubt. Zur Nachbehandlung gewalkte Hülse und Gehversuche ohne diese. Bei Veränderungen im oberen Sprunggelenk muß durch Osteoklase oder supramalleolare Osteotomie die Achse des oberen Sprunggelenkes wieder horizontal gestellt werden. Allenfalls notwendige Sehnenplastiken verbessern den Erfolg.

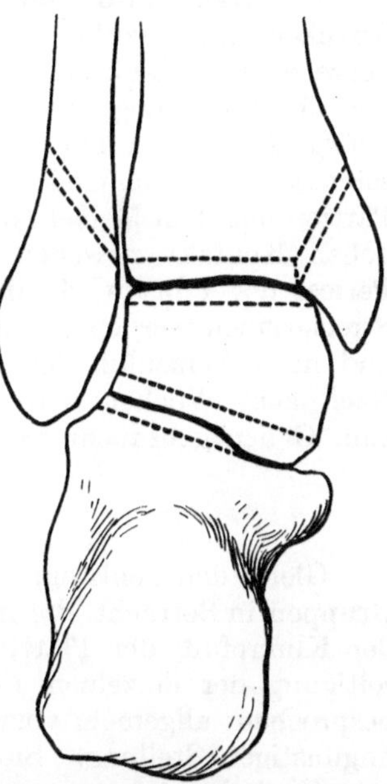

Abb. 257. Skizze zur vollständigen Arthrodese nach SPITZY. Die punktierten Linien zeigen die Meißelflächen an den einzelnen Knochen.

Technik der Spanarthrodese nach CRAMER

Aus einer Tibia wird ein zirka 10 bis 12 cm langer Periostknochenlappen abgemeißelt. Die Knochenlamelle wird möglichst dünn genommen, da sie nur zu dem Zwecke mitentfernt wird, um die Kambiumschicht des Periosts unversehrt zu erhalten. Dann wird die Hautwunde versorgt und die Periostknochenlappen in physiologischer Kochsalzlösung aufgehoben. Auf dem Dorsum pedis über dem Sprunggelenk wird alsdann in sagittaler Richtung ein zirka 12 cm langer Hautschnitt angelegt. Die Sehnen werden mit stumpfen Haken beiseite gehalten, das Periost über der Tibia und den Fußwurzelknochen in der Ausdehnung des Hautschnittes gespalten und seitlich abgeschoben. Dann werden die Knochen — bei Kindern nur die Knorpel — mit dem scharfen Löffel noch etwas angefrischt und der Periostknochenlappen so aufgelegt, daß Knochen auf Knochen zu liegen kommt. Das seitlich abgeschobene Periost wird dann mit oder über dem Transplantat vernäht. Nach Wunsch kann man den Periostlappen so lang wählen, daß er über das Chopartsche Gelenk hinabreicht. Nach Versorgung der Hautwunde wird der Fuß in korrigierter Stellung, bei bestehender Verkürzung in Spitzfußstellung eingegipst. Gipsverband für zwei bis drei Monate. Hernach Hülse für ein Jahr.

Technik der Sprunggelenksarthrodese nach WITTEK

Die Haut wird von einem vorderen Bogenschnitt her durchtrennt, die Streckersehnen vorher doppelt angeschlungen und durchschnitten und das obere Sprunggelenk eröffnet; Abschälen des Knorpelbelages von der Talusrolle und der Malleolengabel. Ein auf den ersten senkrechter Hautschnitt wird nach aufwärts zwischen Tibia und Fibula angelegt. Von diesem Schnitt aus wird eine schmale Knochenlamelle aus Tibia und Fibula an ihren einander zugekehrten Partien mit dem Meißel entfernt, so daß es gelingt, nun auch einen innigen seitlichen Kontakt zwischen Taluskörper und Malleolengabel herzustellen. Das Periost der Tibia wird mit dem der Fibula vernäht, die früher durchtrennten Strecksehnen werden unter genügender Spannung wieder miteinander vereinigt und nach Verschluß der Hautwunde das Bein im Gipsverband ruhiggestellt. Nach acht Wochen wird dieser entfernt und der Fuß kann ohne Verband zum Gehen gebraucht werden.

Fehlformen

Gleich den Fehlstellungen kommen auch bei den Fehlformen die fünf großen Gruppen in Betracht, die im folgenden einzeln besprochen werden: der Spitzfuß, der Klumpfuß, der Plattfuß, der Hakenfuß und der Hohlfuß. Alle zur Beseitigung der einzelnen Fehlformen notwendigen Eingriffe werden gesondert besprochen; allgemein vorweg zu nehmen wäre nur die Ankylose in funktionell ungünstiger Stellung. Sie wird am besten durch eine entsprechende Keilosteotomie korrigiert, nur in seltenen Fällen werden wir an eine Gelenksplastik denken; vielleicht dann, wenn die Ankylose beidseitig ist und wegen einer schweren Deformierung ohnehin ein Eingriff notwendig wird. Dann wird derjenige, der über die nötige Erfahrung bei Gelenksplastiken verfügt, wahrscheinlich lieber eine Plastik als eine einfache Osteotomie ausführen, besonders wenn Muskulatur und Haut hiefür günstig sind. Wer die Mobilisierung scheut, hat in der WHITMANschen Talusentfernung eine Operation, die eine gewisse Beweglichkeit bei guter Standfestigkeit erlaubt.

Technik der Sprunggelenksplastik nach LEXER

Vorderer Bogenschnitt von einem Knöchel zum anderen, hinunterreichend bis zum LISFRANCschen Gelenk, Durchtrennung der langen Streckersehnen und des M. tibialis anticus. Die seitlichen Gelenkbänder werden, wenn erhalten, abgelöst. Die Durchtrennung der Synostose erfolgt mit einem langen Hohlmeißel von vorne nach hinten, wobei die Malleolengabel möglichst wieder hergestellt wird. Auch soll eine möglichst hohe Talusrolle gebildet werden, damit seitliche Bewegungen unmöglich bleiben. Die Malleolengabel wird nun entsprechend der Fläche ausgehöhlt, die Talusrolle möglichst gewölbt, bis eine genügende Plantarflexion möglich ist. Zwischenlagerung eines Fettlappens, der in bekannter Weise der Außenseite des Oberschenkels entnommen wird. Genaue Naht der Gelenkbänder und der Sehnen. Hautnähte, fixierender Verband für drei Wochen in leichter Spitzfußstellung; dann Beginn mit aktiven Übungen, Massage; vorsichtige Belastung erst nach weiteren drei Wochen.

Andere Technik

Die Technik der übrigen Operateure ist nicht prinzipiell verschieden. Nur HOHMANN berichtet schon 1916, daß er in einem Fall, wo es nicht möglich war, den Talus in annähernd brauchbarer Form herauszumeißeln, das untere Unterschenkelende mit dem Talusrest konvex nach unten gestaltet und dann in eine muldenförmige Vertiefung der Fußwurzel eingepaßt hat. Zwischen die Gelenkenden wurde ein breiter gestielter Lappen aus dem Gastroknemius eingelegt. Ähnlich ist auch SCHEPPELMANN vorgegangen. REICH empfiehlt aus mechanischen Gründen, weil das nach Mobilisierung des Sprunggelenkes erreichte Bewegungsausmaß meist nur bescheiden ist, die Umkehrung der Gelenkform, indem das untere Tibiaende zu einer Rolle geformt wird, während der Mittelfuß konkav ausgehöhlt wird. Jetzt läßt sich auch leicht die Forderung nach Verkleinerung des Radius der konvexen und Vergrößerung des Radius der konkaven Gelenkfläche erfüllen.

Der Spitzfuß

Der Spitzfuß ist außerordentlich selten angeboren, meist wird er erworben. Da wir hier nur von der Fehlform sprechen wollen, kommen jene Fälle in Betracht, wo es bei Lähmungen, die längere Zeit bestehen, zu einer wirklichen Verkürzung der Wadenmuskulatur gekommen ist. Ebenso häufig führen Spasmen zu wirklichen Gewebsschrumpfungen, deren Behandlung dann durch Ursprungsverpflanzung der Gastroknemiusköpfe erfolgt, wie sie schon oben beschrieben wurde, oder durch Resektion der motorischen Äste für den Triceps surae, schließlich durch offene Verlängerung der Achillessehne. Sonst sind es in erster Linie entzündliche Vorgänge oder Folgen von Verletzungen, die einen Spitzfuß bedingen können. Zu seiner Beseitigung kommen gedeckte orthopädische Maßnahmen in Betracht, ferner die subkutane oder offene Achillotenotomie und bei knöchern bedingten Fehlformen wohl auch die Talusentfernung nach dem Vorschlag von LUND, oder schließlich eine Keilresektion aus dem Fußrücken.

Einfache Schrumpfungskontrakturen mit geringer Verkürzung, bei denen sich der Spitzfuß bei starker Kniebeugung noch ausgleichen läßt, werden durch nachfolgenden Gipsverband behandelt.

Technik des Gipsverbandes bei leichtem Spitzfuß (Abb. 258)

Der Patient liegt in Bauchlage; durch ein der Fußsohle aufgelegtes Brett versucht man bei rechtwinklig gebeugtem Knie den Spitzfuß möglichst auszugleichen. Ist dies bis über den rechten Winkel möglich, so wird in dieser Stellung ein an der Ferse und unter den Groß- und Kleinzehenballen gut gepolsterter Gipsverband angelegt, der die Zehen überragt und bis in die Kniekehle reicht. Er wird durch ein Gipspflaster (mehrfach zusammengefaltete Gipsbinde) an der Beugeseite verstärkt. Das Knie wird freigelassen und soll erst allmählich gestreckt werden. Ist dies spontan nicht möglich, so werden in Rückenlage Sandsäcke auf das gebeugte Knie gelegt, bis die volle Streckung möglich ist. Wenn dies erreicht ist, so geht der Patient mit dem Verband umher, wobei der Vorfuß durch einen Korkkeil entsprechend unterlegt wird. Der Patient soll damit dann möglichst viel gehen. Der Verband bleibt sechs Wochen liegen und muß gegebenenfalls erneuert werden. Auch ist es empfehlenswert, noch längere Zeit eine Schiene in Überkorrekturstellung tragen zu lassen.

Ist auf diese Weise ein Ausgleich des Spitzfußes nicht mehr möglich, so muß die Achillessehne verlängert werden. Dies geschieht entweder Z-förmig nach BAYER in der Frontal- oder Sagittalebene, oder durch Rutschenlassen nach VULPIUS. Die übrigen gedeckten Maßnahmen zur Beseitigung des Spitzfußes, die einen Bestandteil des Klumpfußredressements ausmachen, werden dort ausführlicher besprochen. Sehnenverpflanzungen und sonstige Maßnahmen zur Nachbehandlung schwerer Spitzfüße wurden schon beim Lähmungsspitzfuß erwähnt.

Technik der subkutanen Z-förmigen Achillotenotomie nach BAYER (Abb. 259)

Der Patient liegt in Bauchlage, die linke Hand umfaßt die Fußsohle von oben her und drängt den Fuß bei gebeugtem Knie in möglichste Hakenfußstellung. Dabei spannt sich die Sehne kräftig an und springt deutlich strangartig unter der Haut vor. Die Haut darüber wird gereinigt und jodiert; nun wird ein Tenotom etwa fingerbreit über der Ferse in die Mitte der Sehne in der Längsrichtung eingestochen und dann die Schneide medialwärts gedreht und gegen den an die Seite der Sehne angelegten Zeigefinger sägend durchschnitten, bis man zwischen Finger und Messer nur mehr die Haut spürt. 3 bis 4 cm höher wird genau in der Mittellinie neuerlich eingestochen, das Tenotom mit der Schneide nach lateral gedreht und die Sehne jetzt gegen den angelegten Daumen nach der entgegengesetzten Seite hin vollkommen durchtrennt. Unter einem kräftigen Druck auf die Fußspitze gibt die nur noch durch seitliche Aneinanderlagerung der Sehnenfasern gebildete Brücke nach und der Spitzfuß kann in gewünschtem Ausmaß ausgeglichen werden. Die erreichte Hakenfußstellung muß durch mindestens sechs Wochen im Gipsverband festgehalten werden. Zur Nachbehandlung Übungen (Ferse heben) und Massage, bis die Patienten wieder auf der Fußspitze stehen können.

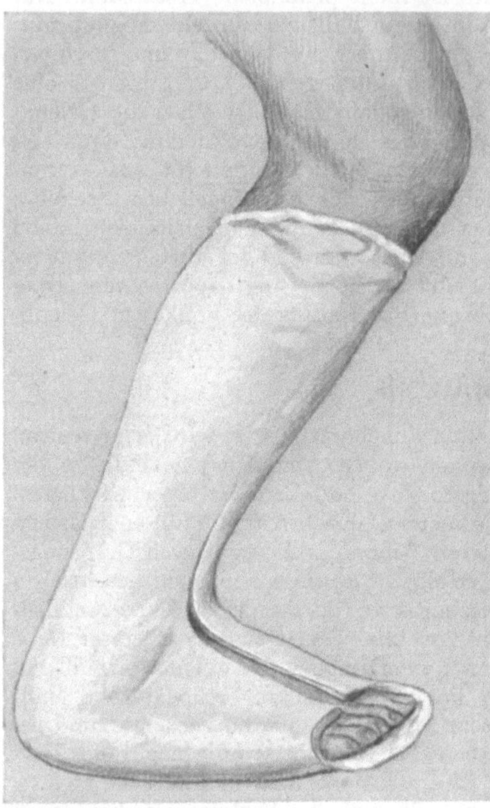

Abb. 258. Form und Ausdehnung des Gipsverbandes nach Korrektur eines Spitzfußes. Er überragt die Zehen und ist am Fußrücken aufgeschnitten.

Bei höhergradigem Spitzfuß oder bei Spastikern empfiehlt es sich, die Tenotomie offen vorzunehmen.

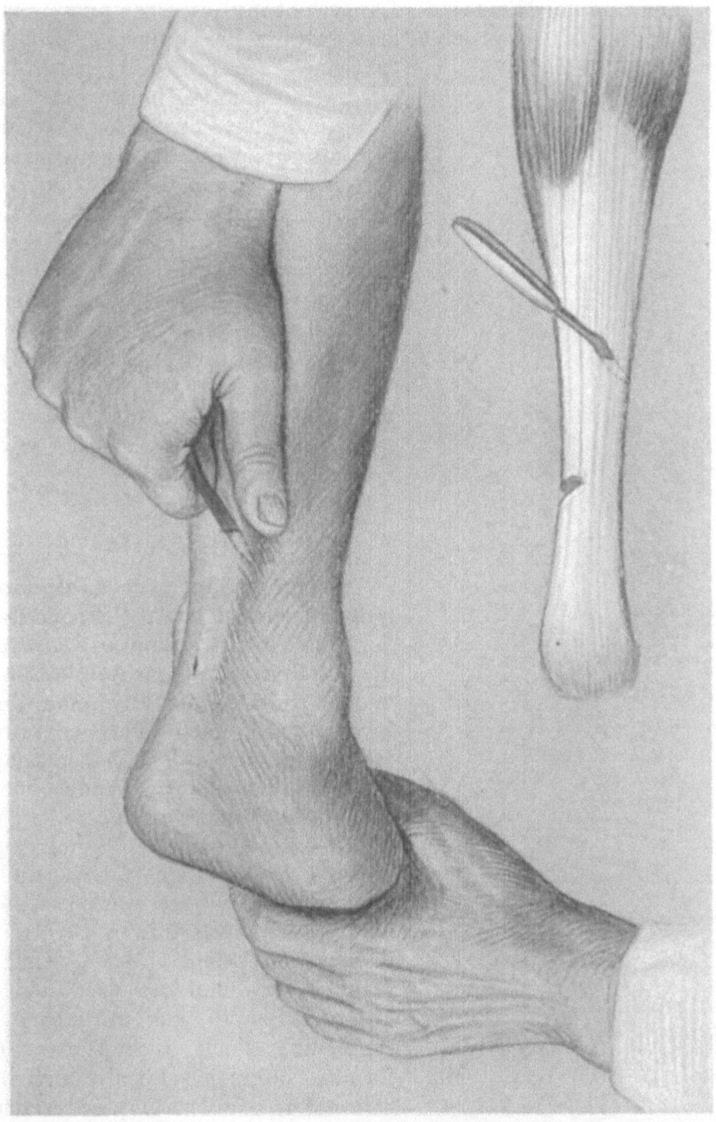

Abb. 259. **Subkutane Z-förmige Achillotenotomie nach** BAYER. Das Tenotom wird längs gestellt in der Mitte der Sehne eingestochen, dann quer gedreht und sägend gegen den Daumen gedrückt. Die untere Tenotomie ist bereits ausgeführt.

Technik der offenen Achillessehnenverlängerung

Hautschnitt neben dem medialen Rand der Achillessehne knapp ober der Ferse beginnend, etwa 7 cm lang. Durchtrennung der Faszienscheide, die mit feinen Häkchen oder Seidenfäden auseinandergehalten wird. Die Verlängerung der Sehne kann nun entweder in der sagittalen oder in der frontalen Ebene erfolgen.

Sagittale Verlängerung

Die Sehne wird in der Mitte in der Längsrichtung gespalten und entsprechend einer allfällig bestehenden seitlichen Abweichung des Fußes, z. B. bei gleichzeitiger Klumpfußstellung, distal nach medial und 6 cm höher proximal nach lateral durchtrennt. Bei Plattfuß nach der entgegengesetzten Richtung. Die Entfernung zwischen beiden Querschnitten muß möglichst groß gewählt werden, und zwar doppelt so lang, als die gewünschte Verlängerung beabsichtigt ist, damit für die Naht der beiden Sehnenstümpfe eine ausreichend breite Adaption gesichert ist. Beseitigung des Spitzfußes bis zum gewünschten Grad und exakte Vernähung der Sehnenstümpfe in dieser Stellung seitlich miteinander. Faszien und Hautnähte. Gipsverband.

Frontale Verlängerung

Wenn es auf eine bestimmte Zugrichtung des letzten Sehnenanteiles an der Ferse nicht ankommt, so kann man die Durchtrennung der Achillessehne auch in der Frontalebene vornehmen. Zu diesem Zweck wird nach Durchtrennung der Haut und Faszie das Messer knapp ober der Ferse parallel zur Wade quer mitten durch die Sehne durchgestoßen, zentralwärts schneidend die Sehne auf mindestens 5 bis 7 cm geteilt und durch Drehen des Messers um 90 Grad, dann der Lappen nach hinten abgetrennt und nach unten umgeschlagen. Im unteren Winkel des Schnittes wird der ventrale Teil der Sehne nach vorne quer durchschnitten. Nach Redressement der Deformität können jetzt die sich breit berührenden Sehnenstümpfe durch mehrere Nähte gut miteinander vereinigt werden. Naht der Faszienscheide und der Haut, Gipsverband.

Endlich kann man die Achillessehne im unteren Anteil überhaupt in Ruhe lassen und die Verlängerung in der Mitte der Wade vornehmen und nach dem Vorschlage von VULPIUS rutschen lassen.

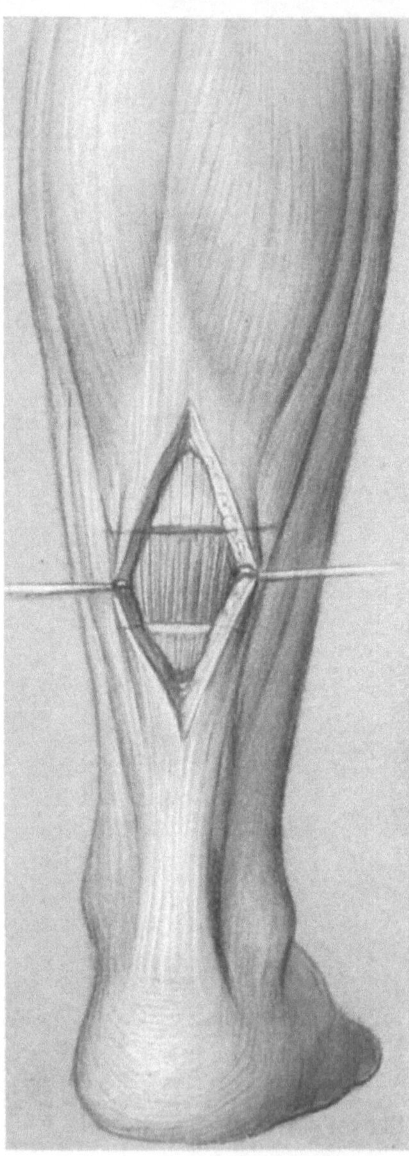

Abb. 260. Rutschenlassen der Achillessehne nach VULPIUS. Die Sehnenfasern des Gastroknemius werden quer durchtrennt, bis darunter die Muskelfasern des Soleus sichtbar werden. Druck auf die Fußspitze bringt die Schnittränder zum Klaffen.

Technik der Verlängerung der Achillessehne durch Rutschenlassen nach VULPIUS (Abb. 260)

Etwas unter der Mitte des Unterschenkels Längsschnitt durch die Haut
und Faszie. Die Wundränder werden auseinandergehalten und nun die Fasern
der oberflächlicheren Gastroknemiussehne und der tieferen mit ihr innig ver-
wachsenen Sehne des Soleus entweder quer, oder V-förmig durchtrennt, bis die
Muskelfasern des Soleus sichtbar werden. Wenn der Fuß gleichzeitig kräftig
dorsalflektiert wird, gelingt es unschwer, alle sich anspannenden Fasern der
Sehne zu durchschneiden, den Rest durchzureißen, ohne daß es deshalb zu einer
Kontinuitätsunterbrechung kommt, da der Zusammenhang der Achillessehne
und der tiefen Fasern des Muskels intakt bleiben. Darüber Faszien- und Hautnaht, Gipsverband.

Technik der Nervendurchschneidung bei spastischem Spitzfuß nach STOFFEL

Längsschnitt in der Mitte der Kniekehle nach abwärts zur Wade. Nach
Durchtrennung der oberflächlichen Faszie findet sich fast genau in der Mittellinie der N. tibialis, der hier bereits einen lateralen und medialen Ast für die
Gastroknemiusköpfe, einen dritten mittleren für den M. soleus abgibt. In
schweren Fällen reseziere man zwei Drittel der Nervenäste, die die beiden Gastroknemiusköpfe versorgen und die ganze dorsale Soleusbahn. In leichteren Fällen
vernichtet man die Hälfte der Nervenäste für die Gastroknemii und die ganze
dorsale Soleusbahn. Nur in ganz leichten Fällen kann man sich mit der Resektion
eines Drittels der Nervenäste für die Mm. gastrocnemii und der Hälfte der dorsalen Soleusbahn begnügen, doch wird davor gewarnt, zu wenig zu resezieren.
In schwereren Fällen versäume man nicht die Bahnen für die Zehenbeuger
aufzusuchen und sehr stark zu schädigen. Die durchtrennten Nervenfasern
sollen auf 5 bis 7 cm reseziert werden. Faszien- und Hautnaht, Gipsverband
für zwei bis vier Wochen in Hakenfußstellung.

Technik der Talusentfernung s. S. 411.

Technik der Keilresektion aus dem Fußrücken vgl. S. 411.

Der angeborene Klumpfuß

Der angeborene Klumpfuß ist eine so häufige Deformität und zeigt so
mannigfache Formen, daß bei seiner Behandlung alle Maßnahmen besprochen
werden, die für die Klumpfußbehandlung überhaupt in Betracht kommen. Bei
angeborenen Deformitäten können wir von Fehlhaltung oder Fehlstellung
kaum sprechen, es liegt schon im Wesen einer angeborenen Deformität, daß
sie eine außerordentlich hartnäckige Tendenz zeigt, immer wieder in ihre alte
Form zurückzukehren. Natürlich können auch besonders nach lange bestehenden
Lähmungen paralytische Klumpfüße vorkommen, die infolge Fehlens aktiv
wirkender Muskelkräfte gleich hartnäckig und schwer zu beseitigen sind als
angeborene. Aber die zur Beseitigung der Fehlform notwendigen Eingriffe
bleiben dieselben; nur müssen wir nachträglich noch die entsprechende, schon
oben erwähnte Operation zum Ersatz der fehlenden Pronatoren anschließen.
Dank der Aufklärungsarbeit der Orthopäden und der ausgedehnten Fürsorge-
einrichtungen werden heutzutage die angeborenen Fehlformen meist schon
sehr frühzeitig erkannt und der fachgemäßen Behandlung zugeführt. In dem

jugendlichen Alter des Säuglings sind aber offene chirurgische Maßnahmen außer vielleicht der Achillotenotomie selten notwendig, daher können wir auch hier die Einteilung in 1. gedeckte und 2. offene Maßnahmen beibehalten, in der alten Reihenfolge, daß leichte Fälle durch einfache gedeckte Maßnahmen oft schon zu heilen sind, mittelschwere und schwere alle Hilfsmittel unserer orthopädischen Apparatur in Anspruch nehmen können, daß aber der offene chirurgische Eingriff immer nur bei schwersten Veränderungen und hartnäckigen Fällen erst nach Versagen der gedeckten Maßnahmen in Betracht kommt.

a) Gedeckte Maßnahmen

Die Behandlung soll so früh wie möglich einsetzen. Als einzige Vorbedingung ist das Gedeihen des Kindes anzusehen. Handelt es sich um ein entsprechend kräftiges Kind, das seine tägliche Nahrungsmenge gern nimmt und gedeiht, so kann schon nach Abklingen der Gelbsucht und der physiologischen Desquamation zur ersten Verbandanlegung geschritten werden. Die Zeit vorher wird zu Redressionsübungen verwendet. Der erste Verband wird in der Regel nach FINCK-ÖTTINGEN angelegt; vorher erfolgt ein kräftiges gedecktes Redressement.

Technik des gedeckten Redressements (Abb. 261)

Stand bei kleinen Kindern den Füßen des Patienten gegenüber. Die krankseitige Hand umfaßt den steril vorbereiteten kranken Vorfuß, so daß der Mittelfinger den Metatarsus von innen und oben umgreift. Die große Zehe des kranken Fußes liegt in der Hohlhand zwischen Daumen und Zeigefinger. Die gesundseitige Hand umfaßt den Unterschenkel über dem Knöchel, Daumen auf den äußeren, Zeigefinger Mittelgelenk auf den inneren Knöchel. Jetzt wird über den Mittelfinger durch Druck der Hand der Vorfuß nach außen gehebelt zur Entfaltung der Fußsohle und Beseitigung der Adduktion. Diese erst kleinen Bewegungen, die unter Krachen die Schrumpfungen lösen, nehmen immer größere Exkursionen an, bis schließlich die völlige Korrektur der Adduktion erreicht bzw. überschritten ist.

Wenn wir jetzt außer den hebelnden Bewegungen noch den äußeren Fußrand nach oben (kopfwärts) drehen, so wird gleichzeitig die Supination des Mittel- und Vorfußes beseitigt. Dreht man die redressierende Hand noch mehr nach außen, so kann jetzt über den Mittelfinger als Hypomochlion auch die Spitzfußkomponente beseitigt werden. Diese Bewegungen müssen so lange fortgesetzt, der Druck so kräftig werden, bis das vorher deutlich zu beobachtende Heraustreten des Taluskopfes verschwunden ist.

Andere Handgriffe: Man umfaßt mit der gleichseitigen Hand die kranke Ferse von hinten derart, daß der Daumenballen auf die Innenseite, die zweite bis fünfte Fingerspitze unter den äußeren Knöchel zu liegen kommen. Mit der anderen Hand nimmt man den Vorfuß zwischen Daumen (am Fußrücken) und Zeigefinger und beseitigt jetzt die Adduktion durch hebelnde Bewegungen über die Fingerspitzen der anderen Hand nach außen. Durch Nachdrücken mit dem Handballen kann man dann auch die übrigen Komponenten der Deformität beseitigen.

Nach PREISER umfaßt die krankseitige Hand den Fuß knapp ober dem Knöchel und fixiert das Beinchen, die andere Handfläche legt man auf die Sohlenfläche des kranken Fußes und sucht zuerst die Sohlenfläche ganz auszubreiten. Dann drückt man gegen den äußeren Fußrand und die Fußspitze und sucht den Fuß so „aufzurollen", bis es gelingt, ihn in Pronation- und Hakenfußstellung zu drängen. „Die Bewegungen müssen kraftvoll aber sehr vorsichtig und sich verstärkend walkend vorgenommen werden."

Dabei leistet der Kalkaneus meist einen starken Widerstand und muß gesondert in die Pronation gedrängt werden. Stand dem Kranken gegenüber. Der Zeigefinger der gesundseitigen Hand umfaßt den Kalkaneus von innen,

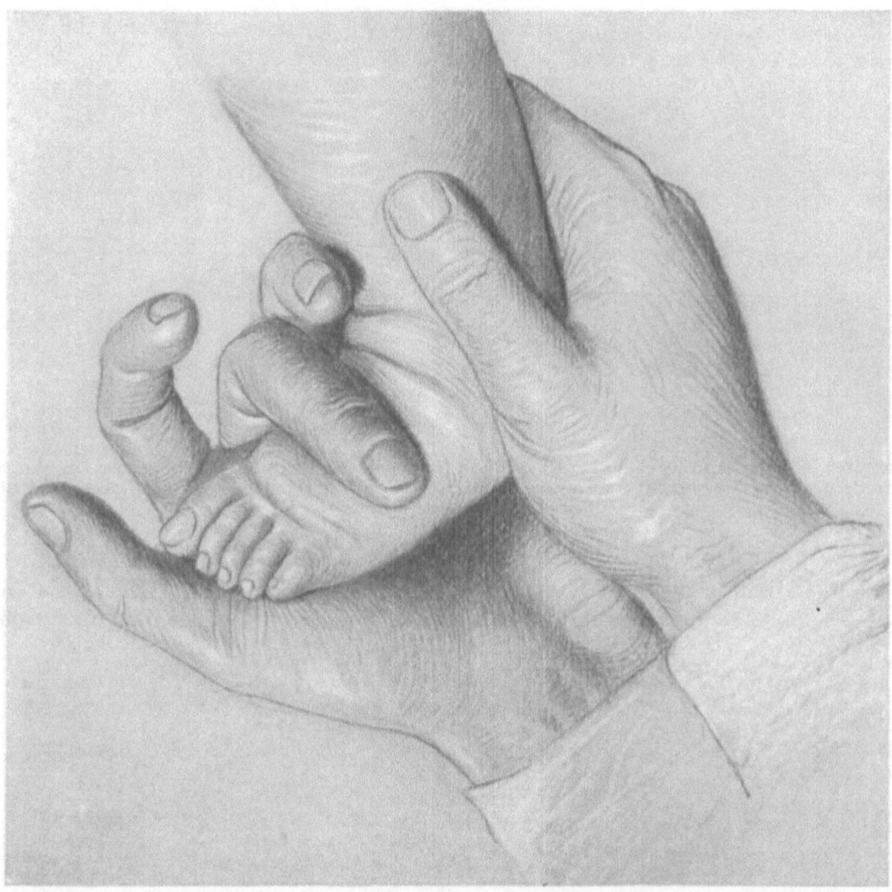

Abb. 261. Klumpfußredressement. Die rechte Hand umfaßt und fixiert die beiden Knöchel; der Mittelfinger der linken Hand umgreift den Mittelfuß. Man redressiert über den Mittelfinger.

das Daumenglied wird außen unter den Knöchel aufgesetzt. Die andere Hand fixiert den Vorfuß oder den Unterschenkel knapp ober dem Knöchel. Nun wird durch Anziehen des Zeigefingers der Kalkaneus umgestellt (Abb. 262).

Das Redressement ist beendet, wenn durch leichten Fingerdruck auf den kleinen Zehenballen der Fuß in Calcaneo-valgus-Stellung übergeführt werden kann. Diese Stellung muß nun durch den Verband festgehalten werden.

Wenn man frühzeitig mit den redressierenden Übungen beginnt und nur langsam an Intensität fortschreitet, so kann man ohne allgemeine Betäubung des Kindes auskommen; ist man aber genötigt, irgend stärkere Gewalt anzu-

wenden, so kann man die kleinen Kinder für die Dauer des Redressements durch
einen Chloräthylrausch mit 30 bis 40 Tropfen ausreichend betäuben. Eine Vollnarkose ist wohl kaum je notwendig.

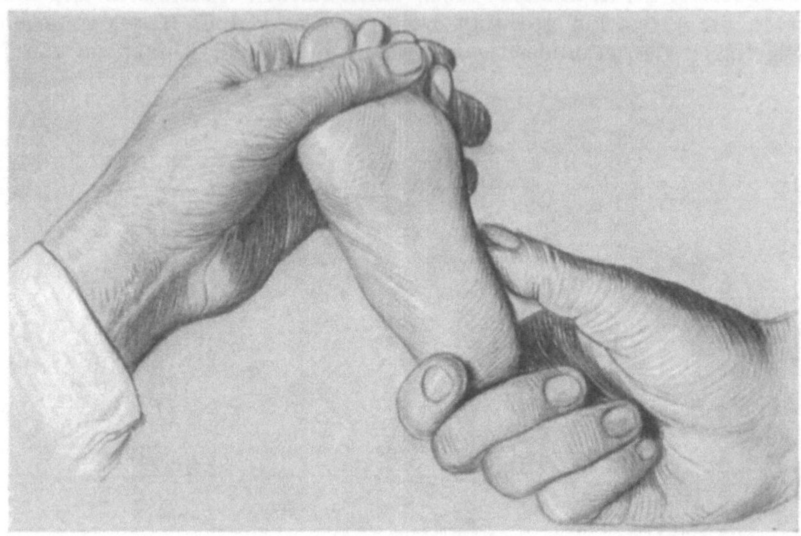

Abb. 262. Redression des Kalkaneus. Der Daumen stützt sich aufs Kuboid, der Zeigefinger
umgreift die Ferse von hinten und innen. Während die andere Hand den Vorfuß fixiert, wird die
Ferse in Pronation gedrängt.

Technik des Klumpfußverbandes (Abb. 263 und 264)

Der Patient liegt beim Klumpfuß auf der gesunden Seite. Der Assistent
steht an der kranken Seite und hält den gebeugten Oberschenkel ober dem

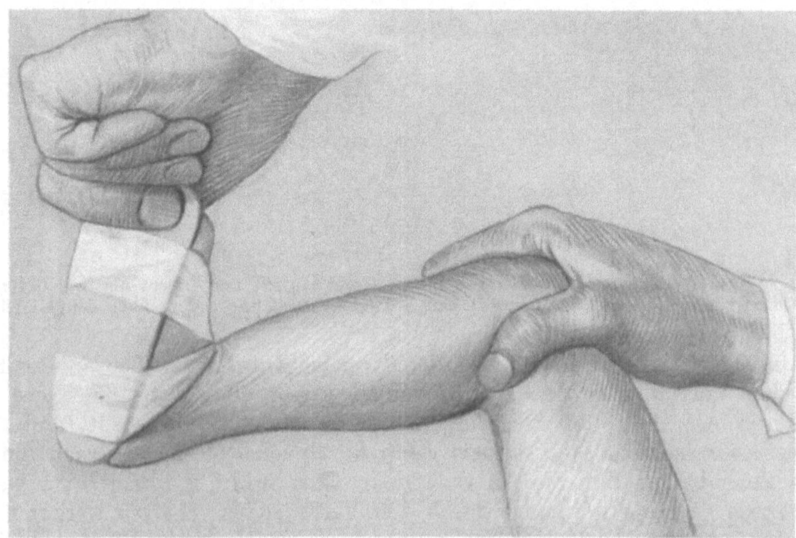

Abb. 263. Haltung für einen linken Klumpfußverband. Pappsohle durch Leukoplaststreifen
am Füßchen befestigt. Knie gebeugt, Fuß außen rotiert, proniert und dorsal flektiert

Knie mit der gesundseitigen Hand, mit der krankseitigen werden die Zehen
derartig gefaßt, daß der Daumen an der Dorsalseite, der gebeugte Zeigefinger
an der Plantarseite liegt. Der äußere Fußrand wird gehoben, der Fuß so weit
als möglich nach außen rotiert, abduziert und dorsal flektiert; das ganze Beinchen
wird bis zur Mitte des Oberschenkels mit Klebemasse bestrichen. Unter die Fußsohle kommt eine aus Pappe geschnittene Unterlage, die in ihrer Form eine
starke Überkorrektur, nach außen konkav, zeigt und mit mehreren Lagen Watte
gepolstert wird. Diese Pappsohle wird durch Leukoplaststreifen, die am Fußrücken sich nicht schließen dürfen, befestigt; darüber erst wird der eigentliche redressierende Verband angelegt. Eine je nach dem Alter des Kindes
4 bis 5 cm breite und mindestens $1^1/_4$ m lange Flanellbinde beginnt am äußeren
Fußrand und geht über den Fußrücken, inneren Fußrand, Fußsohle (1) an

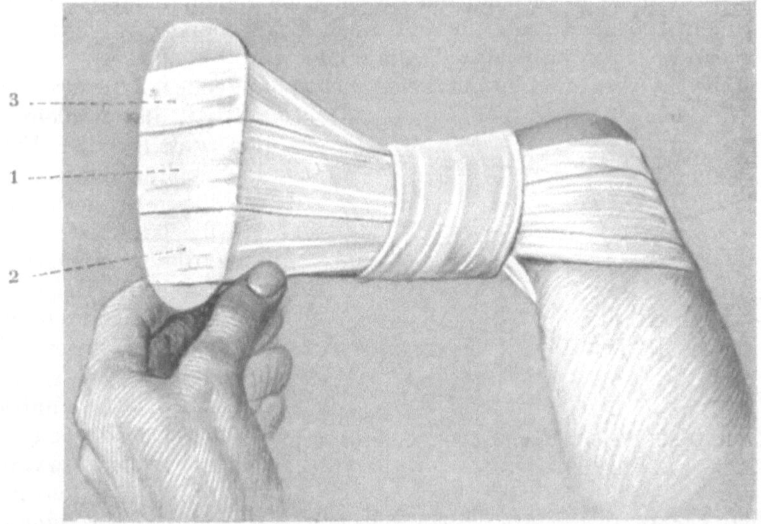

Abb. 264. **Klumpfußverband von außen gesehen.** 1. Tour über den Fußrist hebt den äußeren
Fußrand; 2. Tour drängt die Ferse nach außen; 3. Tour beseitigt den Spitzfuß. Die erste Tour ist,
um sie besser sichtbar zu machen, wiederholt.

der Außenseite des Unterschenkels zum untersten Anteil des gebeugten Oberschenkels, umfaßt diesen von oben und geht unter der Kniekehle nach außen,
überkreuzt nach vorne spiralig den Unterschenkel, nimmt die Ferse von der
Innenseite nach außen (2) und geht wieder an der Außenseite zum Knie und
in derselben Folge über das Knie und Unterschenkel zum Vorfuß, diesen in
Hakenfußstellung drängend (3), wobei die Zehenspitzen in den Verband einbezogen werden müssen. Diese dritte Tour geht nun von außen über den Unterschenkel unter dem Knie an die Innenseite des Oberschenkels, umgreift ihn von
oben und eine Zirkeltour über den Unterschenkel schließt den Verband ab.
Die drei Touren über dem Fußrist, Ferse, Vorfuß-Zehen sind die Grundeinheiten
des Verbandes und können natürlich beliebig wiederholt werden; man hat dabei
zu achten, daß nicht nur der äußere Fußrand gut gehoben wird, sondern auch
eine kräftige Außenrotation erfolgt.

Maßgebend für den Grad der Korrekturstellung, die in diesem Verband
festgehalten werden soll, ist die gute Durchblutung der Zehen. Die Korrektur

wird soweit als möglich getrieben, bis die Zehen blaß werden; man geht dann mit der Überkorrektur langsam wieder zurück bis normale Durchblutung der Zehen erfolgt. Wird diese Stellung jetzt im Verbande festgehalten, so besteht keine Gefahr einer nachträglichen Behinderung der Durchblutung und eventuellen Gangrän. Auf jeden Fall müssen die Zehen bevor die Kinder den Operationstisch verlassen, normale Färbung aufweisen; gegebenenfalls muß der Verband gelockert bzw. erneuert werden. Bei starken Deformitäten kann es beim Redressement zu Einrissen der Haut kommen; diese werden jodiert und mit der FINCKschen Klebemasse bestrichen. In den folgenden Tagen ist das Aussehen der Zehen und des Verbandes regelmäßig zu kontrollieren und dabei insbesondere auf das Auftreten einer Schwellung, Glänzendwerden der Zehen, bläuliche Verfärbung oder Schmerzen zu achten. Dies sind Anzeichen behinderter Durchblutung oder zu starken Druckes und verlangen u n b e d i n g t die sofortige Revision des Verbandes. Der neue Verband hat diesen Umständen Rechnung zu tragen und muß dementsprechend gegebenenfalls auch lockerer angelegt werden. Sonst wird der Verband nach zwei bis drei Tagen erneuert und in stärkerer Korrekturstellung angelegt. Aber auch wenn keine Schwellung oder Druckerscheinung

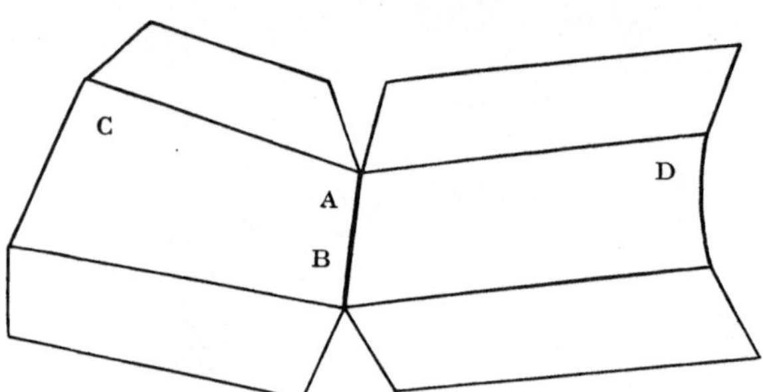

Abb. 265. Pappschienenverband bei Klumpfuß.
Umriß

auftritt, kann allein durch den gutsitzenden Verband der Säugling derart in seinem Wohlbefinden gestört sein, daß die Trinklust und damit auch die Gewichtszunahme zurückgehen. Da das Gedeihen des Kindes immer an erster Stelle unseres Handelns stehen muß, so ist auch diesem Umstande unbedingt Rechnung zu tragen, wobei sich mir, um nichts von dem Erreichten aufgeben zu müssen, der Ersatz des FINCK-ÖTTINGENschen Verbandes durch einen einfachen Pappschienenverband, der die Fixierung des Füßchens in jeder gewünschten Abduktion, Pronation und Hakenfußstellung erlaubt, gut bewährt hat.

Technik des Pappschienenverbandes nach ERLACHER
(Abb. 265 und 266)

Eine 1½ mm starke Pappschiene wird nach beifolgender Zeichnung zugeschnitten, wobei durch Schrägstellung der Linie A B die gewünschte Pronation, der Linie A C die erforderliche Abduktion und durch Verkleinerung des Winkels DAC die notwendige Hakenfußstellung gesichert werden kann. Unter diesem Verbande erholen sich die Kinder meist rasch von der Beeinträchtigung ihres Gedeihens, auch verschwinden in demselben sofort Schwellung oder Stauung und schon nach einigen Tagen kann man wieder zum redressierenden Mastisolverband übergehen. Das Schienchen wird mit Filz oder geleimter Watte ausgelegt; von der Mitte des Fußrückens über die große Zehe, Fußsohle und Kleinzehe geht ein schmaler Leukoplaststreifen, der, nachdem das Füßchen in die Schiene gelegt wurde, nun noch einmal um die Schiene geführt wird. Darüber kommen gewöhnliche Bindentouren.

Über den Verband wird zum Schutz gegen Durchnässung ein Säckchen aus Billrothbatist gezogen (Abb. 267), das entsprechend weit sein soll und bis zur Mitte

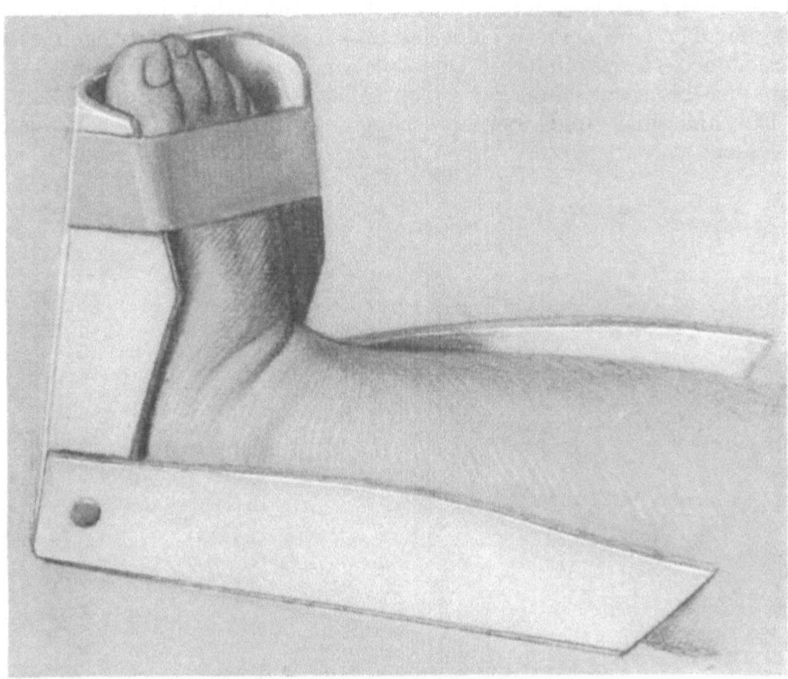

Abb. 266. **Pappschienen-Klumpfußverband** nach ERLACHER. Die Schiene ist zusammengestellt und das Füßchen darin in Dorsalflexion, Supination und Abduktion durch einen Pflasterstreifen fixiert.

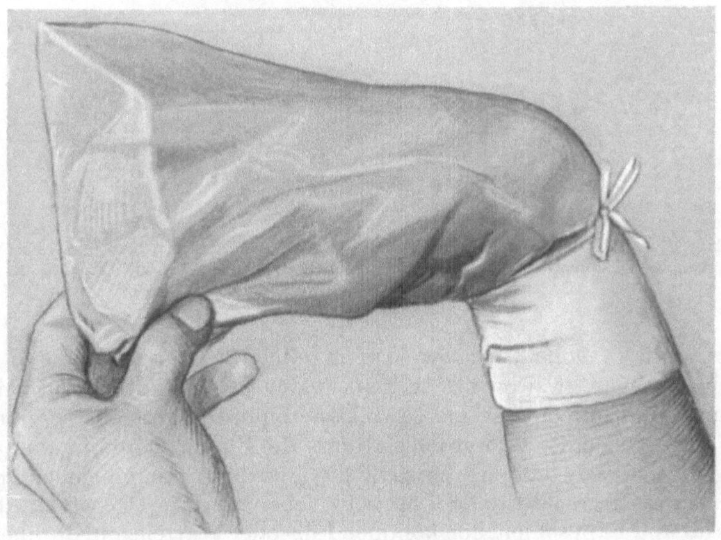

Abb. 267. **Billrothbatistsäckchen** über dem **Klumpfußverband.** Nach oben zu noch durch ein Tuch geschützt

des Oberschenkels reichen muß. Dort wird es möglichst dicht abgeschlossen, geknotet, darüber eine halbe Windel geschlungen, um das Eindringen von Urin in das Säckchen zu verhindern. Die Anlegung eines Gipsverbandes erscheint erst nach vier bis sechs Monaten zweckmäßig, weil erst von dieser Zeit an zu starke Durchnässung und Beschmutzung mit einiger Sicherheit sich vermeiden lassen.

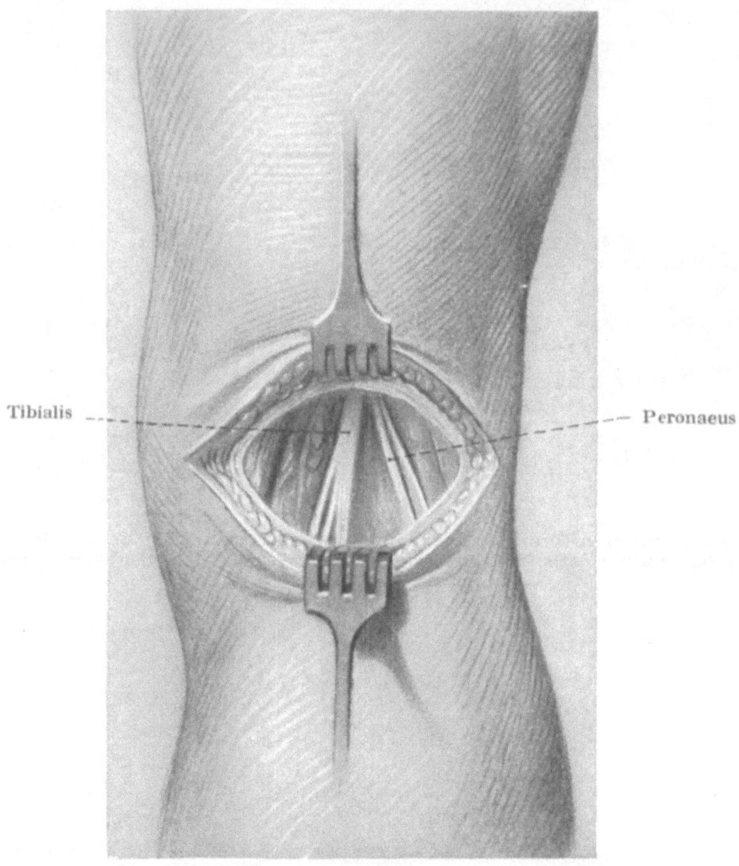

Abb. 268. Zur Tibialisvereisung bei hartnäckigen Klumpfüßen nach ERLACHER. In der rechten Kniekehle sind durch Querschnitt die beiden Nervenstämme Tibialis in der Mitte, Peronaeus rechts freigelegt.

Bis der Fuß in volle Überkorrektur gebracht werden kann, wird also der Flanellverband jeden zweiten bis dritten, später jeden vierten bis fünften Tag erneuert und eine immer stärkere Korrekturstellung angestrebt. Bleiben dabei die Zehen stark gebeugt oder werden sie durch die Bindentouren in eine abnorme Stellung gedrängt, so empfiehlt es sich, die Fußsohle mit einem entsprechend nach innen konvex geschnittenen Pappschienchen zu unterlegen (vgl. Abb. 263); zwischen Fuß und Pappschienchen kommen Filz- oder Wattelagen, darüber werden dann die Bindentouren in üblicher Weise angelegt. Nun können die Zehen durch kleine Watterollen gestreckt und geradegestellt werden.

Ist die volle Überkorrektur erreicht, so legen wir über den Flanellbindenverband eine Blaubinde, wodurch ein Lockerwerden des Verbandes und Herausgleiten der Füßchen meist sicher vermieden werden kann und lassen diesen Verband vierzehn Tage liegen. Nach vierzehn Tagen wird der Verband abgenommen, das Kind gebadet, die Haut entsprechend gepflegt und ein neuer Verband in stärkster Überkorrektur und ähnlicher Form angelegt. Dies wiederholen wir bis das Kind etwa drei Monate alt ist; meist führt um diese Zeit das Kind im Verbande schon recht kräftige Dorsalflexion der Zehen aus.

Um nun den Pronatoren, Abduktoren und Dorsalfaktoren jeden Widerhalt zu nehmen, auch das Herunterholen der Ferse möglichst zu erleichtern und die Antagonisten für längere Zeit vollständig auszuschalten, nehme ich um diese Zeit bei hartnäckigen Fällen die Vereisung des Nervus tibialis in der Kniekehle vor. Ein offener Eingriff, der nur deshalb hier angeführt wird, weil er zeitlich hieher gehört und weil er fern von der Deformität angreift und nicht unmittelbar auf sie einwirkt. Aber er versetzt uns in die Lage, durch das folgende Redressement eine vollständige Überkorrektur zu erreichen.

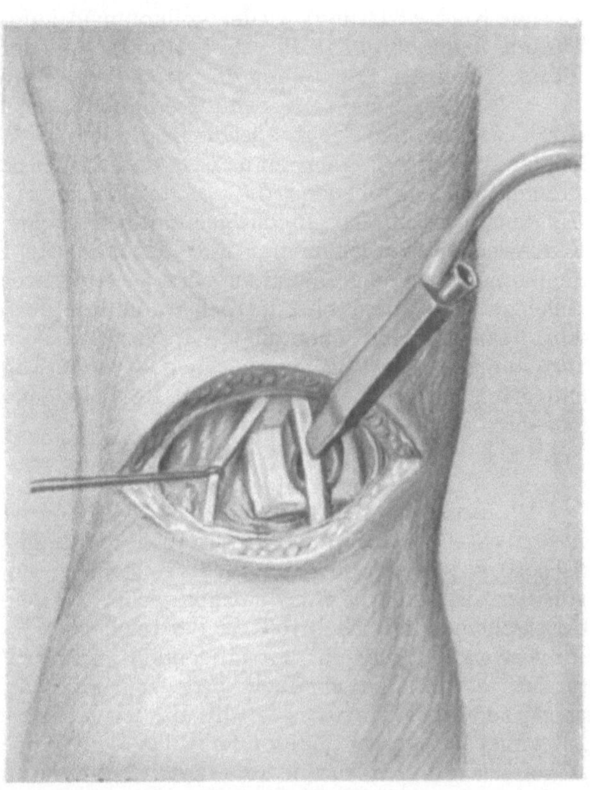

Abb. 269. Zur Tibialisvereisung bei hartnäckigen Klumpfüßen nach ERLACHER. Der am linken Bein freigelegte Tibialis in der Mitte ist durch Gaze und Gummirohr von der Umgebung isoliert. Das Vereisungsröhrchen ist angelegt. Der Peronaeus links ist weggehalten.

Technik der Tibialisvereisung bei hartnäckigen Klumpfüßen nach ERLACHER (Abb. 268 und 269)

Örtliche Betäubung. Eine quere Hautfalte in der Kniekehle wird mit 15 bis 20 ccm $^1/_4\%$igem Tutokain oder $^1/_2\%$igem Novokain mit Adrenalinzusatz infiltriert. Dann kommt noch ein kleines Depot von 5 ccm genau in die Mitte gegen den N. tibialis hin. 5 cm langer Querschnitt in der Mitte der Kniekehle. Der meist sich einstellende Nervus suralis leitet uns zum hier schon geteilten N. ischiadicus in die Tiefe. Der N. peronaeus liegt lateral; er wird festgestellt, isoliert und seitwärts verzogen. In der Mitte liegt der N. tibialis, der ebenfalls isoliert und höher oben intraneural nochmals infiltriert wird. Unter ihn legen wir eine kleine Watte- oder Gazelage, umgreifen ihn mit einem aufgeschnittenen

Gummirohr und legen dem Nerven das Vereisungsröhrchen nach TRENDELEN-
BURG breit an. Anschluß an die Wasserstrahlpumpe; durch Durchsaugen
von Chloräthyl wird für drei Minuten der Nerv kräftig beinhart durchfroren,
und nach drei Minuten die Vereisung durch Auftropfen warmen Wassers (oder
warmer Kochsalzlösung) wieder vollkommen aufgehoben; dann wird die Durchfrierung noch zweimal für drei Minuten wiederholt, inzwischen wieder auf-
getaut. Nach der Entfernung der Fremdkörper werden die Faszie und die Haut
durch Nähte geschlossen. Schutzverband durch Kollodiumanstrich oder besser
durch vollkommen dicht abschließende breite Heftpflasterstreifen. Man muß
bei der Durchfrierung darauf achten, daß die Hautränder nicht in Mitleidenschaft
gezogen werden, weil sonst die primäre Wundverklebung verzögert werden kann.
An dem jetzt am N. tibialis gelähmten Füßchen wird nochmals ein kräftiges
Redressement vorgenommen und darüber ein Flanellblaubindenverband mit
Sohlenplättchen oder ein entsprechender Gipsverband in stärkster Überkorrektur
angelegt. Die Streckseite der Zehen und des Vorfußes soll vom Verband befreit
sein. Hat das Kind schon einen Gipsverband, so wird dieser zur Vereisung nicht
abgenommen; er wird dann erst acht bis zehn Tage nach der Vereisung entfernt
und nach neuerlichem, kräftigem Redressement, das jetzt spielend gelingt,
erneuert.

Gipsverband

Die Ausgangsstellung für den Gipsverband ist dieselbe, wie für den FINCK-
ÖTTINGENschen; zweckmäßig ist auch die Lagerung auf ein Sohlenbänkchen
nach KOPITS. Auch jetzt empfiehlt es sich, um ein Abgleiten des Gipsverbandes
von den oft sehr dicken Beinchen sicher zu vermeiden, den ganzen Fuß und
Unterschenkel mit Klebstoff zu bestreichen und als Polstermittel Flanellbinden
zu verwenden, die im korrigierenden Sinne Fuß und Unterschenkel bis
zur Mitte des Oberschenkels bedecken müssen; um stärkere Faltenbildung
sicher zu vermeiden, müssen die Binden wiederholt abgeschnitten und immer
gut angepaßt werden. Besonders über dem Knöchel und Fußrist soll das Ab-
stehen der Binden vermieden werden; nur dadurch und durch ein gutes Anmodellieren des Verbandes dort, kann eine gute Stellung erreicht und ein Zurückweichen der Füßchen im Verbande verhindert werden. Wenn die vorher aufgestellten Grundsätze eingehalten werden, daß der Verband nur in der Korrekturstellung angelegt werden darf, bei der die Durchblutung der Zehen eine vollkommen normale ist, wird auch durch einen exakt anmodellierten Gipsverband
das Wohlbefinden des Kindes niemals beeinträchtigt sein. Wenn eine starke
Einwärtsdrehung des Fußes vorhanden ist, empfiehlt es sich unbedingt, den Oberschenkel bei gebeugtem Knie nach SAXL in den Verband miteinzubeziehen, um
jede gewünschte Außenrotation festhalten zu können; dabei kann die Patella
unbedeckt bleiben. Dadurch wird ebenfalls ein Herausrutschen aus dem Verband
vermieden. Besondere Aufmerksamkeit ist dabei auf das Hinausdrängen des
Kalkaneus in die Pronationsstellung zu verwenden. Der Gipsverband muß an
der Innenseite der Ferse und am äußeren Knöchel zu diesem Zwecke besonders
anmodelliert werden, was auf dem KOPITSschen Sohlenbänkchen bequem möglich
ist. Man kann die Valgusstellung auch durch Anpressen des erstarrenden Verbandes gegen ein vor die Brust gelegtes Brettchen in der Weise erreichen, das man
mit der krankseitigen Hand das Knie von oben, mit der gesundseitigen Hand
die Ferse von innen umfaßt und nach außen drängt. Dabei läßt sich wieder
jeder beliebige Abduktions-, Supinations- und Dorsalflexionswinkel erreichen.
Der Gipsverband muß die Zehen an der Sohle und am medialen Rande über-

ragen und wird an der Dorsal- und kleinen Zehenseite bis über das Grundgelenk der Zehen abgetragen.

Kommen die Kinder erst mit einem Jahr oder später in Behandlung, so wird das manuelle Redressement immer schwieriger, so daß wir zu den verschiedensten technischen Hilfsmitteln greifen müssen. Immer aber wird man zuerst das Redressement mit bloßer Hand als das weitaus schonendste versuchen und nur dort Hilfsmittel heranziehen, wo die Hand versagt.

Technik des Redressements über dem Keil zur Beseitigung der Adduktion (Abb. 270 und 271)

Stand an der kranken Seite des Patienten, diesem den Rücken zukehrend. Die krankseitige Hand umfaßt den Vorfuß, Daumen am Fußrücken, die andere Hand umfaßt die Ferse, Daumen über dem Fußrist. Das Kuboid liegt auf der Kante des Keiles. Der Keil steht senkrecht zur Sohlenfläche. Unter kräftigem Druck geben die Schrumpfungen krachend nach, dadurch läßt sich die Adduktion des Vorfußes beseitigen. Diese walkenden Bewegungen werden so lange fortgesetzt, bis der Vorfuß von selbst die redressierende Stellung beibehält, oder durch leichten Fingerdruck in diese übergeführt werden kann. Solange noch irgend ein Widerstand gegen die Überführung in die Korrekturstellung besteht, ist das Redressement als nicht vollendet anzusehen und daher fortzusetzen.

Technik des Redressements zur Beseitigung der Supination des Kalkaneus

Der Keil steht parallel zum Fußrücken hinter dem äußeren Knöchel. Die krankseitige Hand umfaßt den Vorfuß bis zum Tarsus. Die gesundseitige Hand die Ferse von oben. Durch Druck des Daumenballens auf die Ferse wird die Supination des Kalkaneus beseitigt.

Technik der Verhämmerung des Talus nach KLOSTERMANN

Läßt sich durch das manuelle Redressement bei der Beseitigung des Spitzfußes als letzten Akt der Talus nicht in die Malleolengabel drängen, so wird der Fuß mit der Innenseite auf einen prallgefüllten Sandsack gelagert, die Haut mit Jodtinktur bestrichen und darüber eine sterile Gaze gebreitet. Auf die prominenten Stellen erstens des Talus, zweitens des Kuboids wird eine breite kugelförmige Pelotte aufgesetzt und mit einem Hammer ein bis zwei kurze, aber kräftige Schläge ausgeführt, bis die Vorsprünge verschwunden sind.

Technik der Verhämmerung des Kalkaneus nach KLOSTERMANN

Lagerung des Unterschenkels und des Vorfußes auf dem Sandsack wie früher, unter dem Kalkaneus aber wird ein entsprechend hoher mit Filz bedeckter Holzklotz gestellt. Nun wird eine schmale scheibenförmige Pelotte parallel zum Fußrücken und distal vom äußeren Knöchel auf den Körper des Kalkaneus aufgesetzt und durch kurze Hammerschläge eine Eindellung und Abknickung im Sinne der Valgusstellung hervorgerufen.

Die Verhämmerung muß sehr kräftig ausgeführt werden. Ich habe aber den Eindruck, daß an den verhämmerten Stellen osteo-periostale Verdickungen auftreten können, durch die der anfängliche Erfolg wieder beinträchtigt werden kann.

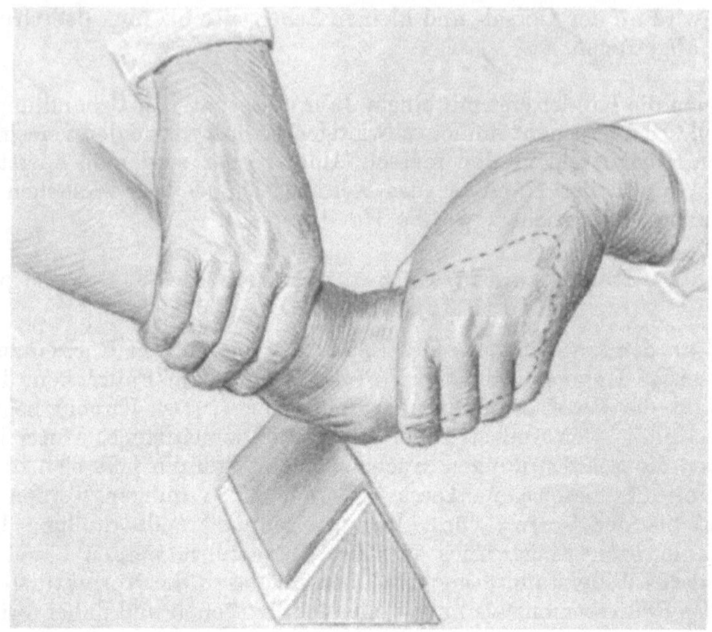

Abb. 270. Die eine Hand umgreift die Ferse, die andere den Vorfuß; das Kuboid liegt dem Keil auf.

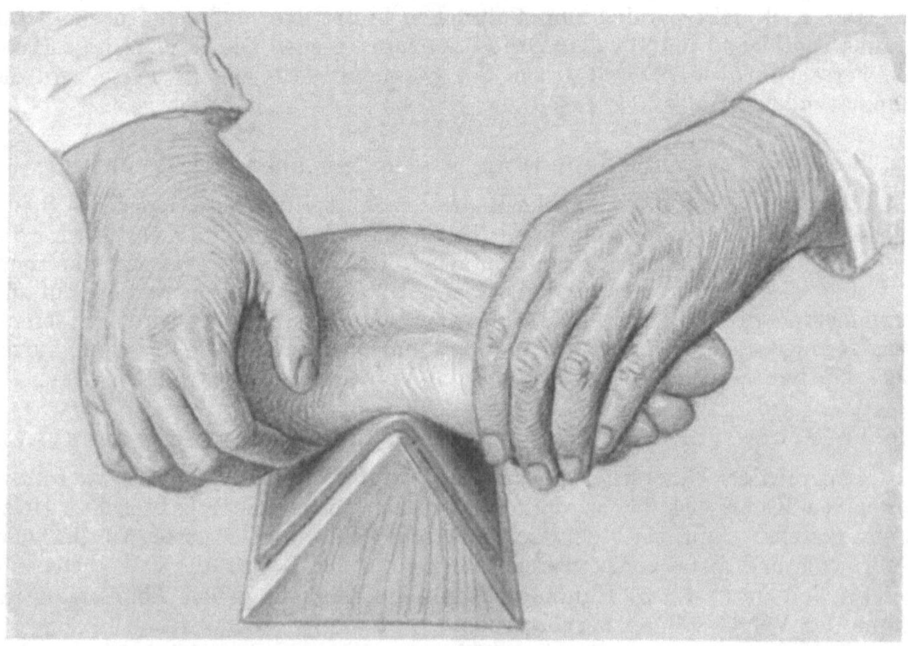

Abb. 271. Durch Druck auf Ferse und Vorfuß wird die Kipfelform entfaltet, der Vorfuß in Abduktion übergeführt.

Abb. 270 u. 271. Redressement des Klumpfußes über den Keil

Technik der Beseitigung des Spitzfußes (Abb. 272 bis 274)

An der bereits redressierten und korrigierten Klumpfußdeformität wird nun durch Druck auf die Fußsohle die Spitzfußkomponente beseitigt. Stand dem Fußende gegenüber. Bei kleinen Kindern umfaßt die gesundseitige Hand den Unterschenkel von vorne, Daumenendglied am äußeren, Zeigefingermittelgelenk am inneren Knöchel. Der Fuß und Fußsohle liegen in der krankseitigen Hohlhand. Durch Druck der Hohlhand läßt sich der Spitzfuß beheben. Zweiter Griff: Die gesundseitige Hand umfaßt den Unterschenkel von hinten, so daß der Daumenballen dem äußeren Knöchel, die vier Fingerspitzen den inneren Knöchel

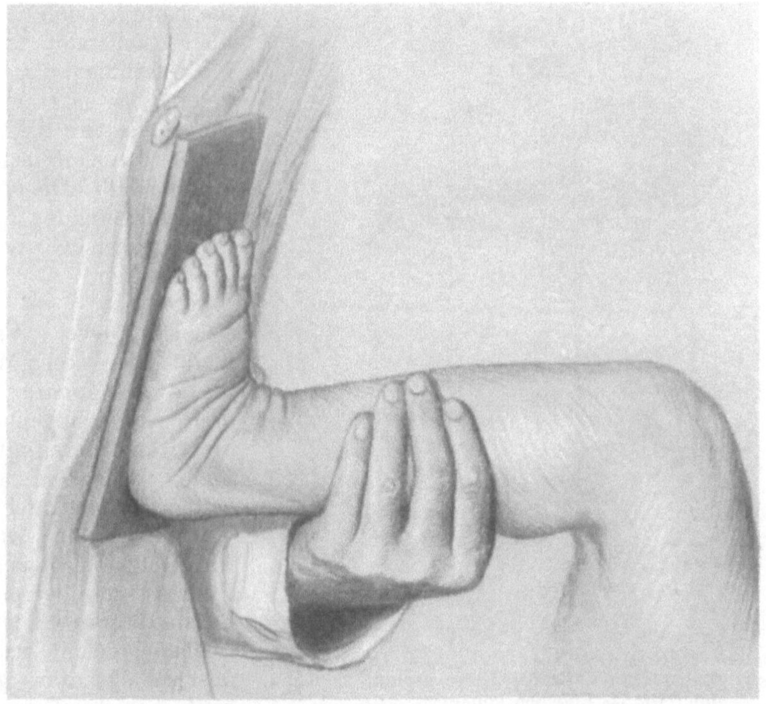

Abb. 272. Beseitigung des Spitzfußes. Gegen ein Brettchen auf der Brust wird der Fuß angedrückt. Die eine Hand faßt näher am Knöchel, die andere kann das Knie umgreifen. Durch Neigen der Brust kann der Spitzfuß, aber auch die Supination beseitigt werden.

des Unterschenkels fixieren. Die Ferse liegt in der krankseitigen Hand, die Zehen gegen den Daumen gerichtet. Durch Druck des Daumenballens ist der Spitzfuß zu beseitigen.

Bei stärkerem Widerstand stellt man sich dem Fußende gegenüber, umfaßt den Unterschenkel knapp ober dem Knöchel und drückt diesen gegen ein auf die Brust aufgesetztes Brettchen. Durch entsprechendes Neigen des Oberkörpers nach vorne kann ein außerordentlich starker Druck ausgeführt werden. Zur Unterstützung des Druckes kann die zweite Hand den Oberschenkel oberhalb des rechtwinklig gebeugten Knies umfassen und entsprechenden Gegendruck ausüben. Je nachdem, ob man das Brett gegen die Unterschenkelachse in der Frontalebene nach außen hebt, wird dem Fuß auch eine entsprechende Valgusstellung aufgezwungen. Um dabei sicher auch die Pronation des Kalkaneus zu erreichen, faßt die gesundseitige Hand die Ferse von hinten und drängt sie mit den Fingern gegen den Daumenballen nach außen; die andere fixiert den Unterschenkel. Ein über den Fußrist geführter Gurt kann ein Ausweichen des Fußes verhindern, besonders wenn man zur Beseitigung des Spitzfußes ein Scharnierbrett oder den SCHULTZEschen Osteoklasten (vgl. Abb. 282) verwendet. Auch hier kann durch entsprechende Schrägstellung des Unterschenkels nach außen (spitzer Winkel zur Sohlenstellung nach außen) eine beliebig starke Valgusstellung erzwungen werden. HAGLUND verwendet in ähnlicher Weise Fußbrett, Schlinge und Stab. Durch diese kräftige Dorsalflexion muß die Talusrolle in der Malleolengabel verschwinden. Solange sich dem Widerstände entgegensetzen, ist die Kompression des Talus nicht vollendet und das Redressement ist zu wiederholen, bis sich der Fußrücken fast an die Vorderfläche des Unterschenkels anlegen läßt. Die erreichte Korrekturstellung wird durch einen Gipsverband festgehalten.

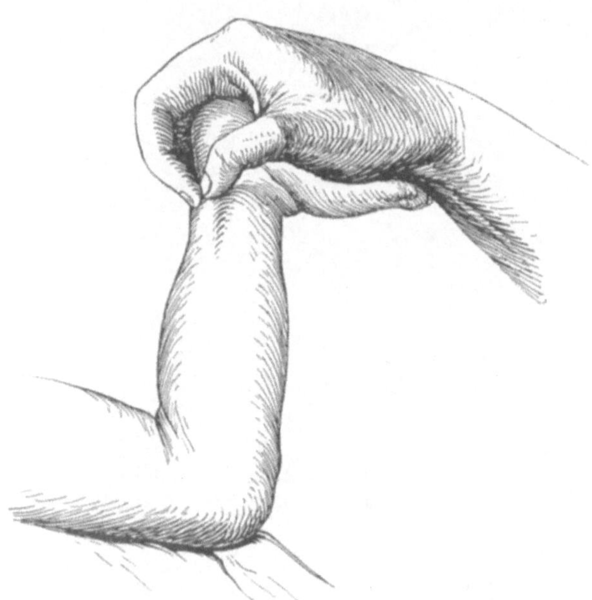

Abb. 273. Beseitigung des Spitzfußes aus freier Hand nach LORENZ. Bauchlage des Kindes, Knie gebeugt, die Hand umgreift das Füßchen von oben.

Der erste Verband bleibt etwa sechs Wochen bis zwei Monate liegen, dann wird er abgenommen, die Haut gereinigt, das Kind gebadet und wenn im ersten Verband nicht volle Korrektur zu erreichen war, jetzt im neuerlichen Redressement eine möglichste Überkorrektur zu erreichen versucht, was meist deshalb leichter gelingt, weil schon durch den ersten Gipsverband die Knochen poröser und daher leichter kompressibel geworden sind. Die Art der Verbandanlegung ist dieselbe, auch jetzt ist auf eine gute Durchblutung der Zehen unbedingt zu achten und der Patient erst zu entlassen, wenn keinerlei Stauung, keine Störung in der Ernährung nachzuweisen ist. Auch der zweite Verband bleibt zwei bis drei Monate liegen und wird dann nach Zwischenschaltung von freien Tagen, die zur Hautpflege benutzt werden, erneuert. Jeder neue Verband muß immer wieder die drei Hauptforderungen, Beseitigung der Adduktion, Supination, besonders des Kalkaneus und Flexion erfüllen. Es muß aber neben der Korrektur auf eine brauchbare Form des Fußes geachtet werden, d. i. Herstellung des inneren und äußeren Längsgewölbes, des vorderen Quergewölbes und der entsprechenden Verschiebung der Zehen gegeneinander (die zweite Zehe soll die erste fast an Länge erreichen) (HAGLUND).

Häufig besteht außer dem Spitzfuß noch ein ausgesprochener Hochstand der Ferse; dies kommt besonders deutlich im Röntgenbild zum Ausdruck. Der

Knochenkern des Kalkaneus zeigt eine Annäherung der Gegend des Tuber calcanei an die hintere Tibiakante; der Talus erscheint nach vorne subluxiert. Wenn nach einem Redressement der Kalkaneus keine Neigung zeigt, diese Stellung gründlich zu ändern, so hole ich den Kalkaneus im unmittelbaren Anschluß an die Tibialisvereisung durch Extension herunter.

Technik des Fersenzuges bei Hochstand des Kalkaneus nach ERLACHER

Am besten wird der Fersenzug gleich im Anschlusse an die Vereisung des N. tibialis vorgenommen; dann erübrigt sich jede weitere Anästhesie, da die Leitungsunterbrechung im Tibialisgebiet ohnehin besteht. Sonst genügt eine

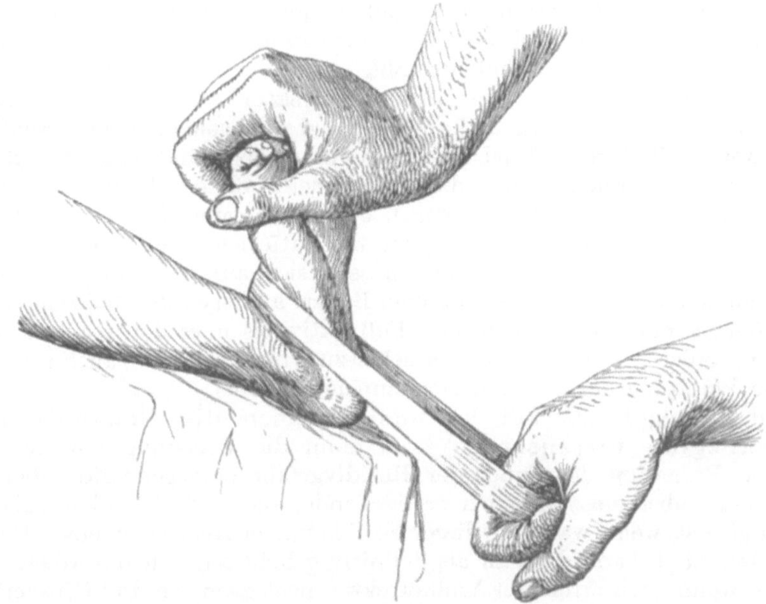

Abb. 274. Beseitigung des Spitzfußes mit Hilfe einer Schlaufe nach LORENZ. Rücken-lage des Kindes

lokale Infiltration oberhalb des Ansatzes der Achillessehne und gegen die Fuß-sohle zu. Nun wird der Ansatz der Achillessehne abgetastet und unmittelbar über derselben ein mit zwei Schlittennadeln armierter dicker geflochtener Seiden-faden (Turnerseide) erst quer zwischen Sehne und Tibia durchgestochen. An beiden Ausstichstellen wird dann die Nadel wieder eingestochen und senkrecht gegen die Sohle der Ferse zu neuerlich ausgestochen. Der Seidenfaden läuft also subkutan von der Sohle über das Tuber calcanei auf die andere Seite und wieder zur Sohle heraus (vgl. KLAPP, Abb. 223). Die Ein- und Ausstichstellen werden steril versorgt, das Beinchen auf eine kleine BRAUNsche Schiene gelagert und die Fußsohle am oberen Querbügel durch Pflasterzügel aufgehängt. Der Fersenzug wird über eine kleine Rolle geleitet und mit 3 bis 5 kg belastet. Nach vier bis sechs Tagen wird wieder eine seitliche Röntgenaufnahme gemacht; wenn der Kalkaneus genügend vom hinteren Rande der Tibia entfernt und die

Talusrolle in der Malleolengabel verschwunden ist, wird der Zug entfernt und ein Gipsverband angelegt.

Der anfangs leicht und rasch erreichte Erfolg ist ein außerordentlich labiler. Man darf sich durchaus nicht damit begnügen, die nach Abnahme des ersten oder zweiten Verbandes sichtbare Korrektur als einen Dauererfolg anzusehen, denn ebenso schwierig wie die Deformität in allen Einzelheiten zu korrigieren, ist es, die Korrektur so lange fortzusetzen, bis die jeder angeborenen Deformität innewohnende Kraft, immer wieder in die ursprüngliche Stellung zurückzukehren, absolut überwunden ist. Das gilt besonders vom Klumpfuß. Wer sich mit der nur einmal erreichten Korrektur begnügen will, wird ein sicheres Rezidiv erleben. Nur wer monatelang nach der bereits erreichten Vollkorrektur die Gipsbehandlung weiter fortsetzt, bis nicht nur die Belastung oder leichter Fingerdruck die Deformität vollkommen ausgleicht, sondern bis der Fuß durch aktives Muskelspiel in vollste Überkorrekturstellung gebracht werden kann und bis dies auch gewohnheitsmäßig geschieht, darf die Behandlung als erfolgreich beendet ansehen. Diese aktive Korrektur muß besonders auch eintreten, wenn man (nach SPRENGEL) auf die nackte Fußsohle einen empfindlichen Reiz ausübt, z. B. durch Nadelstiche. Benutzt das Kind eine Adduktionsbewegung, um auszuweichen, so ist dies ein Zeichen, daß der Klumpfuß noch nicht vollständig korrigiert ist. Wird dagegen der Fuß regelmäßig oder doch überwiegend abduziert, so ist diese Bewegung die natürlichere und als Zeichen der Heilung anzusehen. Ältere Patienten müssen sich auf die Fußspitzen stellen können, müssen bei vollständig auf dem Boden aufliegender Fußsohle niederkauern können, ohne umzufallen, den Fuß aktiv bis über den rechten Winkel heben und pronieren können. Um dies sicher zu erreichen, dürfte auch bei älteren Fällen die Vereisung des N. tibialis vorzunehmen sein.

In der Regel ist bei kleinen Kindern die Behandlung bis zum Gehbeginn fortzusetzen, weil dann die Belastung mit der dabei erfolgenden Pronation des Fußes der Rezidivgefahr entgegenwirkt, aber auch dann ist eine über ein Jahr sich erstreckende, dauernde Nachkontrolle notwendig und erst wenn während dieser Zeit keinerlei Anzeichen eines Rezidivs nachzuweisen sind, kann der Fall als definitiv geheilt angesehen werden. Daher wird man, wenn nach erreichter Vollkorrektur noch zwei bis drei Gipsverbände zur Sicherung des Erfolges angelegt wurden, trotzdem nicht mit jeder Nachbehandlung aussetzen, sondern wenigstens durch Nachtschienen den Fuß während des größeren Teiles der Zeit in Überkorrektur halten, um jeder Rezidivgefahr zu begegnen. Als Nachtschienen können nun Sandalen mit ungelenkiger Außenschiene, die je nach Bedürfnis eine entsprechende Pronation und Hakenfußstellung festhalten oder schalenförmige Gips- oder Zelluloidschienen verwendet werden.

Zur Beseitigung des oft hartnäckigen Einwärtsdrehens der Beine sind verschiedene Hilfsmittel angegeben. Am bekanntesten ist die HEUSNERsche Spiralfeder und der spiralige Gummizug. Die erstere wird derartig an den Absätzen der Schuhe befestigt, daß bei entspannter Feder beide Schuhe mit dem Außenrand einer ebenen Unterlage aufliegen, also Ferse zu Ferse sieht; will nun das Kind die Füße nur in Parallelstellung bringen, so werden die Schienen den Fuß immer wieder in Außenrotation zu drängen suchen.

Die Gummizüge müssen an einer Schlaufe, die etwa in der Höhe der kleinen Zehe am Außenrand der Schuhsohle befestigt ist, angreifen und laufen spiralig über die Hinterseite des Unterschenkels, überkreuzen innen nach vorne das Knie, gehen über die Vorderseite des Oberschenkels zur Hüfte, wo sie an einen Knopf des Leibchens in der Spannung befestigt werden, daß bei gebeugtem Knie der Gummizug eben leicht angezogen ist; wird nun das Bein gestreckt, so spannt sich der Gummizug an und drängt den Fuß in Außenrotation.

Ein weiteres einfaches Mittel ist von Magnus angegeben, der die redressierten Beinchen auf einem geraden Holzbrett mit einander zugekehrten Fersen und vollkommen auswärts gedrehten Fußspitzen auf diesem Brett durch Pflasterzüge befestigt, so daß ein Fuß in der geraden Fortsetzung des anderen sich befindet.

Führen derartige Mittel nicht zum Ziele und ist die Einwärtsdrehung eine hochgradige und störende, so wird man zur Osteotomie der Tibia schreiten

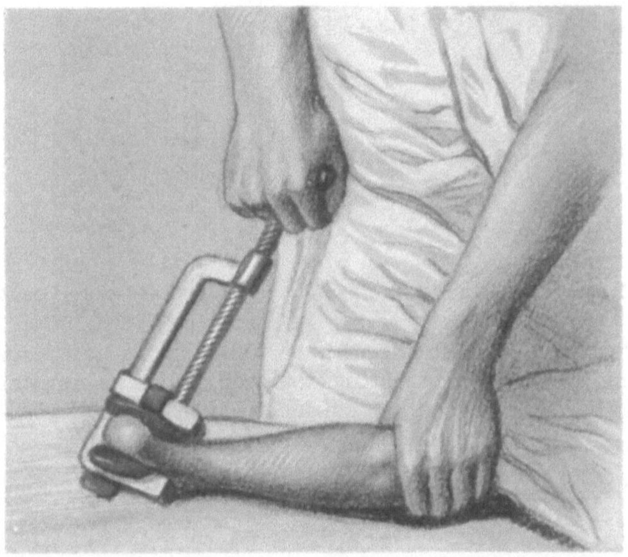

Abb. 275. Redression der Ferse mittels der Gochtschen Zange. Sie ist durch einen Halteriemen, der von den beiden Querbalken über den Fußrücken geht, gegen das Abgleiten von der Ferse gesichert.

und auf blutigem Wege eine entsprechende dauernde Auswärtsrotation erreichen.

b) Maschinelles Redressement

Gelingt es durch das manuelle Redressement auch unter Zuhilfenahme des Keiles nicht, den Fuß butterweich zu redressieren, so stehen uns die verschiedensten mechanischen Hilfsmittel zur weiteren Verfügung, angefangen vom einfachen Redressionshebel (Thomas wrench) über die verschiedensten Osteoklasten zum komplizierten großen Schultzeschen Apparat. Die Anwendung der Gochtschen Zange (Abb. 275), der Zwinge nach Phelps-Gocht (Abb. 276) und des Hohmannschen Fußhebels (Abb. 292) ergibt sich ohneweiters aus den Abbildungen. Einfache Umformer für Füße stammen von Alsberg und Klostermann. Sie bestehen im wesentlichen aus einer Druckspindel, durch die eine Pelotte gegen einen bestimmten Knochenpunkt unter großer Gewalt zur Kompression des Knochens vorgetrieben werden kann. Der Lorenz-

STILLEsche Osteoklast wieder besitzt eine gute Fixierung des Unterschenkels bzw. Fußes und wirkt in erster Linie mit einer Zugschlaufe auf den Vorfuß.

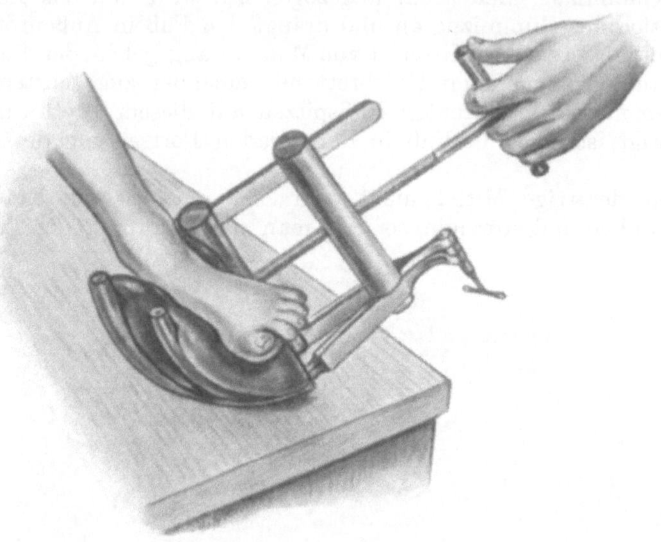

Abb. 276. Redression eines Klumpfußes in der PHELPS-GOCHTschen Zwinge

Der große SCHULTZEsche Osteoklast aber vereinigt in raffiniertester Weise exakte Fixierung, Kompression und Zug, wodurch die Umformung auch schwerst deformierter Füße bei Anwendung stärkster, aber leicht dosierbarer Kräfte

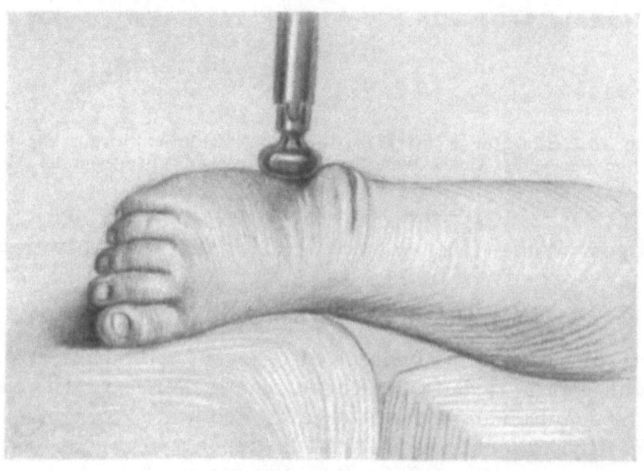

Abb. 277. Kompression des Kuboid mittels Druckspindel

möglich wird. Zur Anästhesie genügt auch hier ein kurzer Chloräthylrausch oder eine Leitungsanästhesie wie sie S. 416 beschrieben wird.

Wie die einfachen Kompressionsapparate angewendet werden, soll hier nur im Prinzip gezeigt werden, da fast jeder Orthopäde den ihm zusagenden

Osteoklasten nach persönlicher Veranlagung modifiziert. Da bei manchen
Apparaten eine exakte Fixierung des Unterschenkels oder Fußes fehlt, die Druckspindel nur von oben nach unten arbeitet, ist eine genaue Lagerung des Fußes auf
einen prall gefüllten Sandsack und manuelle Fixierung dort notwendig. Um den
Talus und das Kuboid (Abb. 277) zu komprimieren, genügt eine derartige Lagerung,
meist auch zur Entfaltung der Kipfelform des Fußes. Hingegen ist zur Kompression des oft verkürzten Kalkaneus eine genaue Lagerung auf zwei entsprechend hohe Holzklötzchen mit Gummi- oder Filzauflage unbedingt notwendig,
wobei es sehr schwierig ist, ein Abrutschen von der kurzen Ferse zu verhindern
(Abb. 278).

Der LORENZ-STILLEsche Osteoklast versucht durch exakte Fixierung des
Unterschenkels zwischen breite Stahlbacken und durch Zug mit einer Schrauben-
spindel die Knochen des Fußes gegeneinander umzustellen. Er erlaubt die
Beseitigung der Adduktion, die Aufrollung der sogenannten Kipfelform, die

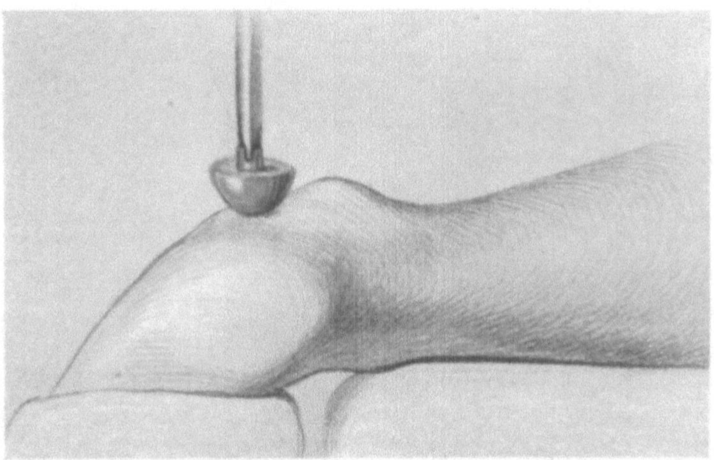

Abb. 278. Lagerung zur Kompression des Kalkaneus mittels Druckspindel. Die
Pelotte hiezu soll mehr längsoval sein.

Umstellung der Ferse in Pronation und endlich die Beseitigung der Spitzfußstellung. Eine besonders in der letzten Zeit betonte Forderung jedoch erfüllt
er nicht: Die Umformung der einzelnen Knochen selbst. Dies geschieht in einfacher Weise durch die Kompressionsmethoden im Umformer von ALSBERG und
KLOSTERMANN und in der exakt dosierbaren und lokalisierbaren Arbeit des
allerdings kostspieligen und komplizierten Präzisionsosteoklasten SCHULTZEs.

Technik des Klumpfußredressements nach SCHULTZE
(Abb. 279 bis 282)

Vorausgeschickt wird eine subkutane Tenotomie der Achillessehne, die
etwa in der Mitte des Unterschenkels ausgeführt wird, wo die Sehnenplatte
der Gastroknemii beginnt. Zuerst muß in Rückenlage die oft fast rechtwinklige Adduktion des Vorfußes beseitigt werden. Man spannt den Fuß so gut
es eben geht, und zwar mehr als die Hälfte zwischen die Pelotten des Osteoklasten I ein, so daß nur die Fußspitze sichtbar ist und dem Angriff für den
Zugriemen dient. Ist die ärgste Adduktion beseitigt, so wird der Fuß neuerlich

26*

eingespannt, und zwar so, daß eine etwas größere Partie des Vorfußes sichtbar wird. Gleichzeitig erfolgt eine mäßige Einwärtsrotation des Beines bis schließlich unter extremster Innenrotation sich eine absolute Abduktionsstellung des Vorfußes erzielen läßt; dadurch ist der Fuß in Spitzfußstellung geraten. Läßt diese aber noch zu wünschen übrig, so kann man durch Anwenden des Dorsalzuges den gewünschten Grad von Spitzfußstellung erreichen. Erst wenn die Fußsohle vollkommen entfaltet ist und nur mehr eine reine Spitzfußstellung besteht, wird in Bauchlage der Kalkaneus korrigiert. Der Unterschenkel wird eingespannt, der Vorfuß durch die Wippe nach außen gezogen, daß er in der Sagittalen steht; nun wird innen in breiter Ausdehnung auf den Kalkaneus eine große kreisförmige

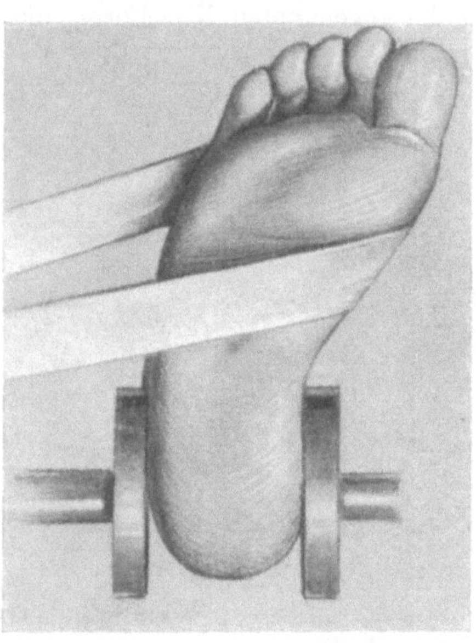

Abb. 279. Prinzip des Klumpfußredressements nach SCHULTZE. Beseitigung der Adduktion des Vorfußes; in Rückenlage des Patienten. Die Ferse ist zwischen zwei Pelotten gut fixiert, ein Zug wirkt auf den Vorfuß.

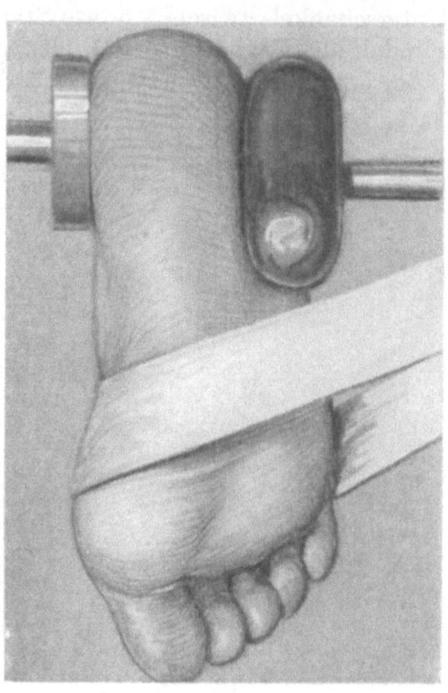

Abb. 280. Prinzip der Kompression des Kalkaneus; in Bauchlage des Patienten. Breite Pelotte innen an die Ferse, Abduktionszug für den Vorfuß; außen röhrenförmige Pelotte unterhalb des Knöchels.

Pelotte, außen unterhalb des äußeren Knöchels auf die stärkste vorgewölbte Partie eine Keil- oder röhrenförmige Pelotte aufgelegt und durch Schraubendruck von der Innenseite her unter Zuhilfenahme eines Hebels der Kalkaneus komprimiert. Die stärkste Kompression dauert 30 Sekunden, hernach zeigt sich an der früher prominenten Stelle eine Delle von Daumendicke. Nun erfolgt eine zweite Kompression in der Weise, daß die äußere Pelotte unterhalb des Knöchels in der Höhe des Processus trochlearis in querer Richtung aufgesetzt wird. Die Kompression des Kalkaneus wird immer in der Weise durchgeführt, daß z. B. der Durchmesser der Ferse von 6 cm auf 3 cm verkleinert wird, und zwar in 30 Sekunden. Nach zwei- bis dreimaliger Wiederholung in derselben Sitzung ist der Kalkaneus so modellierfähig, daß er durch leichten Fingerdruck eine beliebige Form annimmt.

„Nach vollendeter Korrektur des Kalkaneus folgt die Reposition des Talus, und zwar in Rückenlage. Der Druckpunkt wird bestimmt, nachdem man unter Führung des Malleolus externus den prominierenden Talus gesichert und zweckmäßig mit Blaustift markiert hat. Die Kompression verlangt auf der Innenseite eine große Pelotte, auf der Außenseite eine kleine, deren Wahl durch die Form der Prominenz im Einzelfall bestimmt wird. Zwei- bis dreimal wird unter starker Abduktion 30 Sekunden lang komprimiert und der Talus befindet sich in der Gabel. Bei Bewegungen des Fußgelenkes fühlt man, daß der Talus in der Gabel verschwindet. Dieser Befund ist stets mit Sicherheit zu erheben."

In allen schweren Fällen empfiehlt es sich, diesen Zustand im Gipsverband festzuhalten, dessen Form später genau beschrieben werden wird. Ergibt nach vierzehn Tagen die Kontrolle, daß der Kalkaneus eine gute Form hat, so geht man an die Beseitigung des Spitzfußes im Osteoklasten II. Unter Einwärtsdrehung des Kniegelenkes wird die Unterschenkelgamasche angelegt, und der Fuß in genauer Mittelstellung gegen das Fußbrett fixiert. Nun wird in wiederholten Pausen und unter ständiger Kontrolle der Fußstellung etappenweise der Spitzfuß redressiert, die Dorsalflexion wird so stark übertrieben, daß der Fußrücken dem Unterschenkel möglichst nahe kommt. Besonders bei Kindern wird so weit redressiert, daß der Fußrücken dem Unterschenkel aufruht. Der Fuß steht nun von selbst in Hakenfußstellung und läßt sich durch Fingerdruck leicht modellieren. Der Schluß des Redressements ist erreicht, wenn der Talus gut in der Gabel sitzt, der Kalkaneus entsprechend modelliert ist und der Sinus tarsi eine korrekte Prägung erhalten hat. Der Dorsalzug des Osteoklasten II kann mit Vorteil durch einen T-förmigen Rundstab aus Metall ersetzt werden, der an den beiden Enden durch Ketten auf die Welle übertragen wird. Dadurch kann man leicht einzelne Punkte wahrnehmen und den ganzen Fuß-

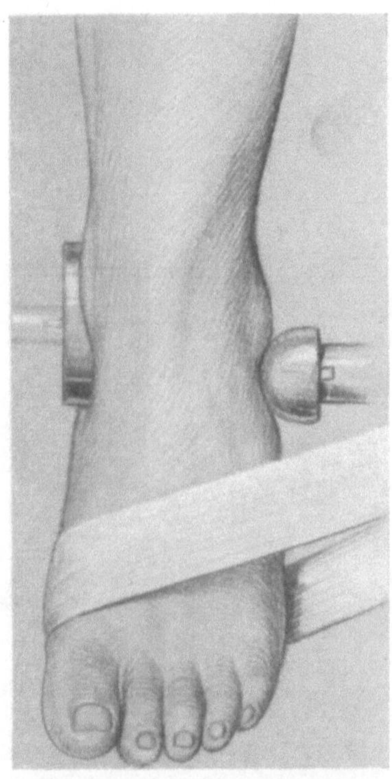

Abb. 281. Prinzip der Kompression des Talus; in Rückenlage. Ferse und Vorfuß wie früher; außen eine kleine runde Pelotte auf den prominierenden Talus.

rücken gewissermaßen abwalzen, wodurch oft eine geradezu verblüffende Wirkung erzielt werden kann. Vor Anlegung des Gipsverbandes hat nun noch die Korrektur der Zehen zu erfolgen. Man beginnt zunächst die Beugung in eine Überstreckung umzuwandeln und schließt in extremen Fällen eine Tenotomie der Flexoren und Extensoren an, dann wird durch energisches Redressement jede Zehe von der kleinen angefangen im Sinne der Abduktion korrigiert und dann die Flexion beseitigt, um eine Mittelstellung zu erreichen.

Den Abschluß bildet immer ein Gipsverband, der nur dazu dient, das durch die Kompression und Redressement erreichte Resultat festzuhalten. Der Fuß wird mit einem Trikotschlauch überzogen, besonders dem Druck ausgesetzte Stellen, wie die Knöchelgegend, die Ferse, das Knie und das obere Ende des Ver-

bandes werden mit Filz oder Watte gepolstert. Darüber kommt eine Papierbinde
und die Gipstouren von der Mitte des Oberschenkels bis zu den Zehenspitzen.
Auf die richtige Einstellung des Fußes während der Verbandanlegung ist zu
achten, besonders auf die rechtwinklige Stellung zum Unterschenkel und
genügende Abduktion. Das Anmodellieren der Gipsbinden erfolgt unter Einwärtsdrehung des ganzen Beines; Kalkaneus und Talus und insbesonders
der Sinus tarsi werden exakt herausgearbeitet, nachdem man sich überzeugt
hat, daß bei rechtwinkliger Fußstellung der Talus in der Gabel verschwindet.

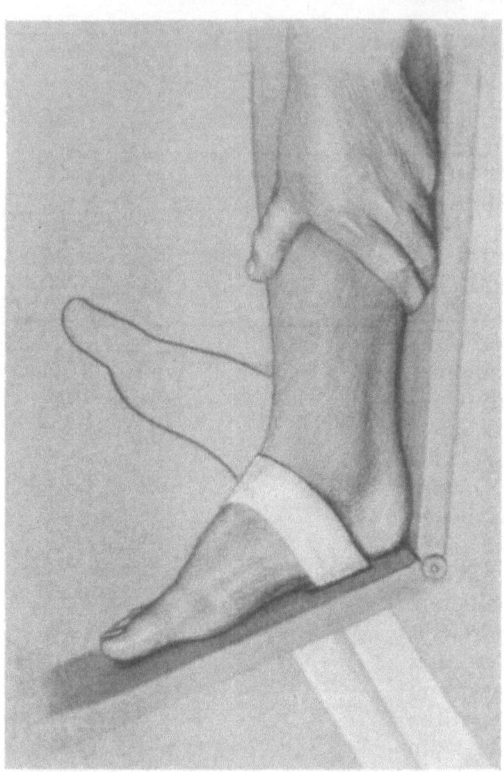

An der Fußsohle muß der Gipsverband die Zehenspitzen überragen. Die Beugeflächen der Zehen
werden durch zigarettenartig ge-
rollte Zellstoffwatte unterlegt, bis
schließlich alle fünf Zehen voll-
korrigiert, geradegerichtet und
übersichtlich nebeneinander liegen.
Der fertige Gipsverband wird an
der Dorsalseite von oben bis unten
ganz aufgeschnitten, außerdem
wird am Fußrücken, der die Zehen
deckende Teil des Gipsverbandes
bis dicht oberhalb des Metatarso-
phalangealgelenks entfernt. Die
Durchblutung der Zehen muß vollkommen normal sein bevor der
Patient den Operationstisch ver-
läßt. Im Bett wird das Bein hochgelagert. Dieser Gipsverband bleibt
vier bis sechs Wochen liegen. Die
Dauerheilung ist gesichert, wenn
die einzelnen Muskelgruppen in
normaler Weise den Fuß bewegen;
insbesonders muß mit der Dorsalflexion gleichzeitig eine Abduktion erfolgen. Nach der Entlassung
ist eine regelmäßige Vorstellung
einmal im Monat für die Dauer
eines Jahres unbedingt notwendig.
Wird dabei die geringste Änderung
festgestellt, etwa eine Schwingung

Abb. 282. Beseitigung des Spitzfußes im
Scharnierbrett. Er wird durch Zug gegen das
Fußbrett fixiert. Die Dorsalflexion wird stark über-
trieben, wie die eingezeichnete zweite Kontur andeutet.

der Fußsohle, eine geringere oder stärkere Einwärtsdrehung des Fußes beim
Gehen oder gar ein Schwinden des Sinus tarsi, so muß unbedingt eine Nachkorrektur erfolgen, die in der Regel genügt, das Dauerresultat zu sichern.

Es ist natürlich unrichtig anzunehmen, daß das forcierte Redressement
oder die Wirkung des Osteoklasten ohne schwerere innere Blutungen einhergehen
sollte; nur die äußere Hautdecke soll dabei intakt bleiben. Im Innern ist die
Zerreißung der Bänder und Kapseln, die Kompression der Knochen von geringeren
oder schwereren Blutungen gefolgt; wir dürfen sie daher nur wie in anderen
Sprachen als gedeckte Operationen bezeichnen im Gegensatz zu den sogenannten
„blutigen" bei eröffneter Hautdecke, die bei exakter Blutstillung vielleicht
weniger Blut kosten als die sogenannten unblutigen Methoden.

c) Offene chirurgische Behandlungsmethoden

Diese treten erst in ihre Rechte, wenn die gedeckten erschöpft und erfolglos geblieben sind, d. h. nur in einer geringen Anzahl der Fälle wird es notwendig sein, zur offenen chirurgischen Behandlung überzugehen, namentlich seit die Kompressionsmethode nach SCHULTZE uns den Weg gewiesen hat, auch bei schwersten Deformitäten auf gedecktem Wege eine Umformung auch des Knochens zu erreichen. Die offenen Operationen greifen entweder am Knochen oder nur an den Weichteilen oder an beiden gemeinsam an. Wenn auch viele dieser Methoden wieder verlassen wurden, so hat die offene chirurgische Behandlung gerade in der letzten Zeit wieder eine neue.wohlbegründete Erweiterung erfahren.

Obwohl seine Wirkungsweise schon längst genau beschrieben ist, wurde erst neuerdings der M. tibialis posticus als eine der Hauptursachen des Fortbestandes

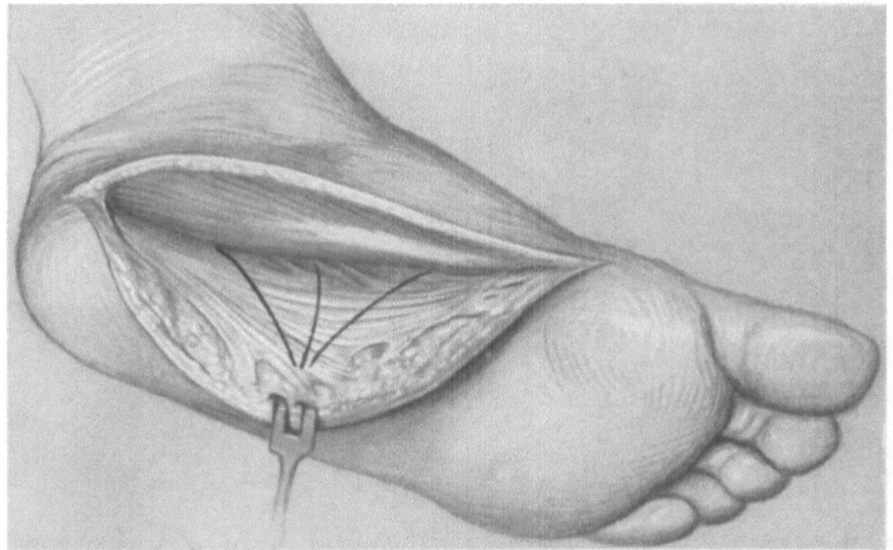

Abb. 283. Klumpfußoperation nach WULLSTEIN. Bogenförmiger Hautschnitt. Die Durchschneidung der der Haut aufsitzenden Aponeurose erfolgt nach den eingezeichneten schwarzen Linien.

der Klumpfußdeformität erkannt und nun erst die letzte Konsequenz aus seiner Funktion für die Behandlung des Klumpfußes gezogen (LUDLOFF). Besonders WULLSTEIN hat eine allerdings durchaus nicht einfache und langdauernde Operationsmethode angegeben, die befähigt erscheint, soweit dies überhaupt von einer Weichteilsoperation möglich ist, diese schwerste angeborene Deformität dauernd zu beseitigen.

Technik der Klumpfußoperation nach WULLSTEIN (Abb. 283 bis 286)

Nach oben konvexer Bogenschnitt medial vom Grundgelenk der großen Zehe bis zum Kalkaneussporn. Abductor hallucis und kurze Zehenbeuger werden im hinteren Wundwinkel unmittelbar vom Knochen des Kalkaneus abgetrennt. Achtung auf die Arteria tibialis postica. Abtrennen der Sehne des M. tibialis posticus von ihrem Ansatz am Navikulare, von den drei Keilbeinen so dicht, daß

noch etwas Knorpel oder Periost von den genannten drei Knochen mitgenommen
wird, ferner vom zweiten bis vierten Metatarsus, vom Kuboid und manchmal
vom Kalkaneus. Redressement über den Keil, bei Widerstand abpräparieren
der Aponeurose von den kurzen Fußmuskeln vom großen bis zum kleinen Zehen-
rand reichend, Durchschneidung der der Haut aufsitzenden Aponeurose gegen
die Zehen, gegen die Ferse und gegen den äußeren Fußrand, bis ein Widerstand
gegen die Aufrollung des Fußes nicht mehr besteht.

Längsschnitt an der medialen Seite des Unterschenkels oberhalb des
Knöchels beginnend; die Sehne des M. tibialis posticus wird bis ein Querfinger
oberhalb, wo sie muskulär wird, freipräpariert und durchgezogen. Freilegung

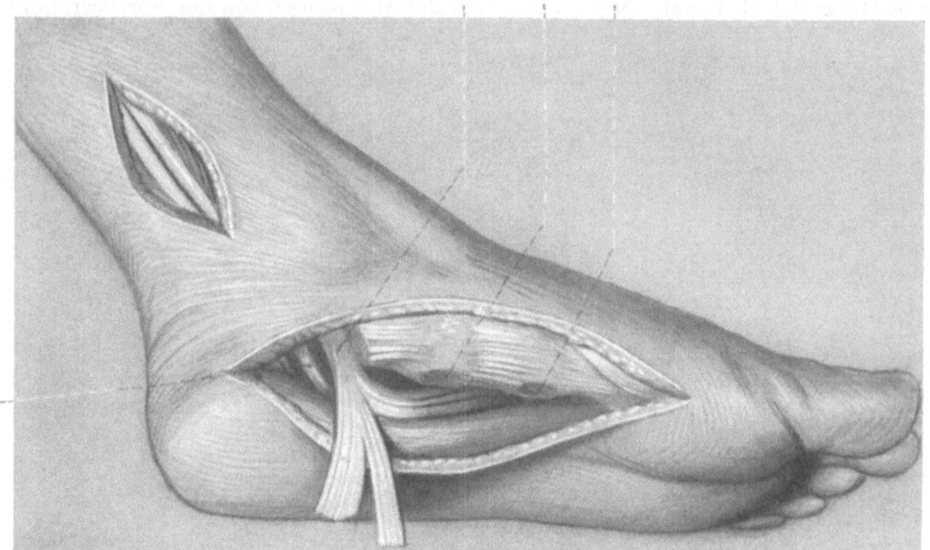

Abb. 284. Klumpfußoperation nach WULLSTEIN. Abduktor hallucis und kurze Zehenbeuger
sind ebenfalls abgelöst, müssen noch vom Kalkaneus abgetrennt werden. Der Tibialis post. ist bereits
vom Navikulare und ersten Keilbein abgelöst; in der Tiefe sind seine weiteren Anheftungen noch
sichtbar. Oben Längsschnitt hinterm Knöchel

der Achillessehne und Verlängerung durch Rutschenlassen oder durch offene
Tenotomie. Wunde am medialen Fußrand wird geschlossen.

Hautschnitt an der Vorderseite des Unterschenkels am oberen Sprunggelenk
beginnend über die Extensorensehnen. Zwischen Extensor hallucis und communis,
die scharf vorgezogen werden, dringt man mit einer Klemme gegen die Membrana
interossea. Aufsuchen einer 1½ bis 2 cm breiten Stelle, die vollkommen gefäß-
frei sein muß, möglichst in gleicher Höhe als der M. tibialis posticus abgelöst ist.
Durchtrennen der Membran und Erweitern der Lücke auf 1½ cm, Durchziehen
des M. tibialis posticus nach vorne. Verschluß der medialen Hautwunde.

Nach oben konvexer Bogenschnitt lateral vom Grundgelenk der kleinen
Zehe bis zum Vorderrand des Kalkaneus bzw. Kuboid. Der Bogen muß so hoch
sein, daß der Zwischenraum zwischen drittem und viertem Metatarsus erreicht
werden kann. Unmittelbar über der Faszie wird die Haut gegen den vorigen
Schnitt zu tunnelliert.

Die Sehne des M. tibialis posticus wird hinter dem langen gemeinsamen Zehenstrecker zum äußeren Fußrand geleitet und bei rechtwinklig gebeugtem Fuß periostal am vierten bis fünften Metatarsus (Insertion des M. peronaeus III) befestigt. Die gemeinsamen Zehenstrecker werden falls zu lang gerafft. Haut- und Fasziennähte.

Freilegen des Ansatzes des M. peronaeus brevis und Abtragen unter Mitnahme einer ganz dünnen Knorpelscheibe vom Os metatarsale V. Freilegung der Sehne des Abductor digiti V, die kräftig ist; unter scharfer Abduktionstellung wird die Peronäussehne soweit als möglich vorgezogen und mit dem Abductor digiti V vernäht. Hautnähte. Gips in redressierter Stellung: Pronation, Abduktion, leichter Hakenfuß unter Entspannung der verpflanzten Sehne für vier Wochen.

Auch LUDLOFF betont die Wichtigkeit des M. tibialis posticus, dessen Beseitigung selbst ohne stärkeres Redressement aus einem Klumpfuß einen Plattfuß entstehen läßt, „dem man nicht mehr ansieht, daß einst ein Klumpfuß vorhanden war". Seine Operation ist einfacher als die WULLSTEINS.

Technik nach LUDLOFF

Längsschnitt an der medialen Fußseite vom Großzehengrundgelenk bis zur Ferse. Sämtliche Insertionen des M. tibialis posticus am Navikulare, erstem bis drittem Keilbein und Kuboid werden reseziert, der M. tibialis posticus über dem inneren Knöchel freigelegt und ursprünglich hinter dem Malleolus externus herumgeführt und auf den M. peronaeus brevis verpflanzt. Jetzt führt auch er nach

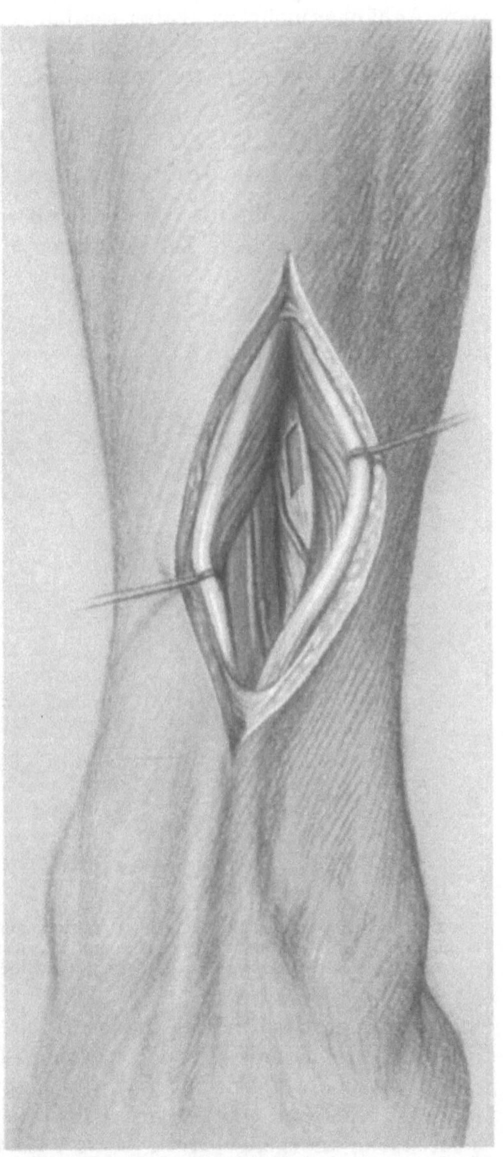

Abb. 285. Klumpfußoperation nach WULLSTEIN. Vorderer Längsschnitt, Ext. hallucis nach innen, Ext. communis nach außen verzogen, Fenster in der Membrana interossea

WULLSTEIN die Sehne durch das Spatium interosseum hindurch an die Vorder- und Außenseite des Fußes. Gipsverband für vier Wochen.

Von anderer Seite wird lediglich die Verlängerung des M. tibialis posticus

und die Verlagerung des M. tibialis anticus auf den äußeren Fußrand ausgeführt, manchmal unter Luxation der Peronaei vor den äußeren Knöchel. Die einfache Durchschneidung der Weichteile an der Innenseite des Fußes nach PHELPS hat keine Anhänger mehr, wohl aber werden von den nur an den Knochen angreifenden Operationen die Auslöffelung des Knochenkernes des Talus nach OGSTON und seine vollständige Entfernung nach LUND mehrfach geübt, endlich die Keilresektion aus dem Tarsus.

Technik der Excochleatio tali nach OGSTON

Kurzer Längsschnitt vor dem äußeren Knöchel nach vorne und abwärts. Abschieben der langen Zehenstrecker medialwärts, der kurzen lateralwärts.

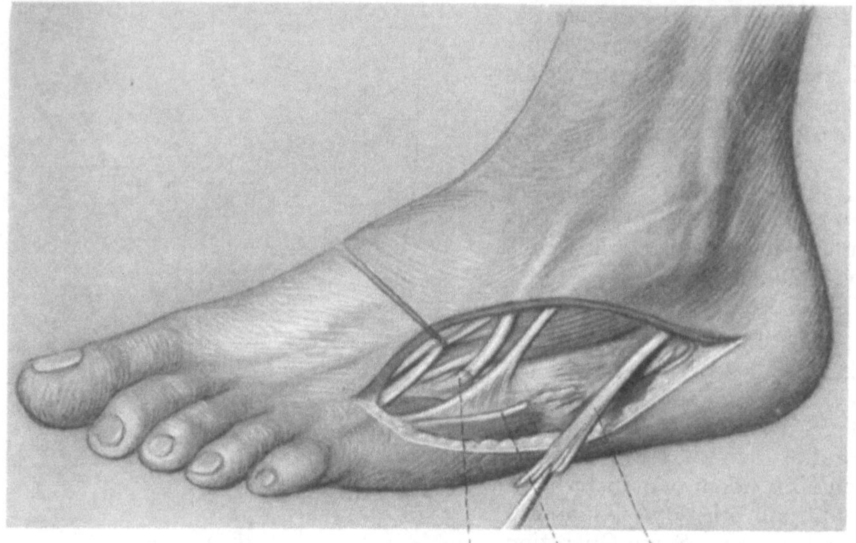

Abb. 286. Klumpfußoperation nach WULLSTEIN. Der Tibialis post. wird vor dem Ansatz des Peronaeus III am Metatarsus IV subperiostal befestigt. Der Peronaeus brevis ist von seinem Ansatz abgelöst und wird nach vorn auf die Sehne des Abduktor dig. V vernäht.

Durchtrennung des Periosts in der Höhe des vorspringenden Talus. Nun wird mit einem Knochenmesser oder scharfen Löffel eine kleine Knorpelkappe herausgeschnitten und aufgeklappt und von dieser Öffnung aus der ganze Knochenkern im Kopf, Hals und Körper des Talus ausgekratzt, so daß nur noch eine etwa $\frac{1}{2}$ cm starke knorpelige Hülle übrig bleibt.

Vom gleichen Schnitt aus kann auch der vordere Anteil des Kalkaneus, das Navikulare und das Kuboid auf die gleiche Weise ausgelöffelt werden. Nun werden die Weichteile wieder darüber geschlossen und ohne besondere Anstrengung läßt sich das Redressement des butterweich gewordenen Fußes ausführen. Diese Operation ist natürlich nur bei Kindern bis höchstens sechs bis acht Jahren möglich, gibt aber in dieser Zeit bei entsprechend langer Nachbehandlung ein funktionell sehr gutes Resultat, weil vor allem die Gelenksflächen der einzelnen Knochen zueinander keinerlei Schädigung erfahren haben.

Bedeutet diese Operation eine Erleichterung des Redressements und unterscheidet sie sich von den gedeckten Operationen lediglich dadurch, daß ein kleiner Hautschnitt angelegt wird, so hat die dauernde Entfernung des ganzen Talus wie sie vielfach geübt wird und in Amerika als WHITMANsche Operation bekannt ist, eine wesentliche Veränderung der gelenkigen Verbindungen der einzelnen Knochen zueinander im Gefolge.

Technik der Talusexstirpation beim Klumpfuß nach BESSEL-HAGEN

Ein leicht gebogener Hautschnitt verläuft vom Malleolus externus über den prominierenden Talus fort bis zur lateralen Seite der Strecksehnen. Nach Abhebelung der oft nach vorn dislozierten Peronäussehnen werden zunächst die Ligamenta talo-fibularia und dann das Ligamentum calcaneo-fibulare durchtrennt. Den Malleolus externus zu resezieren ist nicht ratsam, da man damit die Malleolengabel zerstört. Man faßt nun den Talus mit einer Hakenzange,

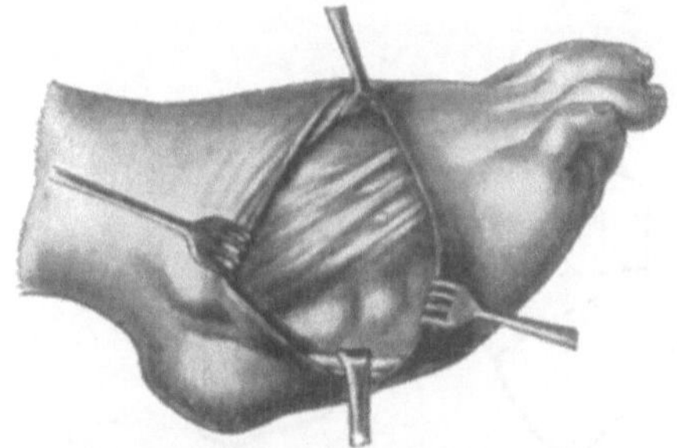

Abb. 287. Freilegung des Knochens und kurzen Zehenstreckers zur Keilresektion beim Klumpfuß. (Aus GOCHT-DEBRUNNER, Orthop. Therapie)

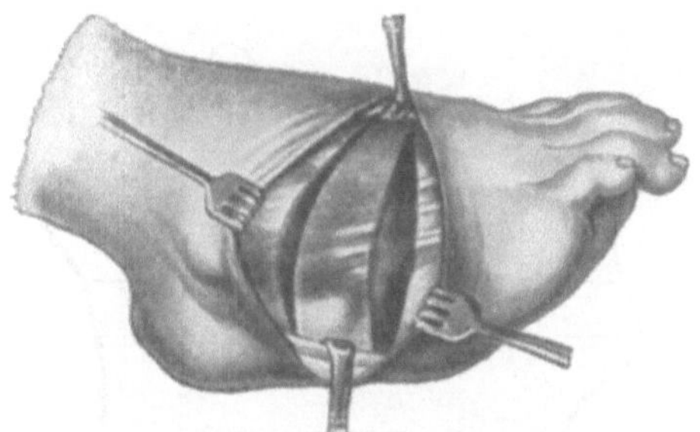

Abb. 288. Resektion des Knochenkeiles aus dem Tarsus beim Klumpfuß. (Aus GOCHT-DEBRUNNER, Orthop. Therapie)

zieht ihn an und löst ihn mit einem kurzem Resektionsmesser aus allen seinen Verbindungen heraus. Gelingt nach Herausnahme des Talus die Redression durch ein kräftiges Brisement nicht vollständig, so macht man zunächst die Tenotomie der Achillessehne und der Plantaraponeurose und im Notfall auch noch die Resektion des Processus anterior des Kalkaneus. Zum Schluß kann es geraten sein, die äußere Fläche des Malleolus externus leicht abzuschrägen, um ein zu starkes Vorspringen und einen zu starken Druck desselben gegen die Haut zu vermeiden. Fixierung der korrigierten Stellung durch Fasziennähte. Hautnähte, Gipsverband in korrigierter Stellung für acht Wochen.

Technik der Keilresektion aus dem Tarsus bei Klumpfuß
(Abb. 287 und 288)

Querschnitt vom Navikulare über die höchste Konvexität des Klumpfußes hinweg bis zum äußeren Fußrand. Von beiden Seiten dieses Schnittes wird die Haut zurückpräpariert. Dann folgt die Spaltung der Faszie und die Zurücklagerung der Extensorensehnen nach innen und der Peronaei nach außen mit dem Elevatorium bis das Chopartsche Gelenk freigelegt ist. Nun wird aus dem Skelett des Fußes ein Keil herausgemeißelt, der mit seiner Breite außen im Kalkaneus, Talus und Kuboid, mit seiner Spitze auf der Innenseite des Os

naviculare liegt, oder auch durch dasselbe ganz hindurchgeht. Gelingt die Aus-
meißelung nicht auf einmal, so wird Scheibe auf Scheibe fortgenommen. Dazwischen paßt man die Knochenflächen immer wieder, aufeinander und hört
erst mit der Fortnahme der Knochensubstanz auf, wenn die Korrektion vollständig gelingt. Um sie zu erleichtern, ist manchmal die Tenotomie des Tibialis
posticus notwendig. Die Adaption der Knochenwunde wird durch einige, Periost-
und Faszienränder durchgreifende Nähte gesichert, darüber Faszien- und Hautnähte. Gipsverband für sechs Wochen. Oft ist nachher noch eine Nachkorrektur
notwendig, die neuerlich im Gipsverband festgehalten werden muß.

Nachbehandlung

Sowohl nach der Keilexzision als auch nach der Talusexstirpation ist meist
noch eine ausgiebige orthopädische Nachbehandlung notwendig. Der Fuß muß
durch einen Schienenhülsenapparat noch mindestens ein halbes Jahr oder länger
in der Korrekturstellung gehalten werden. Bäder, Massage und Übungen dienen
zur Kräftigung der Muskulatur. Schlechte Erfolge sind meist auf ungenügende

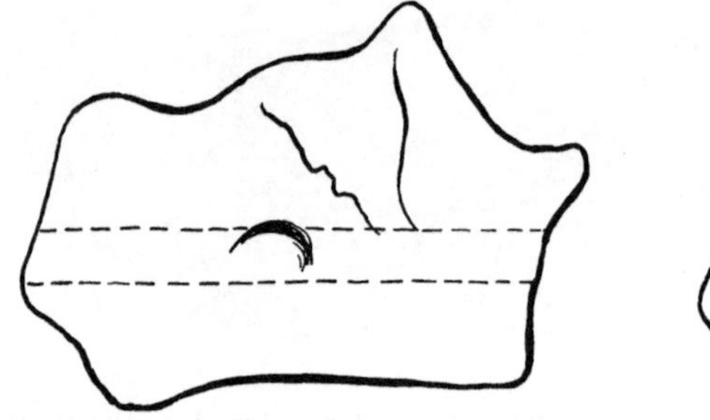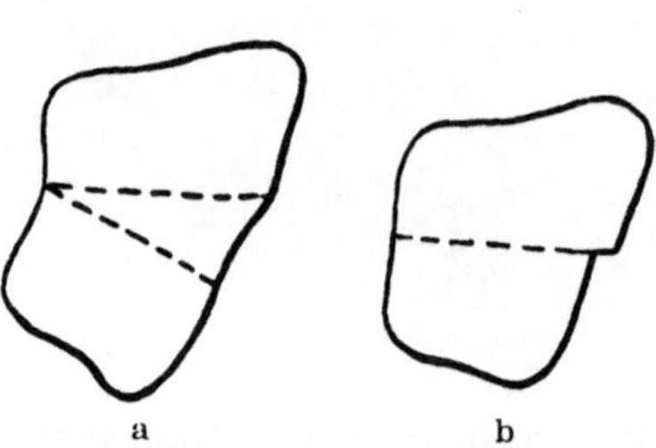

Abb. 289. Seitenansicht; die gestrichelten
Linien zeigen den zu entfernenden trans-
versalen Keil.

Abb. 290 a und b. a Rückansicht von Abb. 289;
b Stellung nach der Resektion

Abb. 289 und 290 a und b.   Keilosteotomie des Kalkaneus beim Klumpfuß nach HOHMANN

Nachbehandlung oder darauf zurückzuführen, daß durch die Operation überhaupt keine vollständige Korrektur der Deformität erreicht wurde. Aber auch
die besten Erfolge erreichen nie die Resultate, die man auf rein orthopädischem
Wege durch gedeckte Maßnahmen erlangen kann (DREHMANN). Dafür werden
diese Operationen auch nur vorgenommen, wenn die gedeckten Maßnahmen
erfolglos geblieben sind. Im Allgemeinen wird man die Keilresektion nur dann
vornehmen, wenn der Fuß im Chopartschen Gelenk hochgradig abgeknickt ist
und knöcherne Ankylosen zwischen den einzelnen Mittelfußknochen bestehen,
hingegen wird die Talusentfernung häufiger in Betracht kommen, wenn die
Deformität eben hauptsächlich im hinteren Anteil des Mittelfußes oder im Talus
selbst gelegen ist.

Endlich kann trotz aller Bemühungen im Osteoklasten die verkümmerte
und hochstehende Ferse einer Überführung in eine Pronationsstellung dauernden
Widerstand leisten, so daß auch hier eine offene Operation am Kalkaneus selbst
in Betracht gezogen werden muß. Auch in Fällen, wo eine Keilresektion aus
dem Tarsus ausgeführt wurde, bleibt oft die Supinationsstellung des Kalkaneus
weiter bestehen und muß daher gesondert beseitigt werden. Die Osteotomie
des Kalkaneus hat schon RYDYGIER hiefür angegeben und HOHMANN hat sie

neuerdings empfohlen und beschrieben. Der Vorschlag HOHMANNs geht dahin, eine transversale, wagrechte Keilosteotomie aus dem Kalkaneus mit der Basis des Keils an der Außenseite auszuführen, das sohlenwärtige Stück der Ferse dann hochzuklappen und dort zu befestigen. MAU fügt außerdem noch eine laterale Verschiebung des unteren Fragments nach außen hinzu, um gleichzeitig die Zugrichtung der Achillessehne entsprechend zu verbessern. ELSNER, der sich mit derselben Frage beschäftigt, empfiehlt wieder eine vollständige quere Osteotomie des Kalkaneus etwa in der Höhe des Processus trochlearis, schlägt in das hintere Fragment einen langen Nagel, mittels den er es in Pronationsstellung überführt und im Gipsverband fixiert. Der Nagel wird nach drei Wochen entfernt, die Fixierung im Gipsverband dauert acht bis zehn Wochen (Abb. 291 b).

Technik der Keilosteotomie des Kalkaneus nach HOHMANN (Abb. 290)

Von einem leicht bogenförmigen, etwa 7 cm langen Hautschnitt an der Außenseite des Kalkaneus etwa in der Höhe seiner Mitte wird zunächst die

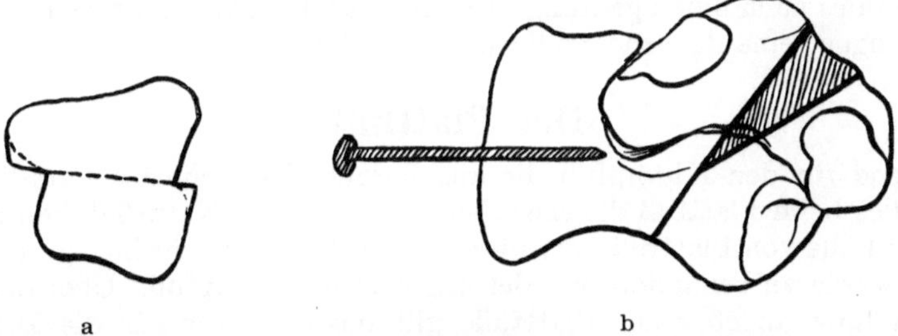

Abb. 291. Osteotomie des Kalkaneus bei Klumpfuß. a nach MAU mit Lateralverschiebung des unteren Fragmentes; die vorspringenden Ränder werden abgestumpft. b nach ELSNER, mit Nagel zur Verschiebung des hinteren Fragmentes. Keil schraffiert

Sehne des Peronaeus longus, die hinter dem meist stark entwickelten Processus trochlearis verläuft, um bald in der Fußsohle zu verschwinden, nach Spaltung ihres Retinakulums nach oben bei Seite gezogen. Mit scharfem, dünnem und breitem Meißel, oder mit der Kreissäge wird nun aus der ganzen Länge des Kalkaneuskörpers samt Processus anterior ein wagrecht liegender Keil mit der Basis außen herausgemeißelt. Die Spitze des Keils liegt innen. Man muß mit dem Meißel durch die ganze Spongiosa hindurch bis an die Kompakta der medialen Seite gehen. Die Länge des Keils beträgt 7 bis 8 cm, seine Basis 1½ bis 2 bis 3 cm. Der Schnitt am Knochen beginnt hinten am Tuber und reicht nach vorne durch den vorderen Fortsatz hindurch; er liegt ferner unmittelbar unterhalb des Processus trochlearis. Man klappt das sohlenwärtige Stück nach oben, wobei die Kortikalis innen einknickt, kann es leicht nach MAU etwas nach außen verschieben (Abb. 291 a) und befestigt es durch einige Periostnähte. Die Peronäussehne wird zurückverlagert, das durchschnittene Retinakulum vernäht und die Haut darüber geschlossen. Der Gipsverband wird in der erreichten Korrekturstellung der Ferse in Abduktion und gerader Mittelstellung des Vorfußes angelegt. Nach zehn Tagen Verbandwechsel mit Entfernung der Nähte und Anlegen eines neuen polsterlosen Gipsverbandes für etwa fünf Wochen, in dem der Kranke die letzten zwei Wochen gehen kann.

Metatarsus varus und Pes adductus

Diese beiden Deformitäten, deren anatomische Grundlagen eine scharfe Abgrenzung der beiden Krankheitsbilder voneinander erlauben, werden hier gleichwohl gemeinsam besprochen, weil ihre Behandlung eine ganz ähnliche ist. Beide Fehlformen erlauben meist ohne weiteres ein beschwerdeloses Stehen und Gehen, ja sie machen oft überhaupt keine Beschwerden und werden nur gelegentlich entdeckt. Da ein Auftreten mit der ganzen Sohle und ein vollkommenes Abwickeln ermöglicht ist, so wird eine Behandlung beim Erwachsenen, der sich an seine etwas absonderliche Fußform längst gewöhnt hat, in den seltensten Fällen notwendig sein. Bei Kindern kann man aber wohl durch ein gedecktes Redressement, das sich in einzelnen Akten im wesentlichen mit dem Klumpfußredressement deckt, relativ leicht, namentlich beim Pes adductus die Fehlform beseitigen. Sehr schwer aber ist es, die erreichte Korrektur so lange festzuhalten, bis sich die Tarso-metatarsalgelenke — hier erfolgt meist die Korrektur — so umgeformt haben, daß jede Rezidivgefahr beseitigt ist. Dies gelingt nur durch jahrelanges Tragen einer leichten Sandale, mit Schnürung, die innen von der Großzehenspitze bis zur Ferse reicht und durch Metallbügel derart verstärkt ist, daß Großzehenballen und Ferse nach außen, Basis des fünften Strahles nach innen gedrängt werden. Auf diese Weise ist es mir in einigen Fällen gelungen, eine dauernd völlig normale Fußform zu erzielen.

Der Plattfuß

Während für den Klumpfuß die angeborene Fehlform das Paradigma darstellt, ist dies beim Plattfuß die erworbene Deformität. Natürlich kommen auch angeborene Fälle von Plattfuß vor; diese sind dann meist sehr hochgradig und oft ebenso schwierig zu behandeln wie der angeborene Klumpfuß. Über den Beginn der Behandlung angeborener Plattfüße gilt dasselbe, wie für die Behandlung des angeborenen Klumpfußes. Ihre Zahl ist aber verhältnismäßig klein im Gegensatz zu dem Heer der Plattfußpatienten, die dieses Leiden erst im späteren Leben, meist in der Adoleszenz, oder im späteren Alter erworben haben. Wir sehen hier natürlich alle Grade von der leichten Valgusstellung, den Beschwerden bei eben erst beginnender Senkung des Fußgewölbes, die sich äußerlich durch Formveränderung noch gar nicht kundgeben muß und nur an den typischen Schmerzpunkten erkannt werden kann, bis zu den schwersten, knöchern veränderten und fixierten Plattfüßen, wo jede Wölbung verschwunden ist und der Fuß mit dem Taluskopf und dem Navikulare innen der Unterlage aufliegt.

Natürlich hat jeder Behandlung eine genaue Untersuchung der Fehlgestalt und ihre Auflösung in die einzelnen Bestandteile vorauszugehen. Gerade beim Plattfuß handelt es sich ja durchaus nicht um eine einheitliche Fehlgestalt. Wir unterscheiden die reine Valgusdeformität, den Knickfuß vom reinen Pes planus, dem eigentlichen Plattfuß. Wir müssen berücksichtigen, ob eine starke Abduktion des Vorfußes, eine fixierte Supination des ersten Metatarsus vorhanden ist, ob ein Spreizfuß vorliegt usw. Wir sind aber erst auf halbem Wege eine allgemein gültige Einteilung der sogenannten „Plattfuß"-Deformität aufzustellen, der dann auch eine systematische Zusammenstellung der hiefür notwendigen Heilmaßnahmen folgen wird. Vorläufig wollen wir nur festhalten, daß ähnlich wie beim Klumpfuß jede einzelne Komponente der Fehlgestalt beseitigt und in der Nachbehandlung dauernd korrigiert werden muß.

Für die operative Behandlung des Plattfußes kommen beide Verfahren, das gedeckte und das offene, in Betracht; für beide jedoch ist die Anzeigestellung eine eng umschriebene, und ich möchte mich da der Meinung HOHMANNs anschließen, der die Anzeige für die operative Behandlung des Plattfußes eigentlich nur dann für gegeben erachtet, „wenn infolge der Verschiebung der Skelettknochen sich sekundär Versteifungen einzelner Gelenke in der falschen Stellung gebildet haben, die auf dem gewöhnlichen Wege nicht zurückgehen". In allen anderen Fällen ist ein offenes operatives Eingreifen nicht berechtigt.

Wenn auch die Frage, ob und wann gedeckte oder offene Behandlung angewendet werden soll, nicht endgültig entschieden ist, so geht die allgemeine Praxis wohl dahin, daß unter allen Umständen zuerst das gedeckte modellierende Redressement versucht werden soll. Es wird nur wenige Fälle geben, besonders schwere mit hochgradigen Veränderungen, bei denen man von vorneherein nur an eine offene Operation denken kann. Für die meisten Fälle jedoch genügt das gedeckte Verfahren und bei richtiger Anwendung können selbst hochgradige knöcherne Deformitäten so wesentlich in Form und Funktion gebessert werden, daß sich weitere eingreifende offene Operationen erübrigen.

Wichtig für die Art der Behandlung ist die Unterscheidung, ob eine lockere oder eine kontrakte und fixierte Form vorliegt. Die Einteilung SCHULTZEs der Plattfüße in eine muskuläre, ligamentäre und ossale Form, mag trotz der ungenauen Abgrenzung der beiden ersteren für die Besprechung der Behandlung vorläufig noch beibehalten werden, weil sich aus ihnen am besten unser therapeutisches Vorgehen ableiten läßt.

Für die muskuläre Form, bei der Knochen und Bänder noch keinerlei wesentliche Veränderung erfahren haben, lediglich die Spannung des Gewölbes nachläßt und der Fuß mehr einen planen Charakter annimmt, kommt in erster Linie nur die Übungsbehandlung in Betracht. CRAMER bevorzugt hiefür seit mehr als zwanzig Jahren die von ELLIS und ROTH angegebenen gymnastischen Übungen mit gutem Erfolg. 1. Übung: Der Patient sitzt mit gestrecktem Kniegelenk und dreht den Fuß im Kreise einwärts. 2. Übung: Die Patienten machen Gehübungen, wobei sie möglichst stark mit den Fußspitzen nach einwärts gedreht und auf die äußere Kante gestellt auftreten. 3. Übung: Der Patient macht in derselben Fußstellung Fersenheben und Kniebeugen. DREHMANN gibt dazu folgende Anweisung. Der Patient stellt sich mit einwärtsgerichteten Zehen und auswärtsgedrehten Fersen hin und übt das Fersenheben (1), Kniebeugen (2), Kniestrecken (3), Fersensenken (4).

Endlich Widerstandsübungen, um die Supinatoren des Fußes zu kräftigen. Um die Muskulatur während der Zeit des Übens, bis sie ihre normale Leistungsfähigkeit wieder erlangt hat, zu unterstützen, eine weitere Ermüdung zu vermeiden, werden dem Patienten außerdem nach Gipsmodell verfertigte Einlagen verabfolgt, über deren Herstellung bereits ausgezeichnete Anweisungen von LANGE, HOHMANN, GOCHT usw. vorliegen.

Wichtig ist ferner die richtige Einstellung der Ferse im Schuh. Man kann dies am besten schon durch die entsprechende Zurichtung des Leistens erreichen, wie dies WEINERT für seinen Varusschuh beschrieben hat. Steht der hintere Abschnitt des Leistens in Supinationsstellung, so wird im fertigen Schuh auch die Ferse in die richtige Korrekturstellung gedrängt. Solange der Varusleisten aber noch nicht allgemein verbreitet ist, achte man, daß der Absatz die Ferse gerade von unten unterstützt, eher innen etwas höher ist als außen und eine gute breite Auftrittfläche besitzt. Auch die Vorführung der Fersenkappe an der Innenseite fast bis zum Großzehenballen, gibt dem Fußgewölbe eine bessere Stütze. Der Korsanaschuh sucht durch eine eingebaute Schnürung das Fußgewölbe zu stützen. Alles nähere findet man bei H. MEYER, in seinem

Bericht über die Bedeutung des Schuhwerkes in den Ergebnissen der Chirurgie und Orthopädie.

Bei der **ligamentären** Form ist die Gleichgewichtsstörung der Muskulatur nicht mehr zum Ausgleich gekommen, sondern hat zu einer Veränderung des ganzen Bandapparates geführt. Die anatomischen Veränderungen bestehen in Schrumpfung und Dehnung der Ligamente, das Fußgewölbe ist mehr oder minder abgeflacht, Ferse und Mittelfuß sind supiniert, die funktionelle Leistung des Fußes ist wesentlich herabgesetzt und mit stärkeren oder geringeren Schmerzen verbunden, aber die Längsachse ist noch erhalten. Nur im Beginn solcher Beschwerden kann noch ein Heftpflasterverband nach GIBNEY Abhilfe schaffen, oder eine gut gebaute Einlage, wenn gleichzeitig Schonung, aktive Übungen, Nachtschiene usw. angewendet werden. Wenn man bei genauer Untersuchung zuerst im vorderen unteren oder gar schon in beiden unteren Sprunggelenken eine Kontraktur nachweisen kann, werden die Beschwerden am raschesten und sichersten durch das Redressement beseitigt; es muß die normale anatomische Form wieder hergestellt werden. Wenn aktiv die normale Fußform nicht mehr wiederhergestellt werden kann, oder die passiv wiederhergestellte Form aktiv nicht mehr erhalten werden kann, so muß für die entsprechende Unterstützung gesorgt werden. Meist kann aber die Einlage nur mehr vorübergehend die Schmerzen beseitigen, ohne dauernd die normale Fußform zu gewährleisten. In solchen Fällen, oder wenn bereits irgendwelche Hindernisse der Überführung des Fußes in die normale Stellung entgegenstehen, sollen wir zum modellierenden Redressement greifen. Immer mehr neigt man bei der Wichtigkeit einer ordentlichen und schmerzfreien Funktion des Fußes für die Berufsfähigkeit des heutigen Arbeitsmenschen zur Ansicht, daß man möglichst früh schon das gedeckte Redressement anwenden soll, weil nur bei früher Anwendung die vollständige Wiederherstellung des Fußgewölbes in seiner ursprünglichen Form möglich ist. Bei spastischen Plattfüßen empfiehlt ENGELMANN die Injektion von je 10 ccm einer ½%igen Novokainlösung oder eines anderen Anästhetikums in die Muskelbäuche der Peronaei und Zehenstrecker, worauf nach wenigen Minuten die Patienten den Fuß beugen und supinieren können. Manchmal bleiben dann die Spasmen dauernd weg.

a) Gedeckte Maßnahmen

Die einfachste Redressionsart mit oft ausgezeichnetem Erfolg ist die Überführung in extreme Spitzfußstellung nach KRUKENBERG, in der die Patienten dann vier bis sechs Wochen herumgehen müssen. Sie hat sich mir auch bei älteren Kindern wiederholt sehr gut bewährt. Wenn bereits eine Kontraktur besteht und Schmerzen vorhanden sind, so ist es zweckmäßig, das kontrakte Gelenk durch Injektion eines Anästhetikums, ½%ige Novokain- oder ¼%ige Tutokainlösung mit Adrenalinzusatz, unempfindlich zu machen.

Technik der Leitungsanästhesie für den Fuß

Man legt je ein Depot von 20 bis 30 ccm einer ¼%igen Tutokainlösung + Adrenalin hinter dem Fibulaköpfchen um den N. peronaeus und genau in der Mitte der Kniekehle um den N. tibialis auszuschalten und etwas tiefer an der Wade zwischen den Gastroknemiusköpfen ein kleineres Depot für den N. suralis. Gelingt es, dabei den Nerven direkt zu treffen, so injizieren wir in ihn hinein und erreichen dann rasch die notwendige Anästhesie. Sonst muß man etwa zehn Minuten zuwarten und kann jedes Redressement in gründlicher Weise ausführen.

Technik der Anästhesierung des unteren Sprunggelenkes

Man tastet sich den Taluskopf ab und injiziert zuerst zwischen Talus und Navikulare, dann umspritzt man den Kopf nach unten, um schließlich vor dem schräg nach hinten und aufwärts gerichteten Sustentaculum tali hier zwischen Talus und Kalkaneus einzudringen und ein weiteres Depot des Lösungsmittels (1% Novokain oder ½% Tutokain) dort zu setzen. Damit schwinden die Schmerzen im unteren Sprunggelenk und die Überführung des Fußes in extreme Spitzfußstellung ist leicht möglich, da Bewegungsbehinderung im oberen Sprunggelenk nicht vorhanden ist.

Größere Schwierigkeiten können durch die Anwendung des Holzkeiles leicht überwunden werden. Hiebei wird meist die Vollnarkose verwendet, aber

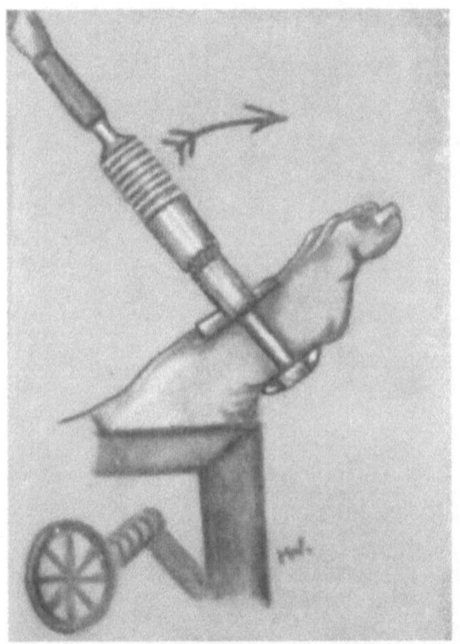

Abb. 292. Von innen gesehen. Hinterfuß im Osteoklasten fixiert.

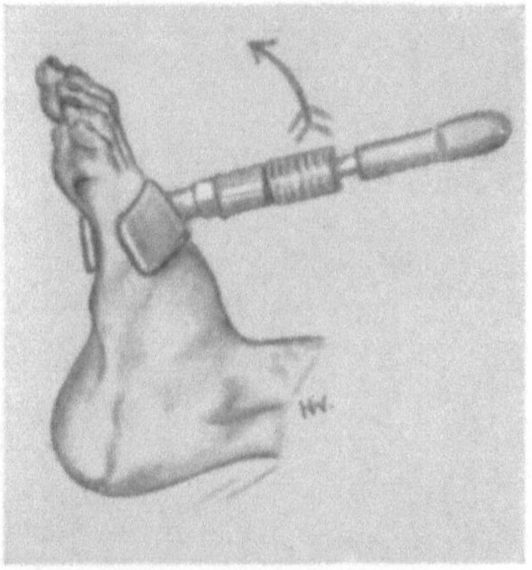

Abb. 293. Von außen gesehen. Der Pfeil zeigt die Richtung der Redression.

Abb. 292 u. 293. Anwendung des HOHMANNschen Redressionshebels bei einem linksseitigen Plattfuß (Aus HOHMANN, Fuß und Bein)

ich glaube, daß gerade in der orthopädischen Chirurgie die lokale und vor allem die Leitungsanästhesie noch viel mehr ausgebaut werden kann, da sie auch für ein gedecktes Redressement voll ausreicht.

Technik des Plattfußredressements

Der Fuß liegt mit der Innenseite dem Keil auf; dieser liegt unter dem Talonavikulargelenk senkrecht zur Längsachse des Fußes. Die eine Hand umgreift die Ferse, die andere den Vorfuß von oben. Nun wird unter gleichzeitiger Supination des Fußes und des Vorfußes die Abduktion überwunden und das Fußgewölbe wieder aufgerichtet. HOHMANN fixiert die Füße zwischen die Klemmbacken eines Osteoklasten, umfaßt den Mittelfuß mit seinem „Fußredressionshebel", einem etwas modifizierten THOMAS wrench und drängt den Vorfuß in Plantarflexion und Pronation (Abb. 292 und 293). Diese Redressionsmanöver werden

solange fortgesetzt, bis jeder Widerstand geschwunden ist, der Fuß vollständig
weich geworden, die Kontraktur gelöst ist. Von einer gelungenen Redression
eines Knickplattfußes verlangen wir also, daß die Ferse gut in Supinationsstellung gebracht wird, das Fußgewölbe aufgerichtet, der innere Längsbogen
möglichst hoch gehoben werden kann, auch das vordere quere Fußgewölbe muß
ebenfalls wiederhergestellt d. h. muß eingerollt sein. Dies wird erleichtert, wenn

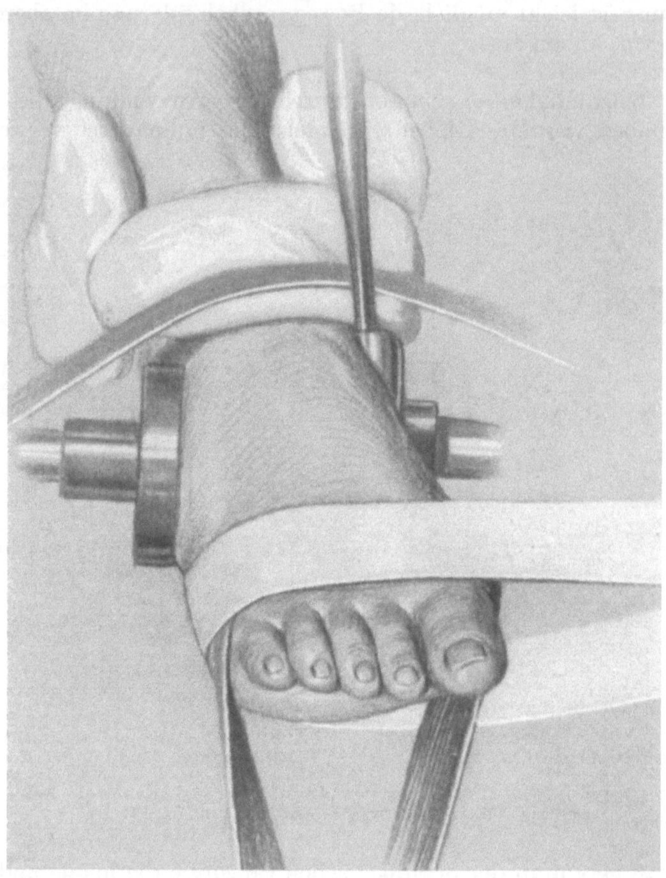

Abb. 294. Plattfußredressement nach SCHULTZE. Der Fuß steht in Spitzfußstellung; Spitzfuß-
zug nach unten. Breite Pelotte an der Ferse außen, halbzylindrige über Talus und Navikulare innen;
Adduktionszug vorne nach innen. Über die vorzutreibende innere Pelotte wird der Vorfuß mittels
des Adduktionszuges nach innen gedrängt.

wir den inneren Rand des Vorfußes in Pronation stellen. Wenn diese Forderungen
noch nicht erfüllt werden können, so fixiert man die erreichte Stellung im Gipsverband für zehn bis zwölf Tage und wiederholt dann das Redressement, oder
es wird eine stärkere Gewalteinwirkung angewendet. Wir erreichen dies durch
die von SCHULTZE beschrieben und ausgezeichnet ausgearbeitete Kompressionstechnik in seinem Präzisionsosteoklasten. Ähnliche Einwirkungen lassen sich
aber auch selbst mit dem einfachen „Umformer" von ALSBERG und KLOSTERMANN
oder im LORENZschen Osteoklasten erzielen.

Technik des Plattfußredressements nach SCHULTZE (Abb. 294 bis 296)

Zuerst Überführung des Fußes in möglichste Spitzfußstellung durch einen dorsalen Zug in der Längsrichtung, weil eine Überführung des Plattfußes in die

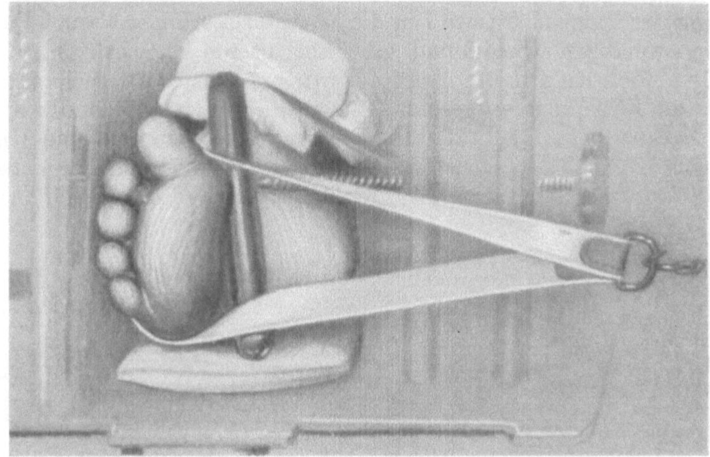

Abb. 295. Flexion und Adduktion des Vorfußes. Rundstab in der Fußwölbung, Zugschlaufe über dem Mittelfuß; Bein nach außen gedreht. (Nach MOMMSEN)

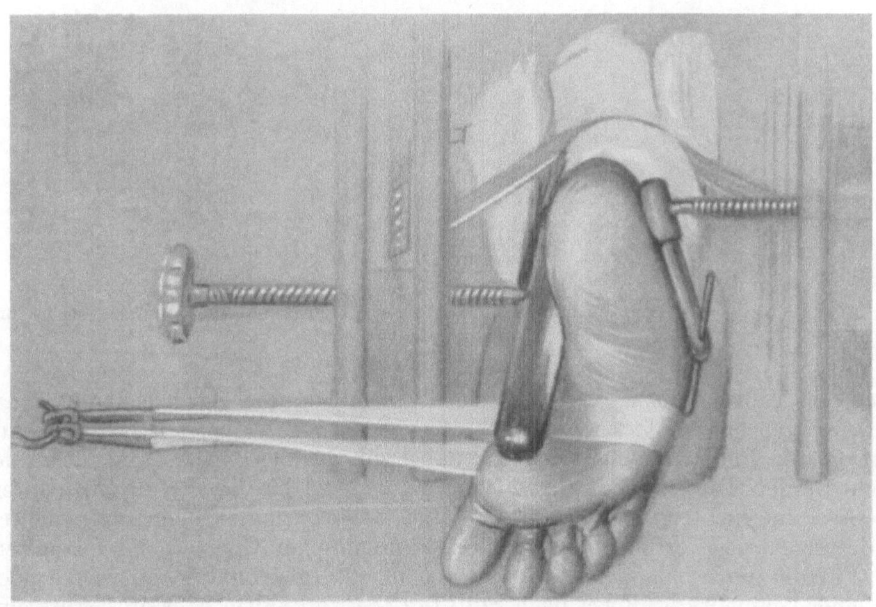

Abb. 296. Redression des Kalkaneus. Vorfuß durch Zug von außen, Fußwölbung durch Rundstab fixiert; Kalkaneus wird durch eine halbrunde Pelotte in Supination gedrängt. (Nach MOMMSEN)

Abb. 295 u. 296. Plattfußredressement nach SCHULTZE

Supinationsstellung nur über die Spitzfußstellung möglich ist (SCHULTZE, HAGLUND). Dadurch wird auch die für die Kompression des Kalkaneus be-

27*

quemere Bauchlage des Patienten erleichtert. In der Bauchlage wird dann das
Fersenbein durch symmetrische Kompression von beiden Seiten in seiner ganzen
Länge komprimiert (nach SCHULTZE zwei- bis dreimal je 30 bis 60 Sekunden),
um travikuläre Infraktionen hervorzurufen und die innere Knochenstruktur
soweit zu erschüttern, daß dann im Redressionsdruck leicht in Rückenlage die
Umwandlung der Valgusdeformität in die Varusform erfolgen kann. Das Prinzip
der dazu notwendigen Einstellung gibt am besten das Schema HOHMANNs
wieder (Abb. 297). Eine breite Pelotte wird möglichst weit rückwärts auf die
Außenseite des Kalkaneus aufgesetzt, eine mehr runde halbmondförmige innen
in der Höhe des Sustentaculum tali. Dadurch erreichen wir eine Umstellung
des Kalkaneus im Sinne der Varusform, gleichzeitig erfolgt auch eine Verschiebung
gegen den daraufruhenden Talus. Nun wird diese innere Pelotte weiter nach vorn

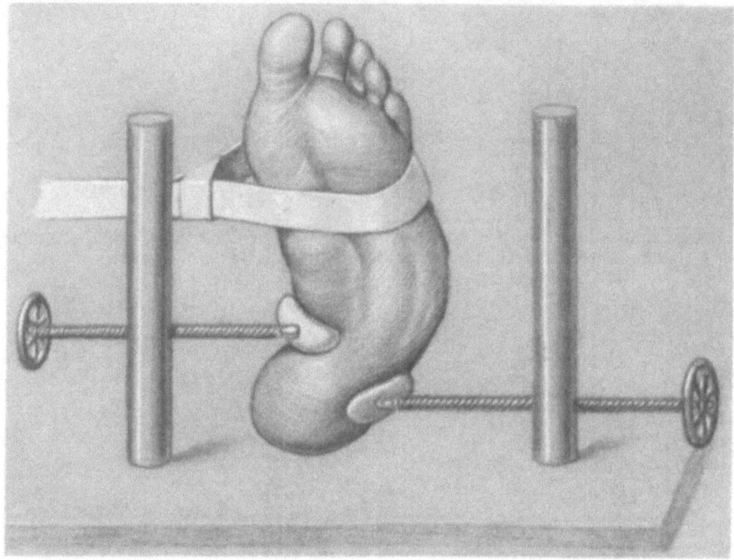

Abb. 297. Prinzip des Plattfußredressements nach HOHMANN. Anordnung des Zuges und
Pelottendruckes

gegen den Talushals bzw. das Navikulare verschoben und gleichzeitig der ganze
Vorfuß durch eine Lederlasche unter ruckartigen und wippenden Zügen in Adduktion und Plantarflexion gebracht; dabei soll das Bein in Außenrotation gebracht werden. Diese Redression wird nun fortgesetzt, bis der Vorfuß zum Hinterfuß etwa im rechten Winkel steht. Jetzt lassen sich die oben aufgestellten
Forderungen meist erfüllen und ohne Anstrengung im Gipsverband festhalten.

Für die einzuschlagende Therapie ist es also gleichgültig, ob wir es noch
mit einer ligamentären Form nach SCHULTZE zu tun haben oder ob bereits eine
knöcherne Veränderung vorliegt; von Bedeutung ist diese Unterscheidung nur
mehr für die zur Redression notwendigen Kräfte und für die durch die Redression
hervorgerufenen Veränderungen am Skelett. Wenn bei einem ossalen Plattfuß
ein vollständiges Redressement gemacht wurde, so treten hernach starke
Schwellungen und Blutungen ein, meist subperiostal und in die Weichteile, die
durch die verschiedenen Prozeduren mehr oder minder gequetscht und geschädigt

wurden. Eine derartige Operation noch als „unblutig" zu bezeichnen, hieße absichtlich eine vollkommen falsche Vorstellung hervorrufen. Diese meist ausgedehnten Blutungen und postoperativen Schwellungen muß man außerdem auch beim Anlegen eines fixierenden Verbandes berücksichtigen und der dadurch bedingten Volumszunahme durch Aufschneiden des Gipsverbandes in seiner ganzen Länge Rechnung tragen.

In eingehenden Untersuchungen gerade in der letzten Zeit von HOHMANN, BÖHLER u. a. wurde wieder darauf hingewiesen, daß es nicht genügt, einfach den Fuß in übertriebene Supinationsstellung zu bringen, wir müssen uns vielmehr vor Augen halten, daß wir es mit einem halben Gewölbe zu tun haben, das vorne und hinten sowie an der Außenseite aufruht. Es kann durch den Druck von oben direkt durchgedrückt, flachgedrückt worden sein, dann müssen sich die inneren Stützpunkte voneinander entfernt haben (Pes planus) oder bei reiner Valgität kann das Gewölbe nach innen umgefallen sein (Pes valgus). Diese beiden reinen Extremfälle werden ebenso häufig vorkommen, wie Mischformen und Übergänge; sie zeigen uns auch den Weg, wie die ursprüngliche Form wiederherzustellen ist: Das ist Wiederaufrichtung des Gewölbes durch Annäherung der Ferse und des Großzehenballens, die beide als die wichtigsten Stützpunkte der Unterlage aufliegen müssen. Ferner Umstellung des Fußes auf die Außenkante, Hochspannung des inneren Gewölbes, Wiederherstellung der kuppelförmigen Wölbung nach außen zu und des sogenannten Quergewölbes, worauf neuerlich HAGLUND und WITTEK hingewiesen haben.

Solange wir den Großzehenballen, den vorderen inneren Stützpunkt in der Luft lassen, muß beim Auftreten der ganze innere Fußrand wieder solange gesenkt, d. h. der ganze Fuß in Valgusstellung gebracht werden, bis der Großzehenballen den Boden berührt und ein normales Abwickeln möglich wird. Dadurch wird ein Rezidiv geradezu naturnotwendig heraufbeschworen. WITTEK betont, daß nur der innere Fußrand, gemeint ist der innere Anteil des Vorfußes, in Pronation, der äußere (Vor-)Fußrand in Supination, das quere Fußgewölbe also in seinem hinteren Abschnitt (des Vorfußes) wiederherzustellen, einzurollen ist.

Technik des Gipsverbandes (Abb. 298)

Der anzulegende Gipsverband muß die gleichen Forderungen unbedingt erfüllen wie das Redressement. Der Patient liegt zum Plattfußverband auf der kranken Seite. Dieser beginnt unterm Knie, umfaßt ohne besondere Polsterung den Unterschenkel, umgreift die gepolsterte Ferse in stärkst erreichbarer Supinationsstellung. Durch das gute Herausmodellieren der Supination der Ferse soll gleichzeitig der Fuß nach auswärts rotiert werden. Nun folgt die weit schwierigere Formung des Fußgewölbes. Hiefür muß die Kleinzehenkante außen und Talus und Navikulare innen gut gepolstert werden. Der Mittelfuß, Talus, Navikulare und erstes Keilbein werden möglichst gehoben nach oben und lateral verschoben, dagegen der Vorfuß adduziert. Dadurch wird die oben erwähnte Auswärtsrotation wieder ausgeglichen. Diese Adduktion wird durch Druck gegen den Kleinzehenrand aufrecht erhalten, während der Metatarsus I mit der Ferse und den Kleinzehenballen in gleiche Ebene gebracht wird, also plantar flektiert und leicht proniert wird; gleichzeitig muß er gegen die Ferse nach rückwärts verschoben werden, um so mehr, je höher medial das Fußgewölbe aufgerichtet und herausmodelliert werden kann. Dabei ist auch Sorge zu tragen, daß das vordere Quergewölbe zwischen erstem und fünftem Metatarsus wiederhergestellt und durch gutes Anmodellieren des Gipsverbandes festgehalten wird.

Man kann auch nach LOEFFLER zweizeitig vorgehen, und zuerst den Gipsverband in totaler Supination anlegen, um erst nach vierzehn Tagen den Vorfuß freizugeben und in Pronation überzuführen und neuerlich zu fixieren. Es ist jedenfalls sehr schwer, ohne gute Assistenz einen allen Anforderungen gerecht werdenden Plattfußredressionsgips anzulegen. Der Operateur muß seine Hände für das Modellieren des Gewölbes und des Vorfußes unbedingt frei haben;

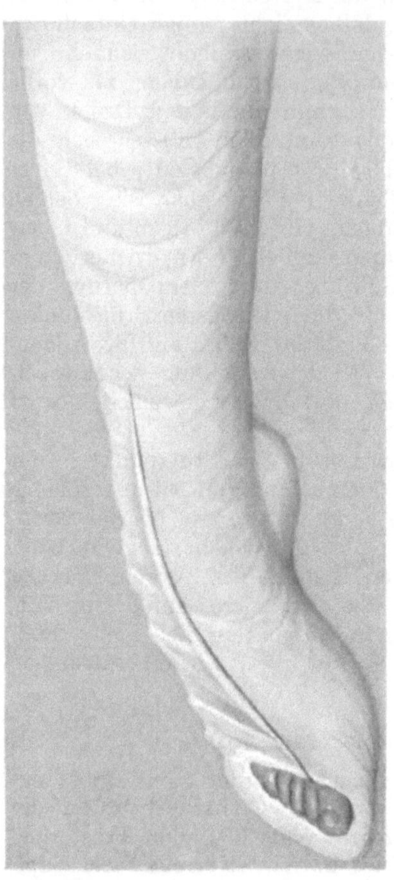

während ein Assistent die Ferse mit beiden Handballen umfaßt und die Supination sichert, muß ein zweiter Assistent die Adduktion des Vorfußes fixieren. Der fertige Gipsverband zeigt also ungefähr die Form eines starken Hohlfußes, er soll die Zehen nach vorne überragen, wobei die Stellungskorrektur sämtlicher Zehen anzuschließen ist. Kontrakturen der Grundgelenke müssen vorher redressiert werden, die Zehen müssen normal nebeneinander ausgerichtet stehen. Ist eine Kompression mit dem Osteoklasten ausgeführt worden, so ist eine starke Schwellung des Fußes zu erwarten, daher der Gipsverband an der Streckseite der ganzen Länge nach aufzuschneiden und nur durch einfache Binden wieder zusammenzuhalten ist. Das Bein wird hochgelagert.

Ist in der ersten Sitzung die Vollkorrektur nicht erreicht worden, so bleibt der Gipsverband nur acht bis zehn Tage liegen, dann erfolgt eine nochmalige Korrektur in Narkose. Ja bei hochgradig deformierten Plattfüßen kann sogar ein drittes Redressement notwendig werden. Die SCHULTZEsche Forderung, möglichst in einer Sitzung die ganze Deformität zu beseitigen, dürfte vorläufig noch nicht allgemeinen Anklang finden, da bei zu brüsker Gewaltanwendung die Erwartung, daß eine Umformung der Knochen bei Erhaltenbleiben der gelenkigen Verbindungen untereinander gelingt, sich nicht erfüllen dürfte. Die Gewebsschädigungen

Abb. 298. Gipsverband eines redressierten Plattfußes. Er muß am Fußrücken bis zum unteren Drittel des Unterschenkels aufgeschnitten werden.

sind so groß, daß Versteifungen in den kleinen Gelenken kaum zu vermeiden, eine Arthritis deformans später sicher zu erwarten ist.

Bei starker Plantarsenkung des vorderen Kalkaneusanteiles und tatsächlicher Verkürzung der Achillessehne ist die Achillotenotomie gerechtfertigt. Man kann sie ziemlich hoch oben an der Wade ausführen wie SCHULTZE. Wobei hauptsächlich die sehnigen Fasern des Soleus durchtrennt werden, während die Muskelbündel aber bestehen bleiben; oder Z-förmig nach BAYER. Auf keinen Fall soll die Achillessehne quer durchtrennt werden, da ihr Funktionsausfall den Gang wesentlich beeinträchtigt.

NICOLADONI hat für schwere Plattfüße die Ausschaltung des Zuges der Achillessehne als ursächliche Operation empfohlen und HERTLE hat über die guten Erfolge damit berichtet. Die Methode wurde jedoch nur für ganz schwere Fälle angegeben, wo man auf eine normale Funktion überhaupt nicht mehr rechnen kann, und die dauernde Ausschaltung der Achillessehne den kurzen Fußmuskeln die Wiederaufrichtung des Kalkaneus ermöglichen soll. Trotzdem hat sich aber nach Jahr und Tag herausgestellt, daß die Achillessehne teilweise sich wiederbilden kann. Es kann aber auch vorkommen, daß Jahre und Jahrzehnte nach der Operation unter Fortbestand der ursprünglichen Beschwerden, infolge der fehlenden Abwicklungsmöglichkeit noch eine schwerste Gehstörung fortbesteht, die durch orthopädische Maßnahmen nur teilweise zu bessern ist. Jedenfalls widerstrebt es mir absolut, bei einer ausgesprochenen Insuffizienzerscheinung des Fußes noch den stärksten Muskel desselben praktisch dauernd ausschalten zu wollen.

HOHMANN verwendet ähnlich wie VULPIUS zum Herunterholen der Ferse einen Fersenhaken, den er in die untere Tenotomieöffnung unmittelbar oberhalb des Fersenbeines am Knochen einhakt und den hinteren Anteil kräftig plantarwärts zieht.

Der Fuß soll im Gipsverband, sobald es die Beschwerden erlauben, belastet werden, der Patient damit herumgehen. Da meist eine leichte Spitzfußstellung vorhanden ist, so empfiehlt es sich, unter die Ferse einen entsprechend hohen Kork- oder Holzkeil unterzulegen, um das Abwickeln mit dem Verband zu erleichtern. Die erreichte Vollkorrektur soll mindestens vier bis sechs Wochen im Gipsverband fixiert bleiben, dann erst unter Festhalten der erreichten Stellung durch einen Pflasterverband und Einlagen nach Modell in korrigierter Stellung der Übergang zur freien Belastung gemacht werden. SCHULTZE fixiert vier Wochen im Vollredressionsgips, führt dann den Fuß in Mittelstellung über und tenotomiert die Achillessehne. „Einlagen werden niemals verordnet." Die Patienten sollen vielmehr richtig gehen lernen. „Hat er diese Aufgabe gelöst, so bleibt er im Besitze seiner vollendeten Rekonstruktion, alsdann ist ein Rezidiv immer als eine mangelhafte Korrektur anzusprechen" (SCHULTZE).

Die Dauer der ganzen Behandlung ist mit mindestens drei Monaten zu veranschlagen; sind eingreifendere Korrekturen notwendig, auch viel länger. Deshalb wird man in solchen Fällen auch die Nachbehandlung, das Tragen entsprechender Einlagen und Schuhe verlängern müssen. Lernen die Patienten ihre Muskeln wieder entsprechend gebrauchen, und werden diese durch zweckmäßige Übungen gekräftigt, so kann man den Patienten auch die bange Frage bejahen, ob er von seinen Einlagen auch wieder befreit wird. Nach $\frac{1}{2}$ bis 1 Jahr können viele Patienten ihre Einlagen wieder entbehren; ich lasse sie aber besonders dann, wenn eine stärkere Belastung oder Überanstrengung des Fußes zu erwarten ist, immer wieder benützen.

b) Offene Maßnahmen; Weichteiloperationen

Gelingt es durch die gedeckten Methoden nicht, die Deformität zu beseitigen, oder stellt sich auch nach einem gründlichen Redressement wieder ein Rezidiv ein, so wird als dessen Ursache entweder eine Störung im Muskelgleichgewicht oder eine arthritische Veränderung in den Gelenken bzw. Deformierung der einzelnen Knochen anzunehmen sein. Entsprechend diesen angenommenen Ursachen lassen sich die offenen operativen Maßnahmen in zwei große Gruppen teilen, in solche, die nur an den Weichteilen angreifen und im wesentlichen in

Sehnenverpflanzungen bestehen und in Operationen am Skelett. Die Frage, ob dort, wo keine Lähmungen vorliegen, Sehnenplastiken gerechtfertigt sind, ist noch nicht endgültig entschieden. Jedenfalls mehren sich die Stimmen, die dagegen sprechen, daß man Folgeerscheinungen für die Ursache ansieht und dementsprechend unlogische Operationspläne aufstellt; denn nur in den seltensten Fällen dürfte Schwäche oder Veränderung einzelner Muskeln an der Entstehung des sogenannten statischen Plattfußes Schuld sein, vielmehr dürfte es sich um eine konstitutionelle Ursache handeln. Soweit die zahlreichen vorgeschlagenen Operationspläne nur eine Verkürzung der Supinatoren bezwecken, müssen sie mit STOFFEL als unphysiologisch, die Arbeitskraft des Muskels schädigend, abgelehnt werden. Die Operationsvorschläge beziehen sich auf sämtliche Muskeln der medialen Fußseite. Ähnliches gilt von der Durchschneidung der Pronatoren. Besonders die Wirkung des Peronaeus longus ist für die Höhlung und Wölbung des Fußes von außerordentlicher Wichtigkeit (BRAUS), daher ist der Vorschlag von ROBERT JONES (den zum Teil auch CRAMER übernommen hat), die Exzision eines Stückes aus beiden Peronaei, als Störung dieser wichtigen Funktion abzulehnen. Dasselbe gilt von einer Verlängerung und Rutschenlassen der Peronäussehnen, und zwar auch in Fällen, wo diese Sehnen durch Spasmus der dazugehörigen Muskeln besonders stark angespannt sind. Dieser Spasmus ist ja nur eine Reflexerscheinung und bedeutet keine wirkliche Verkürzung des Muskels und verschwindet mit der Beseitigung der Deformität, ist daher kein Gegenstand einer operativen Maßnahme. Hingegen hat die zeitweilige Ausschaltung der Peronäusmuskulatur durch Vereisung dieses Nerven, wie es MEYER (Göttingen) und CRAMER ausgeführt haben, vielleicht eine gewisse Bedeutung für eine leichtere Beseitigung der Deformität, weil bei gleichzeitigem Redressement und Gipsverband die Supinatoren sich rascher und besser erholen können, ohne daß die Pronatoren dauernd geschädigt werden.

Technik der Vereisung des N. peronaeus nach H. MEYER

Kurzer Längsschnitt hinter dem Fibulaköpfchen, Freilegung des dort verlaufenden N. peronaeus und Isolierung seines zum Tibialis anticus ziehenden Astes. Unter dem Abgang dieser Fasern wird ein Gummistreifen unter den Nerven durchgezogen und dieser auf das PERTHESsche Vereisungsröhrchen gelagert. Vereisung mittels durchgesaugtem Chloräthyl durch zweimal fünf Minuten; Verschluß der Hautwunde. Nach acht bis zwölf Wochen ist die Wiederkehr der Funktion zu erwarten. Steht das Vereisungsröhrchen nicht zur Verfügung, so kann man nach den Angaben von H. MEYER auch folgendermaßen vorgehen: Nach Freilegung und Isolierung des Nerven, MEYER arbeitet dicht oberhalb des Fibulaköpfchens, ich rate aber unbedingt den Ast für den M. tibialis anticus womöglich zu schonen, wird ein 1 cm breiter Metallstreifen, am besten Blei, das gut biegsam ist, unterlegt und dann für zwei bis drei Minuten, je nach Schwere des Falles unter gleichzeitiger Zuführung eines warmen Föhns Chloräthyl aufgesprengt. Dies geschieht, um die Verdunstung möglichst zu erhöhen und möglichst exakt eine bestimmte Zeit der Vereisung in der Hand zu haben. Die übrige Wunde ist durch Gazelagen geschützt. Sobald die Zufuhr des Chloräthyls unterbunden wird, kommt sofort die Auftauung zustande. Der Eingriff wird in örtlicher Betäubung ausgeführt. Der Patient kommt ins Bett und wird nun mit Gymnastik und Massage vom ersten Tage an behandelt. Gleichzeitig wird eine Einlage aus Metall mit einem Außenrand angefertigt. Im Laufe der nächsten Wochen und Monate wird die Einlage immer noch erhöht, bis wir den Fuß in der Lage haben, in der wir ihn haben wollen. Die schädliche Wirkung der Extensoren und Pronatoren ist vollkommen ausgeschaltet. Die Peronäusfunktion kommt sicher nach vier bis acht Monaten wieder; dann haben wir den Fuß so weit, wie wir ihn haben wollen, und wir können schließlich das Muskelgleichgewicht herstellen, indem wir einen Extensor auf die andere Seite verpflanzen.

Auch durch Sehnenplastiken wurde vielfach versucht, das Kräfteverhältnis am Fuß günstiger zu verteilen. Aus den oben angeführten Gründen, daß die Überdehnung einzelner Muskeln nicht die Ursache, sondern eine Folge der Deformität darstellen, ist nur mehr eine geringe Anzahl von Orthopäden Anhänger dieser Operationen, die nicht ganz folgerichtig erdacht, die erhofften Erfolge vermissen ließen. Wegen der schon erwähnten Wichtigkeit des Peronaeus longus für die Erhaltung des vorderen Quergewölbes sind von vorneherein alle jene Operationspläne abzulehnen, die eine Verpflanzung des Peronaeus longus auf das Navikulare oder auf den Tibialis posticus bezwecken. Ähnliches gilt von einer Verpflanzung des ähnlich wirkenden Tibialis posticus auf den Anticus. Eine gewisse Berechtigung hat jedoch die Verpflanzung des Tibialis anticus auf das Navikulare namentlich dann, wenn der Sehnenansatz dieses Muskels weit am Metatarsale I nach vorne reicht.

Technik der Verlagerung des Tibialis anticus aufs Navikulare nach E. MÜLLER

8 cm leicht nach oben konvexer Bogenschnitt über den inneren Fußrand vom Talus nach vorne. Freilegung des Ansatzes des Tibialis anticus, der vom Metatars. I und Cuneiforme I möglichst weit peripher abgetragen wird. Nun wird das Navikulare von unten nach oben durchbohrt und die Tibialissehne von oben nach unten durchgezogen, das freie Ende nach oben umgeschlagen und am Knochen befestigt.

Auch die von GOCHT und LORENZ empfohlene Verlagerung des Ansatzes der Achillessehne medialwärts dürfte in manchen Fällen einen guten Dienst leisten, besonders wenn bei länger bestehender starker Valgusstellung seine Sehne nach außen verlagert erscheint. Die Operation besteht hauptsächlich in einer ausgedehnten Mobilisierung des Sehnenansatzes, der dann medial verschoben wird.

Technik der Verlagerung der Achillessehne nach medial nach GOCHT

Längsschnitt an der Innenseite der Achillessehne über dem Fersenhöcker bis zur Fußsohle reichend. Der Ansatz an der Ferse wird möglichst freigemacht und die Sehne mit einer dünnen Knochenlamelle vom Fersenhöcker abgetrennt, wobei ihr unterer Zusammenhang mit dem Periostrandgeflecht der Sohle erhalten bleiben soll. Nun wird diese durch seitliche Längsschnitte entlang dem Verlauf der Sehne soweit mobilisiert, daß man sie um etwa 1 cm medial verschieben und dort durch einige Knopfnähte fixieren kann. Gleichzeitig muß die Ferse in Supination gebracht werden. Ist dies in entsprechendem Ausmaß geschehen, dann bleibt die Sehne fast von selbst in der neuen Lage und wird durch ihre neue Zugrichtung zu einem kräftigen Supinator. Gipsverband bei supinierter Ferse durch vier Wochen; hernach Einlage in korrigierter Stellung, Massage und Übungen des Muskels.

Die weiteren Operationsvorschläge beziehen sich auf die Verstärkung der Supinatoren durch Verpflanzung des Extensor hallucis auf den Tibialis anticus

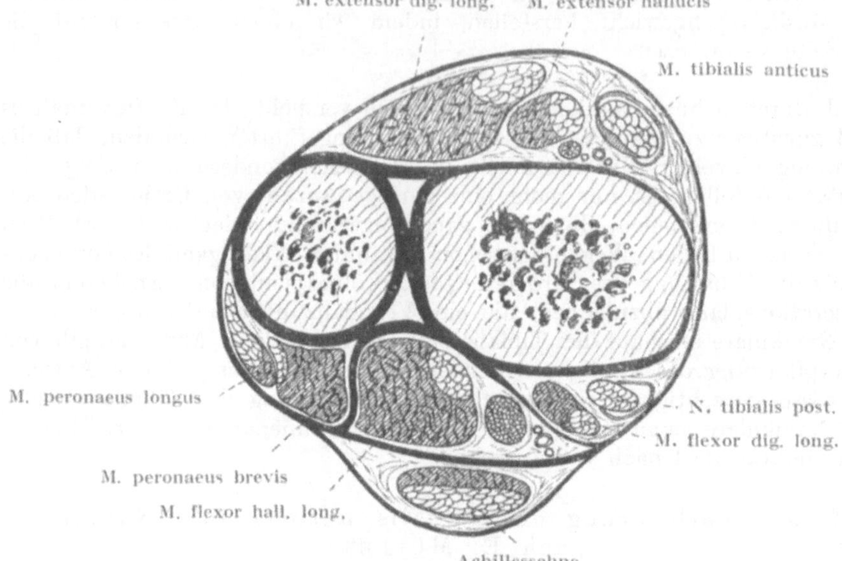

Abb. 299. Querschnitt durch den Unterschenkel im unteren Drittel. Periost und Faszie schwarz ausgezogen. Vorne die Streckergruppe. Links in naher Lagebeziehung zueinander Peron. long., Peron. brevis und Flexor hallucis long. (Nach BIESALSKI-MAYER)

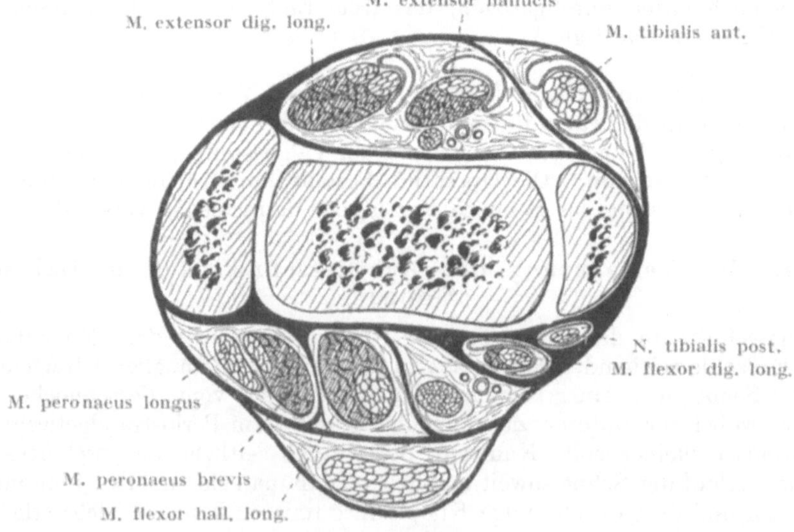

Abb. 300. Querschnitt 1 cm oberhalb der Malleolarlinie. Peron. brevis und Flexor hallucis sind nur durch eine dünne Faszienschicht voneinander getrennt. (Nach BIESALSKI-MAYER)

oder posticus. Dieser Muskel ist aber zu schwach, um eine besondere Mehrleistung zu sichern, er darf also nur als leichte Unterstützung der Supinatoren gedacht und verwendet werden. Hingegen liegt der Verpflanzung des Peronaeus brevis, der proniert und Vorfuß und Ferse abduziert, nach BRAUS also der exquisite Plattfußmuskel ist, die beachtenswerte Überlegung zugrunde, den stärksten Antagonisten zu entfernen und ihn zu einem Heber des Fußgewölbes zu machen (WITTEK); dazu soll er nach vorne und innen verlagert werden. Nach STOFFEL wird dabei jedoch seine Verlaufsrichtung eine so ungünstige, wenn man nicht beim Ablösen die Hälfte seines Ursprungs opfern will, daß der praktische Nutzen dieser Operation gering sein dürfte. Statt ihn also über die Streckseite der Fußwurzel nach vorne zu führen, wodurch ein funktioneller Erfolg fraglich wird, habe ich ihn in solchen Fällen rückwärts auf seinen neben ihn liegenden Antagonisten, den Flexor hallucis longus verpflanzt, von dem wir nach BRAUS wissen, daß er „hauptsächlich das Entstehen des Knickplattfußes verhütet".

Über die genaueren anatomischen Lagebeziehungen der beiden Muskeln zueinander geben uns die Bilder nach BIESALSKI-MAYER Aufschluß (Abb. 299 und 300). Der von diesen beschriebene Ersatz des M. peronaeus brevis durch den Flexor hallucis longus zeigt gerade den umgekehrten Vorgang. Da der M. peronaeus brevis aber nicht lang genug ist, um bis zum Ansatz des Großzehenbeugers vorgeführt zu werden, außerdem die Sehnenscheide des letzteren zu eng hiefür wäre und dieser Muskel ja schließlich nicht gelähmt ist, wird die Verpflanzung nach NICOLADONI Sehne auf Sehne gemacht, hinter dem äußeren Knöchel, wo die beiden Sehnen ganz nahe nebeneinander zu finden sind.

Technik der Verpflanzung des Peronaeus brevis auf den Flexor hallucis nach ERLACHER (Abb. 301 und 302)

Kurzer, 6 bis 8 cm langer Schnitt zwischen Achillessehne und Fibulakante vom äußeren Knöchel nach aufwärts. Zur Anästhesie genügt eine örtliche Infiltration in der Ausdehnung des Schnittes. Wir halten uns dann mehr gegen die Achillessehne, so daß von hinten her das Faszienfach der beiden Peronaei, das Septum intermusculare posterius und darunter der Flexor hallucis longus sichtbar wird. Durch zwei parallele Längsschnitte knapp vor und hinter dem Septum wird dieses freigelegt und auf etwa 4 bis 5 cm vollkommen entfernt. Ein in den distalen Teil des Muskelbauches des M. flexor hallucis longus eintretendes Gefäß kann leicht geschont werden. Nun wird im untersten Wundwinkel die Sehne des M. peronaeus brevis peripher durchtrennt; ihr peripherer Anteil kann an die Sehne des M. peronaeus longus angenäht werden. Der sehnige Anteil des M. flexor hallucis longus wird nach hinten gedreht, das Gleitgewebe medialwärts verzogen und die Sehne der Länge nach bis auf die Muskelfasern in der Tiefe gespalten. In diesen Spalt der Großzehenbeugersehne wird der ebenfalls mit seinem sehnigen Anteil nach hinten gedrehte M. peroneus brevis in typischer Weise eingepflanzt und durch durchgreifende Nähte die Flexorsehne darüber vereinigt. Das Gleitgewebe des Flexor hallucis läßt sich gut mit dem Mesotenon des Peronaeus, die ganze Sehnennahtstelle deckend, vereinigen. Darüber Vereinigung der Faszie des Flexor hallucis mit der der Peronaei; Hautnähte. Die Operation ist sehr einfach, rasch auszuführen und verläuft fast unblutig. Gipsverband in Hohlfußstellung bei stark gebeugter großer Zehe, diese nach guter Polsterung etwas überragend. Beugeübungen der großen Zehe können schon nach vier bis fünf Tagen aktiv versucht werden. Nach zehn bis zwölf Tagen wird der Gipsverband bis auf eine dorsale Schale entfernt und aktive Flexions- und Supinationsübungen ausgeführt. Dabei soll eine leichte Beugestellung der großen Zehe fortbestehen, die dann beim späteren Belasten nach drei bis vier Wochen eine Hebung des Gewölbes bedingt. Sind aber im Großzehengrundgelenk arthritische Veränderungen nachweisbar, so muß der Gipsverband bei stark herausgearbeitetem Fußgewölbe (Hohlfußstellung) und etwas dorsal überstreckter großer Zehe angelegt werden. Die Belastung beginnt wieder nach drei Wochen, noch im Verband. Nach vier Wochen Verbandabnahme, Massage, Bäder und fleißige aktive und passive Übungen. Zur Nachbehandlung sind Einlagen nur für die erste Zeit notwendig.

E. TROJÁN sieht in der durch die Senkung des Fußgewölbes hervorgerufenen Verlängerung des Ligamentum plantare longum einen wesentlichen Faktor für eine therapeutische Beeinflussung, und empfiehlt daher die operative Verkürzung.

Technik der Raffung des Ligamentum plantare longum nach TROJÁN

Hautschnitt, fingerbreit unter dem inneren Knöchel beginnend bis auf die Sohle, hier quer durch bis zum äußeren Fußrand. Haut- und Fettgewebe sowie die kurzen Sohlenmuskeln werden teils scharf, teils stumpf vom Ligamentum plantare longum freipräpariert, vorne bis zu seiner fächerförmigen Verästelung, hinten bis zum Fersenbein. Bei starker Fußbeugung wird nun das Ligament ziemlich schlaff, so daß es in seinem hinteren Drittel durch entsprechend faltende Nähte wesentlich verkürzt werden kann. Damit wird aber die normale Wölbung

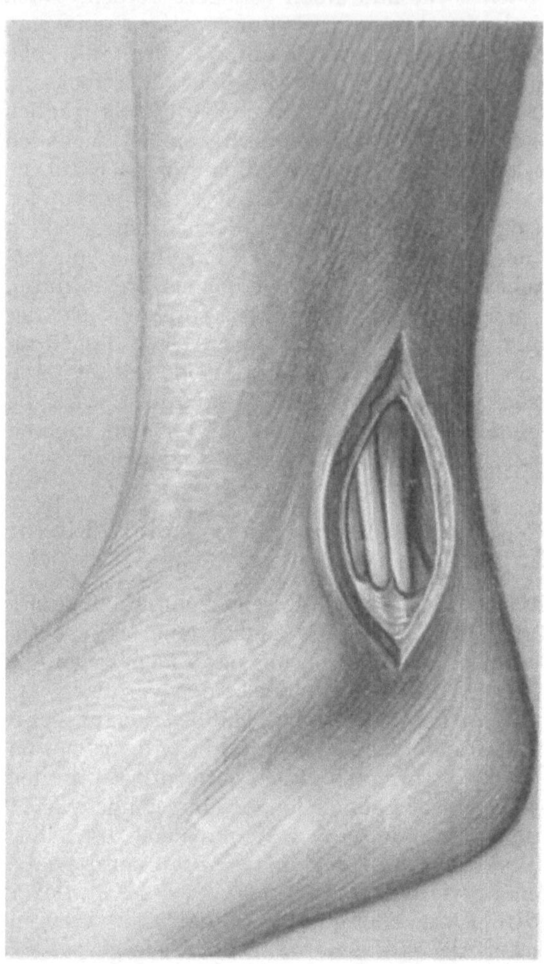

Abb. 301. Verpflanzung des Peron. brevis auf den Flexor hallucis nach ERLACHER. Hautschnitt hinter dem Knöchel, oberflächliches Faszienblatt ist durchtrennt. Die beiden Peronaei liegen frei. In der Tiefe ist der Flexor hallucis sichtbar.

des Fußes durchwegs wiederhergestellt. Nach vollständiger Blutstillung redressierender Gipsverband auf acht Tage. Wurde gleichzeitig auch eine Knochenoperation ausgeführt, dann bleibt der Fuß vier Wochen lang im Gipsverband. Mechanotherapeutische Nachbehandlung ist natürlich von höchster Wichtigkeit. Gehen erst nach vier Wochen mit Stahleinlage.

Endlich sollen noch die beiden komplizierten Plastiken von ANTONELLI und

Hevesi kurz erwähnt werden. Sind, wie schon erörtert, Sehnenplastiken nur in seltensten Fällen wirklich indiziert, so ist es außerdem ein großes Wagnis, derart umfangreiche Operationen auszuführen, deren Mißerfolg einen ausgesprochenen Schaden für den Patienten bedeuten muß. Antonelli verpflanzt den Extensor hallucis unter der Planta periostal aufs Kuboid und verstärkt ihn durch den

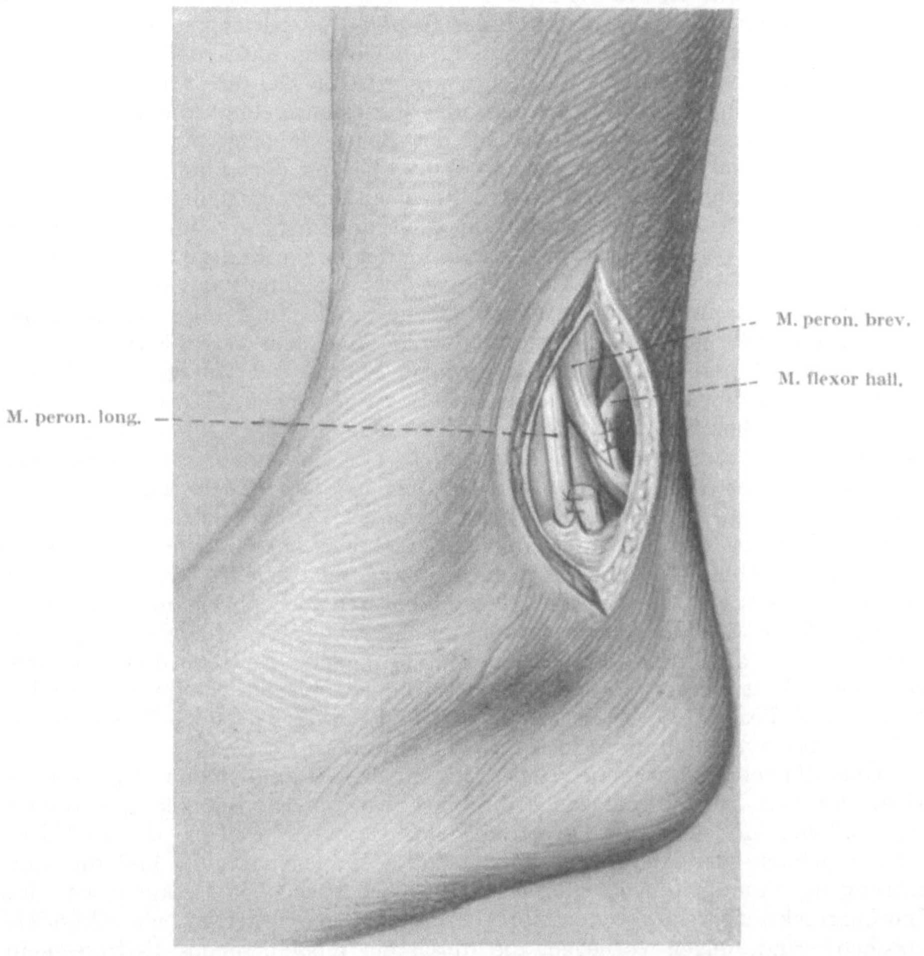

Abb. 302. Verpflanzung des Peron. brevis auf den Flexor hallucis nach Erlacher. Das hintere Faszienblatt ist ebenfalls durchtrennt, der sehnige Anteil des Flexor hallucis nach außen gedreht und in einen Schlitz der abgetrennte Peron. brev. in ihn versenkt. Sein peripherer Stumpf kann an den Longus angehängt werden.

Tibialis anticus; dann verkürzt er den Tibialis posticus und verstärkt ihn durch den Peronaeus brevis, schließlich macht er eine Nagelextension an der Ferse, eine Extension am Vorfuß und einen kopfwärts gerichteten Gegenzug am Tarsus. Hevesi verlängert die Achillessehne, verkürzt den Tibialis posticus und verstärkt ihn durch einen Teil der Achillessehne; dann verpflanzt er den Tibialis anticus aufs Navikulare und verstärkt ihn durch den Extensor hallucis; schließlich führt er noch den Peronaeus longus unter den langen Streckern auf den inneren Fußrand.

c) Knochenoperationen

Gegenüber den Sehnenplastiken werden Operationen am Knochensystem vielfach als verstümmelnd abgelehnt. Dieser Vorwurf hat insofern eine Berechtigung, als auch die Ausführung einer Knochenoperation ebenso erst indiziert erscheint, wenn das wiederholt und richtig ausgeführte Redressement ohne Erfolg geblieben ist. Auch ich möchte im allgemeinen die Resektion von Knochenteilen aus dem inneren Bogen, um dadurch das Gewölbe wiederherzustellen, ablehnen. Es erscheint theoretisch verfehlt, wenn man ein Gewölbe aufrichten will, daß man zu diesem Zwecke die obersten Bausteine entfernt. Das Gewölbe wird um so widerstandsfähiger, höher und fester werden, je besser es uns gelingt, die ursprüngliche Form wieder herzustellen und je höher der Bogen dabei gespannt wird. Dies geht auch aus den Beobachtungen von WILMS hervor, der anfangs medial einen Teil resezierte, um ihn an der Außenseite einzupflanzen, schließlich aber nur mehr den zweiten Akt seiner Operation allein ausführte und fand: „Es wurde also durch diese Verlängerung der Außenseite der innere Fußrand stark gehoben und dabei zeigte es sich, daß diese Hebung und Ausbildung des normalen Fußgewölbes umso intensiver ist, je weniger Knochen an der Innenseite weggenommen wurde". Das gedeckte Redressement, das die Knochen gegeneinander soweit verschieben soll, daß sie wieder das normale Längs- und Quergewölbe bilden, ist immer anzuwenden und mit allen Mitteln zu versuchen. Es wird um so eher gelingen, je früher wir das Redressement anwenden. Sind infolge langen Bestandes Veränderungen an den Knochen bereits vorhanden, so kommt eben die Kompressionstechnik in ihre Rechte; nur in jenen Fällen, wo arthritische Veränderungen die Gelenkbeweglichkeit hemmen, wo die Deformierung vom Kalkaneus, Talus und Navikulare schon besonders hohe Grade angenommen haben, ist die offene Knochenoperation in Erwägung zu ziehen, besonders, wenn die Aussicht besteht, durch eine extraartikuläre Knochenoperation auf relativ einfache Weise die Wiederaufrichtung des Gewölbes zu ermöglichen. Dabei muß man sich aber klar sein, daß das ursprüngliche Gewölbe dadurch nicht wiederhergestellt werden kann, daß wir lediglich einzelne Symptome der Deformität auf diese Weise beseitigen können und dafür meist neue Versteifungen und neue Formveränderungen in Kauf nehmen müssen.

Über die gebräuchlichsten Formen der am Skelett angreifenden Operationen geben die beifolgenden Skizzen Aufschluß. Am meisten Anklang gefunden hat wohl die modellierende Osteotomie von PERTHES, weil sie die wichtigen Gelenke schont, der Abduktion des Vorfußes entgegenarbeitet und die Aufrichtung des inneren Gewölbes ermöglicht. Nach dem oben Gesagten ist eine Knochenresektion an der Innenseite nur insoweit gerechtfertigt, als sekundäre Knochenveränderungen vorliegen, die durch ein modellierendes Redressement nicht mehr zu beseitigen sind. Ist dies nicht der Fall, so hätte die von WILMS später modifizierte Operation unter Weglassung der Arthrodese an der Innenseite Anwendung zu finden. Sie erscheint mir in solchen Fällen die Methode der Wahl zu sein.

Technik der Plattfußoperation nach WILMS (Abb. 303, I)

In Lokalanästhesie, die als Leitungsanästhesie und zirkuläre Hautanästhesie durchgeführt wird, wird ein Horizontalschnitt ausgeführt über dem Gelenk zwischen Navikulare und Talus, wobei zu berücksichtigen ist, daß der Taluskopf bekanntlich bei diesen Fällen ziemlich tief steht. Die Kapsel des Gelenkes wird in gleicher Richtung durchtrennt wie die Haut und nach Frei-

legen des Kopfes ganz oberflächlich der Knorpel des Gelenkes mit dem Meißel
entfernt. Auch vom Navikulare wird der größte Teil des Knorpelüberzuges
weggenommen, um dadurch eine knöcherne Verbindung dieser beiden Knochen
zu ermöglichen. Die Wunde bleibt zunächst offen. Zweiter Hautschnitt an der
Außenseite des Fußes, und zwar am oberen Rand der Peronäussehnen in der
Gegend des Sinus tarsi. Man fährt jetzt, indem die Sehne nach abwärts gezogen
wird, zur Orientierung mit der Pinzette in den Sinus hinein und hat damit die
richtige Stelle zur Durchmeißelung des vorderen Kalkaneus. Die Durchmeißelung
muß gründlich durchgeführt werden, bis der vordere Teil des Fußes sich leicht
nach innen adduzieren läßt. Bestehen noch Schwierigkeiten, so kann durch

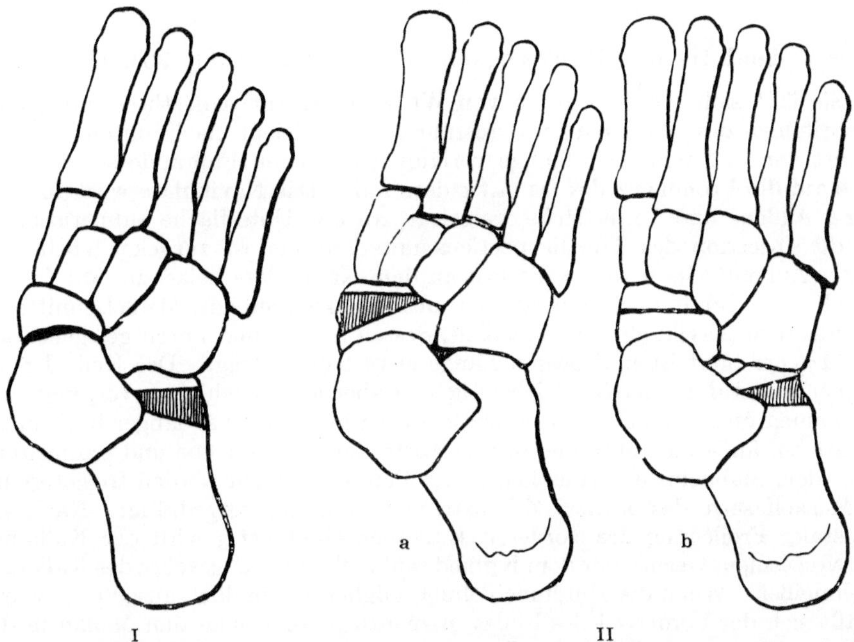

Abb. 303. Skizzen von Knochenoperationen beim Plattfuß. I nach WILMS; Durchmeißelung des vorderen Kalkaneus und Einsetzen eines Knochenkeiles (schraffiert) dort. II nach
PERTHES; a Knochenkeilentnahme aus dem Navikulare; b Durchmeißelung des vorderen Kalkaneus
und Einsetzen des Knochenkeiles dort (schraffiert)

Hebelwirkung, indem man den Meißel in die Spalte einsetzt, die Absprengung
des Kalkaneus noch vervollständigt werden. Auch nach dem Talus zu, soll die
Lösung eine möglichst vollständige sein. Die Peronäussehnen bleiben möglichst
unberührt. Denn auch ohne die Peronäussehnen zu durchschneiden — aber
gegen eine Verlängerung und Plastik des Peronaeus brevis wäre nichts einzu-
wenden — läßt sich der Spalt gut 1 cm breit gestalten und nun wird in diesen
Spalt ein vorrätig gehaltenes Knochenstück, das von einem Extremitäten-
knochen, einer Rippe oder dem Schädel stammen kann, eingefügt. Auch besteht kein Hindernis, es der Tibia zu entnehmen. Dadurch entsteht eine Verschiebung des Vorderfußes nach innen. Er wird gleichzeitig proniert und der
Kalkaneus wird nach rückwärts verschoben. Dadurch wird aus dem bis dahin
flachen Fuß ein solcher mit starker Wölbung, weil durch die Verlängerung der
äußeren Fußkante das innere Fußgewölbe stark in die Höhe gedrückt, gewisser-

maßen gestaucht wird. Diese Wölbung hält auch einem Druck von oben ohne
weiteres stand. Denn gleichzeitig hat sich auch der Kalkaneus nach innen unter
den Talus geschoben, die ganze Achse des Fußes hat sich zum Unterschenkel
in einer Weise eingestellt, daß von einer Valgusstellung keine Rede mehr ist.
Exakte Nähte der Faszie und der Haut und einfache Hochlagerung des Fußes
ohne jede Fixierung für vier bis fünf Tage. Und dann erst nach Abklingen der
Schwellung wird der Fuß in Überkorrekturstellung gebracht und durch Gipsverband für drei Wochen fixiert. Hernach Bewegungen und Massage und nach
der vierten Woche Belastungsversuche mit dem abnehmbaren Gipsverband.
Nach sechs Wochen jedoch ist das Gehen ohne Verband, aber mit entsprechender
Einlage möglich.

Technik der PERTHESschen Operation (Abb. 303, II)

Sie läßt sich ebenso wie die von WILMS in Leitungsanästhesie mit lokaler
Umspritzung des Hautschnittes ausführen. Ein leicht nach unten konvexer
Schnitt von ungefähr 5 cm Länge verläuft am inneren Fußrande so, daß seine
Mitte auf die Prominenz des Os naviculare fällt. Das Navikulare wird an seiner
Ober-, Außen- und Unterfläche freigelegt, an der Unterfläche subperiostal, so
daß die Insertion des Tibialis posticus mit dem Periost zurückgehebelt wird.
An der Außenfläche wird das Periost an dem Navikulare belassen. Mit flachem
Meißel wird durch nach lateral und oben konvergierende Meißelschnitte ein
Keil aus dem Navikulare ausgemeißelt, dessen medial und unten gelegene Basis
1 bis 1½ cm breit ist und dessen Länge etwa 3 cm beträgt. Der Keil, der sich
also nach lateral zuschärft, gleichzeitig sich aber auch nach oben verjüngt, wird
entnommen und in feuchter Kompresse aufbewahrt. Ebenso langer horizontaler
Schnitt am äußeren Fußrande, dessen Mitte daumenbreit vor und daumenbreit
hinter dem Malleolus externus liegt. Die Peronäussehnen werden freigelegt und
die Muskelfasern des kurzen Zehenstreckers auseinandergedrängt. Nach sub-
periostaler Freilegung des vorderen Kalkaneusabschnittes wird der Kalkaneus
1 cm von seinem Gelenk mit dem Kuboid senkrecht zur Längsachse des Kalkaneus
durchmeißelt. Wenn die Durchmeißelung möglichst gründlich ausgeführt wurde,
so läßt sich der Vorderteil des Fußes, namentlich wenn man den Meißel in dem
Spalt einsetzt, unter hebelnden Bewegungen desselben nach innen adduzieren.
Entgegen der Originalvorschrift von PERTHES muß man nach dem oben Gesagten unter allen Umständen trachten, den Peronaeus longus unberührt zu lassen,
eine treppenförmige Verlängerung darf nur am Peronaeus brevis, dem „exquisiten
Plattfußmuskel", vorgenommen werden, wie dies PERTHES in seiner ersten Mitteilung als Fußnote erwähnt, wenn man nicht lieber diesen Muskel auf seinen
das Fußgewölbe stützenden Antagonisten (in bezug auf die Plano-Valgus-
deformität) den Flexor hallucis longus verpflanzt. Es erfolgt nun ein gründliches
Redressement des Fußes, der Vorfuß wird adduziert, das Fußgewölbe aufgerichtet, der innere Fußrand proniert und flektiert, der Großzehenballen der
Ferse genähert. Die Hebung des inneren Fußgewölbes gelingt um so besser, je
weiter der äußere Osteotomiespalt zum klaffen gebracht werden kann. Gleichzeitig kommen die Keilresektionsflächen des Navikulare zur Berührung, die
Wundränder werden dort fest miteinander vernäht. In den klaffenden Spalt
des Kalkaneus wird der aus dem Navikulare entnommene Keil so eingefügt,
daß die Basis nach außen sieht, und daß die vorher unten gelegene breiteste
Partie der Basis nach oben zu liegen kommt. Ein Eintreiben mit dem Hammer
ist meist überflüssig, wenn man vorher mit dem hebelnden Meißel den Spalt

weit zum Klaffen gebracht hat; es genügt ein Druck mit dem Daumen, um ihn
in seine Lage zu drängen. Darüber werden die Weichteile durch Knopfnähte
vereinigt. Hautnähte und Gipsverband in der wiederholt besprochenen Korrekturstellung des Fußes. PERTHES läßt den Gipsverband nur 14 Tage liegen, dann
wird mit Heißluft und Massage begonnen. Nach sechs Wochen darf der Patient
mit Plattfußeinlagen aufstehen.

Für die Technik ist es nicht mehr von ausschlaggebender Bedeutung, ob
man nun den Keil an der Innenseite wie PERTHES, dieser Vorschlag ist wohl der

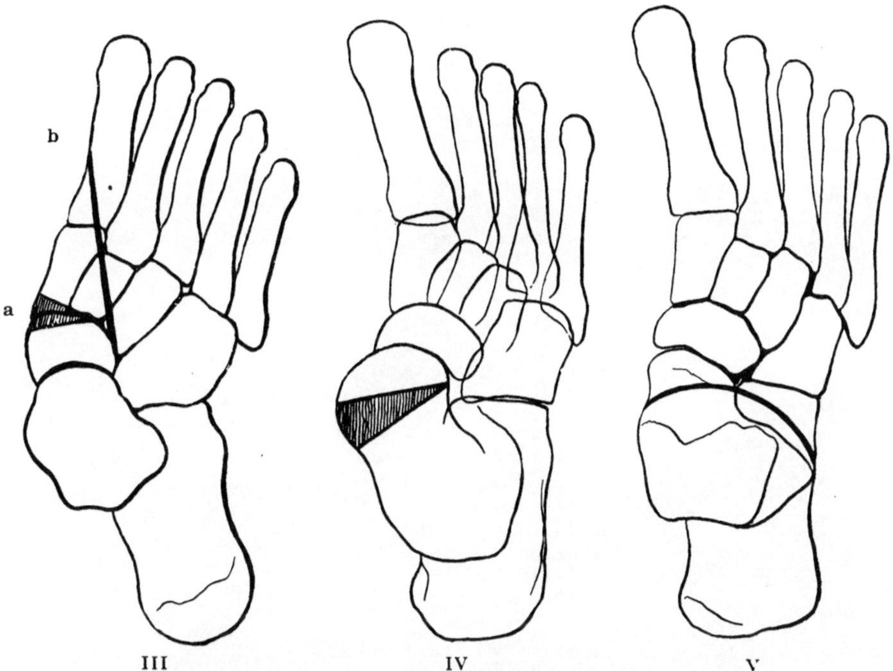

Abb. 304. Skizze von Knochenoperationen beim Plattfuß. III: a nach HOHMANN und
BERNDT; Keilentnahme aus dem Navikulare und Keilbein I (schraffiert); b nach WACHTER; Längs-
osteotomie (ausgezogene Linie) vom Metatarsus I zum Sinus tarsi. IV nach STOKES und WITTEK;
Keilentnahme aus dem Talushals (schraffiert). V nach STREISSLER; bogenförmige Osteotomie durch
Talus und Kalkaneus (ausgezogene Linie)

beste, aus dem Navikulare nimmt, oder nach OGSTON aus dem Taluskopf und
dem Navikulare und wie dies STOKES und WITTEK machen, aus dem Talushals.
Andere sprechen überhaupt nur von einer Keilresektion an der medialen Seite,
ohne Rücksicht auf die Gelenke und wählen meist Talus und Navikulare. In
allen diesen Fällen wird eben der Keil aus der am weitesten nach innen vor-
ragenden Stelle des Fußgewölbes entnommen, um auf diese Weise die Aufrichtung desselben zu erleichtern. Wenn dies ohne Gelenkverletzung geschehen
kann, so ist dies sicher ein Vorteil (Abb. 304 und 307).

Noch weiter gehen die Vorschläge von DAVY, GOLDING-BIRD, TRENDELEN-
BURG und anderen, das Navikulare ganz zu entfernen, während andere den
Talus herausnehmen. Derartige verstümmelnde Operationen sind nur bei
paralytischen Plattfüßen angezeigt, wenn es sich darum handelt, mit der Be-

seitigung der Deformität auch den Gelenksmechanismus zu vereinfachen. Beim statischen Plattfuß sind sie meist zu vermeiden, ebenso wie die nachherige Rëimplantation des Talus, wie sie von LOTHIOIR, WITZEL, SPISIČ geübt wird. Immer muß das Ziel unseres therapeutischen Handelns das sein, bei erhaltener Beweglichkeit ein belastungsfähiges Gewölbe wieder herzustellen, was möglichst

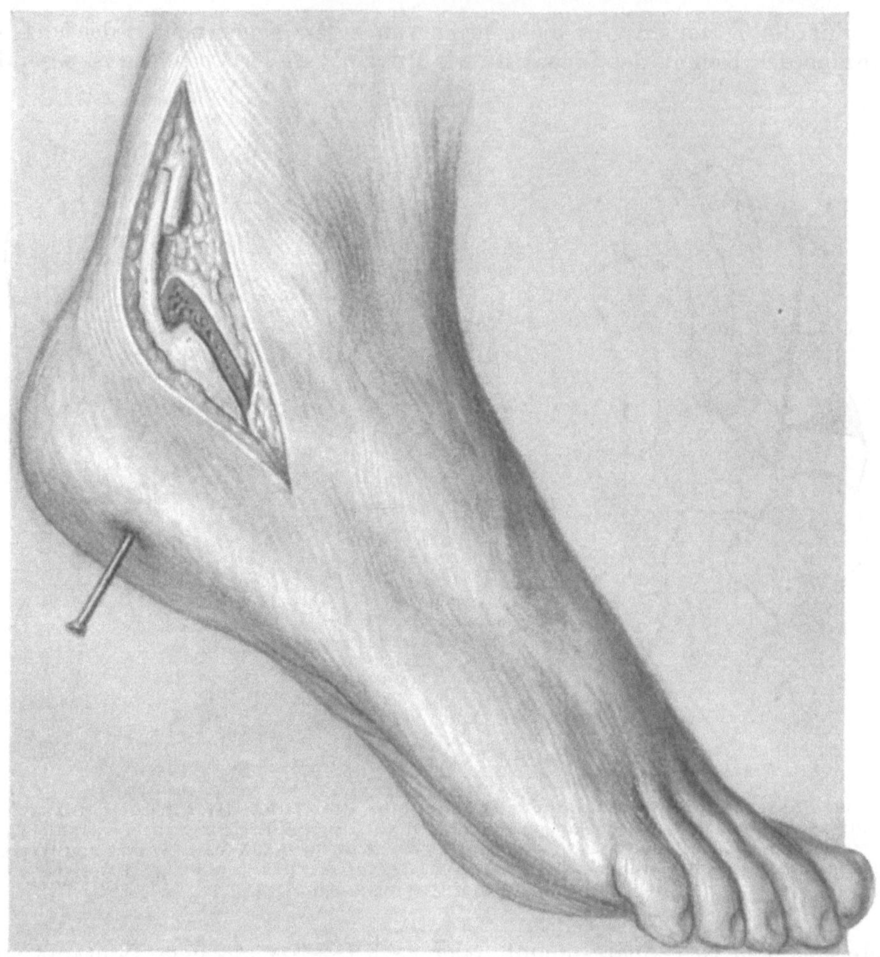

Abb. 305. GLEICHsche Operation beim Plattfuß. Der Kalkaneus ist schräg durchmeißelt, das Tuber nach unten und innen verschoben, durch einen Nagel fixiert; Achillessehne Z-förmig verlängert. Zugang von außen (nach EISELSBERG)

von unten her geschehen muß und nicht durch Herausnahme einzelner Bausteine an der Kuppe des Gewölbes erreicht werden kann.

Von einer anderen Seite suchen GLEICH, BRENNER u. a. schwere Plattfüße zu beeinflussen; sie durchmeißeln den Kalkaneus und verschieben den Fersenbeinhöcker nach innen und unten. Dadurch wird der hintere Stützpunkt des Gewölbes nach unten, innen und vorne verschoben, die überdehnten Fußsohlenmuskeln werden entspannt und können sich erholen, das Gewölbe wird höher durch die hintere Verschiebung. In der Folge kann sich sogar eine Fußwölbung wieder ausbilden. Während GLEICH den Kalkaneus durch einen Bügelschnitt freilegte, geht man jetzt wohl allgemein von der Seite her, und zwar BRENNER von der Innenseite, die EISELSBERGsche Klinik von der Außenseite her vor. Verletzung größerer Gefäße lassen sich unschwer vermeiden.

Technik der GLEICHschen Kalkaneotomie (Abb. 305 und 306)

Schräger Längsschnitt gut fingerbreit hinter dem äußeren Knöchel. Man dringt zuerst auf die Achillessehne vor und verlängert sie am besten in der Frontalebene nach VULPIUS. Unter Schonung der Gefäße, die vorne bleiben, entfernt man das vorquellende Fett und inzidiert etwa in der Richtung des Hautschnittes das Periost am Kalkaneus. Nun wird ein scharfer Meißel eingesetzt und der Kalkaneus schräg von oben hinten nach unten vorne durchmeißelt, und zwar muß sorgsam darauf geachtet werden, daß auch die Kortikalis

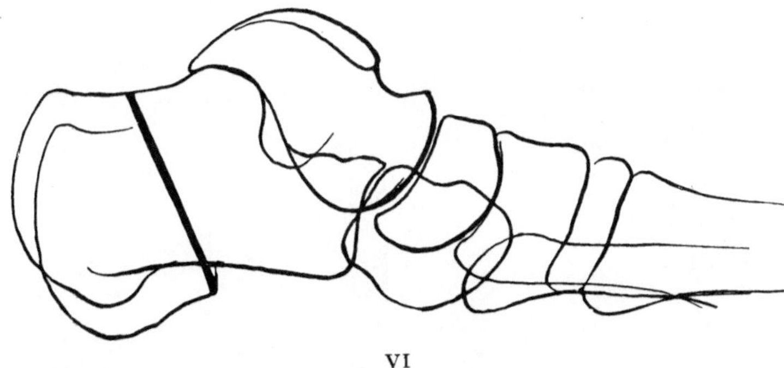

Abb. 306. Skizze von Knochenoperationen beim Plattfuß. VI nach GLEICH und BRENNER; Osteotomie des Kalkaneus frontal mit Verschiebung des Tuber nach abwärts (ausgezogene Linie)

der Innenseite ganz durchtrennt wird. Mit Elevatorien wird der abgetrennte Fersenhöcker abgehebelt und mobilisiert. Wenn dies noch nicht gelingt, muß das Periost an der Innenseite noch besonders durchtrennt werden. Der gut bewegliche Fersenhöcker wird jetzt gut 1 cm nach innen und unten verschoben und in dieser neuen Stellung entweder durch einen Nagel oder durch exakte Knochenperiostnähte fixiert. Die Achillessehne wird in entsprechender Verlängerung vernäht. Gipsverband in korrigierter Stellung durch vier Wochen. Hernach langsame Belastung zuerst in einem neuen Gehgips mit gut herausmodellierter Fußhöhlung und Supinationsstellung der Ferse. Hernach Einlagen und Massage. Der Enderfolg tritt oft erst nach einem Jahr ein. Macht man die Freilegung nach BRENNER von der Innenseite, so kann man zweckmäßig die Achillessehne auch nach BAYER Z-förmig durchtrennen, und zwar oben nach außen unten nach innen. Nach der Verschiebung des Fersenhöckers wird dann die untere äußere Hälfte medial an die obere innere genäht.

Nun kommen noch einige Operationspläne, die wohl nur bei sehr schweren Fällen, meist traumatischer Ätiologie, ihre Berechtigung haben und eine Verschiebung von Teilen oder des ganzen Fußes in der Frontalebene bezwecken, um der durch die Valgusstellung bedingten exzentrischen Belastung entgegenzuarbeiten und den Fuß wieder unter die Schwerlinie zu bringen.

28*

Technik der queren Unterschenkelosteotomie nach TRENDELENBURG und HAHN (Abb. 307, VII, b)

Man macht einen kleinen Längsschnitt daumenbreit über den inneren Knöchel und durchmeißelt von hier aus quer die ganze Tibia; dann wird in entsprechender Höhe außen ebenfalls von einem kleinen Längsschnitt die Fibula quer durchschlagen. Nun nimmt man den Unterschenkel unter den Arm und drückt den ganzen Fuß medialwärts aus der Valgusstellung in die normale hinüber. Gipsverband für vier Wochen, dann Auftretenlassen auf eine schiefe Ebene oder Keileinlage, die die entstandene Korrekturstellung unterstützt.

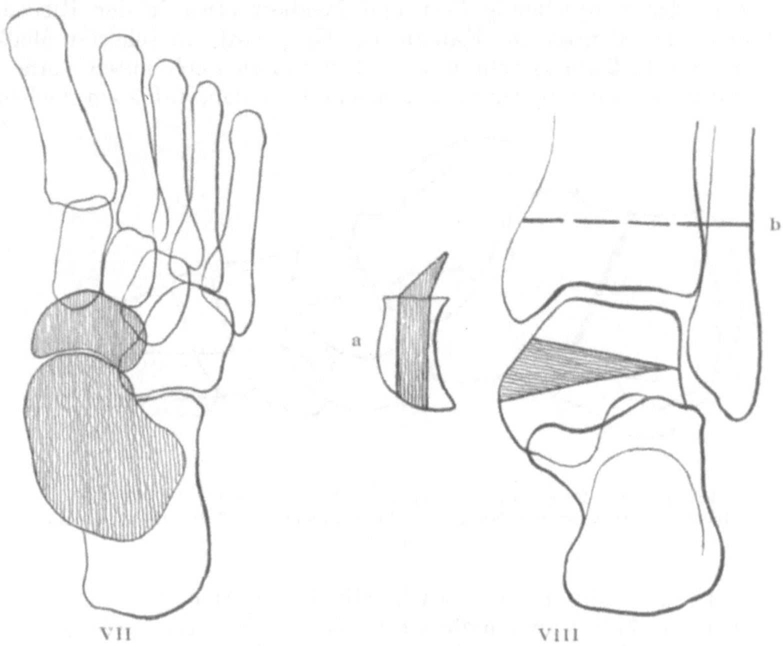

Abb. 307. Skizzen von Knochenoperationen beim Plattfuß. VII nach DAVY, GOLDING BIRD, TRENDELENBURG und anderen: Entfernung des Navikulare oder auch des Talus (schraffiert). VIII a nach KAUSCH; horizontaler Keil aus dem Talus, frontaler aus dem Navikulare daneben (schraffiert). b nach TRENDELENBURG und HAHN; quere Osteotomie des Unterschenkels knapp oberm Knöchel (gestrichelte Linie)

HOHMANN macht bei schweren Formen des versteiften deformierten Plattfußes eine transversale wagrechte Keilosteotomie aus dem Kalkaneus mit der Basis des Keiles an der Innenseite. Vorausgehen muß das gründlichste Redressement und die Operation bleibt für jene hartnäckigen Fälle reserviert, bei denen das Fersenbein wie festgemauert in der Valgusstellung beharrt und infolge Verödung des Talo-Kalkanealgelenkes die Beweglichkeit im hinteren unteren Sprunggelenk verloren gegangen ist. In solchen Fällen sichert die Keilosteotomie am ehesten gegen ein Rezidiv.

Technik der Keilosteotomie des Kalkaneus nach HOHMANN (Abb. 308)

Längsschnitt parallel der Fußsohle etwa in der Mitte zwischen ihr und dem inneren Knöchel 10 cm lang. Die Sehne des Flexor digitorum und besonders des Flexor hallucis longus werden nach innen und oben gezogen und müssen unbedingt geschont werden. Sie werden nach Durchtrennung des Ligamentum lancineatum nach vorne luxiert, der M. abductor pollicis wird nach unten gezogen und jetzt mit einem scharfen dünnen und breiten Meißel aus der ganzen Länge des Kalkaneus ein Keil mit einer 1 bis 2 cm breiten Basis innen herausgemeißelt.

Die Spitze des Keiles liegt in der Kortikalis der Außenseite, die gerade noch stehen bleibt. Besonders unter dem Sustentaculum tali, das erhalten werden muß, erreicht die Operation eine große Tiefe, wobei man auf ganz glatte Meißelflächen zu achten hat, damit sie später gut aufeinander passen. Nun wird der Sohlenteil zuerst nach unten abgebrochen und dann nach oben geklappt und dort durch einige Periostnähte befestigt. Rückverlagerung des Flexor hallucis longus, Naht seiner Scheide und des Bandes, Hautnähte und Gipsverband in Korrekturstellung. Nach zehn Tagen Verbandwechsel und Ent-

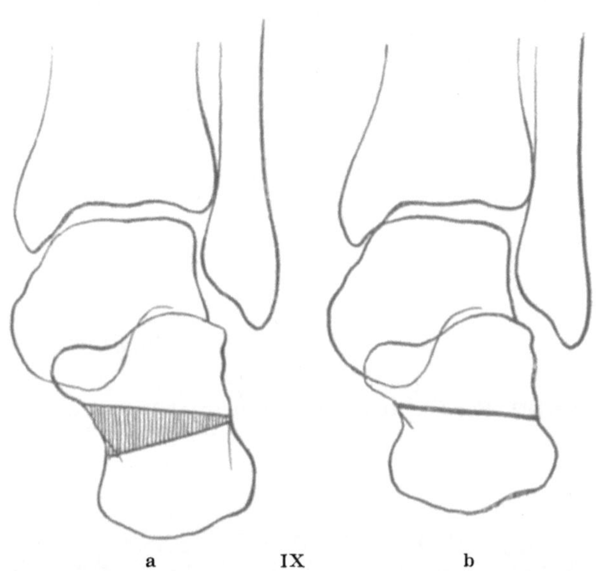

Abb. 308. Skizze von Knochenoperationen beim Plattfuß. IX nach Hohmann; a Keilosteotomie aus dem Kalkaneus horizontal (schraffiert); b Zustand nachher

fernung der Nähte und Anlegung eines neuen polsterlosen Gipsverbandes für etwa fünf Wochen, indem der Kranke die letzten zwei Wochen gehen kann. Nachbehandlung mit Einlagen und Massage.

Der Hohlfuß

Für die Behandlung des Hohlfußes ist es wichtig, die Deformität genau zu analysieren, weil sich daraus wichtige Anhaltspunkte für die Therapie ergeben. Es muß vor allem eventuell durch das Röntgenbild festgestellt werden, welcher von den beiden Teilen, der Vor- oder Hinterfuß oder beide an der Bildung des Hohlfußes besonders beteiligt sind. Von einer reinen Fehlhaltung können wir beim Hohlfuß kaum sprechen, denn eine aktive Korrektur desselben gibt es kaum. Ein Ausgleich der zu starken Wölbung kann nur bei gleichzeitiger Belastung des Fußes also passiv erfolgen (Fehlstellung). Wir werden hier nur jene beginnenden Fälle einreihen dürfen, bei denen noch keine Beschwerden bestehen, nur der hohe Rist auffällt und eine kräftige Belastung noch einen Ausgleich herbeizuführen imstande ist. In solchen Fällen können wir versuchen, durch Redressionsübungen der Weiterentwicklung der Fehlgestalt entgegenzuarbeiten.

a) Gedeckte Maßnahmen

Das Redressement hat die doppelte Aufgabe, die fast immer vorhandene Senkung des Vorfußes, die Inflexion aufzurichten und die starke Pronation

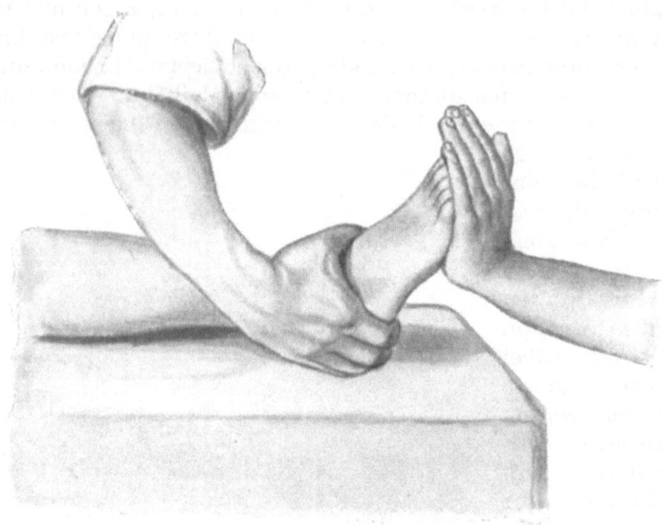

Abb. 309. Korrektur des Hohlfußes; Abflachung des Längsgewölbes. (Aus Gocht-Debrunner, Orthop. Therapie)

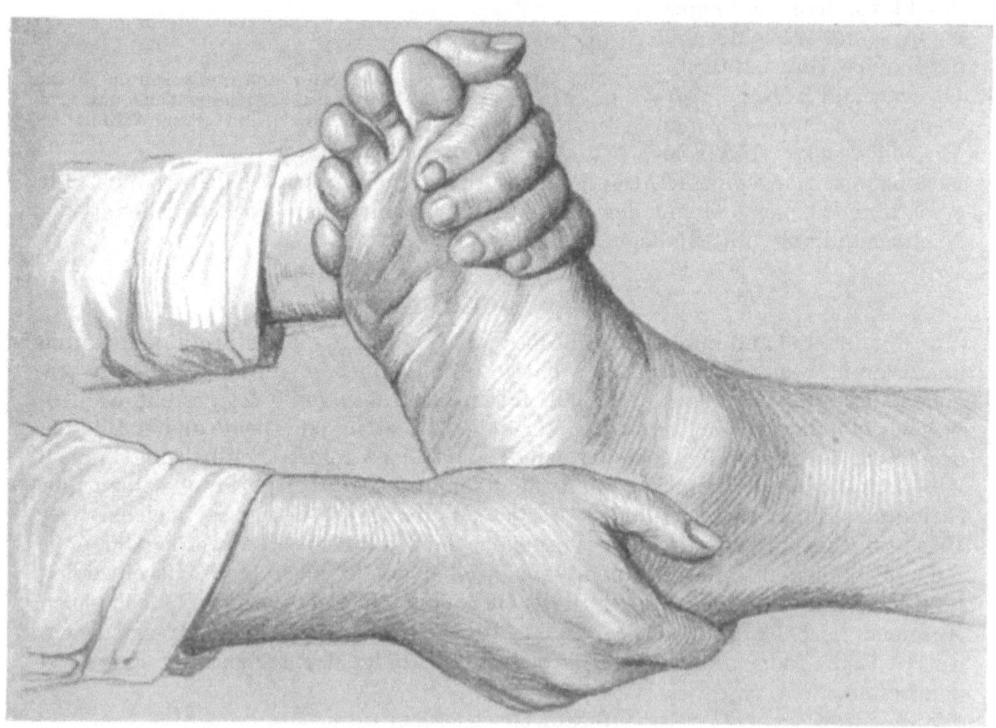

Abb. 310. Redression des Hohlfußes nach Erlacher; Überführen in Plattfußstellung; Ferse wird proniert, Vorfuß supiniert

des inneren Vorfußrandes zurückzudrehen; das erstrebenswerte Ziel ist ein extremer Plattfuß. Um dies zu erreichen, sind zwei Handgriffe notwendig.

Technik der Korrektur des Hohlfußes (Abb. 309 bis 311)

Zur Aufrichtung der Plantarflexion des Vorfußes umfaßt die gleichsinnige Hand den Fußrist von oben, die Finger umgreifen noch die Ferse und fixieren so den Hinterfuß, die andere Hand drückt mit ihrem Ballen den Vorfuß in die Höhe. Um dann einen Plattfuß zu erzielen, erfaßt in Rückenlage des Patienten die krankseitige Hand die Ferse von hinten, so daß der Handballen eine stark pronierende Wirkung auszuüben vermag, während die gesundseitige Hand den Vorfuß von oben umgreift und mit den Fingern den inneren Fußrand kräftig zu heben sucht. Beide Hände drehen also im ent-gegengesetzten Sinne. Nachbehandlung mit einer Einlage in Plattfußstellung oder auf einem flachen Sohlenbrettchen mit einer Spannlasche nach GOCHT. Die Redressementübungen sind fortzusetzen, bis die nötige Abflachung der Fußwölbung erzielt ist; die Nachtschiene mit der Spannlasche wird noch Monate weiter getragen.

Bei Fehlstellungen, die durch diese einfachen Maßnahmen nicht mehr beeinflußt werden können, und Schmerzen bereiten, kann man zwar oft jene Schmerzen, die durch eine Überlastung des Ge-wölbes entstanden sind, durch eine Einlage be-seitigen, aber eine ursächliche Behandlung eine Abflachung des Gewölbes kann nur durch ein Redressement in Narkose erzielt werden. Bei schwereren Fällen empfiehlt es sich außerdem eine Durchschneidung der Plantarfaszie und der kurzen Gewölbespanner vorauszuschicken. Will man dies

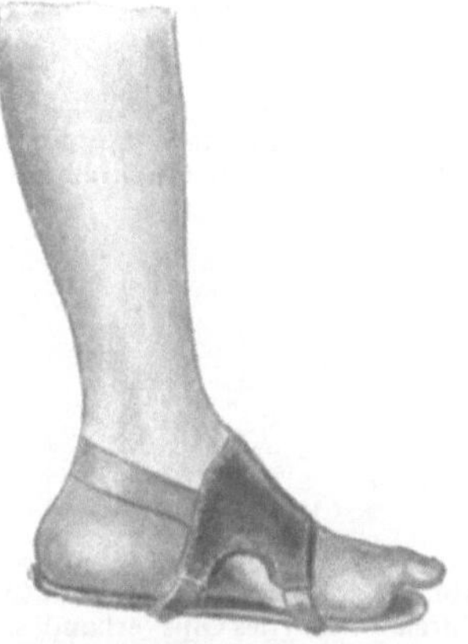

Abb. 311. Korrektur des Hohlfußes; flache Sohle mit Spannlasche und hinterem Gummizug. (Aus GOCHT-DE-BRUNNER, Orthop. Therapie)

subkutan ausführen, so können starke Blutungen die Folge sein, weshalb BRANDES die vorherige Unterbindung der Art. tibialis postica empfiehlt, während KÖLLIKER die Unterbindung der Art. plantaris lateralis als ausreichend hiefür erklärt.

A. MEYER sucht durch langsam wirkende Kräfte eine allmähliche Redression zu erzielen, indem er das Quengelverfahren anwendet.

Technik des Quengelverfahrens nach A. MEYER (Abb. 312 bis 314)

Die Haut des Unterschenkels wird mit Mastisol oder einer anderen Klebe-lösung bestrichen und in stärkster Spitzfußstellung eine feste Flanell- oder Köper-binde von unten um die Ferse herum über die Knöchel an der Vorderseite des Unterschenkels hinaufgeführt; dort kreuzt sie sich einmal und geht weiter zu beiden Seiten des leicht gebeugten Knies auf den Oberschenkel, wo sie sich nochmals kreuzend endigt. Die Binde wird durch Kreppapiertouren angewickelt und nun werden gut gepolstert am besten mit weichem Filz: die Metatarsal-köpfchen, die Ferse von unten und die Achillessehne, die Knöchelgegend, zu beiden Seiten der Patella, diese selbst und die Streckseite des Oberschenkels. Darüber wird ein Gipsverband angelegt, die Zehenspitzen überragend bis zur Mitte des Oberschenkels. An der Ferse, am Fußgewölbe und in der Knöchel-gegend wird der Verband besonders gut herausgearbeitet, ebenso oberhalb des

Kniegelenkes. Von den Mittelfußköpfchen parallel der Fußsohle etwa in der Höhe des inneren Fußgewölbes bis zur Ferse wird ein Stahldraht mit eingegipst, um nach dem Ausschneiden ein Durchbrechen des Gipsverbandes zu verhüten. Über dem Fußrücken den ganzen Tarsus und ebenso weit am Unterschenkel hinaufreichend wird ein großes Fenster herausgeschnitten und dann quer durch das Fußgewölbe der Verband noch linear durchtrennt, bis beiderseits nahe an das Fenster am Fußrücken. An der Streckseite des Oberschenkels und unter dem Mittelfuß wird je eine Öse mit einigen Gipstouren befestigt. Wenn der Verband ganz trocken ist, wird eine bleistiftdicke Rebschnur durch die Ösen am Vorfußteil und jene am Oberschenkel gelegt und zwischen beide Züge ein kurzer Holzstab als Quengel durchgesteckt. Der Holzstab wird jeweils nur soweit gedreht, bis die ersten Schmerzempfindungen auftreten, dann werden täglich nur mehr eine, manchmal auch nur eine halbe oder eine viertel Umdrehung ausgeführt und auf diese Weise eine ganz langsam zunehmende Dehnung des Gewölbes erzielt.

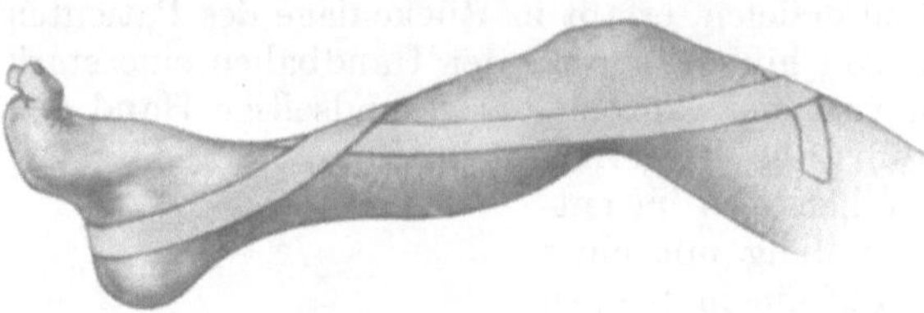

Abb. 312. Zur Fixierung der Ferse wird in stärkster Spitzfußstellung eine feste Köperbinde, am Unterschenkel und überm Knie sich überkreuzend, mit Klebestoff angeklebt.

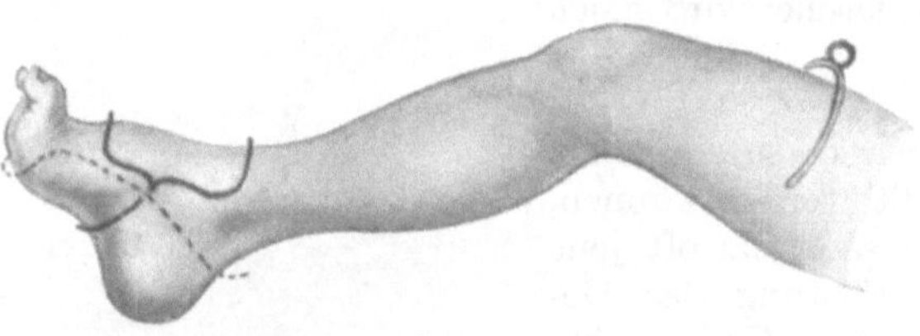

Abb. 313. ····· Anordnung des Stahldrahtes am Fuß gegen ein Durchbrechen des Gipsverbandes. —— Fenster und Querschnitt im Gipsverband. Oberm Knie Anordnung des Bügels mit Öse

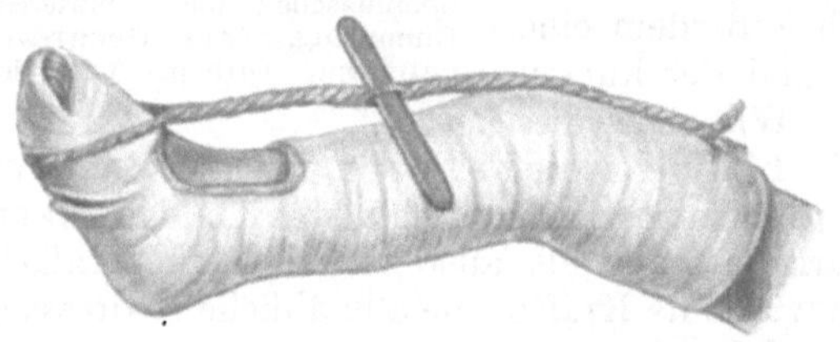

Abb. 314. Der Gipsverband ist angelegt, am Fußrücken gefenstert, an der Sohle quer eingeschnitten. Quengel angelegt

Abb. 312 bis 314. Quengelverfahren beim Hohlfuß nach A. MEYER

Das gewaltsame Redressement in Narkose wird in ähnlicher Weise ausgeführt, wie das Redressement des Klumpfußes; auch die Hilfsmittel sind dieselben (siehe dort). Die Supination der Ferse kann mit dem THOMAS-wrench oder dem GOCHT-schen Redressionshebel beseitigt werden. Die seitliche Kompression des Kalkaneus von außen her entweder im ALSBERG- oder KLOSTERMANNschen Umformer oder im SCHULTZEschen Präzisionsosteoklast, dürfte nur in den seltensten Fällen angezeigt sein. Die Pronation und Plantarflexion des Vorfußes kann über den Keil, mit dem obigen Redressionshebel ausgeführt werden, auch der HOHMANNsche Fußhebel eignet sich sehr gut dafür. Sehr wirksam scheint auch das einfache Scharnierbrett; ebenso die PHELPS-GOCHTsche Zwinge oder der STILLEsche Osteoklast, wie ihn GALEAZZI modifiziert hat. Durch eine entsprechende Änderung am STILLEschen Osteoklasten wirkt der Zug der Schraubenspindel nicht mehr seitlich auf die Unterschenkelachse, sondern in der Längsrichtung. Durch Anbringung eines Widerhaltes aus einer flachen

Metallplatte, die zwei parallele Schlitze trägt, kann man eine breite Lederschlaufe über den Fußrist herumführen und den Fuß gegen die Metallplatte durch den Zug der Schraubenspindel abflachen. Gute Polsterung unter der Ferse, den Metatarsen und dem Fußrist ist wichtig. Die verschieden mögliche Einstellung des Schraubenzuges erlaubt so allen Variationen des Hohlfußes gerecht zu werden und auch schwere und hartnäckige Formen abzuflachen.

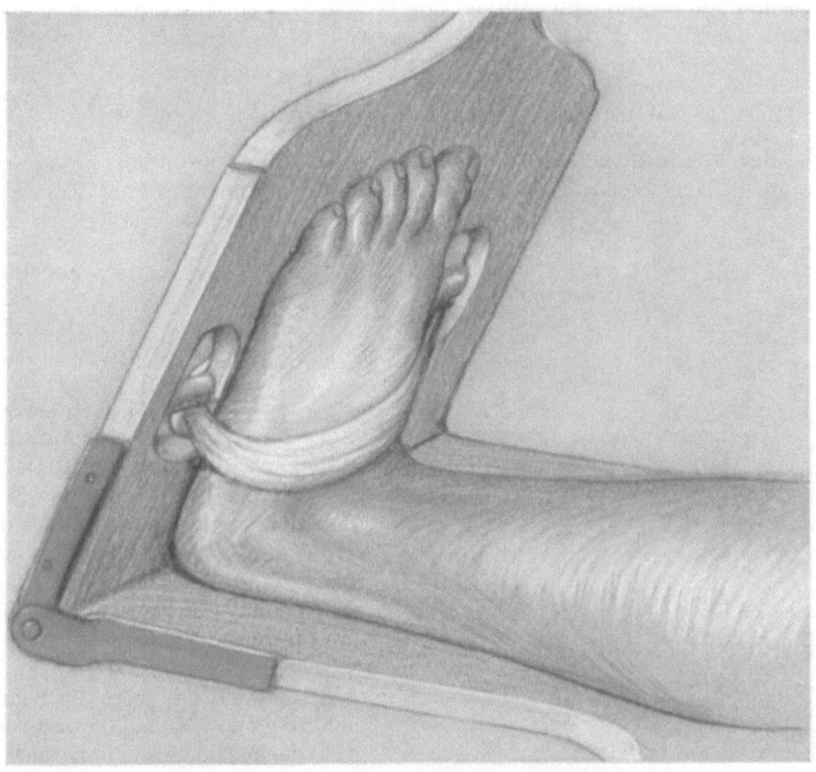

Abb. 315. **Hohlfußredressement mit dem Scharnierbrett.** Polsterung der Deutlichkeit wegen fortgelassen

Technik des Hohlfußredressements mit dem Scharnierbrett
(Abb. 315 und 316)

Der Unterschenkel wird in Rückenlage auf das Brett gelagert. Ein Faktiskissen kommt unter die Wade, die Ferse liegt im Ausschnitt, der Fuß liegt dem Fußteil an. Er wird durch ein Gummikissen unter den Metatarsen und der Ferse sowie über dem Fußrist gepolstert. Der Fußrist wird nun mit einem Strähn Rohseide umfaßt, der durch zwei Löcher nach abwärts geführt und über einer Leiste des Fußbrettes geknotet wird. Ein Metallstab wird durch den Strähn geschoben und dieser durch Drehen immer mehr angezogen; gleichzeitig erfolgen dorsalflektierende Bewegungen, die den Fuß noch mehr abflachen. Noch besser gelingt es natürlich im SCHULTZEschen Osteoklasten II, wie dies bei der Beseitigung des Spitzfußes als letzter Akt des Klumpfußredressements beschrieben wurde (Abwalzen des Fußrückens S. 405). Nach dem Redressement wird der

Fuß mit Filz gut unterpolstert (Metatarsi, Ferse, Fußrist), auf ein Sohlenbrettchen mit Bindenzügen festgehalten und darüber ein Gipsverband angelegt.

Nur Fälle, die an sich eine gewisse Nachgiebigkeit aufweisen, sind für die Redressementbehandlung geeignet. Trotzdem empfiehlt es sich in den meisten Fällen die subkutane Fasziomyotomie der Planta vorauszuschicken. Durch das Redressement kann nur eine Abflachung erzielt werden, ein Dauererfolg ist aber nur durch Herstellung des Muskelgleichgewichtes zu erreichen.

b) Offene Maßnahmen an den Weichteilen

Bei der Fehlform ist von vorneherein nur durch eine entsprechende offene Operation an den Weichteilen oder durch Keilresektion aus dem Fußrist eine Beseitigung der Fehlgestalt zu erzielen.

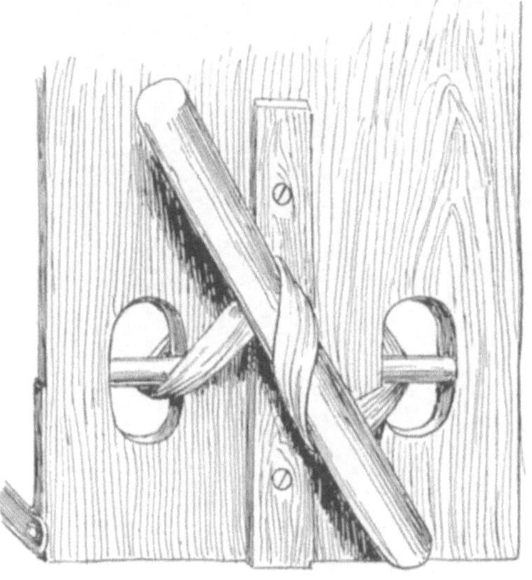

Abb. 316. Hohlfußredressement mit dem Scharnierbrett. Ansicht der Unterseite des Fußteiles des Brettes

Technik der subkutanen Tenotomie der Plantarfaszie

In Seitenlage hält ein Assistent den Fuß in Redressionsstellung, dabei spannt sich der mediale Rand der Aponeurose an und ist als deutliche Kante tastbar. Auf der Höhe der Konkavität wird oberhalb dieser Kante also zwischen Plantarfaszie und tiefer Zehenmuskulatur ein spitzes Tenotom eingestochen und bis an den äußeren Rand geführt. Man dreht jetzt die Schneide senkrecht zur Fußsohle und schneidet die Faszie gegen den tastenden Finger der linken Hand durch, wobei namentlich gegen Ende der Durchtrennung darauf zu achten ist, daß während des Schneidens die Plantarfaszie nicht zu stark gespannt wird, damit nicht bei einem plötzlichen Nachgeben derselben die Haut durchtrennt wird. Die Tenotomie ist vollendet wenn keine sich anspannenden Stränge mehr tastbar sind. Soll auch die kurze Fußmuskulatur durchtrennt werden, so ist es am besten sich nur gegen die Ferse zu halten, weil dabei die Gefäße und Nerven am ehesten geschont werden können; außerdem führt man die Durchschneidung von der Haut gegen den Knochen zu aus. Man sticht im hinteren Drittel der Fußsohle medial ein (wie oben), dringt mit dem Tenotom zwischen Haut- und Plantaraponeurose in die Tiefe, dreht die Schneide gegen den Knochen und durchschneidet nun, wobei man den Fuß kräftig redressieren lassen kann, alle sich anspannenden Gewebe bis auf den Knochen.

Weil nicht nur die Faszie und Muskeln geschrumpft sind, sondern auch die darunter liegenden Gelenksbänder, empfiehlt GALEAZZI die Durchtrennung des Schlüsselbandes des Mittelfußes im Chopartschen Gelenk.

Technik der Durchtrennung des Schlüsselbandes nach GALEAZZI

Längsschnitt parallel zum inneren Fußrand in der Höhe des Chopartschen Gelenkes; von hier nach rückwärts werden alle am Fersenbeinhöcker inserierenden Weichteile durchschnitten. Dann werden die Weichteile mit einem Schaufelhaken nach unten gezogen und ein feines Tenotom am vorderen Rand des Kalkaneus in die Höhe geführt, um das Ligamentum plantare longum, das Ligamentum calcaneo-cuboideum und calcaneo-naviculare, den Schlüssel des Chopartschen Gelenkes zu durchtrennen. Hautnähte. Redressement im STILLEschen Osteoklasten und Gipsverband für sechs Wochen.

Technik der Unterbindung der Arteria plantaris lateralis nach KÖLLIKER

Ein 5 cm langer Schnitt leicht schräg nach oben und hinten, vom unteren Drittel einer Verbindungslinie zwischen inneren Knöchel und Fußsohle zum Ansatz der Achillessehne. Freilegung des oberen Randes des M. abductor hallucis. In der Mitte des Wundbettes zieht die Arterie hinter dem M. abductor hallucis in die Tiefe und verschwindet zwischen M. flexor digitorum brevis und M. quadratus plantae. Das Gefäß wird hier freipräpariert und unterbunden.

Technik der Durchschneidung der Fußsohlenmuskeln (Abb. 317)

Wenn man schon eine offene Wunde setzt, erscheint es mir zweckmäßiger, statt dieses Schrägschnittes einen der Wölbung des Fußes entsprechenden sehr hohen Bogenschnitt am Knochenrand entlang zu machen und nach der Unterbindung gleich die offene Durchtrennung der Plantarfaszie und der kleinen Fußmuskeln am Kalkaneus anzuschließen. Man arbeitet sich von der Ferse gegen den Mittelfuß vor und trennt dabei vom Kalkaneus die Aponeurosis plantaris ab mit den Ursprüngen des Abductor hallucis, Flexor digitorum brevis, der Abductor digiti V soll erhalten bleiben. Nun kommt die tiefere Schicht, die unter möglichster Schonung der Nerven und der Art. plantaris lateralis, die hier darüber zieht, zu durchtrennen ist. Die Nerven lassen sich nach vorne drängen ohne geschädigt zu werden. Der M. quadratus plantae und das Lig. plantare longum sind gut erreichbar. Schließlich kann man entweder von hinten her oder vom vorderen Wundwinkel unter Schonung der Arterie und des N. plantaris medialis auch noch die Lig. calcaneo naviculare und calcaneocuboideum durchschneiden.

Zweifellos erscheint die offene Ablösung der kurzen Fußmuskulatur vom Kalkaneus einer der wichtigsten Akte der Hohlfußbehandlung. Die verschiedenen Methoden, die in der offenen Syndesmyotomie GALEAZZIs ihren Vorläufer haben, stammen von STEINDLER, SPITZY, STRACKER, GAUGELE und anderen. STEINDLER empfiehlt auch den vielfach verwendeten Pantoffelschnitt, der natürlich eine außerordentlich gute Übersicht bei der Durchtrennung der Muskulatur am Kalkaneus bietet (Abb. 317), aber den Nachteil hat, daß nach erfolgter Streckung des Fußes die Hautnähte über der Ferse nur unter großer Spannung möglich sind. Er ist aber, wie auch das Vorgehen STEINDLERs nach seinen letzten Mitteilungen zeigt, gar nicht notwendig. Von einem inneren Bogenschnitt, der allerdings der vermehrten Wölbung des Hohlfußes Rechnung tragen muß, etwa vom Mittelfuß bis zum Fersenhöcker, hat man eine genügende Übersicht über die auszuführende Operation.

A. Meyer sucht die kurze Fußmuskulatur durch Resektion einzelner Nervenstämme auszuschalten. Die Operation erfordert einen ähnlichen Schnitt

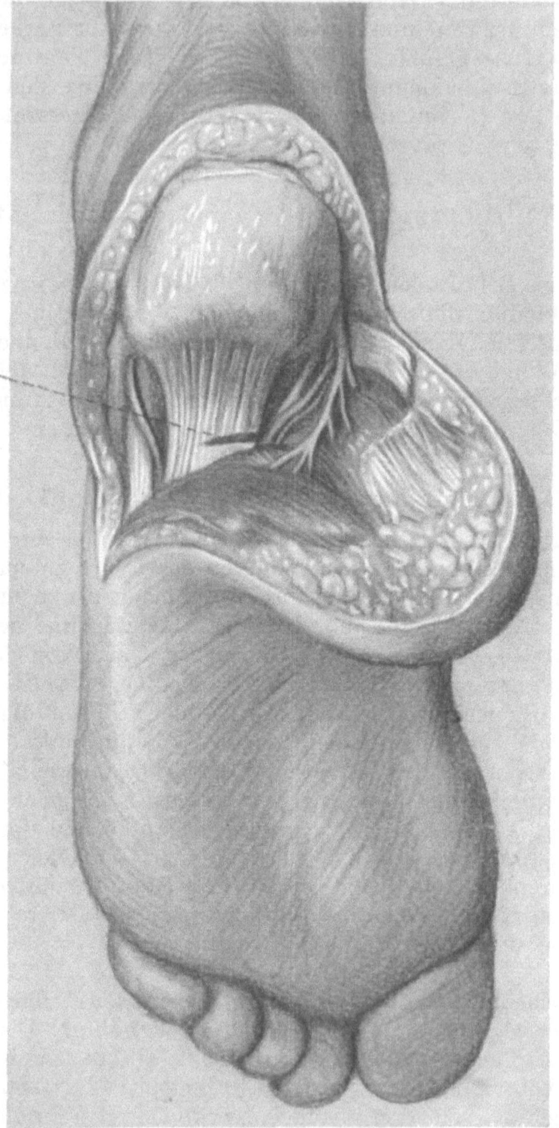

Abb. 317. **Durchschneidung der Fußsohlenmuskeln.** Fersenhaut mit Pantoffelschnitt durchtrennt und mit den vom Kalkaneus subperiostal abgelösten kurzen Fußmuskeln heruntergeklappt. Lig. plantare longum eingekerbt

wie die offene Ablösung, erfordert sehr genaues und vorsichtiges Präparieren, weil die Nervenstämme von den Gefäßen begleitet sind, hat aber den Vorteil, daß die Lagebeziehungen der einzelnen Knochen und Muskeln nicht gestört werden. Wie es um Dauerwirkungen bestellt ist, ist noch unbestimmt. Wir wissen jedenfalls, daß bei einer einfachen Durchschneidung die Wiederherstellung der Nervenleitung nach sechs bis acht Monaten zu erwarten ist; dies würde genügen, um die Behandlung des Hohlfußes zum Abschluß zu bringen. Allerdings werden die geschrumpften Bänder durch die Operation nicht nachgiebiger. Wenn man aber, wie A. MEYER schreibt, die Äste reseziert, so werden alle diese Muskeln dauernd gelähmt sein; ein übermäßig zerstörender Eingriff, der meiner Ansicht nach nicht berechtigt erscheint.

Technik der Neurotomie nach A. MEYER

Er legt einen dem Verlauf des N. plantaris medialis entsprechenden kurzen Hautschnitt an und gelangt zwischen Flexor communis brevis und Abductor hallucis auf die Nervenstämme. Er reseziert die Äste zum Abductor hallucis, Flexor communis brevis und Quadratus plantae. Nur die Äste zum Abductor digiti quinti werden geschont. Die Einkerbung der Plantarfaszie wird vom selben Schnitt aus vorgenommen. In derselben Sitzung wurde die entsprechende Sehnenplastik am Fußrücken ausgeführt. Nachbehandlung mit dem Quengelgips.

Für einzelne Autoren ist damit die Operation beendigt, andere sahen nachher Mißerfolge und Rezidive und sind daher zum zweiten wichtigen Abschnitt übergegangen, zur Sehnenverpflanzung, um das Muskelgleichgewicht wieder herzustellen.

Technik der Sehnenplastik nach STRACKER

Längsschnitt an der Innenseite des Fußes hinter dem Großzehenballen beginnend und bis zur Ferse. Quertrennung oder Exzision der Aponeurosis plantaris. Loslösung der Muskulatur vom medialen Fersenhöcker unter Darstellung des Gefäßbündels. Nach Abtrennung der Mm. tibiales vom Knochen wird der lange Großzehenbeuger möglichst weit zehenwärts durchtrennt; durch Dorsalflexion spannt man nun den plantaren Bandapparat an und durchschneidet ihn. Wenn noch nötig, folgt jetzt die Exzision eines Knochenkeiles. Der Flexor hallucis wird unter der Achillessehne durchtunneliert, zur Außenseite des Fußes geleitet und am Kuboid periostal fixiert. Der Tibialis anticus wird lateral von der Mitte des Fußrückens festgenäht. Der M. tibialis posticus wird auf demselben Weg wie der Großzehenbeuger zur Sehne des M. peronaeus brevis geführt und an sie möglichst weit vorne angenäht. Bei gleichzeitig bestehenden Krallenzehen werden die langen Zehenstrecker von einem Schnitt in der Mitte des Vorfußes durchtrennt und mittels Bohrloches hinter dem Köpfchen des Metatarsus III an diesem befestigt.

GOCHT-DEBRUNNER verpflanzten früher den Extensor hallucis longus auf den Tibialis anticus durch Scheidenauswechslung, wenn sich nach längerer Beobachtung nach dem Redressement eine wirkliche Schwäche des Tibialis anticus herausgestellt hat. Durch diese Operation wird gleichzeitig einer Valguskomponente entgegengearbeitet. Besteht umgekehrt eine Varuskomponente, so wird der Extensor hallucis longus auf den Peronaeus III verpflanzt. Nunmehr führt auch GOCHT prinzipiell als Hohlfußoperation die Befestigung des durchtrennten Extensor hallucis auf den Metatarsus I aus.

Technik der Verpflanzung des Großzehenstreckers auf den I. Metatarsus nach Gocht (Abb. 318 und 319)

Kurzer Längsschnitt über dem Grundgelenk der großen Zehe. Die Sehne des Großzehenstreckers wird freigelegt und etwas proximal vom Grundgelenk durchschnitten. Der periphere Stumpf wird seitlich an die Sehne des M. extensor hallucis brevis vernäht. Längsinzision des Periost über dem Metatarsus I, Abschieben desselben. Nun wird durch den Knochen eine queres Bohrloch angelegt und der Seidenfaden mit dem das proximale Ende der Streckersehnen angeschlungen wird, durch dieses Bohrloch von innen unten her durchgeführt und geknotet. Darüber wird das Periost wieder vernäht und die Haut geschlossen. Die gewölbevermindernde Wirkung ist um so größer, je weiter distal die Anheftungsstelle gewählt wird.

Modifikation nach Brandes

Er macht nur die Verpflanzung des Großzehenstreckers auf das Metatarsale I periostal. Die Durchtrennung erfolgt in der Mitte des Metatarsus I. Ihr distales Ende wird unter Spannung bei nicht mehr dorsal flektierter großer Zehe an die Streckersehne der zweiten Zehe geheftet. Die etwas kurze proximale Sehne wird mit Paraffinseide nach Lange verlängert und subkutan in gerader Richtung zum Köpfchen des Metatarsus I geführt, welches durch Bogenschnitt freigelegt wird. Die Anheftung erfolgt unter Spannung bei Druck von der Planta gegen das Köpfchen.

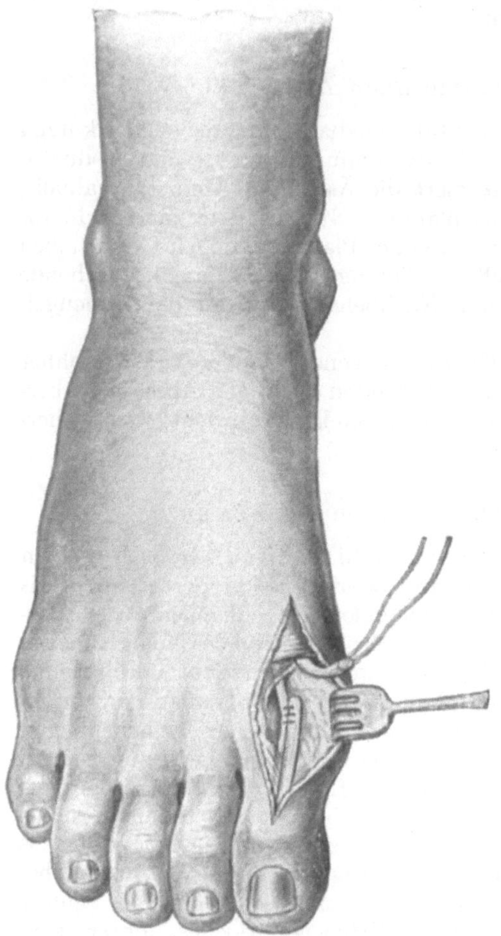

Abb. 318. Verpflanzung des Ext. hall. longus auf das Metatarsale I. Die Sehne ist abgeschnitten, der periphere Stumpf mit dem Ext. hall. brevis vernäht. (Aus Gocht-Debrunner, Orthop. Therapie)

In anderen Fällen wurden die Großzehenstrecker und Beugersehnen nach Durchtrennung kreuzweise miteinander vernäht und auch gute Erfolge erzielt. Bei ausgesprochener Lähmung der Wadenmuskulatur wurde ein Teil des M. tibialis posticus und der Großzehenbeuger auf die Achillessehne verpflanzt.

Bei ausgesprochenem Hakenhohlfuß führt Wittek zuerst die Verpflanzung des Peronaeus longus auf die laterale und des Flexor hallucis longus auf die mediale Seite des Kalkaneus nach Nicoladoni aus, während der Fuß in maximaler Spitzfußstellung gehalten wird. Subperiostale Befestigung. Gipsverband in dieser Extremstellung. Erst nach sechs bis acht Wochen, wenn die verpflanzten Sehnen am Kalkaneus genügend Halt geben, erfolgt das Redressement des Vorfußes im STILLEschen Osteoklasten.

Technik des Gipsverbandes nach WITTEK

Auf den Fußballen und die Ferse kommen zirka 2 bis 3 cm dicke Filzstücke, die durch eine schmale Filzleiste am lateralen Fußrand miteinander verbunden sind und als Auftrittsfläche dienen können. Darüber legt man eine starke Pappsohle und wickelt die Gipsbinden in gewöhnlicher Weise unter Verstärkungstouren an der Sohlenfläche und ohne dieselben an die Unterschenkelkondylen anzumodellieren. Dadurch wird erreicht, daß bei jeder Belastung des Beines das Fußgewölbe mehr dem Drucke der Körperlast ausgesetzt wird als bei breiter Auftrittsfläche. Die weitere Abflachung des Gewölbebogens kann von einem medialen Fenster direkt digital festgestellt werden.

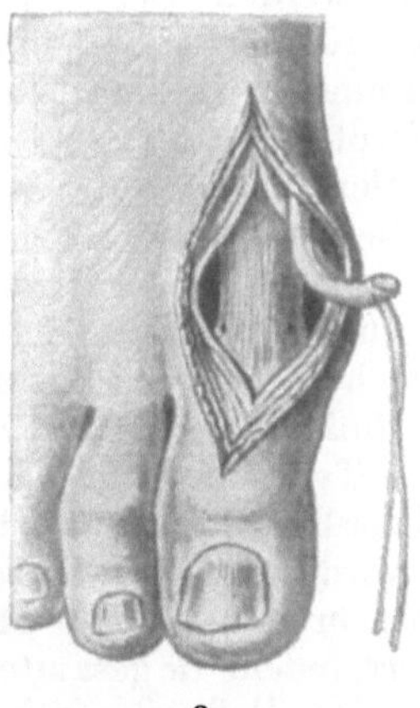
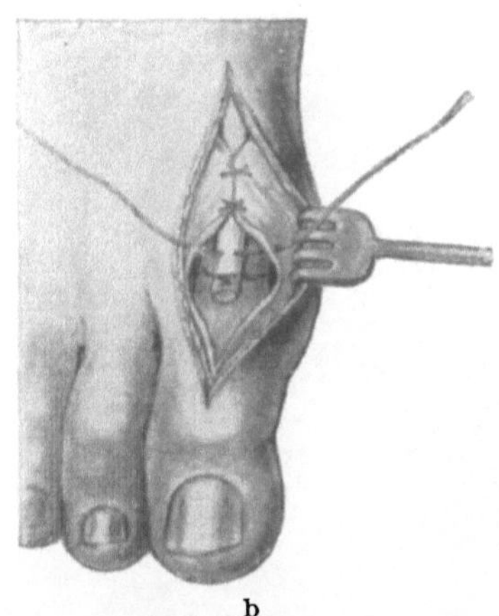

a   b

Abb. 319. Verpflanzung des Ext. hall. longus auf das Metatarsale I. a Das Periost ist abgehoben, der Knochen mit Bohrlöchern versehen. b Das Sehnenende ist in den Bohrlöchern durch Seidennaht verankert; das Periost wird über der Sehne vernäht. (Aus GOCHT-DEBRUNNER, Orthop. Therapie)

Allgemein wird betont, daß die Achillessehne weder durchschnitten, noch verlängert werden darf, weil es sich nie um einen wirklichen Spitzfuß handelt und die Schwächung der Achillessehne eine Vermehrung der Deformität im Gefolge hat.

c) Knochenoperationen

Bei schwersten Fehlformen, wenn einzelne Knochen und Knochenpartien deutliche Strukturveränderungen im Sinne der Inflexion zeigen, kommen Osteotomien in Betracht.

Nach HOHMANN (HOFFMANN, LAURENT, GURADZE) soll die Keilosteotomie aus dem Kuneiforme und Navikulare erfolgen, während das Chopartsche Gelenk unter allen Umständen für die Funktion erhalten bleiben soll; daher ist der proximale Teil des Navikulare bei der Operation sorgfältig zu schonen. KÖLLIKER und BRANDES wiederum machen die Keilosteotomie gerade aus dem Chopartschen Gelenk, entweder von zwei Seitenschnitten mit Durchtrennung des Lig. plantare longum, oder vom Dorsum aus. GOCHT nimmt den Keil nach CRAMER aus der im Röntgenbilde nachweisbaren Stelle der stärksten Abknickung; er kann also sowohl im LISFRANC wie im CHOPARTschen Gelenk zu liegen kommen. Bei doppelseitiger Erkrankung wird einzeln in Zwischenpausen von sechs Wochen operiert.

Technik der Keilosteotomie nach CRAMER (Abb. 320)

Querer Hautschnitt vom inneren Fußrand zum äußeren über die Höhe des Gewölbes hinweg. Die Sehne des Tibialis anticus und die Peronaei werden in den Schnittwinkeln freigelegt, zurückgezogen und geschützt. Die Streckersehnen werden im Zusammenhang mit den dorsalen Gefäßen und Nerven und Zwischengewebe stumpf von der Unterlage abgelöst und brückenartig abgehoben. Nur die kleinen Zehenstrecker können nicht völlig geschont werden. Der Ursprung wird zum größeren oder kleineren Teil zusammen mit dem Knochenkeil entfernt. Der Knochenkeil mit dorsaler Basis wird der ganzen Breite der Fußwurzel entnommen und betrifft in der Regel das Os naviculare und Kuboid. Aber auch je nach der verschiedenen Art der Hohlfußbildung mehr oder weniger große Teile des Talus, Kalkaneus und der Kuneiforme. Der Knochenkeil wird meist in zwei Teilen mit einem breiten dünnen Meißel exzidiert, indem die gesamten Weichteile des Fußrückens bald nach medial bald nach lateral zur Seite gehalten werden. Eine Verlegung des Keiles möglichst weit nach vorne also auch ein wenig vor die Höhe der eigentlichen Knickung, hat den Vorteil, daß eine niedrigere Knochenschicht durchschlagen werden muß, daher auch die Verkürzung des Fußes eine geringere ist. Die Ablösung des Keiles von den plantaren Bändern geschieht mit kräftigen Scheren. Nun werden die beiden Knochenwundflächen noch aneinander gepaßt, bis eine befriedigende Stellung erreicht ist, dann die Wundränder durch drei bis vier starke Seidennähte adaptiert und darüber die Haut geschlossen. Gipsverband durch drei Wochen. Revision und neuerlicher Verband durch fünf Wochen; dann Gehübungen. In der Regel sind Sehnenoperationen nach der Keilresektion nicht notwendig.

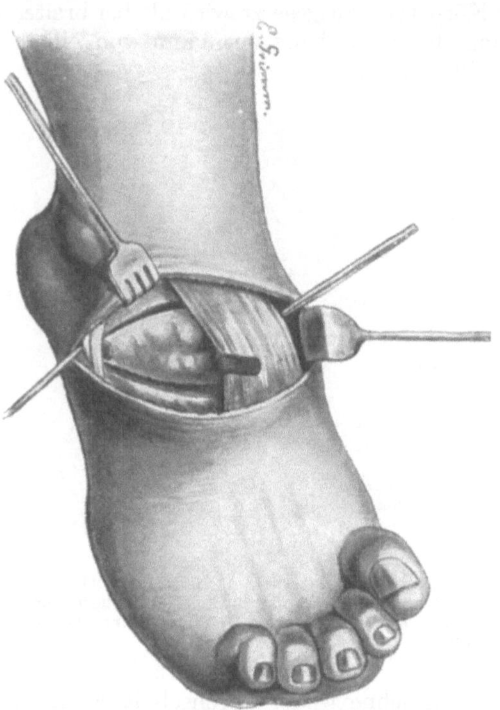

Abb. 320. Resektion eines Querkeiles aus dem Hohlfuß nach CRAMER. (Aus GOCHT-DEBRUNNER, Orthop. Therapie)

Zur Beseitigung der Pronation des inneren Fußrandes, die sich besonders im Tieferstehen des Großzehenballens kundgibt, hat TUBBY und neuerlich HACKENBROCH eine Keilosteotomie an der Basis des ersten Mittelfußknochens, den Keil mit der Grundfläche nach oben empfohlen. Tubby gibt ausdrücklich an, daß unter 18 Jahren der Keil aus dem Schaft, bei Patienten über 18 Jahren näher dem Grundgelenk entnommen werden soll. Bei sehr starken Schmerzen schlägt er die Exzision des Köpfchens des ersten Mittelfußknochens vor. Hackenbroch empfiehlt die Operation nur für leichtere Fälle; sie muß mit der Durchschneidung der Sehne des Peronaeus longus und ihrer Anheftung am äußeren Fußrand und der Durchschneidung der plantaren Faszie und Muskeln ergänzt werden. Sie hat den Nachteil, daß sie nicht am Orte der stärksten Verbildung angreift und daß sie das Quergewölbe schädigt. Er gibt selbst zu, daß bei mittelschweren Fällen Dauerkorrekturen nicht zu erreichen waren; für nur leichte Fälle aber scheint ein ausgesprochenes Bedürfnis nach einer Knochenoperation nicht vorhanden zu sein.

Für jene Fälle, wo die Deformität im besonderen in der steilen Aufrichtung des Kalkaneus sich ausdrückt (pes calcaneus), macht Galeazzi die bogenförmige Osteotomie am Kalkaneus.

Technik der bogenförmigen Osteotomie des Kalkaneus nach
Galeazzi

Bügelschnitt um das Fersenbein. Von den hinteren zwei Drittel wird sorgfältig das Periost der unteren hinteren und seitlichen Fläche losgetrennt. Bogenförmige Osteotomie des Kalkaneus beginnend an der Umbiegungsstelle des unteren zum vorderen Fortsatz, nach rückwärts konvex, bis knapp hinter dem oberen Sprunggelenk. Das abgetrennte Fragment wird nach hinten oben verschoben, so daß das untere zu einem hinteren Fortsatz wird. Hier werden auch die zu transplantierenden Sehnen befestigt. Dazu werden lange Sehnen gewählt, wie der Flexor hallucis und Peronaeus longus. Sie werden an die Achillessehne und an den beiden Kalkaneusfragmenten angeheftet, um diese miteinander zu fixieren. Gipsverband in starker Spitzfußstellung für sechs bis acht Wochen, dann Einlage.

Kalkaneussporn

Der lästige Fersenschmerz, der bei Plattfußbeschwerden manchmal in den Vordergrund tritt, kann sowohl durch die Entzündung eines Schleimbeutels als auch durch einen Kalkaneussporn verursacht werden. Selbst wenn der Sporn durch das Röntgenbild nachgewiesen ist, können die Beschwerden oft noch durch entsprechend erhöhte, bzw. an der Stelle des Sporns ausgehöhlte Einlagen behoben werden, weil es auf diese Weise gelingen kann, den nach vorne umfallenden Kalkaneus wieder zu heben und die empfindliche Druckstelle wieder von der Belastung auszuschließen. Führen diese Maßnahmen unterstützt durch Ruhe nicht zum Ziel, so kann die operative Entfernung des Spornes in Betracht gezogen werden. Die Operation allein vermag aber nicht immer die Beschwerden dauernd zu beheben, daher ist eine Nachbehandlung mit entsprechend gut sitzenden Einlagen unbedingt notwendig. Der Zugang zum Knochenvorsprung des Fersenbeines ist einmal durch einen seitlichen Längsschnitt möglich; dieser erlaubt den Ansatz der Plantarfaszie zu schonen, gewährt aber infolge der Tiefe der Wunde nur eine geringe Übersicht. Viel besser legt ein Bogenschnitt mit Herunterklappen der Fersenkappe die Unterfläche des Kalkaneus frei; dabei muß man aber auch die Plantarfaszie ganz ablösen, was nicht ohne Beeinflussung der Gewölbespannung geschehen kann.

Technik der Entfernung des Kalkaneusspornes nach Brandes

Leitungsanästhesie; Kappenschnitt, die ganze Ferse umkreisend mit Herunterklappen des Weichteillappens. Schwielenbildungen, Schleimbeutel, entzündliche Veränderungen können radikal entfernt werden. Dann wird mit einem großen Meißel die ganze hintere plantare Fläche des Tuber calcanei, von welcher Stelle der Kalkaneussporn auch ausgehen mag, glatt abgetragen, so daß nichts Krankes oder Störendes mehr zurückbleibt. Faszie und Weichteillappen werden wieder exakt rund um das Fersenbein befestigt. Ein Gipsverband ist nicht nötig; nach 14 Tagen beginnt man vorsichtig mit der Belastung, bis die Ferse durch entsprechende Abhärtung wieder die volle Körperlast zu tragen vermag. Herstellung einer genau angepaßten Einlage, wenn nötig mit Unterpolsterung der Ferse, mit der der Patient dann laufen darf.

XIII. Zehendeformitäten

Die gewöhnliche Einteilung in Hammerzehen, Krallenzehen, Klauenzehen usw. leidet darunter, daß diese Bezeichnungen oft für verschiedene Fehlformen angewendet werden. Ich möchte daher für die Einteilung ursächlicher Operationen die Einteilung nach dem genauen Sitz der Deformität und ihrer Form vornehmen, wobei nur zwei große Gruppen zu unterscheiden sind: Fehlformen durch Abweichung in der Horizontalen und Fehlformen durch Abweichung in der Sagittalebene. Zur ersten gehören der Hallux valgus und Quintus varus, und die Überlagerung einzelner Zehen durch andere, besonders der kleinen auf die vierte. Zur zweiten Gruppe gehören die Kontrakturen und dorsalen Subluxationen im Grundgelenk der Zehen, und die häufige Beugekontraktur im Mittelgelenk, die wohl allgemein als Hammerzehe bezeichnet wird; endlich die Beugekontraktur der großen Zehe. Krallenstellungen, wie sie etwa der Ulnarislähmung an der Hand entsprechen, sind dann nur die Summe der beiden eben genannten Formen. Die Behandlung richtet sich nach den allgemeinen Regeln, die für die Beseitigung von Kontrakturen maßgebend sind.

Fehlhaltungen kommen häufig vor, sind aber praktisch ohne Bedeutung. Nur wenn sie die Ursache von Hühneraugen werden, ist ihre Beseitigung durch regelmäßiges Redressement im Bad und Tragen einfacher Bandagen oder Nachtschienen angezeigt. Anders ist es mit den Fehlstellungen, die außerordentlich häufig sind und infolge des Schuhdruckes auf die vorstehenden Knochenpartien Schmerzen und Klavi hervorrufen und daher dringend Abhilfe verlangen. Auch hier wirkt ein regelmäßiges Redressement nach einem heißen Bad, und auch sonst möglichst oft wiederholt, außerordentlich günstig, jedoch ist das Tragen einer Nachtschiene in solchen Fällen unbedingt nötig; ja auch tagsüber müssen in schwereren Fällen kleine Zehenschienchen die Zehe in ihrer richtigen Lage und Stellung halten. Ist es schon zur Ausbildung einer Subluxationsstellung gekommen, so federt allerdings die Zehe immer wieder in ihre falsche Stellung zurück. Dieser falsche Zug, hervorgerufen durch Schrumpfung der Kapsel und Bänder muß daher durch einfache subkutane oder in ausgedehnterem Maße durch offene Durchschneidung beseitigt werden. Dabei ist zu beachten, daß die Nerven und Arterien der Zehen außen und innen und palmar an jeder Zehe verlaufen, die Venen mehr median. Man kann also genau in der Mitte von unten oder genau in der Mitte der Seitenflächen ohne gröbere Nebenverletzungen an die Gelenkskapsel herankommen. Rezidive nach einfachen Durchschneidungen sind aber durchaus nicht selten; es ist somit eine langdauernde gewissenhafte Nachbehandlung unbedingt erforderlich. Zehenschienchen werden am einfachsten hergestellt durch Miederplanchetten, die an der Körperseite mit einem schmalen Flanellstreifchen überzogen werden; an die Außenseite kommt ein ½ cm die Ränder überragender Leukoplaststreifen, der das Schienchen an den Fuß fixiert und durch Zirkeltouren verstärkt wird. Sie müssen monatelang getragen werden; außerdem Nachtschienen oft durch ein Jahr.

Fehlformen. Bei längerem Bestand ist es meist schon zur Ausbildung schwerer Veränderungen an den Weichteilen und den Gelenkkörpern gekommen. Arthritische Veränderungen können zur Verödung des Gelenkes, Schwund des Knorpelüberzuges der Gelenkenden, zur knöchernen Ankylose geführt haben. Da Arthroplastiken an den Zehen wohl überflüssig sind, so kommen nach den Verlagerungen der Sehnenansätze nur noch Osteotomien, Keilresektionen aus dem Schaft oder den verödeten Gelenken selbst zur Ausführung. Nur die Resektion von Mittelfußköpfchen wird von den deutschen Orthopäden fast ausnahmslos abgelehnt, da sich diese wichtigen Stützpunkte des Fußes für die Abwicklung meist durch zweckmäßige Operationen leicht erhalten lassen. Auch die Abtragung ganzer Zehen bleibt nur für ganz schwere Fälle reserviert.

Abweichungen in der Horizontalen

Hieher gehören der Hallux valgus, der Spreizfuß und Quintus varus, ferner die Überlagerung der vierten Zehe durch die fünfte. Zur Behandlung des Hallux valgus sind eine so große Anzahl von Operationsvorschlägen vorhanden, daß der eine oder andere auch sinngemäße Anwendung auf die anderen Fehlgestalten finden kann, besonders da ja eine innige Wechselbeziehung zwischen ihnen besteht. Ich werde daher im folgenden diese selteneren Deformitäten nicht gesondert erwähnen, sondern beim Hallux valgus mitbesprechen.

Hallux valgus

Der Hallux valgus ist eine Belastungsdeformität und meist eine Folgeerscheinung des Pes valgus. Durch abnorme Belastung, der Lockerung der Bänder, Spreizfußbildung und Gegendruck des Bodens entsteht die mediale Abduktion des ersten Mittelfußknochens und die laterale Subluxation der großen Zehe. Dadurch ist das Muskelgleichgewicht gestört und besonders die Funktion des Abductor hallucis ausgefallen bzw. eine andere geworden.

Eine aktiv korrigierbare Fehlhaltung könnte durch geeignete Übungen, die besonders gegen die Spreizfußbildung gerichtet sind, gebessert werden. Hierher gehören die Übungen der Zehenbeuger (über ein dickes Buch den Boden erreichen) und der queren Gewölbespanner durch Rollübungen des Fußes.

Eine Fehlstellung hat SCHEDE erfolgreich ursächlich durch ein sehr gründliches ins Einzelne gehendes Redressement eines bestehenden Plattfußes korrigiert. Er leitet die Zehenkontraktur von der Fußsenkung ab, die eine Überdehnung der Plantarfaszie zur Ursache hat. Daraus erfolgt zuerst eine Spannung der Flektoren und durch Gegendruck des Bodens Klauenstellung oder meist bei der großen Zehe seitliche Abweichung. Wird das Gewölbe gründlich wieder hergestellt, so fällt die Beugerspannung weg und der Hallux valgus richtet sich gerade. Technik des Plattfußredressements siehe oben. Derartige Erfolge sind nur im Beginne der Hallux-valgus-Bildung zu erwarten, wenn der Abductor hallucis nicht bereits nach unten abgerutscht und zum Beuger geworden ist. Ist die Stellung bereits fixiert, also eine Fehlform vorhanden, so müssen, um den Hallux valgus zu korrigieren, fünf Grundforderungen gleichzeitig erfüllt werden: 1. Beseitigung des Schiefstandes der großen und meist auch der übrigen Zehen. 2. Beseitigung der Abspreizung des Metatarsus I. 3. Wiederherstellung des Muskelgleichgewichtes. 4. Beseitigung des Spreizfußes und Wiederherstellung des vorderen Quergewölbes. 5. Ausgleich des Knickplattfußes (HOHMANN).

a) Knochenoperationen

Obige Forderungen sind durch ein gedecktes Redressement allein meist schon deshalb nicht zu erfüllen, weil die Fälle nicht zum Beginn sondern erst wenn sie Beschwerden hervorrufen, zur Behandlung gelangen. Jedenfalls ist außer der Beobachtung SCHEDES ein Bericht über wesentliche Erfolge durch das gedeckte Redressement bei dieser Fehlgestalt nicht vorliegend; hingegen sind die offenen Operationsvorschläge außerordentlich zahlreich, was die Frage nach der Methode der Wahl nur erschwert. Jedoch scheint sich neben der LUDLOFFschen Operation jetzt die HOHMANNsche physiologische Operation

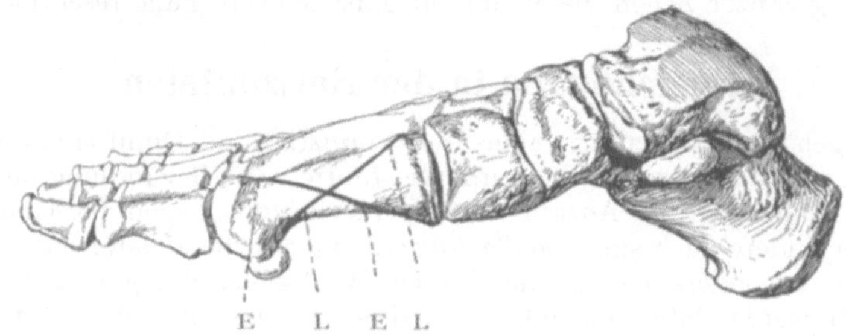

Abb. 321. Zur LUDLOFFschen Operation bei Hallux valgus. L—L Osteotomieebene nach LUDLOFF; dabei rückt der Großzehenballen nach aufwärts. E—E Osteotomieebene nach ERLACHER-MAU; dadurch wird der Großzehenballen eher gesenkt.

eine weit verbreitete Anerkennung in Fachkreisen zu erwerben, so daß beide Operationsmethoden in erster Linie zu nennen sind. Sie lassen die Gelenke in Ruhe und greifen nur am ersten Mittelfußknochen an.

Technik der LUDLOFFschen Operation (Abb. 321)

Örtliche Betäubung mit Umspritzung des ganzen Metatarsus I. Seitlicher Längsschnitt über den Rücken der großen Zehe bis zum Navikulare mit bogenförmiger Umschneidung der Schwiele. Ausschälen des Schleimbeutels ohne ihn zu eröffnen, so daß er distal gestielt bleibt. Abmeißelung der sogenannten Exostose einschließlich des seines Knorpels entblößten Gelenksanteiles des Mittelfußknochens. Umfassen des Metatarsus I mit zwei Elevatorien, Inzision des Periosts und schräge Durchtrennung des Knochens mit der Kreissäge (oder messerscharfen Meißels) in einer Ebene, die schräg frontal von vorne unten nach hinten oben verläuft. In die gelenkigen Verbindungen darf man nicht hineingeraten. Auf dieser schiefen Ebene verschiebt sich sofort die untere Hälfte des Metatarsus I schräg nach oben und auch die laterale Abweichung der großen Zehe läßt sich ausgleichen und sie nimmt vollständig normale Stellung ein. Etwa zu weit vorstehende Knochenenden werden abgetragen; das Periost wird durch feine Nähte geschlossen. Die mit peripherer Basis zungenförmig abgelöste mediale Kapsel mit dem Schleimbeutel weiter proximal und plantarwärts bei gestreckter oder etwas überstrecktem Grundgelenk angenäht. Die große Zehe muß nach der Operation einwandfrei stehen. Exakte Hautnähte, Lagerung des Fußes auf eine Pappschiene, die so zugeschnitten ist, daß die große Zehe in der richtigen Stellung steht. Sie wird durch Heftpflaster fixiert. Nach sechs Wochen dürfen die Patienten aufstehen und den Fuß belasten. Sie bekommen eine Einlage, die das vordere Quergewölbe hebt.

Die Operation gibt ein sehr gutes funktionelles und kosmetisches Resultat, das durch Verkürzung der großen Zehe um 1½ cm gefördert wird. Sie hat nach den theoretischen Überlegungen über die Entstehung der Deformität aus der jüngsten Zeit nur den einen Fehler, daß die Aufbiegung des ersten Strahles nicht

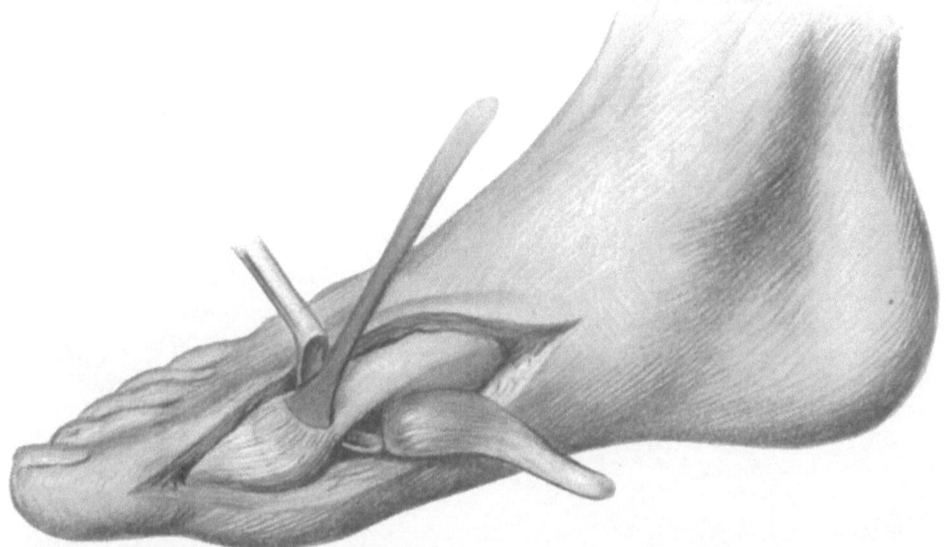

Abb. 322. Operation bei Hallux valgus nach HOHMANN. Der Abductor hallucis ist abgelöst, ein Elevatorium um den I. Metatarsus herumgeführt. Nun wird er hinter dem Köpfchen durchmeißelt.

beseitigt, sondern eher vermehrt und die Wiederherstellung des medialen Stützpunktes im Großzehenballen nicht erreicht wird. Dies läßt sich aber leicht herbeiführen, wenn man die Durchtrennungsebene durch den ersten Strahl in einer frontal-horizontalen Ebene vornimmt, also von der Oberseite des Köpfchens zur Unterseite der Basis des ersten Strahles. Ich bin in einem Falle so vorgegangen und konnte neben der Korrektur der Deformität auch ein deutliches Tiefertreten des Großzehenballens erzielen. Auch MAU scheint jetzt ähnlich zu osteotomieren. Wenn also LUDLOFF der Störung des Muskelgleichgewichtes nur indirekt Rechnung trägt, so sucht HOHMANN durch seine physiologische Operation bewußt und direkt diesen Anforderungen gerecht zu werden.

Technik der HOHMANNschen Operation (Abb. 322 und 323)

Örtliche Betäubung mit 1% Novokain-Adrenalin oder ½% Tutokain. Umspritzung an der Basis des Metatarsus I von oben rechts und links von ihm, bis die Nadel an der Sohle unter der Haut fühlbar wird. Umspritzung des Periosts dieses Knochens und Infiltration des Hautschnittes, wobei besonders die Ballengegend wegen reichlicher Nervenversorgung gut zu anästhesieren ist. Leicht bogenförmiger medialer Hautschnitt von der Mitte des Grundgelenkes der Großzehe bis zur Basis des Metatarsus I, etwa in der unteren Begrenzung des prominierenden Ballens. Der Hautschnitt führt bis zum Abductor hallucis aber nur die Haut des unteren plantaren Wundrandes wird vom Muskelbauch des sofort sichtbaren Abductor hallucis abgelöst, bis er frei zu Tage liegt. Vom Muskelbauch geht man nach vorne zur Sehne und löst sie vorsichtig von der Gelenkskapsel ab, die nicht eröffnet werden darf. Schließlich wird die Sehne an ihrem Ansatze an der Basis des Großzehengrundgliedes abgelöst, mit einer feinen Pinzette angespannt und der Muskel nach rückwärts mobilisiert und vom

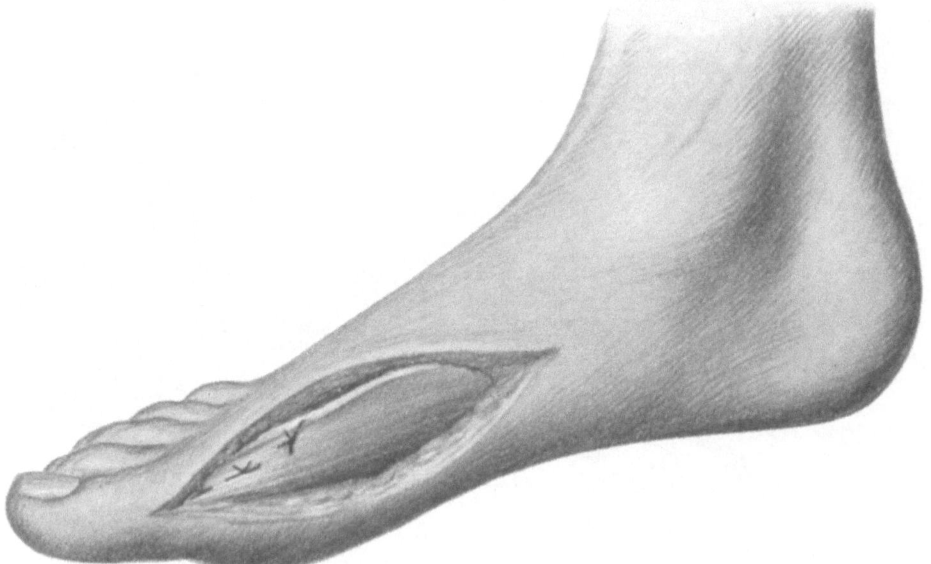

Abb. 323. Operation bei Hallux valgus nach HOHMANN. Nach Geraderichtung der Zehe und Raffung der medialen Kapsel wird der Abductor hallucis an der medialen Kapsel und der medialen Seite des Zehengrundgelenkes vernäht.

Flexor hallucis brevis abgetrennt. Nun wird der Hals des Mittelfußknochens mit einem dünnen Schutzhebel knapp hinter dem Köpfchen umfaßt und mit einem dünnen LEXERschen Meißel ein Keil bzw. ein Trapez hier aus dem Knochen herausgeschlagen; unmittelbar hinter dem Köpfchen also extraartikulär. Nur für leichtere Fälle genügt eine lineare Osteotomie. Sie erfolgt in einer Ebene, die etwas schräg von oben peripher nach unten zentral gerichtet ist, um die plantare Verschiebung und Erhaltung des Köpfchens in dieser Stellung zu erreichen, wodurch das Großzehenköpfchen tiefer zu stehen kommt als das zweite und dritte und somit der vordere mediale Hauptstützpunkt des Fußes wiederhergestellt wird. Die Basis eines Keiles sieht nach der medialen Seite; die Länge der Basis richtet sich nach der Schwere der Deformität und beträgt ½ bis 1 bis 1½ cm. Die Spitze eines Keiles oder bei schweren Fällen des Trapezes ist lateral gerichtet und beträgt 3 bis 4 mm. Nach der Osteotomie wird die Zehe mitsamt dem Köpfchen gerade gerichtet, das Köpfchen lateral gegen das zweite und etwas plantar verschoben und so auf das zentrale Metatarsalende aufgesetzt. Dadurch läßt sich meist auch die Subluxation im Gelenk beseitigen. Durch Verkürzung des ersten Strahles ist die Verkürzung der gespannten Sehnen und Muskeln der Großzehe, welche die Korrektur hinderten, Rechnung getragen. Es muß jedenfalls ein zwang- und müheloses Geraderichten der Großzehe möglich sein, um ein auch kosmetisch ordentliches Resultat zu erzielen. Wenn die Geraderichtung der großen Zehe erfolgt ist, stellen sich die Sesambeinchen wieder richtig unter dem Köpfchen ein. Bei schwersten Fällen können auch Verwachsungen der Sesambeinchen mit den arrodierten, unregelmäßig gestalteten Unterflächen des Köpfchens vorkommen, wodurch die normale Funktion des Flexor hallucis brevis beeinträchtigt wird. In solchen Fällen muß die Kapsel eröffnet und am Hals des Köpfchens die Verwachsung gelöst werden, bis die Reposition erreicht ist. Eine wirkliche Exostose ist nur selten, und zwar bei deformierenden Prozessen vorhanden. Wenn sie entfernt werden muß, wird wie bei der LUDLOFFschen Operation die Kapsel lappenförmig mit peripherer Basis abgelöst und der Knochenvorsprung abgeschlagen. Nun wird die Zehe vom Assistenten in korrigierter Stellung gehalten und zuerst die Kapsel samt dem Schleimbeutel mit zwei starken Katgutfäden einer weiter dorsal, einer weiter plantar stark nach rückwärts an das Periost und die Weichteile des Metatarsus I fixiert. Dadurch bleibt dann die Zehe von selbst in ihrer richtigen Lage. Nun wird der Abductor hallucis mit dem hinteren Teil seiner Sehne unter einer gewissen Anspannung mit einem Katgutfaden an die mediale Seite der Gelenkskapsel an ihrer unteren Hälfte angenäht, während das Sehnenende an die mediale Seite des Grundgliedes der großen Zehe ebenfalls in ihrer unteren Hälfte befestigt wird. Der Muskelbauch kann, wenn er früher stark plantar verlagert war, an das Metatarsale I angeheftet werden. Ohne den Schleimbeutel oder die überschüssige Haut zu resezieren erfolgt die Hautnaht. Die lateral abgedrängten Zehen zwei bis vier werden mit dem Finger redressiert, ebenso eine vorhandene Hammerzehe. Besteht eine seitliche Abspreizung des Metatarsus V mit Ballenbildung am lateralen Fußrand, so wird die sogenannte Spreizfußoperation am Metatarsus V ausgeführt.

Technik der Spreizfußoperation oder der Operation des Quintus varus nach HOHMANN

Örtliche Umspritzung des Metatarsus V in der Gegend des Köpfchens, des Halses und des Grundgliedes der kleinen Zehe. Infiltration der Haut für einen Längsschnitt von 3 bis 5 cm Länge am lateralen Rand der kleinen Zehe vom Grundgelenk proximalwärts. Der Hals des V. Metatarsus wird freigelegt, mit einem Schutzhebel umfaßt und nun der Knochen knapp hinter dem Köpfchen quer durchmeißelt. Das Köpfchen wird dann medialwärts gegen das vierte hin und leicht plantarwärts verschoben. Nun wird die Kapsel durch eine Katgutnaht gegen den Mittelfußknochen gestrafft und der Abductor digiti quinti straff gegen die Kapsel gezogen. Durch diese Anspannung richtet sich die bis dahin abduzierte kleine Zehe gerade und bleibt so, der Ballen verschwindet.

Nachbehandlung

Nach jeder Hallux valgus oder Spreizfußoperation wird ein Gipsverband angelegt, der bei ganz dünner Polsterung bis etwas über die Malleolen reicht; dabei muß das vordere Quergewölbe gut herausmodelliert werden. Man umfaßt hiezu den mit Gips umwickelten Fuß von rückwärts und oben her so, daß die Daumen beider Hände auf dem Fußrücken liegen und die vier Finger sich von beiden Seiten in die Fußsohle legen. Die Daumen drücken den äußeren und inneren Fußrand plantarwärts, die Finger modellieren die Mittelfußgegend besonders unmittelbar hinter der Köpfchenreihe tief heraus. Wichtig ist eine sichere Fixierung der Großzehe, die am besten durch ein Gipszügel erreicht wird, der um sie herum angelegt wird. Bei der kleinen Zehe tut man gut, zuerst einen Heftpflasterzügel herumzulegen und erst dann den Gipszügel herumzuführen. Die redressierten zweiten bis vierten Zehen werden mit Heftpflasterzügen nach medial verzogen, um im Gipsverband angeklebt zu werden. Der erste Gipsverband bleibt neun bis zehn Tage, dann erfolgt Verbandwechsel und neuerlicher Gips, wieder für neun bis zehn Tage. Dann bekommt der Patient auf alle Fälle einen Zinkleimverband von der Fußspitze bis über den Knöchel, um ein Ödem zu verhindern, das beim Aufstehen sonst regelmäßig einzutreten pflegt. Erst wenn mindestens drei Wochen seit der Operation verstrichen sind, darf der Fuß belastet werden. Dann wird eine individuell gearbeitete Einlage mit Hebung der mittleren Metatarsi gegeben, die Patienten müssen ihre kurzen Fußmuskeln selbst massieren lernen und Übungen machen (Zehengreifen, Fußrollen).

Eine ähnliche Operation nur von etwas anderen Gesichtspunkten aus wurde letzthin von SAZEBIN vorgeschlagen, wobei er statt dem M. abductor rückzuverlagern, den Extensor hallucis verlängert bzw. durchschneidet. Die kürzlich von BRAGARD vorgeschlagene doppelte Osteotomie zur Geraderichtung des ersten Strahles und nachherige Extension dürfte in dieser Form kaum Nachahmer finden. Der Gedanke aber, durch Extension die Geraderichtung der großen Zehe herbeizuführen, erscheint mir beachtenswert.

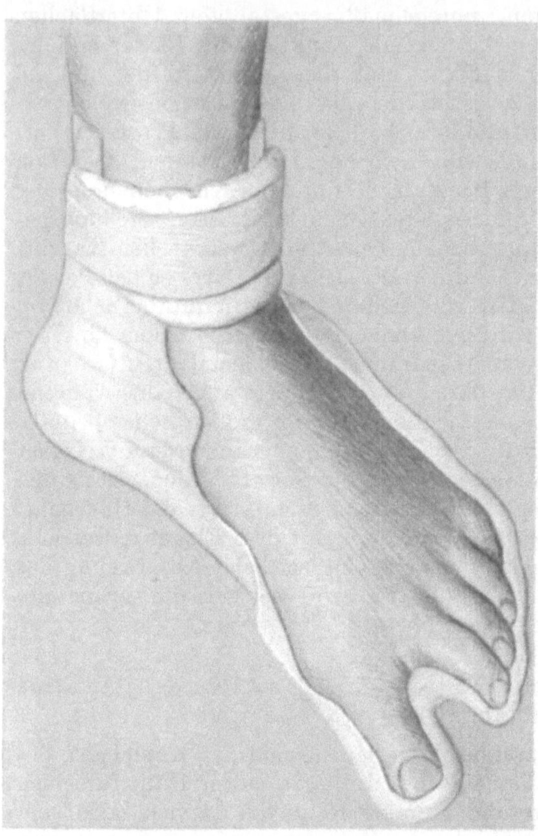

Abb. 324. Gipsschiene nach einer Hallux-valgus-Operation nach KUHLENKAMPF

Technik der Operation nach SAZEBIN

In örtlicher Betäubung, wie bei HOHMANN, 5 cm langer Längsschnitt über dem Metatarsus I an seiner medialen Seite direkt auf den Knochen. Nach Längsinzision des Periosts wird dieses sorgfältig abgelöst, dann wird eine Giglisäge unter den Knochen geschoben und derselbe im peripheren Drittel in einer frontalen Ebene leicht nach außen und plantar gerichtet durchtrennt. Das Ende des distalen Anteils wird aus der Wunde herausgeschoben, wodurch sich das Köpfchen lateralwärts verschiebt. Nun wird von ihm ein Knochenkeil oder Trapez mit lateraler und plantarwärts gerichteter Basis abgetragen, dessen Größe nach dem Grad der Deformität schwankt. Das Köpfchen wird jetzt lateral, plantar und nach rückwärts verschoben und das Periost und die Haut schichtenweise darüber geschlossen. Das Gelenk und der Schleimbeutel dürfen dabei nicht eröffnet werden. Nur in den seltensten Fällen ist es notwendig, die sogenannte Exostose vom gleichen Schnitt aus abzutragen. Zweiter Schnitt auf dem Fußrücken im ersten Zwischenraum ungefähr in derselben Höhe über den deutlich sichtbaren Extensor hallucis longus. Seine Sehne wird treppenförmig nach BAYER verlängert, wie dies der Geradestellung der großen Zehe jetzt entspricht; dann der etwas tiefere und lateral liegende Extensor brevis aufgesucht und ein Stückchen aus ihm reseziert. Zweischichtige Wundnaht; Lagerung des Fußes auf eine Pappschiene, die durch eine Aufbiegung die große Zehe in korrigierter Stellung hält. Über dem Köpfchen des ersten Mittelfußknochens wird der Verband straff angezogen, um ihn in seiner neuen Stellung zu befestigen. Nach sieben Tagen Entfernung der Nähte und Gipsschiene nach KUHLENKAMPF (Abb. 324). Beginn mit Bäder und Massage. Nach drei Wochen Auftreten in zweckmäßigen Schuhen mit individueller Einlage nach Gipsmodell in Supination.

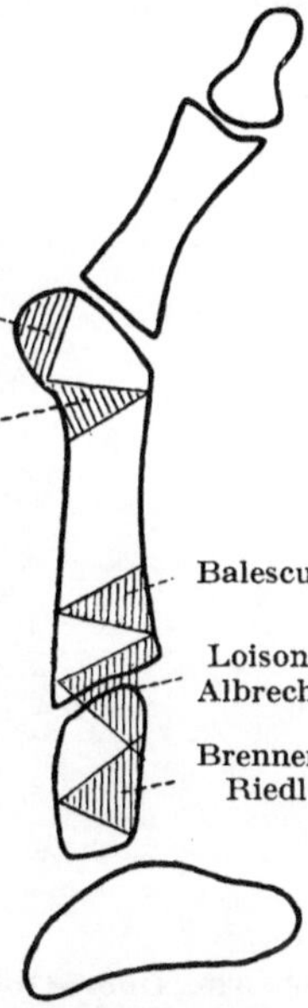

CHLUMSKY legt seine schräge Osteomie durch den Metatarsus I mehr sagittal von unten außen nach oben innen. Nachher werden die Fragmente gegeneinander verschoben und dadurch auch die Sehne und die große Zehe aus ihrer falschen Lage in eine korrigierte gebracht. Manchmal müssen die allzu scharfen Spitzen der Fragmente angerundet werden. Obwohl die Zehen meist von selbst in dieser Stellung halten wird doch gewöhnlich die Grundphalange mit zwei bis drei Nähten an das Mittelfußköpfchen fixiert, wobei manchmal auch die Sehne des langen Zehenstreckers an dieser Stelle in die Naht einbezogen wird. Eine Schiene ist meist gar nicht notwendig. Entfernung der Nähte nach acht bis zehn Tagen, nach vierzehn bis sechzehn Tagen fangen die Patienten an, herumzugehen.

Abb. 325. Schematische Darstellung der verschiedenen Osteotomien (nach MAUCLAIRE)

HACKENBROCH braucht zwei Keilosteotomien aus dem Metatarsus I, eine zentrale mit der Basis nach außen zur Bekämpfung der Adduktion und eine hinter dem Köpfchen mit der Basis nach innen zur Geraderichtung der Großzehe. Es ist dies nur eine Kombination bereits bekannter Methoden, wie aus der beifolgenden Skizze hervorgeht (Abb. 325).

Gleichzeitig mit HOHMANN hat KESZLY eine ähnliche Keilexzision nach KIRÁLY beschrieben, nur scheut er nicht die inzwischen als überflüssig und gefährlich erkannte Gelenkseröffnung. Der erste Akt gleicht der LUDLOFFschen, der zweite der HOHMANNschen Operation, seine Sehnenplastik ist etwas komplizierter.

Technik der Operation nach BARKER-KIRÁLY (Abb. 326)

Medialer Längsschnitt über dem Grundgelenk der großen Zehe. Eine vorhandene Bursa wird entfernt. Eröffnung des Gelenkes. Abmeißelung der Exostose und Glättung der Knochenränder; Resektion eines Knochenkeiles aus dem Köpfchen des Metatarsus I, mit der Grundfläche gegen den medialen und der Spitze gegen den lateralen Fußrand. Der Keil wird möglichst peripher gelegt und an seiner Spitze soll die Kortikalis und das Periost nicht durchtrennt werden. Es wird eingebrochen, die Zehe gerade gerichtet und die Kapsel entsprechend der geraden Stellung vernäht. Die Streckersehnen werden bis zur Mitte der Grundphalange längsgespalten und der mediale Anteil nach medial und unten verlagert und am Periost der Grundphalange fixiert. Jetzt muß die Zehe gerade stehen. Schichtennähte und Verband bei gerade gestellter Großzehe. Vom zehnten Tag an Mechanotherapie.

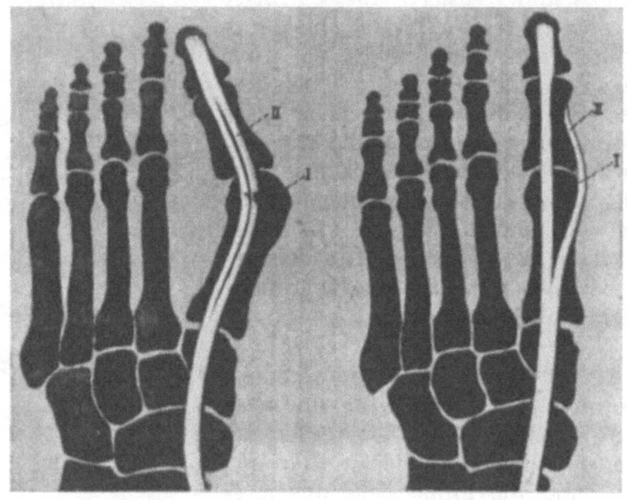

Abb. 326. Operation bei Hallux valgus nach KIRÁLY. Links I schraffiert die zu entfernenden Knochenteile; II die Streckersehne halbiert. Rechts die Zehe geradegerichtet, die mediale Hälfte (II) der Streckersehne wird medial und unten unter der Grundphalange befestigt.

Diese Operation führt zur alten und noch vielfach geübten namentlich von GOCHT verteidigten HUETERschen Operation, die in Amerika nach MAYO benannt ist. Sie entfernt das Köpfchen des Metatarsus I und beraubt daher den Fuß seines wichtigen medialen Stützpunktes, weshalb sie in neuerer Zeit abgelehnt wird.

Technik der Operation nach HUETER-MAYO (Abb. 327 und 328)

Bogenschnitt nach oben konvex mit unterer Basis umgreift die Frostbeule; Bildung eines U-förmigen peripher gestielten Lappens, der den Schleimbeutel enthält und zurückgeschlagen wird. Die Exostose wird abgemeißelt und entfernt; dann das Gelenk eröffnet, vom Gelenkköpfchen eine Scheibe reseziert, das angefrischte Knochenende rund gestaltet und der Kapselweichteillappen mit dem Schleimbeutel zwischengelagert. Bei starker Verkürzung des Extensor hallucis wird dieser plastisch verlängert. Darüber wird die Wunde wieder durch Katgut und Hautnähte geschlossen. Verband bei adduzierter Großzehe für zehn

Tage, dann Aufstehen mit Einlage nach Modell und Zehenschienchen nach
GOCHT.

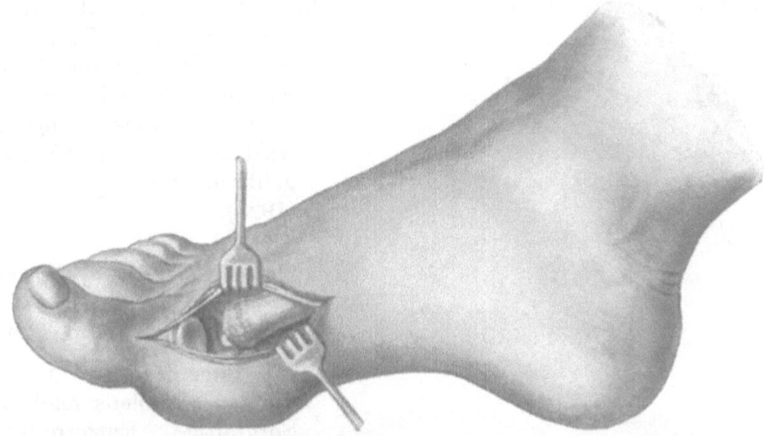

Abb. 327. Operation bei Hallux valgus nach HUETER. Köpfchen des Metatarsus I reseziert,
Knochenende abgerundet; der Gelenkspalt klafft auf 1 cm. (Aus GOCHT-DEBRUNNER, Orthop. Therapie)

HEYMANN modifiziert das HUETERsche Verfahren derart, daß er den lateralen
Kapselüberzug des Köpfchens nicht entfernt, sondern nach entsprechender
Kürzung und Formung des Metatarsus I mit ihm die Knochenwundfläche des

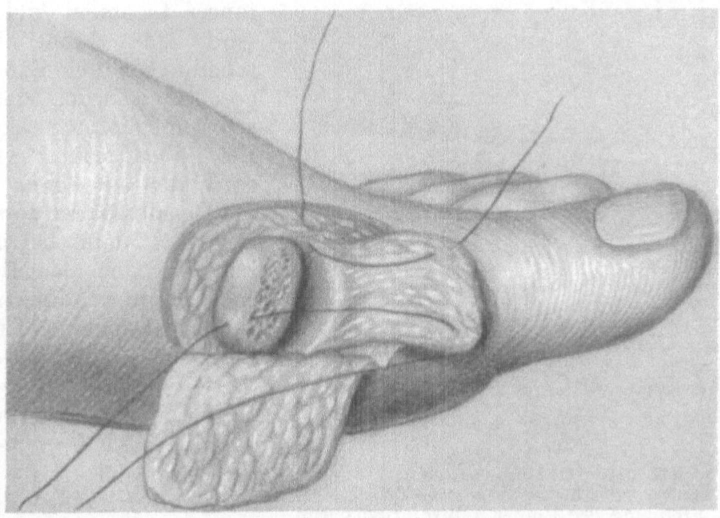

Abb. 328. MAYOS Operation bei Hallux valgus. Hautlappen volar gestielt nach unten
geklappt, Kapsel-Schleimbeutellappen peripher gestielt, zehenwärts geklappt. Köpfchen des
Metatarsus I ist abgetragen, Knochen geglättet; der Kapsel-Schleimbeutellappen wird in den Gelenkspalt geschlagen und fixiert. (Nach ALBEE)

Metatarsus I deckt. Eine besondere Einpassung ist nicht nötig, er wird durch eine
straffe Naht der Gelenkskapsel in seiner Stellung erhalten. Die Fixierung der
Großzehe im Verband erfolgt mittels eines seitlich angebrachten Holzspatels.

b) Weichteiloperationen

Im Gegensatz zu dieser im Verhältnis zum Leiden etwas gewaltsamen Operation wird vielfach versucht, ohne Knochenoperation auszukommen und lediglich mit Kapsel- und Sehnenplastiken das Auslangen zu finden, wobei allerdings die Exostose meist abgemeißelt wird, so bei der in Amerika viel geübten Methode nach SILVER (1923).

Technik der Operation bei Hallux valgus nach SILVER (Abb. 329)

Bogenförmige Umschneidung des Ballens nach unten. Sorgfältige Entfernung des Schleimbeutels. Dann Y-förmiger Schnitt aufs Gelenk unter Bildung eines distalen, eines oberen und eines unteren Lappens. Der distale wird breit gestaltet und sorgfältig zurückgeschlagen und soll dann das innere Ligament bilden. Jetzt wird eine dünne Knochenscheibe von der Exostose abgeschlagen, wobei das Gelenk selbst möglichst geschont wird. Bei überstreckter Großzehe wird nun mit einem Tenotom die Gelenkskapsel dorsal längsgespalten, dann bei gebeugter Zehe an der Beugeseite und endlich unter Adduktion diese beiden peripheren Enden der Längsschnitte an der lateralen Seite durch eine vertikale Durchschneidung verbunden, so daß dort ein U-förmiger Lappen mit zentraler Basis entsteht und jede Spannung vollkommen entfernt ist. Die Geraderichtung der Zehe ist jetzt vollkommen möglich und in einer Überkorrektur von 45° wird dann der distale, breite, mediale

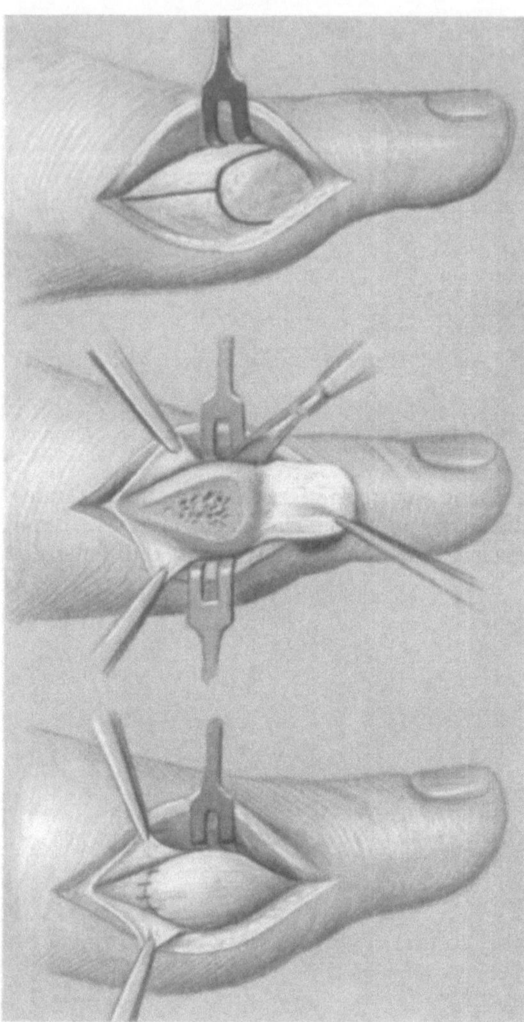

Abb. 329. Operation bei Hallux valgus nach SILVER. Oben: Hautschnitt und schwarz ausgezogen die Schnittführung zur Eröffnung der Kapsel. Mitte: Dreilappenbildung, Exostose abgetragen, das Skalpel spaltet an der Streckseite den lateralen Kapselanteil. Unten: Zehe geradegerichtet, peripherer Lappen unter Spannung möglichst zentral angeheftet, wird durch Übernähung des oberen und unteren Lappens gesichert. (Nach STEINDLER)

Lappen unter möglichster Spannung periostal an das Metatarsale I befestigt. Darüber wird der obere und untere Lappen wieder vereinigt; der während der Operation abgelöste Ansatz des Abductor hallucis wird wieder zurückvernäht und die Haut in Schichten verschlossen. Die Großzehe muß für acht bis zehn Tage mit einer Schiene in korrigierter Stellung gehalten werden, aber schon nach einer Woche darf der Patient mit der Außenseite des Fußes auftreten. Drei bis vier Wochen nach der Operation wird die Schiene entfernt und der Patient darf mit einer Einlage herumgehen, wobei fleißig aktive und passive Übungen auszuführen sind.

Andere Technik

Ähnliche Operationsvorschläge stammen von SCHWARZMANN (1920), der aber die laterale Kapsel nicht durchschneidet, und nur die mediale Plastik mit Hilfe des Schleimbeutels macht. Dann von WYMMER, der gleichfalls den Schleimbeutel entfernt aber keine mediale Kapseldurchtrennung vornimmt, dafür den Extensor hallucis verlängert. SCHEDE verwirft jede Knochenoperation am Metatarsus I, weil sie den medialen Stützpunkt vernichtet und empfiehlt bei nicht zu schweren Fällen die laterale Durchtrennung der Kapsel, der Sehne, des Adduktor und des schrägen Beugers; dann gründliches Redressement der Zehe und des Fußgewölbes und Raffung des Abductor hallucis. Auch PAYR ist gegen die Knochenoperation und macht im wesentlichen die SILVERsche Operation von einem dorsalen Lappenschnitt aus. Auch er exzidiert den Schleimbeutel. Medial wird ein nahgestielter breiter Lappen gebildet, der dann weiter nach vorne an die Grundphalange vernäht wird. Entfernung der Exostose. Starke Verziehung des Hautlappens nach außen, der Streckersehnen nach innen. Durchtrennung der Kapsel am Dorsum und lateral unter Entfernung des Ligamentum collaterale, Dehnung oder Z-förmige Verlängerung der Streckersehne. Nach acht Tagen Massage und warme Bäder, Belastung vom zehnten Tag an. Abduktionsverband mit Holzspatel.

Möglichst vom äthiologischen Standpunkt aus hat MATHEIS versucht, ein neues ebenfalls physiologisches Operationsverfahren auszuarbeiten, seine Operation hat aber noch nicht ihre endgültige Form erreicht, daher soll sie nur in ihren Grundzügen wiedergegeben werden.

Technik nach MATHEIS

Leicht in örtlicher Betäubung auszuführen. Hautschnitt von der Mitte des Grundgliedes der Großzehe den Ballen sohlenwärts umgreifend bis zum Kahnbein. Sorgfältige Entfernung des Schleimbeutels. Ablösen des Ansatzes des Tibialis anticus vom Metatarsus I und Durchtrennung der Gelenkskapsel im Keilbeinmittelfußgelenk. Dann ist die Pronation des Metatarsus I frei. Freilegung des Abductor hallucis bis zum Ansatz am Grundglied, das erhalten bleiben muß. Eröffnung des Großzehengrundgelenkes durch breiten Lappen mit peripherer Basis und Durchtrennung der Kapsel an der Streck- und Beugeseite, bis sich die Großzehe leicht gegen den Metatarsus I supinieren läßt. Vollkommene Geraderichtung der großen Zehe. Der Metatarsus I wird von oben her durch Druck in Adduktion und Beugung gedrängt und in dieser Stellung erst ans Keilbein befestigt, dann der Tibialis anticus unter Aufhebung seiner supinatorischen Wirkung rückvernäht und endlich am Grundgelenk der periphere Kapsellappen unter zentral-dorsaler Spannung bei gerader Zehenstellung fixiert. Darüber wird in mittlerer Spannung der Muskelbauch des Abductor hallucis periostal an den Metatarsus I befestigt. Gipsverband bei supinierter Ferse und proniertem Vorfuß.

Keine der bisherigen Operationen stellt einen Versuch dar, durch aktive Kräfte der wahrscheinlich durch primäre Abduktion des Metatarsus I entstandenen Deformität entgegenzuwirken. weshalb ich nicht glaube, daß sie die „Lösung" der Behandlungsfrage bringen. Auch der Vorschlag, die Großzehenbeuger und -strecker ganz oder zur Hälfte an ihren Ansätzen abzulösen, über der medialen Fußkante zu kreuzen und am Ansatzpunkt des Antagonisten wieder

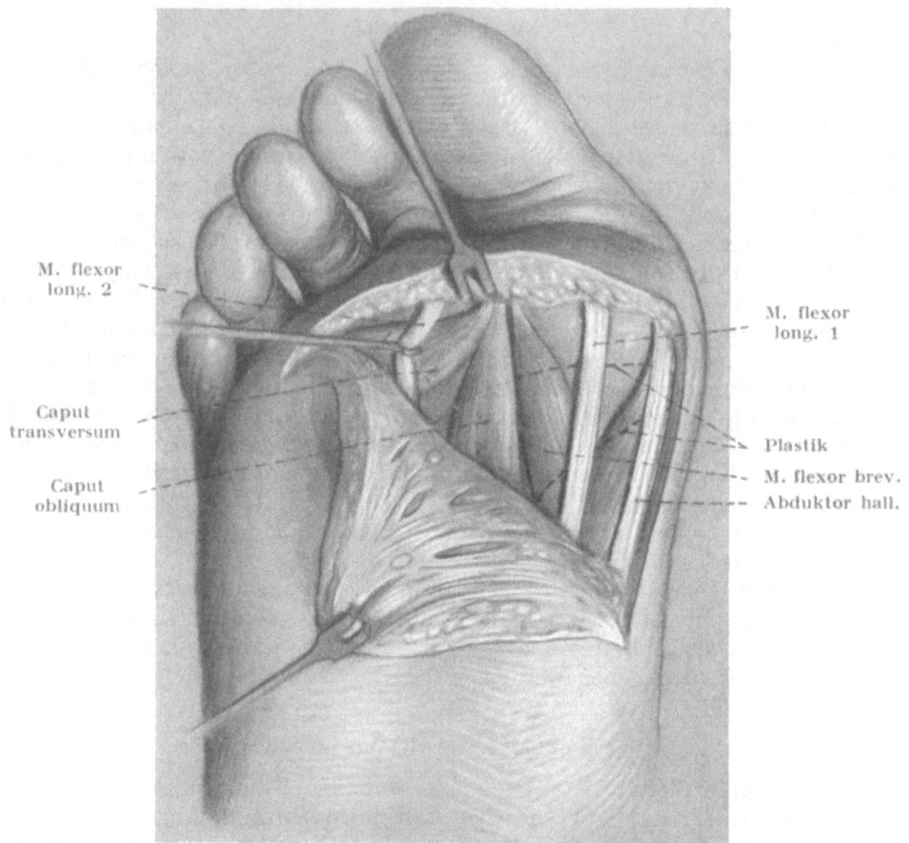

Abb. 330. Verpflanzung des Adductor hall. auf den Metatarsus I nach ERLACHER. Hautlappen mit Aponeurose umgeklappt. Unter den Zehenbeugern 1 und 2 liegt der Adductor hall., dessen Caput transversum und obliquum von der Grundphalanx möglichst peripher abgelöst und unter dem Flexor brevis und Abduktor zum Metatarsus I geführt wird, wo sie periostal verankert werden. Neuer Verlauf der Plastik gestrichelte Linie

anzuheften, dürfte die Abduktion der Großzehe nur im Anfangsstadium herbeiführen. Lediglich aus diesem Grunde möchte ich nachfolgenden Operationsplan hier kurz ausführen, wenn ich damit auch noch keine Dauererfahrungen besitze.

Technik der Umwandlung des Adductor hallucis in einen Adductor Metatarsi I nach ERLACHER (Abb. 330)

Der Adductor hallucis führt normal erst über den Abductor hallucis zum Spanner des vorderen Quergewölbes. Ist letzterer insuffizient, so verursacht der erstere einen Hallux valgus unter Spreizfußbildung. Durch die Verlagerung auf den Mittelfußknochen wird er ein direkter Adduktor der ersten Strahlen und ein querer Gewölbespanner. Hakenschnitt an der Innenseite des Großzehenballens an der Basis der Grundgelenke quer nach innen umbiegend bis zum III. Metatarsus. Man klappt den Lappen mit der Aponeurose zurück und dringt zwischen I. und II. Metatarsus stumpf in die Tiefe bis man den queren und schrägen Kopf des Adductor hallucis erreicht, stellt den gemeinsamen Ansatz am lateralen Rand der Grundphalange dar, löst ihn dort ab, durchtrennt die laterale Kapsel und Bänder, redressiert kräftig den ersten Strahl und vernäht die Sehne unter starker Adduktion des ersten Strahles periostal an diesem, indem man unter dem Abduktor und den Beugern mit einer Kornzange einen Kanal lateralwärts bohrt und die Sehne dann durch diesen Kanal an den Innenrand des ersten Strahles leitet. Ist dadurch eine gute Stellung der Großzehe zu erreichen, so verlagert man noch den Abduktor hallucis nach oben (nach HOHMANN) und schließt darüber die Haut. Für leichtere Fälle ist dies sicher genügend; bei arthritischen Veränderungen aber dürfte man ohne Knochenoperation wie in Abb. 321, E wohl nicht auskommen. Zur Nachbehandlung Pflasterverband bei adduziertem und flektiertem ersten Strahl und Abduktion der Großzehe für vierzehn Tage; dann Übungen und Massage, belasten erst nach vier Wochen mit individueller Einlage und guter Hebung des ganzen vorderen Quergewölbes, wie ich dies anderen Ortes beschrieben habe.

Abweichungen in der Sagittalen

Hieher gehört die Beugekontraktur der großen Zehe, die als Hallux flexus bekannt ist und zum sogenannten Hammerzehenplattfuß führen kann. Ihre Beseitigung ist unbedingt notwendig, weil sonst ein normales Abwickeln unmöglich bleibt. Die Krallenstellungen der Zehen, wie sie etwa der Ulnarislähmung entsprechen würden, setzen sich aus der reinen Hammerzehenbildung, meist eine Beugekontraktur im Mittelgelenk, und der dorsalen Subluxation im Grundgelenk der Zehen zusammen, welche beiden Krankheitsbilder auch allein vorkommen können. Sie werden dementsprechend auch gesondert besprochen.

Beugekontraktur der großen Zehe — Hallux flexus

Die Beugekontraktur im Grundgelenk der großen Zehe sowohl als eigenes Krankheitsbild wie in Gemeinschaft mit dem Plattfuß als sogenannter Hammerzehenplattfuß erfordert eine gründliche Beseitigung, weil sein Fortbestand das Gehen und Abwickeln des Fußes behindert. Von der einfachen Tenotomie der Großzehenbeuger, zur Ablösung der Sesambeinchen nach KLEINSCHMIDT und einer richtigen Gelenksplastik des Grundgelenkes wurden die verschiedensten Operationen angegeben. Für jene Fälle, an denen schwerere arthritische Veränderungen gedeckte Maßnahmen als aussichtslos erscheinen lassen, empfiehlt SCHANZ eine Osteotomie aus der Grundphalanx, um nicht am für die Stützfähigkeit wichtigen Metatarsus I angreifen zu müssen.

Technik der paraartikulären Osteotomie der Großzehengrundphalanx nach SCHANZ

Von einem medialen Hautschnitt vom Grundgelenk peripherwärts wird die Grundphalanx freigelegt und dann unmittelbar neben dem Gelenk subperiostal ein kleiner Knochenkeil mit dorsaler Basis, der bis an die plantare Kortikalis reicht, entfernt. Diese wird dann eingebrochen, Periost und Haut vernäht und ein Gipsverband bei gerade gestellter großer Zehe angelegt, welcher nach vierzehn Tagen durch einen Heftpflasterverband ersetzt wird. Beginn mit Belastung; zur Nachbehandlung heiße Bäder.

Beugekontrakturen im Mittelgelenk — Hammerzehe

Fehlstellungen, welche die häufigste Form darstellen, lassen sich durch kräftigen Druck zwar noch ausgleichen, schnappen aber meist wieder sofort in die alte Stellung zurück. In solchen Fällen hat die subkutan ausgeführte Tenotomie nach ADAMS Aussicht auf einen Dauererfolg.

Technik der subkutanen Tenotomie nach ADAMS

Vorbereitung durch ein Reinigungsbad am Vortag, Abreiben mit Alkohol; steriler Deckverband. Lokale Anästhesie, Bauchlage des Patienten. Die Nachbarzehen werden durch Bindenzügel zur Seite gehalten. In die Mitte der Beugefalte wird von unten her ein feines Tenotom senkrecht gegen das Gelenk vorgestoßen und Kapsel und lange Beugersehnen von der Mitte nach außen, nach lateral und medial durchtrennt. Nun dringt am Knochen bleibend das Tenotom noch weiter dorsalwärts vor und sucht unter Schonung der seitlich verlaufenden Gefäße die Seitenbänder zu durchtrennen. Ist die Durchtrennung richtig ausgeführt, muß die Streckung der Zehen ohne Schwierigkeit gelingen. Noch vorhandene Fasern lassen sich meist leicht durchreißen und geben unter Krachen nach. Wichtig ist die Nachbehandlung. Die Zehe wird auf eine T-Schiene gelagert, indem sie in Streckstellung zuerst durch Heftpflasterzüge gegen die an der Sohle verlaufende Metallschiene fest anbandagiert wird. Nach zwölf Tagen bekommt der Patient eine abnehmbare Schiene, die aus einem Federstahl besteht, unter der Zehe verläuft und eine Lederschlaufe trägt, die die Streckung sichert. Sie endigt in der Fußwölbung und wird über dem Rist befestigt. Diese Schiene muß mindestens noch ein halbes Jahr getragen werden. Nur bei genauer Nachbehandlung ist man vor Rückfällen sicher.

Technik der offenen Durchtrennung der geschrumpften Seitenbänder nach PAYR-SCHLÄPFER

Die Beugeseite des ersten Interphalangealgelenkes wird durch einen Spiralschnitt breit freigelegt. Mittels scharfer Haken wird die Hautwunde auseinander gehalten. Die Zehenbeugersehnen werden seitlich verzogen und dann die kontrakten plantar verschobenen Ligamenta collateralia beiderseits durchtrennt. Jetzt gelingt es leicht, die Endphalange zu strecken. Die aneinanderliegenden Hautwundränder lassen sich ohne Spannung linear vereinigen. Nachbehandlung wie oben.

Bei einer Fehlform liegen schwere Schrumpfungen der Weichteile oder knöcherne Veränderungen vor. Die Operation muß die Beugekontraktur des Mittelgelenkes und die Überstreckung im Grundgelenk beseitigen und die Verkürzung der langen Strecker und Beugesehnen ausgleichen. Sie besteht in der Resektion des Köpfchens des Grundgliedes, wenn die Abknickung der Zehe im Grundmittelgelenk vorliegt, oder des Köpfchens des Mittelgliedes, wenn die Kontraktur im Mittelnagelgliedgelenk sitzt. Nach HOHMANN soll man dabei die Strecksehne nicht durchtrennen sondern raffen.

Technik der Hammerzehenoperation nach HOHMANN (Abb. 331)

Lokale Anästhesie, Vorbereitung wie oben, seitlicher Bogenschnitt über dem kontrakten Gelenk und Zurückschlagen des Hautlappens nach medial, oder bei einem starken Klavus einfacher Längsschnitt mit Exzision des Klavus. Die Strecksehne wird in der Mitte längsgespalten und nach beiden Seiten weggezogen, so daß das Gelenkköpfchen freiliegt. Nun wird knapp hinter dem Köpfchen die proximale Phalanx mit der Knochenschere durchtrennt und das Köpfchen aus dem Gelenk ausgelöst. Es wird soviel reseziert, daß sich die Zehe gut strecken läßt. Die nun zu lange Strecksehne wird nach einer Nahtmethode (HOHMANN) durchflochten, die aus der Zeichnung ohne weiteres verständlich ist. Sie erlaubt eine gleichmäßige Spannung und Verkürzung der Sehne;

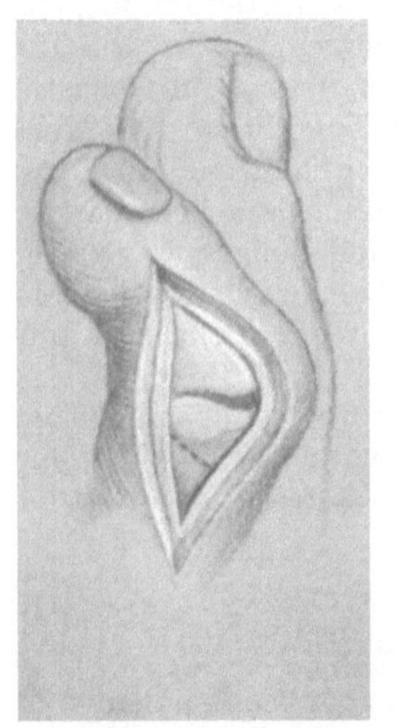
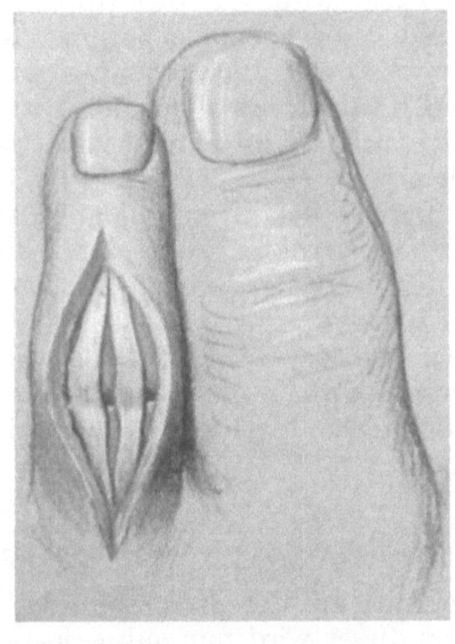
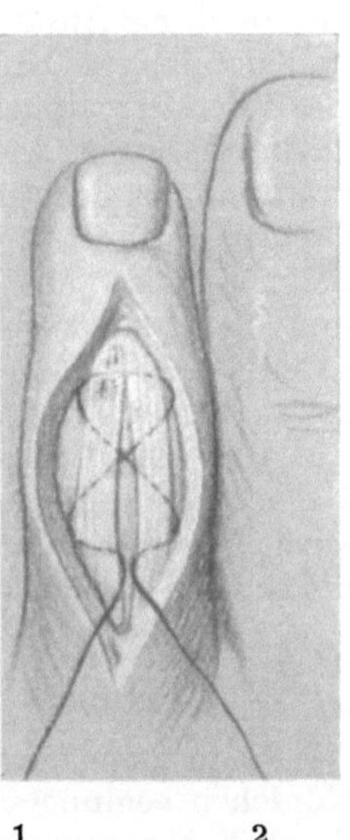

Abb. 331 a bis c. **Hammerzehenoperation nach** HOHMANN. a punktiert die Resektionsstelle in der proximalen Phalanx; b Zehe gestreckt, Streckersehne gespalten und zu lang. c Anlegung der Raffnaht. Der Faden läuft von 1 durch die halbe Sehne nach außen, wieder schräg durch die ganze Sehne zum peripheren Ende, dort quer durch die Sehne und wieder schräg zurück und durch die proximale Sehnenhälfte zur Mittellinie 2 zurück

die Fäden werden erst geknüpft, wenn die Zehe vollkommen gerade steht. Darüber wird die Haut nach Abtragung eines faltigen Überschusses wieder geschlossen und die Zehe für zehn bis vierzehn Tage auf ein volares Schienchen gelagert.

Bei schwereren arthritischen Veränderungen im Gelenk selbst und teilweiser oder völliger Ankylose gelingt es zwar meist noch durch kräftiges Redressement die Zehe zu strecken, da aber das Gelenk ohnehin unbeweglich ist, so schafft in solchen Fällen die Resektion des Gelenkes nach JONES dauernde Abhilfe.

Technik der Gelenkresektion nach JONES

Lokale Anästhesie, Längsschnitt oder U-förmiger Lappenschnitt mit naher Basis das Gelenk umgreifend. Freilegung des Gelenkes durch seitliches Abschieben der längsdurchtrennten Streckersehne, Keilresektion des Gelenkes, das Köpfchen des Grundgliedes und die Basis des Mittelgliedes umfassend, so daß die beiden Knochenwundflächen bei voller Streckung der Zehe zur Adaption gelangen. Sie wird in dieser Stellung durch exakte Nähte der Kapselreste fixiert. Die Streckersehne kann nach der HOHMANNschen Naht gekürzt werden, Wundschluß. Lagerung auf eine palmare Schiene in Streckstellung für zwei bis drei Wochen. Dann Auftreten mit einer Einlage, die das Quergewölbe gut unterstützt.

Andere Technik

MERRILL begnügt sich nicht mit der Resektion allein, sondern fügt noch folgende Sehnenplastik an: Subperiostale Verpflanzung der Zehenstreckersehne, die an ihrem Ansatze abgelöst wird, auf das Köpfchen des Mittelfußknochens und der langen Beugersehne, die ebenfalls peripher durchtrennt wird, auf die Basis der Grundphalange. Mitunter kommt man sogar mit dieser Sehnenplastik allein aus, sonst wird die Kontrakturstellung im Mittelgelenk durch eine Keilresektion aus demselben beseitigt. Eine ähnliche Plastik empfiehlt auch FORBES. GÖRRES verfährt in ähnlicher Weise an der Großzehe, indem er lediglich von der Sehnenscheide aus das Periost der Grundphalange an der Beugeseite spaltet und die Beugersehne bei gestreckter Zehe dann durch zwei Periostsehnenscheidenläppchen gegen den Knochen fixiert. Auch er hält die Arthrodese nur selten für nötig.

BRAGARD empfiehlt, weil er bei künstlicher Schaffung von ungleichen Gelenkenden eine Arthritis deformans und durch den Wegfall der Bänder eine seitliche Verschiebung der Zehe fürchtet, die Kontinuitätsresektion aus der proximalen Grundphalanx.

Technik der Kontinuitätsresektion nach BRAGARD

Etwa 2 cm langer Schnitt auf der Streckseite des Grundgliedes näher vom Köpfchen beginnend. Aus dieser wird nun subperiostal ein $^3/_4$ bis $^5/_4$ cm langes Stückchen herausgemeißelt, und zwar aus dem distalen Schaftende, dicht proximal vom Köpfchen. Dabei soll die Meißelfläche von oben nah, nach unten fern liegen. Im Bedarfsfall knipst man das proximale Schaftende V-förmig aus. Jetzt läßt sich das Mittelgelenk leicht strecken, gleichzeitig ist die Verkürzung der Sehnen ausgeglichen. Die Überstreckung im Grundgelenk wird durch Fingerdruck beseitigt, gelingt dies nicht, so werden die verkürzten seitlichen Bänder und der dorsale Kapselanteil des Grundgelenks eingekerbt und darüber die Haut in Schichten geschlossen. Gipssandale mit Zehenzug. Nach drei bis vier Wochen Einlage nach LANGE mit vorderem Wulst zur Hebung des Quergewölbes. Vorsichtshalber wird noch ein halbes Jahr eine Nachtsandale aus Gips oder Zelluloid gegeben, die aber nicht unbedingt notwendig ist. Hingegen ist die Nachbehandlung der geschädigten Fußmuskulatur mit Massage und aktiver Gymnastik wichtig. Durch die Operation entsteht eine verkürzte im übrigen völlig normale Zehe mit normaler Funktion.

Dorsale Subluxation der Grundphalangen

In jenen Fällen, in denen es zu einer Subluxation oder Luxation des Grundgliedes einer oder aller Zehen auf dem Rücken des Mittelfußknochens gekommen ist, reseziert GOCHT die Basis der Grundphalanx. In gewissen Fällen, wo die

Schrumpfung der Strecksehnen und die Kontraktur der kleinen Gelenke eine sehr hochgradige ist, entfernt er nach einem Vorschlage NICOLADONIS die ganze Grundphalanx.

Technik der Resektion der Basis der Grundphalangen nach GOCHT

Bei Erkrankung von ein bis zwei Zehen. Lokale Anästhesie. Dorsaler Längsschnitt über das Grundglied. Die Strecksehnen werden seitlich verzogen, die Grundphalange in der Mitte mit einer Schere durchtrennt und der proximale Teil mit der Basis aus dem Grundgelenk ausgelöst. Schichtennaht der Weichteile. Zehenschiene für zwölf bis vierzehn Tage. Nachbehandlung mit einer Nachtschiene.

Sind mehrere Zehen an der Deformität beteiligt, so wird von einem unteren Querschnitt aus operiert. Die empfohlene Äthernarkose und Blutleere sind beide nicht notwendig und leicht durch lokale Anästhesie zu ersetzen. Rückenlage. Die Zehen werden durch Bindenzüge kräftig dorsal flektiert. Zwischen den Wurzeln der Zehen und den tastbaren Mittelfußköpfchen geht der Schnitt senkrecht zur Längsachse des Fußes durch Haut und Fettgewebe in die Tiefe bis auf die straff gespannten Beugesehnen. Diese werden mit einem Häkchen nach der Großzehenseite gezogen, so daß die Grundphalangen frei werden. Sie werden in der Mitte durchtrennt und das nähere Stück im Grundgelenk ausgelöst. Jetzt lassen sich die Zehen sofort zwanglos gerade strecken. Nur selten ist die subkutane Verlängerung der Streckersehnen nötig. Hautnähte. Lagerung auf ein flaches Sohlenbrettchen in gestreckter Stellung bei sorgfältiger Polsterung durch zwölf bis vierzehn Tage.

In Deutschland völlig verlassen und wegen der Zerstörung des Quergewölbes abgelehnt, wird in Amerika die Resektion der Köpfchen der Mittelfußknochen nach PH. HOFFMANN vielfach erfolgreich angewendet.

Technik der Resektion des Mittelfußköpfchens nach HOFFMANN

Leicht peripher konvexer Bogenschnitt bis an die Wurzeln der Zehen reichend. Der Lappen wird zurückgeschlagen und die Köpfchen der Metatarsen freigelegt. Die Beugersehnen werden seitlich verzogen und die Mittelfußknochen in ihrem Hals durchtrennt, worauf die Köpfchen aus dem Grundgelenk ausgelöst werden können. Die distalen Enden der Mittelfußknochen werden geglättet und darüber die Weichteile in Schichten vernäht. Lagerung auf eine Gipsschiene in Plantarflexion der Zehen oder auf ein Sohlenbrettchen. Vier bis sechs Wochen darf der Patient nicht auftreten; dann muß er eine Einlage bekommen, die noch jede Belastung des Ballens verhindert.

Schrifttum

Aufgenommen sind nur jene Arbeiten, die sich auf die näher beschriebenen Eingriffe beziehen

ABERLE, R.: Pronationsspasmen. Zeitschr. f. orthop. Chir., Bd. 16, H. 1/2. — ABBOTT, E.: Skoliosenbehandlung. XII. Orthop. Kongreß. 1913. — ADAMS: Hammerzehe s. SCHLÄPFER. Dtsch. Zeitschr. f. Chir., Bd. 148. — ALBEE, F.: Orthopedic and reconstr. surgery. (Saunders, Philadelphia.) 1921. — ANSART, BASTOS: Pektoralisplastik. Zeitschr. f. orthop. Chir., Bd. 48, H. 1. — DERSELBE: Radialislähmung. Zeitschr. f. orthop. Chir., Bd. 47, H. 1.

BABITZKI, P.: Ischiadikusanästhesie. Zentralbl. f. Chir., Bd. 40, H. 7 u. 13. — BADE, P.: Coxa vara, Lehrbuch der Orthopädie von LANGE, 2. Aufl. Jena: G. Fischer. 1922. — BAER, W.: Arthroplastik. Americ. journ. of surg. XVI. 1918. — v. BAEYER, H.: Operative Behandlung der Hüftluxation. Münch. med. Wochenschr., H. 44. 1918. — DERSELBE: Paraspinöse Schienung bei Spondylitis. Zeitschr. f. orthop. Chir., Bd. 42, H. 6. — BÁRON, A.: Schulterarthrodese. Zentralbl. f. Chir., Bd. 50, H. 12. — DERSELBE: Sartoriusverdoppelung. S. STRAUSS, XX. Orthop. Kongreß. 1925. — BAYER, C.: Plastische Achillotenotomie. Zentralbl. f. Chir., Bd. 28, S. 37. — BECK, A.: Drahtextension. Zentralbl. f. Chir., Bd. 51, H. 28. — BECK: Halsrippen. Fortschr. a. d. Geb. d. Röntgenstr., Bd. 8, S. 43. 1904. — BENNETT, D.: Quadrizepsverlängerung. Journ. of bone a. joint surg., Bd. 20, S. 279. 1919. — BESSEL-HAGEN, F.: Ätiologie und Pathologie des Klumpfußes. Heidelberg. 1889. — BIER-BRAUN-KÜMMEL: Chirurgische Operationslehre, 4. u. 5. Aufl. Leipzig: J. A. Barth. 1922/23. — BIESALSKI, K.: Orthopädische Behandlung der Nervenkrankheiten, Lehrbuch der Orthopädie von LANGE, 2. Aufl. Jena: G. Fischer. 1922. — BIESALSKI-MAYER: Die physiologische Sehnenverpflanzung. Berlin: J. Springer. 1916. — BIRT, E.: Sehnenplastik bei Peronäuslähmung. Zentralbl. f. Chir., Bd. 50, H. 13. — BRACKETT, E.: Osteotomie. Boston med. a. surg. journ., Bd. 166, H. 7. — BRAGARD, K.: Hammerzehe. Zeitschr. f. orthop. Chir., Bd. 47, H. 2. — BRANDES, M.: Coxa vara. XVII. Orthop. Kongreß. 1922. — DERSELBE: Osteoklase bei Antetorsion d. Femur. Zeitschr. f. orthop. Chir., Bd. 44, H. 4. — DERSELBE: Klauenhohlfuß. Arch. f. orthop. u. Unfall-Chir., Bd. 19, H. 3, 4. — DERSELBE: Kalkaneussporn. Zentralbl. f. Chir., Bd. 54, H. 26. — BRANDT, G.: Kreuzosteotomie. Zentralbl. f. Chir., Bd. 52, H. 2.

CALOT, F.: Traité pratique de technique orthopédique, Bd. 2. Paris: Masson. 1905. — CAMERA, U.: Artrorisi poster. Chir. di org. di movim, Bd. 10, H. 1, 2. 1925. — DERSELBE: Artrorisi anter. Arch. di ortop., Bd. 42, H. 1. — CAMPBELL, W.: Oper. f. correct. of dropfoot. Journ. of the Americ. med. assoc., Bd. 85, H. 25. — DERSELBE: Transference of the crest of the ilium. Southern med. journ. April 1923. — CODIVILLA, A.: Genu valgum. Zeitschr. f. orthop. Chir., Bd. 11, H. 1. — DERSELBE: Sehnenplastik. II. Orthop. Kongreß. 1903. — CRAMER, K.: Arthrodese des Talocruralgelenkes. Zentralbl. f. Chir. u. mech. Orthop., Bd. 4, H. 3. 1910. — DERSELBE: Keilosteotomie beim Hohlfuß. S. GOCHT-DEBRUNNER.

DALLA-VEDOVA, R.: Luxatio patellae. Zentralbl. f. Chir., Bd. 36, H. 13. — DERSELBE: Kniescheibenersatz. S. VALDONI. — DEBRUNNER-GOCHT: Orthopädische Therapie. Leipzig: F. C. W. Vogel. 1925. — DELITALA, F.: Scapola alta. Festschrift für POGGI. Bologna: Gamberini u. Parmeggiani. 1915. — DENKS, G.: Luxatio patellae.

Zentralbl. f. Chir., Bd. 52, H. 19. — DEUTSCHLÄNDER, C.: Blutige Einrenkung der Hüfte. XVII. Orthop. Kongreß. 1922. — DERSELBE: Quadrizepsverlängerung. XI. Orthop. Kongreß. 1912. — DERSELBE: Luxatio patellae. Dtsch. Zeitschr. f. Chir., Bd. 197, H. 1. — DITTRICH, C.: Hakenhohlfuß. Arch. f. orthop. u. Unfall-Chir., Bd. 20, H. 3. — DOLLINGER, J.: Coxitis, Handbuch d. orthop. Chir., Bd. II, 2. Teil. Jena: G. Fischer. 1905—1907. — DREHMANN, G.: Coxa vara, Orthopädische Chirurgie, Bd. II, 6. Aufl. Stuttgart: F. Enke. 1921.

ERLACHER, PH.: Nervenoperationen. Zentralbl. f. Chir., Bd. 41, H. 15. — DERSELBE: Skoliosenbehandlung. Münch. med. Wochenschr., H. 24, 1913. — DERSELBE: Tibialisvereisung bei Klumpfuß. XXI. Orthop. Kongreß. 1926.

FARKAS, A.: Skoliosenentstehung. Zeitschr. f. orthop. Chir., Bd. 47, Beiheft u. XXI. Orthop. Kongreß. 1926. — FINCK, v., J.: Gipsbettbehandlung. V. Orthop. Kongreß. 1906. — FÖDERL, O.: Schiefhals. Festschrift für GUSSENBAUER. Wien-Leipzig: Fr. Deuticke. 1903. — FOERSTER, O.: Spastische Lähmungen. Ergebn. d. Chir. u. Orthop., Bd. 2. 1911.

GALLEAZZI, R.: Il piede cavo e la sua therapie. Ann. ital. di chir. Bd. 13, S. 697 ff. 1925. — GALLIE, W.: Tendon fixation. Americ. journ. of orthop. surg., Bd. 11. 1913 u. Americ. journ. of surg., Bd. 35, H. 9, S. 268. 1921. — GALLOWAY. H.: Offene Hüfteinrenkung. Surg., gynecol. a. obstetr., Bd. 37, S. 674. 1923. — GANT: Osteotomie. S. ALBEE. — v. GAZA, W.: Gipssohlenstreckverband. Zentralbl. f. Chir., Bd. 45, H. 19. — GLEICH: Plattfußoperation. XXII. Deutscher Chirurgen-Kongreß u. Arch. f. klin. Chir., Bd. 46. — GOCHT-DEBRUNNER: Orthopädische Therapie. Leipzig: F. C. W. Vogel. 1925. — GÖRRES, H.: Schulterarthrodese. Arch. f. orthop. u. Unfall-Chir., Bd. 21, H. 2. — GÖTZE, O.: Schlottergelenkoperationen. Zentralbl. f. Chir., Bd. 45, H. 28. — GULEKE, N.: Gelenkmobilisierung des Ellbogens. Handbuch der praktischen Chirurgie, Bd. V, 5. Aufl. Stuttgart: F. Enke. 1922. — DERSELBE: Technik der Foersterschen Operation. Zentralbl. f. Chir., Bd. 37, S. 1190.

HAGLUND, P.: Prinzipien der Orthopädie. Jena: G. Fischer. 1925. — HASS, J.: Verriegelung der Hüfte. Zentralbl. f. Chir., Bd. 49, H. 17. — DERSELBE: Radialis-lähmung-Operation. Beitr. z. klin. Chir., Bd. 116, S. 690. — DERSELBE: Neue Gesichts-punkte zur Arthroplastik. XX. Orthop. Kongreß. 1925. — HAUSER-NOBLE: Coxa vara. Ann. of surg., Bd. 12, H. 2, 1926. — HENLE, A.: Chirurgie der Wirbelsäule. Handbuch der praktischen Chirurgie, Bd. IV, 5. Aufl. Stuttgart: F. Enke. 1922. — HERZ, M.: Arthrodese durch Spaneinlage. Zentralbl. f. Chir., Bd. 51, H. 12. — HIBBS, R.: Operation f. POTTS disease. Journ. of the Americ. med. assoc., Bd. 59, H. 6. 1912. — DERSELBE: Stiffening of the knee-joint. Ann. of surg., Bd. 53, S. 406. 1911. — HILDEBRAND, A.: Pektoralisplastik. Arch. f. klin. Chir., Bd. 78, S. 75. — HIRT, R.: Nadelextension. Zentralbl. f. Chir., Bd. 44, H. 17. — HOFFA, A.: Lehrbuch der orthopädischen Chirurgie, 5. Aufl. Stuttgart: F. Enke. 1905. — HOFFMANN, PH.: Operation for contract. or clawed toes. Americ. journ. of orthop. surg., Bd. 9, S. 441. 1911. — HOHMANN, G.: Fuß und Bein. München: J. F. Bergmann. 1925. — DERSELBE: Schiefhals. Zeitschr. f. orthop. Chir., Bd. 10, H. 1. — DERSELBE: Bizepsersatz. Münch. med. Wochenschr., H. 45. 1918. — DERSELBE: Radialislähmung. Zentralbl. f. Chir., Bd. 46, H. 8. — DERSELBE: Keilosteotomie aus dem Kalkaneus. XVIII. Orthop. Kongreß. 1923. — HOKE, M.: Stabilizing operation of paral. feet. Americ. journ. of orthop. surg., Bd. 19, S. 494. Oktober 1921.

JASSENETZKY-WOINO, W.: Ischiadikusanästhesie. Zentralbl. f. Chir., Bd. 39, S. 1021. — JONES, R.: Hammerzehe, bei A. H. TUBBY. Deformities of bones a. joints, Bd. I, 2. Aufl. London: Macmillan. 1912. — DERSELBE: Radialislähmung. Americ. journ. of orthop. surg., H. 1. 1919. — JORDAN, H.: Narkose. Zeitschr. f. orthop. Chir., Bd. 46, H. 2. — JUNGMANN, E.: Klumpfußoperation. Arch. f. orthop. u. Unfall-Chir., Bd. 23, H. 2.

KESZLY, ST.: Hallux valgus. Zentralbl. f. Chir., Bd. 50, H. 3. — KIRÁLY: Hallux valgus. S. KESZLY. — KIRSCHNER, M.: Faszienplastik. Beitr. z. klin. Chir., Bd. 86, H. 1. — DERSELBE: Künstliche Verlängerung. Beitr. z. klin. Chir., Bd. 100, S. 329. — DERSELBE: Freilegung der Fußwurzelgelenke. Dtsch. Zeitschr. f. Chir., Bd. 145,

H. 1 u. 2. — KLAPP, R.: Schultergelenk. Zentralbl. f. Chir., Bd. 43, H. 7. — DERSELBE: Ankylosierung der Fußgelenke. Dtsch. Zeitschr. f. Chir., Bd. 151, H. 3 u. 4. — DERSELBE: Hautextension. Zentralbl. f. Chir., Bd. 41, H. 29. — DERSELBE: Operationen an der unteren Extremität. BIER-BRAUN-KUEMMELL, Bd. V, 4. u. 5. Aufl. Leipzig: J. A. Barth. 1922. — KLEINSCHMIDT, O.: Sehnenauswechslung bei Peroneuslähmung. Zentralbl. f. Chir., Bd. 51, H. 12 u. H. 23. — KLOSTERMANN: Klumpfußbehandlung. XVII. Orthop. Kongreß. 1922. — KOCHER, TH.: Chirurgische Operationslehre, 5. Aufl. Jena: G. Fischer. 1907. — KOENEN: Gipsverband bei Rundrücken. S. ROEREN. — KÖLLIKER, TH.: Hohlfuß. XVIII. Orthop. Kongreß. 1923. — DERSELBE: Osteotomie. XII. Orthop. Kongreß. 1913. — KÖNIG, FR.: Schulterblatthochstand. Beitr. z. klin. Chir., Bd. 94, H. 3. — DERSELBE: Querschnittsanästhesie. Zentralbl. f. Chir., Bd. 50, H. 39. — KRAUSE, F.: Chirurgie des Gehirn und Rückenmarks. Berlin-Wien: Urban & Schwarzenberg. 1911. — KREUSCHER, PH. Errector spinae f. paral. glutei. Surg., gynecol. a. obstetr., Bd. 40, H. 5. — KROGIUS, A.: Luxatio patellae. Zentralbl. f. Chir., Bd. 31, S. 254. — KRUCKENBERG, H.: Bauchmuskeln in der orthopädischen Chirurgie. Zeitschr. f. orthop. Chir., Bd. 42, H. 4. — KULENKAMPF, D.: Plexusanästhesie. Beitr. z. klin. Chir., Bd. 79, S. 550.

LANCE: Butée ostéoplast. d. lux. cox. cong. Presse méd., Bd. 33, H. 56, 1925. — LANGE, FR.: Schiefhals. S. bei HOHMANN. Zeitschr. f. orthop. Chir., Bd. 10, H. 1. — DERSELBE: Lehrbuch der Orthopädie, 2. Aufl. Jena: G. Fischer. 1922. — DERSELBE: Spondylitis. Americ. journ. of orthop. surg. November 1910. — DERSELBE: Sehnenverpflanzung. Ergebn. d. Chir. u. Orthop., Bd. 2. S. auch PITZEN. — DERSELBE: Auto- und Alloplastik in der orthopädischen Chirurgie. XX. Orthop. Kongreß. 1925. — DERSELBE: Lux. cox. cong., Lehrbuch für Chirurgie v. WULLSTEIN-WILMS, 5. Aufl. Jena: G. Fischer. 1916. — LÄWEN, A.: Knorpeldegeneration der Patella. Beitr. z. klin. Chir., Bd. 134, H. 2. — LEGG, A.: Tensor fasciae-plastik. Journ. of Americ. med. assoc., Bd. 80, S. 242. 1923. — LEXER, E.: Freie Transplantationen. Stuttgart: F. Enke. Bd. 1: 1919. Bd. 2: 1924. — DERSELBE: Wiederherstellungschirurgie. Leipzig: J. A. Barth. 1920. — v. LOBMAYER, O.: Narkose. Zentralbl. f. Chir., Bd. 54, H. 11. — LOEFFLER, FR.: Habituelle Schulterluxation. Zentralbl. f. Chir., Bd. 47, H. 14. — DERSELBE: Lähmungsoperation. Zentralbl. f. Chir., Bd. 49, H. 47. — DERSELBE: Obturatoriusresektion. Zentralbl. f. Chir., Bd. 48, H. 3. — DERSELBE: Operative Behandlung der angeborenen Hüftluxation. Ergebn. d. Chir. u. Orthop., Bd. 16; Arch. f. orthop. u. Unfall-Chir., Bd. 23, H. 1. — DERSELBE: Skoliosenoperation. Zentralbl. f. Chir., Bd. 51, H. 16. — LORENZ, A.: Orthop. d. Hüftkontraktur. Wien: Hölder. 1889. — DERSELBE: Die sogenannte angeborene Hüftverrenkung. D. Orthop. III. Bd. Stuttgart: F. Enke. 1920. — LOTHIOIR: Talusreplantation. S. TOSETTI. — LUDLOFF, K.: Blutige Hüfteinrenkung. Zeitschr. f. orthop. Chir., Bd. 22, H. 1 bis 3. — DERSELBE: Hallux valgus. Arch. f. klin. Chir., Bd. 110, H. 1 u. 2. — DERSELBE: Ischiadikusoperation. Zentralbl. f. Chir., Bd. 50, H. 19. — DERSELBE: Sagittale Osteotomie am Knie. XV. Orthop. Kongreß. 1920.

MACAUSLAND, R.: Mobil. of ankyl. joints. Surg., gynecol. a. obstetr. September 1923. — DERSELBE: R. a. A.: Astragalectomy. Ann of surg. Dezember 1924. — MACEWEN: Osteotomie bei genu valgum. (Übers. v. WITTELSHOEFER, Stuttgart.) — MACLENAN: Arthrodese der Fußwurzel. Brit. journ. of surg., Bd. 12, H. 40. 1924. — MATHEIS, H.: Schulterblatthochstand. Arch. f. orthop. u. Unfall-Chir., Bd. 19, H. 2. — DERSELBE: Hallux valgus. Zeitschr. f. orthop. Chir., Bd. 43, H. 3 u. Bd. 48, H. 1. — MAYER, E.: Schiefhals. XVII. Orthop. Kongreß. 1922. — MAYER, L.: Lähmungsoperationen. Americ. journ. of surg., Bd. 38, H. 12. 1924. — MAYER-BIESALSKI: Die physiologische Sehnenverpflanzung. Berlin: J. Springer. 1916. — MAYO: Hallux valgus. S. ALBEE. — MEYER, A.: Hohlfußbehandlung. Arch. f. orthop. u. Unfall-Chir., Bd. 23, H. 1. — MEYER, H.: Peronäusvereisung bei Plattfuß. Beitr. z. klin. Chir., Bd. 135, H. 1. — MEZZARI, A.: Artrorisi. Chir. di org. di movim., Bd. 8, H. 5. — MOMMSEN, F.: Quengelmethode. Zeitschr. f. orthop. Chir., Bd. 42, H. 6. — MÜLLER, E.: Sehnentransplantation bei Plattfuß.

Zentralbl. f. Chir., Bd. 30, H. 2. — Müller, W.: Extremitäten in Bier-Braun-Kümmell, 5. u. 6. Aufl. Leipzig: J. A. Barth. 1922/23. — Murphy, J.: Arthroplastik. Ann. of surg., 57. Bd. 1913. — Mulley, Fr.: Plexusanästhesie. Beitr. z. klin. Chir., Bd. 114, H. 666.

Ney, W.: Daumenplastik. Surg., gynecol. a. obstetr., Bd. 33. 1921. — Nicoladoni, C.: Sehnenplastik. Arch. f. klin. Chir., Bd. 26, 27. — Noble a. Hauser: Coxa vara. Ann. of surg., Bd. 12, H. 2. 1926.

Ogston: Talusexcochleation. Brit. med. journ. Juni 1902. — Ombrédanne, L.: Chirurgie infantile. Paris: Masson. 1923.

Payr, E.: Gelenkmobilisierung. Arch. f. klin. Chir. 121. Chirurgen-Kongreß. 1927. — Derselbe: Plastik an Kugelgelenken. Chirurgen-Kongreß 1926. Dtsch. Zeitschr. f. Chir., Bd. 129. — Payr-Hochenegg: Lehrbuch der Chirurgie. Wien-Berlin: Urban & Schwarzenberg. 1918. — Payr, E.: Zehenkontrakturen. S. Schlaepfer. Perthes, G.: Bogenförmige Osteotomie. Zentralbl. f. Chir., Bd. 50, H. 23. — Derselbe: Habituelle Schulterluxation. Dtsch. Zeitschr. f. Chir., Bd. 194, H. 1 u. 2. — Derselbe: Radialislähmung. Beitr. z. klin. Chir., Bd. 113, S. 289. — Derselbe: Plattfußoperation. Zentralbl. f. Chir., Bd. 40, H. 15. — Derselbe: Trapeziuslähmung. Zentralbl. f. Chir., Bd. 50, H. 18. — Pitzen: Lähmungsoperationen. XXI. Orthop. Kongreß. 1927. — Pólya, E.: Wirbelsäulenversteifung. Zentralbl. f. Chir., Bd. 48, H. 25. — Putti, V.: Lähmungsoperationen. Chir. di org. di movim., Bd. 6, H. 2. Derselbe: Interv. operat. nelle deform. poliom. Festschrift f. Poggi. Bologna: Gambermi & Parmeggiani. — Derselbe: Gelenksmobilisierung. Chir. d. org. di movim., Bd. I, H. 1. 1917. — Derselbe.: Schulterblatthochstand. S. Delitala.

Reichel, P.: Kniegelenk im Handbuch der praktischen Chirurgie, Bd. VI, 5. Aufl. Stuttgart: F. Enke. 1923. — Richter, H.: Hallux flexus. Zeitschr. f. orthop. Chir., Bd. 48, H. 1. — Roeren, L.: Rundrücken. Arch. f. orthop. u. Unfall-Chir. Bd. 21, H. 2. — Derselbe: Spondylitis. Arch. f. orthop. u. Unfall-Chir., Bd. 22, H. 12. — Royle, N.: A new operativ proc. of spastic paralys. Med. journ. of Australia, Bd. I, H. 4. 1924.

Samter, O.: Muskel- und Sehnenplastik. Zentralbl. f. Chir., Bd. 44, H. 33. — Derselbe: Fußarthrodese. Zentralbl. f. Chir., Bd. 22, S. 737. — Saxl, A.: Tenodese d. Quarizeps. Zeitschr. f. orthop. Chir., Bd. 42, H. 3. — Derselbe: Klumpfußverband. Wien. med. Wochenschr., Bd. 74, H. 47. 1924. — Sazepin, T.: Hallux valgus. Zentralbl. f. Chir., Bd. 53, H. 3. — Schanz, A.: Halswatteverband. Dtsch. med. Wochenschr. 1901 u. Zentralbl. f. Chir., Bd. 50, H. 30. — Derselbe: Gelenkmobilisierung. XIII. Orthop. Kongreß. 1914. — Derselbe: Einrenkung der Hüftluxation. Zeitschr. f. orthop. Chir., Bd. 25, S. 94. — Derselbe: Hallux flexus. S. Richter. — Derselbe: Gipsverband bei Skoliose. S. Wullstein, Handbuch der orthopädischen Chirurgie, Bd. 1, II. Teil. Jena: G. Fischer. 1905—1907. — Schede, Fr.: Skoliose. Zeitschr. f. orthop. Chir., Bd. 43, H. 3. — Derselbe: Prävertebrale Abszesse. Münch. med. Wochenschr., H. 21. 1922. — Schepelmann, E.: Frontale Osteotomie am Knie. Zeitschr. f. orthop. Chir., Bd. 46, H. 3. — Derselbe: Skoliosenoperation. Arch. f. orthop. u. UnfallChir., Bd. 23, H. 3. — Schläpfer, K.: Hammerzehe. Dtsch. Zeitschr. f. Chir., Bd. 147, H. 5 u. 6. — Schläpfer-Payr: Spiralschnitt: Zentralbl. f. Chir., Bd. 44, H. 36. — Schmieden, V.: Operationen an der Wirbelsäule und Rückenmark. Bier-Braun- Kümmell, Bd. I, 4. u. 5. Aufl. Leipzig: J. A. Barth. 1922/23. — Schultze, Fr.: Klumpfußbehandlungen. Melsunger Mitteilungen 34—39. Melsungen: Braun. 1923 bis 1924. — Derselbe: Klumpfußbehandlungen. Zeitschr. f. orthop. Chir., Bd. 39, H. 4. — Selig, R.: Obturatoriusresektion. Arch. f. klin. Chir., Bd. 103, H. 4. — Derselbe: Deformierte Hände. XVI. Orthop. Kongreß. 1921. — Sever, J.: Tenotomie d. Subskapularis. Journ. of orthop. surg., Bd. 14. 916. — Silfverskiöld, N.: Quadrizepsplastik. XVI. Orthop. Kongreß. 1921. — Derselbe: Spastische Hemiplegie. Acta chir. scandin. Supplem. V. — Silver, D.: Hallux valgus. Journ. of bone a. joint surg., Bd. 8, H. 5. 1923. — Smith-Petersen, M.: Sakrocoxitis. Journ. of bone a. joint surg., Bd. 8, H. 1. 1924. — Soutter, R.: Spinamuskeln. Boston med.

a. surg. journ. März 1914. — SPITZY, H. Neue operative Wege in der orthopädischen
Chirurgie. Wien. med. Wochenschr., H. 27—31. 1924. — DERSELBE: Arthrodesen.
XIII. Orthop. Kongreß. 1914. — DERSELBE: Frühe Knochenoperationen. XI. Orthop.
Kongreß. 1912. — DERSELBE: Ziele der Nervenplastik. X. Orthop. Kongreß. 1910. —
DERSELBE: Chirurgie und Orthopädie im Kindesalter m. LANGE, Handbuch der
Kinderheilkunde, V. Bd., 2. Aufl. Leipzig: F. C. W. Vogel. 1915. — SPRINGER, C.:
Madelungsche Deformität. XII. Orthop. Kongreß. 1913. — DERSELBE: Segmentie-
rungsosteotomie. XV. Orthop. Kongreß. 1920. — STAUFFER, P.: Die Suspension durch
zweckmäßige Lagerung. XVI. Orthop. Kongreß. 1921. — STEINDLER, A.: Operative
Orthopedics. New York: D. Appleton a. Co. 1925. — STERN, W.: Patellapexie. Journ.
of bone a. joint surg., Bd. 6, H. 2. 1924. — STOFFEL, A.: Muskel- und Sehnen-
plastik. Deutsche Orthopädie, Bd. IV. Stuttgart: F. Enke. 1921. — STOFFEL-VUL-
PIUS: Orthopädische Operationslehre, 3. Aufl. Stuttgart: F. Enke. 1924. — STRACKER,
O.: Genu recurvatum. Zeitschr. f. orthop. Chir., Bd. 43, H. 3. — DERSELBE: Bogenförmige Osteotomie. Zentralbl. f. Chir., Bd. 49, H. 15. — DERSELBE: Hohlfuß. Wien.
med. Wochenschr., H. 47. 1924. — DERSELBE: Alloplastik bei Lähmungen. XX. Orthop.
Kongreß. 1925. — STREISSLER, E.: Halsrippen. Ergebn. d. Chir. u. Orthop., Bd. 5. —
DERSELBE: Bogenförmige Osteotomie. Arch. f. klin. Chir., Bd. 101, H. 1.

   TOSETTI: Talusreplantation. Zentralbl. f. Chir., Bd. 42, H. 25. — TROJÁN:
Plattfußoperation. Orvosi Hestilap., Bd. 69, H. 13, 1925. — TRUSLOW, W.: Treatment
of cong. disloc. of the hip. Long Island med. journ., Bd. 20, H. 5. 1926. — TUBBY, A.:
Deformities of bones and joints, 2. Aufl. London: Macmillan. 1912.

   VALDONI: Ricost. plast. della rotula. Policlinico sez. chir., Bd. 33, H. 3. 1926.
— VALTANGOLI: Tubercul. d. colon. vert. Chir. di org. di movim, Bd. V, H. 2. 1921.
— VAQUIÉ, G.: Rachianästhesie. Presse méd., Bd. 33, H. 25. 1925. — VOELKER:
Kniescheibenluxation. Dtsch. Zeitschr. f. Chir., Bd. 188, H. 1/3. — DERSELBE:
Schnellende Hüfte. Beitr. z. klin. Chir., Bd. 72, S. 619. — VULPIUS-STOFFEL:
Orthopädische Operationslehre, 3. Aufl. Stuttgart: F. Enke. 1924.

   WHITCHURCH, HOWEL: Opponenslähmung des Daumens. Lancet, Bd. 201,
H. 3. 1926. — WHITMANN, R.: A treatise on orthop. surg. New York: Lea and
Febiger. 1919. — DERSELBE: S. auch bei MACAUSLAND, Astragalectomie. —
— WILMS: Plattfußoperation. XIII. Orthop. Kongreß. 1914. — WITTEK, A.: Arthrodesen. XIII. Orthop. Kongreß. 1914. — DERSELBE: Hohlfußverband. S. bei DITTRICH.
— DERSELBE: Schulterblatthochstand. S. bei MATHEIS. — DERSELBE: Ulnarislähmung. Zentralbl. f. Chir., Bd. 45, H. 44. — DERSELBE: Skoliosenoperation. XVII.
Orthop. Kongreß. 1922. — DERSELBE: Rückenmarksanästhesie. Münch. med. Wochenschrift, H. 15. 1909. — WOLLENBERG: Anschlagarthrodese. XI. Orthop. Kongreß.
1912. — WREDEN: Skoliosenoperation. Verh. d. russ. Pirogoff-Ges. Ref. Zeitschr.
f. d. ges. Chir., Bd. XX, H. 9. — WULLSTEIN: Spondylitisbehandlung. Handbuch
der orthopädischen Chirurgie, Bd. I, 2. Teil. Jena: G. Fischer. 1905—1907. —
DERSELBE: Klumpfußoperation siehe JUNGMANN.

Namenverzeichnis

Sachverzeichnis

Chirurgische Operationslehre

Ein Lehrbuch für Studierende und Ärzte

Von

Professor Dr. O. Kleinschmidt

Direktor der Chirurgischen Abteilung des Städtischen Krankenhauses in Wiesbaden

Mit 705 zum Teil farbigen Abbildungen. XVII, 1269 Seiten. 1927. Gebunden RM 57,—

Aus den Besprechungen:

Die Operationslehre von O. Kleinschmidt liegt als stattlicher Band vor uns. Ursprünglich war nur eine Neuauflage des Operationskurses an der Leiche von B e r g m a n n und R o c h s geplant. Die Änderung des Planes ist zu begrüßen; es kommen neben der reinen Anatomie auch die Geschichte, Diagnose, Indikation, Technik, Vor- und Nachbehandlung zu ihrem Recht. Es ist selbstverständlich, daß die Methoden beschrieben sind, welche in der Leipziger Klinik angewendet werden. Diese subjektive Färbung gereicht dem Werke nicht zum Schaden. Der Erfahrene wird Anregung schöpfen, der Lernende hat eine gute sichere Basis, auf deren Grund er arbeiten kann. Auf Einzelheiten kann nicht eingegangen werden. Die vielen Kapitel, welche ich las, waren für mich lehr- und genußreich. Die zahlreichen guten Abbildungen, welche die einzelnen Phasen des Eingriffes bringen, vereinfachen für den Lernenden das Verständnis, den Kenner erfreuen sie. Student und der Chirurgie treibende Arzt werden aus dem Studium des Buches Nutzen und Gewinn ziehen. Wir gratulieren dem Verfasser und dem großzügigen Verlag zu dem geschaffenen, wohlgelungenen Werk.   (Prof. Dr. Enderlen in der „Klinischen Wochenschrift")

Die Knochenbrüche und ihre Behandlung. Ein Lehrbuch für Studierende und Ärzte. Von Dr. med. **Hermann Matti,** a. o. Professor für Chirurgie an der Universität und Chirurg am Jennerspital in Bern.

E r s t e r B a n d : **Die allgemeine Lehre von den Knochenbrüchen und ihrer Behandlung.** Mit 420 Textabbildungen. X, 395 Seiten. 1918. RM 20,—; gebunden RM 24,—

Z w e i t e r B a n d : **Die spezielle Lehre von den Knochenbrüchen und ihrer Behandlung einschließlich der komplizierten Verletzungen des Gehirns und Rückenmarks.** Mit 1050 Abbildungen im Text und auf 4 Tafeln. XII, 986 Seiten. 1922. RM 50,—; gebunden RM 54,—

Beobachtungen und Ergebnisse bei einer fünfjährigen Frakturenbehandlung. (Klinische und unfallmedizinische Feststellungen.) Von Dr. **Hans Scheffler,** Assistenzarzt am Krankenhaus Bergmannsheil in Bochum. (Sonderabdruck aus dem „Archiv für orthopädische und Unfall-Chirurgie", Bd. XXIV.) Z w e i t e Auflage. Mit 18 Abbildungen im Text. 85 Seiten. 1927. RM 3,—
30 bis 100 Exemplare je RM 2,60; über 100 Exemplare je RM 2,40

Die physiologische Sehnenverpflanzung. Von Prof. Dr. **K. Biesalski,** Direktor und leitender Arzt, und Dr. **L. Mayer,** Wissenschaftlicher Assistent am Oskar-Helene-Heim für Heilung und Erziehung gebrechlicher Kinder in Berlin-Zehlendorf. Mit 270 zum großen Teil farbigen Abbildungen. XIV, 330 Seiten. 1916.   Gebunden RM 36,—

Bernhard Heines Versuche über Knochenregeneration. Sein **Leben und seine Zeit.** Von der Deutschen Gesellschaft für Chirurgie, anläßlich ihrer 50. Tagung den Fachgenossen unterbreitet. Herausgegeben von der A n a t o m i s c h e n A n s t a l t d e r U n i v e r s i t ä t W ü r z b u r g (Direktor Prof. Doktor H. Petersen) der C h i r u r g i s c h e n U n i v e r s i t ä t s k l i n i k W ü r z b u r g (Direktor Prof. Dr. F. König), der C h i r u r g i s c h e n U n i v e r s i t ä t s k l i n i k B e r l i n (Direktor Prof. Dr. A. Bier). Bearbeitet durch Dr. **K. Vogeler,** Assistent der Chirurgischen Klinik Berlin, Dr. **E. Redenz,** Prosektor der Anatomischen Anstalt Würzburg, Dr. **H. Walter,** Assistent der Chirurgischen Klinik Würzburg, Prof. Dr. **B. Martin,** Assistent der Chirurgischen Klinik Berlin. Mit einem Vorwort von Prof. Dr. **A. Bier.** Mit 105 Textabbildungen und 1 Porträt. VIII, 224 Seiten. 1926.   RM 7,50

Operative Frakturenbehandlung. Technik, Indikationsstellung,

Erfolge. Von Dr. **Rudolf Demel,** Assistent an der I. chirurgischen Universitätsklinik in Wien. Mit 212 Abbildungen. 235 Seiten. 1926. RM 16,50; geb. RM 18,60

Aus den Besprechungen:

Der Wert des Buches liegt in der sorgfältigen und genauen Schilderung der in der Klinik
Eiselsberg ausgearbeiteten und erprobten Methoden, die jeder lesen muß. Sie betreffen einmal
die einfach blutige Stellung; besonders aber die nach großer Einfachheit strebende, große Fremdkörper vermeidende Art der Knochennaht. Hier ist eine Fundgrube für den Operateur in den mit
großer Ausführlichkeit zum Abdruck gelangten Krankengeschichten; sind ihnen doch von den
227 Seiten der ganzen Monographie allein 133 gewidmet. An ihnen, zusammen mit den vielen
Röntgenbildern kann der Chirurg viel lernen. Die Lehre von der blutigen Behandlung der Knochenbrüche hat durch die Bekanntgabe der Eiselsbergschen Erfahrungen eine zweifellos dankens-
werte Bereicherung erfahren, deren Studium bestens empfohlen wird.

(Archiv für orthopädische und Unfallchirurgie)

... Es ist außerordentlich lehrreich, die nach einheitlichen Gesichtspunkten behandelten und
mit vorzüglichem Erfolg operierten Fälle durchzustudieren, um so mehr, als der Verfasser sich
nicht mit einer bloßen Zusammenstellung begnügt hat, sondern in streng kritischer Weise nicht
nur das eigene, sondern auch fremdes Material und andere Methoden berücksichtigt hat.

(Zentralblatt für Chirurgie)

Die Unfallstation der I. chirurgischen Klinik der Universität

Wien. Von Dr. **Rudolf Demel,** Assistent der Klinik, derzeit Unfallassistent,
Dr. **Otto Hoche** und Dr. **Paul Moritsch,** Operateure der Klinik. Mit einer Ein-
leitung von Professor A. Eiselsberg, Vorstand der Klinik. Mit 10 Abbildungen
und Tabellen. 31 Seiten. 1925. RM 1,50

Konservative Frakturenbehandlung. Von Privatdozent Dr. Leopold

Schönbauer, Assistent der I. chirurgischen Universitätsklinik in Wien. Etwa
16 Bogen. Mit etwa 140 Abbildungen. (In Vorbereitung)

Die körperliche Erziehung des Kindes. Von Hans Spitzy, a. o. Pro-

fessor für Orthopädie an der Universität Wien. Zweite, vermehrte und umge-
arbeitete Auflage. Mit 177 Textabbildungen. 434 Seiten. 1926.

In Leinwand gebunden RM 16,50

Aus den Besprechungen:

... Das Buch des Wiener Orthopäden verlegt sein Hauptgewicht auf die körperliche Erziehung
in der Altersstufe, in der der Körper besondere Bildsamkeit besitzt, auf das Kleinkindesalter ...
Das Problem der körperlichen Erziehung des Kindes ist hineingestellt in naturwissenschaftlich-
anatomische, in medizinisch-hygienische, in erzieherisch-schultechnische Zusammenhänge. Das führt
zu einer universellen Betrachtungsweise, die dem Buche neben seinem Bilderschmuck besonderen
Reiz verleiht. (Zeitschrift für das gesamte Krankenhauswesen)

... Entsprechend der Wichtigkeit, die das zarte Kindesalter für die Bildung des Körpers, für die
Entstehung von Deformitäten (Rachitis), kurz für die Schaffung einer Gesundheitsbasis für das
spätere Leben hat, ist die erste Hälfte des Buches der Besprechung dieser Jahre eingeräumt. Die
Entwicklungsphasen des kindlichen Körpers, Ernährungsfragen im Übergangsalter (aus der Feder
Pirquets), die Pflege des Kindes im Säuglings- und Übergangsalter, das Wachstum, das vorschul-
pflichtige Alter finden wir hier abgehandelt. Es folgt „das Kind in der Schule", wobei schul-
hygienische Fragen, Haltungslehre, Körperentwicklung und Schule, körperliche Erziehung in der
Schule (Turnen und Spielen) und der Sport besprochen werden. Kurze Kapitel über Lehrer-
ausbildung, orthopädische Ausbildung des Schularztes, körperliche Erziehung körperlich oder geistig
Minderwertiger, Pubertät und Schule sowie das Schulkind zuhause, endlich eine kurze Zusammen-
fassung der gesetzlichen Bestimmungen Deutschlands und Österreichs beschließen das Buch. Die
Stellungnahme gerade des Orthopäden zu diesen Fragen erscheint uns äußerst wichtig. Zudem ist
das Buch in einer Form abgefaßt, die von größtem erzieherischen Wert auch für den Leser sein
muß ... (Zentralblatt für die gesamte Hygiene und ihre Grenzgebiete)